国家卫生健康委员会"十三五"规划教材

科研人员核心能力提升导引丛书

供研究生及科研人员用

医学微生物学

Medical Microbiology

第 **2** 版

主　编　徐志凯　郭晓奎

副主编　江丽芳　范雄林

人民卫生出版社

·北　京·

图书在版编目（CIP）数据

医学微生物学 / 徐志凯, 郭晓奎主编 . —2 版 . —
北京：人民卫生出版社, 2020.12
ISBN 978-7-117-30956-1

Ⅰ.①医⋯　Ⅱ.①徐⋯ ②郭⋯　Ⅲ.①医学微生物学
- 医学院校- 教材　Ⅳ.①R37

中国版本图书馆 CIP 数据核字（2020）第 238745 号

人卫智网	www.ipmph.com	医学教育、学术、考试、健康， 购书智慧智能综合服务平台
人卫官网	www.pmph.com	人卫官方资讯发布平台

医学微生物学
Yixue Weishengwuxue
第 2 版

主　　编：徐志凯　郭晓奎
出版发行：人民卫生出版社（中继线 010-59780011）
地　　址：北京市朝阳区潘家园南里 19 号
邮　　编：100021
E - mail：pmph @ pmph.com
购书热线：010-59787592　010-59787584　010-65264830
印　　刷：保定市中画美凯印刷有限公司
经　　销：新华书店
开　　本：850×1168　1/16　印张：30.5　插页：8
字　　数：861 千字
版　　次：2014 年 5 月第 1 版　　2020 年 12 月第 2 版
印　　次：2021 年 2 月第 1 次印刷
标准书号：ISBN 978-7-117-30956-1
定　　价：142.00 元

打击盗版举报电话：010-59787491　E-mail：WQ @ pmph.com
质量问题联系电话：010-59787234　E-mail：zhiliang @ pmph.com

编 者 （按姓氏笔画排序）

毛旭虎　陆军军医大学

江丽芳　中山大学中山医学院

严　杰　浙江大学医学院

李若瑜　北京大学第一医院

李明远　四川大学华西医学中心

杨瑞馥　军事科学院军事医学研究院

吴兴安　空军军医大学

吴移谋　南华大学衡阳医学院

佘菲菲　福建医科大学

张芳琳　空军军医大学

陆　路　复旦大学上海医学院

范雄林　华中科技大学同济医学院

赵　卫　南方医科大学

赵春燕　吉林大学白求恩医学部

胡福泉　陆军军医大学

钟　劲　中国科学院上海巴斯德研究所

钟照华　哈尔滨医科大学

饶贤才　陆军军医大学

袁正宏　复旦大学上海医学院

徐纪茹　西安交通大学医学部

徐志凯　空军军医大学

郭晓奎　上海交通大学医学院

郭德银　中山大学医学院

黄升海　安徽医科大学

崔步云　中国疾病预防控制中心传染病预防
　　　　控制所

章晓联　武汉大学医学部

韩　俭　兰州大学医学部

鲁凤民　北京大学医学部

瞿　涤　复旦大学上海医学院

主 编 简 介

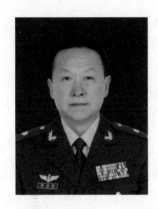

徐志凯 现任空军军医大学（原第四军医大学）微生物与病原生物学教研室（国家重点学科）教授、博士生导师，全军病原微生物防治基础重点实验室主任，总后院校优秀教学团队带头人。兼任中国微生物学会副理事长，全军医学科学技术委员会常务委员，中国微生物学会医学微生物学与免疫学专业委员会副主任委员，中华医学会医学病毒学分会副主任委员，中华医学会微生物学与免疫学分会常务委员，《中国病毒病杂志》副主编。

从事医学微生物学教学、科研工作43年。主持完成国家重大传染病防治及重大新药创制科技重大专项课题4项，国家"973"课题1项，"863"课题5项，国家自然科学基金课题8项，军队重大和重点课题4项。主编专著和国家规划教材12部；发表科研论文290余篇；获国家科技进步二等奖、三等奖各1项，陕西省科技成果一等奖2项，军队科技进步二等奖6项，军队教学成果二等奖1项，授权国家发明专利6项。培养博士后3名，研究生78名，其中博士生39名。荣立三等功3次，先后获得"全国中青年医学科技之星""中国人民解放军院校育才奖金奖"、总后"科技银星""中国科协抗震救灾先进个人""总后抗震救灾先进个人""陕西省教学名师"等荣誉。

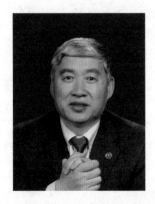

郭晓奎 教授，博士生导师，国家热带病研究中心副主任，上海交通大学医学院 – 国家热带病研究中心全球健康学院副院长、上海 – 渥太华联合医学院副院长、上海交通大学致远学院生物医学科学方向主任、上海交通大学医学科学研究院分子微生物学研究室主任。国家高等学校基础医学实验教学中心规范化建设和管理工作组组长，虚拟仿真实验教学创新联盟医学基础类工作组组长；中华预防医学会微生态学分会副主任委员；中国微生物学会理事暨医学微生物学与免疫学专业委员会副主任委员；中国微生物学会微生物教学工作委员会副主任委员；中国医药教育协会微生态与健康教育专业委员会副主任委员；上海市微生物学会副理事长兼秘书长。

主要从事人体微生态和病原基因组等研究，主持包括4项"863"项目在内的20余项国家级科研课题，发表SCI论文130余篇；转让技术和专利技术各1项。国家精品课程和国家精品共享课程"医学微生物学"负责人；主编 *Medical Microbiology* 等国家本科和研究生规划教材10部。先后获"全国'十一五'教育科研成果特等奖""国家教学成果一等奖""上海市教学成果特等奖"等教学科研奖励12项。获宝钢基金会"优秀教师"、霍英东基金会"优秀青年教师"、全国"十一五"教育科研"先进个人""全国优秀教师""国家高等学校教学名师"等荣誉称号。

副主编简介

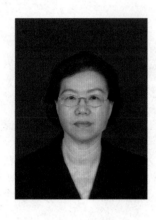

江丽芳 中山大学中山医学院教授、博士生导师。曾任中山大学中山医学院微生物学教研室主任。现任中国微生物学会理事，广东省微生物学会副理事长，广东省预防医学会病原微生物与生物安全专业委员会副主任委员，《中华微生物学与免疫学》杂志编委，《微生物与感染》杂志编委等。曾先后在日本九州大学医学部和美国芝加哥伊利诺伊大学医学院做访问学者。

从事医学微生物学教学与科研工作 40 余年。主要研究登革病毒、SARS 冠状病毒、流感病毒、禽流感病毒的致病与免疫机制。主编或参编《医学微生物学》规划教材 10 余部。先后主持国家及省部级科研课题 20 余项，发表 SCI 论文 40 余篇。曾荣立广东省抗击非典一等功，被评为广东省"三八红旗手"，获广东省科学技术奖特等奖、中山大学教学名师奖等。

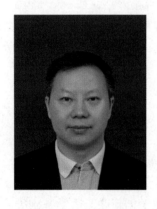

范雄林 教授，博士生导师。现任华中科技大学同济医学院基础医学国家级教学示范中心 P2 实验室主任，湖北省医学会微生物与免疫学分会主任委员，中国微生物学会医学微生物学与免疫学专业委员会委员，中华医学会微生物学与免疫学分会委员，中华医学会热带病与寄生虫学分会委员。

从事医学微生物学教学和科研工作 19 年。主编、参编本科生和研究生教材共 9 部。主要研究方向为抗感染免疫机制和疫苗研发。主持国家"863 计划" 3 项、国家传染病防治科技重大专项 3 项、国家自然科学基金 4 项。发表中英文论文百余篇，其中以通讯作者发表 SCI 论文 26 篇，授权国家发明专利 2 项。

全国高等学校医学研究生"国家级"规划教材
第三轮修订说明

进入新世纪，为了推动研究生教育的改革与发展，加强研究型创新人才培养，人民卫生出版社启动了医学研究生规划教材的组织编写工作，在多次大规模调研、论证的基础上，先后于2002年和2008年分两批完成了第一轮50余种医学研究生规划教材的编写与出版工作。

2014年，全国高等学校第二轮医学研究生规划教材评审委员会及编写委员会在全面、系统分析第一轮研究生教材的基础上，对这套教材进行了系统规划，进一步确立了以"解决研究生科研和临床中实际遇到的问题"为立足点，以"回顾、现状、展望"为线索，以"培养和启发读者创新思维"为中心的教材编写原则，并成功推出了第二轮（共70种）研究生规划教材。

本套教材第三轮修订是在党的十九大精神引领下，对《国家中长期教育改革和发展规划纲要（2010—2020年）》《国务院办公厅关于深化医教协同进一步推进医学教育改革与发展的意见》，以及《教育部办公厅关于进一步规范和加强研究生培养管理的通知》等文件精神的进一步贯彻与落实，也是在总结前两轮教材经验与教训的基础上，再次大规模调研、论证后的继承与发展。修订过程仍坚持以"培养和启发读者创新思维"为中心的编写原则，通过"整合"和"新增"对教材体系做了进一步完善，对编写思路的贯彻与落实采取了进一步的强化措施。

全国高等学校第三轮医学研究生"国家级"规划教材包括五个系列。①科研公共学科：主要围绕研究生科研中所需要的基本理论知识，以及从最初的科研设计到最终的论文发表的各个环节可能遇到的问题展开；②常用统计软件与技术：介绍了SAS统计软件、SPSS统计软件、分子生物学实验技术、免疫学实验技术等常用的统计软件以及实验技术；③基础前沿与进展：主要包括了基础学科中进展相对活跃的学科；④临床基础与辅助学科：包括了专业学位研究生所需要进一步加强的相关学科内容；⑤临床专业学科：通过对疾病诊疗历史变迁的点评、当前诊疗中困惑、局限与不足的剖析，以及研究热点与发展趋势探讨，启发和培养临床诊疗中的创新思维。

该套教材中的科研公共学科、常用统计软件与技术学科适用于医学院校各专业的研究生及相应的科研工作者，基础前沿与进展学科主要适用于基础医学和临床医学的研究生及相应的科研工作者；临床基础与辅助学科和临床专业学科主要适用于专业学位研究生及相应学科的专科医师。

全国高等学校第三轮医学研究生"国家级"规划教材目录

1	医学哲学（第2版）	主　编	柯　杨　张大庆
		副主编	赵明杰　段志光　边　林　唐文佩
2	医学科研方法学（第3版）	主　审	梁万年
		主　编	刘　民　胡志斌
		副主编	刘晓清　杨土保
3	医学统计学（第5版）	主　审	孙振球　徐勇勇
		主　编	颜　艳　王　彤
		副主编	刘红波　马　骏
4	医学实验动物学（第3版）	主　编	秦　川　谭　毅
		副主编	孔　琪　郑志红　蔡卫斌　李洪涛
			王靖宇
5	实验室生物安全（第3版）	主　编	叶冬青
		副主编	孔　英　温旺荣
6	医学科研课题设计、申报与实施（第3版）	主　审	龚非力　李卓娅
		主　编	李宗芳　郑　芳
		副主编	吕志跃　李煌元　张爱华
7	医学实验技术原理与选择（第3版）	主　审	魏于全
		主　编	向　荣
		副主编	袁正宏　罗云萍
8	统计方法在医学科研中的应用（第2版）	主　编	李晓松
		副主编	李　康　潘发明
9	医学科研论文撰写与发表（第3版）	主　审	张学军
		主　编	吴忠均
		副主编	马　伟　张晓明　杨家印
10	IBM SPSS 统计软件应用	主　编	陈平雁　安胜利
		副主编	欧春泉　陈莉雅　王建明

11　SAS 统计软件应用（第 4 版）

主编　贺佳
副主编　尹平　石武祥

12　医学分子生物学实验技术（第 4 版）

主审　药立波
主编　韩骅　高国全
副主编　李冬民　喻红

13　医学免疫学实验技术（第 3 版）

主编　柳忠辉　吴雄文
副主编　王全兴　吴玉章　储以微　崔雪玲

14　组织病理技术（第 2 版）

主编　步宏
副主编　吴焕文

15　组织和细胞培养技术（第 4 版）

主审　章静波
主编　刘玉琴

16　组织化学与细胞化学技术（第 3 版）

主编　李和　周德山
副主编　周国民　肖岚　刘佳梅　孔力

17　医学分子生物学（第 3 版）

主审　周春燕　冯作化
主编　张晓伟　史岸冰
副主编　何凤田　刘戟

18　医学免疫学（第 2 版）

主编　曹雪涛
副主编　于益芝　熊思东

19　遗传和基因组医学

主编　张学
副主编　管敏鑫

20　基础与临床药理学（第 3 版）

主编　杨宝峰
副主编　李俊　董志　杨宝学　郭秀丽

21　医学微生物学（第 2 版）

主编　徐志凯　郭晓奎
副主编　江丽芳　范雄林

22　病理学（第 2 版）

主编　来茂德　梁智勇
副主编　李一雷　田新霞　周桥

23　医学细胞生物学（第 4 版）

主审　杨恬
主编　安威　周天华
副主编　李丰　吕品　杨霞　王杨淦

24　分子毒理学（第 2 版）

主编　蒋义国　尹立红
副主编　骆文静　张正东　夏大静　姚平

25　医学微生态学（第 2 版）

主编　李兰娟

26　临床流行病学（第 5 版）

主编　黄悦勤
副主编　刘爱忠　孙业桓

27　循证医学（第 2 版）

主审　李幼平
主编　孙鑫　杨克虎

28	断层影像解剖学	主　编	刘树伟	张绍祥		
		副主编	赵　斌	徐　飞		
29	临床应用解剖学（第2版）	主　编	王海杰			
		副主编	臧卫东	陈　尧		
30	临床心理学（第2版）	主　审	张亚林			
		主　编	李占江			
		副主编	王建平	仇剑崟	王　伟	章军建
31	心身医学	主　审	Kurt Fritzsche	吴文源		
		主　编	赵旭东			
		副主编	孙新宇	林贤浩	魏　镜	
32	医患沟通（第2版）	主　审	周　晋			
		主　编	尹　梅	王锦帆		
33	实验诊断学（第2版）	主　审	王兰兰			
		主　编	尚　红			
		副主编	王传新	徐英春	王　琳	郭晓临
34	核医学（第3版）	主　审	张永学			
		主　编	李　方	兰晓莉		
		副主编	李亚明	石洪成	张　宏	
35	放射诊断学（第2版）	主　审	郭启勇			
		主　编	金征宇	王振常		
		副主编	王晓明	刘士远	卢光明	宋　彬
			李宏军	梁长虹		
36	疾病学基础	主　编	陈国强	宋尔卫		
		副主编	董　晨	王　韵	易　静	赵世民
			周天华			
37	临床营养学	主　编	于健春			
		副主编	李增宁	吴国豪	王新颖	陈　伟
38	临床药物治疗学	主　编	孙国平			
		副主编	吴德沛	蔡广研	赵荣生	高　建
			孙秀兰			
39	医学3D打印原理与技术	主　编	戴尅戎	卢秉恒		
		副主编	王成焘	徐　弢	郝永强	范先群
			沈国芳	王金武		
40	互联网+医疗健康	主　审	张来武			
		主　编	范先群			
		副主编	李校堃	郑加麟	胡建中	颜　华
41	呼吸病学（第3版）	主　编	王　辰	陈荣昌		
		副主编	代华平	陈宝元	宋元林	

42	消化内科学（第3版）	主　审	樊代明	李兆申		
		主　编	钱家鸣	张澍田		
		副主编	田德安	房静远	李延青	杨　丽

43	心血管内科学（第3版）	主　审	胡大一			
		主　编	韩雅玲	马长生		
		副主编	王建安	方　全	华　伟	张抒扬

| 44 | 血液内科学（第3版） | 主　编 | 黄晓军 | 黄　河 | 胡　豫 | |
| | | 副主编 | 邵宗鸿 | 吴德沛 | 周道斌 | |

45	肾内科学（第3版）	主　审	谌贻璞			
		主　编	余学清	赵明辉		
		副主编	陈江华	李雪梅	蔡广研	刘章锁

| 46 | 内分泌内科学（第3版） | 主　编 | 宁　光 | 邢小平 | | |
| | | 副主编 | 王卫庆 | 童南伟 | 陈　刚 | |

47	风湿免疫内科学（第3版）	主　审	陈顺乐			
		主　编	曾小峰	邹和建		
		副主编	古洁若	黄慈波		

48	急诊医学（第3版）	主　审	黄子通			
		主　编	于学忠	吕传柱		
		副主编	陈玉国	刘　志	曹　钰	

49	神经内科学（第3版）	主　编	刘　鸣	崔丽英	谢　鹏	
		副主编	王拥军	张杰文	王玉平	陈晓春
			吴　波			

| 50 | 精神病学（第3版） | 主　编 | 陆　林 | 马　辛 | | |
| | | 副主编 | 施慎逊 | 许　毅 | 李　涛 | |

| 51 | 感染病学（第3版） | 主　编 | 李兰娟 | 李　刚 | | |
| | | 副主编 | 王贵强 | 宁　琴 | 李用国 | |

| 52 | 肿瘤学（第5版） | 主　编 | 徐瑞华 | 陈国强 | | |
| | | 副主编 | 林东昕 | 吕有勇 | 龚建平 | |

53	老年医学（第3版）	主　审	张　建	范　利	华　琦	
		主　编	刘晓红	陈　彪		
		副主编	齐海梅	胡亦新	岳冀蓉	

| 54 | 临床变态反应学 | 主　编 | 尹　佳 | | | |
| | | 副主编 | 洪建国 | 何韶衡 | 李　楠 | |

55	危重症医学（第3版）	主　审	王　辰	席修明		
		主　编	杜　斌	隆　云		
		副主编	陈德昌	于凯江	詹庆元	许　媛

56	普通外科学（第 3 版）	主　编	赵玉沛			
		副主编	吴文铭	陈规划	刘颖斌	胡三元
57	骨科学（第 3 版）	主　审	陈安民			
		主　编	田　伟			
		副主编	翁习生	邵增务	郭　卫	贺西京
58	泌尿外科学（第 3 版）	主　审	郭应禄			
		主　编	金　杰	魏　强		
		副主编	王行环	刘继红	王　忠	
59	胸心外科学（第 2 版）	主　编	胡盛寿			
		副主编	王　俊	庄　建	刘伦旭	董念国
60	神经外科学（第 4 版）	主　编	赵继宗			
		副主编	王　硕	张建宁	毛　颖	
61	血管淋巴管外科学（第 3 版）	主　编	汪忠镐			
		副主编	王深明	陈　忠	谷涌泉	辛世杰
62	整形外科学	主　编	李青峰			
63	小儿外科学（第 3 版）	主　审	王　果			
		主　编	冯杰雄	郑　珊		
		副主编	张潍平	夏慧敏		
64	器官移植学（第 2 版）	主　审	陈　实			
		主　编	刘永锋	郑树森		
		副主编	陈忠华	朱继业	郭文治	
65	临床肿瘤学（第 2 版）	主　编	赫　捷			
		副主编	毛友生	沈　铿	马　骏	于金明
			吴一龙			
66	麻醉学（第 2 版）	主　编	刘　进	熊利泽		
		副主编	黄宇光	邓小明	李文志	
67	妇产科学（第 3 版）	主　审	曹泽毅			
		主　编	乔　杰	马　丁		
		副主编	朱　兰	王建六	杨慧霞	漆洪波
			曹云霞			
68	生殖医学	主　编	黄荷凤	陈子江		
		副主编	刘嘉茵	王雁玲	孙　斐	李　蓉
69	儿科学（第 2 版）	主　编	桂永浩	申昆玲		
		副主编	杜立中	罗小平		
70	耳鼻咽喉头颈外科学（第 3 版）	主　审	韩德民			
		主　编	孔维佳	吴　皓		
		副主编	韩东一	倪　鑫	龚树生	李华伟

71	眼科学（第3版）	主　审	崔　浩	黎晓新		
		主　编	王宁利	杨培增		
		副主编	徐国兴	孙兴怀	王雨生	蒋　沁
			刘　平	马建民		
72	灾难医学（第2版）	主　审	王一镗			
		主　编	刘中民			
		副主编	田军章	周荣斌	王立祥	
73	康复医学（第2版）	主　编	岳寿伟	黄晓琳		
		副主编	毕　胜	杜　青		
74	皮肤性病学（第2版）	主　编	张建中	晋红中		
		副主编	高兴华	陆前进	陶　娟	
75	创伤、烧伤与再生医学（第2版）	主　审	王正国	盛志勇		
		主　编	付小兵			
		副主编	黄跃生	蒋建新	程　飚	陈振兵
76	运动创伤学	主　编	敖英芳			
		副主编	姜春岩	蒋　青	雷光华	唐康来
77	全科医学	主　审	祝墡珠			
		主　编	王永晨	方力争		
		副主编	方宁远	王留义		
78	罕见病学	主　编	张抒扬	赵玉沛		
		副主编	黄尚志	崔丽英	陈丽萌	
79	临床医学示范案例分析	主　编	胡翊群	李海潮		
		副主编	沈国芳	罗小平	余保平	吴国豪

吴文源　吴忠均　吴雄文　邹和建　宋尔卫　张大庆　张永学
张亚林　张抒扬　张建中　张绍祥　张晓伟　张澍田　陈　实
陈　彪　陈平雁　陈荣昌　陈顺乐　范　利　范先群　岳寿伟
金　杰　金征宇　周　晋　周天华　周春燕　周德山　郑　芳
郑　珊　赵旭东　赵明辉　胡　豫　胡大一　胡翊群　药立波
柳忠辉　祝墡珠　贺　佳　秦　川　敖英芳　晋红中　钱家鸣
徐志凯　徐勇勇　徐瑞华　高国全　郭启勇　郭晓奎　席修明
黄　河　黄子通　黄晓军　黄晓琳　黄悦勤　曹泽毅　龚非力
崔　浩　崔丽英　章静波　梁智勇　谌贻璞　隆　云　蒋义国
韩　骅　曾小峰　谢　鹏　谭　毅　熊利泽　黎晓新　颜　艳
魏　强

序　言

医学微生物学是发展医学与健康事业的一门重要学科。它不仅与疾病的发生、发展、预防与治疗相关，也是整合医学与健康、与时俱进的一门学科。

2018 年 11 月，空军军医大学徐志凯教授和上海交通大学医学院郭晓奎教授组织全国 21 所重点高等院校、科研院所和疾病预防控制中心的 29 位学者，对主要供研究生及科研人员使用的《医学微生物学》进行了修订，合作编写了第 2 版《医学微生物学》教材。本书重点选择了医学微生物学总论发展迅速的部分，全面增加了新进展，使读者以微生物的共性为切入点；各论中，选取有代表性的病原微生物，根据其特有的致病机制、传播途径、免疫应答等联系临床实际进行撰写。全书对原有的各章节内容均进行了修订和更新，补充了新知识和新进展，也提出了存在的问题及发展趋势。此外，根据近年来几种新现和再现的重要病原微生物，在各论中也分别进行了介绍。本书保持了原有的特点，即根据基础微生物学、临床微生物学及卫生微生物学的特点，为不同专业的医学与健康事业的研究生，提供编者自身所从事的领域不断深入钻研与创新的内容，力求更有启发性。

今后的中国能否在国际上更具领导力量，优质的高等教育是重要因素之一。优质的高等教育离不开优质的研究生教育，即通过各种教学环节进一步奠定研究生的人生的目标和为人处世的准则，陪养他们从事业务活动与创新发展的全面能力。祝研究生们在学习医学微生物学的过程中不仅认识世界，也能用相关知识改造世界，使人类更健康、生活更幸福。

复旦大学上海医学院
教育部 / 国家卫生健康委员会医学分子病毒学重点实验室
闻玉梅
2020 年 11 月

序言（第1版）

近年来，随着微生物基因组学、转录体组学及蛋白质组学、结构生物学、合成生物学、细胞及分子生物学、免疫学、公共卫生学及新发再发传染病、持续性感染及疾病、人兽共患疾病与包括生物安全、防生物战在内的法医微生物学的发展及研究成果，大大拓展并丰富了医学微生物学的内容。面对大量的新发现与新成果，从事医学微生物学、感染病学、流行病学及相关学科的研究生及科技人员，需要有一本系统而又有重点的教材予以归纳和分析，从而得以在了解全貌的基础上，根据自己所从事的领域不断深入钻研，为创新奠定基础。

第四军医大学徐志凯教授和上海交通大学医学院郭晓奎教授，联合了27名高校、研究院所、疾病控制中心的专家学者合作编写了这本研究生教材。本书与本科生教材的不同之处为：重点选择了医学微生物学总论发展迅速的部分予以阐述，使读者首先以微生物的共性为切入点，全面地了解新进展；然后深入地以有代表性的病原微生物，根据其特有的致病机制、传播、免疫应答等联系临床医学与卫生医学的实际予以撰写。此外，还增添了微生物安全的内容。本书既具有全面性，又具有鲜明的特色，可视为一本囊括基础微生物学与临床微生物学重要内容和进展的教材。

对研究生而言，在学习阶段最重要的是培养他们的素养与能力。培养素养是指进一步奠定他们人生的目标和处世为人的准则；培养能力是指提高他们开展业务活动的能力，其中包括学习能力、独立思考能力、动手操作能力和与人交流能力等。因此，对研究生的培养，理应发挥他们的主动积极性，不应以教材予以限制。对于医学微生物学专业的研究生们，本教材只是引导他们进入医学微生物学大门的一把钥匙，研究生们必须多问一些"为什么"，学会带着问题查阅更多资料，学习并通过分析、思考与讨论，在导师小组的指导下开展创新性的研究工作。对于非医学微生物学专业的研究生们或其他专业的科技人员，本书所介绍的内容将帮助他们了解医学微生物学的新进展，并希望对他们的工作有所裨益。

事物的发展是永恒的，医学微生物学也必然如此。愿我们在认识世界的过程中不断改造世界，为发展医学微生物学不断做出贡献。

复旦大学上海医学院
教育部／国家卫生和计划生育委员会医学分子病毒学重点实验室
闻玉梅
2013年11月

前　言

为进一步贯彻落实《国家中长期教育改革和发展规划纲要（2010—2020 年）》《国务院办公厅关于深化医教协同进一步推进医学教育改革与发展的意见》和《"健康中国 2030" 规划纲要》等文件精神，实施人才强国战略，培养高质量、高素质、创新型、研究型医学人才，推动实施健康中国战略，促进全民健康，建设健康中国，在国家卫生健康委员会和教育部领导的指导及支持下，人民卫生出版社于 2018 年 11 月启动了第三轮全国高等学校医学专业研究生国家级规划教材修订工作。为此，我们组织了全国 21 所重点高等院校和科研院所的 29 位学者对《医学微生物学》进行了修订。参与编写修订的各位学者均工作在研究生培养和科研的第一线，对各自分工编写内容的基本知识及最新进展有较充分的掌握和了解。

我们认为，研究生教材既不同于一般专著，各章（节）也不是某一领域研究进展的综述，更不是本科生教材的膨胀版。因此本教材在具体内容的取舍上没有面面俱到，而是既考虑一定的系统性，也更注意突出重点。注重提高重要基础知识的深度，注重新知识新进展的传授，注重基础与临床的结合，注重学生科学思维及创新能力的培养。

本教材此次修订的原则和主要内容有：①继续沿用了上一版《医学微生物学》的整体框架。大致分为总论和各论两部分，涉及到细菌、病毒和真菌等重要代表性病原微生物；围绕目前医学微生物学的重要问题或热点问题进行编排。②总体上仍突出总论部分，讲深、讲透基础微生物学和临床微生物学的基本问题和重点问题；各论部分仍是只将几种特别重要的细菌和病毒单独列章，其他则选代表性的分别组成单元（章），在具体对象的选择上注重其重要性和代表性，在内容上注意突出共性问题。③对原有各章节内容均进行了修订和更新，补充了新知识和新进展，也提出了存在的问题及发展趋势。④删除了上一版教材中的第一章，将其中部分内容融入原第八章，并将该章作为本版的第一章；根据近年来本领域的重要进展和热点，在总论部分增加了"噬菌体的基础与应用"一章，在各论部分增加了几种新现和再现重要病原微生物（包括 2019 新型冠状病毒）。

本教材不仅可供医学研究生使用，也可作为相关专业的教师及科研和临床工作者的参考书。

本教材的编写和出版得到了人民卫生出版社的积极支持；我国著名的微生物学家和医学教育家闻玉梅院士对本教材的编写和修订给予了悉心指导和热情鼓励，并再次为之作序。在此一并致以衷心的感谢。

由于编者水平有限和医学微生物学的发展日新月异，本教材中必定有疏漏和错误之处，恳请广大师生和读者批评指正。

徐志凯　郭晓奎

2020 年 11 月

目　录

第一章　正常微生物群与微生态失调

近年来,人体微生物群(microbiota)与健康和疾病的关系已成为生命科学研究的一个新热点。人体微生物群既与人体发育和健康密切相关,又与感染性疾病有关,甚至与许多系统性疾病如糖尿病、肥胖、心血管疾病、神经和精神疾病有密切联系。由于对维持人体微生态平衡的认识不足,临床上泛用、滥用抗生素而引起的各种微生态失调或感染时有发生,如抗生素相关性腹泻、假膜性肠炎、肠源性感染和医院感染等,对病人、医院和社会都造成了不同程度的损害和负担。

第一节　人体正常微生物群

微生物群是指特定时间、特定生境中所有微生物有机体的总称,其组成包括非细胞结构的病毒(含噬菌体)、原核生物中的真细菌和古细菌,以及真核细胞型微生物。与之对应,微生物群可以划分为病毒群、细菌群、古细菌群和真核细胞型微生物群。而微生物组(microbiome)是指特定时间、特定生境中的微生物群所包含的基因序列

(含同源序列)的总和。微生物群与微生物组不完全对应(图1-1)。微生物组的范围更广,与其宿主基因组有重叠部分——主要是宿主基因组包含的与微生物同源的基因序列,特别是与病毒基因序列的同源部分。相应地,微生物组也可以分为病毒组、细菌组、古细菌组、真核细胞型微生物组。近年来,微生物组推动自然界变化的过程受到广泛关注,涉及人体、动物、植物、水体、土壤、大气、农业、水产养殖、环境保护和新能源等诸多方面,目前对人体微生物组的研究取得的成果最为丰富。

经典理论认为,子宫为完全无菌环境,分娩过程中胎儿与母体产道的接触是微生物进入人体内的第一道途径。近年来有研究显示,在母体胎盘中也检出了微生物的基因,提示胎儿与微生物的接触可能在出生前就已经发生,但该发现仍有待进一步证实。一个人从出生直至死亡,有多种细菌存在于皮肤和黏膜表面。最新的研究显示,人体细胞的数量和体内定植的细菌数量的比例约为4:3,而并非传统的10:1。人体微生物主要分布

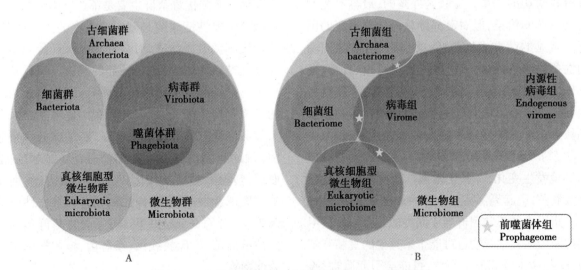

图 1-1　人体微生物群(A)与微生物组(B)的示意图

于肠道、口腔、皮肤、呼吸道和泌尿生殖道等,人结肠中所含的微生物数量约占人体全部微生物的70%。在长期进化过程中,通过适应和自然选择,正常微生物群中不同种类之间、正常微生物群与宿主之间、正常微生物群和宿主与环境之间,始终处于动态平衡中,形成一个相互依存、相互制约的生态系统。在正常状态下,正常微生物群对宿主不表现致病作用。正常微生物群的组成对于健康人体而言是相对稳定的,但在个体的不同时期以及不同部位是有一定差别的。

在宿主出生后,正常微生物群即在体内建立并持续存在。其中的细菌群可分为两大类:①常居菌群(resident flora)亦称原籍菌群(autochthonous flora),由固定的细菌组成,是宿主不可缺少的组成部分,在一定的时期和部位组成十分稳定,被扰乱后能够很快恢复正常。②过路菌群(transient flora):亦称外籍菌群(allochthonous flora),来自周围环境或宿主其他生境,包括在皮肤黏膜表面存在仅数小时、数日或数周的非致病性或潜在致病性细菌。过路菌群在常居菌群保持完整的情况下通常对人体没有影响。但如果常居菌群被扰乱,过路菌群就会定植、繁殖,甚至导致疾病。

一、正常微生物群的分布与组成

(一)皮肤表面的正常菌群

健康人体皮肤表面的正常菌群的种类和数量在不同个体之间、同一个体的不同部位存在着一定的差异,与个人的生活习惯、职业以及环境因素等有较密切的关系。皮肤是外露的,最容易受到过路菌群的污染,但固定部位总存在着恒定的菌群。常见的菌群成员包括:类白喉杆菌、凝固酶阴性葡萄球菌、棒状杆菌、假单胞菌、分枝杆菌、变形杆菌、大肠埃希菌、不动杆菌、克雷伯菌、皮肤癣菌和孢子菌等。每平方厘米的细菌数量可达数十到数万个。这些微生物绝大多数为正常菌群,正常状态下处于一种动态平衡,不会引起病变。但当环境发生变化,一些正常菌群就可能转变成机会致病菌,引起局部甚至全身感染。

指甲中的正常菌群与皮肤类似。存留在指甲中的灰尘或其他异物也可能带来其他的真菌和细菌,这些微生物若发生易位,可能会引起脑部、脸部和肺部的感染。

(二)口腔中的正常菌群

由于与外界接触,新生儿出生后6~10小时口腔细菌的数量明显增加。出生后几天口腔中的早期菌群包括葡萄球菌、口腔链球菌、奈瑟菌和乳杆菌等细菌。新生儿口腔中较少有厌氧菌的定植。韦荣球菌是最早在口腔中定植的厌氧菌,在出生一周后的新生儿口腔中即可检出。另外,白念珠菌在新生儿口腔中的检出率亦较高。

幼儿期由于乳牙的萌出,增加了细菌定植的环境,在门齿、磨牙的唇面和舌面(除下门齿外),链球菌属是优势菌,下门齿上的优势菌是放线菌属,在所有牙齿表面上奈瑟菌属多于韦荣球菌属。许多潜在的口腔致病菌是学龄前儿童口腔中的正常菌群成员,它们的存在并不引起明显的疾病。

青春期恒牙的完全萌出,使口腔生态环境相对恒定,几乎所有成人口腔中的菌群都能在青春期口腔中分离得到。在此时期,拟杆菌、梭杆菌和螺旋体的数量增加。

成年期早期,口腔微生物的定植数量和种类达到高峰。与其他时期相比,这个时期的口腔菌群的组成更具复杂性和多变性。①唾液:50%为链球菌,以唾液链球菌和缓症链球菌为主。②黏膜表面:唇红缘的主要菌群有微球菌和表皮葡萄球菌。唇黏膜的口内部分、颊黏膜和硬腭的优势菌群是口腔链球菌。软腭的正常菌群主要包括口腔链球菌和咽部的常居菌,如嗜血杆菌、棒状杆菌和奈瑟菌。舌背的优势菌是唾液链球菌和小韦荣球菌,舌腹受唾液菌群影响,其常居菌群的组成较易波动。牙龈优势菌群主要是革兰氏阳性球菌和杆菌。溶血性链球菌是健康龈沟中的优势菌群,能产生细菌素样物质,对多种牙周可疑致病菌有较强的拮抗作用,对维持牙周的健康、免疫、营养和生物拮抗起重要作用。③牙齿:细菌以牙菌斑的形式定植于牙面,牙齿光滑面的优势菌群以需氧和兼性厌氧的球菌为主,如口腔链球菌和奈瑟菌;颌面点隙沟裂菌斑主要包括变异链球菌、溶血性链球菌、黏性放线菌以及韦荣球菌;颌面间隙菌斑以黏性放线菌、内氏放线菌和溶血性链球菌为主;牙石是钙化的菌斑,其优势菌群包括溶血性链球菌、内氏放线菌、奈瑟菌、核梭杆菌和韦荣球菌等。

口腔微生物之间的相互作用可以影响牙菌

斑生物膜的性质、形成、毒力以及细菌在生物膜中的定位和定植。生物膜内细菌之间存在的信号转导对生物膜的形成及其毒力有影响，可能造成口腔疾病。口腔内的细菌、细菌产物和毒素等可以通过简单的口腔清洁和牙科手术转移到非口腔区域，从而导致系统性炎症反应。

（三）呼吸道中的正常菌群

整个呼吸道存在一个高度同源的菌群，上、下呼吸道菌群表现为地貌连续性（topographical continuity），其差异只体现在生物量（biomass），而不体现在菌群构成的特异性。下呼吸道的正常菌群很可能是由于下呼吸道支气管以及微支气管的微抽吸作用将上呼吸道过度生长的冗余菌（carryover bacteria）"吸入"下呼吸道定植的，是上呼吸道菌群的延续。在健康人体呼吸道分泌物中丰度最高的 30 个菌属中，链球菌属和普雷沃菌属占所有细菌的 1/3 以上，是呼吸道中的优势菌属。

（四）胃肠道中的正常菌群

正常成人的食管中具有从咽部和食物而来的微生物。

由于胃内严苛的酸性环境，曾一度被认为是无菌的。直到 1984 年澳大利亚科学家 Robin Warren 和 Barry Marshall 发现了幽门螺杆菌（Helicobacter pylori），胃内存在微生物才逐渐被人们所认识。基于基因水平的分析，胃内细菌的数量大约在 $10^2 \sim 10^4$ CFU/ml，多样性较低。健康状态下胃部的优势菌门为：放线菌门、拟杆菌门、厚壁菌门、变形菌门，优势菌属为链球菌属。胃酸分泌减少的情况下，胃内细菌的数量会明显增多。如果服用治疗胃溃疡的药物，则可能导致胃中的菌群大量繁殖。

肠道内容物 pH 值变为中性，正常微生物群逐渐增多。小肠包括十二指肠、空肠和回肠，小肠肠腔的 pH 值从十二指肠到回肠逐渐增多，肠腔中含有胆盐和帕内特细胞所分泌的抗菌肽，细菌难以定植和存活；在小肠末端，微生物的生存条件相对较好。十二指肠和空肠的微生物数量约为 $0 \sim 10^5$ CFU/ml，主要是革兰氏阳性菌中耐酸的链球菌、乳杆菌、葡萄球菌和酵母等。回肠细菌含量显著上升，可达 $10^3 \sim 10^7$ CFU/ml，以厌氧菌和肠杆菌科细菌为主。

母乳喂养的婴儿肠道里有大量的产乳酸链球菌和乳杆菌。这些菌通常为革兰氏阳性菌，无运动能力，可发酵糖类产酸，且能耐受 pH5.0 的条件。非母乳喂养的婴儿肠道菌群组成比较复杂，且乳杆菌并不是优势菌群。

大肠包括盲肠和结肠，是人体最大的微生物库。正常成人结肠中，96%~99% 的正常菌群是厌氧菌。从门的水平上，主要由五个菌门组成，其特征如下：

（1）厚壁菌门（Firmicutes）：约占肠道微生物群总量的 50%~60%，属于低 G+C 含量的革兰氏阳性厌氧菌。厚壁菌门的分类下，在肠道中存在的主要包括梭菌目（Clostridiales）和乳杆菌目（Lactobacillales）。梭菌目下，包含有梭菌属（Clostridium）、真杆菌属（Eubacterium）、瘤胃菌属（Ruminococcus）、罗斯菌属（Roseburia）、Dorea、Blautia 和 Faecalibacterium 菌属。而乳杆菌目中，链球菌属（Streptococcus）、乳球菌属（Lactococcus）和乳杆菌属（Lactobacillus）是目前检测到的主要微生物。

（2）拟杆菌门（Bacteroidetes）：约占肠道微生物群总量的 10%~48%。属革兰氏阴性的严格厌氧菌，发酵碳水化合物、参与多糖代谢、胆汁酸和类固醇代谢，维持肠道正常生理等诸多功能，部分菌株具有致病性。拟杆菌门中肠道中主要检测到的为拟杆菌目（Bacteroidales）中的拟杆菌属（Bacteroides）、普雷沃菌属（Prevotella）、卟啉单胞菌属（Porphyromonas）、Parabacteroides 和 Alistipes 菌属。

（3）变形菌门（Proteobacteria）：在正常肠道中比例往往低于 1%，且多数为致病菌。变形菌门中的细菌对宿主健康有较大影响。其中肠杆菌目（Enterobacteriales）中的埃希菌属（Escherichia）和梭杆菌目（Fusobacteriales）中的梭杆菌属（Fusobacterium）是最主要的细菌，且对于宿主肠道炎症、代谢、肿瘤的发生发展都有影响。

（4）放线菌门（Actinobacteria）：革兰氏阳性的严格厌氧菌。其中双歧杆菌目（Bifidobacteriales）的双歧杆菌属（Bifidobacterium）在人体肠道内较为常见，是对人体健康起着重要作用的益生菌。它能够酸化肠道内环境，抑制腐败菌和病原菌的生长；产生维生素和氨基酸，提供人体必需的营养；刺激免疫应答；抗炎症反应，减少结肠癌的发生；保护肠屏障，减少内毒素进入血液。

（5）疣微菌门（Verrucomicrobia）：是一门被划出不久的细菌，包括少数几个被识别的种类，主要存在于水体和土壤环境，或者人类粪便中。近年来，属于疣微菌目（Verrucomicrobiales）中的 Akkermansia 菌属尤为引人关注，该菌属被认为可参与调节宿主代谢，在糖尿病和肥胖等疾病中，该菌属的丰度降低，被认为与代谢性疾病的发生呈负相关。

正常人结肠中的不同细菌，其多样性和丰度相对稳定，与机体的关系非常密切，以共进化、共发育、共代谢和互调节的形式影响宿主健康。

（五）泌尿生殖系统中的正常菌群

男性与女性的尿道末端都含有少量的与皮肤和会阴部组成相同的微生物。在尿液样本中，可检测到可培养的混合菌群数量为 $10^3 \sim 10^7 CFU/L$。男性尿道口有葡萄球菌、拟杆菌、耻垢分枝杆菌、大肠埃希菌和支原体等。女性尿道外部和外阴部的菌群组成相似，主要有葡萄球菌、粪链球菌、大肠埃希菌、变形杆菌、乳杆菌和白念珠菌等。一些女性的尿道中具有大量的与会阴和肛门周围类似的细菌，这可能是引起泌尿道感染的因素之一。

在出生后不久，女性阴道中便出现了需氧的乳杆菌，并维持阴道中的酸性 pH 值。当 pH 变为中性的时候，就会有球菌和杆菌的混合菌群。青春期时，乳杆菌大量繁殖，使 pH 保持在酸性，从而防止病原菌在阴道定植。阴道的正常菌群包括乳杆菌、表皮葡萄球菌、B 群链球菌、α-溶血性链球菌、消化链球菌、大肠埃希菌、普雷沃菌、阴道加德纳菌、脲原体以及白念珠菌。

（六）其他部位的正常菌群

由于泪液中溶菌酶的抑制，因此在眼结膜上很少有细菌，但也存在正常菌群，主要有类白喉杆菌、表皮葡萄球菌和非溶血性链球菌。奈瑟菌和革兰氏阴性杆菌亦可检出。此外，在外耳道中也存在正常菌群，如葡萄球菌、类白喉杆菌、假单胞菌和非致病性分枝杆菌等。

（七）病毒群（组）

人类病毒组（群）（virome）是人类微生物组（群）中的病毒组分。包括感染宿主细胞的病毒、人体基因组中的病毒基因元件以及感染寄居在人体上的某些微生物中的病毒。健康人体中大部分已被鉴定的病毒组（群）中大多数是噬菌体，而肠道中所有噬菌体的集合称为肠道噬菌体组（gut phagome）。噬菌体能够将自身基因整合到细菌宿主中，进而导致细菌的致病性增强、抗生素抗性以及代谢活性改变。此外，裂解性噬菌体可能通过裂解宿主菌间接调整肠道细菌群，进而影响宿主健康。

据估计，地球上有 10^{31} 个病毒颗粒，而每克人类粪便中含有 $10^8 \sim 10^9$ 个病毒样颗粒，其中约 90% 的病毒为肠道噬菌体，包括微小噬菌体科（Microviridae），短尾噬菌体科（Podoviridae），肌尾噬菌体科（Myoviridae），长尾噬菌体科（Siphoviridae）。人体的肠道病毒组的组成相对稳定，但在不同个体间，病毒组的组成差异较大。

婴儿出生后，通过与环境的接触，细菌在早期就定植到肠道内。病毒也几乎同时开始出现在肠道。除 DNA 病毒之外，婴儿早期的粪便中也能够检出真核 RNA 病毒，其中，最为常见的有肠病毒（enterovirus），双埃可病毒（parechovirus），烟草花叶病毒（tombamovirus）和札幌病毒（sapovirus）。婴儿肠道微生物组的动态变化较大，与细菌菌群的组成变化相对应，病毒（含噬菌体）的含量与组成也在不断发生改变。

二、正常微生物群与宿主的相互关系及主要生理作用

（一）正常微生物群与宿主的相互关系

正常微生物群与人体的相互作用，可以概括如下：

1. 共进化 人体内的正常微生物与宿主之间相互作用，共同进化。人基因组中有 8% 的基因最早来源于病毒，这些基因已成为人基因组的一部分。而人在漫长的进化过程中，也影响了体内存在的微生物。因此，微生物群与人体之间的基因交流影响着彼此的进化轨迹。

2. 共发育 人体的正常发育离不开体内的正常微生物群。目前认为，免疫系统、神经系统和内分泌系统的发育都离不开微生物的作用。其中，免疫系统与人类的发育研究的最多。例如，无菌小鼠的免疫系统基本不发育；微生物群的一些代谢产物能影响大脑和神经系统的发育和功能；微生物群可影响胃肠道的发育和血管系统的重构。

3. 共代谢 人体微生物群含有超过 500 万个基因,大量基因是用来编码生物合成相关的酶类物质、蛋白酶和糖苷酶等,大大增强了宿主自身的生化和代谢能力。人类与其体内共生的微生物共同组成一个"超级生物体"。人体的代谢是由宿主自身基因组调节的各种代谢途径以及微生物基因组调节的代谢过程共同组成的,这种宿主与微生物之间的共代谢过程最终调节着宿主的整体代谢。肠道微生物群是人体内最复杂和种群数量最多的共生微生物生态系统,无论是健康或者疾病状态下的人体生理代谢特性,都不可避免地受到肠道菌群结构变化的影响。肠道微生物群通过肝肠循环直接参与人体的生理代谢过程,宿主和菌群之间进行着活跃的代谢交换以及"共代谢"(cometabolism)过程。因此,人体的代谢实际上是由人体内自身的基因组和与其共生的微生物组共同作用的结果。

4. 互调控 微生物群在体内与免疫系统、内分泌系统和神经精神系统等互相作用,通过肠 - 脑轴、肠 - 肝轴、肠 - 心轴和肠 - 肺轴等途径调节机体的肠道功能、行为、运动和内分泌等多种生理活动;反之,人体生理活动的改变,也会影响其体内所寄生的微生物群的结构和功能。二者互相调控、互相平衡,共同维持宿主健康。

(二)正常微生物群的主要生理作用

1. 拮抗作用 正常微生物群在生物体的特定部位生长后,可通过生物拮抗作用,防止致病菌侵入机体。拮抗机制主要是占位、营养争夺、代谢产物的影响等。例如,口腔唾液中的链球菌在代谢中可产生 H_2O_2,抑制脑膜炎奈瑟菌的繁殖,对白喉棒状杆菌也有一定的抑制作用;大肠埃希菌可产生大肠菌素及酸性代谢产物,抑制痢疾志贺菌的生长。

2. 营养作用 正常微生物群参与人体的物质代谢、营养转化与合成。某些正常微生物群成员(如大肠埃希菌)能合成 B 族维生素和维生素 K,可作为人类维生素的来源,特别是维生素 K,几乎全部来源于肠道菌群的合成。细菌复杂的酶系统和氧化还原作用,参与蛋白质、糖、脂质的代谢以及激素的转化。

3. 免疫作用 正常微生物群能刺激机体建立完善的免疫系统,是机体免疫系统发育不可缺少的重要组成部分。正常微生物群具有免疫原性,可非特异性刺激宿主的免疫系统,使其产生免疫耐受,从而限制了正常微生物群本身对宿主的危害性。例如,大肠埃希菌不断产生的微量肠毒素可作为一种免疫原,在诱导机体抵抗肠毒素的攻击上具有重要作用。正常微生物群通过细菌本身或细胞壁成分刺激宿主免疫系统,使免疫细胞活化,引起细胞因子的分泌,通过产生抗体、调理吞噬、增加干扰素产生等途径提高机体免疫力。

4. 促进生长和抗衰老作用 肠道中的正常微生物群会随年龄增大而改变。健康婴儿肠道中双歧杆菌约占肠道菌群的 98%;当进入成年,双歧杆菌数减少;老年人双歧杆菌数量甚至检测不出,而产生硫化氢和吲哚的芽胞菌增多,肠道腐败过程变快,有害物质产生较多,这些物质的吸收又加速老化的进程。研究者发现,双歧杆菌的存在多少,对寿命长短及对疾病的抵抗力有明显影响。保持与增加双歧杆菌的数量可能起到抗衰老作用。

5. 抗肿瘤作用 正常微生物群可以通过降低肠腔的酸碱度,抑制致癌物的形成;或使某些致癌物质转化为非致癌物质;还能激活巨噬细胞等的免疫功能,或激发自身免疫杀伤癌细胞。

三、人类宏基因组计划

人类基因组计划的完成促进了基因组功能性研究计划的开展,并推动结构基因组学研究时代进入到功能基因组学研究为主的后基因组时代。人体的生理代谢和生长发育不仅受到自身基因控制,亦受到其体内和体表数量规模宏大的微生物群的影响。这些微生物群的组成和活动与人体的生长发育、生老病死息息相关。因此,要更好地了解人体,就必须对人体及其微生态进行基因组学及其相互关系进行研究。

人体内所有微生物菌群基因组的总和,统称为人体宏基因组(human metagenome)。人体宏基因组学(human metagenomics)则是研究人体宏基因组结构和功能、相互之间关系、作用规律及与疾病关系的学科。宏基因组学技术是一种基于无需预先培养,利用环境微生物基因组资源,获得活性物质和功能基因的技术。宏基因组学技术可用于发现新基因、开发新的微生物活性物质、研究微生物群落结构和功能、研究微生物对于某些疾病的影响等。

2004 年，人类宏基因组计划国际联盟正式成立，开始了人类宏基因组计划，其又被称为"人类第二基因组计划"。该计划完成后，将对阐明人类许多疾病的发生机制、研究新药物和控制药物毒性等方面发挥巨大作用。2007 年，美国国立卫生研究院正式宣布启动人体微生物群计划（human microbiome project, HMP）。此外，欧洲、加拿大、澳大利亚、法国、爱尔兰和朝鲜等许多国家都启动了自己的 HMP。2016 年，美国宣布启动"美国国家微生物组计划"，将大力推动微生物群及微生物组的相关研究。

第二节　微生态平衡与微生态失调

微生态学（microecology）是一门研究微生物群的结构、功能，以及与其宿主相互关系的新兴学科。研究范畴包括微生物群中的微生物与微生物、微生物与宿主，以及微生物和宿主与外界环境的相互关系，侧重研究正常微生物群的生态平衡、生态失调和生态调整。

正常条件下，微生态系统中的微生物与微生物、微生物与宿主，以及微生物与环境间处于稳定、有效的平衡状态，即微生态平衡（micro-eubiosis）。微生态平衡是在自然条件下，通过长期进化过程自我形成的生理性动态平衡。当受到大的干扰和破坏，超过自身调节限度时，微生物之间及正常微生物群与其宿主之间的微生态平衡，由生理性组合转变为病理性组合的状态，即微生态失调（micro-dysbiosis）。

一、微生态失调的分类

从生态学角度，一般将微生态失调分为菌群失调、定位转移、血行感染、易位病灶和宿主转换。但是，与全身性疾病相关的微生态失调的微生物群变化较为隐匿，需要通过非培养的分子生物学或基因组学手段得到最大的信息量，且对微生物的检测阈值低于培养的方法。不足之处在于非培养的手段仅能检测到微生物的基因，并不能真实

反应实际存在的活的微生物。

1. 菌群失调　菌群失调（dysbacteriosis）是最常见的一种微生态失调形式，是指在某一微生境内的正常微生物群发生了定量或者定性的异常变化，特别是常居菌群的数量和密度下降，过路菌群的数量和密度升高。严重的菌群失调可导致宿主出现一系列临床症状，称为菌群失调症或菌群交替症（microbial selection and substitution）。

根据失调的程度，菌群失调症可分为：①一度失调：亦称潜伏型菌群失调，具有可逆性，临床上常无或仅出现轻微症状。②二度失调：亦称局限型菌群失调，不可逆。一度失调没有及时处理，可进一步进展为二度失调，此时将致菌群失调的诱发因素去除，菌群紊乱仍然不能得到纠正，菌群的生理性波动转变为病理性波动，临床上病人多有慢性疾病的表现，如慢性肠炎、慢性肾盂肾炎和慢性口腔炎症等。③三度失调：亦称菌群交替症或二重感染（superinfection）。此时病人体内的敏感菌株大部分被抑制，少数耐药菌占绝对优势，临床表现病情急且重。三度失调多发生在长期大量应用抗生素、免疫抑制剂、细胞毒性药物、激素、射线照射后或病人本身患有糖尿病、恶性肿瘤或肝硬化等疾病。引起二重感染的病原体以金黄色葡萄球菌、革兰氏阴性杆菌（如铜绿假单胞菌、大肠埃希菌和肺炎克雷伯菌等）和白念珠菌为多见。临床上多表现为假膜性肠炎、医院内肺炎、尿路感染和败血症等。

2. 定位转移　定位转移（translocation）也称菌群易位，是指正常微生物群由原籍生境转移到外籍生境或本来无菌生存的部位。在原籍生境原本不致病的菌群，转移到外籍生境后可能成为机会致病性微生物，引起临床疾病。根据转移方位的不同，又可分为横向转移和纵向转移。横向转移是指正常菌群由原定位置水平地向四周转移。纵向转移是指原籍菌并未向四周转移，而是在原位向其他层次的转移。正常菌群在皮肤与黏膜上的定植是分层次的。例如，在口腔中，黏膜表层是需氧菌，中层是兼性厌氧菌，下层是厌氧菌。如果发生定植位置的改变，如上层菌群向深层转移，甚至进入黏膜下层，就会诱发口腔炎症。

3. 血行感染　当易位的微生物入血，则会出现血行感染。血行感染本身可作为定位转移的一

种途径,其自身也是定位转移的一种形式。

4. 易位病灶 正常微生物群多因其他诱因所致,在脏器或组织形成病灶,如肠道菌群多向腹腔转移,口腔、鼻咽部菌群多向下呼吸道转移,其次向脑组织转移。易位病灶可在脑、肝、肾、腹腔和盆腔等处形成脓肿,多与脓毒血症连续或同时发生。

5. 宿主转换 不同种属宿主各有自己独特的正常微生物群。微生物一旦突然改变宿主(易主)则可能不适,从而相互斗争而引起疾病。在新的宿主中,微生物往往会引发传染病的大暴发,如霍乱、鼠疫、流感、各种病毒性脑炎、艾滋病和埃博拉出血热等。在流行的初期,发病率与死亡率都很高。但经过一段时间的流行,微生物与宿主逐渐达到生态平衡。

部分病原微生物的致病性可被理解为是正常微生物群在宿主转换(host transversion)过程中的一种微生态现象,即在动物或昆虫体内是正常菌群,转移到人类就可能致病。例如,新出现的病毒大部分属于动物源性,寄生于野生动物、昆虫和家畜中,人类进入森林地带后,通过某种途径传染给人,引起疾病。

二、微生态失调的影响因素

宿主的正常微生物群是一个动态的、开放的系统,敏感而复杂,任何破坏正常微生物群平衡的因素,都可能成为微生态失调的影响因素。诱发因素包括宿主的器质性、功能性或精神上的变化,以及外界环境中的物理、化学或生物性状改变,都直接或间接影响正常微生物群落的构成而导致微生态失调。

(一)生理及环境因素

健康妇女的阴道具有"自净"的保护功能,阴道正常菌群中的加氏乳杆菌、卷曲乳杆菌等产生乳酸,使阴道保持酸性(pH4~4.5),从而抑制其他微生物的生长。但月经、性生活、佩戴节育环等生理性因素可破坏这种防御功能,导致机会致病性微生物(如白念珠菌、消化球菌、类杆菌、支原体)和滴虫乘机过度繁殖,阴道内的微生物总量迅速增加(可较正常增加100倍以上),出现细菌性、真菌性、滴虫性或非特异性阴道炎。许多环境压力,如饥饿、情绪波动和生活压力等都会通过某种方式影响正常微生物群的平衡。此外,日常工作紧张、长时间旅行和便秘等也可影响肠内菌群。食物变化也是影响肠内微生态平衡的重要因素。例如,肉食性饮食可使肠内腐败菌增加,导致便秘,粪便气味难闻;而富含食物纤维的食物可在一定程度上抑制有害菌的生长,有利于维持肠道内微生态平衡。

(二)影响宿主抵抗力的因素

1. 全身系统性疾病 患有慢性消耗性疾病,如肝硬化、结核病、糖尿病和肿瘤等,机体抵抗力普遍下降,易发生内源性感染。

2. 烧伤 烧伤病人是高度易感的,因为许多正常防御组织如皮肤、黏膜和白细胞的功能均被破坏,铜绿假单胞菌、葡萄球菌和大肠埃希菌等人体正常菌群可趁机大量生长繁殖,引起疾病。

3. 放射治疗 人体接受一定剂量放射线后,吞噬细胞的功能与数量均下降,淋巴屏障功能减弱,血清的非特异性杀菌作用消失或减少,免疫应答能力遭到破坏。而微生物对放射性的抵抗力明显大于其宿主,照射后其对药物的抗性提高、毒性增强,从而导致正常微生物群与其宿主的微生态平衡被破坏,微生物侵入组织和血液,引起各种炎症。

4. 激素的应用 病人长期使用类固醇皮质激素时,可能会抑制宿主免疫系统,导致一系列的不良反应,如机会致病性微生物的感染、胃和十二指肠溃疡、骨质疏松等。类固醇激素会为真菌提供营养,长期应用会造成严重的白念珠菌感染,损害肠壁,导致各种症状出现,如慢性疲劳、胃胀气、便秘、低血糖和月经不调等。

5. 抗肿瘤药物的应用 大部分抗肿瘤药物能干扰肿瘤细胞内核酸、蛋白质的合成,或直接破坏细胞内 DNA,使肿瘤细胞生长停滞。但是,目前此类药物选择性还不强,对骨髓等生长旺盛的正常组织也有不同程度的抑制作用,会不可避免地损害宿主防御功能。

6. 外科手术 任何外科手术都不可避免地会破坏宿主正常的生理结构,从而影响正常微生物群栖息的生境,因而引起微生态失调。

(三)抗生素的应用

抗生素的应用对微生态平衡的影响主要包括以下两个方面:①引起菌群失调,破坏微生态平衡。当病人接受抗菌药物治疗,尤其是长期使用广谱抗生素时,必然使人体微生态系统中的大部分敏感菌株(包括致病菌)受到抑制而遭"淘汰",来自医护人员、住院已久的病人、医院环境中或病人自身的耐药的机会致病菌(包括真菌)或致病菌株乘虚而入,取代正常菌群,扰乱微生态平衡,引起菌群失调和定位转移,甚至诱发血行、深部组织及内脏的感染。②筛选出耐药菌,导致耐药菌的播散。在抗生素的作用下,经过突变和选择,可以抑制敏感菌,而耐药菌大量繁殖,导致机体的正常微生物群组的构成大多为耐药性微生物,使得机体的微生物群对抗生素耐药性增加。

三、微生态失调与感染性疾病

(一)微生态失调与消化系统感染性疾病

1. 肠道菌群失调与二重感染 在某些情况下,如长期大量应用广谱抗生素后,宿主正常菌群中的敏感菌株大部分被抑制,而体内原先处于劣势的或来自外界环境的少数耐药菌趁机定植和大量繁殖,引起疾病。这种在抗菌药物治疗原感染性疾病的过程中,造成体内菌群失调而产生的一种新感染,称为二重感染。如临床上常见的葡萄球菌、艰难梭菌以及白念珠菌引起的假膜性肠炎。

2. 肠道菌群失调与急慢性腹泻 外来的肠道致病菌进入机体后会导致急性腹泻。急性腹泻病人由于肠道中原籍菌群大量随腹泻物排出,过路菌比例会相应增加,导致菌群失调。当合理应用抗生素时,致病菌被杀死,腹泻恢复后失调的菌群也会逐渐恢复正常。若急性腹泻没有及时治疗,会转为慢性腹泻。慢性腹泻也会使原籍菌群不断排出,过路菌数量增加。腹泻的发生会影响肠道的蠕动功能和肠内菌群的比例,继而导致脂酸代谢紊乱和胆盐代谢障碍而引起腹泻,进一步加重菌群失调,形成恶性循环。

3. 肠道菌群失调与小肠细菌过度繁殖 正常生理条件下,人小肠上段细菌的量很少,但在经历胃肠道手术或先天性肠道运动不足的情况下,细菌会在小肠淤滞,造成肠道内的致病菌如金黄色葡萄球菌和艰难梭菌等的过度繁殖。小肠内细菌生长过度的后果一是破坏消化酶和分解胆汁酸,造成消化不良;二是产生大量有害代谢产物,机体吸收后引起慢性毒性反应;三是肠源性内毒

素在重症肝病、急性坏死性胰腺炎等疾病的病理生理过程中有重要意义。当慢性萎缩性胃炎或其他原因导致胃酸缺乏时,小肠上段的细菌会过度繁殖,并且原本在下消化道的菌群也会上移,造成小肠内细菌数量增多,使结合胆汁酸分解为游离胆汁酸,影响脂类吸收,引发脂肪泻。此外,细菌产生的短链脂肪酸和气体会造成腹胀腹痛,细菌过度繁殖还会产生很多毒性物质如生物胺类物质,入血后会对全身产生毒性作用。

4. 肠道菌群失调与炎症性肠病 炎症性肠病(inflammatory bowel disease,IBD)是一组病因不明的肠道炎症性疾病,包括克罗恩病(Crohn's disease,CD)和溃疡性结肠炎(ulcerativecolitis,UC)。现有证据表明,拟杆菌、消化链球菌和李斯特菌的数量在IBD病人体内都有明显升高,使各种代谢产物增多,其中部分产物会增加肠黏膜的通透性,使肠道中革兰氏阴性菌的内毒素成分更多吸收入血,促进IBD的发展。

5. 肠道菌群失调与肝脏疾病 许多慢性肝病病人都伴随有肠道菌群失调的症状。研究表明,在重型肝炎的大鼠模型体内,胃、空肠和回肠都有细菌过度生长、肠管扩张、肠壁变薄等肠道微生态失调的表现。慢性重型肝炎病人也存在肠道微生态失调,其肠道内的双歧杆菌和类杆菌等专性厌氧菌显著减少,而肠杆菌科细菌和肠球菌等兼性厌氧菌以及酵母菌显著增加。在肝硬化时,由于常伴有门脉高压、胃肠道淤血,会使肠黏膜屏障功能受损,肠腔内pH改变,导致菌群失调。在肠道菌群失调的情况下,肠黏膜通透性增加,革兰氏阴性菌比例增高,内毒素会大量入血,形成肠源性内毒素血症,严重者还会引发肝性脑病。

6. 肠道菌群失调与胆道疾病 正常情况下胆汁是无菌的,在胆汁内发现的细菌来自于门静脉或者是直接从肠道反流进入胆道。因此,肠道菌群易位被认为是胆道感染发生的主要原因。

7. 肠道菌群失调与胰腺炎 胰腺本身是无菌脏器,胰腺炎的发生多属于继发性感染,其发生、发展与转归和肠道微生态状况密切相关。在急性胰腺炎时,宿主免疫功能显著下降,巨噬细胞将细菌吞入后却无法清除,反而将细菌通过肠黏膜上皮带到肠系膜淋巴结,通过淋巴回流感染胰腺。目前一致认为,肠道菌群易位是胰腺感染的

主要途径。

（二）微生态失调与口腔疾病

微生态失调所致的口腔疾病主要包括龋齿和牙周病等。牙菌斑是基质包裹的黏附于牙面、牙间或修复体表面的软而未矿化的细菌性群体，为不能被水冲去或漱掉的一种细菌性生物膜。唾液中的营养物质吸附在牙齿表面，构成菌群的营养基质，使细菌黏附于牙体表面，同时细菌互相集聚，诱导更多的细菌黏附，最终形成牙菌斑。在牙菌斑的形成过程中，需氧菌先在牙表面占优势，随着菌斑斑龄的增加，兼性厌氧菌和厌氧菌逐渐增多。龋病是牙菌斑生态系平衡失调所致。正常情况下，牙菌斑中各种微生物之间通过共生、拮抗等相互作用形成一定的稳定的比例关系，即维持自身微生态平衡状态，维持与内外环境的平衡状态。当内、外界不利因素，如长期摄入较多蔗糖等作用于微生态系统，打破微生态平衡时，则导致微生态系统中微生物的比例关系失调，一些有致龋潜力的正常菌群在微生态系统中占优势，导致菌斑中物质代谢紊乱、pH下降和牙齿脱矿。口腔中与致龋相关的微生物主要包括链球菌属、乳杆菌属和放线菌属等。其中，变异链球菌对基牙的光滑面以及义齿基托表面具有特殊的亲和力，并能利用蔗糖合成不溶于水的葡聚糖，并将口腔中数量众多的菌群黏附于菌斑。乳杆菌等致龋菌能分解葡萄糖，产生大量乳酸、甲酸与乙酸，造成牙釉质中钙、磷离子的丢失，形成龋损。高摄入量的蔗糖可使变异链球菌的数量明显增加，因而可能诱发龋齿。

龈下菌斑与牙周炎的产生和发展密切相关，其中，厌氧菌的过度生长是引起牙周组织损伤和破坏的主要原因。目前一般认为，伴放线杆菌是青少年牙周病的主要致病菌，牙龈卟啉单胞菌是成人牙周病的主要病原菌。

（三）微生态失调与呼吸道感染性疾病

大量使用抗生素等原因打破机体微生态平衡后，原本存在于肠道、口腔和咽部的正常菌群易移位至呼吸道发生感染。常见的病原体有肺炎链球菌、葡萄球菌、肺炎克雷伯菌和铜绿假单胞菌。一般认为，口咽部定植菌吸入是医院获得性肺炎最重要的发病原因。此外，长期口服抗生素可扰乱肠道菌群，革兰氏阴性杆菌大量繁殖后向周围扩散，进入胃内或口腔。此时，如果呼吸道的正常菌群受到抗生素控制后出现失调，原籍生境为胃肠道的革兰氏阴性杆菌可发生定位转移，经口腔进入呼吸道和肺，引起肺炎。胃部抑酸药的应用伴随胃食管反流或应用鼻胃管，也会使菌群从消化道逆向进入呼吸道。

（四）微生态失调与阴道感染性疾病

当发生阴道微生态失调时，正常菌群中的一些微生物可成为机会致病性微生物，引起自身感染。例如，随着年龄老化、激素水平改变，或大量应用广谱抗生素和免疫抑制剂，都会引起阴道的微生态失调，引起女性阴道的局部感染。主要包括细菌性阴道炎、滴虫性阴道炎或白念珠菌性阴道炎等。

（五）微生态失调与皮肤感染性疾病

当皮肤微生物群受到年龄、皮脂分泌、皮肤水分含量或皮肤pH值影响，或者应用外用抗生素和皮肤洗剂，都有可能影响皮肤微生态平衡。致病菌大量定植，可经由皮肤伤口进入，或机体本身患有慢性消耗性疾病、定植菌株毒力较强、宿主免疫功能低下等，可以引发皮肤感染，包括原发感染、继发感染或全身系统性感染。此外，微生态失调引发的皮肤真菌感染也较为多见。

四、微生态失调与其他疾病

除了感染性疾病之外，微生态失调还与一些全身系统性疾病、过敏性疾病以及神经心理性疾病等有密切关系。

（一）微生态失调与代谢性疾病

1. **微生态失调与肥胖** 肥胖是困扰人类健康的重大公共卫生问题，国际上认为不合理的饮食破坏肠道菌群结构，引起全身性的、轻度的慢性炎症而导致脂肪过度积累。肥胖者肠道内瑞氏乳杆菌的数量显著增加，而双歧杆菌和史氏甲烷短杆菌的数量显著减少，从而直接调控机体的脂肪合成与存储相关基因的表达，扭曲能量代谢，使其向过度合成和存储脂肪的方向发展。肠道微生态失调时，可出现革兰氏阴性杆菌的数量明显增多，其细胞壁组分脂多糖能够与免疫细胞表面的TLR4受体结合，触发促炎因子的释放，引起炎症反应，增加肠黏膜通透性；同时也影响营养物质的消化，肠道短链脂肪酸的数量明显升高，增加脂肪的合成。上述两种因素共同作用,会影响机体整体的代谢紊乱,也是导致肥胖的原因之一。

2. 微生态失调与高胆固醇血症 体外和体内实验证明,肠道有益菌群能降低血清胆固醇水平,其可能的机制主要包括:①细菌产生的胆盐水解酶将结合型胆酸盐分解为游离的胆酸盐,在pH5.5时胆固醇与胆酸发生共沉淀,减少了胆固醇进入血液的机会。②细菌对胆固醇的吸收:部分细菌如双歧杆菌,能吸收胆固醇,降低人体的血清胆固醇浓度。

3. 微生态失调与糖尿病 糖尿病是一种多病因的代谢性疾病,特点是慢性高血糖,伴随因胰岛素分泌或作用缺陷引起的糖、脂和蛋白质代谢紊乱,可分为Ⅰ型(胰岛素依赖型)和Ⅱ型(胰岛素非依赖型)。Ⅰ型糖尿病是由于自身免疫功能异常,胰岛细胞被破坏,胰岛素几乎无法分泌而引起的。Ⅱ型糖尿病是因生活习惯和易患该病的体质,造成胰岛功能的低下和不足而产生的。肠道微生态失调是糖尿病的诱因之一。与健康人相比,Ⅰ型糖尿病病人肠内拟杆菌和硬壁菌门的比例失调,肠黏膜表面黏蛋白保护层也被破坏,肠道有益菌产生的丁酸含量也明显减少,肠内菌群的多样性显著低于健康人群。Ⅱ型糖尿病病人肠道中的硬壁菌门和梭菌的比例要比正常人高得多,β-变形菌门的比例也显著升高,而双歧杆菌和乳杆菌的数量减少,并与血糖浓度显著相关。

肠道微生态失调与以上代谢性疾病发生发展之间的关系越来越引起人们的重视,肠道细菌未来可能成为肥胖和胰岛素抵抗等机体代谢失调的治疗靶点。通过合理应用微生态制剂或功能性食品,可重建肠道正常菌群,达到降低体重、改善胰岛素抵抗,增加机体葡萄糖代谢和减轻肠道炎症状态的目的。

(二)微生态失调与过敏性疾病

过敏性疾病主要包括变应性鼻炎、过敏性结膜炎、支气管哮喘、特应性皮炎、荨麻疹或变应性胃肠炎等Ⅰ型超敏反应性疾病。生活方式和/或地域因素相关的肠道菌群差异,可能是全球过敏性疾病发病率明显不均的主要原因。微生态失调导致过敏性疾病发生的机制主要有:①异常菌群使得细胞增殖过程中必需的 *cxcl16* 基因高度甲基化,产生大量 CXCL16 蛋白,iNKT 细胞大量增加,诱导免疫功能过度,产生过敏性炎症反应;②菌群失调会引起 B 细胞的 MyD88 通路途径异常,产生大量的 IgE 抗体。循环中的 IgE 会诱导骨髓中 IL-3 的受体 CD123 表达升高,使血循环中嗜碱性粒细胞产生增多,增强过敏性炎症反应;③菌群失调会影响 Treg 细胞和 Th2 型细胞。

(三)微生态失调与肿瘤

研究表明,结肠癌高发区人群的肠道菌群组成与低发区人群有显著差异。肠道菌群的代谢产物非常复杂,代谢中间产物和酶系统与肠道癌症的发生有很大关系。肠道中某些菌群能够分解食物中的化合物,转变为致癌因子。例如,在南太平洋,关岛居民常吃的苏铁果中含有甲氧基偶氮甲醇糖苷,将该化合物加入到普通饮食中,喂饲正常小鼠,具有致癌性;若喂给无菌小鼠,则不具致癌性。正常小鼠的肠道菌群产生 β-葡萄糖醛酸酶,可将甲氧基偶氮甲醇糖苷转变为有毒的糖基配体形式,吸收后随血循环进入肝脏和肾脏代谢,诱发肝脏和肾脏肿瘤。这一发现提出了肠道菌群能够使食物成分转变为癌症诱生剂的理论。此外,某些肠道菌群具有氨基脱羧酶的活性,能将食物中的氨基酸分解为生物胺,如色氨酸经脱羧作用产生的靛基质具有强烈的致癌作用;酪氨酸与苯丙氨酸经肠道菌作用,能产生酚类物质,可诱发普通大鼠形成皮肤肿瘤,亦可诱发肝癌,但对无菌小鼠无作用。此外,胺类物质还能够与胃肠中的亚硝酸盐结合,形成强烈致癌作用的亚硝胺。

近年来,肠道中的具核梭杆菌(*Fusobacterium nucleatum*)与结肠癌之间的关系引起了人们的广泛关注。有研究显示,肿瘤组织中具核梭杆菌的丰度要显著高于癌旁组织和正常组织。具核梭杆菌还会影响肿瘤病人的化疗效果,通过干扰 TLR4 和 MyD88 的信号转导,导致结肠癌病人产生化疗药物抗性和增高复发率。机制可能是具核梭杆菌靶向特定的 miRNA,导致自噬途径的激活,从而改变病人对化疗药物的反应。具核梭杆菌在癌组织中的富集也与较短的存活期呈正相关性,因此有可能作为潜在的预后标志物。

(四)微生态失调与神经心理性疾病

微生态失调与多种神经心理性疾病的发生

发展均有一定的相关性,包括抑郁症、自闭症、焦虑、社交障碍、进食障碍和阿尔茨海默病等。自闭症病人中,肠道菌群中拟杆菌门的比例显著增高,硬壁菌门数量显著降低。患有肠渗漏综合征的病人出现菌群失调,会使未被消化的化学物质,包括重金属和其他有害物质,穿过肠黏膜进入血循环,进入中枢神经系统,称为肠-脑轴(gut-brain axis),也有人提出应为"微生物组-肠-脑轴(microbiome-gut-brain axis)",进而影响人的行为。许多自闭症儿童常伴有慢性胃肠疾病或不适。肠道菌群失调可能导致一种或多种产神经毒性物质的肠道细菌在肠内定植,在一定程度上引发自闭症病人的症状。超过90%的自闭症儿童患有慢性小肠结肠炎;治疗肠道疾病,恢复肠道功能对自闭症症状的改善有帮助。改善微生态失调虽不能直接治疗这些心理疾病,但可以在一定程度上改善症状。

第三节 微生态失调的防治

微生态失调主要是由于环境、宿主、正常微生物群三个方面的变化以及相互影响导致的。防治的基本原则是:顺应生态系统内在规律,因势利导,保护微生态环境,提高宿主免疫力,扶植正常菌群(尤其是原籍菌群),提高其定植抗力(colonization resistance),即提高宿主正常微生物群抵御外籍菌定居和繁殖的能力,从而调整微生态失调,恢复和促进微生态平衡。

一、保护微生态环境

宿主系统、器官或组织的任何改变或病理变化既可以是引起微生态失调的原因,也可以是微生态失调的结果,微生态失调可引起宿主病理改变或疾病,孤立、单纯的菌群失调是非常少见的,微生态失调的防治应从宿主及菌群两方面去研究,治疗宿主的病理状态和疾病。

(一)去除引起微生态失调的宿主的病理状态

小肠上部细菌过度生长常与胃酸浓度低或肝脏疾病有关。只有治愈这些疾病,才能有效地根除微生态失调,否则即使矫正了微生态失调,也很容易复发。其他消化系统(肝胆、胰腺、肠道)、内

分泌系统、循环系统、呼吸系统或泌尿系统等疾病都可能伴有微生态失调。要使微生态失调恢复正常,治愈或缓解原发疾病是必要的前提。

(二)去除异常的解剖结构

无论是生理性还是病理性的异常的解剖结构,都有可能引起或保持微生态失调。先天性畸形,如巨结肠常导致肠道菌群失调,引起顽固性便秘。如果仅仅调整微生态菌群,即使暂时缓解便秘,调整措施一停止,便秘症状又会出现。只有手术切除巨结肠,才能恢复正常菌群,消除便秘症状。病理性异常解剖结构,如胃切除、肠切除、结肠手术及阑尾炎手术都可以造成肠道解剖结构异常,导致菌群失调,从而引起恶性贫血、维生素缺乏症、吸收不良综合征等。而菌群失调又可作为二次性的原因引起恶性贫血等。这是一种恶性循环,必须一方面调整菌群失调,另一方面实行手术,修复或解除畸形结构,才能改善微生态失调状态。

二、增强宿主免疫力

宿主的免疫作用是保持宿主与正常菌群之间平衡的重要因素。首先,正常微生物群对宿主免疫系统的正常发育是必需的,这是二者长期共进化的结果。另外,正常微生物群中的革兰氏阳性菌不断释放出外毒素和革兰氏阴性菌产生的内毒素,能刺激免疫系统产生抗毒素,将毒素中和,并能通过交叉免疫部分中和外籍菌产生的毒素。此外,某些细菌及其细胞壁组分亦能刺激宿主免疫系统,产生细胞因子,激活免疫细胞,提高宿主抗感染能力,维持内环境的稳定。如果宿主免疫力下降,则容易诱发菌群失调,毒素产生和积累过多,将对宿主产生不利影响。增强宿主免疫力,可减少内源性感染的发生。

宿主的营养状态也是保持宿主与正常菌群平衡的重要因素,营养失调、营养不良或营养变化都会影响正常微生物菌群,导致菌群失调。应改善营养,提高人体天然免疫力。除改善营养不良状态外,对微生态失调的机体可应用一些有免疫激活作用的调节剂,如卡介苗的胞壁酰二肽等。

三、合理使用抗菌药物

感染本来已经是微生态失调的结果,使用抗

菌药物抑制过度增殖的"原因菌"是必要的。但是，如果抗感染的药物使用不当，往往进一步加剧微生态失调，抑制原籍菌，使耐药的外籍菌或来自周围环境的细菌定居和繁殖，导致更为严重的感染。

超时、超量、不对症使用或者未严格按照规范使用抗生素都属于滥用抗生素，其危害有以下几点。①毒副作用：盲目加大抗菌药物的用量，很可能损伤神经系统、肝脏、肾脏和血液系统，尤其是肝肾功能障碍的病人更是如此；②过敏反应：最常见也最为严重的是青霉素类药物过敏；③二重感染：长期应用抗生素的病人常见二重感染，使得治疗更加困难，病死率增加；④耐药作用：抗生素的使用对于细菌来说是一种环境压力，这种压力亦是一种筛选过程，其结果是具有抗药性的细菌得以存活并大量繁殖；另外，抗生素的长期刺激也会使一部分细菌产生变异，成为耐药菌株。耐药性也有可能会通过交换被其他原本药物敏感的细菌获得，也可以传递给下一代细菌。因此，在选用抗菌药物时，应充分考虑到微生态系统的结构和功能，以微生态平衡的观点，科学地合理使用抗生素。

（一）选择合适的剂量和疗程

采用大剂量、长疗程抗生素治疗的理论根据和目的是治疗彻底，避免反复。但有时却适得其反。因为有很多感染是内源性的机会致病菌感染。人体内有几个大的贮菌库（如呼吸道、消化道、泌尿生殖道和皮肤），在微生态平衡时，其种群规模是一定的，受严密的生态因素控制，不仅库内菌不外流，而且库外菌也很难入侵和定植。如果抗菌药物用量过大，疗程过长，很可能破坏微生物群落的平衡，从而会源源不断地向感染或菌群失调的部位供应机会致病菌。因此，将某一生境内的微生物全部杀死，反而更容易被外籍条件致病菌定植。此外，抗菌药物的应用还有利于医院内流行的耐药菌株在病人体内定植，大量繁殖后取代敏感菌株，引起医院感染。因此，在使用抗菌药物时，应注意保护微生态平衡，防止机会致病菌由贮菌库向外扩散，造成二重感染。

（二）尽量使用窄谱抗菌药物

应用抗菌药物前，应尽可能明确致病菌及其敏感药物，有针对性地选择药物治疗。盲目使用广谱抗菌药物或多种抗菌药物联用，将会引起耐药菌株不断增加，可能导致难治的葡萄球菌、铜绿假单胞菌、大肠埃希菌、某些厌氧菌和白念珠菌等引起全身感染。

（三）避免联合使用多种抗菌药物

联合使用多种抗菌药物，尤其联合使用对厌氧菌敏感的抗菌药物时，对正常菌群的破坏是极其明显的，绝大多数终将出现严重的菌群失调。联合用药适应证主要有：混合感染；病原菌未明的严重感染；单一抗菌药物难以控制的感染；需要长期用药，病菌较易产生耐药者；深部感染或抗菌药物不易渗透部位的感染。

（四）减少口服广谱抗菌药物

对全身感染或肠道以外的局部感染，尽量非经口用药。长时间大量使用广谱和对厌氧菌有抑制作用的抗菌药物时，要尽量采用肌内注射或静脉滴注，可减轻对肠道正常菌群的伤害。

四、应用微生态疗法

（一）微生态调节剂的应用

微生态调节剂（microecological modulator）的应用是一种能够促进正常微生物群与宿主及环境构成的微生态系由病理性组合转变成生理性组合的医疗措施。微生态调节剂又称微生态制剂，是一类根据微生态学原理，利用对宿主有益的生理活性菌群或其代谢产物，以及能促进这些生理菌群生长繁殖的物质制成的制剂，通过对微生态的调节，保持微生态平衡、提高宿主健康水平。

1. 微生态制剂的分类 微生态制剂根据其菌种特性、宿主类型、所含成分、作用部位、物理外观或生理功能等分为四个类型，即益生菌（probiotics）、益生元（prebiotics）、合生元（synbiotics）和促生元（postbiotics）。

（1）益生菌：又称益生素，是指能促进肠道内菌群平衡，对宿主起到有益作用的活菌制剂及其代谢产物。益生菌应具备以下特点：①是人体正常菌群，对机体无害；②在制作、使用和保存过程中能保持活性和稳定性；③能在胃肠道中存活，在与抗生素联用，或接触胃液、胰液和胆汁时，益生菌仍能生存；④其固有耐药性不会被转移到宿主的正常菌群或病原菌上；⑤益生菌的基因组必须是相对稳定的。目前应用于人体的益生菌主要有双歧杆菌、乳杆菌、丁酸梭菌和酵母等。为了发挥多种益生菌的协同作用，常将 2~3 种细菌混合制成一种制剂。

（2）益生元：是指能够选择性地促进宿主肠道内原有的一种或几种有益细菌（益生菌）生长繁殖的物质。有益菌的繁殖增多，抑制有害细菌生长，从而达到调整肠道菌群，促进机体健康的目的。常用的有乳果糖、蔗糖低聚糖、棉子低聚糖、异麦芽低聚糖、玉米低聚糖和大豆低聚糖等。这些糖类既不被人体消化系统消化和吸收，亦不被肠道菌群分解和利用，只能为肠道有益菌群如双歧杆菌和乳杆菌利用，促进有益菌的生长繁殖，抑制有害菌的生长。此外，葡萄糖酸和葡萄糖酸钙，以及人参、党参、黄芪等或茶叶提取物，亦能起到益生元的作用。

（3）合生元：又称合生素，是将益生菌与益生元同时合并应用的一类制剂，合生元既可发挥益生菌的生理活性，又可选择性地增加这种益生菌的数量，使益生作用更显著。

（4）促生元：也称为后生元。是指有益菌的代谢产物。随着人们对于菌群代谢产物对机体健康影响的认识，将有益菌的有益代谢产物制成微生态制剂，可以直接被肠道吸收入血，发挥其功能，受到人们的广泛关注。

2. 微生态制剂的作用机制

（1）调整微生态失调：如双歧杆菌和乳杆菌制剂口服后，在肠内繁殖，产生大量的乳酸和醋酸，促进肠蠕动，通便；同时，对外籍菌有抑制作用，可消除肠道感染或腹泻。

（2）生物拮抗：微生态制剂具有定植性、排他性及繁殖性，其中的活菌是微生态群落中的成员，进入生境后能够参与机体的微生态体系中，对非机体本身的微生物起到拮抗作用。

（3）代谢作用：微生态制剂的代谢产物如乳酸、醋酸及其他有机酸等，能改善机体生境的生物化学和生物物理环境，抑制外来和致病微生物的繁殖，从而有利于机体保持生态平衡。

（4）免疫调节作用：微生态制剂可以作为非特异性调节因子，通过细菌本身或细胞壁成分刺激机体免疫细胞，使其激活，产生细胞因子，促进吞噬细胞活力或作为佐剂发挥作用。

（5）促进机体营养吸收：微生态制剂中的益生菌在体内能合成多种维生素，如烟酰胺、叶酸、烟酸、维生素 B_1、维生素 B_2、维生素 B_6 和维生素 B_{12} 等，不仅可促进机体对蛋白质的消化、吸收和利用，还可促进机体对钙、锌、铁和维生素 D 的吸收，具有帮助消化和增进食欲的作用。

3. 微生态制剂的应用

微生态制剂已广泛应用于临床上对多种疾病的防治，其适应证主要有：①抗生素、激素或免疫抑制剂治疗所引起的二重感染或医院感染；②婴幼儿消化不良、肠功能紊乱；③急性肠炎、难治性腹泻和便秘；④肝脏疾病和高胆固醇血症等的防治；⑤非特异性阴道炎；⑥代谢性疾病的辅助治疗等。微生态制剂的主要使用措施有：

（1）多抑少补：适于因肠道菌群比例失调所造成的迁延性、慢性腹泻病人的治疗。根据对粪便菌群的定性和定量分析，确定肠道菌群失调类型，对缺失或减少的种群予以补充，对超过正常值或过盛的种群，根据细菌药敏实验结果，用窄谱抗生素予以控制。补充缺失或缺少的细菌种群有两种方法，一种是用从健康人粪便分离出来的菌群悬液进行灌肠，另一种是通过营养调整方法，促进其生长，如对于双歧杆菌减少的病人可以通过给予"双歧因子"，如胡萝卜素、乳糖等双歧杆菌营养物质，促进双歧杆菌的生长。

（2）边抗边调：临床上长时间大量应用抗菌药物时，为了防治微生态失调，最好同时应用微生态调节剂，可达到边抗边调的目的。但是，在边抗边调中应用活的益生菌尚存在一定困难。研究发现，有的中药具有扶植正常菌群生长、调整菌群失调的功效，使边抗边调成为现实，从而增强应用抗生素的安全感。

（3）不抗只调：非特异性阴道炎是妇产科的常见病、多发病，大多数认为是由于阴道内优势菌群，即嗜酸乳杆菌减少所致。目前临床上主要应用抗菌药物进行治疗，但疗效不理想，复发率高，而且抗菌药物将加剧阴道微生态失调，引起二重感染。近年研究发现，应用乳杆菌制剂治疗后，阴道乳杆菌数量明显增加，阴道 pH 值恢复正常，机会致病菌明显减少，已取得理想的治疗效果。

急性腹泻是儿科常见病、复发病，其中仅有 30% 由侵袭性细菌感染所致，用抗生素治疗有效。70% 为病毒和非感染性因素引起,用抗生素治疗有害无益,可能造成菌群失调,甚至使病情迁延。近年来,用微生态制剂治疗小儿非细菌性急性腹泻疗效肯定。活菌制剂对难治性腹泻亦有效。

（4）清扫扶正：对肠道菌群紊乱严重或久治不愈,菌群调整措施已不能奏效的病例,可采取清扫扶正的措施,即用肠道不吸收的广谱抗生素如卡那霉素口服,将大部分肠内菌清扫一下,然后用健康人粪便悬液灌肠,使其建立一个新的生物种群,类似于现在的粪菌移植疗法。

与其他药物不同,微生态制剂能起到"已病辅治、未病防病、无病保健"的重要作用。微生态制剂的重点是"无病保健"。即健康人群也可以服用,增进健康素质,提高健康水平,同时产生防病、治病作用。微生态疗法为感染性及代谢性疾病的治疗提供新途径,解决目前医学界关注的抗生素后遗症的问题,推动医学由生物医学（杀菌时代）向生态医学（促菌时代）转变。

然而,单一或组合应用微生态制剂,也存在很多争议,甚至有研究提出微生态制剂的应用会对机体自身菌群的修复产生影响。

（二）粪菌移植

粪菌移植（fecal microbiota transplanation, FMT）是指将健康人粪便中的功能菌群,移植到微生态失调病人的肠道中,重塑肠道微生物群。粪菌移植最早用于艰难梭菌感染的治疗,因为艰难梭菌的感染是由于严重的微生态失调。艰难梭菌耐药性强,当大规模滥用广谱抗生素时,肠道中的敏感菌被杀死,而艰难梭菌趁机繁殖,产生毒素,引起抗生素相关性腹泻或假膜性肠炎,临床治疗非常困难。为纠正其病因,人们开始尝试将健康人的粪便移植到病人肠道中,以期纠正其微生态失衡,临床治疗效果颇佳,已作为艰难梭菌感染治疗的有效手段。随着人们对肠道微生物群与宿主健康之间关系了解的逐渐深入,粪菌移植也开始被应用于其他一些与微生态失调相关的疾病中,如慢性便秘、炎症性肠病、甚至代谢性疾病中,其疗效及机制有待进一步研究。另外,目前粪菌移植也仍存在较大争议,主要是安全性和伦理性问题使其应用受到限制。

（三）其他微生态疗法

由于人体微生物群具有个体差异性和群体统一性的特点,每个人的微生物群组成都不相同且和个体的健康状态密切相关。因此,理想的微生态疗法应为个性化的应用,针对每个人的微生物群特点,补充有益菌,纠正微生态失衡,做到真正的精准治疗。此外,噬菌体（bacteriophage）也引起了人们的关注,噬菌体为感染原核细胞型微生物的病毒,具有种属特异性,环境中肠道菌的噬菌体广泛存在。因此也有研究者提出,可以筛选有害菌的噬菌体应用,达到降低有害菌丰度的目的。

展　望

随着人类对生命认识的技术和理念的提升和转变,从传统的描述性生物学到分子生物学、生物组学乃至系统生物学的发展。人们对人体微生态学的认识和应用也发生了巨大的改变,已经从描述生态体的组成和结构向研究生态结构的机制转变,从研究微生态失调与感染性疾病的相互关系向微生态结构的重要组成微生物群与人体发育和健康的相互影响转变。微生物群与人体发育、代谢性疾病和神经性疾病的关系已经成为近期的热点,而正常人体粪菌移植的队列研究和微生物群结构与中药药效关系的研究对中药现代化的促进更令人振奋。接下来合成和改造或改变生态结构从而治疗疾病、预防疾病也将会成为转化医学研究的重要方面。例如,通过合成生物学技术等赋予益生菌更多生理功能,包括合成维生素和调控免疫、抑制肿瘤、抗抑郁和分解胆固醇等功能性代谢物;通过优化人体微生物群的功能促进人体健康,如使皮肤表面的微生物群能产生吸收紫外线的分子,肠道微生物群分解胆固醇,泌尿生殖系统和呼吸道黏膜的微生物群产生抗菌物质等。总之,生命科学促进了微生态学的发展,微生态学也必将为人们认识生命的复杂性和提升人体健康水平做出更大贡献。

（郭晓奎　刘　畅）

参 考 文 献

1. 郭晓奎. 人体微生物组[M]. 北京：人民卫生出版社，2017.

2. 李兰娟. 感染微生态学[M]. 北京：人民卫生出版社，2012.

3. 熊德鑫. 肠道微生态制剂与消化道疾病的防治[M]. 北京：科学出版社，2008.

4. 龙北国，江丽芳. 高级医学微生物学[M]. 北京：人民卫生出版社，2003.

5. CANFORA E E, MEEX R C R, VENEMA K, et al. Gut microbial metabolites in obesity, NAFLD and T2DM[J]. Nat Rev Endocrinol, 2019, 15(5): 261-273.

6. STEWART C J, AJAMI N J, O'BRIEN J L. Temporal development of the gut microbiome in early childhood from the TEDDY study[J]. Nature, 2018, 562(7728): 583-588.

7. GILBERT J A, BLASER M J, CAPORASO J G. Current understanding of the human microbiome[J]. Nat Med, 2018, 24(4): 392-400.

8. AGUS A, PLANCHAIS J, SOKOL H. Gut microbiota regulation of tryptophan metabolism in health and disease[J]. Cell Host Microbe, 2018, 23(6): 716-724.

9. VIRGIN H W. The virome in mammalian physiology and disease[J]. Cell, 2014, 157(1): 142-50.

10. KINROSS J M, DARZI A W, NICHOLSON J K. Gut microbiome-host interactions in health and disease[J]. Genome Med, 2011, 3(3): 14.

11. LUCKEY T D. Bicentennial overview of intestinal microecology[J]. Am J Clin Nutr, 1977, 30(11): 1753-1761.

第二章 细菌基因的表达与调控及其分析方法

细菌的基因表达既是基因转录及翻译的过程，也是一个受到严格调控的过程。该过程受基因、调控子、小RNA、基因结构和环境等因素相互作用的调节。在一定的调控机制作用下，基因都会通过基因激活、转录及翻译等过程，产生具有生物学功能的蛋白质分子或功能性RNA分子（如tRNA、rRNA、mRNA和小RNA）。

第一节 细菌基因的表达与调控

一、细菌基因表达调控的基本概念

生物在生长发育过程中，遗传信息的展现可按一定时间顺序发生改变，随着内外环境条件的变化而加以调整，这一过程称为时序调节（temporal regulation）或适应调节（adaptive regulation）。蛋白质参与并控制细胞的一切代谢活动，而决定蛋白质结构和合成时序的信息编码在特定的核苷酸序列中。

（一）细菌基因表达调控的环节

细菌基因表达调节有多个水平，包括DNA、RNA和蛋白水平。基因激活、转录起始、转录后加工、mRNA降解、蛋白质翻译、翻译后加工修饰和蛋白质降解等环节的改变，均能影响蛋白质在细胞内的浓度，起到控制细胞代谢变化的作用。根据其所在的阶段，可分为转录水平调控和翻译水平调控。与真核生物不同，细菌没有细胞核，转录与翻译在同一空间和时间内进行，因此，细菌的基因表达调节主要是在转录水平上进行的。

（二）细菌基因表达调控的基本概念

1. 反式作用因子和顺式作用元件 细菌的转录调控概念最初是1961年由Jacob和Monod研究了乳糖操纵子调控基因表达模型后提出的。其后人们通过大量的研究工作证明并发展了这一模型，同时也发现了许多其他的调节机制。Jacob和Monod将DNA序列分成两种类型：编码反式作用因子（trans-acting factor）的序列和功能严格限制在DNA内部的顺式作用元件（cis-acting element）。

基因是编码蛋白质或RNA（tRNA和rRNA）的DNA序列。游离的基因产物扩散至其目标场所的过程称为反式作用（trans-acting），产生作用的因子称为反式作用因子。RNA聚合酶、阻遏蛋白和反义RNA等都属于反式作用因子。

顺式作用元件是指一段不转变为任何其他形式的DNA序列，它只在原位发挥DNA序列的作用，仅影响与其在物理上相连的DNA，如启动子和终止子。

2. 正调控与负调控 转录调控的关键是调控基因编码的反式作用因子与DNA上特异位点的顺式作用元件相结合。这种相互作用可以通过正调控（positive control/regulation）的方式（打开基因的作用）和负调控（negative control/regulation）的方式（关闭基因的作用）来调控一个靶基因。它们通常（但不是专一）位于目的基因的上游。

细菌的典型负调控机制是阻遏蛋白阻止基因表达。在缺省状态下，RNA聚合酶能够识别它的启动子，使这种基因得到表达。与启动子相邻的另一个顺式作用位点称为操纵基因（operator），它是阻遏蛋白的靶位点。当阻遏蛋白和操纵基因结合时，就会阻止RNA聚合酶启动转录，基因的表达被关闭。

细菌典型的正调控机制是在缺省状态下，细菌RNA聚合酶不能单独开启靶基因的转录。反式作用因子在启动子附近也有作用位点，它们与靶位点的结合使RNA聚合酶能起始转录，表达靶基因产物。

以上正调控和负调控的共同点是调控蛋白

（regulatory protein）都是反式作用因子，它通常识别位于基因上游的顺式作用元件。这种识别的结果是根据调控蛋白的类型决定的，激活（activate）或阻遏（repress）基因的表达。尽管调控蛋白结合DNA的实际长度较长，但它识别的DNA序列通常是很短的，一般小于10bp。细菌的启动子就是一个例子：虽然RNA聚合酶在转录起始时，覆盖大于70bp的DNA，但其识别的关键序列通常是位于 –35 和 –10 中心处 6 个碱基的序列。

二、操纵子模型

细菌需要快速应答环境的变化。例如，在营养供给发生变化时，细菌要有根据环境而改变自身营养供给方式的能力。此外，经济性也很重要，如果一个细菌以能量消耗的形式去适应环境则会有很大的弊端。细菌的做法是当某种物质不存在时，就不合成该物质代谢途径中的酶，但这种物质一出现，细菌就会立即合成这种酶。由 Jacob 和 Monod 提出的乳糖操纵子模型能够很好地解释这一机制。

原核生物和真核生物基因的组织形式差异很大，细菌编码相关功能产物的结构基因通常成簇（cluster）排列，受单一启动子控制。包括结构基因和控制其表达的整个系统形成一个调控单元称为操纵子（operon）。操纵子包含一个或多个结构基因，这个结构基因会被转录成为一个包含多个基因的 mRNA。一个 mRNA 分子可能会编码多个蛋白质。操纵子的转录活性是由调控基因控制的，调控基因可在操纵子上，也可存在于细菌基因簇的某一处。这种结构表现为细菌某一功能的相关基因通常整套地表达或者不表达。乳糖操纵子（*lac*）和色氨酸操纵子（*trp*）均属于典型的操纵子结构。

（一）乳糖操纵子

大肠埃希菌的乳糖操纵子包含编码 β- 半乳糖苷酶（β–galactosidase）的 *lacZ*、编码 β- 半乳糖苷透性酶（permease）的 *lacY*、编码 β- 半乳糖苷转乙酰基酶（transacetylase）的 *lacA* 等三个结构基因和编码一种阻遏蛋白的调节基因 *lacI*，以及相应的启动子（promoter，P）序列和操纵基因（operator，O）序列（图 2–1A）。这些蛋白质产物能使细胞利用和代谢 β- 半乳糖苷（β–galactoside），如乳糖。

1. 代谢物基因结合蛋白的正调节　代谢物基因结合蛋白（CAP）是同源二聚体，能够结合 cAMP 与特定 DNA 序列。当无葡萄糖及 cAMP 浓度较高时，CAP 与 cAMP 结合，再结合至 *lac* 启动序列附近的 CAP 位点，可将 RNA 转录活性提高 50 倍；当有葡萄糖存在时，cAMP 浓度降低，cAMP 与 CAP 结合受阻，*lac* 操纵子表达下降（图 2–1A）。

2. 阻遏蛋白 LacI 的负调节　在无乳糖存在时，*lac* 操纵子处于阻遏状态（图 2–1B）。此时 *lacI* 表达乳糖操纵子阻遏蛋白 LacI，与 O 序列结合后发挥功能。一个野生型细胞有大约 10 个阻遏蛋白分子。*lac* 操纵基因是 mRNA 起始位点上游 –5bp 至转录本 +21bp 共 26bp 的序列，因此它与启动子的右侧末端有少许重叠。阻遏蛋白的阻遏作用并非绝对，偶尔有阻遏蛋白与 O 序列解聚。因此即使在阻遏状态，*lacZYA* 基因在细胞内仍有低水平的基础表达。

已有实验证据表明，并非所有阻遏蛋白都能阻止 RNA 聚合酶与靶基因的结合，*lac* 操纵子就是典型的例子。阻遏蛋白 LacI 的结合反而会增加 RNA 聚合酶与 P 序列的结合，只是阻遏蛋白与操纵基因结合时，能有效阻止 RNA 聚合酶在启动子上的转录。这种机制使 RNA 聚合酶 "储存" 在起始序列上，当环境变化时，能快速产生大量相应蛋白。

有乳糖存在时，*lac* 操纵子可被诱导。乳糖被基础表达的 *LacZYA* 转运进入细胞并催化后转变为半乳糖。后者作为一种诱导分子与阻遏蛋白结合，使蛋白构象产生变化，导致阻遏蛋白与操纵基因的解离而使抑制解除（图 2–1C）。去抑制后可使胞内 β- 半乳糖苷酶表达水平提高 1 000 倍。除半乳糖外，一些诱导物与 β- 半乳糖苷酶的天然诱导物有相似作用。例如，异丙基硫代 –β–D– 糖苷（IPTG）是一种硫代半乳糖苷，虽然不能被 β- 半乳糖苷酶识别，但却是 *lac* 基因的高效诱导物。由于 IPTG 不被细菌代谢而十分稳定，因此在实验室中被广泛使用。

lac 基因的转录调控对于诱导物的应答非常迅速。当诱导物不存在时，操纵子以低基础水平表达。加入诱导物后转录受到刺激，*lac* RNA 的数量迅速增加，反映了 mRNA 在合成与降解中的平衡。*lac* mRNA 极不稳定，其半衰期仅约 3 分钟，这使得诱导能很快逆转，即除去诱导物后就停止转录。所有 mRNA 可在很短的时间内分解，细胞内 mRNA 含量回到诱导前的基础水平。

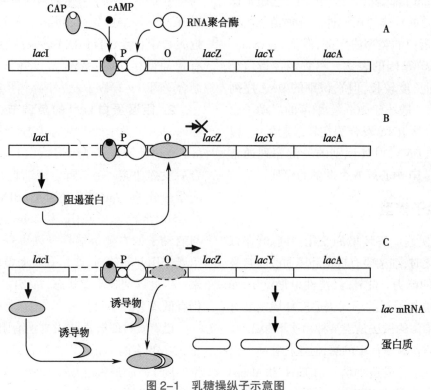

图 2-1　乳糖操纵子示意图

A：CAP 结合 cAMP 后正调控结构基因 *lacZYA*；B：阻遏蛋白结合到
操纵序列 O 上抑制转录；C：诱导物结合阻遏蛋白启动转录

3. 协同调节 Lac　阻遏蛋白负调节与 CAP 正调节两种机制彼此协调和相互制约。当 *lac* 阻遏蛋白抑制转录时，CAP 对该系统不能发挥作用。但若无 CAP 增强转录活性，因野生型 *lac* 作用很弱，即使阻遏蛋白从操纵序列上解聚后仍仅有很低的转录水平。

Lac/CAP 系统能很好地解释细菌适应环境变化的机制。当环境中仅有乳糖存在时，通过其诱导的去抑制作用，细菌大量表达 *lac* 基因产物，从而利用乳糖作为碳源。若环境中仅有葡萄糖或葡萄糖与乳糖共同存在时，细菌首先利用葡萄糖。此时葡萄糖通过降低 cAMP 浓度，阻遏 cAMP 与 CAP 结合而抑制 *lac* 操纵子转录，使细菌只利用葡萄糖，关闭乳糖代谢通路以节省能源。

（二）色氨酸操纵子

无论是原核生物还是真核生物，其 mRNA 二级结构参与基因表达调控。其中最常见的调控方式是，RNA 分子内因不同的碱基配对方式而形成不同的二级结构，影响翻译而参与调控。有些操纵子以此方式进行衰减（attenuation）调控，如色氨酸（*trp*）操纵子。

大肠埃希菌具备合成色氨酸所需的酶。这些酶编码基因串联成一个 *trp* 操纵子（图 2-2）。大肠埃希菌的 *trp* 操纵子是一种阻遏型操纵子，参与该操纵子机制的阻遏蛋白有两种分子构象。当环境中有色氨酸时，阻遏蛋白可与其相互作用并结合 O 序列，抑制转录。当无色氨酸时，阻遏蛋白不能结合 O 序列，其转录速率受转录衰减机制调

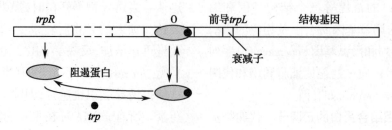

图 2-2　阻遏蛋白作用 *trp* 操纵子示意图

节。相对于 lac 操纵子阻遏前后高达 1 000 倍的表达量差异，trp 启动子的阻遏作用有限，阻遏前后蛋白表达量差异仅为 70 倍左右。

大肠埃希菌的 trp 操纵子中结构基因与启动序列 P 之间有一个衰减子区域（attenuation region）。衰减子对色氨酸含量做出应答而终止转录，是通过前导区序列发挥作用的。前导区序列含一个核糖体结合位点和四段可改变配对方式的序列。其 AUG 密码子后有一短编码序列，序列 1 含有两个连续的色氨酸密码子。

当色氨酸浓度高时，核糖体蛋白很快通过编码序列 1 并封闭序列 2，阻止其形成碱基配对，造成 3 区可以与 4 区配对，形成一个不依赖 ρ 因子的终止结构——衰减子，使 RNA 聚合酶在此脱落，转录终止。当色氨酸缺乏、没有色酰胺 -tRNA 供给时，核糖体翻译停止在序列 1 上的 2 个色氨酸密码子前，序列 2 与序列 3 配对形成发夹，4 区则无法配对，因此被迫保持单链，不能形成终止子发夹结构（termination hairpin），RNA 转录得以继续进行（图 2-3）。

当细胞中的色氨酸充足时，衰减机制能有效终止基因转录，使得只有约 10% 的 RNA 聚合酶能继续参与转录。当缺乏色氨酸时，所有的 RNA 聚合酶都通过衰减子继续转录，阻遏蛋白的阻遏作用也同时消失。因此，当环境中缺乏色氨酸时，细胞的色氨酸操纵子表达量可增加约 700 倍。

由于衰减作用的控制机制需要转录与翻译同时进行，因此这种机制为原核生物所特有，并且细菌利用衰减作用控制操纵子的现象比较普遍。至少有 6 个编码与氨基酸合成有关酶类的操纵子采用这种机制。所以蛋白质合成中氨基酸的水平反馈（feedback）控制酶产量普遍存在。

衰减作用也可以通过蛋白质与 RNA 结合来调控，使终止作用所需的发夹结构稳定和不稳定。这种蛋白质的活性可能是本身具有的，也可能类似阻遏蛋白，受辅阻遏物小分子的影响。枯草芽胞杆菌 trp 操纵子中，MtrB 蛋白与转录物的前导序列结合促进终止子发夹结构的形成。MtrB 蛋白可能是由色氨酸激活，通过衰减作用阻止色氨酸基因表达，故其功能是一种终止子蛋白。

（三）自体调控

约有 70 种蛋白质参与构成细菌基因表达的复合体。核糖体蛋白（ribosomal protein）是其中最主要的组分，与其他辅助蛋白一起参与蛋白质合成。此外，RNA 聚合酶亚基及其辅助因子也是该复合体的组分。核糖体蛋白质，蛋白质合成因子和 RNA 聚合酶亚基等编码基因混合组成几个操纵子。在大肠埃希菌中，上述各蛋白质通常仅由一个基因编码。

协调控制保证了这些蛋白质的适量合成以满足细菌生长的需要。当细菌快速生长时，细菌复合体蛋白编码基因大量表达。有一系列机制调控这种复合体基因表达，从而保证蛋白质的合成水平与 rRNA 的量相当。

核糖体蛋白操纵子的表达可受操纵子自身一些基因产物调控，通常这些基因编码调控蛋白的

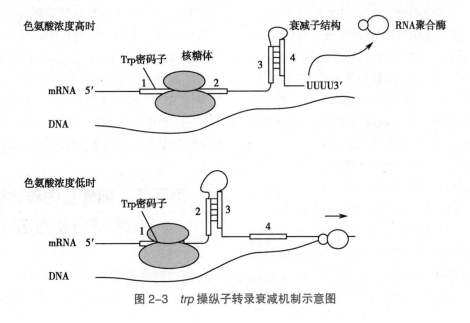

图 2-3 trp 操纵子转录衰减机制示意图

调控对象之一是其自身。当一个蛋白质（或 RNA）调控自身的产量时，称为自体调控（autogenous regulation）。例如，核糖体蛋白操纵子中调控蛋白可抑制操纵子中一组相邻基因的表达。

核糖体蛋白与 rRNA 结合后即可形成自体调控的机制。核糖体蛋白的合成与 rRNA 的合成相关联，假设作为自体调控物的核糖体蛋白与 rRNA 分子中结合位点的结合强于与 mRNA 分子中结合位点的结合且存在游离 rRNA 时，核糖体蛋白与 rRNA 结合并装配核糖体。因无游离的核糖体蛋白与 mRNA 结合，mRNA 的翻译继续。一旦 rRNA 合成减少或停止，富集的游离核糖体蛋白与 mRNA 结合，阻止其继续翻译。这一反馈回路保证了每一个核糖体蛋白操纵子表达与一定水平的 rRNA 相关联，只要相对于 rRNA 有多余的核糖体蛋白，该 mRNA 翻译蛋白过程就会被阻止。

三、RNA 的基因表达转录后调控作用

尽管原核基因的大多数反式作用调控因子为蛋白质，但 RNA 也可作为调控因子参与调控。已发现细菌有大量 RNA 分子且种类繁多，其中一些 RNA 是蛋白表达转录后调控的重要分子，具有广泛的调节作用。

具有调节基因表达或蛋白活性的所有细菌 RNA 分子，通常称为小调节 RNA（small regulatory RNA，sRNA），长度通常在 50~500nt 之间，多数不能翻译为蛋白质，其编码序列位置位于基因间区、mRNA 反义链、5′ 或 3′ 非翻译区（UTR），其靶分子可以是 mRNA 或蛋白质。与蛋白类调节子比较，sRNA 具有长度和反应时间上的优势，一旦合成或降解，可迅速发挥或终止调节的作用，属于细菌一种节能的调控方式。与真核细胞 microRNA 比较，sRNA 在长度、结构与靶 mRNA 结合位置上更具有多样性，既可单独转录为初级转录本，也可由长的转录本或 3′-UTR 加工为次级转录本。

根据与靶分子的位置关系和作用方式，分为顺式和反式作用两种类型的 sRNA。半数以上反式作用 sRNA 需要 RNA 结合蛋白 Hfq 的辅助才能发挥作用。反式作用的 sRNA 通常与靶 mRNA 在其核糖体结合位点或其附近序列不完全互补配对，阻碍或促进核糖体的结合，影响 mRNA 稳定性和蛋白质的翻译。目前已在大肠埃希菌和沙门菌中发现 200~300 个 sRNA，可参与细菌生物膜形成、应激反应、感染与致病等多种过程。

四、基因表达调控网络

基因转录时，一个反式调控因子作用于一个基因顺式作用元件，调控该基因转录，当该反式调控因子是其他基因的产物，同时其表达又由另外的基因产物调控，这些基因之间形成了基因表达调控链。某些基因的表达产物可调控多个靶基因表达，某些靶基因表达可同时被多个基因产物的反式作用元件调控，这形成了基因表达调控链的交错或交互，最终形成基因表达调控网络。多个基因表达水平不断变化，可为其他基因营造不断变化的表达环境，从而构成了复杂多样且不断变化的基因网络生物信息系统。

金黄色葡萄球菌的毒力因子主要是细胞壁相关蛋白和毒素，这些毒力因子的调节和表达与相应的调控因子有关。为了适应宿主环境的改变，金黄色葡萄球菌可及时调节某些基因的表达以提高自身的生存能力，这种调节是由细菌整体调控系统精确控制的。最新的研究表明，金黄色葡萄球菌中存在两类主要的整体调控因子——双组分调控系统（two component regulatory systems，TCRS）和 SarA 蛋白家族，TCRS 与其他的转录因子以及 SarA 蛋白家族相互作用并对环境刺激产生应答，从而改变调控网络来调节细菌对环境及宿主的适应能力。

基因表达的启动或停止、增强或抑制，是细胞完成基本生命活动以及对环境刺激作出应答的分子基础。模式生物基因数目的差异与其复杂多样生物学功能的不对称性，提示基因组中调控序列在基因选择性表达中的重要生物学意义。阐明基因选择性表达所依赖的调控网络及其相互作用的分子机制，是揭示生命现象本质的核心问题，也是结构基因组学之后功能基因组学研究的重要内容。

第二节　细菌基因表达调控的整体分析方法

细菌转录调控机制非常复杂。本节从以下几方面来简述细菌基因表达调控研究的策略和方

法：①如何定位基因组中的转录因子和操纵子；②如何鉴定基因的顺式作用元件以及与之结合的转录因子；③如何鉴定转录因子的调控元件；④转录因子和靶基因如何相互作用；⑤转录因子和基因启动子区如何相互作用并构成调控网络；⑥如何解析细菌的转录调控网络。

一、转录因子及其鉴定

（一）转录因子

转录因子（transcription factor，TF）是一种蛋白质，本身不具酶活性，但能激活或抑制靶基因转录。TF可与DNA顺式作用元件结合，也可与其他TF或DNA位点结合。细菌基因转录调控是一个很复杂的网络，其中能与DNA结合的TF最为重要，可通过与基因启动子区顺式作用元件相互作用来调控基因的转录。

TF与特定的启动子区结合，既可激活也可抑制基因的转录。根据靶基因的不同，TF既可以是激活子也可以是抑制子，即为双向调控子。一些TF可调控大量不同靶基因的表达，称为全局调控子（global regulator），如大肠埃希菌的CAP、NarL和Lrp等。一些TF仅能调控一个或几个靶基因的表达，称为局部调控子。一些细菌TF能够感应宿主细胞内诸如温度、渗透压、离子浓度和pH等微环境信号的改变，从而调控毒力和生存适应性相关基因的表达，称为毒力相关TF。

（二）转录因子的鉴定

1. 在全基因组中预测转录因子 鉴定能结合DNA的TF对了解基因调控机制是至关重要的。TF编码序列的信息来自于基因组注释，通过检测已知TF的同源序列或功能分类，可预测TF。基于DNA结合基序的方法，可预测大肠埃希菌全基因组的TF，甚至可以预测来自生命发育树的所有TF。利用TF家族蛋白结构域和调节基因以及已知三维结构的蛋白质同源性比较的方法，已预测或鉴定出大肠埃希菌约有271个TF。

2. DNA pull-down 策略 DNA pull-down策略包括DNA亲和层析和电泳迁移率变动试验（electrophoretic mobility shift assay，EMSA），后者又称凝胶阻滞实验（gel retardation assay），能从细胞提取物中分离并鉴定特异性的DNA结合因子。

DNA亲和层析法（图2-4）是目前应用最为

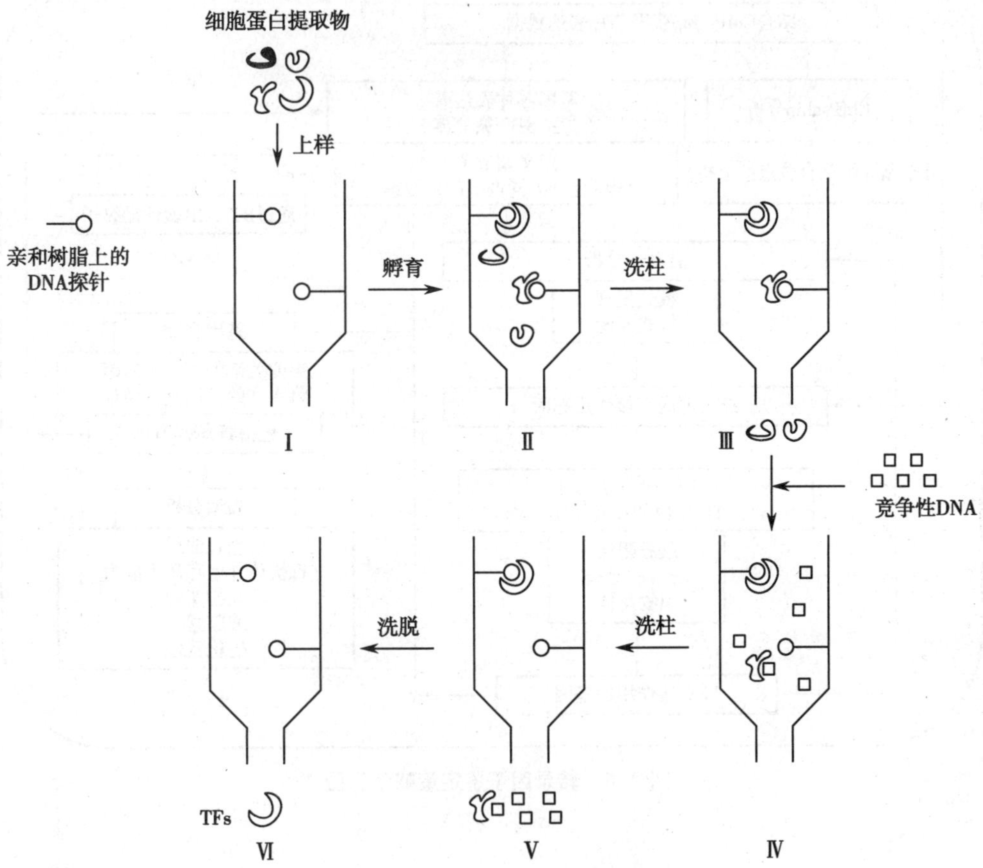

图 2-4 DNA 亲和层析法示意图

广泛的 TF 或其他 DNA 结合蛋白分离与鉴定技术。将与 DNA 结合的蛋白解离后用 SDS-PAGE 进一步分离,然后利用质谱进行鉴定。

EMSA(图 2-5)是将目的 DNA 片段与细胞提取物一起孵育,然后进行非变性聚丙烯酰胺凝胶电泳。如果与目的 DNA 结合的 TF 存在于细胞提取物中,它会阻碍目的 DNA 的迁移,然后用被标记的 DNA 探针检测。当候选 TF 特异性抗体(Ab)存在时,可出现由 DNA-TF-Ab 复合物造成的超阻滞带。

3. TF 鉴定策略 迄今在细菌中已经鉴定出 12 个 TF 家族,包括 AraC、CRP、LacI、LRP、LysR 和 MERR 家族等。了解 TF 如何调控靶基因的表达及其在细菌表型特征中的作用,对理解细菌致病机制至关重要。

图 2-6 显示了鉴定 TF 的策略:通过基因转录组芯片分析基因总体表达的变化;通过 ChIP-chip 数据分析并了解 TF 与靶基因在全基因组水平上的相互作用;通过生物信息学分析寻找或筛选拟研究的基因启动子区域及其顺式作用元件;通过

传统生化手段验证特定的 TF 与 DNA 相互作用,并定位其上游结合序列。这些方法给原核生物转录调控提供了丰富的知识积累。通过上述研究,不仅可发现更多原核生物的转录因子及其靶基因,也可进一步丰富数据并用于重构调控网络。

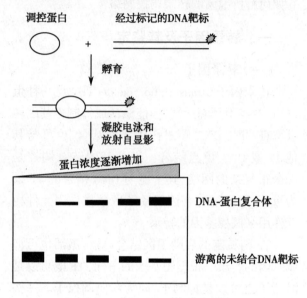

图 2-5 凝胶阻滞实验示意图

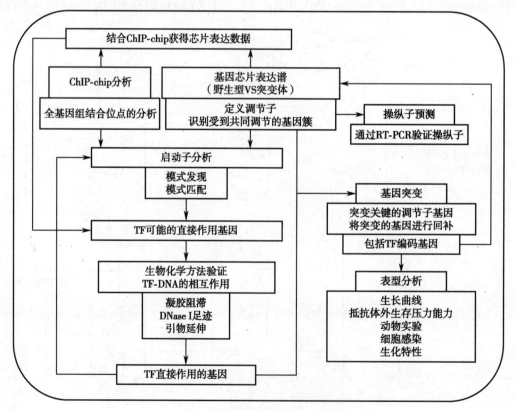

图 2-6 转录因子鉴定策略示意图

二、操纵子的预测和鉴定

细菌操纵子是由一个或多个基因组成,能被转录成一个多顺反子 mRNA 以及被调控子识别的调控元件。一个上游启动子和下游终止子位于操纵子的两端,操纵子内部可能还有其他启动子。同一个操纵子中的基因通常是功能相关的,在基因组中按同一方向串联排列。

(一)全基因组水平上预测操纵子

根据相邻基因之间的距离、基因的转录方向、启动子和终止子等信息,可用于操纵子的预测。相邻基因之间的距离是预测操纵子最可靠的方法之一,操纵子内基因之间的间距往往显著短于与非同一操纵子毗邻基因之间的间距。利用基因间距的方法,已正确地鉴定出大肠埃希菌 75% 的操纵子。通过检测转录调控信号也可预测操纵子,如启动子和终止子的存在。基于此方法已成功地预测出大肠埃希菌 60% 的操纵子。基于操纵子结构保守性可用于预测许多物种中的操纵子,但用于大肠埃希菌时,大量的操纵子无法预测。此外,由于同一操纵子基因所编码的酶,往往催化同一代谢途径中的连续反应,也有助于操纵子预测。为了更准确地预测操纵子,可组合应用上述几种方法。

根据基因组间同源基因的比较基因组学分析,并基于基因间的距离、相同转录方向、保守的基因序列、参与相同的代谢途径或有相似的蛋白质功能、启动子基序和终止子信号等支撑数据,已建立了一个操纵子数据库 ODB,不仅可用于检索已知的操纵子,还可以预测假定的操纵子。目前该数据库包含超过 50 个基因组的 2 000 个已知操纵子信息以及 200 多个基因组的 13 000 个假定的操纵子信息。

(二)从蛋白芯片基因表达数据中预测操纵子

蛋白芯片基因表达检测数据可提高操纵子预测的准确性。操纵子可以简单地定义为同一表达调控体系中的基因群,各基因之间的间隔区 <100bp、位于同一条 DNA 链上向同一个方向转录,这些基因产物芯片检测结果显示为相同的向上或向下的表达调节趋势。

(三)通过 RT-PCR 鉴定操纵子

RT-PCR 是验证操纵子最可信的方法。操纵子中的基因被转录成一个单一的 mRNA 分子,使用逆转录酶将其逆转录成 cDNA,然后作为模板进行 PCR 扩增,PCR 产物应包括同一操纵子中从开始到结束的多个基因(图 2-7),从而确定操纵子及其所含基因簇以及转录开始和停止的位置。

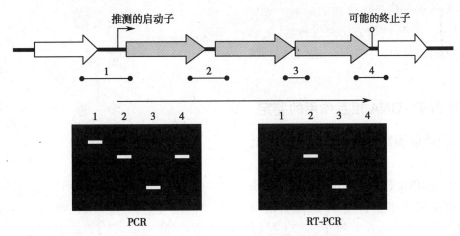

图 2-7 RT-PCR 方法鉴定操纵子示意图

三、转录因子的调控元鉴定

一个 TF 的调控元(regulon)是指受该 TF 直接或间接调控的所有靶基因。鉴定调控元的标准程序是野生株(参考样本)和 TF 突变株(实验样本)的表达谱比较,差异表达的基因被视为受突变的 TF 控制的调控元成员。

转录组芯片能够同时检测细胞内所有基因 mRNA 水平的变化。在典型的两样本实验中,从参考样本和测试样本中提取总 RNA,分别用不同的荧光染料标记,然后共杂交成 cDNA 芯片。扫描杂交芯片,提取数据并去除劣质的点。校正背景信号强度,并去除信号强度小于两倍的点。所获得的数据集通过平衡两种标记染料的荧光强度进行归一化,以减少系统误差,也可使生物学上的差异更明显。该实验中的系统误差主要来源于 RNA 提取、染料标记和杂交效率以及扫描属性等方面。为了减少非系统误差,需设置重复实验:生物学重复(从独立细胞培养物中提取总 RNA)、技术性重复(每份 RNA 等分后用于制备不同芯片载玻片上探针的标记,标记时染料要互换)和点样重复(每个基因或 ORF 区在玻片上有 2 个重复)。

发现或确定差异表达基因的常用统计学方法包括标准或正规化两样本 t 检验、方差分析及其变异性、最大似然比和混合模型。这些方法的共同特点是不仅可依据信息从强到弱排列差异表达的基因,还可评估假阳性率(没有差异表达的基因被认为有差异表达)和假阴性率(有差异表达的基因被忽略)。然后通过秩统计量选择一个 cut-off 值,以选出显著差异的基因。因为在一个典型的两样本实验中,通常只有有限数量的基因存在差异表达。例如,标准的 t 检验产生的 p 值表示可以观察到的差异的可靠性或概率,p 值越小基因差异表达的可能性越大。根据假阳性率的百分率(例如 5%),选择合适的阈值(例如,$p<0.05$),然后确定或选出差异表达的基因。

芯片结果受芯片制备、RNA 提取、探针标记、杂交条件和数据分析等多方面的影响。芯片结果应利用至少一种传统的方法来进行验证,如 Northern blot、实时定量 RT-PCR 和 lacZ 报告基因融合实验等。

四、转录因子 –DNA 相互作用的鉴定

(一)ChIP-chip 鉴定转录因子在基因组上的结合位点

采用 ChIP 与 DNA 芯片(chip)联合的方法(ChIP-chip)可鉴定出细菌特定 TF 所结合的所有 DNA 片段。在 ChIP-chip 实验中,结合有 TF 的 DNA 用甲醛交联固定,提取 DNA 后剪切成合适片段,用预定的 TF 抗体捕获与 TF 交联的 DNA 片段(IP-DNA),然后 PCR 扩增和荧光染料标记。实验中设置对免疫沉淀作用不敏感的对照 DNA 并同样 PCR 扩增但用不同的荧光染料标记。不同荧光标记的 DNA 样本混合,与 DNA 或寡核苷酸探针构成的芯片杂交,探针代表的基因组区域是 TF 可能的结合区域。ChIP-chip 方法可在全

基因组范围内检测蛋白 –DNA 相互作用,了解基因组中 TF 结合位点,同时对 TF 在体内与基因组相互作用的位置提供了全面的信息。

在 ChIP 实验后应该对 IP-DNA 和对照 DNA 样本进行单基因 PCR 对比分析(图 2-8)。只有在 PCR 实验中 IP-DNA 比对照 DNA 显示出较强的信号时才能进行芯片检测。此方法中,PCR 引物分别从预定的 TF 已知的一或两个结合位点以及已知的作为阴性内参照位点中设计。

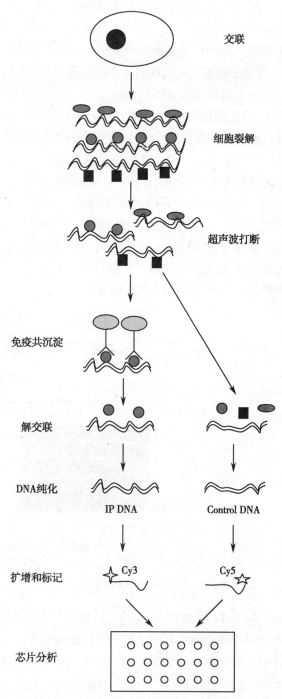

图 2-8 ChIP-chip 方法鉴定转录因子结合位点示意图

（二）TF-DNA 相互作用的生化分析

1. TF 与靶 DNA 直接结合的检测 EMSA 已广泛用于检测和验证 TF 与候选 DNA 片段能否直接相互作用。EMSA 实验中需用三个对照来确定 TF-DNA 相互作用的特异性，以确保结果的可靠性：①加入未标记的竞争 DNA，当过量未标记靶 DNA 减少了标记 TF-DNA 复合物的生成量，而过量未标记非靶 DNA 不影响 TF-DNA 复合物的生成量时，说明结合是特异的；②假定的 DNA 结合位点的点突变可用于检测结合的特异性，即改变假定的结合位点中的保守核苷酸，可导致 TF-DNA 相互作用消失；③超阻滞分析，电泳过程中将预定的 TF 抗体结合于 TF-DNA 复合物，会进一步减小 TF-DNA 复合物迁移率（超阻滞）。

2. 转录因子结合位点（TFBS）的确定 DNA 酶 I 足迹法可以在单链 DNA 中精确鉴定 TFBS。末端标记的 DNA 探针与预定的 TF 孵育，然后用非限制性内切酶 DNA 酶 I 温和地水解 DNA 单链的核苷酸并在不损坏碱基的情况下使 DNA 单链断裂形成切口（图 2-9）。在此温和消化作用下，一些 DNA 分子完全没有切开，大多数分子只切一次，但结合了 TF 的 DNA 序列因受 TF 保护免受 DNA 酶 I 切割。从缺乏酶切的位点位置，可推断出 TF 的结合位点和长度。

3. 转录起始位点的鉴定 引物延伸（primer extension）实验可用于了解 RNA 转录本的 5′末端，同时可确定转录起始位点并有助于定位核心启动子区域。cDNA 长度反映了标记的核苷酸引物到 RNA 5′末端之间的碱基数，引物延伸的产物量反应了该 RNA 的丰度。

五、从特定基因调控到调控网络

（一）网络基序

细胞基因表达的转录调节网络（TRN）为分析基因调控的结构和功能提供了坚实的基础。TRN 中最基本的组分是 TF 及其靶基因。TF 与其靶基因启动子区的结合，通常被描述成结点和连线的示意图。节点代表 TF 及其靶基因，线代表直接调节作用，如激活或抑制。

网络基序（network motif）是节点之间的拓扑相互作用模式，可在一个网络中不同部分多次发

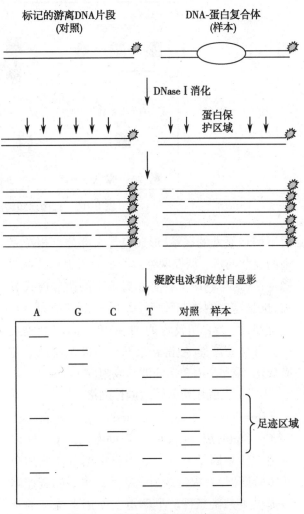

图 2-9 足迹法鉴定转录因子结合单链 DNA 的精确位点示意图

生，频率高于其他随机网络中发现的相互作用。细菌中已知的调控网络，可简单归纳为 6 种基本模式（图 2-10）。第一种模式是前馈环路，第一个 TF 调节第二个 TF，然后两者共同调节同一靶基因。第二种模式是"bin-fan"，两个 TF 结合调节两个基因。以上两种模式是细菌调节网络中主要的模式。其他 4 种模式比较少见：①单一输入模块，由一个 TF 控制一系列靶基因；②自调节模式，由调节因子调节自身基因；③多组分环路，两个 TF 互相调节；④调节链模式，一系列 TF 相互组成有先后次序的调节链。

网络基序代表了网络构架中最简单的调控单元，提供了一个易于解读的调控网络。每一种模式都扮演了信息处理过程中的特定角色。由于基因组中有大量的 TF，每个调节模式可独立组合成调节网络，然后以这种方式连接已经存在的网络

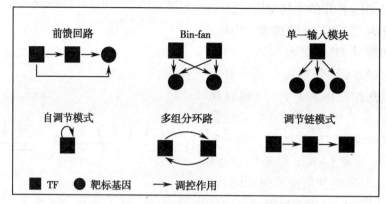

图 2-10 细菌已知调控网络的 6 种模式示意图

而不增加额外的联系，形成包含大部分点相对完整的复杂网络。调控网络对于小的干扰具有相对稳定性，这与网络中含有相对丰富的调节模式有关，也是这些网络非随机组织的一个推动力。有研究显示，半衰期较短的 TF 在单一的转录模式中会有显著富集，使得转录网络可以快速适应环境变化，缓和基因表达的波动或内部干扰。

（二）大肠埃希菌转录调控网络

RegulonDB（http://regulondb.ccg.unam.mx）和 EcoCyc（http://EcoCyc.org/）数据库包含了大肠埃希菌中转录因子与其靶基因直接调节作用的全部实验证据，为构建该菌全基因组水平的调控网络提供了基础条件。早期由于使用不统一的基因名称而致上述两个数据库内容有所不同，但在 EcoCy9.0 版本和 RegulonDB4.4 版本后，两者完成了统一。近年来，重新构建的调控网络将重点放在了全基因组水平的拓扑结构特性上。

大肠埃希菌调控网络的最主要模式是前馈环路模式，仅有 3 个节点。8 种前馈环路结构如图 2-11（见文末彩插）所示：4 个无关的前馈环路作为信号敏感的加速因子，缩短靶基因对刺激的反应时间，其余 4 个相关的前馈环路作为信号敏感的延迟因子。因此，前馈环路在控制靶基因的反应方面具有重要功能，它们都是信号敏感因子，加速或延迟对刺激的反应，而且都是单向的。

一个基因可被不同的 TF 调节，不同的 TF 可对应不同的外部环境条件。TF 与结构基因的相互关系也许比人们想象的更为复杂。从 TF-DNA 相互作用和 mRNA 转录数据中得到的信息是有限的，转录后变化以及蛋白与蛋白、蛋白与代谢产物的相互作用并不包括在内。因此，调控网络仅

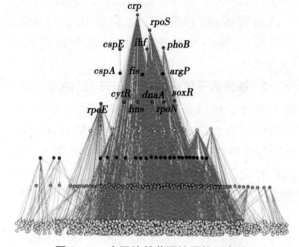

图 2-11 大肠埃希菌调控网络示意图

仅反映了基因表达控制的部分情况。完整的基因网络应是三维尺度结构，包括调节因子、酶类、结构基因、功能性 RNA 和代谢产物，这些因素相互作用协同控制了细胞生长、增殖、适应和发育过程中基因表达的时空变化。今后通过重构建成的调控网络将会非常复杂，更能真实地反映细胞生存和代谢过程中基因表达的动态变化。

展　望

随着基因组学、转录组学、蛋白质组学、表观组学和代谢组学等组学技术的发展与应用，细菌基因转录与表达的调控研究会从过去局限式研究发展为全局式的研究，使人们对细菌基因转录调控网络的认识更为深入。组学数据的汇总，即所谓跨组学研究，会使人们从整体角度认识基因转录调控细节。例如，一个基因的表达是受哪种因素调控的？调控过程中哪些蛋白质和哪些代谢产

物等参与了？蛋白质表达后通过什么方式，如何影响整个调控通路？在全局式研究的基础上，人们将从以往的基因表达静态研究进入动态研究的时代，即从全局角度来动态地认识细菌转录调控网络的拓扑变化，也可以采用计算机模拟任一条件改变对整个调控网络的扰动情况。了解一个整体动态调控网络及其影响因素既能为合成生物学的发展提供坚实的科学基础，为生物功能的进化研究开辟新思路，也将为深入研究细菌致病和耐药机制奠定基础，为制定相应的防控措施和新药研发提供科学依据。

（杨瑞馥　方　楠）

参 考 文 献

1. 王镜岩,朱圣庚,徐长法.生物化学[M].北京:高等教育出版社,2002.

2. 查锡良,周春燕.生物化学[M].北京:人民卫生出版社,2008.

3. BENJAMIN L. gene Ⅶ[M]. Oxford: Oxford University Press, 2001.

4. BARNARD A, WOLFE A, BUSBY S. Regulation at complex bacterial promoters: how bacteria use different promoter organizations to produce different regulatory outcomes[J]. CurrOpinMicrobiol, 2004, 7(2): 102-108.

5. MARTINEZ A A, COLLADO V J. Identifying global regulators in transcriptional regulatory networks in bacteria[J]. CurrOpinMicrobiol, 2003, 6(5): 482-489.

6. NORDHOFF E, KROGSDAM A M, JORGENSEN H F, et al. Rapid identification of DNA-binding proteins by mass spectrometry[J]. Nat Biotechnol, 1999, 17(9): 884-888.

7. WOO A J, DODS J S, SUSANTO E, et al. A proteomics approach for the identification of DNA binding activities observed in the electrophoretic mobility shift assay[J]. Mol Cell Proteomics, 2002, 1(6): 472-478.

8. SCHUCHHARDT J, BEULE D, MALIK A, et al. Normalization strategies for cDNA microarrays[J]. Nucleic Acids Res, 2000, 28(10): E47.

9. GUPTA A. RT-PCR: characterization of long multi-gene operons and multiple transcript gene clusters in bacteria[J]. Biotechniques, 1999, 27(5): 966-972.

10. REN B, ROBERT F, WYRICK J J, et al. Genome-wide location and function of DNA binding proteins[J]. Science, 2000, 290(5500): 2306-2309.

11. GALAS D J, SCHMITZ A. DNA sefootprinting: a simple method for the detection of protein-DNA binding specificity[J]. Nucleic Acids Res, 1978, 5(9): 3157-3170.

12. SHEN O S S, MILO R, MANGAN S, et al. Network motifs in the transcriptional regulation network of Escherichia coli[J]. Nat Genet, 2002, 31(1): 64-68.

13. LEE T I, RINALDI N J, ROBERT F, et al. Transcriptional regulatory networks in Saccharomyces cerevisiae[J]. Science, 2002, 298: 799-804.

14. MA H W, KUMAR B, DITGES U, et al. An extended transcriptional regulatory network of Escherichia coli and analysis of its hierarchical structure and network motifs[J]. Nucleic Acids Res, 2004, 32(22): 6643-6649.

15. MASSE E, MAJDALANI N, GOTTESMAN S. Regulatory roles for small RNAs in bacteria[J]. CurrOpinMicrobiol, 2003, 6(2): 120-124.

第三章 细菌的遗传与变异及其研究方法

遗传与变异是生物界普遍存在的现象,是所有生物形成和进化的基础。细菌的形态、结构、新陈代谢、抗原性、毒力以及对药物的敏感性等,都是由细菌的遗传物质所决定的。细菌的遗传(heredity)指细菌在一定的环境中生长繁殖,通过DNA的复制,将亲代的各种性状稳定地传给子代,使种属保持原有的性状。遗传使得细菌种属得以存在和延续。细菌的变异(variation)是指在细菌繁殖过程中,由于外界环境条件发生变化或细菌的遗传物质本身发生改变,导致细菌的生物学性状发生相应的变化。变异性状若经遗传得以巩固,细菌将得以进化为新种。细菌变异的类型可分为非遗传性变异和遗传性变异。非遗传性变异中,基因无改变,只是细菌群体为适应外界环境而进行暂时的性状改变,是可逆的;遗传性变异又称基因型变异,是指细菌的基因型发生了改变,引起相应的变异性状,并可相对稳定地遗传给子代,是不可逆的。细菌的变异现象可能属遗传性变异,也可能属非遗传性变异,判断究竟是何种变异必须通过对遗传物质的分析以及传代后才能区别。细菌常见的变异包括形态结构的变异(菌体形态变异、菌落形态结构变异、抗原结构变异等)、生理生化特征变异(毒力变异、耐药性变异、营养缺陷型变异等)和遗传物质的变异。

第一节　细菌遗传性变异的物质基础

细菌的形态结构、生理代谢、致病性、耐药性和抗原性等一切特征,都是由细菌基因组的遗传物质决定的。细菌的遗传物质是DNA,以细菌染色体、质粒、噬菌体、转位因子和毒力岛等多种形式存在。DNA可编码特定的基因产物,控制细菌的遗传性变异。

一、细菌染色体DNA

细菌的基因组位于核体,又称染色体,缺乏组蛋白,外无核膜包围,在菌体内高度盘旋缠绕成丝团状,总长约1mm,约为菌体长度的1 000倍。染色体DNA携带绝大部分的遗传基因,是细菌遗传的主要物质基础。细菌染色体由两条环状双螺旋DNA长链组成,多数细菌基因组都小于5Mb。以大肠埃希菌为例,其染色体DNA大小为4.7Mb,分子量为3×10^6kD左右,整个染色体含3 000~5 000个基因,现已知编码了2 000多种酶类及其他结构蛋白。细菌染色体DNA的复制,在大肠埃希菌中已证明是双向复制。即双链DNA解链后从复制起点开始,在一条模板上按顺时针方向复制连续的大片段,另一条模板上按逆时针方向复制若干断续的小片段,然后再连接成长链,完成复制全过程约需20分钟。

细菌染色体与真核细胞染色体不同,除了rRNA基因是多拷贝外,绝大多数基因保持单拷贝形式。细菌基因组内一般为连续的基因结构,无内含子,转录后的RNA很少需要加工剪切。随着全基因组测序技术的飞速进展,已获得越来越多的细菌基因组序列信息。

二、质粒DNA

质粒是细菌染色体以外的遗传物质,存在于细胞质中,可自主复制,是环状闭合的双链DNA。质粒经人工抽提后可变成开环状或线状。质粒DNA的主要特性有:①赋予细菌某些特定的遗传性状,如F质粒编码细菌性菌毛、R质粒赋予细菌耐药性、Vi质粒编码细菌毒力、Col质粒编码大肠菌素。②具有自我复制的能力,可以不依赖染色体而独立进行复制。一个质粒是一个复制子（replicon），在细菌内可复制出拷贝（copy）。有的质粒拷贝数只有 1~2 个，其复制往往与染色体的复制同步，称为紧密型质粒；有的质粒拷贝数较多，可随时复制，与染色体的复制不相关，称为松弛型质粒。③可丢失或消除，质粒并非细菌生命活动不可缺少的遗传物质，可自行丢失或经紫外线等理化因素处理后消除，随着质粒的丢失与消除，质粒所赋予细菌的性状亦随之消失，但细菌生命活动不受影响。④质粒可通过接合、转化或转导等方式在细菌间转移。⑤一个细菌可带有一种或几种质粒。根据复制子类型不同，质粒分为相容性和不相容性两种。几种不同复制子类型的质粒可共存于一个细菌细胞内，而相同类型复制子的质粒则不能。

根据质粒能否通过细菌的接合作用进行转移，将其分为接合性质粒（conjugative plasmid）和非接合性质粒（non-conjugative plasmid）两大类。接合性质粒带有与接合传递有关的基因（tra 基因等），一般来讲分子量较大，为 40~100kb，如 F 质粒、R 质粒。非接合性质粒分子量较小，一般在 15kb 以下，但也有例外，如志贺菌的毒力质粒分子量 220kb。非接合性质粒在一定条件下通过与其共存的接合性质粒的诱动（mobilization）或转导而转移。根据质粒的不相容性进行分类，常用于流行病学调查。不相容性（incompatibility）指结构相似、密切相关的质粒不能稳定地共存于同一个宿主菌内的现象，反之为相容性。如肠杆菌科的细菌质粒可分为 30 余个不相容组。根据不同质粒赋予细菌的生物学性状不同，可将质粒分为编码性菌毛的致育质粒或称 F 质粒（fertility plasmid）、携带耐药性基因的 R 质粒、编码大肠埃希菌细菌素的 Col 质粒，以及与细菌毒力有关的 Vi 质粒等。

三、前噬菌体

噬菌体是细菌的病毒，当噬菌体感染细菌后，它们可经历不同的两种生活周期。一种是进入裂菌性周期（lytic cycle），完成复制后组装出大量子代噬菌体，通过裂解宿主菌而释放子代，这种噬菌体也称为毒性噬菌体（virulent phage）；而温和噬菌体（temperate phage）完成复制后产生的子代，有一部分进入裂菌性周期，而另一部分则进入溶原性周期（lysogenic cycle），进入该生活周期的噬菌体将其基因组与细菌染色体整合，并不独立复制，而是随宿主菌基因组复制而复制，并随细菌分裂传至子代细菌的基因组中，不引起细菌裂解。整合在细菌基因组中的噬菌体基因组称为前噬菌体（prophage），带有前噬菌体基因组的细菌称为溶原性细菌（lysogenic bacterium）。溶原性细菌在某些特殊条件下，如干燥、紫外线或电离辐射、暴露于某些化学诱变剂等，前噬菌体可从细菌染色体上切离下来，进入裂菌性周期，复制并组装出成熟噬菌体颗粒。

有关噬菌体的详细内容参见第四章。

四、转位因子

转位因子是存在于细菌染色体或质粒 DNA 分子上的一段特异性核苷酸序列片段，可在 DNA 分子中移动，不断改变其在基因组中的位置，或从一个基因组转移到另一基因组中。转位因子通过位移改变了遗传物质的核苷酸序列，或影响插入点附近基因的表达，或转位因子本身携带一定的基因序列。是否引起细菌的变异要根据染色体或质粒受转位因子作用后的整体功能状况。转位因子主要有三类：①插入序列（insertion sequence，IS），是最小的转位因子，长度不超过 2kb，不携带任何已知与插入功能无关的基因区域，往往是插入后与插入点附近的序列共同起作用，可能是原细胞正常代谢的调节开关之一。②转座子（transposon，Tn），其长度一般超过 2kb，除携带与转位有关的基因外，还携带耐药性基因、抗金属基因、毒素基因及其他结构基因等。因此当 Tn 插入某一基因时，一方面可引起插入基因失活产生突变，另一方面可因带入耐药性基因而使细菌获得耐药性。转座子可能与细菌的多重耐药性有关。③转座噬菌体或前噬菌体，是一些具有转座功能的溶原性噬菌体，当整合到细菌染色体上，能改变溶原性细菌的某些生物学性状。大肠埃希菌 Mu 噬菌体是一种温和噬菌体，但又与一般温和噬菌体不同，它含有与转位功能有关的基因和反向重复序列，可随机整合到宿主菌染色体的任何位置，导致宿主菌变异。

五、毒力岛

毒力岛（virulence island）又称致病岛（pathogenicity

island），是 20 世纪 90 年代提出的。毒力岛是细菌染色体上编码许多毒力相关基因的 DNA 片段，其分子结构和功能有别于细菌染色体。毒力岛具有以下特点：①编码细菌毒力基因簇的一个相对分子质量较大的染色体 DNA 片段；②一些毒力岛的两侧具有重复序列和插入元件，可在细菌种内和种间转移；③毒力岛往往位于细菌染色体的 tRNA 基因位点内或附近，或者位于与噬菌体整合有关的位点；④毒力岛 DNA 片段的 G+C 百分比、密码使用偏嗜性和宿主细菌染色体有明显差异；⑤毒力岛编码的基因产物许多是分泌性蛋白和细胞表面蛋白，如溶血素、菌毛和血红素结合因子等，一些毒力岛编码细菌的分泌系统（如Ⅲ型分泌系统）、信息传导系统和调节系统；⑥一种细菌可以有一个或几个毒力岛。有部分学者认为，细菌的毒力岛应该包括位于噬菌体和质粒上的、与细菌的毒力有关的、其 G+C 百分比和密码使用偏嗜性与宿主细胞明显不同的 DNA 片段，且可能与新发现的病原性细菌有关。

有关毒力岛的详细内容参见第五章。

第二节 细菌遗传性变异的发生机制

遗传性变异是由基因结构发生改变所致，而非遗传性变异则是细菌在环境因素等影响下出现的变化，如大肠埃希菌在有乳糖的培养基中，乳糖操纵子通过基因表达的调节来适应营养环境的变化而产生乳糖酶，这种变化并非基因结构的改变。基因结构的改变主要通过基因突变和基因重组来实现。

一、基因突变

突变（mutation）是细菌遗传物质的结构发生突然而稳定的改变，导致细菌性状的遗传性变异。细菌 DNA 上核苷酸序列的改变可以是一个或几个碱基的置换、插入或丢失，此时出现的突变只影响到一个或几个基因，引起较少的性状变异，称为小突变或点突变（point mutation）；也可能涉及大段的 DNA 的插入或丢失，称为大突变或染色体畸变（chromosome aberration）。按其发生的原因，可分为自发突变和诱发突变两类。在无外界压力条件下，细菌每 100 万到 10 亿次分裂可发生一次自发突变（其概率为 $10^{-9}\sim10^{-6}$），这种自发突变多发生在 DNA 复制过程中。细菌在某些理化因素诱导下，其突变速率会大大增加。点突变包括碱基置换和碱基插入/丢失两种类型。碱基置换是细菌突变中最常见的形式，可分为转换（transition）和颠换（transversion）两种类型，不同嘌呤之间或不同嘧啶之间的替代称为转换，若是嘌呤与嘧啶之间的相互交换则称为颠换。

天然的、非突变性状的细菌称为野生型菌株，而发生了突变的细菌称为突变型菌株。突变株可能在形态、营养要求、遗传控制机制、对化学药物的抗性、对温度的适应性以及酶的功能等方面发生变化。按照表型特征的不同，突变株的类型主要有以下几种。

（一）形态突变型

形态突变型指的是细菌或菌落的外在形态发生变化的突变类型，又称为可见突变。例如，细菌产生鞭毛、芽胞、荚膜能力的消失或恢复以及菌落形态、大小、质地、颜色的变化等。

（二）致死突变型

致死突变型是指由于突变而导致个体死亡或丧失繁殖能力的突变类型。

（三）条件致死突变型

细菌中许多基因的翻译产物对于细胞的生长是必需的，如果这些基因发生改变将导致细菌的死亡，因此不可能将这类突变株分离出来。在这种情况下可采用条件致死突变型，即菌体只能在某种条件下表现出突变。温度敏感突变型是最典型的条件致死突变型，突变株在低温下与其野生型菌株具有相同的表现型，但温度升高后却表现出突变特征。它们的一种重要酶蛋白（例如 DNA 聚合酶或氨基酸活化酶等）在某种温度下呈现活性，而在另一种温度下却是钝化的。其原因是由于这些酶蛋白的肽链中更换了几个氨基酸，从而降低了原有的抗热性。例如，有些大肠埃希菌菌株可生长在 37℃ 的环境中，但不能在 42℃ 生长。

（四）生化突变型

生化突变型是指突变株的代谢途径发生改

变,导致某一特定生化功能改变或丧失,但突变株在形态上没有明显变化的突变类型。

1. 营养缺陷型　是指突变株丧失了某种酶的合成能力,使得由该酶催化合成的某种生长必需的物质无法合成,而必需外源供给才能正常生长的一种突变类型,也是最常见的生化突变型。常用影印培养法来检测营养缺陷型突变株。

2. 抗性突变型　是一类能抵抗有害理化因素的突变型。根据其抵抗的对象可分为抗药性、抗紫外线或抗噬菌体等突变类型。它们十分常见且极易分离,一般只需在含抑制生长浓度的某药物、相应的物理因素或在相应噬菌体平板上涂上大量敏感细菌群体,经一定时间培养后即可获得。

3. 抗原突变型　是指细菌成分尤其是细胞表面成分(细胞壁、荚膜或鞭毛)的细微变异而引起抗原性变化的突变型。

二、基因的转移与重组

外源性的遗传物质由供体菌(基因转移中提供遗传物质的细菌)转入某受体菌(基因转移中接受遗传物质的细菌)细胞内,并与受体菌染色体 DNA 整合在一起,使受体菌获得供体菌某些特性的过程,称为基因的转移与重组。外源性遗传物质包括供体菌染色体 DNA 片段、质粒 DNA 及噬菌体基因等。实现基因转移需要两个基本条件:一是全部或部分供体菌基因进入受体菌;二是供体菌基因在受体菌中形成重组的基因组。一般在亲缘关系相近的供、受体菌间容易发生重组,而无亲缘性的细菌间因基因组缺乏同源序列,不能或不易发生重组。基因的转移和重组主要有四种方式,即转化、接合、转导和溶原性转换。

(一)转化

转化(transformation)是指受体菌(也称"感受态细胞")直接摄取供体菌游离的 DNA 片段,并将其整合到自己菌体基因中,从而获得供体菌新的遗传性状的过程(图 3-1)。转化现象在肺炎链球菌、葡萄球菌和流感嗜血杆菌等中被证实。转化过程中,供体菌释放的 DNA 片段直接进入受体菌,而供体菌和受体菌并不直接接触。转化的 DNA 可以是细菌溶解后释放的,也可用人工方法抽提获得。

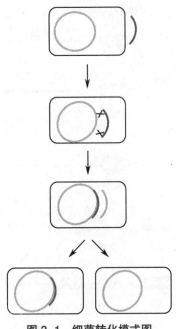

图 3-1　细菌转化模式图

实验证据(图 3-2):1928 年,Griffith 用肺炎链球菌进行试验,有荚膜的肺炎链球菌为 III 型,属光滑(S)型菌落,IIIS 型菌有毒力;无荚膜的肺炎链球菌为 II 型,属粗糙(R)型菌落,IIR 型菌无毒力。分别用 IIR 型菌和 IIIS 型菌注射给小鼠,前者存活,后者死亡,而且从死鼠心血中分离到 IIIS 型菌。如将 IIIS 型菌杀死后再注射小鼠,则小鼠存活。若将杀死的 IIIS 型菌与活的 IIR 菌混合在一起给小鼠注射,则小鼠死亡,并从死鼠心血中分离出活的 IIIS 型菌。这表明活的 IIR 型菌从死的 IIIS 型菌中获得了产生 IIIS 型菌荚膜的遗传物质,使活的 IIR 型菌转化为 IIIS 型菌。后来 Avery(1944 年)用活的 IIR 型菌加上提取的 IIIS 型菌 DNA 片段注射小鼠,同样致小鼠死亡,且从死鼠中分离到 IIIS 型菌,进一步证实引起转化的物质是 DNA。

转化在细菌处于感受态(competence)状态下更容易发生。根据感受态细胞建立方式,可以分为自然转化和人工转化两种。自然感受态是细菌细胞的一种特定的生理特性;人工感受态是通过人为诱导的方法,使细胞具有摄取 DNA 的能力,或人为地将 DNA 导入细菌细胞内。

1. 自然转化　自然转化的第一步是受体细胞要处于感受态,即能从周围环境中吸取 DNA 的一种生理状态,然后是 DNA 在细胞表面的结合和进入,进入细胞内的 DNA 分子一般以单链形式

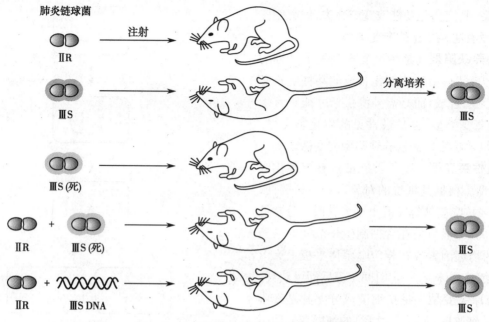

肺炎链球菌

图 3-2 小鼠体内肺炎球菌转化实验示意图

整合进染色体 DNA,并获得遗传特性的表达。这一系列过程涉及到细菌染色体上 10 多个基因编码的功能,细菌线性 DNA 的转化过程见图 3-3。自然感受态除了对线性 DNA 分子的摄取外,也能摄取质粒 DNA 和噬菌体 DNA。

2. 人工转化 是指在实验室中采用不同的技术完成的转化,包括用 $CaCl_2$ 处理细菌、电穿孔等。这为许多不具有自然转化能力的细菌(如大肠埃希菌)提供了一条获取外源 DNA 的途径,也是基因工程的基础技术之一。

用高浓度的 Ca^{2+} 诱导细菌使其成为能摄取外源 DNA 的感受态状态是 1970 年由 Mandel 和 Higa 首先发现的,近 50 年来已广泛用于以大肠埃希菌为受体菌的重组质粒的转化。但根据有关实验表明,线性的细菌 DNA 片段却难以转化,其原因可能是线性 DNA 在进入细菌的细胞质之前被细胞周质腔隙内的 DNA 酶消化,缺乏这种 DNA 酶的大肠埃希菌株能高效地转化外源线性 DNA 片段的事实证实了这一点。有关 Ca^{2+} 诱导的机制目前还不十分清楚,一般认为可能与增加细菌的通透性有关。

电穿孔法(electroporation)对真核生物和原核生物均适用。现在已用这种技术对许多不能导入 DNA 的细菌成功的实现了转化。所谓电穿孔法是用高压脉冲电流击破细胞膜或击成小孔,使各种大分子(包括 DNA)能通过这些小孔进入

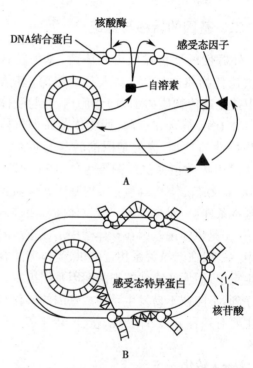

图 3-3 线性 DNA 的细菌转化模型示意图

A. 感受态形成过程:细菌生长到一定的阶段分泌一种小分子的蛋白质,称为感受态因子。感受态因子与细胞表面受体相互作用,诱导一些感受态特异蛋白质表达,其中一种是自溶素(autolysin),它的表达使细胞表面的 DNA 结合蛋白及核酸酶裸露出来,使其具有与 DNA 结合的活性。

B. 线性 DNA 分子的结合和进入过程:DNA 以双链形式与 DNA 结合蛋白结合于细胞表面,被核酸酶切割,并降解其中一条链;未降解的链与感受态特异蛋白质结合,进入细胞,并通过同源重组整合进受体染色体 DNA,经复制和细胞分裂后形成重组体

细胞,所以又称电转化,该方法最初用于将DNA导入真核细胞,后来也逐渐用于转化包括大肠埃希菌在内的原核细胞。在大肠埃希菌中,通过优化各个参数(电场强度、电泳冲长度和DNA浓度等),每微克DNA可以得到10^9~10^{10}个转化体。但由于Ca^{2+}诱导法简便、价廉,因此仍为实验室中大肠埃希菌转化的常用方法。

(二)接合

接合(conjugation)是指细菌通过性菌毛相互沟通,将供体菌的遗传物质(质粒)转移给受体菌,从而使受体菌获得新的遗传性状的过程。能通过接合方式转移的质粒称为接合性质粒,主要包括F质粒、R质粒、Col质粒和毒力质粒等,不能通过性菌毛在细菌间转移的质粒为非接合性质粒。接合不是细菌的一种固有功能,而是由各种质粒决定的,F质粒是其中最主要的一种,因为只有带有F质粒的细菌才能生成性菌毛沟通供体菌与受体菌,当F质粒丢失后细菌间就不能进行接合。

实验证据:接合作用是指通过细菌与细菌的直接接触而产生的遗传信息的转移和重组过程。该过程是在1946年由Joshua Lederberg和Edward L. Taturm通过使用细菌的多重营养缺陷型(避免回复突变的干扰)进行的杂交实验得到证实的(图3-4,见文末彩插)。从图3-4A可以看出,两株多重营养缺陷型菌株只有在混合培养后才能在基本培养基上长出原养型菌落,而未混合的两株亲本菌均不能在基本培养基上生长,说明长出的原养型菌落(由营养缺陷型恢复野生型表型的菌株形成的菌落)是两菌株之间发生了遗传交换和重组所致。

上述实验第一次证实了细菌之间可发生遗传交换和重组,但这一过程是否需要细菌间的直接接触则是由Davis的"U"型管实验证实的(图3-4B)。U型管中间隔有滤板,只允许培养基通过而细菌不能通过。其两臂盛有完全培养基,当将两株营养缺陷型分别接种到U型管的两臂进行"混合"培养后,没有发现基因交换和重组(基本培养基上无原养型菌落生长),从而证明了Lederberg等观察到的重组现象是需要细胞的直接接触的。

1. F质粒的接合 带有F质粒的细菌有性菌毛,相当于雄菌(F^+);无性菌毛菌无F质粒,相当于雌菌(F^-)。像有性生殖一样,当F^+菌与F^-菌杂交时,F^+菌性菌毛末端与F^-菌表面受体接合,性菌毛逐渐缩短使两菌之间靠近并形成通道,F^+菌的质粒DNA中的一条链断开并通过性菌毛通道进入F^-菌内,两菌细胞内的单股DNA链以滚环式进行复制,各自形成完整的F质粒(图3-5)。因此供体菌虽转移F质粒但并不失去,而受体菌获得F质粒后即长出性菌毛,成为F^+菌。

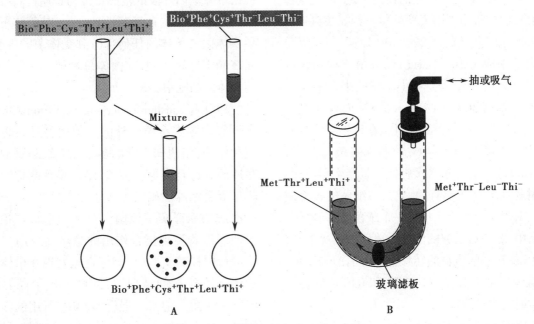

图3-4 细菌接合的实验证据示意图

A. 多重营养缺陷型杂交实验;B. "U"型管实验

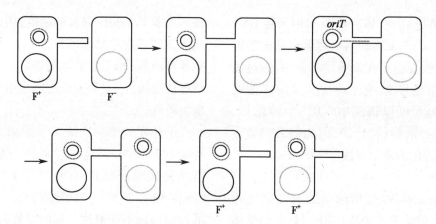

图3-5　F质粒的接合过程示意图

F质粒进入受体菌后,能单独存在和自行复制,但有小部分F质粒可插入到受体菌的染色体中,与染色体一起复制。整合后的细菌能高效地转移染色体上的基因,故称此菌为高频重组菌(high frequency recombinant, Hfr)。Hfr菌中的F质粒有时会从染色体上脱离下来,终止其Hfr状态。从染色体上脱离的F质粒有时可带有染色体上几个邻近的基因,这种质粒称为F′。

F+、Hfr、F′三种菌都有性菌毛,都为雄菌。在性菌毛的细菌表面有一种雄性特异性噬菌体受体,在电镜下可见相应噬菌体黏附在性菌毛表面。

2. R质粒的结合　细菌的耐药性与耐药性的基因突变及R质粒的接合转移等有关。1959年,在日本首先分离到抗多种药物的宋内志贺氏菌多重耐药株,而且耐药性的传播迅速,产生这种多重耐药性很难用基因突变解释。若细菌对一种抗生素产生耐药性的频率按10^{-6}计算,则双重耐药的突变率应为10^{-12},如此计算,耐三种药物以上的多重耐药突变率会更小。在健康人中分离的大肠埃希菌30%~50%有R质粒,而致病性大肠埃希菌90%有R质粒,而且仅在抗生素问世后25年左右时就发现约40%的菌株对链霉素、氯霉素、四环素和青霉素等多种抗生素产生耐药性。提示耐药性与R质粒有关,尤其与细菌的多重耐药性关系密切。耐药质粒从一个细菌转移到另一个细菌中,若在有足够的潜在受体菌的情况下,就像连锁反应一样,质粒的转移直到各菌饱和为止。这种情况在早期R质粒(如R1和R100)的转移动力学研究中已观察到。

R质粒由耐药传递因子(resistance transfer factor, RTF)和耐药决定子(r-det)两部分组成,这两部分可以单独存在,也可结合在一起,但单独存在时不能发生质粒的接合性传递。RTF的功能与F质粒相似,可编码性菌毛的产生和通过接合转移;r-det能编码对抗菌药物的耐药性,可由几个转座子连接相邻排列,如Tn9带有氯霉素耐药基因,Tn4带有氨苄青霉素、磺胺、链霉素的耐药基因,Tn5带有卡那霉素的耐药基因。RTF与r-det之间结合与分离是因为两端有IS,每个Tn两端也均有IS可自由结合。

（三）转导

转导(transduction)是指以噬菌体为媒介,将供体菌的遗传物质转移到受体菌,使受体菌获得新的遗传性状的过程。按照噬菌体和宿主菌关系的不同,把噬菌体分为毒性噬菌体和温和噬菌体。根据转导基因片段的范围可分为普遍性转导和局限性转导两种。在普遍性转导中,噬菌体可以转导供体菌染色体的任何部分到受体菌的细胞中;而在局限性转导中,噬菌体总是携带特定的片段到受体菌细胞中。

1951年,Joshua Lederberg和Norton Zinder为了证实大肠埃希菌以外的其他菌种是否也存在接合作用,用两株不同的多重营养缺陷型的鼠伤寒沙门菌进行类似的实验,结果发现两株营养缺陷型混合培养后确实产生了约10^{-5}的重组子,又一次成功地证实了该菌中存在的重组现象。但当他们沿着发现接合作用的思路继续用"U"型管进行同样的实验时,却惊奇地发现在供体菌和受体菌不接触的情况下,同样出现了原养型细菌。幸运的是他们的混合实验中,所用的沙门菌LT22A是携带P22噬菌体的溶原性细菌,另一株是非溶原性细菌,因此结果的解释必然集中到可透过"U"型管滤板的 P22 噬菌体,推测是它们进行着基因的传递。经过后来进一步的对可过滤因子的研究和比较获得证实,从而发现了普遍性转导这一重要的基因转移途径。这是表面看起来的常规研究却导致一个十分重要的发现的例证之一。

1. 普遍性转导　普遍性转导(generalized transduction)与毒性噬菌体和温和噬菌体的裂解期有关。噬菌体感染供体菌后,在裂解后期,噬菌体的 DNA 已大量复制,噬菌体外壳蛋白已经合成。在噬菌体的 DNA 装配入外壳组成新的噬菌体时,大约有 $10^{-7} \sim 10^{-5}$ 的机会,误将供体菌染色体 DNA 片段装入噬菌体外壳中,成为一个转导噬菌体。转导噬菌体正常感染受体菌,注入 DNA,完成了供体菌到受体菌的转导作用。普遍性转导过程,误装入的 DNA 片段可以是供体菌染色体或质粒上的任何部分(图 3-6)。

与转化相比,转导可转移更大片段的 DNA,而且由于包装在噬菌体的头部受到保护,不被 DNA 酶降解,故比转化的效率高。供体 DNA 片段进入受体菌后可发生三种结果:一种是非同源的 DNA 可被降解;第二种是外源性 DNA 片段与受体菌的染色体整合,并随染色体而传代,称完全转导;第三种是外源性 DNA 片段游离在胞质中,既不能与受体菌染色体整合,也不能自身复制,称为流产转导(abortive transduction),这种结果属大多数。如编码色氨酸的外源性基因(trp^+)转导至 trp^- 的受体菌中,trp 基因虽呈游离状态,但可使细菌产生色氨酸合成酶,故此菌能在无色氨酸的培养基中生长。但因 trp^+ 基因不能自身复制,故随着细菌分裂始终只有一个子代细菌有 trp^+ 基因,

另一个没有 trp 基因的子代细菌则在无色氨酸的培养基中不能生长,所以流产转导的细菌菌落比正常菌落小得多,易于识别。

2. 局限性转导或称特异性转导　局限性转导(restricted transduction)或称特异性转导(specialized transduction)与温和噬菌体的溶原期有关。当温和噬菌体进入溶原期时,以前噬菌体形式整合在细菌染色体的某一位置,当其自发或经诱导中止溶原状态,前噬菌体脱离细菌染色体时,携带出与它紧密连锁的细菌 DNA 片段,并转移、整合到受体菌中去,使受体菌获得供体菌的某种遗传性状。由于所转移的只限于供体菌 DNA 上的个别特定的基因,所以称为局限性转导。如 λ 噬菌体进入大肠埃希菌 K12 时,当处于溶原期时,噬菌体 DNA 整合在大肠埃希菌染色体的特定部位,即在半乳糖基因(gal)和生物素基因(bio)之间。当噬菌体 DNA 从细菌染色体上分离,将有 10^{-6} 机率发生偏差分离。即噬菌体将其本身 DNA 上的一段留在细菌染色体上,却带走了细菌 DNA 上两侧的 gal 或 bio 基因。这样的噬菌体基因转导并整合到受体菌中,使受体菌获得供体菌的某些遗传性状。由于所转导的只限于供体菌 DNA 上个别的特定基因(如 gal 或 bio),故称局限性转导(图 3-7)。在局限性转导中的噬菌体由于缺少某些本身的基因,因而影响其相应功能,属于缺陷性噬菌体。

局限性转导与普遍性转导的主要区别在于:①被转导的基因共价地与噬菌体 DNA 连接,与噬菌体 DNA 一起进行复制、包装以及被导入受体细胞中;②局限性转导颗粒携带特殊的染色体片段并将特定的个别基因导入受体。

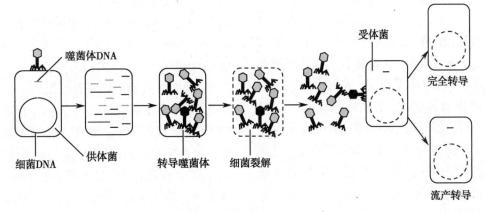

图 3-6　普遍性转导示意图

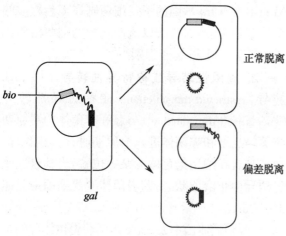

图 3-7 局限性转导模式图

（四）溶原性转换

有些前噬菌体可使溶原性细菌的表型发生改变，称为溶原性转换（lysogenic conversion）。当噬菌体感染细菌而使之成为溶原状态时，噬菌体不携带宿主菌的任何基因，只是将其自身的基因重组到细菌染色体上去，使细菌获得新的遗传性状。白喉棒状杆菌产生白喉毒素、肉毒梭菌产生肉毒毒素、化脓性链球菌产生红疹毒素等都与溶原性转换有关，这些毒素基因都是前噬菌体。沙门菌、志贺菌等抗原结构和血清型别也受溶原性噬菌体的控制，若失去前噬菌体则有关性状亦发生改变。与转导相比，溶原性转换中噬菌体离开宿主菌时，不携带宿主菌任何基因；而局限性转导的噬菌体转导时，则与宿主菌可能发生特定的基因交换。溶原性转换中的噬菌体均为正常温和噬菌体，而局限性转导的噬菌体为缺陷性噬菌体。

第三节 细菌遗传与变异的研究方法

综上所述，细菌基因组遗传多态性产生的分子策略是多种多样的，其表现形式可以归纳为以下五种类型：①单碱基突变（或称为点突变）。②基因片段拷贝数变化：某些片段在基因组中出现多个拷贝，在不同菌株中拷贝数可能发生变化。这类变异又可分为三类，即串联重复（重复片段首尾相连）、散在重复（重复片段分散在基因组的不同位置，互不相连），以及介于两者之间的规律成簇的间隔短回文重复（clustered repeats

interspaced short palindromic repeats，CRISPR）。③基因片段水平转移：通过质粒、噬菌体或者一些转座元件，基因片段可以通过水平基因转移（horizontal gene transfer，HGT）的方式在不同细菌基因组之间进行传递，使得某些群体获得新的基因片段。④基因缺失：基因组片段丢失在胞内寄生菌中体现最为显著，使得基因组表现出缩减的趋势。一般认为缺失的基因对于细菌生长不再是必需的。⑤基因组片段重排：重排导致基因组片段的相对位置发生变化，会造成所载荷基因的排列及相互关系改变，可能给细菌带来新的生物学性状。

根据上述变化机制，可以采用不同的方法来分析这些多态性。下面以鼠疫耶尔森菌（以下简称鼠疫菌）为例简要介绍各种分析方法。

一、插入序列分析方法

插入序列（insertion sequence，IS）是细菌基因组中可移动的DNA元件，首先于1968年在大肠埃希菌的半乳糖酶操纵子基因中被发现。这些元件在基因组中发生转座时，会促进基因组的转置、重排，改变基因表达，从而导致功能和表型的变化。鼠疫菌基因组中存在四种IS序列（IS100、IS285、IS1541和IS1661），各种IS序列均有多个拷贝，将整个基因组分成一系列相对位置可以改变的片段，使基因组以一个动态的状态存在。1999年，Achtman等以IS100为探针对49株鼠疫菌进行了限制性片段长度多态性（restriction fragment length polymorphisms，RFLP）分析，通过构建系统发育树，将基于IS100多样性的鼠疫菌系统发育关系与传统的生物型（基于生化表型的鼠疫菌分型系统）进行了比较。系统发育树显示，三个已知生物型从一个共同祖先衍生出来，且形成相互隔离的不同分支。根据分支长度和显示的IS复杂性，可以推测古典型和中世纪型菌株起源较早，而东方型菌株多样性低，分支长度最短，说明其起源最晚。IS序列介导的重排可以将基因打断，形成假基因。使用PCR扩增方法对260株鼠疫菌中24个假基因位点的分布进行考察，其IS多样性结果进一步显示田鼠型菌株（分离自青海和内蒙古）以及新疆分离株的系统发育地位比较古老，且中世纪型菌株和东方型菌株均衍生自古典型菌株。

二、差异区段分析方法

差异区段（different region，DFR）是指在同一物种里，某些菌株基因组中存在而在另一些菌株中缺失的基因片段，其多态性显示了基因组片段水平转移和缺失的状态。通过全基因组芯片杂交和抑制消减杂交技术，在鼠疫菌中共发现 23 个 DFR 位点。通过 PCR 扩增考察这 23 个 DFR 在中国近千株鼠疫菌自然分离株中的存在和缺失谱，据此可将中国鼠疫菌分成 32 个基因组型。这些基因型的分布具有明显的地域特异性，多数疫源地拥有占优势数量的基因组型，命名为主要基因组型（major genomovar），主要基因组型可以作为某特定疫源地的特征基因型；同时，种类多样但数量稀少的一些基因型命名为次要基因组型（minor genomovar），可以在同一疫源地与主要基因组型并存。

三、规律成簇的间隔短回文重复分析方法

CRISPR 是一类结构特殊的重复序列，由 21~47bp 的同向重复序列和将它们隔离开来、大小与之近似的间区序列组成。通过对 CRISPR 区域进行 PCR 扩增和产物测序，可以获得不同菌株间区序列的组成情况，从而获得目标种群的多样性数据。鼠疫菌中共有三个 CRISPR 位点，包含上百个不同的间区序列。综合 3 个 CRISPR 位点上间区序列的排列规律，不但可将鼠疫菌分成不同基因组型，还可以构建鼠疫菌历史传播模型。该模型显示，存在一条围绕塔克拉玛干沙漠和准噶尔盆地的古老鼠疫菌传播路线，该路线的两个分支分别穿越青藏高原和昆仑山脉，到塔吉克斯坦；另一条通过帕米尔高原、天山山脉、阿尔泰山脉和内蒙古高原。根据模型推测，鼠疫菌相对年轻的分支可能从沿该路线的某些特定区域衍生出来，并传播到世界其他地区，导致了鼠疫新自然疫源地的形成。

四、多位点串联重复序列分析方法

可变数目串联重复（variable number of tandem repeats，VNTR）是以肩并肩方式存在的重复序列，在不同菌株中同一位点的重复数可能会发生变化。VNTR 在细菌基因组中分布极为丰富，因此，可以同时利用多个 VNTR 位点的变异信息，即多位点串联重复序列分析（multiple loci VNTR analysis，MLVA）的方法进行分型和进化分析。国外学者分别使用 43 个和 25 个 VNTR 位点的 MLVA 方案对鼠疫菌进行分析，结果表明 VNTR 位点的体内和体外突变速率基本一致。国内学者采用该方法对中国鼠疫菌分析表明，鼠疫菌现代分支又可以分为两大亚群，中世纪型菌株和东方型菌株分别从这两大亚群的古典型菌株（多数分离自中国或中亚地区的疫源地）中衍生出来后，传播到世界各地。

必须指出的是，尽管 MLVA 方法的分辨率很高，但由于 VNTR 位点变异速率快，当目标群体经历了较长进化历史时，这些位点产生高回复和趋同突变的概率很高，因此在构建系统发育树时，可能导致深层拓扑结构的不稳定。

五、单核苷酸多态性分析方法

作为一种遗传标记，单核苷酸多态性（single nucleotide polymorphism，SNP）位点具有分布广泛、遗传稳定和适于快速高通量检出等优点，已经成为研究微进化的金标准。通过鼠疫菌 17 株代表性菌株的全基因组序列比对，可鉴定出 933 个 SNP 位点。这些位点在 286 株鼠疫菌全球分离株的变异情况表明：鼠疫菌可能起源于中国或者中国邻近地区，在历史上通过多次大规模扩散事件，传播到欧洲、南美洲、非洲和东南亚，形成国家特异性的鼠疫菌进化分支。所有分离自美国的鼠疫菌都起源于一次传播。研究表明，这次传播事件可以追溯到 19 世纪末，感染鼠疫菌的宿主动物可能随一艘从中国开出，经由夏威夷，最终到达加利福尼亚州的商船到达美国，鼠疫菌在当地定植下来并形成广泛的自然疫源地。

六、基于新一代全基因组测序的进化研究

尽管上述研究方法在微生物遗传变异中发挥了重要作用，但由于仅考察了全基因组中的部分变异位点，在更深入的进化研究中将产生系统发育挖掘偏倚（phylogenetic discovery bias），从而无

法客观地反映真实的系统发育结构和进化规律。第二代全基因组测序技术的出现使测序时间大大缩短，同时成本也越来越低，这为微生物遗传学研究带来了新的机遇。

仍以鼠疫菌为例。应用 Illumina 第二代测序技术对代表性样本进行深度测序和比较基因组学分析，从总共 133 株鼠疫菌的核心基因组中可鉴定出 2 326 个 SNP。利用其中 2 298 个非趋同突变 SNP 可构建出具有极高解析度的鼠疫菌种系发育结构：除了两株分离时间不超过 1 个月的菌株外，其余所有菌株都可以被区分开。在保持高分辨率的同时，采用最大似然算法和简约算法分别得到的系统发育树的拓扑结构与枝长近乎完全一致，说明基于全基因组变异构建的系统发育结构非常稳定可靠。

全基因组系统发育分析鉴定出鼠疫菌两个新的主要分支，与上述传统研究方法发现的三个分支一起共同构成五大种系分支（branch 0~4）的种群结构。其中 branch 1~4 四个分支均起源于 branch 0，且出现时间一致，在系统发育树上表现为一个种群辐射点（radiation）。其中第二次鼠疫世界大流行中黑死病患者遗骸中获得的鼠疫菌古DNA 样本在系统发育树上的位置非常接近这个辐射点，说明中世纪鼠疫大流行可能与四个年轻种系分支的形成密切相关。对系统发育树各分支的分化时间计算结果也支持该结论。

将系统发育关系与菌株地理分布相关联（系统发育地理学分析，phylogeographical analysis），可以对鼠疫菌的历史传播情况进行推测。分析结果显示，古代商路（丝绸之路、唐蕃古道和茶马古道）与鼠疫菌的地理分布存在惊人的一致性，说明历史上人类商贸活动在鼠疫的传播中发挥了重要作用。系统发育地理学研究结果还表明，青藏高原东部地区菌型复杂，包含了五大分支中四个分支的菌株，且目前发现的最古老鼠疫菌分支（0.PE7）也是分离自该地区，提示青藏高原可能是鼠疫菌物种的发源地。

在突变率稳定（恒定分子钟）的情况下，系统发育树上各现代分离株到共同祖先的遗传距离应该服从泊松分布。而基于全基因组变异构建的鼠疫菌系统发育树的一个显著特征是各分支长度非常不一致，显著偏离泊松分布，这提示鼠疫菌在进化过程中的变异累积速率可能发生了变化。利用贝叶斯方法的统计分析结果也证实了该观点，表明鼠疫菌在进化过程中至少发生了 20 次以上的变异累积速度变化事件，突变率最快和最慢相差 40 倍以上。鉴于鼠疫菌以中性进化为主，这项研究补充完善了分子钟理论，说明即使在中性进化的前提下，细菌的突变累积速率在进化过程中仍然可能发生变化。

鼠疫菌的系统发育关系呈现出典型的克隆结构，这与细菌的克隆性繁殖特征是一致的。但值得注意的是：如上所述，除了无性克隆繁殖外，细菌还存在特殊的遗传物质传递方式，即通过转导、转化和接合等作用，实现基因的水平转移，造成同源或非同源重组。同源重组可能会把已经分化多年，遗传距离很远的菌株基因组整合在一起，使系统发育树呈现网状结构，造成菌株之间的真实进化关系难以判明。在同源重组的发生频率较低时，可以通过一些特征，将发生重组的基因组区域鉴定出来并在系统发育重建时去掉，从而排除干扰；但当同源重组非常频繁时（多出现于能够自由生存在环境中的细菌物种），重组位点与自发突变位点混杂在一起，无法区分，这就需要应用特殊的分析方法，对相应物种的遗传进化规律进行解析。

副溶血性弧菌是高频率同源重组细菌的代表性物种。除了几个流行株组成的克隆群外，大部分副溶血弧菌样本之间呈现出复杂的网状关系，近乎达到自由杂交物种的连锁平衡（linkage equilibrium）水平。因此，可以使用有性繁殖群体种群结构研究分析工具（如 fineSTRUCTURE），将其进行调整后应用到副溶血弧菌的进化分析中。结果表明副溶血弧菌可以根据地域区分为亚洲群和墨西哥湾群两个大的种群。各种群内部菌株基因组充分杂交，形成局部基因库；而群与群之间的基因迁移率显著偏低。这一发现证明细菌也可能存在类似人类等有性繁殖种群的遗传结构，为全面认识原核生物的进化规律提供了全新的知识。

尽管通过变异位点计算出的重组频率非常高，副溶血弧菌种群中仍然能长期保存流行克隆群。这说明单个位点层次和整个有机体层次（基因组各变异位点的组合）的进化存在不同步之处。使用群体遗传学中的溯祖理论方法，分别计算基于单个位点和基于整个基因组的有效种群大小。计算结果显示两者相差了27倍，该现象提示在海洋中生态环境的复杂选择压力下，副溶血弧菌被分割成多个不同的生态型（ecotype）；而基因组中存在彼此共进化的上位相互作用位点完成各生态型的生境适应功能。目前在副溶血弧菌中已发现近百组上位相互作用位点，对这些位点的功能验证工作将全面加深对细菌生命过程的认识。

展　望

揭示细菌的遗传变异规律，有助于了解微生物的起源和进化、微生物结构与功能的关系，以及推动微生物分类学的研究等。在医学实践方面，细菌遗传变异的研究在微生物学诊断及疾病治疗和防控等方面也具有重大的实用意义。

随着组学（omics）技术的发展，人们会更加深入了解基因变异的生物学意义，更能得心应手地将基因变异的信息用于疾病的诊断、治疗和预后判定。同时，也会促进很多新学科的发展，如合成生物学（synthetic biology）、基因组流行病学（genomic epidemiology）和微生物法医学（microbial forensics）等。

（杨瑞馥　韩延平）

参 考 文 献

1. 冯树异, 程松高, 吴光照. 医学微生物学 [M]. 北京: 北京医科大学中国协和医科大学联合出版社, 1992.

2. WONG L, TIURYN J, WOZNIAK M. An approach to identifying drug resistance associated mutations in bacterial strains [J]. BMC Genomics, 2012, 13 (7): S23.

3. HIETPASA R T, JENSENB J D, BOLON D N A. Experimental illumination of a fitness landscape [J]. Proc Natl Acad Sci USA, 2011, 108 (19): 7896–7901.

4. SYVANEN M. Evolutionary implications of horizontal gene transfer [J]. Annu Rev Genet, 2012, 46 (1): 341–58.

5. RYALL B, EYDALLIN G, FERENCI T. Culture history and population heterogeneity as determinants of bacterial adaptation: the adaptomics of a single environmental transition [J]. Microbiol Mol Biol Rev, 2012, 76 (3): 597–625.

6. TONG Z, ZHOU D, SONG Y, et al. Pseudogene accumulation might promote the adaptive microevolution of *Yersinia pestis* [J]. J Med Microbiol, 2005, 54 (3): 259–268.

7. MORELLI G, SONG Y, MAZZONI C J, et al. *Yersinia pestis* genome sequencing identifies patterns of global phylogenetic diversity [J]. Nat Genet, 2010, 42 (12): 1140–1143.

8. LI Y, CUI Y, CUI B, et al. Features of variable number of tandem repeats in and the development of a hierarchical genotyping scheme [J]. PLoS one, 2013, 8 (6): e66567.

9. CUI Y, YU C, YAN Y, et al. Historical variations in mutation rate in an epidemic pathogen, *Yersinia pestis* [J]. Proc Natl Acad Sci USA, 2013, 110 (2): 577–582.

10. VERGNAUD G, LI Y, GORGE O, et al. Analysis of the three *Yersinia pestis* CRISPR loci provides new tools for phylogenetic studies and possibly for the investigation of ancient DNA [J]. Adv Exp Med Biol, 2007, 603: 327–338.

11. CUI Y, LI Y, GORGE O, et al. Insight into microevolution of *Yersinia pestis* by clustered regularly interspaced short palindromic repeats [J]. PLoS One, 2008, 3 (7): e2652.

12. CUI Y, SONG Y. Genome and evolution of *Yersinia pestis* [J]. Adv Exp Med Biol, 2016, 918: 171–192.

13. CUI Y, YANG X, DIDELOT X, et al. Epidemic clones, oceanic gene pools, and eco–LD in the free living marine pathogen *Vibrio parahaemolyticus* [J]. Molecular biology and evolution, 2015, 32 (6): 1396–1410.

第四章 噬菌体的基础与应用

噬菌体的发现已有百余年历史。它的发现一开始就与抗细菌感染密切关联。虽然百余年过后噬菌体治疗依然没有被广泛应用，但噬菌体的研究在生命科学领域却结出灿烂硕果。迄今，生命科学领域内的许多重大成就都与噬菌体密切相关。目前，由于细菌对抗生素的耐药性日趋严重，多耐药、泛耐药乃至超级细菌的出现，人类迫切需要在抗生素之外寻求更多抗感染的手段，噬菌体再次受到人们关注。本章首先介绍噬菌体的发现与研究及其对生命科学研究的贡献，再介绍噬菌体与宿主菌之间的相互作用，最后介绍噬菌体在医学领域的应用及其前景。

第一节 噬菌体的发现史及其对生命科学研究的贡献

一、噬菌体的发现史

噬菌体（bacteriophage, phage）是寄生在细菌、古生菌等原核细胞型微生物体内的病毒。噬菌体是地球上最富多样性的生命体，它们存在于土壤、水体、空气、海洋、饮用水和食品等环境中和人体与动物体内。只要有细菌的地方，就会有噬菌体存在。有文献报道，地球生物圈中的噬菌体数量可达 10^{30}~10^{32}。噬菌体对于维持地球生物圈（包括人类在内）的微生物群及其环境中微生态系统的动态平衡有着非常重要的作用，因此对人体健康有着极为重要的意义。

噬菌体于一百多年前发现于印度恒河流域。当时印度人的生活排污是直接排入恒河流域，甚至人和动物的死亡尸体也被直接投入到河流中。早期人们并未认识到恒河水体的污染与疾病的关系，因而在河中游泳并直接以河水作为饮用水，因此恒河流域也常常是一些传染病的发源地。在 19 世纪末，恒河流域暴发了罕见的霍乱。但这次霍乱疫情并未迅速蔓延，而是很快自行终止了。当时，研究这次疫情的英国细菌学家 Ernest H.Hankin 发现，城市上游水体中霍乱弧菌的数量为 10 万个 /ml，而下游则仅为 90 个 /ml。因此他推测，恒河水中可能存在着可以将霍乱弧菌杀灭的物质，这种杀菌物质具有可滤过性，且可被煮沸所破坏；他推测这种杀菌物质是某种挥发性的化学物质。

发现噬菌体的贡献首属 Frederick Twort，他的研究于 1915 年发表在 Lancet 上。他当时试图在无活细胞的固体培养基上培养牛痘苗病毒。在一次试验中，培养基上长出了一些球菌菌落，他推测这些菌落可能是污染细菌。令他感兴趣的是，有些菌落发生了 "透明化变"（glassy transformation）。而且，取一点这种透明化菌落接种到其他新的球菌菌落上，可以使后者也发生透明化转变。他用吉姆萨染色透明化变的菌落，在显微镜下观察，发现细菌变成了一些更小的颗粒。关于这种菌落的透明样变化，Twort 在论文讨论中做了如下推论：这些结果很难得出明确结论……很可能是一种比细菌更小的超显微镜下的小病毒（small virus），它们可在细菌胞浆之中生长，形成一种具有 "生长力" 的 "不定形个体" 或者是酶这种致菌落透明样变的因子，能够引起球菌的急性传染病（acute infectious disease）。Twort 当时所看到的透明变菌落正是我们今天所说的 "噬菌斑"，虽然他当时没有使用 "噬菌斑" 一词，但他指出了致菌落透明化变的因子具有生长力，并使用了 "virus" 一词。

几乎同一时期，Felix d'Herelle 正在进行另一项独立研究，当时他在法国巴斯德研究所工作，受征召去研究法国军队中暴发的痢疾。他取痢疾病人的粪便进行过滤，以寻找可以在痢疾志贺菌体内生长并改变细菌致病性的"看不见的病毒"。他惊奇地发现,这种不可见病毒可使细菌液体培养物变澄清(他认为是细菌被裂解),在固体琼脂平板上出现一块透明区。他还注意到,这种不可见因子可以繁殖,它们的繁殖需要活细胞,细菌细胞的溶解是这种病毒繁殖的结果。总结自己的研究,d'Herelle 于 1917 年报道发现了一种对细菌具有拮抗性的微生物,它们在布满细菌的固体琼脂平板上可引起一片细菌死亡区,他把这个区域称为噬菌斑(plaques),把这些不可见的微生物称为"超微病毒"(ultraviruses),并将其命名为噬菌体(bacteriophage),这些噬菌体可入侵细菌,在细菌体内繁殖并裂解细菌。他还提出,噬菌斑计数可以作为量化噬菌体的方法。d'Herelle 的进一步观察发现:噬菌斑的滴度在痢疾病人的恢复期会增高,据此他推测,噬菌体是一种抗传染病的自然因子,并将其称之为"外源性免疫因子"(exogenous agents of immunity),在前抗生素时代,他提出了噬菌体可作为传染病的治疗因子的观点。

然而,d'Herelle 有关噬菌体的观点,尤其是与免疫有关的观点,挑战了许多细菌学家(包括 Jules Bordet)的观点。Jules Bordet 在 1919 年刚获得诺贝尔奖,他的贡献是发现了血清成分抗体及补体的溶菌作用。于是 Bordet 及其同事立即开始研究噬菌体及其溶菌作用。Bordet 认为所谓"噬菌体"不过是一种溶解酶而不是"超微病毒"。在当时,Bordet 作为诺贝尔奖获得者和布鲁塞尔巴斯德研究所所长,代表了当时主流研究圈的声音;而 d'Herelle 仅仅是巴黎巴斯德研究所的一位不拿工资的志愿研究者,影响力微不足道。Bordet 发动了对 d'Herelle 关于噬菌体观点的攻击。他利用 Twort 有关"菌落透明化变"的文章挑战 d'Herelle 发现噬菌体的优先权,提出是 Twort 优先发现了噬菌体。d'Herelle 则辩称:Twort 观察到的现象与他自己所研究的噬菌体溶菌现象有本质不同。同时,Bordet 的挑战反而进一步激励了 d'Herelle 去进行一系列有关噬菌体本质的研究。这种激烈争议延续了十年之久,直到 1932 年,d'Herelle 和 André Gratia(Bordet 的同事)同意进行一场科学决斗:在一个独立的实验室,由受人高度尊敬的独立科学家作为双方的代表——Paul-Christian Flu(莱顿热带医学研究

所所长)和 E. Renaux(Liege 大学的微生物学教授),对 Twort 和 d'Herelle 分别发现的物质进行"现场平行比较"(side-by-side comparison)。最后他们得到的结论是:Twort 现象和 d'Herelle 现象是相同的。这就是自上世纪 40 年代起,人们公认 Twort 和 d'Herelle 是噬菌体共同发现者的原因。

为纪念噬菌体发现 100 周年,*Nature Reviews Microbiology* 于 2015 年 9 月刊登了长篇综述性文章,介绍了噬菌体的过去、现在与未来。

二、噬菌体对生命科学研究的贡献

尽管从一开始,噬菌体的发现就是与抗细菌感染联系在一起的,但噬菌体用于治疗细菌感染却远未普及,特别是在抗生素问世和广泛用于治疗细菌性感染后,噬菌体在治疗方面的应用更是被极大地忽视了。但另一方面,对噬菌体的深入研究、改造和利用,却对整个生命科学领域和技术研究做出了重要贡献。

噬菌体与其他动物病毒不同,动物病毒必须先培养动物细胞作为病毒的宿主细胞,而噬菌体的宿主细胞是细菌。由于噬菌体个体微小,容易培养复制,培养细菌比培养动物细胞容易得多,这为噬菌体的研究提供了极大的方便。加之噬菌体作为非细胞型微生物,绝大多数噬菌体的基因组较小,便于遗传操作。因此,噬菌体成为人们进行生物学研究的理想对象或材料。在此基础上,人类对噬菌体的深入研究很快催生出了后来的分子生物学和生物工程技术。从图 4-1 可看出,人类在生命科学领域内所取得的许多伟大成就,以及奠定今天分子生物学基础的许多重要理论和技术都与噬菌体研究密切相关。

这些重要成就简述如下:

1943 年,Luria 和 Delbrück 通过"彷徨试验"(fluctuation test)发现细菌的突变是发生在噬菌体选择之前,选择因素不过是把突变子选择出来而已,选择因素并非是突变的原因,基于此提出了"突变与选择理论"。

1952 年,Hershey 和 Chase 等通过用放射性元素 ^{32}P 标记噬菌体 DNA、用 ^{35}S 标记噬菌体衣壳蛋白,结果在子代噬菌体中发现了 ^{32}P,并没有发现 ^{35}S 的存在,从而证实了遗传的物质基础是 DNA,这一工作获得了 1969 年诺贝尔生理学或医学奖。

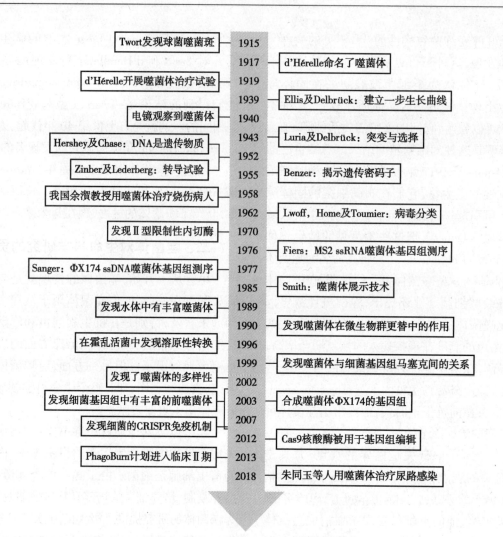

图 4-1 噬菌体相关生命科学研究大事记

1955 年，Seymour Benzer 通过对 T4 噬菌体 *rⅡ* 基因序列的精细解读，揭示了生物遗传学中的三联密码子，后来这一工作也得到了 Francis Crick 双螺旋结构的支持，这为 20 世纪五六十年代形成的生物遗传信息传递的中心法则奠定了基础。

1961 年，François Jacob 和 Jacques Monod 报道了大肠埃希菌的乳糖酶调控系统，指出乳糖酶是受底物诱导表达的，且乳糖酶的表达受到 DNA-结合蛋白（抑制子）、激活子以及终止子的调控，这些工作充分利用了基于噬菌体的载体，并以 λ 噬菌体为范例，揭示了基因表达的调控通路。为此，Jacob，Monod 及 Andrè Lwoff 获得 1965 年诺贝尔生理学或医学奖。

限制性修饰（restriction-modification，R-M）系统在 20 世纪 50 年代初期被认为是伴随着噬菌体在大肠埃希菌体内的传代而存在的非遗传变异（non-heritable variation）现象，随后 Wende 等人发现 R-M 表现出来的 DNA 修饰是为了保护大肠埃希菌自身 DNA 免受限制性内切酶的切割。后来，Smith 等人发现 Ⅱ 型限制性内切酶切割位点的序列特异性、Weiss 等人发现了 T4 噬菌体链接酶，这些工作直接为生物工程技术诞生奠定了必备基础。为此，Werner，Daniel Nathans 及 Hamilton Smith 获得了 1978 年诺贝尔生理学或医学奖。

基于噬菌体的载体为基因克隆提供了解决方案。Collins 等人利用该载体构建了黏粒（cosmid），这使得大片段 DNA 克隆成为可能。基于 P1 噬菌体构建的人工染色体（artificial chromosomes）被用于克隆更大的 DNA 片段。基于 M13 噬菌体载体的构建以及 T7 噬菌体 DNA 聚合酶的发现为高保真 DNA 测序提供了解决方案。

噬菌体技术使得通过细菌基因的突变来研究基因功能成为可能。例如，λ 自杀载体（注入宿主菌体内后不能复制）可用于递送转座子，用于随机致突变研究。利用 M13 及 fd 噬菌体可以实现定点突变（site-directed mutagenesis）研究。又如 Mu 噬菌体在大肠埃希菌中可随机转座，用于制备转座子文库，是研究基因功能的强有力工具。

噬菌体在基因组测序技术的建立与发展中起到了非常重要的作用。生物体全基因组测序首先是在噬菌体中实现的。第一个被测序清楚的生物基因组是由 Walter Fiers 等于 1976 年完成的 ssRNA 噬菌体 MS2 基因组。1977 年，Fred Sanger 团队完成了 ssDNA 噬菌体 ΦX174 的基因组测序；1982 年，该团队又完成了 dsDNA 噬菌体 λ 的全基因组测序。在 λ 噬菌体测序中建立鸟枪法文库，使用的限制性内切酶、T4 连接酶、M13 噬菌体载体等，都是噬菌体产物；研究中所建立的测序方法与流程后来被用于大肠埃希菌及人类基因组以及其他许多生物的基因组测序。

噬菌体展示技术被誉为生物工程技术领域的一项重要突破。在噬菌体中有一类丝状噬菌体（如 M13 及 fd），其基因组非常小，易于人工遗传操作，且以分泌形式从宿主菌体内释放。Smith 等人利用这类噬菌体建立了噬菌体展示（phage display）技术，该技术用编码某种生物活性肽或蛋白的基因替换噬菌体的衣壳蛋白基因，从而可把具有应用价值的基因编码产物展示到噬菌体表面，用这种工程改造的噬菌体感染宿主菌，即可实现大规模制备具商业价值的生物活性肽或蛋白质产品。

CRISPR-Cas9 基因编辑技术是源于人们对噬菌体与细菌相互作用的深刻理解而建立起来的一种先进技术。该技术利用了细菌对噬菌体的免疫机制，采用任意人工合成的"引导 RNA"（guiding RNA）序列与 Cas9 蛋白形成的复合物，可在基因组序列上的任一位置实现人工编辑。

噬菌体也催生了现代合成生物学（synthetic biology）技术。2003 年，Venter 等人工合成并组装了噬菌体 ΦX174，这是首个通过合成生物学技术合成的生物基因组。合成生物学是指通过人工合成一些具有某种功能的"基因原件"（elements），再把原件组到"底盘"（chassis）系统（选定的工程菌基因组），从而表达生产人们所需要的产品。噬菌体整合酶和重组酶被用于催化两个序列的位点特异性重组（site-specific recombination）。基于噬菌体 P1 的 Cre-loxP 位点特异重组系统已在真核细胞或细菌中实现了精细的遗传操作。而 T7 噬菌体 RNA 聚合酶已被应用于合成生物学中的回路设计（circuit design）。因此，将噬菌体用于电池、存储器，生物计算机（biocomputor）已不再是科幻小说中的事。

基于上述事实，可以说没有噬菌体的研究及其知识积累，就不会有今天的分子生物学技术、基因工程技术、合成生物学技术及基因编辑技术。

第二节　噬菌体与细菌的相互作用

噬菌体与细菌的相互作用包含了噬菌体对细菌的作用以及细菌对噬菌体的作用。

一、噬菌体对宿主菌的作用

（一）噬菌体的生活周期

噬菌体是一种病毒，它的繁殖是通过吸附、基因组注入、基因组复制、转录与翻译、组装、裂解释放 6 个步骤来完成的（图 4-2，见文末彩插）。

噬菌体对宿主菌的吸附是通过宿主菌表面的吸附受体与噬菌体颗粒表面的配体分子间的相互作用来完成的。大多数噬菌体的配体分子为其表面的衣壳蛋白（如有尾噬菌体的尾丝蛋白），而对于有包膜噬菌体而言，配体分子则是其包膜上的膜嵌合蛋白。细菌表面的噬菌体受体分子，绝大多数是一些蛋白或多糖分子。如 Yersinia enterocolitica 菌株的受体是细菌的 OmpF 蛋白，有些伤寒沙门菌株的噬菌体受体是鞭毛蛋白等。而有些细菌的噬菌体受体则是其细胞表面的 LPS。多糖分子中的岩藻糖、鼠李糖以及某些庚糖常常构成噬菌体受体的关键活性部位。

每一个细菌在环境中都可能存在 10 个以上的噬菌体，但并不意味着一个细菌可同时被多种不同的噬菌体感染。细菌被一个噬菌体感染后，往往不能再被另一种噬菌体感染。因为先进入的噬菌体对后来的其他噬菌体具有干扰作用。噬菌体具有天文数字般的生物多样性，意味着细菌的噬菌体受体也具有极大的多样性。这就决定了噬

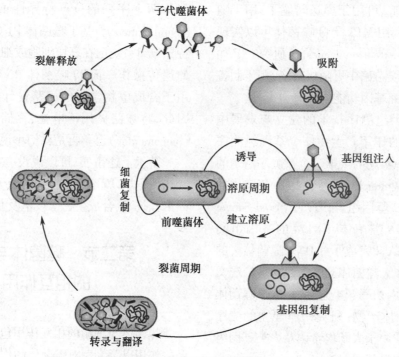

图 4-2　噬菌体生活周期

菌体的宿主谱非常窄。例如,用铜绿假单胞菌分离得到的某一噬菌体,可能只侵染铜绿假单胞菌这个菌种中的少数菌株。因此,噬菌体对细菌的感染常表现出"株特异性"特征。这是噬菌体治疗的瓶颈,导致一种噬菌体制剂只能对该菌种中的少数菌株有效。

　　噬菌体进入宿主细胞中的复制,具有两种不同的生活周期(图 4-2),即裂解性周期和溶原性周期。进入裂解性周期的噬菌体,在完成复制与组装后,以裂解宿主菌的方式释放子代噬菌体。进入溶原性周期的噬菌体并不进行独立复制,而是将其基因组整合到宿主菌基因组中,随宿主菌基因组的复制而复制,它们不进行独立的生物合成,也没有完整的子代噬菌体颗粒产生。这种整合在宿主菌基因组中同步复制的噬菌体基因组称为前噬菌体(prophage),而带有前噬菌体基因组的细菌被称为溶原菌(lysogen)。既可进入裂解性周期又可进入溶原性周期的噬菌体称为溶原性噬菌体(lysogenic phage),也称温和噬菌体(temperate phage);而只具备裂解性周期的噬菌体则称为裂解性噬菌体(lytic phage),也称毒性噬菌体(virulent phage)。

　　若环境中还有足够的宿主菌存在(那些没有被感染的宿主菌同时也在进行分裂繁殖)时,溶原性噬菌体完成复制后释放出来的子代噬菌体会以一定比例分配进入裂解性周期和溶原性周期。例如,有的噬菌体可能以 50% 的比例进入裂解性周期,50% 进入溶原性周期;而另一种噬菌体可能以 70% 子代进入裂解性周期,30% 进入溶原性周期,如此等等。溶原性噬菌体由于其部分子代进入裂解性周期,部分子代进入溶原性周期,故它们在液体培养基中繁殖后,培养物常呈半浑浊状态。在含宿主菌的固体(或半固体)琼脂平板上,则形成半透明状的噬菌斑。溶原性噬菌体进入宿主菌后,其子代以何种比例分别进入裂解性周期和/或溶原性周期,是由噬菌体与宿主菌的相互作用、宿主菌所处的环境以及噬菌体的基因表达调控共同决定的。

　　裂解性噬菌体是一种极端的例子,其子代 100% 都进入裂解性周期,在液体培养条件下,很快(通常 3~5 小时)裂解液体培养中的细菌,使液体培养物呈澄清状态;在固体(或半固体)琼脂平板上培养,则形成透明的噬菌斑。

　　噬菌体是非细胞型微生物,不具备完备的 DNA 损伤与修复机制,故其突变率很高,一般而言,双链 DNA 病毒,其 DNA 聚合酶在催化复制过程中产生的碱基突变在 10^{-7}~10^{-5} 左右,而单链 DNA 病毒或 RNA 病毒,其突变率更高。

宿主菌通常具有 DNA 损伤与修复机制，其突变率通常在 10^{-9}~10^{-6}，但宿主菌基因组更大，通常在百万级水平，故细菌在每一次复制后，其子代基因组上通常也会存在若干突变位点。这意味着每一次培养后，其子代中基因组 100% 与亲代完全一样的机会反倒是很小的。如果投入液体培养中的宿主菌的数量足够大，就会产生更多突变体。如果这种突变凑巧发生在噬菌体敏感性相关位点上，这些宿主菌就会变得对噬菌体不再敏感。因此，在实验中常会看到：一些裂解性噬菌体感染宿主菌后，虽然肉眼可观察到液体培养物变澄清，但若延长培养时间，会发现澄清的培养物又会变浊，其本质就是培养物中被噬菌体选择出来的耐噬菌体的细菌恢复生长了。

（二）噬菌体的一步生长曲线

一步生长曲线的测定是在液体培养条件下进行。噬菌体和宿主菌双方都在繁殖，宿主菌是二分裂繁殖，而噬菌体以复制方式繁殖。一个宿主菌体内繁殖的子代噬菌体可达几十、几百、甚至上千个。因此噬菌体繁殖的速度要比宿主菌快，直到环境中的宿主菌全部被裂解，噬菌体不再有繁殖条件时，也就停止了繁殖。

1939 年，Ellis 及 Delbrück 建立了用"一步生长曲线"（one step growth curve）来描述噬菌体繁殖一个生长周期的繁殖规律的实验。其原理是：用噬菌体数量大大多于宿主菌的数量（如 10^8 噬菌体和 10^7 宿主菌），在 4℃ 条件下完成噬菌体对宿主菌的吸附（此时噬菌体只吸附不复制）。由于噬菌体数量大大多于宿主菌，可保证几乎每一个细菌都被噬菌体吸附。在 4℃ 离心洗涤，去除未吸附的多余噬菌体，然后于 37℃ 培养，半小时内每隔 5 分钟取样，半小时后每隔 10 分钟取样，离心去除裂解细菌的碎片，取上清用双层琼脂平板法测定噬斑数量。最后以感染时间为横坐标，噬菌斑数量（plaque formation unit，PFU）为纵坐标，绘制一步生长曲线。从曲线可得出潜伏期、暴发期和暴发量。暴发量 = 暴发末期 PFU/ 初始吸附的 PFU。

从图 4-3 可以看出，在 10 分钟以前，曲线上升斜率不大，为潜伏期；10~40 分钟期间，子代噬菌体噬菌斑数上升速率很快，为暴发期；40 分钟以后噬菌斑数几乎不再增加，为稳定期（或平台期）。由此计算得出暴发量等于 350，表明每个宿主菌中的子代噬菌体数量达到 350 左右时，细菌将会被裂解。暴发量越小，表明该噬菌体增殖量不需要很多，即可导致细菌裂解，这种噬菌体毒性强，在噬菌体治疗中可能更具应用前景。

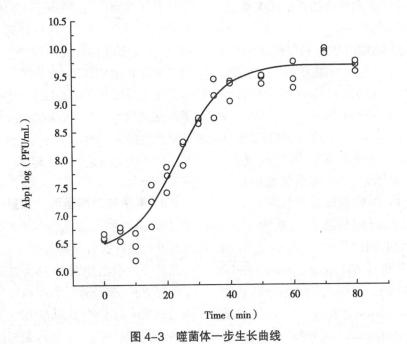

图 4-3 噬菌体一步生长曲线

本章作者实验室用鲍曼不动杆菌（*Acinetobacter baumannii*）和噬菌体（*Acinetobacter baumannii* phage，Abp1）所做的一步生长曲线。横坐标为培养时间，纵坐标为 PFU 指数 /ml 值。每个时间点都做了 3 次独立试验。

（三）噬菌体对宿主菌的影响

1. 对宿主菌的掠夺式寄生 噬菌体自身没有完备的酶系统，也不具备细胞器，需利用宿主菌细胞内的原料、能量、某些酶类以及核糖体来完成其自身的生物合成，进行生长繁殖。因此，噬菌体的寄生会对宿主菌的代谢、生长与繁殖产生严重影响。在噬菌体侵入的早期，它们会表达其早期基因，转录并翻译出某些具有调控作用的蛋白质，架空（takeover）宿主菌的某些代谢途径，以便更有效地利用宿主菌的能量和原料来复制噬菌体子代。因此，在噬菌体复制的早、中期即可使得细菌自身的代谢和生长繁殖受到抑制。

2. 裂解性效应 噬菌体进入宿主菌后，在细菌体内完成复制，当子代噬菌体数量达到暴发量时，在噬菌体内溶素（endolysin）作用下，引起细菌裂解。需要指出的是，不管是裂解性噬菌体还是溶原性噬菌体都可以引起宿主菌的裂解。只不过溶原性噬菌体引起细菌裂解是由进入裂解性生长周期的那些噬菌体作用的结果，而进入溶原性周期的噬菌体并不导致细菌裂解。

噬菌体侵染宿主菌，一进一出会有两次引起宿主菌细胞壁损伤。在噬菌体对宿主菌的吸附时，通过噬菌体基因编码的"病毒相关性肽聚糖水解酶"（virion-associated peptidoglycan hydrolases，VAPGH）特异性降解细胞壁内局部的肽聚糖，促进尾管穿透细胞壁进而促进其将基因组注入宿主细胞。根据上述酶活性的差异，目前将其分为四类：①溶菌酶（lysozymes），如T4噬菌体的gp5；②裂解性转糖基化酶（lytictransglycosylases），如T7噬菌体的gp16；③氨基葡萄糖苷酶（glucosaminidases）；④内肽酶（endopeptidases），如Tuc2009噬菌体的Tal2009。当噬菌体在细菌体内完成复制，产生大量子代噬菌体时，子代噬菌体基因可编码多种裂解性蛋白，导致细菌裂解从而释放子代。目前这类蛋白研究最透彻的是内溶素，根据其作用位点不同，可分为：①N-乙酰胞壁酰-L-丙氨酸酰胺酶（N-acetylmuramyl-L-alanineamidases，lytA）；②N-乙酰氨葡萄糖苷酶（N-acetylglucosaminidases，lytB）；③N-乙酰氨基胞壁酸酶（N-acetylmuramidases，lytC）；④内肽酶（endopeptidase），包括L-丙氨酰-D-谷氨酸内肽酶（L-alanoyl-D-glutamate endopeptidase）和肽桥内肽酶（interpeptide bridge endopeptidase）。

3. 溶原性整合对细菌的影响 噬菌体感染宿主菌后，如果它们进入溶原性周期，则不会复制出完整的子代噬菌体颗粒，而是将其基因组整合到宿主菌基因组中成为前噬菌体，随宿主菌基因组的复制而复制。前噬菌体偶尔可自发地或在理化因素或生物因素的诱导下，从宿主菌基因组中切离下来，进入裂解性生活周期，产生出成熟的子代噬菌体。前噬菌体随宿主菌基因组经过很多次复制之后，有可能丢失某些基因片段，使得该前噬菌体成为非活性前噬菌体（non-active prophage），即不能再切离下来进入复制周期。这些非活性前噬菌体将永久性地存留于细菌基因组中，成为细菌基因组的构成成分。在同一部位附近，有多重不同噬菌体基因组（或其残留片段）遗存下来，就会导致细菌基因组中出现马赛克结构（mosaic structure）样特征。如果这些外来的基因组片段的GC含量与宿主菌基因组明显不一致，细菌基因组上就会出现"岛样"结构，称为基因组岛（genomic island）。基因组岛中含有与细菌致病性相关的基因，就称为"致病岛"（pathogenicity island）。这些外来的噬菌体遗传物质会改变细菌的基因型甚至表达出相应的生物学性状，这就称为溶原性转换（lysogenic conversion）。经典的例子就是β-棒状杆菌噬菌体基因组上编码有白喉毒素的基因组，该噬菌体感染无毒白喉杆菌菌株后，会使无毒株转换成为能产生白喉毒素的有毒株。肉毒毒素的基因、志贺菌肠毒素基因和沙门菌肠毒素基因等都是通过溶原性转换获得的。除了毒素基因外，一些抗生素的抗性基因也可通过溶原性转换而在细菌中传播。这些外源性噬菌体基因组遗传物质是驱动细菌基因组进化与多样性演变的源泉。

4. 噬菌体对细菌群体数量的调控作用 噬菌体是细菌的天敌。当某个生态位（ecological niche）的条件适合某种细菌生长繁殖之时，这种细菌的丰度会迅速增加，这为噬菌体的繁殖创造了良好条件，噬菌体的数量也随之迅速增加。而随着噬菌体的增多，其对细菌的"捕食"又会使细菌数量锐减。因此，噬菌体是相应细菌密度的自然调节因素。如果连续观察一个烧伤病房，会发现环境中优势菌群不是保持不变的。一段时间内其优势菌群可能为铜绿假单胞菌；过一段时间，优势菌群可能又变为了葡萄球菌或其他细菌。这种优势菌群的变化，最大的两个驱动因素就是：自然环境中的噬菌体和人为使用抗生素。由于环境中的优势菌群往往和病人创面的优势菌群是一致的，因此我们可以使用噬菌体控制环境中病原体的密度，从而达到控制或减轻创面感染的目的。

人从出生后，从婴幼儿到儿童、少年、青壮年、老年等各个时期，体内细菌种群分布及种群数量对人体健康状态有着极为重要的意义。由于噬菌体是特定生态位中细菌种群及其数量的重要调节因子，所以人体微生态的动态平衡受自身噬菌体组的影响。不难理解，噬菌体对人体健康具有非常重要的意义。

二、宿主菌对噬菌体的作用

噬菌体对宿主菌的侵染，产生严重的影响以至杀灭宿主菌。细菌对于噬菌体的感染也会迅速做出一系列抵抗反应，这些反应被称为细菌的免疫反应或耐受性。细菌通过这些反应抵抗噬菌体的侵害，保持自身物种的稳定性和可遗传性。

（一）细菌的限制性修饰系统的作用

细菌的限制性修饰系统（restriction-modification system）简称 R-M 系统，是指由限制性核酸内切酶和修饰酶（主要甲基化酶）所组成的单亚基或多亚基的复合酶系统。细菌的限制性内切酶最早由 Smith 等人在 1970 年报道，后来限制性核酸内切酶，如 $EcoR$ I 和 BamH I 等，被广泛应用于分子生物学技术中。这些酶类能特异性地识别 DNA 分子上的特定序列，并在此酶切位点上切割 DNA 序列，导致 DNA 分子在切割位点处断裂。细菌进化出这些酶类的生物学意义在于切割那些外来的 DNA 分子，如切割质粒以及噬菌体感染时注入的噬菌体基因组序列，阻挠这些外来遗传物质在自身体内的复制。但是，细菌自身的基因组 DNA 上也存在这些限制性内切酶的酶切位点，为了在破坏外来 DNA 分子的同时，自身遗传物质不被破坏，它们进化出了甲基化酶，将自身 DNA 分子上的酶切位点甲基化保护起来。因此，限制性内切酶和甲基化酶组合起来的 R-M 系统就可在破坏外来遗传物质的同时保护自身遗传物质不会被破坏。

目前根据 R-M 系统的作用方式将其分为四型。I 型 R-M 系统最为复杂，由三种蛋白组成：核酸酶（HsdR）、DNA 甲基转移酶（HsdM）和特异性序列绑定识别亚基（HsdS），它们装配成复合物后发挥作用。II 型 R-M 系统最为常见，由甲基转移酶和核酸酶组成，各自独立发挥作用。III 型 R-M 系统由 res 基因编码的限制性内切酶和 mod 基因编码的 DNA 甲基转移酶组成，形成修饰和切割的复合物发挥作用。IV 型 R-M 系统不是真正意义上的 R-M 系统，因为它们仅含限制酶而无甲基化酶，识别和切割修饰的 DNA。

（二）细菌毒素－抗毒素系统的作用

细菌的毒素－抗毒素系统（toxin-antitoxin system）简称 T-A 系统，由一个毒素和一个抗毒素组成。该系统于 1983 年被首次报道，目前认为它们广泛存在于几乎所有的细菌和古生菌中，行使着多种生物学功能，如维持质粒稳定、调控基因表达、控制细菌生长、介导持留菌（persister）形成及细菌程序性死亡（PCD）等。

每种细菌都可能存在一至若干个 T-A 基因簇。其中 t 基因的编码产物"毒素"通常为蛋白质。毒素蛋白是发挥生物学功能的蛋白。a 基因的编码产物"抗毒素"可能为非编码 RNA 也可能是低分子量蛋白。抗毒素中和毒素的活性，二者组成一个负调控环（negative-feedback loop）。目前根据抗毒素中和毒素活性的机制，将 T-A 系统分为六型。I 型 T-A 系统的抗毒素为 sRNA，通过与毒素 mRNA 的碱基配对抑制后者翻译。II 型 T-A 系统的抗毒素为蛋白，结合并抑制其同源蛋白质毒素的活性。III 型 T-A 系统的抗毒素是 sRNA，被内切核糖核酸酶的毒素加工后抑制毒素的活性。IV 型 T-A 系统的抗毒素为蛋白质，两者并不相互作用，而是由抗毒素蛋白通过结合毒素蛋白的作用靶标实现对毒素的抑制功能。V 型 T-A 系统目前仅发现一种毒素－抗毒素，即 $ghoST$，其中抗毒素 GhoS 是 RNase，在正常条件下切割毒素 GhoT 的 mRNA，但在应激条件下，GhoS 的 mRNA 会被 II 型毒素 MqsR 降解。VI 型 T-A 系统是最新发现的，由毒素 SocB 和蛋白质抗毒素 SocA 组成，SocA 是一种蛋白水解衔接蛋白，通过促进 ClpXP 降解 SocB 来中和 SocB 的毒性。

在所有 T-A 系统中，II 型 T-A 系统规模最大、研究也最为透彻。其作用机制为：正常情况下，抗毒素蛋白与毒素蛋白结合形成复合物，使毒素蛋白的活性不表现出来。当遇到噬菌体等危险因子侵入时，这种危险信号抑制 a 基因表达，抗毒素蛋白缺失，解除了对毒素蛋白 T 的抑制，毒素蛋白得以发挥作用，迅速启动感染了噬菌体的细菌进入程序性死亡，因而使噬菌体的复制也终止，不能产生出成熟的噬菌体颗粒。这是一种以牺牲自我的方式，保全那些尚未被感染的细菌免于被噬菌体感染。

（三）流产感染系统的作用

细菌的流产感染系统（abortive infection system）简称 Abi 系统，它是细菌排除噬菌体感染的专用机制。目前发现许多细菌都具有 Abi 系统，其作用机制非常复杂。以大肠埃希菌为例，其 Abi 系统是一个由 RexA 和 RexB 蛋白组成的二元系统。当噬菌体感染时，注入细菌体内的噬菌体基因组会和一种 DNA 结合蛋白结合成复合物，后者激活 RexA 蛋白。活化的 RexA 进一步激活定位在细胞膜上的 RexB 蛋白。RexB 是一种膜离子通道蛋白，它的激活会导致胞内一价阳离子丢失，ATP 水平的急剧下降，细菌生命活动的终止，其体内噬菌体的复制也会终止，即出现"流产"。

需要指出的是，在不同细菌体中，Abi 系统的配制可能不一样，其作用机制也不一样，它们可能分别作用于噬菌体对细菌的吸附、复制、转录、翻译或组装的不同阶段，但最终结果都是使噬菌体不能组装出成熟的噬菌体颗粒。Abi 系统与上述 T-A 系统虽作用机制不同，但二者均是在被噬菌体侵染的细菌抢在噬菌体完成复制之前，启动自杀模式。

（四）CRISPR-Cas 系统

1. CRISPR-Cas 系统的结构　CRISPR 是 "clustered regularly interspaced short palindromic repeats" 的首字母缩写，意思是"规律成簇的短间隔重复序列"，它是存在于细菌染色体上的一种特殊结构。Cas 是 "CRISPR-associated" 的缩写，即 CRISPR 相关蛋白，它是一类 DNA 结合蛋白，具有核酸酶和解旋酶等活性。CRISPR-Cas 系统最初由 Ishino 及其同事首先在大肠埃希菌中发现，目前发现大多数古生菌和真细菌基因组中都含有 CRISPR-Cas 结构。它们是细菌的获得性免疫系统，是细菌对抗外来核酸（如噬菌体和质粒 DNA）侵染能力的重要机制。

典型的 CRISPR 基因簇一般含有 21~48bp 的正向重复序列和 21~72bp 长的非重复性间隔序列（non-repetitive spacers）（图 4-4）。正向重复序列是细菌基因组中的固有序列，具有回文特点，能形成发夹样结构的回文序列。间隔序列是细菌感染一种噬菌体时，在消除了噬菌体基因组之后，作为记忆保留下来的一段噬菌体的特异序列。在 CRISPR 序列结构中，重复序列（图 4-4 中白色矩形）与间隔序列（图 4-4 中的浅灰色矩形）二者相间重复排列。在一个 CRISPR 结构中，这种相间序列可到数十个以至数百个，它们是细菌曾经感染过的噬菌体的记录。在 CRISPR 结构的 5′ 端还有一段高 AT 含量的前导序列（leader sequence）。在前导序列的 5′ 端则是 cas 基因，表达 Cas 蛋白。Cas 蛋白具有结合 RNA 的活性，二者的复合物具有核酸酶、解旋酶和聚合酶的活性。目前已发现很多 Cas 蛋白同源簇，分

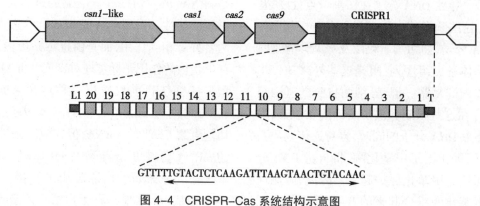

图 4-4　CRISPR-Cas 系统结构示意图

别归属于几十个蛋白家族,可分为三个不同的类型(Ⅰ型~Ⅲ型)。随着新测序微生物基因组的快速增加,CRISPR-Cas 系统的多样性也在迅速呈现。

2. CRISPR-Cas 的作用机制 在细菌初次感染一个噬菌体并将其清除之后,会将一段噬菌体的特异性序列保留下来,成为间隔序列,作为记忆保留在前导序列之后。当再次遇到相同噬菌体感染时,细菌迅速转录 CRISPR 中的间隔序列,转录产物称为 pre-crRNA。pre-crRNA 在 Cas 蛋白的作用下加工为 crRNA。crRNA 与 Cas 蛋白通过 tracrRNA(trans-activating crRNA)形成复合体。

Cas 蛋白本身没有序列特异性,但与 crRNA 结合成复合物后,crRNA 引导 Cas 蛋白切割噬菌体基因组中的原间隔序列(proto-spacer),从而破坏外来 DNA 序列的完整性。在此过程中,crRNA 发挥引导作用,Cas 蛋白发挥 DNA 切割作用,共同完成对外来 DNA 的损伤破坏(图 4-5)。

近来的研究发现,噬菌体基因组中的原间隔序列下游有一段毗邻基序(proto-spacer adjacent motifs,PAM),噬菌体可能通过 PAM 的突变对抗 CRISPR-Cas 的免疫作用,可见噬菌体与细菌之间存在着一种拮抗性共进化(antagonistic coevolution)。

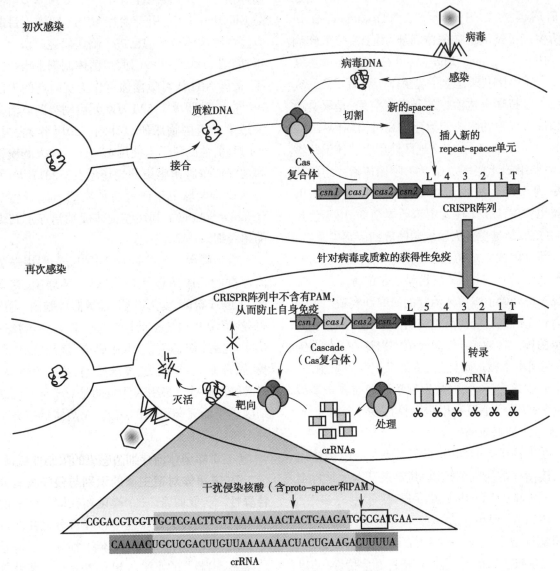

图 4-5 细菌 CRISPR-Cas 系统的作用机制示意图

第三节 噬菌体在医学中的应用

一、噬菌体在治疗细菌感染中的应用

(一)噬菌体治疗细菌感染的历史与现状

1. 噬菌体治疗细菌感染的历史 100多年前,噬菌体作为细菌的病毒被人类发现,随即便被应用于抗细菌感染。1919年,d'Herelle首次使用噬菌体成功救治了4名腺鼠疫病人,证实了噬菌体的治疗价值。后来他在法国实验室先后制备了5种噬菌体制剂,用于治疗多种细菌感染。1921年,Richard和Joseph报道使用噬菌体治疗葡萄球菌感染。1924年,巴西Oswaldo Cruz研究所生产了抗痢疾噬菌体制剂,用于治疗痢疾病人。1926年,George Eliava和d'Herelle在前苏联格鲁吉亚第比利斯建立了噬菌体研究所。该研究所一直坚持噬菌体治疗的研究与应用,是最具历史和最大规模的噬菌体治疗研究机构。1931年,d'Herelle和Eliava在印度地区使用噬菌体治疗霍乱,对照组的死亡率为62.7%,噬菌体治疗组的死亡率为6.8%。20世纪40年代,美国的Eli Lilly公司也曾生产了7种人用噬菌体制剂,用于治疗葡萄球菌、链球菌和大肠埃希菌等细菌感染。

新中国成立之初,抗生素被西方国家列为对我国禁运药物,抗生素在我国是非常匮乏的。当时我国也开始了噬菌体治疗的研究和实践。大连生物制品研究所和武汉生物制品研究所都曾生产过噬菌体。1958年,劳动模范邱财康在"大炼钢铁"期间不幸被严重烧伤,感染了铜绿假单胞菌,在生命垂危之际,我国微生物学界老前辈余潤教授率领的医疗小组利用噬菌体成功地控制了感染,挽救了邱财康的生命。

在上述历史时期内,世界各地都有噬菌体用于人体治疗的研究和报道,其效果基本上是肯定的,也是当时主要的抗感染手段之一。

1928年,亚历山大·弗莱明发现青霉素,到20世纪四五十年代,一大批抗生素先后被人类发现。由于抗生素的有效性、广谱性和廉价性,使得抗生素治疗感染性疾病成为首选手段。在随后的几十年中,噬菌体治疗被世人所忽略。在此期间,噬菌体治疗的研究主要存在于前苏联有关国家,如波兰、格鲁吉亚、俄罗斯等国。

2. 噬菌体治疗细菌感染的现状 近年来,随着抗生素的广泛使用甚至滥用,耐药性菌株不断出现且广泛流行,甚至出现了多耐药、泛耐药以及对现有抗生素都不敏感的超级细菌(superbug)。目前治疗最棘手的耐药性细菌是"ESKAPE"(分别为肠球菌、金黄色葡萄球菌、肺炎克雷伯菌、鲍曼不动杆菌、铜绿假单胞菌和肠杆菌)。而近年来新抗生素的研发越来越难,其研发速度远远低于耐药性细菌出现的速度。超级细菌的出现使得人们无药可用,细菌的耐药性已构成对人类的严重威胁。在此背景下,人类再次把目光投向了噬菌体治疗。2013年,全球第一个噬菌体裂解酶产品Gladskin上市,用于治疗MRSA感染。目前还有多个噬菌体裂解酶已进入临床研究阶段。2013年,美国FDA批准沙门菌噬菌体制剂上市。2014年,美国NIH认可噬菌体可作为抗耐药的手段之一,同年,欧盟斥资520万欧元启动噬菌体治疗细菌感染的跨国临床研究计划。2014年,法国、比利时和荷兰的科学家使用噬菌体治疗大肠埃希菌和铜绿假单胞菌感染的烧伤患者。2017年,美国圣地亚哥全球卫生研究所传染病与流行病专家Steffanie Strathdee利用噬菌体成功治疗了其丈夫的超级细菌感染。

概括噬菌体治疗的百年历史,人们用噬菌体治疗过的病原菌包括葡萄球菌、链球菌、克雷伯菌、大肠埃希菌、变形杆菌、铜绿假单胞菌、痢疾杆菌、沙门菌和鲍曼不动杆菌等。在人体治疗过的疾病包括外伤感染、手术后感染、烧伤感染、胃肠炎、脓毒血症、骨髓炎、皮肤感染、泌尿道感染、脓胸和肺炎等等。最引人注目的是对于那些因超级细菌感染而无药可用的病人,噬菌体治疗会是一种不错的选择。

(二)噬菌体治疗细菌感染的限制性瓶颈

1. 噬菌体对宿主菌的识别与侵染具有高度特异性 一般而言,一个噬菌体在同一菌种的众多菌株中,其裂解性覆盖率常在百分之几至百分之十几。故我们常说噬菌体对细菌识别特异性是在细菌"株"的水平。想获得对某一菌种普遍有效的噬菌体是非常困难的,若能达到30%~40%的覆盖率已算是相对广谱的噬菌体了。

2. 噬菌体具有免疫原性 噬菌体本身是大

分子蛋白复合物,具有很强的免疫原性,可刺激机体建立对噬菌体制剂的免疫清除机制,在同一个体反复使用相同噬菌体制剂,不仅会导致噬菌体制剂在体内的生物半衰期大为缩短,降低治疗效果,而且还有可能引发宿主的超敏反应。

3. 细菌对噬菌体会产生耐受　噬菌体制剂被广泛应用后,也会像抗生素那样,细菌会对噬菌体产生耐受性。特别是在此过程中,噬菌体和宿主菌双方都是可变因素;而细菌对抗生素建立耐药过程中,抗生素一方是不变因素。因此,细菌对噬菌体产生耐受的几率将会比对抗生素产生耐受的几率更高。

(三)噬菌体治疗的前景

尽管噬菌体治疗存在上述限制性,但也有其优越性。首先,噬菌体对细菌的侵染具有高度特异性,不会杀灭目标菌种之外的细菌,这就保证了噬菌体使用不会导致"菌群失调"。第二,噬菌体在体内清除目标菌后,自身不能再复制,它们就会从病人体内自动消失,不会发生蓄积中毒。第三,噬菌体只感染细菌,不会在人体细胞内复制,不会扰乱人体细胞代谢,到目前为止,尚未发现噬菌体治疗会带来毒副作用;也没有发现噬菌体具有对人体细胞的致突变能力与遗传毒性。

客观地讲,噬菌体治疗肯定不会替代抗生素,抗生素仍将是人类抗菌感染的首要武器。而噬菌体治疗的意义在于为人类抗细菌感染提供了一种新的选择,尤其是对于那些极高耐药性的超级细菌。

噬菌体在治疗细菌感染方面要获得更好的应用前景,当从下面几方面做出更多努力。

1. 针对感染细菌研制更好的鸡尾酒制剂　鸡尾酒制剂是将已分离到的几个相对广谱的噬菌体混合组成一种制剂,以期扩展制剂的宿主谱和有效率。"鸡尾酒"制剂是目前噬菌体治疗的最常用手段。但用哪些噬菌体作为"鸡尾酒"的配方,是需根据病原菌的不同进行不断优化的。在应用到具体病人时,需先做敏感性试验,只有对病人体内分离出的致病菌是敏感的情况下,使用的"鸡尾酒"才能获得预期效果。一旦病人体内产生了耐受菌,应迅速分离对耐受菌也有效的噬菌体作为"鸡尾酒"新的成员。

2. 使用噬菌体基因编码产物抗细菌感染

每一个噬菌体在其复制的过程中都会表达出多种对宿主菌产生抑制、甚至杀灭作用的物质。这类噬菌体基因编码的杀菌物质也被称为酶性抗生素(enzybiotics)。这类物质中目前研究最活跃的是溶菌酶、胞壁质水解酶及内溶素等。2013年,全球第一个噬菌体裂解酶产品被批准上市,用于治疗MRSA感染。目前还有多个噬菌体裂解酶已进入临床研究阶段,其中以内溶素最引人注目。但由于革兰氏阴性菌胞壁外常有LPS层,阻挡了此类物质与细菌胞壁的作用,因此它们在抗革兰氏阳性菌感染中可能会更具应用前景。

3. 基因工程改造扩展噬菌体宿主谱　从理论上讲,通过基因工程改变噬菌体的宿主谱是可行的。笔者曾将一个噬菌体的受体结合蛋白(receptor binding protein, RBP)替换为另一噬菌体的RBP,从而改变了其宿主特异性。有人报道通过串联两种噬菌体的RBP,使其宿主谱由1个拓展到了2个。但目前国际上在拓展噬菌体宿主谱方面还没有突破性进展。

4. 建立全国性噬菌体收藏库　目前国内从事噬菌体研究的实验室不少,也分离鉴定了不少噬菌体,但都各自分散保存,尚没有一个全国性的权威的噬菌体保存中心。应通过广泛协作,建立起全国性噬菌体保存中心,使资源共享。如果该中心收藏的噬菌体足够多,当有病人需用噬菌体治疗时,可将从病人体内分离到的病原体寄送到该中心,筛选敏感噬菌体供使用,将会比从自然界新分离可用的噬菌体更快捷、更经济。

5. 从高变异噬菌体库筛选目标噬菌体　绝大多数噬菌体基因组很小,自身没有基因组复制后的纠错系统,是高变异物种。双链DNA噬菌体突变率在10^{-5}左右。一些单链RNA噬菌体基因组更小,其突变率更高(约10^{-4}至10^{-3})。这些噬菌体的子代,几乎每一个个体都是突变体。通过大量繁殖这种噬菌体作为一个库("突变体库")。当遇到临床病人感染菌与该噬菌体为同种菌时,可从该噬菌体的突变体库中筛选,寻找是否有能裂解该病原菌的突变体。

二、噬菌体在诊断中的应用

在传统应用中,都是利用噬菌体特异性地裂解活性作为判断指标来建立诊断方法。但在噬菌体诊断的新技术中,也可利用噬菌体与宿主菌之间的特异性吸附来建立诊断方法。噬菌体与细菌间的特异性吸附是通过其受体结合蛋白 RBP 与细菌受体的结合来完成的。利用特异性吸附来建立的方法,其检出率可能会远远高于利用裂解活性来建立的检测。因为即使噬菌体完成了吸附、穿入步骤,如果细菌对噬菌体在其体内的复制具有免疫机制,噬菌体还是不能完成复制,故不会出现裂解活性。

(一)利用噬菌体对细菌进行分型

1. 利用噬菌体感染细菌的能力对细菌进行分型 细菌鉴定与分型的传统技术是基于细菌的表型特征,如形态、染色、生化实验和血清学实验等表型特征。使用这些方法定义一个细菌的"种",如果基于噬菌体对细菌吸附或裂解活则可将其进一步分为若干"噬菌体型"。如利用噬菌体可将伤寒沙门菌分为 96 个噬菌体型。

2. 利用噬菌体在宿主染色体上遗留的序列对细菌进行分型 噬菌体感染细菌后,可在宿主菌染色体上遗留一些残余序列,例如一些转座子、CRISPR 和前噬菌体等。有些前噬菌体丢失某些重要元件后,不能再从宿主菌基因组中切离下来成为活性噬菌体,便永久性地遗留于细菌基因组中。这些来源于噬菌体的遗留序列由于其多态性极高,可作为分型的靶标序列。有学者使用高分辨率 DNA 溶解曲线对大肠弯曲菌的 CRISPR 序列进行分析,证明其分型能力不低于脉冲场凝胶电泳(PFGE)技术。杨瑞馥等利用鼠疫菌的三个 CRISPR 区间序列,将鼠疫菌分为 12 个群,且各群的分布与疫源地联系极紧密。这种分型技术为细菌的进化分析与流行病溯源提供了新思路。

(二)利用噬菌体检测标本中的未知细菌

由于噬菌体必须在特异性宿主菌体内才能完成其复制,因此,如果用某种已知噬菌体作为诊断试剂,与临床标本 37℃孵育 2~3 个小时后再检测噬菌体的数量,如果噬菌体数量明显增加,表明标本中存在相应的细菌。但在实际应用中,考虑到所用噬菌体对宿主菌的吸附可能不能覆盖该菌种内的所有菌株,如果检测获得阳性结果,具有诊断意义;但若检测为阴性结果,并不具有排除诊断的意义。

(三)用于细菌诊断的噬菌体新技术

1. 噬菌体触发的离子级联感应(sensing of phage-triggeredion cascade)技术 该方法是基于噬菌体在侵染细菌时,会在细胞膜上溶解出一微孔,造成胞内离子外流,导致被称为"电容"的细胞膜内外电势差变化,此变化可被感应和检测。该法的优势在于检测过程中不要求培养细菌,检测的是活菌,且能被用于检测活的但不能培养的细菌。

2. 基于噬菌体的生物发光细菌检测法 该法在 4℃条件下将噬菌体结合到甲苯磺酰基活化的磁珠上,通过噬菌体的受体与目标细菌结合,再通过磁性分离"噬菌体 – 磁珠 – 细菌"复合物,将其在 37℃孵育,噬菌体即可进入细菌体内复制,并裂解细菌,释放出细菌胞内的 ATP。继之,通过"荧光素酶 – ATP"生物发光系统检测发光信号,检测目标细菌。这种方法是基于噬菌体与细菌的特异性识别来完成的,故可排除系统中其他细菌的干扰,且噬菌体的复制必须在活菌体内完成,故本法检测到的只能是活的细菌,排除了死菌的干扰。

3. 基于噬菌体的电化学发光传感器法检测细菌 该方法将已知的噬菌体与羧化石墨烯结合形成复合物,再将此复合物定位到玻璃碳电极上,形成电化学发光(electrochemi-luminescent,ECL)传感器,用于检测样本中目标细菌。检测过程中由于噬菌体与细菌的结合,形成一个非导电生物复合物,阻遏了界面电子传导,阻断了 ECL 活性分子的扩散,导致 ECL 的衰减。在一定范围内,这种 ECL 的衰减与样本中的细菌呈负相关关系。故利用此电化学发光传感器可实现样本中细菌的检测。

4. 利用基因工程表达的噬菌体 RBP 检测细菌 该方法首先采用分子克隆技术在大肠埃希菌中表达噬菌体的 RBP。再利用 RBP 作为检测细菌的试剂。在做 RBP 克隆表达时,还可将编码 RBP 的基因与报告基因(如荧光蛋白基因、荧光素酶基因等)共表达。然后利用报告基因产物,将噬菌体与细菌之间的特异性结合转化为一种可检测信号,实现对细菌的检测。

需指出的是,上述这些方法尚处于探索之中,未进入临床应用,其根本原因是其覆盖度尚难达到细菌"种"的范围。

三、噬菌体在疾病防控中的应用

噬菌体作为细菌的天敌,在特定环境中,噬菌体可调控其宿主菌的分布与数量。宿主菌达到一定数量,为噬菌体繁殖创造了条件,噬菌体就会繁殖起来。随着噬菌体的繁殖,宿主菌数量又会被压制下去,二者在动力学上显示出此起彼伏的态势。基于此,可以利用噬菌体来调控某一特定环境中的病原菌数量,从而达到防控疾病的目的。最近,有中国台湾学者使用鲍曼不动杆菌的噬菌体处理医院环境,从而明显降低了鲍曼不动杆菌的院内感染率。这一应用实例表明:在一些特定环境,如ICU病房或烧伤病房等处使用噬菌体(尤其针对环境中流行的优势菌株的噬菌体)控制某种病原菌密度,从而控制相关感染是可行的。

噬菌体除可应用于疾病的诊防治之外,在其他领域也有广泛应用。例如,在农业领域可用于家禽、牲畜和水产品养殖中的疾病诊防治,还可用于农作物病害的诊防治和农作物根际菌群的调节。在发酵工业中,可使用噬菌体控制细菌污染。在食品卫生中,可使用噬菌体控制食品的细菌污染。

四、噬菌体在生物高技术领域中的应用

与噬菌体有关的分子生物学技术、生物工程技术很多,很多已是常规技术,因篇幅所限,本节只介绍三个方面的应用。

(一)转座子文库与细菌基因功能研究

噬菌体转座子文库是用转座子转染目标菌株形成的文库。在一个高质量的文库中,每一个细菌都会被一个(且只能被一个)转座子随机插入某一基因,使该基因被插入失活。随机挑取菌株,以转座子序列为测序引物,侧向测序至细菌基因组的一段序列,即可知道该菌株被插入失活的基因,以失活基因命名该菌株。如此反复随机挑取菌株测序鉴定,直至挑取到每个基因的失活菌株,构成一个转座子失活基因的文库。有些生物工程公司专门制作这种转座子文库,目前很多菌种都有商品化的转座子文库出售。这种转座子文库,为人们研究单基因失活后的表型变异及基因功能研究提供了基础。目前,几乎所有的致病菌都有

菌株完成了全基因组测序,但通过注释分析,人们发现超过半数的细菌基因都是功能未知基因。有的基因虽然被注释了一种功能,但这很可能只是该基因一个方面的功能,有些基因可能不止一种功能。因此,细菌的功能基因组学研究仍然任重道远,而转座子文库是研究基因功能的物质基础。

(二)噬菌体展示技术与生物制药

噬菌体展示技术的原理是用欲表达的基因替换噬菌体的一个衣壳蛋白编码基因,使欲制备的活性肽或蛋白质分子呈现在噬菌体的衣壳上。用这样重组的噬菌体感染宿主菌,获得大量噬菌体颗粒,再从噬菌体颗粒回收目标分子。这是一种高效制备生物活性肽或蛋白质分子的非常实用的技术。

(三)基因编辑技术与生物改造

基因编辑技术是基于CRISPR-Cas的作用机制建立起来的。虽然该系统中的Cas蛋白作为核酸切割酶,并不具有识别和特异切割DNA序列的特点,但在向导RNA的引导下其切割活性就具备了特异性。而向导是可以人为任意合成的,这就有了在基因组上的任意部位编辑目标序列的技术手段。基因编辑技术可用于编辑任何生物(包括人类)的基因组。但是,若将其用于编辑人体胚胎基因组,在胚胎期被改变的基因组将存在于人体的所有的有核细胞(包括生殖细胞),这就会导致被编辑的基因在人类扩散,其危险性是无法估计的。因此各国都严格禁止使用基因编辑技术来改变人体胚胎的基因组。基因编辑技术用于人体,仅限于编辑体细胞,用于治疗单基因遗传学疾病。而在微生物研究中,基因编辑技术是制备微生物突变体的有力工具。

展 望

噬菌体作为一种病毒,严格寄生在原核细胞型微生物如细菌体内。它的培养成本低,且易于遗传改造。因此,噬菌体是生命科学领域中研究生命现象及其规律的理想对象、材料和工具。噬菌体研究已经并将继续在微生物学、分子生物学、合成生物学、基因工程技术及基因编辑技术等领域做出重要贡献。

噬菌体作为细菌的天敌,在抗细菌感染领域具有天然的应用前景,但由于噬菌体的宿主谱太窄,严重限制了噬菌体治疗的推广与应用。在如何突破噬菌体治疗的瓶颈、拓展噬菌体宿主谱和研发噬菌体基因编码产物等领域,亟待取得突破。在细菌对抗生素的耐药性日趋严重的今天,超级细菌的感染已导致无有效抗生素可用。在对抗耐药性细菌感染方面,噬菌体治疗不失为一种有效选择。

噬菌体应用不仅限于疾病治疗,它们在疾病诊断、疾病防控、兽医、生物制药、畜禽养殖、海产养殖、食品卫生、工业发酵、土壤生态维护等领域都有着光明的应用前景。

（胡福泉）

参 考 文 献

1. 卢曙光. 分子生物学前沿技术 [M]. 北京:科学出版社,2013.

2. 丛延广. 分子生物学前沿技术 [M]. 北京:科学出版社,2013.

3. 安瑞. 噬菌体治疗的前世、今生与未来 – 对话微生物学界噬菌体专家 [J]. 科学通报,2017,62(23):2577-2580.

4. FREDERICK T. An investigation on the nature of ultra-microscopic viruses [J]. Bacteriophage,2011,1(3):127-129.

5. GEORGE P C S,PETER C F. A century of the phage:past, present and future [J]. Nature Reviews Microbiology, 2015,13(12),777-786.

6. SIMON R,LEONG K C,ROB E,et al. Ecogenomics of virophages and their giant virus hosts assessed through time series metagenomics [J]. Nature communication,2019,8 (1):858.

7. KIMBERLEY D,DAVID W L,STEPHEN B C,et al. A bacteriophage encodes its own CRISPR/Cas adaptive response to evade host innate immunity [J]. Nature, 2013,494(7438):489-491.

8. PHILIPPE H,RODOLPHE B. CRISPR/Cas,the immune system of bacteria and archaea [J]. Science,2010,327 (167):167-170.

9. BHASKAR C R,PAVITHRA A S. Bacterial 'grounded' prophages:hotspots for genetic renovation and innovation [J]. Frontiers in Genetics,2019,10(65):1-17.

10. YONG H,YANLI S,MENGLI L,et al. Nonlytic recombinant phage tail fiber protein for specific recognition of pseudomonas aeruginosa [J]. Anal. Chem,2018,90 (24):14462-14468.

11. HUAN Y,YONG H,ENCI F,et al. Label-free electrochemiluminescent biosensor for rapid and sensitive detection of pseudomonas aeruginosa using phage as highly specificrecognition agent [J]. Biosensors and Bioelectronics,2017,94:429-432.

12. YONG H,MENGYAO W,ENCI F,et al. Highly specific bacteriophage-affinity strategy for rapid separation and sensitive detection of viable pseudomonas aeruginosa [J]. Anal. Chem,2017,89(3),1916-1921.

13. Frank O. Resistance development to bacteriophages occurring during bacteriophage therapy [J]. Viruses, 2018,10(7):351.

14. Barbara M,Tomasz O,Zuzanna D K. Applications of bacteriophages versus phage enzymes to combat and cure bacterial infections:an ambitious and also a realistic application [J]. Appl Microbiol Biotechnol,2018,102 (6):2563-2581.

第五章 细菌毒素和毒力岛

病原微生物必须进入宿主体内才能获得适合其生长与繁殖的环境,这是病原微生物有寄生性的根本原因。病原微生物侵入宿主体内生长繁殖并引起病变的过程称为感染(infection)。病原性细菌感染过程通常有如下基本环节:趋化、黏附、生存与繁殖、组织损伤或病变、宿主死亡或通过固有及适应性抗感染免疫应答清除病原菌而康复。病原菌感染宿主并引起病变的能力称为毒力(virulence)。病原菌产生的毒力因子(virulence factor)种类繁多,广义上认为有助于建立感染的病原菌产物均为毒力因子,但其主要毒力因子仍然是内毒素(endotoxin)和外毒素(exotoxin)。

毒力岛(pathogenicity island, PAI)是病原菌染色体中分子量较大、结构独特的DNA片段(20~100kb),所含基因的产物涉及病原菌黏附(adherence)、侵袭(invasiveness)、体内扩散(spread)和细胞毒性(cytotoxicity)。在不少病原菌中,毒力岛决定了细菌的毒力。

第一节 细菌内毒素

根据细菌细胞壁化学组成和结构差异,经革兰氏染色法染色后,绝大多数细菌可分为蓝紫色的革兰氏阳性菌和红色的革兰氏阴性菌。细菌内毒素是革兰氏阴性菌外膜的结构成分(图5-1),约占外膜组分总量的25%,其化学本质是脂多糖(lipopolysaccharide, LPS)。

一、LPS的一般理化特性

LPS单体分子量为5~25kD。不同革兰氏阴性菌及不同的LPS提取方法,获得的LPS单体分子量差异较大。LPS分子中,多糖区亲水,脂质A区疏水,故在无表面活性剂的水溶液中,LPS形成疏水区在内、亲水区在外的聚合大分子,相对分子量可达1 000kD左右。LPS水溶性与其多糖有关,含有O-特异性多糖的LPS水溶性较好,缺失O-特异性多糖时水溶性明显下降。LPS有很

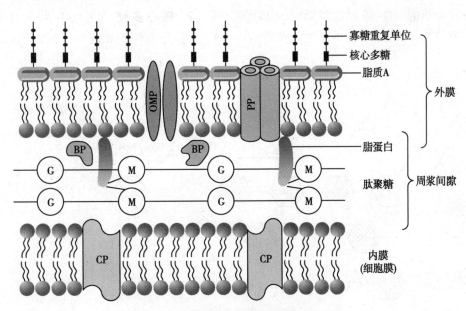

图5-1 革兰氏阴性菌细胞壁结构模式图

OMP:外膜蛋白;PP:孔蛋白;BP:结合蛋白;G:N-乙酰葡糖胺;M:N-乙酰胞壁酸;CP:载脂蛋白

强的耐热性,200℃加热1小时后仍保留部分内毒素活性,250℃加热2小时才能使LPS完全失活。由于LPS对石棉和活性碳有较强吸附性,故在制药工业中常用石棉或活性碳吸附并去除LPS。酸性条件下可使LPS分子中核心多糖与脂质A之间的糖苷键裂解,碱性溶液可水解脂质A中的磷酸酯键和脂肪酸酯键。过氧化氢等强氧化剂可使LPS中脂质A还原端C1位磷酸基团水解,产生单磷酸LPS,其内毒素活性明显减弱。

二、LPS分子的结构与功能

典型的LPS分子中含有三个化学组成、结构与功能各不相同的区域:①O-特异性多糖(O-specific polysaccharide),决定LPS抗原性;②核心多糖(core polysaccharide),连接O-特异性多糖和脂质A;③脂质A(lipid A),决定LPS毒性(图5-2)。

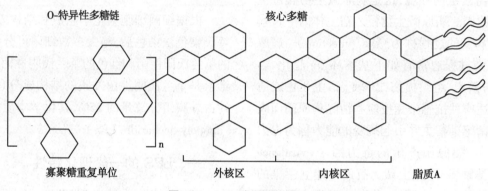

图 5-2　LPS 分子结构模式图

1. O-特异性多糖　通常由4~6种单糖组成的寡聚糖单位重复连接而成,在菌体上位于LPS分子最外端,内侧与核心多糖相连。单糖类型因细菌种类不同而异,常见的有戊糖、氨基戊糖、己糖和氨基己糖,有时可见6-脱氧或3,6-双脱氧己糖。单糖种类、排列顺序、结合方式、空间结构等不同决定了O-特异性多糖的抗原特异性,是细菌血清学分类依据。O-特异性多糖链长短不仅取决于细菌种类,同一细菌在不同生长条件或阶段时,O-特异性多糖长短也存在差异,使LPS分子具有异质性。光滑型菌落LPS的O-特异性多糖链较长,故水溶性较好。粗糙型菌落LPS的O-特异性多糖链较短甚至缺失,其水溶性较差。此外,嗜血杆菌属、奈瑟菌属细菌LPS缺乏典型的O-特异性多糖链而仅含数个糖基,被称为脂寡糖(lipooligosaccharide,LOS)。

2. 核心多糖　位于O-特异性多糖和脂质A之间,分为外核和内核区(图5-3)。外核区以

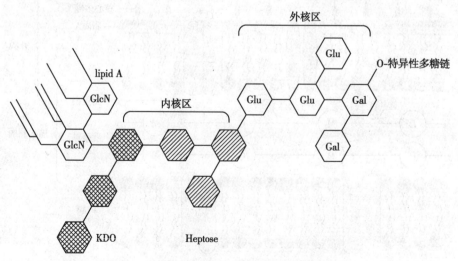

图 5-3　大肠埃希菌 LPS 核心多糖结构模式图
GlcN:氨基葡萄糖;Glu:葡萄糖;Gal:半乳糖

三个己糖为骨架,通过酮糖键连接O-特异性多糖,可有葡萄糖和半乳糖等己糖或氨基己糖侧链。内核区由L-甘油型庚糖、2-酮-3-脱氧辛酸(2-keto-3-deoxyoctanoic acid, KDO)或其衍生物组成,含磷酸基团和乙醇胺,其中KDO通过α-糖苷键连接脂质A。庚糖和KDO是LPS特征性组分。核心多糖有种或属特异性,同种或同属细菌LPS核心多糖相同,不同种或属细菌则否。

3. 脂质A 以往称为类脂A,位于LPS最内端并插入在外膜外叶中,使LPS分子锚定于革兰氏阴性菌外表面。脂质A是一种结构特殊的糖磷脂,由一个还原型和一个非还原型氨基葡萄糖经β-1,6-糖苷键形成双糖骨架,C-1和C-4′位磷酸化。非还原型氨基葡萄糖C-6′通过α-糖苷键连接KDO。双糖骨架中的游离羟基或氨基连接多种脂肪酸(图5-4)。脂质A通常含6条10~20碳的脂肪酸,还原型和非还原型氨基葡萄糖 C_2-NH_2 和 C_3-OH 各连接一条脂肪酸,其中两条与非还原氨基葡萄糖结合的脂肪酸链羟基通过乙酰化各连接一条饱和脂肪酸。

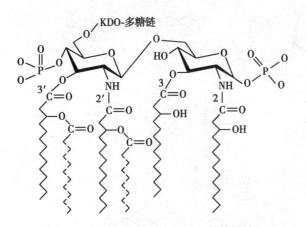

图5-4 大肠埃希菌LPS脂质A结构模式图

脂质A脂肪酸中,β-羟基十四烷酸或烯酸(豆蔻酸或豆蔻烯酸,β-OH-C14或β-OH-C14:1)最为常见,其次为十二烷酸或烯酸(月桂酸或月桂烯酸,C12或C12:1)、十六烷酸(棕榈酸,C16)和十烷酸(癸酸,C10)等。脂质A决定了LPS的毒性,多糖部分有抗原性但无毒性。脂质A脂肪酸或磷酸基团丢失,可使LPS毒性和生物学活性显著下降。上述脂肪酸中,豆蔻酸或豆蔻烯酸毒性最强,其次是月桂酸或月桂烯酸,棕榈酸、癸酸

毒性较弱。一些革兰氏阴性厌氧菌LPS脂质A含奇数碳脂肪酸,如C-15或C-17,其LPS毒性较弱。

三、LPS的合成

LPS合成过程极为复杂,但不同细菌LPS合成主要步骤大致相同。目前以大肠埃希菌LPS合成研究最为深入,但不同LPS脂质A合成中脂肪酸选择及其连接顺序尚未完全了解。

1. 脂质A合成主要环节 UDP-N-乙酰氨基葡萄糖(UDP-GlcN)→在酰基转移酶催化下生成UDP-2,3-单脂酰乙酰氨基葡萄糖→在LpxC脱乙酰酶和LpxD转移酶催化下生成UDP-2,3-二脂酰氨基葡萄糖→在焦磷酸酶作用下去除UDP生成1-磷酸-2,3-二脂酰氨基葡萄糖(类脂X)→UDP-2,3-二脂酰氨基葡萄糖与类脂X通过β-1,6-糖苷键缩合成脂质A骨架(lipid IV_A)→引入KDO、四条脂肪酸和磷酸基团(KDO-lipid IV_A)→在乙酰转移酶作用下非还原型氨基葡萄糖两条脂肪酸中的羟基各连接一条脂肪酸(KDO_2-lipid A)(图5-5)。

2. 核心多糖合成主要环节 5-磷酸-D-核酮糖→在5-磷酸-D-核酮糖异构酶、8-磷酸-KDO合成酶、8-磷酸-KDO磷酸酶催化下经三个连续反应生成KDO→KDO以α-糖苷键与脂质A非还原性氨基葡萄糖C-6′连接,该KDO连接另一个KDO→在不同的糖基转移酶催化下,庚糖以ADP活化形式、己糖以UDP活化形式分别连接第一个KDO。

3. O-特异性多糖合成主要环节 O-特异性多糖合成过程复杂多样,包括寡聚糖重复单位合成、转运及聚化三个主要环节。常见的O-特异性多糖合成方式为Wzy依赖型:WbaP催化1-磷酸半乳糖从UDP-Gal转移至GCL-P形成GCL-PP-Gal(某些肠道杆菌为GCL-PP-GlcN)→在多种糖基转移酶催化下形成GCL-PP-寡聚糖重复单位→在WzX参与下将GCL-PP-寡聚糖重复单位转运至外膜和内膜之间的周质空间内→在WzY多聚酶催化下将寡聚糖重复单位转移至新合成的LPS上→GCL-PP在焦磷酸脂酶多聚化作用下生成GCL-P重复使用。

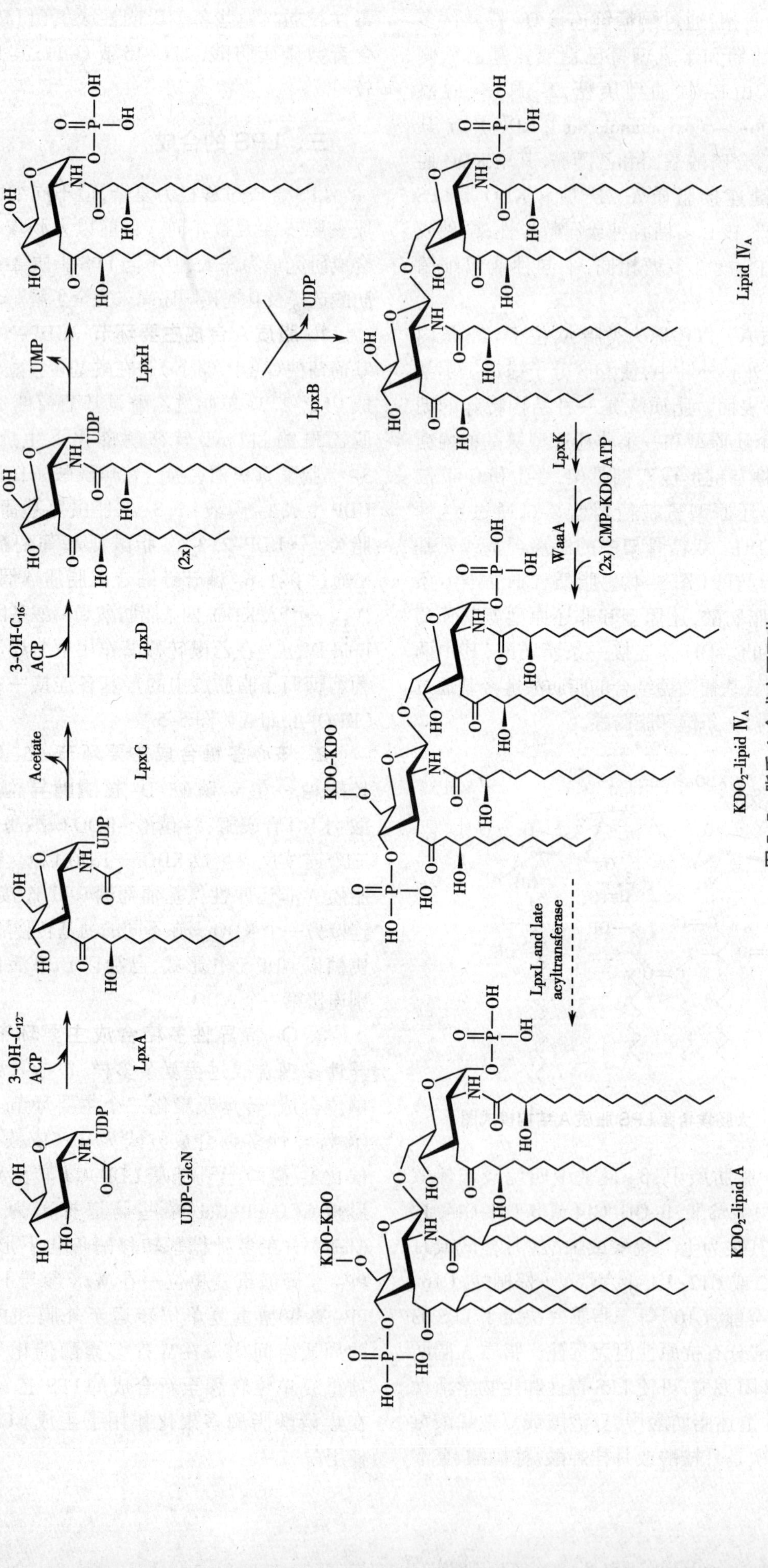

图 5-5 脂质 A 合成主要环节

四、LPS 的生物学活性

LPS 几乎对各种哺乳类细胞均有广泛的毒性。由于 LPS 靶细胞种类繁多,故其生物学活性极为复杂多样,主要生物学活性如下。

1. **发热反应** LPS 作用于单核巨噬细胞使其释放 TNF-α 和 IL-1β、作用于淋巴细胞使其释放 IFN-β 等细胞因子。这些细胞因子作为内源性热原质(endogenous pyrogen)作用于下丘脑,促使其释放介质作用于体温调节中枢,引起人或动物的发热反应。热原检测常用实验动物为家兔。

2. **白细胞反应** LPS 血症早期循环血流中白细胞数减少,其原因是 LPS 刺激血管内皮细胞表达细胞间黏附分子(ICAM),使大量白细胞通过 ICAM 黏附于微血管床内壁,这是感染性炎症过程中白细胞趋化的第一步,导致血循环中白细胞数明显减少。LPS 有很强的骨髓刺激作用,使中性粒细胞及单核巨噬细胞从骨髓大量释放入血,从而使 LPS 血症中、晚期血循环中白细胞数显著增高。

3. **Shwartzman 现象** 将 LPS 注入家兔皮内,24 小时后用相同或不同 LPS 静脉注射,数小时后皮内注射处皮肤出现严重出血甚至坏死,称为 Shwartzman 现象。

4. **凝固鲎血液变形细胞溶解物** 鲎是一种海洋节肢动物,微量 LPS 即能使鲎血液中提取的变形细胞溶解物凝固,其常用检测方法称为鲎试验(limulus test)。鲎试验、家兔发热试验和 Shwartzman 试验是常用于检测 LPS 的实验室方法。

5. **骨髓刺激反应** LPS 可刺激骨髓释放单核巨噬细胞和中性粒细胞进入血流。

6. **弥散性血管内凝血(diffuse intravascular coagulation, DIC)与休克** LPS 作用于血管内皮细胞的同时,还可激活凝血系统,主要在小血管和毛细血管内引起 DIC,出现微循环衰竭和低血压,有效循环血量减少,导致组织缺氧、酸中毒,严重者可引起休克。

7. **免疫调节及致炎作用** LPS 可直接激活 B 细胞产生抗体。此外,LPS 是革兰氏阴性菌引发宿主炎症反应的主要物质。单核巨噬细胞、中性粒细胞、树突状细胞和黏膜上皮细胞等固有免疫系统细胞可通过模式识别受体(pattern recognition receptor, PRR)识别革兰氏阴性菌细胞壁 LPS 和脂蛋白、革兰氏阳性菌细胞壁肽聚糖和脂磷壁酸,从而感知并识别病原菌。常见 PRR 有 Toll 样受体(Toll-like receptor, TLR)、NOD 样受体(NOD-like receptor, NLR)、补体受体 CR1/CR2、膜 CD14、整合素(integrin)和 C 型凝集素受体(C-type lectin receptor, CLR),其中 TLR 和 NLR 是识别 LPS 主要受体。人 TLR 有 9 种(TLR1~TLR9),均为跨膜蛋白,主要由 TLR4 其次是 TLR2 识别 LPS 并与之结合。NLR 为胞浆蛋白,其中 NLRP3 经接头蛋白 ASC 与半胱天冬氨酸酶 -1(caspase-1)组成的炎症小体(inflammasome)可被 LPS 激活,引起炎症反应。适度的炎症反应不仅有助于宿主清除细菌等病原微生物,同时也是早期适应性抗感染免疫应答阶段的重要和必要环节。过强的炎症反应可损伤组织和细胞甚至导致宿主休克与死亡。

单核巨噬细胞和中性粒细胞识别 LPS 方式以及 LPS 诱导细胞促炎细胞因子(proinflammatory cytokine)合成与分泌的机制复杂多样,但主要为 TLR 途径,其次为 NLR 途径。TLR 途径:LPS 首先与血清中 LPS 结合蛋白(LPS-binding protein, LBP)结合→LPS-LBP 复合物被细胞膜 CD14 识别→激活 TLR4(少数细菌 LPS 为 TLR2)→激活 NF-κB、p38MAPK 和 JNK 信号通路→NF-κB 转录因子核转位→与靶基因启动子结合上调 IL-1β、TNF-α、IL-6 和 IL-8 等促炎细胞因子表达(图 5-6)。NLR 途径:LPS 通过脂质 A 与细胞膜磷脂结合→激活膜 NADH/NADPH 氧化酶系统→产生大量活性氧(reactive oxygen species, ROS)→激活 NLRP3 炎症小体→caspase-1 剪切 IL-1β、IL-18、IL-33 和高迁移率族蛋白 -1(high mobility group box 1, HMGB-1)前体使之活化后外分泌→IL-1β 和 HMGB-1 通过自分泌或旁分泌并主要经 TLR 途径放大炎症反应(图 5-7)。除 ROS 外,尚有溶酶体激活 NLRP3 炎症小体途径:细胞吞噬病原菌后形成吞噬泡→溶酶体与之融合后形成吞噬溶酶体(phagolysosome),释放组织蛋白酶 B→激活 NLRP3 炎症小体(图 5-7)。

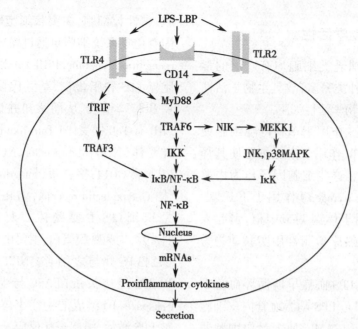

图 5-6 LPS 经 NF-κB/p38MAPK/JNK 信号通路引发炎症反应模式图

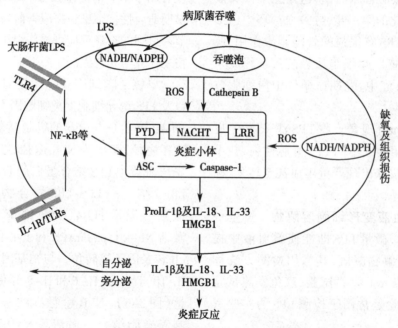

图 5-7 LPS 经 NLRP3 炎症小体引发炎症反应模式图

8. 细胞焦亡 细胞焦亡（pyroptosis）是炎症性细胞的程序性死亡。细胞焦亡分为人与小鼠 caspase-1 经典焦亡途径、人 caspase-4/5 和小鼠 caspase-11 非经典焦亡途径。经典细胞焦亡途径中，LPS 激活 NLRP3 炎症小体后通过 caspase-1 剪切消皮素 -D（gasdermin D，GSDMD）前体，剪切后活化的 GSDMD 插入细胞膜中形成多聚体孔道，导致胞内物外溢或细胞裂解死亡。非经典焦亡途径中，LPS 直接激活人 caspase-4/5 或小鼠 caspase-11，剪切 GSDMD 前体使之活化，引起细胞焦亡（图 5-8）。

五、LPS 的体内降解

巨噬细胞、尤其是肝脏库普弗细胞（kuffer cell）表面有大量清道夫受体（scavenger receptor，SR），SR 分为 SRA 和 SRB，其中 SRA 能识别并结合 LPS，SRA-LPS 复合物通过内化（internalization）方式进入肝细胞内并转运至溶酶体并与之融合，先去磷酸化和去乙酰化使 LPS 脱毒，然后 LPS 被进一步降解，该过程不引发炎症反应。

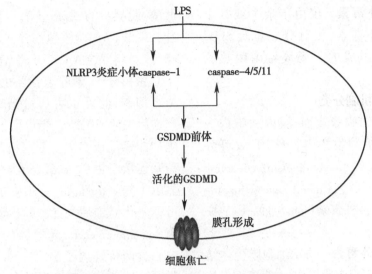

图 5-8　LPS 诱导细胞焦亡机制模式图

六、LPS 与疾病

1. **LPS 所致疾病**　内毒素性败血症、革兰氏阴性菌脓毒血症、内毒素休克。

2. **LPS 相关疾病**　溃疡性结肠炎、新生儿坏死性小肠结肠炎、急性胰腺炎、肝硬化等消化系统疾病，囊性肺纤维化与哮喘等呼吸系统疾病，溶血性尿毒综合征、动脉粥样硬化等。

七、LPS 的生理功能及应用

1. **生理功能**　人肠道寄生有大量革兰氏阴性正常菌群，这些细菌死亡后产生的部分 LPS 可被肠道吸收进入血流，故有文献报道正常人血清中存在 3~10pg/ml 微量 LPS，这些 LPS 具有刺激免疫系统发育成熟的功能。

2. **应用**　一些学者采用物理、化学和生物学方法制备弱毒或无毒、保持免疫调节功能的 LPS 或脂质 A 衍生物（如单磷酸脂质 A 等），用于治疗肿瘤。

第二节　细菌外毒素

不少革兰氏阳性菌和少数革兰氏阴性菌在生活过程中合成并分泌一些蛋白或多肽类毒素，称为外毒素。少数外毒素合成后储存于菌体内，细菌破解后释放，如肉毒梭菌的肉毒毒素。外毒素须先与靶细胞表面受体结合后才能发挥毒性作用，故外毒素作用具有组织及细胞选择性。外毒素经甲醛作用后成为类毒素（toxoid），其毒性消失但仍有抗原性，可作为疫苗用于预防接种。

一、外毒素种类

目前发现的外毒素有数百种，根据分子结构、作用机制和病理特征可将其分类。了解不同类型外毒素的作用机制和病理特征有助于细菌性传染病的防控和诊治。

（一）根据分子结构分类

根据外毒素分子结构差异，可将外毒素分为 A-B 型外毒素（A-B type exotoxin）、单肽链外毒素（single chain exotoxin）和小分子肽外毒素（small peptide exotoxin）。

1. **A-B 型外毒素**　是一类复合型毒素，由两种功能不同的肽链或亚单位组成，通常 A 链有毒性，B 链负责识别靶细胞膜受体并与之结合，然后介导 A 链进入胞内发挥毒性作用。A 链和 B 链通过二硫键或共价键连接。此类外毒素分子结构完整时才有毒性作用，A 链和 B 链分开后无毒性，有三种结构形式：①AB 毒素，合成后为一条链，同时具有 A 和 B 链功能，分泌时或进入靶细胞后被水解为 A 和 B 链，如白喉毒素；②A-Bn 毒素，由一条 A 链和数条 B 链组成，如霍乱肠毒素（A1B5）；③A^aA^bB 毒素，由两条毒性不同的 A 链和一条 B 链组成，如炭疽毒素。

2. **单肽链外毒素**　仅一条多肽链，如大肠埃希菌 HlyA 溶血素等。

3. 小分子肽外毒素　仅由十余个或数十个氨基酸组成的外毒素,相对分子量 ≤ 5kD,如 15~50 个氨基酸组成的大肠埃希菌耐热肠毒素。

（二）根据作用机制分类

外毒素可在靶细胞膜表面、膜内和胞内三个位置,通过不同机制发挥毒性作用,故可分为膜表面作用外毒素（membrane surface-acting exotoxin）、膜损伤外毒素（membrane-damaging exotoxin）和胞内酶活性外毒素（intracellular catalytic exotoxin）。

1. 膜表面作用外毒素　与靶细胞膜受体结合后不进入细胞,也不引起膜损伤,在膜表面直接发挥毒性作用,此类毒素有三种类型。①信使毒素（messenger toxin）:毒素（第一信使）与膜受体结合后启动细胞信号通路,通过细胞内第二信使将毒素刺激信息传递至胞内,导致细胞功能异常,如大肠埃希菌耐热肠毒素;②细胞表面分子水解毒素（cell surface molecule-cleaving toxin）:直接作用于细胞表面蛋白或跨膜蛋白胞外区,引起细胞圆缩、脱落及细胞之间连接解离,如脆弱类杆菌肠毒素具有锌内肽酶活性,可水解细胞膜表面E- 钙黏着蛋白胞外区;③超抗原（superantigen,SAg）:是一类特殊的膜表面作用毒素,可高效非特异性激活某些免疫活性细胞增殖并产生大量促炎细胞因子,过量促炎细胞因子可使宿主生理功能紊乱甚至死亡,如金黄色葡萄球菌肠毒素。

2. 膜损伤外毒素　与靶细胞膜受体结合后,通过不同机制引起膜损伤,主要有三种类型。①膜成孔毒素（pore-forming toxin）:毒素分子插入靶细胞膜中形成孔道,使细胞内容物外溢甚至细胞裂解,如金黄色葡萄球菌 α- 溶血素;②脂酶毒素（lipasic toxin）:水解细胞膜脂质,破坏细胞膜结构而使细胞溶解,如金黄色葡萄球菌 β- 溶血素（鞘磷脂酶）;③表面活性毒素（surface active toxin）:是一种两性分子,插入细胞膜后引起膜表面张力和胞内渗透压改变而使细胞裂解,如金黄色葡萄球菌 δ- 溶血素。

3. 胞内酶活性外毒素　通常是 A-B 型毒素,A 链具有酶活性,目前至少发现有 6 种:腺苷二磷酸核糖基转移酶、葡萄糖基转移酶、锌内肽酶、脱嘌呤酶、脱酰胺酶和腺苷环化酶等。腺苷二磷酸（ADP）核糖基转移酶可结合烟酰胺腺嘌呤二核苷酸（NAD）并将 ADP- 核糖转移连接于 G 蛋白分子,解除腺苷环化酶（adenyl cyclase,AC）抑制,此外也可通过糖基化（glycosylation）修饰后失活或阻断 G 蛋白依赖信号转导,导致细胞功能紊乱或丧失。葡萄糖基转移酶催化葡萄糖基连接于蛋白、核酸、脂类分子使之糖基化后显示生物学活性,导致细胞功能紊乱或异常,也可糖基化修饰后失活。锌内肽酶属于金属蛋白酶（metalloprotease）超家族的肽酶,其催化活性中心含两价锌离子（Zn^{2+}）,可水解蛋白或多肽。脱嘌呤酶裂解核糖与嘌呤之间的糖苷键。脱酰胺酶将蛋白分子中酰胺基转变为羧基,导致酰胺基相关功能丧失。腺苷环化酶催化 ATP 形成第二信使 cAMP,过量 cAMP 引起细胞功能紊乱或异常。

（三）根据靶细胞类型和病理特征分类

分为细胞毒素（cytotoxin）、神经毒素（neurotoxin）和肠毒素（enterotoxin）,这是临床常用的外毒素分类方法。

1. 细胞毒素　直接损伤靶细胞或干扰细胞生理功能,包括损伤或破坏细胞膜、抑制蛋白质合成和酶功能等。

2. 神经毒素　主要作用于神经组织细胞,抑制神经元释放神经介质或引起神经传导功能紊乱,种类不多但往往毒性强烈。

3. 肠毒素　主要作用于肠黏膜上皮细胞,引起细胞功能紊乱而导致呕吐与腹泻,根据作用机制不同分为三类。①细胞紧张性肠毒素（cytotonic enterotoxin）:不损伤靶细胞,激活细胞内腺苷或鸟苷环化酶,产生过量 cAMP 或 cGMP,引起细胞生理功能紊乱;②细胞毒性肠毒素（cytotoxic enterotoxin）:损伤靶细胞,引起肠黏膜上皮组织坏死及出血;③神经性肠毒素（neural enterotoxin）:葡萄球菌肠毒素进入消化道后被吸收入血,然后到达中枢神经系统作用于呕吐中心,引起以呕吐为主要症状的食物中毒。

二、外毒素作用机制

（一）膜表面作用外毒素

膜表面作用外毒素在靶细胞膜表面发挥作

用,一般不引起靶细胞膜损伤或死亡,以信使毒素最为常见。信使毒素往往作为胞外第一信使,与膜受体结合后激活细胞信号通路,通过胞内第二信使介导各种细胞病理反应,如大肠埃希菌耐热肠毒素(heat stable enterotoxin,ST)。ST与靶细胞膜上鸟苷环化酶C(guanylcyclase C,GC-C)胞外区结合后并不进入细胞,但可激活GC-C,催化GTP生成cGMP,过量cGMP通过调节细胞离子通道、激活cGMP依赖蛋白激酶、激活或抑制cGMP依赖磷酸二酯酶,使水和电解质平衡紊乱,产生腹泻等病理效应(图5-9)。

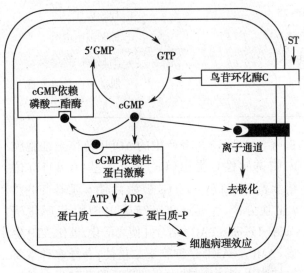

图5-9 大肠埃希菌耐热肠毒素作用机制模式图

(二)膜损伤外毒素

膜损伤外毒素引起膜损伤并导致细胞裂解,以脂酶类毒素和膜成孔毒素最为常见。脂酶类毒素作用机制较为简单,如产气荚膜梭菌α-毒素(卵磷脂酶)和金黄色葡萄球菌β-溶血素(鞘磷脂酶)直接水解脂质双层中的脂类分子,导

致膜损伤和破坏。金黄色葡萄球菌α-溶血素是典型的膜成孔毒素,其单体为hly基因编码的α-Hly,能与多种细胞及血小板膜表面神经节苷脂受体特异性结合,也可低亲和性、非特异性与膜脂结合,然后在膜表面聚合成蘑菇状七聚体,位于膜外的帽状结构直径10nm、高7nm,茎干结构直径4.6nm、高5.2nm,插入膜中形成跨膜通道(图5-10)。该通道孔径较小,仅允许离子、水和小分子物质通过,但可破坏细胞渗透压平衡,导致靶细胞裂解。

(三)胞内酶活性外毒素

胞内酶活性外毒素通常是A-B型毒素,有酶活性的A链需跨膜进入靶细胞内才能发挥毒性作用。一些胞内酶活性外毒素分子中含有膜受体结合区(R区)、跨膜区(T区)和酶活性区(C区)三个功能区域,通过R区与膜受体结合、T区在膜中形成毒素离子通道而使C区进入靶细胞内。此类毒素另一常见进入靶细胞的方式是受体介导细胞内吞(receptor-mediated endocytosis,RME),通常经细胞网格蛋白(clathrin)或细胞陷穴(caveolae)以及整合素(integrin)和肌动蛋白(actin)依赖细胞骨架重排(cytoskeletonrearrangement)实现受体介导的细胞内吞。

目前常见的细菌外毒素大多属于胞内酶活性毒素,通过不同机制跨越靶细胞膜进入胞内发挥各种生物学活性,导致靶细胞损伤乃至死亡(表5-1)。尽管病原性细菌产生胞内酶活性外毒素种类较多,但以腺苷二磷酸核糖(ADPR)转移酶(ADPR transferase)和锌内肽酶(zine endopeptidase)外毒素最为常见和重要。

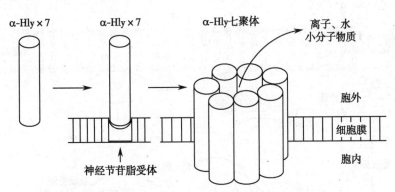

图5-10 金黄色葡萄球菌α-溶血素膜成孔机制模式图

表 5-1 常见胞内酶活性外毒素种类及其主要毒性

酶活性	外毒素	分子结构	膜受体	底物/靶位	转移基团	基团受体	作用机制
ADPR 转移酶	霍乱肠毒素	A1B5	GM1	NAD	ADPR	Gs-α-Arg174	产生 cAMP
	大肠埃希菌 LT	A1B5	GM1	NAD	ADPR	Gs-α-Arg174	产生 cAMP
	百日咳毒素	A1B5	GM	NAD	ADPR	Gs-α-Cys374	产生 cAMP,细胞毒性
	白喉毒素	A1B1	hHB-EGF	NAD	ADPR	EF2-DA	抑制蛋白合成
	绿脓外毒素 A	A1B1	α2-MR/LRP	NAD	ADPR	EF2-DA	抑制蛋白合成
葡糖基转移酶	艰难梭菌细胞毒素	A1B1	polyose	UDP-Glc	Glc	Rho-Thr35/47	肌动蛋白骨架改变
	水肿梭菌 α- 毒素	A1B1	GlcNac	UDP-GlcNac	GlcNac	Rho-Thr35/47	肌动蛋白骨架改变
锌内肽酶	破伤风痉挛毒素	A1B1	GD1b	SNAP-25	/	/	神经毒性
	肉毒毒素	A1B1	GD1b	SNAP-25	/	/	神经毒性
	炭疽致死毒素	A1B1	TEM8/CMG2	MAPKK1/2	/	/	抑制细胞增殖
脱嘌呤酶	志贺(样)毒素	A1B5	GP-NAC	28S RNA	/	/	细胞毒性肠毒素
脱酰胺酶	大肠埃希菌 CNF	/	Rho/Rac	Rho/Rac	/	/	肌动蛋白骨架改变
腺苷环化酶	炭疽水肿毒素	A1B1	TEM8/CMG2	ATP	/	/	产生 cAMP,细胞毒性

1. 霍乱肠毒素(cholera enterotoxin, CT) 由 1 条 A 链（亚单位，27.2kD）和 5 条 B 链（亚单位，11.7kD）组成。B 链与小肠黏膜上皮细胞膜神经节苷脂 GM1 受体结合后，CT-GM1 复合物在膜上横向移位聚集，刺激膜收缩并内陷，以 RME 方式进入细胞形成吞噬泡（phagocytotic vesicle）或内体（endosome），吞噬泡经高尔基体进入内质网，在此过程中 A 和 B 链解离，同时内质网内二硫键异构酶将 A 链裂解为 A1 和 A2，A1 穿越内质网膜进入胞浆。A1 具有烟酰胺腺嘌呤二核苷酸（NAD）糖基水解酶及精氨酸 ADPR 转移酶活性，水解 NAD 底物并将产生的 ADPR 转移至细胞膜内侧诱导性 G 蛋白（Gs）的 α 亚基（Gsα）174 位精氨酸（Arg174）上，Gs 被激活使 α 亚基与 β 及 γ 亚基分离，生成的 Gsα 与膜内侧腺苷环化酶（adenyl cyclase, AC）结合并使之活化，催化 ATP 生成 cAMP。cAMP 是细胞第二信使，介导多种重要的细胞生理功能，其中包括激活腺苷酸蛋白激酶 A（APK），使膜 Na+ 转运相关蛋白磷酸化而导致钠泵活性下降，小肠黏膜上皮细胞 Na+ 吸收受阻、Cl⁻ 外流及液体分泌增加，肠腔内液体潴留刺激肠壁神经，引起肠平滑肌收缩而出现腹泻（图 5-11）。

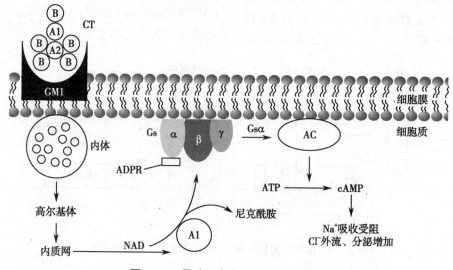

图 5-11 霍乱肠毒素作用机制模式图

2. **白喉毒素（diphtheria toxin，DT）** 由 1 条 A 链（24kD）和 1 条 B 链（38kD）组成。B 链与靶细胞膜表面人肝素结合 EGP 样生长因子（human heparin-binding EGF-like growth factor，hHB-EGF）受体结合后形成 DT 寡聚体，以 RME 方式进入细胞形成内体。内体内酸性环境（pH5.2~5.8）使 DT 分子变构，暴露出跨膜区（T 区），导致 B 链聚合体插入内体膜形成跨膜通道，使 A 链穿过内体膜，连接 A 和 B 链的二硫键突入胞浆中被细胞蛋白酶水解，游离的 A 链进入胞浆。与霍乱肠毒素

A1 片段相似，DT 的 A 链也具有 NAD 糖基水解酶活性及 ADPR 转移酶活性，但水解 NAD 所产生的 ADPR 转移至肽链延长因子 2（elongation factor 2，EF2）分子中的 2-[3- 羧基酰胺 -3-（三甲氨基）丙基组氨酸]，又称白喉酰胺（diphthamide，DA）。EF2 与 ADPR 结合后失去肽链合成过程中转位活性，核糖体"受位"上肽链不能转位至"给位"，使氨基酰 -tRNA 无法与核糖体结合提呈所携带的氨基酸，肽链不能延长，细胞因蛋白合成受阻导致死亡（图 5-12）。

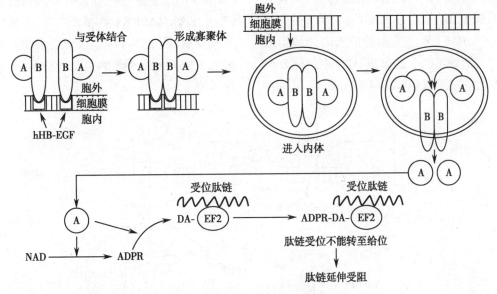

图 5-12 白喉毒素作用机制模式图

3. **破伤风痉挛毒素（tetanospasmin，TeNT）** 由 1 条 A 链（50kD）和 1 条 B 链（100kD）组成。B 链通过其羧基端与神经肌接头处运动神经元细胞膜 GD1b 或糖蛋白受体结合，以 RME 方式进入胞内突触小泡（synaptic vesicle，SV）。TeNT-SV 可能通过交替胞饮（pinocytosis）和胞吐（exocytosis）方式沿神经轴索逆向输送至脊髓前角抑制性中间神经元并与内体融合，酸性环境使 TeNT 分子变构后通过跨膜区形成跨膜通道，使 A 链进入胞浆内。神经元胞吐机制：SV 与可溶性 NSF 附着蛋白受体（soluble NSF-attachment protein receptors，SNAPRs）家族蛋白小泡相关膜蛋白 -2（vesicle-associated membrane protein 2，VAMP-2）、突触小体相关蛋白 -25（synaptpsomal-associated protein 25，SNAP-25）、突触前膜上衔接素（syntaxin，SYN）结合形成四聚体并与突触

前膜融合，激活膜钙通道使 Ca^{2+} 内流，引发 Ca^{2+} 依赖胞吐作用，SV 释放神经介质，有 ATP 酶活性的 N- 乙酰顺丁烯二酰亚胺敏感融合蛋白（N-ethylmaleimide-sensitive fusion protein，NSF）催化四聚体解聚，使 SV 与突触前膜解离进入再循环。具有锌内肽酶活性的 A 链（TeNT-A）可水解 SNAP-25，阻断四聚体形成，导致抑制性中间神经元中 SV 不能与突触前膜融合而释放抑制性神经介质（图 5-13）。

4. **炭疽毒素（anthrax toxin，AT）** AT 由保护性抗原（protective antigen，PA）与致死因子（lethal factor，LF）或水肿因子（edema factor，EF）组成。83kD 的 PA 分子（PA83）与靶细胞膜上毛细血管形态发生蛋白 2（capillary morphogenesis protein 2，CMG-2）、肿瘤内皮标志蛋白 8（tumor endothelial marker 8，TEM-8）受体结合后被细

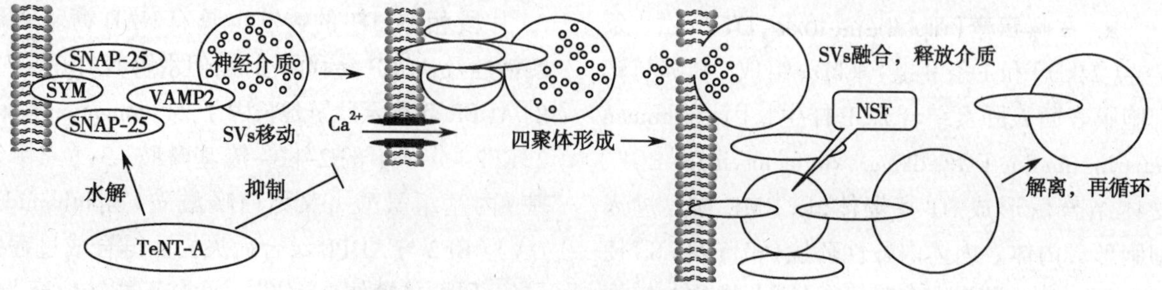

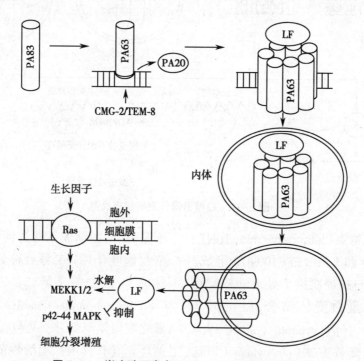

图 5-13 破伤风毒素作用机制模式图

胞蛋白酶水解,留在膜上的 63kD 片段(PA63)形成七聚体并与 1 个 LF 或 1 个 EF 结合,组成炭疽致死毒素(PA63-LF)或炭疽水肿毒素(PA63-EF),然后以 RME 方式进入细胞内体。在内体酸性环境中,PA63 分子变构后插入内体膜形成跨膜通道,LF 或 EF 经通道进入胞浆。p42-44 丝裂原活化蛋白激酶(p42-44 mitogen-activated protein kinases,p42-44MAPK)也 即 ERK1/2 调控细胞增殖与分化,该激酶由 MAPK 激酶 1/2(MEKK1/2)激活。具有锌内肽酶活性的胞浆内 LF 可水解 MAPKK1 氨基端 7 肽或 MAPKK2 氨基端 9 肽,因 p42-44MAPK 无法活化,细胞不能进入 S 期而死亡(图 5-14)。PA63-EF 作用机制尚不清楚。

图 5-14 炭疽致死毒素 PA63-LF 作用机制模式图

三、细菌蛋白分泌系统

细菌蛋白外分泌不仅是其生存和繁殖所需,同时也是介导细菌黏附和侵入宿主细胞、分泌侵袭性胞外酶、分泌外毒素或将毒素直接注入靶细胞、外排抗菌药物等毒力相关功能的基础。细菌蛋白外分泌由其蛋白分泌系统(secretion system,SS)完成。对细菌蛋白分泌系统认识的主要来自革兰氏阴性菌,根据分泌机制差异可分为六个型别的分泌系统(Ⅰ~Ⅵ)(图 5-15)。Ⅰ、Ⅱ、Ⅳ、Ⅴ和Ⅵ型分泌系统外分泌蛋白时,需要被分泌蛋白 N 端有信号肽(signal peptide)序列,称为 sec 依赖分泌系统。Ⅲ型分泌系统外分泌蛋白时,不需要信号肽序列,称之为 sec 非依赖分泌系统。近年报道了细菌Ⅶ型分泌系统,除分枝杆菌外,主要存在于革兰氏阳性菌,对其基因结构和功能充分认识仍需时日。

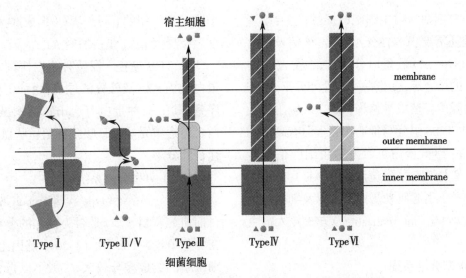

图 5-15 细菌 I ~ VI型分泌系统主要结构和分泌机制示意图

（一）I 型分泌系统

I型分泌系统（type-I secretion system，T1SS）主要由三种蛋白亚单位组成一个输出复合物：①一个位于内膜的 ATP 结合装置（ABC）；②一个位于周浆间隙（periplasmic space）并与内外膜蛋白形成复合物的蛋白（MFP）；③一个嵌在外膜中、起对外通道作用的外膜蛋白。ABC 亚单位由两个位于内膜的跨膜结构域（TMD）和两个暴露在胞浆的核苷酸结合结构域（NBD）组成，其中 NBD 有 ATP 酶活性，为蛋白转运过程提供能量。MFP 在周质间隙中通过 N- 末端的半胱氨酸与内膜的脂肪酸共价结合而锚定其上，具有连接 ABC 亚单位和 OMP 膜通道的作用。大肠埃希菌溶血素 HlyA 由 T1SS 分泌。T1SS 还参与药物转运，故与细菌耐药性有关。

（二）II 型分泌系统

II型分泌系统（type-II secretion system，T2SS）至少含有 12 个基因，形成一个大基因簇并由一个大操纵子调控，不同细菌 T2SS 基因序列高度同源。该系统经两步完成蛋白外分泌。①胞浆蛋白转运至周浆间隙：多数蛋白经 Sec 途径转运，由 ATP 水解和跨膜质子梯度供能，少数蛋白经 Tat 途径转运，仅由跨膜质子梯度供能；②分泌蛋白修饰与加工：在周浆间隙中分泌蛋白被切除信号肽、形成二硫键、亚基装配、形成转运构象等，然后通过特定的分泌器装置分泌至胞外。部分细菌通过 T2SS 分泌胞外毒素和水解酶。

1. Sec 转运途径 大肠埃希菌蛋白前体通过内膜时受内膜移位酶（secYEG 和 SecA）调控，secYEG 是一个异源三聚体的通道蛋白，SecA 是 ATP 酶，水解 ATP 供能。许多蛋白分泌时还需要 secB 作为分子伴侣（molecular chaperone），以稳定前体蛋白并识别通道蛋白。

2. Tat 转运途径 分泌蛋白通过其 N 末端信号肽形成一个双精氨酸结构，用于识别通道蛋白并实现转运，故又称为双精氨酸转运系统。

（三）III 型分泌系统

III 型 分 泌 系 统（type-III secretion system，T3SS）是结构最为复杂、分布最为广泛的 sec 非依赖细菌蛋白分泌系统，但不同细菌 T3SS 结构差异不大。T3SS 编码基因众多，大小约 30~40kb，序列高度保守，常以毒力岛（PAI）形式存在于细菌染色体或质粒中，如沙门菌 SPI-1 和 SPI-2 毒力岛。T3SS 通常由 20 余种蛋白组成，可分为外膜蛋白、内膜蛋白和伴侣蛋白三大类，分别执行水解 ATP 供能及保护分泌蛋白等功能。上述蛋白在细菌膜表面形成超分子复合物，可分为锚定于外膜的多环圆柱形基部、突出于菌体表面的针形结构两部分。针形结构可插入宿主细胞膜中，通过针形结构中管道将其毒力蛋白直接注入宿主细胞内。许多病原菌 T3SS 与致病性密切相关，如将细菌毒性蛋白直接注入靶细胞、黏附与侵入宿主细胞、诱导靶细胞凋亡等。

T3SS 主要特点：①激活时需要外源性信号，

信号往往来自细菌与宿主细胞的接触；②启动蛋白转运过程还需要内源性分泌信号，该信号来自分泌蛋白 mRNA 5' 端、蛋白分子 N 端、分泌蛋白与伴侣蛋白的结合等；③蛋白一步性外分泌，不需要在周浆间隙中停留或被修饰；④T3SS 输出鞭毛蛋白，故不少 T3SS 组分与鞭毛相关蛋白有高度同源性；⑤某些 T3SS 蛋白可激发宿主细胞信号转导，如激活宿主细胞黏附斑激酶（FAK）、在 FAK 信号通路介导下引起肌动蛋白聚集以及细胞骨架重排、细菌以内化（internalization）方式侵入宿主细胞。

（四）Ⅳ型分泌系统

Ⅳ型分泌系统（type-Ⅳ secretion system, T4SS）常以毒力岛形式存在，结构较为复杂，但不同细菌 T4SS 结构和蛋白组成差异较大，如幽门螺杆菌 T4SS（cag）由 27 个基因组成、百日咳鲍特菌 T4SS（Ptl）仅含 9 个基因。T4SS 由供能区、核心通道区和纤毛结合区组成。供能区含 ATP 酶及伴侣蛋白，可水解 ATP 供能并介导分泌蛋白跨越内膜。核心通道区介导分泌蛋白通过周浆间隙及跨越外膜。纤毛结合区形成能直接黏附靶细胞的纤毛样结构，其功能类似于 T3SS 的针形结构。不少细菌利用 T4SS 转运多种大分子物质，包括毒性蛋白外分泌或将其直接注入靶细胞、转运 DNA 至其他细菌或靶细胞内等。例如，幽门螺杆菌利用 T4SS（cag）将毒力相关蛋白 CagA 注入胃黏膜上皮细胞中，引起细胞生理功能紊乱。

（五）Ⅴ型分泌系统

Ⅴ型分泌系统（type-Ⅴ secretion system, T5SS）是结构简单、不耗能的细菌蛋白分泌系统。T5SS 先将分泌蛋白跨越内膜转运至周浆间隙，在周浆间隙中分泌蛋白形成 β- 螺旋结构，然后通过一个 β- 管状孔道穿越外膜实现外分泌，有自运输（autotransporters, AT）和双伴侣系统（two-partner system, TPS）两条分泌途径。

1. AT 途径 由一种蛋白完成转运过程，其一级结构主要由三部分组成：信号序列（signal sequence）、逸出物结构域（passenger domain）和转运单元（translocation unit）。转运单元位于该蛋白 C 末端，包含一个 α- 螺旋的短链连接区和一

个锚定于外膜的 β- 结构域（形成 β- 管状孔道）。淋病奈瑟菌 IgA1 蛋白酶经 AT 途径释放。

2. TPS 途径 需两种蛋白协同才能完成靶蛋白胞内转运及外分泌过程，两种蛋白均有信号序列，其中一种蛋白有逸出物结构域，另一种蛋白含转运单元。百日咳鲍特菌丝状血凝素经 TPS 途径外分泌。

（六）Ⅵ型分泌系统

Ⅵ型分泌系统（type-Ⅵ secretion system, T6SS）目前研究资料较少，是否为独立的分泌系统也存在一些争论。T6SS 由 12~20 个基因组成，但不同细菌基因组成差异较大，一般不以毒力岛形式存在。T6SS 结构与 T3SS 和 T4SS 相似，也有针形结构，但组成分泌装置的基因不同。霍乱弧菌通过 T6SS 分泌 Hcp、VgrG-1、VgrG-2 和 VgrG-3 蛋白，介导细菌对小鼠 J774A.1 巨噬细胞的细胞毒作用。

（七）Ⅶ型分泌系统

Ⅶ型分泌系统（type-Ⅶ secretion system, T7SS）首先发现于结核分枝杆菌和牛分枝杆菌，由 ESX-1~ESX-5 基因组成，ESX-1 和 ESX-5 参与蛋白或多肽类毒力因子分泌，其中 ESX-1 分泌特征性的小分子量毒力蛋白 EsxA 和 EsxB，ESX-3 也可参与菌体内锌和铁平衡，ESX-2 和 ESX-4 功能不明。金黄色葡萄球菌 T7SS 又称 ESS 或 ESAT-6 分泌系统，由 esxAB、essABC、esaABC 8 个基因组成，含 12 个编码序列，EsxA 和 EsxB 需在 EssA、EssB 和 EssC 协同下转运并分泌，EssA 和 EssB 是跨膜蛋白，EsxA 和 EsxB 缺失可使细菌毒力下降并出现播散和定植缺陷。

第三节 细菌毒力岛

20 世纪 80 年代，Goebel 等研究者发现，尿路致病性大肠埃希菌（uropathogenic E.coli, UPEC）536 株 α- 溶血素和 P 菌毛等毒力因子编码基因位于细菌染色体 DNA 中一个结构独特的大片段中并将其命名为溶血素岛（haemolysin island）。由于 UPEC 溶血素岛与细菌致病力密切相关，20 世纪 90 年代，Hacker 等人将其改名为毒力岛（pathogenicity island, PAI）。此后，肠致病性大肠

埃希菌、沙门菌、志贺菌、鼠疫耶尔森菌、小肠结肠炎耶尔森菌、幽门螺杆菌、李斯特菌和金黄色葡萄球菌均发现有毒力岛，另发现少数细菌的毒力岛存在于质粒或噬菌体中。

一、毒力岛的定义与结构特征

1997 年，Hacker 将毒力岛定义为：存在于病原菌染色体中含有多个毒力基因、两侧常为 tRNA 基因和 / 或插入序列、相对分子量较大的一个不稳定 DNA 片段。

毒力岛的结构特征如下：①含有多个编码细菌毒力或毒力相关蛋白基因簇的一个相对分子量较大的染色体 DNA 片段（通常为 20~100kb）。②毒力岛 DNA 片段一侧或两侧通常有重复序列（repeated sequence, RS）和插入序列（insertion sequence, IS），但也可缺乏 RS 和 IS。③毒力岛通常位于细菌染色体 tRNA 位点内或附近及质粒或噬菌体 DNA 整合位点。④毒力岛 DNA 片段 G+C 百分比较其他 DNA 片段明显高或低，密码子使用也有独特性。⑤毒力岛 DNA 具有不稳定性，含有一些可移动或移动相关元件，如 IS、整合酶（integrase）和转座酶（transposase）等。⑥毒力岛基因产物多为分泌性蛋白和细菌表面结构蛋白，如溶血素、菌毛、血红素结合蛋白、分泌系统蛋白及其调节蛋白。⑦一种病原菌可具有一个或数个毒力岛，多数病原菌毒力岛位于染色体 DNA 中，少数病原菌毒力岛由质粒或噬菌体携带。

二、毒力岛的功能

不同细菌的不同毒力岛结构基本相似，由于不同毒力岛所含基因数量和种类差别较大，故其功能可有明显差异，但均与病原菌黏附与侵袭、宿主体内生存、毒素合成与分泌及损伤组织细胞等致病性密切相关。

（一）黏附与侵袭

尿路致病性大肠埃希菌（UPEC）多种 Pai 毒力岛编码菌毛在细菌黏附泌尿道上皮细胞过程中发挥作用。肠致病性大肠埃希菌（enteropathogenic E.coli, EPEC）LEE 毒力岛、鼠伤寒沙门菌 SPI 毒力岛编码的蛋白可分别介导细菌

黏附及侵入宿主细胞。

（二）宿主体内生存

巨噬细胞具有强大的吞噬与杀灭病原菌的能力，沙门菌和李斯特菌是胞内寄生菌，沙门菌 SPI 毒力岛、李斯特菌 LIPI 毒力岛分别赋予细菌在巨噬细胞中生存并繁殖的能力。

（三）毒素合成与分泌

金黄色葡萄球菌 SaPI 毒力岛含有毒性休克综合征毒素 -1 编码基因，EPEC LEE 毒力岛、沙门菌 SPI 毒力岛和幽门螺杆菌 Cag 毒力岛编码的蛋白分别组成 T1SS、T3SS 和 T4SS，细菌毒素可通过上述分泌系统外分泌。

（四）损伤组织细胞

UPEC 多种 Pai 毒力岛编码溶血素和细胞坏死因子可损伤泌尿道上皮细胞，沙门菌 SPI 毒力岛和幽门螺杆菌 Cag 毒力岛编码蛋白形成的针样结构可向细胞直接注入毒性蛋白，引起靶细胞生理功能紊乱及损伤。

（五）应答环境变化

一些细菌的毒力岛编码环境感受器（sensor），接受环境中 pH、Mg^{2+}、感染时宿主信号，通过调节相关基因表达水平对环境变化进行适应性应答。

三、重要病原菌的毒力岛

目前已在 20 余种病原菌中发现了毒力岛，其中多数毒力岛的功能已基本明确，主要与病原菌黏附、侵袭、宿主体内生存、引起宿主组织细胞损伤或死亡等毒力有关（表 5-2），但少数毒力岛的功能，尤其在细菌致病性中的作用尚了解不多。

（一）尿路致病性大肠埃希菌（UPEC）毒力岛

不同 UPEC 菌株中有 Pai Ⅰ、Pai Ⅱ、Pai Ⅲ、Pai Ⅳ、Pai Ⅴ和 Pai Ⅵ六个毒力岛。Pai Ⅲ毒力岛又称 LEE 毒力岛，其基本结构与功能具有独特性（参见肠致病性大肠埃希菌 LEE 毒力岛），其余五个毒力岛基本结构与功能特征为：①大小为 58~170kb；②编码 P 菌毛、α- 溶血素Ⅰ或Ⅱ等毒力因子；③位于染色体 tRNA 位点内，两侧具有同向 RS 和 / 或 IS；④含有 IS 和整合酶基因等可

表 5-2　常见细菌毒力岛及其特征与功能

细菌	毒力岛	大小	G+C 百分比	产物及功能
尿路致病性大肠埃希菌（UPEC）536 株	PAI- Ⅰ	70kb	41/51	α- 溶血素 I、菌毛
	PAI- Ⅱ	90kb	41/51	α- 溶血素 II、菌毛
尿路致病性大肠埃希菌（UPEC）J96 株	PAI- Ⅳ	170kb	41/51	α- 溶血素 I、菌毛
	PAI- Ⅴ	106kb	41/51	α- 溶血素 II、菌毛及 I 型细胞坏死因子
尿路致病性大肠埃希菌（UPEC）CF073 株	PAI- Ⅵ	58kb	42.9/51	溶血素、菌毛
肠致病性大肠埃希菌（EPEC）	PAI- Ⅲ（LEE）	35kb	39/51	T3SS, AE 损伤
鼠伤寒沙门菌（S.typhimurium）	SPI-1	40kb	42/52	T3SS, 细菌黏附与内化
	SPI-2	25kb	45/52	T3SS, 细菌侵袭力
	SPI-3	17kb	44.5/52	巨噬细胞内及低 Mg^{2+} 中生存
	SPI-4	25kb	–	T1SS, 巨噬细胞内生存
都柏林沙门菌（S.dublin）	SPI-5	7kb	43.6/52	炎症反应相关蛋白
霍乱弧菌（V.Cholerae）O139 型	OtnA-OtnB	35kb	–	荚膜、O 抗原
	TCP-ACF	40kb	35/49	霍乱毒素调节因子、定居因子、整合酶和噬菌体受体
鼠疫耶尔森菌（Y.pestis）	Yps HPI	102kb	59/47	耶氏菌素合成与运输、铁摄取
小肠结肠耶尔森菌（Y.enterocolitia）	Yen HPI	45kb	58/47	耶氏菌素合成与运输、铁摄取
福氏志贺菌（S.flexneri）	She	51kb	49/53	IgA 蛋白酶样蛋白
幽门螺杆菌（H.pylori）	Cag	40kb	35/41	T4SS, Cag、诱发炎症和菌毛相关蛋白
单增李斯特菌（L.monocytogenes）	LIPI-1	–	–	侵袭、内化、胞内生存相关蛋白
	LIPI-2	22kb	–	侵袭、内化、胞内生存相关蛋白
金黄色葡萄球菌（S.aureus）	SaPI	15kb	–	毒性休克综合征毒素 -1

移动元件，一些毒力岛具有 R 质粒和 P4 噬菌体序列；⑤G+C 百分比低于染色体 DNA 其他区域；⑥缺失频率约为 10^{-4}（表 5-3、图 5-16）。

（二）肠致病性大肠埃希菌（EPEC）毒力岛

EPEC 主要引起婴幼儿急、慢性腹泻和成人散发腹泻，感染的肠上皮细胞肠腔面微绒毛消失，称之为附着与抹平损伤（attaching and effacing lesion），简称 AE 损伤。AE 损伤的基本过程：EPEC 通过菌毛黏附于肠黏膜上皮细胞表面→激活宿主细胞黏附斑激酶及蛋白酪氨酸激酶（PTK）→胞浆中磷脂酰肌醇二磷酸（PIP2）和游离钙离子（Ca^{2+}）水平升高→细胞肌动蛋白聚集于细菌黏附处胞膜内侧面形成致密的肌动蛋白垫，微丝和 / 微管聚合引发细胞骨架重排→细菌黏附处胞膜内陷形成含细菌的吞噬泡→细胞刷状缘脱落并失去微绒毛→肠上皮细胞排列紊乱及功能受损→腹泻。决定 AE 损伤的基因位于染色体中一个 35kb 区域，称为 LEE（locus of enterocyte effacement）的毒力岛，又称 Pai Ⅲ毒力岛（图 5-17）。

LEE 毒力岛主要有三个功能基因区：eae（E.coli attaching and effacing）、esps（E.coli attaching and effacing）和 escs（E.coli secretion）区。

表 5-3　不同 UPEC 毒力岛位置及结构特点

菌株	毒力岛	位置	结构特点
536 株	Pai Ⅰ	selC-tNA	两侧有 16bp 的同向 RS
	Pai Ⅱ	leuX-tRNA	两侧有 16bp 的同向 RS
J96	Pai Ⅳ	pheV-tRNA	两侧有 135bp 的同向 RS，含 IS、R 质粒、P4 噬菌体序列
	Pai Ⅴ	pheR-tRNA	含 IS、P4 噬菌体序列和 OmpR 类似结构
CF073	Pai Ⅵ	metV-tRNA	

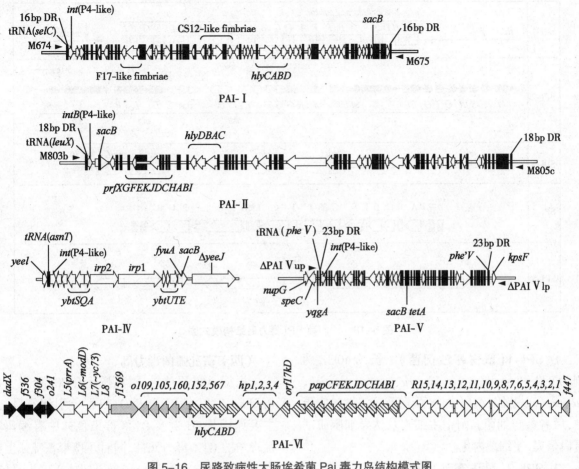

图 5-16 尿路致病性大肠埃希菌 Pai 毒力岛结构模式图

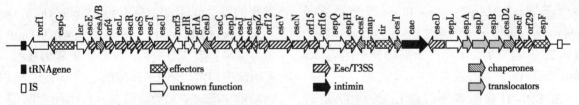

图 5-17 肠致病性大肠埃希菌 LEE 毒力岛结构模式图

1. eae 基因区 主要功能是编码一个称之为紧密素（intimin）的 94kD 外膜蛋白，是 EPEC 的黏附素，能使细菌紧密黏附于宿主细胞表面。

2. esps 基因区 编码一组蛋白，其中功能较为明确的蛋白如下：①EspA、EspB 和 EspD：EspA 是丝状蛋白，连接细菌与细胞；EspB 经 T3SS 注入宿主细胞内，与 EspC（位于 LEE 毒力岛外）一起触发细胞信号转导；②紧密素易位受体（translocated intimin receptor，TIR）：有 tir 基因编码，EspB 经 T3SS 注入宿主细胞内，然后插入细胞膜中成为跨膜蛋白，胞外区为紧密素受体，胞内区诱导细胞骨架蛋白和肌动蛋白聚集。

3. escs 基因区 至少编码 9 种蛋白，共同组成细菌 T3SS。

（三）沙门菌毒力岛

沙门菌是胞内寄生菌，能在单核巨噬细胞吞噬泡内生存并增殖，吞噬泡不与溶酶体融合。该菌进入小肠后首先通过肠道淋巴组织派伊尔小结（Peyer's patches，PP）中的 M 细胞穿越肠壁，进入肠系膜淋巴结，然后经血流到达脾脏和肝脏。鼠伤寒沙门菌引起小鼠致死性感染相关的毒力基因，除少数由质粒携带外，大多存在于染色体中并组成沙门菌毒力岛（*Salmonella* pathogenicity island，SPI）。

不同 SPI 毒力岛中至少有 60 个基因，根据基因组成、结构与功能等差异，可分为 SPI-1、SPI-2、SPI-3、SPI-4 和 SPI-5（图 5-18）。

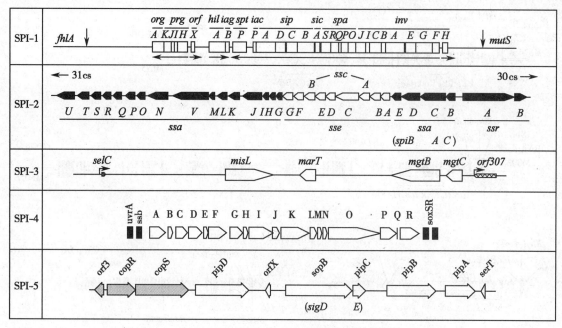

图 5-18　沙门菌 SPI 毒力岛结构模式图

1. **SPI-1（鼠伤寒沙门菌）**　长约 40kb，两侧为 fhlA 和 mutS，含 *inv*、*hil*、*org*、*spt*、*spa*、*sip*、*iag*、*iac*、*prg*、*sic* 基因，编码 T3SS 蛋白及分泌性效应蛋白，后者参与细菌黏附宿主细胞及诱导细胞肌动蛋白聚集，使细菌内化。

2. **SPI-2（鼠伤寒沙门菌）**　长约 25kb，含 29 个基因，组成 ssa、ssr、ssc 和 sse 四个操纵子（operon）。ssa 操纵子编码 T3SS 蛋白，ssr 操纵子编码 T3SS 调节子，ssc 操纵子编码分子伴侣，sse 操纵子编码分泌系统效应蛋白。

3. **SPI-3（鼠伤寒沙门菌）**　长约 17kb，含 10 个开放阅读框（open reading frame，ORF），组成 6 个转录单位，其中 mgtCB 的基因产物可介导细菌在巨噬细胞内以及低 Mg^{2+} 环境中存活。

4. **SPI-4（鼠伤寒沙门菌）**　长约 25kb，两侧为编码单股 DNA 结合蛋白的 *ssb* 基因和过氧化物反应调节蛋白的 *soxSR* 基因，含 18 个 ORF，编码介导毒素分泌的 T1SS，参与调节细菌适应巨噬细胞内环境。

5. **SPI-5（都柏林沙门菌）**　长约 7kb，两侧有 serT 和 copS/copR 位点，含有 *sop*、*sig*、*pip* 基因，编码参与肠黏膜液体分泌和炎症反应相关蛋白。

近年研究发现，SPI-5 毒力岛编码的促肠黏膜液体分泌、炎症反应相关蛋白等通过 SPI-1 和 SPI-2 编码的 T3SS 分泌，三者协同在沙门菌毒力中发挥重要作用（图 5-19）。

（四）霍乱弧菌毒力岛

根据 O 抗原差异，霍乱弧菌有 200 个以上的血清群，但仅有 O1 群及 O139 群能引起霍乱，其主要原因是 O1 群及 O139 群染色体中有编码霍乱毒素的 CTX 毒力元件，同时还携带霍乱弧菌毒力岛（*V.cholerae* pathogenicity island，VPI）。目前发现的霍乱弧菌毒力岛有约 35kb 的 OtnA-OtnB 和约 40kb 的 TCP-ACF（图 5-20）。OtnA-OtnB 毒力岛编码荚膜和 O 抗原。TCP-ACF 毒力岛的 Tcp 基因簇编码定居因子（Ⅳ型菌毛），ACF 基因簇编码辅助定居因子和整合酶等，另含有编码霍乱毒素调节因子及噬菌体受体的基因。

（五）耶尔森菌毒力岛

耶尔森菌属中的鼠疫耶尔森菌是鼠疫病原体，假结核耶尔森菌和小肠结肠炎耶尔森菌分别引起肠系膜淋巴结炎和肠炎。有毒力岛的耶尔森菌株对小鼠的毒力很强，故称为强毒力岛（high pathogenicity island，HPI），弱毒株或无毒株无毒力岛。HPI 有 Yen HPI（小肠结肠耶尔森菌）和 Yps HPI（鼠疫耶尔森菌和假结核耶尔森菌）两类，其功能基本相同，主要介导铁摄取、储存以及耶尔森菌素合成、运输与调控，同时赋予细菌特殊的小鼠毒性，但大小和结构有明显差异（图 5-21）。Yen HPI 和 Yps HPI 两侧有 17bp 的同向重复（direct repeat，DR）序列。Yen HPI 末端有 IS1328、IS1329 和 IS1400，Yps HPI 末端则为 IS100，含 3 个噬菌体蛋白相关编码序列。

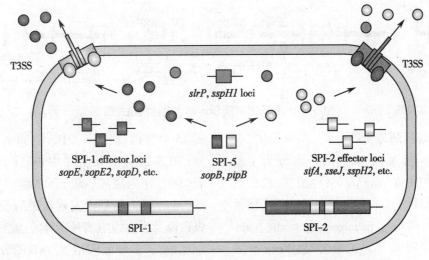

图 5-19　沙门菌 SPI-1、SPI-2 和 SPI-5 毒力岛功能协同模式图

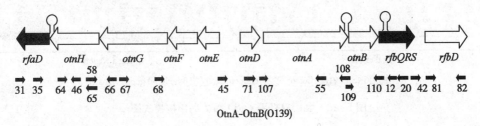

OtnA-OtnB(O139)

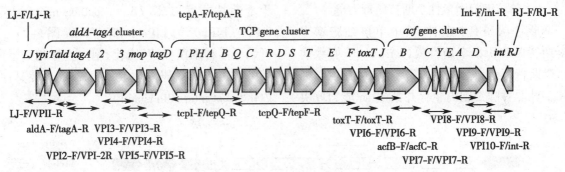

TCR-ACF(O1, type E1 Tor)

图 5-20　霍乱弧菌毒力岛结构模式图

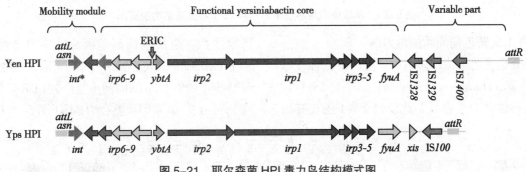

图 5-21　耶尔森菌 HPI 毒力岛结构模式图

（六）福氏志贺菌毒力岛

为 51kb 的 She 毒力岛（图 5-22）。该毒力岛编码蛋白中有一种可水解分泌型 IgA（SIgA）的 IgA 蛋白酶样蛋白，故在志贺菌定植于肠黏膜上皮过程中发挥重要作用。

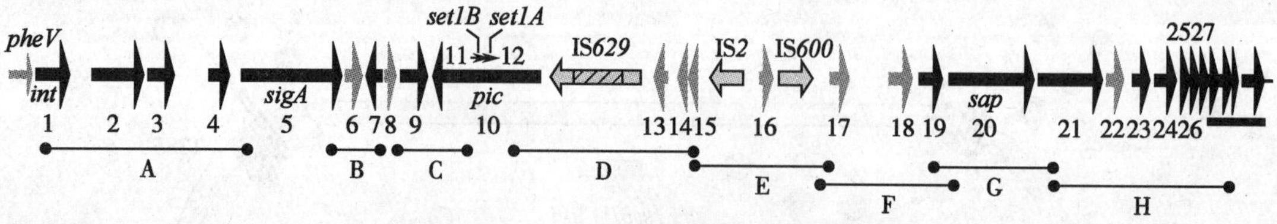

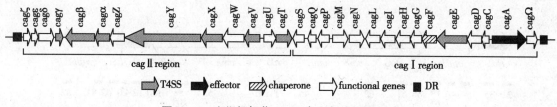

图 5-22 福氏志贺菌 She 毒力岛结构模式图

（七）幽门螺杆菌毒力岛

根据有无 *cagA* 基因，幽门螺杆菌分为 Ⅰ 型（cagA⁺/vacA⁺）和 Ⅱ 型（cagA/vacA⁺）菌株，消化道溃疡和胃癌病人中分离的多为 Ⅰ 型菌株。Ⅰ 型菌株含有 cag 毒力岛（cag pathogenicity island, cag-PAI），Ⅱ 型菌株则否。cagA 毒力岛由 cag Ⅰ 区和 Ⅱ 区组成，前者含 15 或 16 个基因，后者含 14 或 15 个基因，两侧有 31bp 的同向重复（DR）序列（图 5-23），部分菌株中 cag Ⅰ 区和 Ⅱ 区之间有 IS605 序列区隔。除 IS605 编码转座酶 A 和 B 外，cagA 毒力岛基因编码转运酶、通透酶等 T4SS 蛋白以及干扰细胞信号转导的细胞毒素相关蛋白 A（CagA）、多种能激活 NF-κB 的外膜蛋白、菌毛合成相关蛋白等。

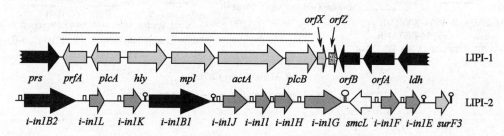

图 5-23 幽门螺杆菌 cagA 毒力岛结构模式图

（八）单核细胞增多性李斯特菌毒力岛

李斯特菌属有 9 个种，其中单核细胞增多性李斯特菌和伊氏李斯特菌（*L.ivanovii*）有致病性。李斯特菌是典型的胞内寄生菌，可在巨噬细胞和多种非吞噬细胞内生存并繁殖，此能力取决于李斯特菌毒力岛（*Listeria* pathogenicity island, LIPI）。LIPI 分为 LIPI-1 和 LIPI-2（图 5-24），均可编码多种细菌侵袭、内化、胞内生存相关蛋白，其中 LIPI-2 可编码内化素（internalin），故又称为内化素岛（internalin island）。

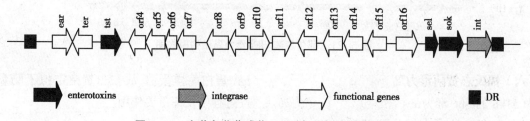

图 5-24 单核细胞增多性李斯特菌 LIPI 毒力岛结构模式图

（九）金黄色葡萄球菌毒力岛

部分金黄色葡萄球菌菌株产生的毒性休克综合征毒素 -1（toxic shock syndrome toxin-1, TSST-1）可引起毒性休克综合征。此外，TSST-1 还具有超抗原活性。金黄色葡萄球菌 SaPI 毒力岛可分为 SaPI-1 和 SaPI-2，大小和结构基本相似，长约 15kb，两侧各有一个 17bp 的同向重复序列（DR），内含编码 TSST-1 的 *tst* 基因及整合酶基因（图 5-25）。

图 5-25 金黄色葡萄球菌 SaPI 毒力岛结构模式图

展　望

感染是病原微生物与宿主相互作用的过程。以往认为LPS是革兰氏阴性菌细胞壁结构组分，其含量和结构不变。但最近研究发现，感染过程中一些革兰氏阴性原核细胞微生物LPS产量甚至分子结构、生物学活性或毒力均发生改变。一些细菌外毒素合成与加工、毒力分子机制以及毒力岛活化机制与功能至今尚未完全了解。细菌分泌系统在生理代谢、生存和繁殖、与环境适应性以及病原菌侵袭宿主、播散和定植、毒力因子分泌中作用仍然所知甚少。以往研究往往注重细菌黏附因子和毒素等毒力因子本身的生物学功能和致病作用，但近年研究逐渐深入至感染过程中宿主信号分子调控细菌毒力因子表达、诱导毒力岛活化和跨膜运输毒力因子以及感染过程中细菌毒力因子合成后剪切、修饰、变构与其毒性形成关系等领域。深入研究毒素及毒力岛在病原菌感染过程中的作用及机制，无疑将对细菌感染性疾病诊治与防控以及新型治疗药物研发产生深远的影响。

（严 杰）

参 考 文 献

1. BROOKS G F, BUTEL J S, MORSE S A. Medical microbiology [M]. 22nd ed. New York: McGraw-Hill, 2004.
2. CAO Z, CASABONA M G, KNEUPER H, et al. The type Ⅶ secretion system of Staphylococcus aureus secretes a nuclease toxin that targets competitor bacteria [J]. Nat Microbiol, 2016, 2(1): 16183–16206.
3. GAL M O, FINLAY B B. Pathogenicity islands: a molecular toolbox for bacterial virulence [J]. Cell Microbiol, 2006, 8(11): 1707–1719.
4. GIOANNINI T L, WEISS J P. Regulation of interactions of Gram-negative bacterial endotoxins with mammalian cells [J]. Immunol Res, 2007, 39(1-3): 249–260.
5. JOHANNES L, RÖMER W. Shiga toxins-from cell biology to biomedical applications [J]. Nat Rev Microbiol, 2010, 8(2): 105–116.
6. MAN S M, KARKI R, KANNEGANTI T D. Molecular mechanisms and functions of pyroptosis, inflammatory caspases and inflammasomes in infectious diseases [J]. Immunol Rev, 2017, 277(1): 61–75.
7. OLBERMANN P, JOSENHANS C, MOODLEY Y, et al. A global overview of the genetic and functional diversity in Helicobacter pylori cag pathogenicity island [J]. PLoS Genet, 2010, 6(8): e1001069.
8. PINCHUK I V, BESWICK E J, REYES V E. Staphylococcal enterotoxins [J]. Toxins, 2010, 2(8): 2177–2197.
9. STROWIG T, HENAO-MEJIA J, ELINAV E, et al. Inflammasomes in health and disease [J]. Nature, 2012, 481(7381): 278–286.
10. SWAMINATHAN S. Molecular structures and functional relationships in clostridial neurotoxins [J]. FEBS J, 2011, 278(23): 4467–4485.
11. TAKEUCHI O, AKIRA S. Pattern recognition receptors and inflammation [J]. Cell, 2010, 140(6): 805–820.
12. WEIGLMEIER P R, RÖSCH P, BERKNER H. Cure and curse: E.coli heat-stable enterotoxin and its receptor guanylyl cyclase C [J]. Toxins, 2010, 2(9): 2213–2229.

第六章 细菌生物膜

自巴斯德起始的经典微生物研究时代以来，微生物学家一直以浮游细菌（planktonicbacteria）为研究对象，因此，对细菌的认识限于其为单细胞生物的生命活动状态。然而，在自然界中，微生物常以"群居"形式存在，即微生物附着于物体的表面，细胞间相互黏附聚集，形成微生物膜（microbialbiofilm），这是细菌、古细菌和真菌的特征之一。微生物生物膜是对生存环境具有"组织性"和高度反应性的整合群落，有利于微生物的存活和繁衍。1988 年，Shapiro 提出，细菌是相互协调并具有群体行为的多细胞群体生物。目前，对微生物生物膜的基本定义为：微生物（细菌、真菌等）黏附于无生命或有生命的物体表面，聚集、细胞间相互黏附形成微菌落，黏附的微生物细胞产生并分泌胞外多聚物基质，形成含有可进行营养物质、氧气等生长必需物质交换通道的三维结构，微生物在其中增殖、生存。微生物生物膜研究不仅涉及生物学和医学领域，还涉及工业、农业、食品生产 / 卫生、水污染处理等领域。本章仅限于讨论细菌生物膜（bacterial biofilm）的特性及其引起的相关性疾病。

20 世纪 90 年代，医学界认识到细菌生物膜与临床上某些慢性感染性疾病密切相关。据估计，65% 以上的人类细菌感染性疾病与生物膜相关。由细菌生物膜引起的疾病，又称为细菌生物膜相关性疾病。细菌一旦形成生物膜，其基因组表达谱不同于浮游状态细菌，导致生物学特性发生改变。因此，用于控制浮游细菌感染的策略对生物膜中的细菌并不奏效，往往需采用高于抑制浮游菌剂量的 100~1 000 倍的抗生素方可控制细菌生物膜的形成。消毒剂对生物膜细菌的杀菌效用也明显低于其对浮游细菌的作用，同时细菌生物膜还可抵御机体免疫系统对其的清除。鉴于至今尚无有效治疗和清除细菌生物膜感染的药物和制剂，所以研究者们尝试通过研究细菌的生物膜形成机制、细菌与宿主相互作用以及生物膜抵抗药物和免疫清除的机制，寻找抗细菌生物膜的靶点和药物，以发现控制细菌生物膜相关性疾病的新策略。

第一节 细菌生物膜形成过程

细菌有两种生活模式：浮游（planktonic）状态（单个细菌或黏附聚集形成的细菌菌落）和生物膜（biofilm）状态。生物膜状态下细菌的生理学特性、基因组转录表达谱及蛋白质谱不同于浮游细菌。不同的细菌形成生物膜的机制有所不同，因此在研究细菌生物膜时必须根据各细菌的基因组、生物学特性、致病机制等进行深入研究。总体而言，细菌生物膜的形成过程可分为以下四个发展阶段。

1. **起始黏附（initial adherence）** 在细菌生物膜形成过程中，首先细菌需非特异性附着于导管、人工关节等高分子多聚物材料或宿主组织的表面，参与的因子有胞外多糖、细菌表面蛋白、鞭毛、菌毛及自溶素等。医用材料在植入人体后，迅速被人体血清蛋白等覆盖，细菌在植入物表面形成生物膜，很大程度依赖于其与高分子材料表面或宿主细胞基质蛋白的结合能力。

2. **细菌聚集（accumulation）** 是生物膜形成的关键阶段。细菌黏附后，即启动细胞外多聚物（extracellular polymeric substance, EPS）的合成，形成生物膜。EPS 是生物膜的基质（骨架），主要成分为胞外多糖、胞外 DNA（extracellular DNA, eDNA）和细菌表面蛋白等。借助于 EPS，细菌间相互黏附并聚集，形成微菌落。生物膜中的微菌落可由单菌种组成，也可由多种微生物组成。

3. **生物膜的成熟（maturation）** 在 EPS 中，

微菌落群体不断增多扩大,即为生物膜的成熟。目前主要根据培养的时间判决定细菌生物膜的成熟度,不同细菌生物膜成熟的时间不同。以葡萄球菌和铜绿假单胞菌为例,培养24小时以上的葡萄球菌生物膜为成熟生物膜(mature biofilm),而培养6小时的生物膜则称为不成熟的生物膜(young biofilm);而铜绿假单胞菌的生物膜则以培养7天为成熟生物膜,而培养3天的生物膜为不成熟的生物膜。

EPS与微菌落构成具有三维结构的细菌生物膜,其结构会因外界环境(物体表面的特性、营养条件、氧供状况及水动力学等)的改变而产生相应的变化。因胞外多聚物密度不同,可在生物膜内形成间隙或通道,成为生物膜中的水通道,以便将营养物质输送至生物膜底层的细胞。该类通道也是成熟生物膜结构的一部分,水、氧、营养成分或代谢产物可经此通道进行交换,由此可见其是细菌生物膜的生命线。

4. 生物膜中细菌的脱落或释放(detachmentor releasing) 在生物膜成熟的后期,微菌落的结构改变,释放出游离的细菌,引起菌血症或败血症,或在其他部位引发新的生物膜感染灶。目前认为,引起生物膜中细菌的脱落或释放的因素包括血流等机械力、细菌的运动、EPS的合成减少、一氧化氮的积累、细菌的代谢产物、降解酶类及表面活性作用等因素的影响。

上述生物膜形成的四个阶段是延续性的动态过程之间无明显界限。

第二节 细菌生物膜的组成成分及其作用

细菌生物膜是由细菌及其分泌的胞外多聚物(基质)组成,具有一定的结构。不同细菌的生物膜组成成分有所不同。

一、胞外多聚物

胞外多聚物(EPS)是细菌生物膜主要成分,是生物膜结构的基质和骨架。不同细菌生物膜的EPS组成有所不同。

1. 胞外多糖(exopolysaccharides) 胞外多糖在细菌生物膜形成中发挥重要的作用,是细胞间粘连的主要组分。不同微生物所合成的胞外多糖的组成、糖链结构和糖苷键均存在很大差异,因此在研究生物膜相关的胞外多糖时,应考虑到细菌的特性。例如,首先在表皮葡萄球菌生物膜中发现了胞外多糖聚N-乙酰葡萄胺(poly-N-acetly-glucosamine,PNAG),以及与其相似的多糖细胞间黏附素(poly saccharide intercellular adhesin,PIA)。PIA与肽聚糖共同形成生物膜结构中最重要的一类组分,称为黏质(slime)。随后,在金黄色葡萄球菌和一些革兰氏阴性菌中也发现了有相似结构的多糖(表6-1)。

表6-1 参与细菌生物膜形成的胞外多糖(举例)

细菌	胞外多糖及组成	在生物膜形成中的主要生物学功能	合成酶基因/操纵子	调控多糖合成的因子
铜绿假单胞菌	Psl多糖,重复六糖结构,含D-甘露糖、D-葡萄糖和L-鼠李糖,纤维素酶可部分降解Psl多糖	Psl多糖在生物膜形成中起关键作用,位于菌体表面,在生物膜形成各阶段均存在。Psl多糖决定细菌在物体表面或宿主表面的吸附与定植,细菌间的粘连聚集,及维持生物膜结构	psl操纵子(含15个基因)	RpoS-正调控;RetS-负调控;cyclic-di-GMP
铜绿假单胞菌	Pel多糖	在不合成Psl多糖菌株的生物膜形成中发挥重要作用;在合成Psl多糖菌株的生物膜生长、成熟及结构维持中起决定性作用	pel操纵子(含7个基因)	密度感应系统LasI;c-di-GMP等调控

续表

细菌	胞外多糖及组成	在生物膜形成中的主要生物学功能	合成酶基因/操纵子	调控多糖合成的因子
铜绿假单胞菌	藻酸盐多糖,D-甘露蜜醛酸钠和L-甘露蜜醛酸钠异构体重复多聚体	藻酸盐多糖不为生物膜形成所必需,但大量表达可改变生物膜的结构;阻碍或抑制人体免疫系统的作用及抗生素和消毒剂的扩散及作用;增强细菌黏附力	alginate 操纵子(含 13 个基因)	多个调控因子:sigma因子 – 正调控;双组分信号转导系统
大肠埃希菌、耶尔森、弧菌属、沙门菌	纤维素,β-1,4 糖苷键相连的 D 葡萄糖多聚长链分子	与细菌黏附于非生物表面及生物膜形成有关	bcsA-D 操纵子(含 4 个基因)	LuxR;cyclic-di-GMP
金黄色葡萄球菌、表皮葡萄球菌	PIA 均为 D 葡萄糖胺以 β-1,6 糖苷键相连不分叉的多聚体。	物体表面黏附和细菌间黏附(PNAG 与 PIA 多糖化学特性和免疫原性非常接近,只是在多聚体的链长和修饰上有差异)	ica 操纵子(含 4 个基因和 1 个调控基因 icaR)	Sigma 因子 B;SarA;IcaR
鼠疫耶尔森菌	PNAG	hms 操纵子与 ica 操纵子有很大的相似性,是生物膜形成所必需,细菌在跳蚤的前胃瓣膜定植形成生物膜	hms 操纵子(含 4 个基因),位于高致病性岛	
大肠埃希菌	PNAG	物体表面黏附和细菌间黏附	pga 操纵子(含 4 个基因)	CsrA
霍乱弧菌	霍乱弧菌胞外多糖,主要由葡萄糖和半乳糖组成的长链多糖,其中含有少量的 N 乙酰葡萄糖胺和甘露糖	细菌黏附于物体表面	vpsⅠ操纵子(11 个基因)和 vpsⅡ操纵子(4 个基因)	VpsR– 正调控 VpsT– 正调控 密度感应系统 – 负调控 c-di-GMP

2. **胞外 DNA**　胞外 DNA(extracellular DNA, eDNA)是生物膜基质中的主要组成部分,许多微生物的生物膜中均检测到 eDNA,如铜绿假单胞菌、葡萄球菌和大肠埃希菌等。eDNA 可能来自于细胞裂解、自溶或以囊泡形式释放。eDNA 能够稳定生物膜的结构,并有一定的保护作用。在细菌生物膜形成的早期阶段,DNase Ⅰ 可抑制生物膜的形成,但对成熟生物膜则无明显影响。

3. **胞外蛋白质**　细菌可利用表面蛋白质作为生物膜形成过程中细胞间相互黏附聚集的因子,有些蛋白可分泌至细胞外。不同细菌分泌的黏附因子有所不同。表 6-2 中列举了在生物膜形成过程中发挥重要作用的细菌胞外蛋白。

二、细菌表面结构成分

细菌细胞壁为多种功能蛋白提供了锚定位点,使其能在细菌表面发挥生物学活性。因此,细胞壁是细菌生物膜形成的"地基",在生物膜形成过程中起着至关重要的作用。革兰氏阳性菌和革兰氏阴性菌的细胞壁结构不同,因而参与生物膜形成的细胞表面结构成分也有所不同。

表 6-2 与细菌生物膜形成相关的蛋白

细菌	蛋白质	与生物膜形成中的主要作用	其他生物学功能
铜绿假单胞菌	凝集素（lectin），LecA 和 LecB	识别 EPS 中的多糖，促进细菌细胞间黏附	可识别宿主细胞表面的糖基
枯草芽胞杆菌	TasA 蛋白（EPS 蛋白）	EPS 的重要组分；缺失可影响生物膜的形成	在芽胞形成和萌发中发挥作用
戈登链球菌	CshA（凝集素）	促进细菌黏附有机和无机介质表面	参与口腔其他细菌的聚集
荧光假单胞菌	LapA 与 CshA 的序列相似	参与细菌黏附、聚集	LapA 样黏附素存在于其他病原菌或共生菌中，由 T1SS ABC 转运蛋白分泌
金黄色葡萄球菌	Bap（细胞表面蛋白）	细菌黏附、集聚，促进生物膜的形成	生物膜基质蛋白，可与 Gp96/GRP94/Hsp90 蛋白相互作用。Bap 与 Gp96 相互作用可干扰纤粘蛋白结合蛋白（fibronectin binding protein）入侵途径，降低金黄色葡萄球菌侵入上皮细胞的能力
沙门菌	BapA 蛋白（细胞表面蛋白，可分泌）	bapA 缺失可使细菌不形成生物膜	BapA 由 T1SS（BapBCD）分泌，bapA 缺失株在肠道中的定植及胞内存活能力下降

1. 肽聚糖和壁磷壁酸 肽聚糖是革兰氏阳性菌细胞壁的骨架结构，壁磷壁酸是革兰氏阳性菌细胞壁的主要成分，均参与生物膜形成。壁磷壁酸与肽聚糖结合，保持阳离子平衡，为细胞壁蛋白提供锚定基地，调节自溶酶活性，在细菌生物膜的形成中发挥一定作用。磷壁酸可与纤连蛋白结合，增强细菌黏附至纤连蛋白包被表面的能力。因此，磷壁酸可能在生物膜形成的初始黏附阶段发挥作用。此外，磷壁酸的净电荷可以改变细菌表面蛋白的折叠，从而间接影响细菌的黏附特性。

2. 脂多糖 革兰氏阴性细菌细胞壁的外膜主要成分脂多糖参与细菌之间的相互作用，因此脂多糖的合成可影响细菌生物膜的合成。

3. 细胞壁锚定蛋白 细胞壁锚定蛋白是暴露于革兰氏阳性菌表面的一类蛋白家族的总称，与宿主组织表面成分相互作用是细菌黏附和侵袭至关重要的步骤，也是生物膜形成的重要因素。目前在葡萄球菌中发现的细胞壁锚定蛋白包括聚集相关蛋白 Aap、Bap/Bhp、SdrG（Fbe）和 SdrF 等，这类蛋白具有相似的结构域：N 端含有约 40 个氨基酸左右的分泌信号序列，中间段包括含配体结合位点的非重复结构域以及由连续重复序列组成的结构域，C 端则含有细胞壁锚定基序。这类蛋白在无胞外多糖合成的情况下，可使细菌聚集形成生物膜，在胞外多糖非依赖/蛋白质依赖途径生物膜形成中发挥主要作用。肺炎链球菌基因组编码的 CbpA 黏附素、PcpA 及 PspA 等参与生物膜的形成。

4. 细胞外基质结合蛋白 在葡萄球菌中存在多种蛋白可与宿主细胞外基质蛋白如纤维蛋白原、纤连蛋白或玻连蛋白等结合，称为细胞外基质结合蛋白（金黄色葡萄球菌 20 种，表皮葡萄球菌 12 种）。这类蛋白具有类似结构，如包含多个重复蛋白序列的跨膜结构域、细胞壁锚定基序，如 Sdr 家族蛋白、SesH、SesI 和 SesG 等，具有介导表面和细胞间黏附的特性，在生物膜形成中起到关键作用。

5. 细菌自溶素 许多细菌均可产生自溶素，可介导细菌间黏附，如腐生葡萄球菌的 Aas、山羊葡萄球菌的 AtlC、李斯特单胞菌的 Ami、金黄色葡萄球菌的 AtlA、表皮葡萄球的 AtlE 和 Aae、变异链球菌的 AtlA，以及肺炎链球菌的 LytA/LytC/LytB 等。细菌的自溶素可通过介导细菌自溶，释放 eDNA，促进生物膜的形成。许多革兰氏阳性菌的自溶素具有细胞壁锚定功能域，还可与细胞外基质或血清中的玻连蛋白结合，与细菌黏附有关，因此又称为黏附 - 自溶素。

三、细菌鞭毛和菌毛

有些细菌的鞭毛、菌毛和纤毛等在生物膜形成过程中可促进细菌黏附于有机或无机载体表面，也可促进细胞间的黏附和聚集，并参与生物膜中细菌的释放（表 6-3）。

表 6-3 参与生物膜形成的细菌的特殊结构

细菌	特殊结构	在生物膜形成中的主要作用
铜绿假单胞菌、大肠埃希菌	鞭毛	起始黏附；在黏附基质表面的运动；生物膜中细菌扩撒
铜绿假单胞菌	Ⅳ型菌毛	细菌黏附；在基质表面的运动包括行走和蠕动等
铜绿假单胞菌	Cup 菌毛	起始黏附，以及生物膜中细菌间的粘连
大多数肠杆菌科成员	Ⅰ型菌毛	细菌黏附宿主细胞，黏附物体表面而促进生物膜的形成
克雷伯菌属	Ⅲ型菌毛	促进生物膜的形成
大肠埃希菌、肠沙门菌属、肠杆菌属、金黄色葡萄球菌、枯草杆菌、变异链球菌等	Curli 纤毛	形成淀粉样系统结构，介导表面和细菌间的黏附；与纤维素相互作用，在菌细胞间形成类似于植物纤维素样的三维结构，具有固定胞外基质的作用

第三节 细菌生物膜形成的调控

在细菌基因组中有许多调控因子调节生物膜的生成，形成一个巨大的网络，许多调控因子均被认为是全局调控因子，不同的细菌调控机制各有不同，在此仅简单介绍几个重要的调控因子。

1. **环二鸟苷** 环二鸟苷（cyclic-di-GMP）是细菌中普遍存在的新型第二信使，参与调节细菌的分化、生物膜形成、致病因子产生等多种生理功能。两个 GTP 在鸟苷二磷酸环化酶催化下，形成 c-di-GMP，而磷酸二酯酶对其则具有降解作用。菌体内的 c-di-GMP 浓度由细菌的这两类蛋白控制。在大多数细菌中，c-di-GMP 低浓度时细菌运动力及毒素表达增强；而 c-di-GMP 高浓度时黏附因子表达增强，纤维素、Pel 多糖和藻酸盐多糖的合成增多，促进生物膜的形成。因此，阻断 c-di-GMP 第二信使通路的不同环节，成为研究抗菌和抗生物膜药物的热点之一。

2. **密度感应信号系统** 密度感应信号系统是细菌通过分泌信号分子调控特定基因表达的一种机制。随着细菌的生长，其所分泌的信号分子浓度增加，到达一定阈值时，受体蛋白激活，调控生物膜形成相关基因的表达等。

在革兰氏阴性菌中，LuxI/R 发挥主要作用，以酰基高丝氨酸内酯（acylhomoserine lactone，AHL）类分子作为信号分子，而革兰氏阳性菌则利用寡肽类分子作为信号分子与细菌表面的特异性受体（sensor）结合，调控相应基因的转录。密度感应信号系统调控生物膜形成的环节包括 EPS 的合成、生物膜中细菌的运动、生物膜细菌的释放及耐药相关基因的表达等。因此，干扰密度感应信号系统信号分子传递，从而降低细菌的致病性和耐药性，是研究控制和治疗细菌生物膜相关疾病的新策略。

3. **双组分信号转导系统** 双组分信号转导系统（two-component signal transduction systems，TCSS）广泛存在于革兰氏阳性菌和革兰氏阴性菌，以及一些低等真菌、植物及酵母中，主要功能是应对环境压力，调控细胞反应。TCSS 一般包括组氨酸激酶和反应蛋白。当外界信号作用于膜外配体结合区时，组氨酸激酶发生自身磷酸化，进而使效应蛋白磷酸化，其构象改变而暴露 DNA 结合位点，结合于靶基因启动子区域，启动基因转录。TCSS 不仅参与调控了细菌基本生命活动和很多重要的生理功能,还与很多病原菌的毒力和致病性(尤其是细菌的生物膜形成)密切相关。因此,特定的 TCSS 也可以作为抗菌、抗生物膜的潜在靶标。

由于不同细菌的基因组的大小、结构复杂程度不同,生物学特性及致病性也存在差异,所以不同属甚至不同菌种的调控因子的调控机制存差异,如我们的研究发现葡萄球菌属的表皮葡萄球菌与金黄色葡萄球菌 TCSS 调控的下游基因及生物学特性存在不同。

第四节 细菌生物膜的耐药性及相关疾病

一、细菌生物膜与耐药

细菌生物膜的固有耐药性是生物膜相关疾病治疗中面临的难点。临床上用于控制浮游细菌感染的药物对生物膜并不十分有效,如抑制生物膜细菌生长的抗生素剂量需高于浮游细菌抑菌剂量的 100~1 000 倍,且消毒剂对生物膜细菌的杀菌作用也明显低于其对浮游细菌的作用。生物膜释放出的细菌对抗生素敏感,因此在临床治疗中会出现一旦停用抗生素,感染复发的现象。长期使用抗生素可诱导耐药菌株的产生,而且在生物膜中细菌的基因更易产生水平转移。目前尚无有效的药物控制细菌生物膜所带来的危害。

细菌生物膜的耐药性可由多因素及多种机制参与,包括:①抗生素在生物膜中的扩散受阻或延缓;②生物膜中细菌生长缓慢,基因芯片分析结果显示生物膜中细菌的生理状态为专性厌氧或微需氧代谢,蛋白合成、DNA 合成和细胞壁合成相关基因表达下调,生长缓慢或不生长的细菌对许多抗微生物因子不敏感;③生物膜中的细菌可表达一些灭活抗生素的 EPS 或酶,或外排泵蛋白表达增强;④生物膜中持留菌(persister)的形成率明显高于浮游菌,也是导致其对抗生素不敏感的因素之一;⑤生物膜中细菌的生理状态呈多样性,采用任何一种作用于某代谢环节的抗微生物因子,仍会有一些细菌存活。

目前抗菌药物的筛选均利用浮游菌进行,所获得的抗生素主要针对浮游菌。因此,对细菌生物膜固有耐药性的认识,使得科学家们意识到应利用细菌生物膜筛选药物方可得到有效的抗生物膜制剂。

二、细菌生物膜相关疾病

近年来随着多种导管、透析技术、人工器官等高分子医疗材料(如静脉导管、起搏器、脑脊液引流装置、人工晶体/关节/心瓣膜等)的广泛应用,因细菌生物膜导致的医院感染日趋严重。细菌生物膜不但可以抵挡宿主的免疫杀伤,而且对大多数抗生素耐药,其对抗生素的抗性高于浮游菌,造成慢性反复性感染,抗生素常规治疗方案往往无效。

与细菌生物膜相关性疾病的病原微生物,大多是机会致病菌,其致病性与其形成生物膜的能力密切相关。细菌生物膜相关疾病主要见于免疫力低下的病人或在体内留置高分子医疗材料的病人,病原菌大多为机会致病菌如表皮葡萄球菌、金黄色葡萄球菌或铜绿假单胞菌等。临床常见的细菌生物膜相关疾病包括:龋齿、慢性呼吸道感染、反复发作性肺炎、慢性骨髓炎、细菌性心内膜炎、各种导管留置(如静脉导管或脑脊液引流装置等)诱发的感染、人工器官植入(心脏起搏器、人工晶体/关节/心瓣膜等)相关的感染,以及结石性感染(胆道或尿道)等。在电镜下可见感染的组织或医疗留置物表面存在着大量分泌黏液性物质的细菌感染灶。

生物膜相关疾病可由不同的微生物感染引起,但细菌最为常见(表 6-4)。细菌生物膜感染具有共同的临床特征:生物膜易在管壁的内面(如医疗留置的导管、人工组织或器官)或坏死的组织(如坏死骨)表面形成,但也可在活组织上形成(如心内膜炎);生物膜形成缓慢,可呈单灶或多灶性,故生物膜感染的症状出现较迟;机体免疫系统不能有效地控制生物膜感染。抗生素治疗只可控制自生物膜释放出的浮游细菌引起的感染,但无法杀灭生物膜中的细菌。因此,细菌生物膜感染的典型表现是经过数次抗生素治疗,停药后病症仍会反复出现。

表 6-4 主要细菌生物膜相关感染性疾病

生物膜感染引起的疾病	常见的生物膜形成菌
龋齿	链球菌等产酸性革兰氏阳性球菌、乳杆菌
牙周炎	口腔革兰氏阴性厌氧菌
中耳炎	嗜血流感杆菌
骨骼肌感染	革兰氏阳性球菌（如葡萄球菌）
坏死性筋膜炎	A 族链球菌
胆道感染	大肠埃希菌等肠道细菌
骨髓炎	多种细菌和真菌（常为混合感染）
细菌性前列腺炎	大肠埃希菌和其他革兰氏阴性菌
细菌性心内膜炎	草绿色链球菌
囊胞性纤维症肺炎	铜绿假单胞菌和洋葱伯克霍尔德菌
类鼻疽	类鼻疽假单胞菌
慢性难愈合创面感染	铜绿假单胞菌等或微生物混合感染
重症监护病房肺炎	革兰氏阴性杆菌
缝合部位感染	表皮葡萄球菌和金黄色葡萄球菌
引流口感染	表皮葡萄球菌和金黄色葡萄球菌
动静脉分流术	表皮葡萄球菌和金黄色葡萄球菌
佩戴隐型眼镜	铜绿假单胞菌和革兰氏阳性球菌
Schleral buckle	革兰氏阳性球菌
尿道导管性膀胱炎、尿道结石性感染	大肠埃希菌和其他革兰氏阴性杆菌
腹膜透析腹膜炎	多种细菌和真菌
宫内节育器	以色列放线菌和其他微生物
气管导管（呼吸机相关性肺炎）	多种细菌（铜绿假单胞菌、鲍曼不动杆菌等）和真菌
希克文氏化疗导管	表皮葡萄球菌和白念珠菌
中心静脉导管	表皮葡萄球菌和其他细菌
人工心瓣膜	金黄色葡萄球菌和表皮葡萄球菌
血管移植	革兰氏阳性球菌
胆管支架堵塞	多种肠道菌和真菌
骨科用装置	金黄色葡萄球菌和表皮葡萄球菌
人工阴茎	金黄色葡萄球菌和表皮葡萄球菌

　　生物膜感染可由一种细菌或多种细菌引起。在创伤、烧伤或代谢性疾病或老年性疾病所致的慢性难愈合性感染的创面可发现多种细菌以生物膜的形式存在。多种微生物混合感染所形成的生物膜，因不同微生物对药物的抵抗性相同，诊断和治疗更为困难。因此，在临床治疗中遇到难治性细菌感染时，除考虑生物膜感染外，还应考虑混合微生物生物膜感染的可能性，微生物检测时需要采用多种培养条件和时间，或其他检测方法。

第五节 细菌生物膜研究的常用方法

在开展细菌生物膜研究时,除传统细菌学培养方法外,还需建立一些特殊的技术和方法(表6-5)。用于生物膜研究的方法包括体外模型和体内模型两大类,但作为一个相对新兴的研究领域,尚无标准方法和规程。根据研究内容和目的,选择合适的模型对试验的顺利开展至关重要。研究时,需针对不同种属细菌的特性及感染特征,选用不同的试验方法和条件,甚至自行建立研究方法或改良原有的技术。

表6-5 常用研究细菌生物膜的方法

方法	培养方法	研究的内容
1. 体外研究方法		
试管法	接种至小试管,静置或震荡培养	可用于研究细菌在不同材料载体上形成生物膜的能力
微孔板法	96孔板或其他微孔板	半定量,适用于大量分析临床菌株的生物膜形成能力,或筛选抗生物膜药物
置片法	玻璃片或其他片状、管状物(不同材料的导管)静置共培养	观察细菌生物膜的生长状况,并可刮下生物膜进行研究;或植入动物体内,研究体内细菌生物膜相关感染
静态生物膜培养系统	静态生物膜培养盒或培养皿	可用激光共聚焦显微镜和扫描显微镜分析和观察生物膜的结构
流式生物膜培养系统	恒流的培养方式	在激光共聚焦显微镜下可实时观测生物膜的生长状况
2. 体内研究方法	小鼠、大鼠、豚鼠、兔、绵羊等	根据不同的细菌选择或建立生物膜感染动物模型
3. 生物膜检测和观察技术		
菌落计数法	超声等机械方法分离细菌生物膜,稀释后涂平板	计算生物膜内活菌量
Live-Dead染色法	用Syto9(绿色荧光-活菌)及碘化丙锭(红色荧光-死菌)染色	激光共聚焦显微镜下可区分生物膜中的死活菌
荧光抗体或凝集素	荧光标记的抗体 荧光标记的不同凝集素	可特异性地识别生物膜中的某些抗原; 可识别生物膜EPS的多糖的特殊糖苷键,用于研究胞外多糖
荧光标记细菌	绿色或红色荧光蛋白基因整合至细菌染色体	可动态观察生物膜形成过程
荧光原位杂交	荧光标记的特异性探针(常用16s rRNA)	检测特定种属的细菌
4. 生物膜的显微镜观察		
扫描电镜	可直接观察细菌生物膜的外观及部分结构	
激光共聚焦显微镜	通过软件可获得各角度的生物膜三维图像,并可计算生物膜的生物量(bio-mass)等	
原子力显微镜	可提供纳米级分辨率的细菌生物膜表面的三维结构信息	

展　望

形成生物膜是微生物的生活方式之一，也是其生存的有效策略。细菌生物膜广泛存在于自然环境中，目前对于细菌生物膜在感染性疾病中的作用仍存在不同的看法，其致病作用及其作用机制仍有待深入研究。细菌生物膜的复杂性及其研究方法的匮乏和难以标准化，是限制其相关研究的瓶颈。生物膜微生物学（biofilm microbiology）名词的出现，强调了生物膜状态的细菌与浮游菌的差异性。以浮游菌为对象研究细菌生理、致病性、抗菌策略及疾病控制的微生物学家，应重视细菌生物膜相关特性的研究。细菌生物膜的研究涉及微生物学、免疫学、分子生物学、材料科学、物理学和数学等多学科。随着相关学科的发展及研究技术的进步，对细菌生物膜形成机制及调控的研究更加深入，将有助于发现可有效控制细菌生物膜感染疾病的策略和措施。

（瞿　涤）

参 考 文 献

1. 周学东,施文元. 微生物生物膜与感染[M]. 北京:人民卫生出版社, 2012.
2. ROMEO T. BACTERIAL B. Current topics in microbiology and immunology[M]. 18th ed. Heidelberg: Springer-Verlag Berlin Heidelberg, 2008.
3. COSTERTON J W, STEWART P S, GREENBERG E P. Bacterial biofilms: a common cause of persistent infections [J]. Science, 1999, 284(5418): 1318-1322.
4. GLOAG E S, TURNBULL L, HUANG A, et al. Self-organization of bacterial biofilms is facilitated by extracellular DNA [J]. Proc Natl AcadSci USA, 2013, 110(6): 11541-11546.
5. JAMAL M, AHMAD W, ANDLEEB S, et al. Bacterial biofilm and associated infections[J]. J Chin Med Assoc, 2018, 81(1): 7-11.
6. ROY R, TIWARI M, DONELLI G, et al. Strategies for combating bacterial biofilms: A focus on anti-biofilm agents and their mechanisms of action[J]. Virulence, 2018, 9(1): 522-554.
7. FLEMMING H C, WINGENDER J, ULRICH SZEWZYK U, et al. Biofilms: an emergent form of bacterial life[J]. Nat Rev Microbiol, 2016, 14(9): 563-75.
8. MARIA K, MARIA H, SCOTT J H. Bacterial biofilms: development, dispersal, and therapeutic strategies in the dawn of the postantibiotic Era[J]. Cold Spring HarbPerspect Med, 2013, 3(5): a010306.
9. SKANDER H, MOHAMED A M, PHILIP D, et al. Biofilms: microbial shelters against antibiotics[J]. Microbial Drug Resistance, 2017, 23(2): 147-156.
10. MUHSIN J, WISAL A, SAADIA A, et al. Bacterial biofilm and associated infections[J]. Journal of the Chinese Medical Association, 2018, 81(1): 7-11.
11. MICHAEL J F, CONNIE C, TATSUYA A, et al. New technologies for studying biofilms[J]. Microbiol Spectr, 2015, 3(4): 10.
12. CHRISTOPHE B, STEPHANE R, JEAN M G, et al. Novel approaches to combat bacterial biofilms[J]. Current Opinion in Pharmacology, 2014, 18: 61-68.
13. HANS C F, JOST W, ULRICH S, et al. Rice and StaffanKjelleberg. Biofilms: an emergent form of bacterial life[J]. Nat Rev Microbiol, 2016, 14(9): 563-575.
14. RANITA R, MONALISA T, GIANFRANCO D, et al. Strategies for combating bacterial biofilms: A focus on anti-biofilm agents and their mechanisms of action[J]. Virulence, 2018, 9(1): 522-554.
15. HYUN K, RAYMOND N A, ROBERT P H, et al. Targeting microbial biofilms: current and prospectivetherapeutic strategies[J]. Nat Rev Microbiol, 2017, 15(12): 740-755.

第七章 细菌对宿主细胞的作用

细菌与宿主细胞之间的相互作用是细菌感染性疾病发生的基础,细菌的黏附和侵袭等作用在此过程中发挥重要作用。宿主受到细菌感染后,一方面,部分病原菌诱导参与杀菌作用的淋巴细胞、单核细胞和中性粒细胞等死亡(如坏死、自噬和凋亡等)而有助于细菌在体内的生存;衣原体等胞内寄生菌则抑制宿主细胞的死亡,以便为其生存繁殖提供安全场所,并有效躲避免疫系统的攻击。另一方面,宿主细胞死亡也是一种防御反应,可限制病原菌的生长或播散,或导致细菌死亡。此外,有些细菌性感染在体内形成的慢性炎症或长期感染会诱导细胞转化成肿瘤细胞,如幽门螺杆菌感染与胃癌的发生密切相关。因此,了解细菌对宿主细胞的作用,可以从细胞水平阐明细菌的致病机制,有助于认识病原菌与宿主细胞间相互作用的本质。

第一节 细菌的黏附

大多数细菌的致病始于细菌对呼吸道、消化道、泌尿生殖道和皮肤等部位的上皮细胞的黏附。黏附使细菌在局部定居,进而繁殖扩散,聚积毒力因子,形成感染。细菌的黏附作用是细菌表面黏附素(adhesin)或黏附因子(adhesive factor)与宿主上皮细胞表面受体相互作用的过程,是细菌引起感染的首要条件。

一、细菌黏附素

黏附素是细菌具有黏附作用的各种表面结构的统称,功能是直接介导细菌对宿主细胞的黏附。黏附素的结构和化学性质多样,可以是蛋白质、多肽、糖蛋白、糖脂和多糖或单糖分子。根据黏附素的形态结构的差异,可将其分为菌毛黏附素和非菌毛黏附素。

(一)菌毛黏附素

菌毛是大多数革兰氏阴性菌和少数革兰氏阳性菌表面的特殊结构。菌毛黏附素(fimbrial adhesin)由菌毛分泌并存在于菌毛顶端。根据其形态、数目、分布、黏附性、分子质量和抗原性等分为六个型,其中 I 型和IV型与细菌的黏附作用密切相关。I 型菌毛是重要的毒性因子,表达在大肠埃希菌和大多数肠杆菌属家族成员表面,介导细菌与真核细胞的 D-甘露糖连接,使细菌定居在肠黏膜表面从而引起感染,又称为定植因子(colonization factor, CF)。IV型菌毛参与细菌多种功能活动,如黏附、活动力、特异靶细胞的识别和噬菌体吸附,在铜绿假单胞菌、霍乱弧菌、致病奈瑟菌、牛嗜血杆菌和肠致病性大肠埃希菌(EPEC)等细菌中均发现IV型菌毛的表达。编码菌毛的基因有的位于质粒上,有的位于染色体上,还有的菌毛是由染色体和质粒基因共同编码的,如变形杆菌和淋病奈瑟氏菌的菌毛同时受染色体和质粒控制,但以质粒基因为主。消除这种质粒,电镜下观察菌毛几近全部丢失,而体外黏附试验证明该宿主菌也丧失了对尿道上皮细胞的黏附能力。这种编码具有黏附特性的菌毛的质粒被称为黏附质粒(adherence plasmid)。

(二)非菌毛黏附素

非菌毛黏附素(afimbrialadhesin)是指存在于菌毛之外且与黏附有关的分子,主要存在于革兰氏阳性菌,较少见于革兰氏阴性菌,非菌毛黏附素有以下几种类型:

1. **细胞壁或其他表面成分** 脂磷壁酸(lipoteichoic acid, LTA)是革兰氏阳性菌细胞壁组成成分,是化脓性链球菌、金黄色葡萄球菌和表皮葡萄球菌等的黏附素。人类很多细胞(如口腔黏膜细胞、皮肤表皮细胞、淋巴细胞、白细胞、红细胞和血小板等)的细胞膜上均有 LTA 受体,即纤维结合素或纤维连接蛋白(fibronectin, FN)。当 LTA 与 M 蛋白等形成复合物后,部分 LTA 脱酰基,而未脱酰基的 LTA 脂质末端外露,使细菌表面呈现疏水性,形成 LTA 的类脂端——一种易于与宿主上皮细胞表面受体结合的构型。当细菌表面 LTA 含量多时,表面黏附现象迅速发生。

细菌表面的蛋白也可以作为黏附素,如金黄色葡萄球菌产生的 210kD 表面蛋白,能介导与纤连蛋白的连接;59kD 的蛋白介导连接到纤维蛋白原;57kD 的蛋白介导连接到层粘连蛋白。葡萄球菌 A 蛋白(staphylococcal protein A, SPA)以及凝聚因子(clumping factor)亦是细菌黏附素的成分,有助于细菌对上皮细胞的黏附。而肺炎链球菌的 37kD 蛋白 PsaA 是介导其黏附到鼻咽上皮的糖蛋白。

2. 血凝素 鼠伤寒沙门菌的甘露糖抗性血凝素、霍乱弧菌的血凝素、百日咳杆菌的丝状凝素、结核分枝杆菌的肝素结合血凝素等在黏附过程中起重要作用,而幽门螺杆菌的黏附与其 N-乙酰乳糖神经氨原纤维血凝素有关。

3. 疏水蛋白 细菌表面的疏水性也是介导表面黏附的重要因素,口腔细菌中疏水性的黏附作用已被深入研究,特别是链球菌对牙齿表面的黏附。一般而言,微生物越疏水,越易黏附于唾液覆盖的羟磷灰石。口腔的牙龈卟啉单胞菌对胶原质的黏附也是由疏水反应实现的。

4. 自转运黏附素 自转运黏附素(autotransporter adhesins)是革兰氏阴性菌最大的细胞外蛋白家族,已发现 700 多种,这些蛋白具有多种生物功能,如黏附、侵袭、蛋白水解、细胞毒性、血清抗性和细胞间扩散等,由细菌的 V 型分泌系统分泌到菌体表面。分泌的蛋白在跨膜转运过程中不需要能量和辅助因子的参与,故又称自主转运蛋白系统。自转运黏附素的结构主要包含 N 末端信号肽、中间的承载结构域(passenger domain)和 C 末端的转运单位(translocation unit),其中承载结构域是决定自转运黏附素功能的区域。自转运黏附素分为两种,即三聚体自转运黏附素(trimeric autotransporter adhesins, TAA)和传统的自转运黏附素(conventional autotransporter adhesins)。TAA 是新发现的一类非菌毛黏附素,在分子质量大小和氨基酸序列上存在高度差异,但在结构上却非常相似,即由头部-颈部-锚定区结构组成,每个 TAA 分子都是由三个相同的上述蛋白分子组成,在细菌表面形成稳定的三聚体结构。目前已知该蛋白家族的主要成员有耶尔森菌属的 YadA、沙门菌属的 SadA、脑膜炎奈瑟菌的 NadA 和 NhhA、流感嗜血杆菌的 Hia 和 Hsf、汉赛巴通体的 BadA 和尿道致病性大肠埃希菌的 UpaG 等。大多数 TAA 除具有黏附活性外,还具有其他功能,如自身凝集反应和抗血清活性等。小肠结肠炎耶尔森菌的 YadA 是最典型的 TAA,介导细菌黏附于纤维连接蛋白、胶原蛋白和纤维粘连蛋白。

除上述几种非菌毛黏附素外,细菌的 LPS 和鞭毛在其对宿主细胞的黏附中也起辅助作用。

二、与黏附有关的宿主细胞表面结构与分子

细菌黏附到细胞表面有三种途径:与细胞膜脂质双层结合、与细胞表面受体结合,以及与宿主细胞表面其他分子结合。

(一)宿主细胞的细胞膜

宿主细胞的细胞膜有典型的脂质双层结构,蛋白质被包埋在其中。主要的脂质是磷脂酰胆碱、磷脂酰丝氨酸、磷脂酰乙醇胺、磷脂酰肌醇、鞘磷脂、胆固醇和各种糖脂,这些分子含有被细菌黏附素识别的结构。虽然细胞膜主要成分是脂质分子,但蛋白质也有很重要的作用,如传递分子、结合激素、信号转导,以及细胞与细胞之间相互作用。

(二)细胞表面黏附受体

哺乳动物细胞表面有广泛的黏附受体分子,是建立细胞-细胞相互作用或细胞-细胞外基质相互作用的细胞表面受体,参与宿主细胞的活化、增殖、分化和移动等重要生理过程。黏附受体分子分为四个大组,即整合素、钙黏蛋白、免疫球蛋白超家族和选择素。

1. 整合素 整合素(integrin)是介导细胞与细胞外基质相互作用的最主要的分子,可以识别、结合细胞外基质中相应的配体,为细胞黏附提供附着点。整合素由 α 和 β 亚单位按 1∶1 比例组成异二聚体跨膜蛋白,α、β 链共同组成识别配体的结合点。目前已经发现 18 个 α 亚单位和 8 个 β 亚单位,相互之间以非共价键连接,可以形成 24 种有功能的整合素。一般基于 β 链性质对整合素进行分类,β1 整合素是 ECM 中的主要受体,而 β2 整合素表达在白细胞表面,在炎症过程中参

加细胞 - 细胞相互作用。

整合素提供胞外环境和胞内细胞骨架间的物理联系，与信号转导途径密切相关，直接控制主要的细胞过程和细胞存活。整合素通常是病原菌的靶标，在病理过程中，细菌结合到宿主黏附分子后可能损伤重要细胞的功能，也促使其被摄入细胞。

2. 钙黏蛋白 钙黏蛋白（cadherin）是一类钙离子依赖跨膜蛋白，介导细菌与细胞间相互作用的黏附分子。典型的钙黏蛋白（P、E 和 N）由同型二聚体组成，呈现在极化细胞的粘连接点；这些分子经由它们的细胞质部分与 β- 连环蛋白（β-catenin）结合，并与细胞骨架相互作用。钙黏蛋白连接的形成受酪氨酸磷酸化激酶负调节，而小 G 蛋白 RhoA 和 Rac 的活化是粘连接点形成所需。细胞间连接的形成影响黏附斑和 ECM 的黏附，也可能是通过调节 Src 激酶活性和通过涉及生长因子受体信号的交叉途径。

3. 免疫球蛋白超家族 免疫球蛋白超家族是一个庞大的家族，其分子结构都有一个共同特点，即多肽链中的部分一级序列与免疫球蛋白相同。免疫球蛋白超家族大部分参与细胞 - 细胞相互作用，由与免疫球蛋白有同源性的胞外区受体组成。这些分子涉及同型的相互作用，如在神经细胞内 NCAM-NCAM 结合，但它们也可以建立异型的相互作用，特别是在炎症的过程中。例如，细胞间黏附分子 1（ICAM-1）和淋巴细胞表面的 LFA-1 整合素（$\alpha_L\beta_2$）的相互作用是 T 细胞依赖性抗原活化所必须，ICAM-1/Mac1（$\alpha_M\beta_2$）和 VCAM-1/$\alpha_4\beta1$ 在内皮细胞表面相互作用，参与白细胞穿越毛细血管壁到达炎症部位的过程。除它们的炎症作用外，免疫球蛋白超家族的成员还能调节生长因子的应答，如 ICAM-1 与成纤维细胞生长因子受体的联系调节这个受体的酪氨酸激酶活性。

4. 选择素 选择素（selectin）是与内皮细胞和白细胞表面的碳水化合物残基相互作用的外源凝集素受体家族，其功能被限制在血管系统。因此，其主要作用是在炎症过程中介导白细胞的黏附和旋转，可能也参与在派尔集合淋巴结中淋巴细胞的归巢。

（三）细胞外基质

ECM 通常位于上皮和内皮细胞下层、结缔组织细胞周围，如皮肤、骨和肌键等组织及广泛存在的基底膜。ECM 是由细胞产生和释放的大分子物质构成的细胞外复杂的结构网，包括纤连蛋白、纤维蛋白原、胶原蛋白、蛋白聚糖和黏多糖等。ECM 不仅具有结构功能，也影响大量的细胞活动，包括迁移、增殖和分化等。ECM 也提供了细菌黏附到宿主细胞的大量受体（表 7-1）。

表 7-1 细菌和 ECM 分子的黏附

ECM	细菌	黏附素
纤连蛋白	*Staphylococcus spp.*	110kD 蛋白
	S.pyogene	120kD 蛋白
	Mycobacterium spp.	3- 磷酸甘油醛脱氢酶
	E.coli	
	N.menigingitidis	32kD 蛋白外膜蛋白
胶原质	*S.aureus*	133kD 蛋白
	S.mutans	16kD 蛋白
	K.pneumoniae	
外源凝集素	*E.coli*	碳水化合物
	H.pylori	25kD 蛋白
	S.saprophyticus	160kD 血凝素
玻璃体结合蛋白	*S.aureus*	外膜蛋白
	N.meningitidis	
弹性蛋白	*S.aureus*	40kD 蛋白
硫酸乙酰肝素	*H.pylori*	65kD 蛋白
纤维蛋白原	*S.aureus*	92kD 蛋白
	S.pyogenes	M 蛋白

三、细菌的黏附机制

细菌通过直接黏附和间接黏附机制黏附细胞。直接黏附是指细菌通过表面黏附素直接与细胞表面受体结合，表达在菌毛尖部的大多数黏附素，能识别细胞黏附糖蛋白中糖基部分，如大多数大肠埃希菌菌株表达的 I 型菌毛，可优先识别黏附分子和 ECM 表面的甘露糖残基。虽然这些残基存在于大部分糖蛋白中，但由于在一些组织某些糖的优先表达和细菌黏附素的差异特异性，从而决定细菌对宿主特定组织的亲嗜性。间接黏附是指细菌通过细胞外基质蛋白间接地黏附到细胞，如链球菌和葡萄球菌通过表达在细胞表面的纤连蛋白 - 结合蛋白或磷壁酸结合到纤连蛋白或胶原蛋白。一些革兰氏阴性菌如假单胞菌和耶尔森氏菌也可以通过此方式，如耶尔森菌通过 YadA

蛋白结合纤连蛋白和胶原蛋白。与 ECM 蛋白的结合一方面允许细菌附着到基质,另一方面也促进细菌进一步通过基质蛋白与细胞黏附。

有些细菌黏附到宿主细胞并不需要细胞表面的受体,如 EPEC 首先通过束形成菌毛(bundle forming pili,Bfp)与细胞疏松黏附;随后细菌的Ⅲ型分泌系统主动分泌某些蛋白质进入宿主上皮细胞,其中一种被称之为转位紧密黏附素受体(translocatedintimin receptor,Tir)的蛋白,插入到上皮细胞膜中,介导细菌与细胞的紧密结合。

四、黏附对细菌的影响

细菌与无生命的附着物的黏附,可形成生物膜而影响其形态、结构、生长繁殖和对抗生素的敏感性等。而细菌与细胞黏附后,对细菌自身也会产生一定的影响,细菌必须通过一系列基因的上调或下调来适应新的环境。另外,细菌附着于细胞表面只是侵入机体整个过程的第一步,因此其必然调整结构或合成信号分子,以利侵入宿主细胞。黏附对细菌产生的影响主要有以下五个方面。

(一)影响细菌生长

大肠埃希菌黏附人尿道上皮细胞后,能阻止该菌的进一步生长;如果将细菌与细胞用半透膜分开后,细菌的生长无影响,表明这种抑菌作用并不依赖于特殊的黏附素–受体相互作用。虽然起抑菌作用的分子目前尚未确定,但已观察到 Ca^{2+} 和 cAMP 参与了该过程。实验表明,Ca^{2+} 流动的抑制剂能破坏这种生长抑制作用,而且反复尿道感染病人的尿道上皮细胞不能产生这种抗菌作用,但一旦细胞内 cAMP 的水平升高就会出现这种抑菌作用。

黏附也能促进细菌的生长,如淋病奈瑟菌与 HeLa 细胞接触后,生长速度比以前提高了 3 倍。大肠埃希菌接触到肠上皮细胞后,也比以前生长快。可能是因为宿主细胞微凹内代谢废物可以作为细菌的营养,而细菌接触后盖住了这些微凹,阻止有营养的废物流失。另外,在上皮细胞系流水腔或黏液覆盖的表面可能有一些微型地带,存在物理或化学因素,或有更高浓度的有机分子和无机离子,更有利细菌在这些地带生长。

(二)产生与侵入和黏附有关的结构

伤寒沙门菌黏附到上皮细胞后,产生很多对持续黏附有重要作用的新蛋白。通过扫描电镜观察,沙门菌在体外接触上皮细胞后 15 分钟,该菌表面即产生与已知鞭毛和纤毛结构明显不同的侵袭体(invasome)(图 7–1)。这种结构介导上皮细胞对该菌的内在化,一旦细菌内在化开始,该侵袭体就消失(图 7–2)。

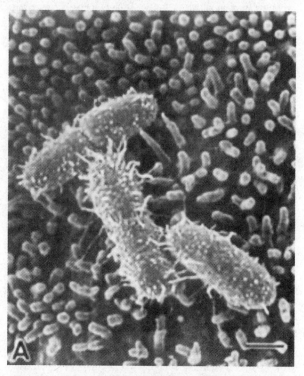

图 7–1 伤寒沙门菌形成的侵袭体(扫描电镜下观察)

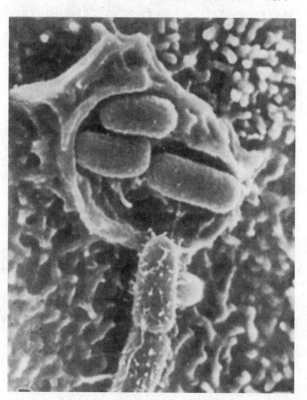

图 7–2 内在化开始而侵袭体消失(扫描电镜下观察)

EPEC 接触或感染黏膜表面通常形成分散的小菌落，这种局灶性黏附的现象，与 Bfp 有关。Bfp 形成一个网络，诱捕相邻细菌形成特殊的小菌落，而小菌落的形成有助于细菌的存活，并且不易被宿主防御机制和抗生素破坏。

（三）载铁体的产生

铁离子在细菌生长繁殖中起关键作用，宿主体内限制细菌生长的方法之一就是通过隔离细菌与乳铁蛋白等的接触而实现的。细菌为了在宿主体内生存，必须从宿主蛋白中得到铁，如大肠埃希菌通过产生能与铁结合的载铁蛋白，包括肠杆菌素（enterobactin）和气菌素（aerobactin）等，能有效地从宿主乳铁蛋白中得到铁。这种载铁体的产生由 barA 基因编码的蛋白质所控制，其转录被 PapG 黏附素与受体接触后激活，该黏附素位于 P 菌毛末端。

五、黏附对宿主细胞的影响

细菌黏附宿主细胞后，可诱导细胞产生一系列细胞因子。伤寒沙门菌与人肠上皮细胞的黏附能刺激 IL-8 的释放，而 IL-8 是中性粒细胞潜在的趋化因子，可诱导人中性粒细胞跨上皮迁移。引起尿路感染的大肠埃希菌通过 P、S 和 I 型菌毛黏附尿道上皮细胞，引起 IL-6、IL-8、IL-1α 和 IL-1β 等细胞因子的释放，因而尿路感染病人的 IL-6 水平增加，且 P 型菌毛比 S 或 I 型更能诱导 IL-6 产生。IL-6 通常被认为能刺激急性期蛋白释放，可激活 B、T 淋巴细胞，刺激免疫球蛋白的合成和纤维原细胞增殖。

EPEC 黏附小肠上皮细胞并导致其形态和功能改变。EPEC 不产生肠毒素和细胞毒素，但能诱导小肠上皮细胞产生 A/E（attaching and effacing）病理损伤，即上皮细胞失去微绒毛和变平，而下面的细胞膜升起形成基座（pedestals），基座能向外扩展至 10μm。这是因为当 EPEC 黏附到肠上皮细胞表面的微绒毛上后，通过细菌Ⅲ型分泌系统（T3SS）将效应蛋白 EspA、EspB 直接注入到宿主细胞，引起 A/E 损伤。同时，由 EPEC 染色体 eaeA 基因编码的一个 94kD 的外膜蛋白紧密黏附素与细胞膜上 Tir 受体的胞外部分结合，激活宿主蛋白 N-WASP，形成 Arp2/3 复合物；该复合物有效诱导微丝的聚合，在细菌入侵的部位形成略突出于细胞膜表面的基座，随后基座周围的上皮微绒毛消失，影响到上皮的吸收功能，造成严重水样腹泻。

（赵春燕）

第二节 细菌的侵袭

细菌的黏附只是感染过程的第一步，除少数定植的细菌只引起局部感染外，大部分细菌还会进一步扩散到其他的细胞、组织或全身而引起侵袭性感染，或侵入细胞内并在胞内寄生。

一、侵袭性物质

（一）侵袭素

细菌的侵袭能力受其侵袭基因（invasive gene, inv）所控制，由 inv 编码产生的蛋白质称为侵袭素（invasin），能介导细菌侵入邻近的上皮细胞，主要是侵入到黏膜上皮细胞内。侵袭能力强的病原菌多见的于肠道病原菌，如鼠伤寒沙门菌、福氏志贺菌、肠侵袭性大肠埃希菌和空肠弯曲菌等。肠侵袭性大肠埃希菌和痢疾志贺菌的 inv 存于 140MD 大质粒中，福氏志贺菌的侵袭基因则可通过编码产生 Ipa、Ipb 和 Ipc 等侵袭素，使该菌向邻近细胞扩散。

侵袭素的受体是宿主细胞表面的整合素，广泛分布在上皮细胞、内皮细胞、T 淋巴细胞的表面。整合素作为宿主细胞外环境与细胞内环境联系的跨膜蛋白，通过信号转导途径控制宿主细胞的活性。许多病原菌利用其侵袭素结合到宿主细胞整合素后，再侵入到宿主细胞内，导致局部感染扩散。目前研究最多的是肠道病原菌的感染，如致病性大肠埃希菌、志贺菌、沙门菌等先通过菌毛等与宿主细胞受体作用后，再与整合素结合，启动有利于细菌在宿主细胞内侵入、存活和扩散的信号通路。

（二）侵袭性酶类

许多细菌可释放侵袭性胞外酶，有利于病原菌的抗吞噬作用并向周围组织扩散。例如，金黄色葡萄球菌的凝固酶，能使血浆中的液态纤维蛋白原变成固态的纤维蛋白包绕在细菌表面，抵抗宿主吞噬细胞的吞噬作用；A 群链球菌产生的透明质酸酶，能分解细胞间质的透明质酸，有利于细菌及其毒素扩散。淋病奈瑟菌、脑膜炎奈瑟菌、溶血性链球菌、口腔链球菌和流感嗜血杆菌等能产生分解 IgA 的蛋白酶，破坏黏膜部位 sIgA 的特异性防御功能。某些病原菌被吞噬细胞摄入后，产生一些酶类物质抵抗杀灭作用，如葡萄球菌能产生过氧化氢酶，抵抗中性粒细胞的髓过氧化物酶系统的杀菌作用，也有利于细菌随吞噬细胞的流动而在组织中播散。

二、细菌Ⅲ型分泌系统在细菌侵袭中的作用

许多革兰氏阴性细菌借助于分泌系统来发挥其毒性作用。已发现有七种类型的蛋白分泌系统（protein secretion system），即Ⅰ～Ⅶ型。前六型最常见于革兰氏阴性细菌，尤其是Ⅲ型分泌系统（type Ⅲ secretion system, T3SS）与其致病性密切相关。T3SS 由结构蛋白和非结构蛋白组成。其结构类似注射器，由镶嵌细胞膜的基座结构、突出于菌体表面的针状结构以及覆盖针尖类似帽子三个结构组成。非结构蛋白由转位蛋白（translocon protein）、效应蛋白（effector protein）和伴侣蛋白（chaperone）三种蛋白组成，其中效应蛋白在致病过程中起关键作用，可使细胞皱膜和肌动蛋白骨架重排，以利于细菌侵入宿主细胞，激活宿主细胞信号通路，诱导细胞凋亡等。细菌与宿主细胞一旦接触，转位蛋白在 T3SS 针尖结构与宿主细胞膜之间排列，并在细胞膜上形成小孔；效应蛋白被注入宿主细胞内，改变宿主细胞的功能；最后，伴侣蛋白作为调节蛋白，在细菌胞浆中将效应蛋白与结构蛋白分开，调控效应蛋白的分泌。

志贺菌和沙门菌等侵入细胞均由 T3SS 介导，通过该系统将各种毒力蛋白注入宿主细胞，改变细胞的功能，包括改变肌动骨架蛋白动力学、细胞核应答和细胞内物质的运转等，介导细菌侵入。如沙门菌经 T3SS 分泌蛋白 SopE、SopE2 和 SopB，激活 Cdc42 和 Rac 启动肌动骨架蛋白的重排；SipA 和 SipC 直接与肌动蛋白结合，改变宿主细胞肌动蛋白的动力学，促进其对细菌的摄入；而 SptP 又具有拮抗 Cdc42 和 Rac 的作用，促进肌动骨架蛋白重排的恢复。T3SS 分泌的蛋白使细菌在宿主细胞内存活但又不过分伤及宿主，由此可见，细菌与宿主在共同进化的过程中，细菌致病性和宿主细胞存活之间具有一定的协调性。

三、细菌侵袭非吞噬细胞的机制

细菌侵袭非吞噬细胞的机制，目前提出两种学说，分别称为拉链机制（zipper mechanism）和触发机制（trigger mechanism）。拉链机制是受体介导的侵入，即细菌侵袭素与细胞膜相应受体结合，激活宿主细胞信号转导系统，引起细胞骨架轻微重排。触发机制会引起细胞骨架大范围重排，细胞膜形成"皱突"。两种机制的重要区别在于拉链机制是由外在因素，即细菌与细胞膜受体结合而引起的；而触发机制是由内在因素，即细菌分泌的效应蛋白引起的。

（一）拉链机制

当细菌与宿主细胞相应受体结合，通过信号转导系统引发肌动蛋白细胞骨架重排；随后宿主细胞膜包裹于菌体周围，细菌似陷入其中，此过程称为拉链机制。该过程包括三个连续的步骤：①接触与黏附，细菌配体与其相应的细胞受体结合，受体分子聚集成簇（receptor clustering）；②吞噬杯（phagocytic cup）形成，配体－受体复合物形成后产生瞬时信号，诱导肌动蛋白的多聚化及细胞膜的延伸，形成吞噬杯；③吞噬杯闭合、回缩，细菌进入细胞，肌动蛋白解聚并恢复至基础状态。

耶尔森菌与李斯特菌都是通过拉链机制介导细菌侵入宿主细胞的，其中耶尔森菌的研究目前最为透彻。耶尔森菌的外膜蛋白即侵袭素与细胞表面整合素β1 链结合，介导细菌黏附并侵入上皮细胞。当细菌进入时，环绕在其周围的宿主细胞膜形成拉链样结构，介导细菌进入细胞。整合素的活化可导致酪氨酸的磷酸化，这对于细菌的侵入是必需的。另外，酪氨酸蛋白激酶 Src、磷脂酰肌醇 -3 激酶（PI-3K）以及 Rac1- 肌动蛋白相关蛋白 2/3（Rac1-Arp2/3）信号通路也都参与侵袭素介导的细菌内化。

李斯特菌在黏附的最初阶段，细菌表面蛋白 ActA 参与黏附素与宿主细胞表面的硫酸乙酰肝素蛋白聚糖（heparansulphate proteoglycan）受体结合。ActA 与内源性 WASP 家族蛋白共同激活细胞内 Arp2/3 复合物，后者在肌动蛋白骨架重排中发挥枢纽作用。在侵袭肠上皮细胞中，细菌分泌一种称为内在素 A（internalin A, InlA）的细菌因子，InlA 受体为上皮细胞钙黏蛋白或相关的链蛋白。两者结合

后激活酪氨酸激酶和脂激酶,引起宿主细胞肌动蛋白重排,细胞膜形成伪足样结构,将细菌包裹入细胞中。另一种细菌因子 InlB 为产单核细胞李斯特菌侵入培养细胞,如肝细胞、CHO 细胞和 HeLa 细胞所必需,但尚未证实宿主细胞上有 InlB 受体。InlB 可引发信号转导过程中相关蛋白酪氨酸磷酸化,激活 PI-3K,引发宿主肌动蛋白重排。另外,PI-3K 还可通过激活 Rac 而引起肌动蛋白重排。

（二）触发机制

在细菌侵入细胞的过程中,细菌与细胞之间的相互作用均是由 T3SS 介导的,T3SS 通过产生特定的细菌效应蛋白直接激活细胞骨架成分,使肌动蛋白重排,引起细胞膜起皱,肌动蛋白丝聚合物伸出大型片状或伪足样结构,与细胞膜结合形成囊泡,最终导致细菌内在化,此过程称为触发机制。志贺菌与沙门菌都是通过该机制进入细胞的。

细菌通过触发机制侵入细胞的过程分为四个连续的阶段。①作用前期:细菌胞质内的效应蛋白与相应伴侣蛋白结合,T3SS 在细菌指数生长期被适当装配,因为在细菌接触靶细胞之前其分泌功能一直处于抑制状态。②相互作用期:此阶段是细菌识别细胞的过程,形成与细菌侵袭相关的细胞信号转导平台。在志贺菌中,IpaB 与细胞膜上的 CD44 分子结合对细菌黏附宿主细胞过程中起关键作用,可激活 T3SS 分泌装置,将 IpaB/C 转位蛋白插到细胞膜中。而沙门菌则通过 SipB/C 在细胞膜上形成孔道。③细胞“巨胞饮袋”形成:该期出现明显的细胞表面局部结构的变化,其特征为丝状伪足和片状伪足形成,细胞肌动蛋白的重排,肌动蛋白丝明显延伸并在细胞表面形成细菌侵入位点。肌动蛋白丝延伸的机制在沙门菌和志贺菌有所不同。在沙门菌,T3SS 将五种效应蛋白 SipA、SipC、SopB、SopE 和 SopE2 直接分泌到细胞内,其中 SopB、SopE 和 SopE2 激活 Rho 蛋白家族 Cdc42 和 Rac-1 引起肌动蛋白成核（actin nucleation）;SipA 和 SipC 与肌动蛋白丝结合并抑制其解聚,最终促进起皱细胞膜的延展及介导细菌的侵入。在志贺菌,T3SS 蛋白 VirA 活化 Cdc42 和 Rac-1 之后,诱发微管解聚;同时,IpaC 活化酪氨酸激酶 c-Src,将皮层蛋白（cortactin）募集至细胞膜,并启动肌动蛋白多聚化及丝状伪足和片状伪足的形成与延展。④肌动蛋白解聚与“巨胞饮袋”闭合:参与沙门菌和志贺菌侵入的 T3SS 效应蛋白有所不同。在沙门菌,效应蛋白为 SptP,具有酪氨酸磷酸酶活性,调节由细菌侵入诱发的有丝分裂原活化蛋白激酶（MAPK）活性;同时对 Cdc42 和 Rac-1 有 GAP（GTPase-activating protein, GTP 酶激活蛋白）活性,可拮抗 SopE 的作用,阻断肌动蛋白的进一步聚合而导致侵入位点的缩小。在志贺菌,则是通过 IpaA 结合黏着斑蛋白（vinculin）而诱导肌动蛋白解聚。

（三）拉链-触发双重机制

过去一直认为,沙门菌只通过触发机制侵入非吞噬细胞,在侵入过程中导致细胞肌动蛋白重排,引起细胞膜起皱（图 7-3）。最新研究表明,沙门菌也可通过侵袭素 Rck 介导的拉链机制侵入细胞。因此,沙门菌被认为是第一个可通过拉链和触发双重机制侵入细胞的细菌。Rck 是分子量为 17~19kD 的外膜蛋白,由肠炎沙门菌和鼠伤寒沙门菌毒力大质粒上的 rck 基因编码,除了具有黏附和侵袭真核细胞的功能外,还可通过抑制补体分子 C9 在细菌细胞膜的聚集,从而抵抗补体的杀伤作用。Rck 是外膜蛋白家族成员之一,该家族包括 5 个外膜蛋白:沙门菌的 Rck 和 PagC、小肠结肠炎耶尔森菌的 Ail、大肠埃希菌 λ-噬菌体表达的 Lom 和阴沟肠杆菌的 OmpX,其中只有 Rck 和 Ail 两个外膜蛋白具有侵袭能力。在侵袭过程中,当 Rck 与细胞膜受体结合后,首先激活 PI-3K,诱导 PIP3 的形成,然后活化 Akt,进而 GTPase Rac1 和 Cdc42 被激活,形成 Arp2/3 复合物,使肌动蛋白聚集,介导细菌侵入（图 7-4）。

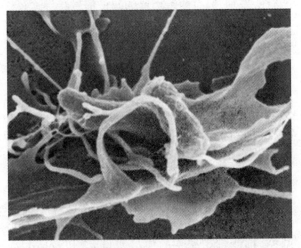

图 7-3 沙门菌通过触发机制侵入细胞,细胞膜形成皱突（扫描电镜下观察）

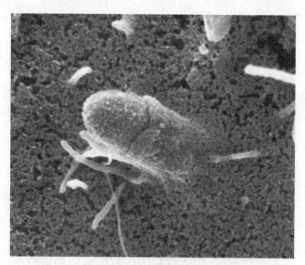

图 7-4 沙门菌通过拉链机制侵入细胞,细胞膜轻微重排(扫描电镜下观察)

(赵春燕)

第三节　细菌感染与细胞凋亡

细胞凋亡(apoptosis)又称细胞程序性死亡(programmed cell death, PCD),是细胞受内、外环境因素影响所产生的由基因调控的主动性死亡。许多细菌感染能诱导宿主细胞发生凋亡,但也有些细菌感染能抑制细胞凋亡。诱发或抑制细胞凋亡对细菌感染的结果起着关键作用,被感染细胞的死亡和细菌的清除可阻止炎症的发生,而细菌为了生存与扩散则抑制细胞凋亡。

一、细胞凋亡信号转导途径

尽管细胞凋亡诱导物及不同细胞凋亡机制可能有所差别,但有两条重要的凋亡信号转导途径,即内源性的线粒体途径和外源性的死亡受体途径。

(一)线粒体途径

线粒体在细胞凋亡中起着重要作用,通过释放细胞色素 C(cytochrome C, Cyt C)、凋亡诱导因子(appoptosis inducing factor, AIF)和核酸内切酶 G(EndoG)等引起细胞凋亡。其中 Cyt C 与凋亡蛋白酶活化因子 -1(Apaf-1)结合形成多聚体,再与 caspase9 形成凋亡小体,激活 caspase3,而 AIF 和 EndoG 直接转位到细胞核内裂解 DNA,引起细胞凋亡。Cyt C 的释放受 bcl-2 家族成员的调控:抑制细胞凋亡的成员如 bcl-2 和 bcl-xl 阻止 Cyt C 的释放,促细胞凋亡成员如 bax 和 bak 诱导 Cyt C 的释放。Bax 和 bak 使线粒体通道性转变孔道(permeability transition pore, PTP)开放,线粒体膜电位下降,释放 Cyt C。结核分枝杆菌诱导巨噬细胞凋亡、幽门螺杆菌诱导 T 细胞凋亡、耶尔森菌外膜蛋白 P 诱导 T 细胞凋亡等都是通过线粒体途径诱导凋亡的。

(二)死亡受体途径

死亡受体途径是指细胞外的死亡信号通过死亡受体转入细胞内。死亡受体是一类跨膜蛋白,属于肿瘤坏死因子(TNF)受体家族成员,其中最典型的死亡受体是 Fas(CD95),当 Fas 与其 Fas 配体(Fas ligand, FasL)结合后,可以启动凋亡信号的转导引起细胞凋亡。首先 FasL 诱导 Fas 受体三聚体化,导致 Fas 分子胞内死亡结构域(death domain, DD)与 Fas 相关死亡结构域(Fas-associated protein with death domain, FADD)的 DD 结合,激活 caspase8,然后依次激活 caspase7、caspase6 和 caspase3,从而引起细胞凋亡。细菌内毒素被证明通过 Fas/FasL 途径诱导细胞凋亡,如大肠埃希菌 LPS 经 Toll 样受体 4(TLR4)启动胞内炎症信号通路引起细胞凋亡。

另一个重要的死亡受体是肿瘤坏死因子受体(tumor necrosis factor receptor, TNF-R)。TNF-α 通过与细胞膜上的 TNF-R 结合,实现其细胞毒性、抗病毒、免疫调节等生物学功能。TNF 也可通过 TNFR1 诱导细胞凋亡。当 TNF 与 TNFR1 结合后,三聚体化的 TNFR1 通过 DD 与另一接头蛋白 TNFR 相关死亡结构域(TRADD)接合,TRADD 的 DD 再与 FADD 接合,下传凋亡信号活化 caspase-8,即经过 TNFR1-TRADD-FADD 的途径传导信号。因此,如 FADD 中的 DD 发生突变,不但能抑制 Fas 引起的细胞凋亡,也能抑制 TNFR1 引起的细胞凋亡。

二、细菌感染诱导细胞凋亡机制

细菌感染可引起受感染的宿主细胞凋亡,最早在 1992 年被报道。细菌感染诱导细胞发生凋亡的机制十分复杂,不同的细菌诱导细胞凋亡机制不同,同一种细菌也可以通过不同机制引起细胞凋亡。

(一)活化宿主细胞受体

金黄色葡萄球菌产生的肠毒素 A~E 和 G、

毒性休克综合征毒素-1（toxic shock syndrome toxin-1, TSST-1），以及链球菌产生的致热外毒素A~C，都具有超抗原作用，不需要抗原提呈细胞的加工递呈，可与MHC Ⅱ类分子及T细胞受体（T cell receptor, TCR）的Vβ区结合，刺激T细胞大量活化和增殖，产生大量的细胞因子，引起细胞凋亡。

（二）诱导第二信使的产生

百日咳鲍特氏菌产生的腺苷酸环化酶溶血素（adenylatecyclasehemolysin, Ac-hly）具有腺苷酸环化酶和溶血素双重活性，通过溶血素在细胞膜上穿孔使Ac-hly进入宿主细胞，腺苷酸环化酶随即发挥作用，将细胞内ATP转化为cAMP。细胞内cAMP水平升高后，可诱导细胞凋亡。百日咳鲍特菌氏产生的百日咳毒素（pertussis toxin, PT）也能使细胞内cAMP增加，诱导细胞凋亡。

（三）激活半胱氨酸蛋白酶

半胱氨酸蛋白酶（caspase）家族是直接导致凋亡细胞解体的蛋白酶系统，在细胞凋亡机制中起重要作用，无论是线粒体途径还是死亡受体途径都通过活化半胱氨酸蛋白酶诱导细胞凋亡。

志贺菌分泌侵袭性质粒抗原B（invasion plasmid antigen B, IpaB），结合并活化caspase-1（ICE-1），活化的ICE参与巨噬细胞凋亡和IL-1β的活化，使宿主细胞DNA片段化和凋亡的形态学改变。沙门菌诱导细胞凋亡需要T3SS分泌的沙门菌侵袭蛋白B（salmonella invasion protein B, SipB），其序列与志贺菌IpaB同源，通过结合ICE-1诱导细胞凋亡。

志贺菌和沙门菌诱导细胞凋亡是依赖caspase-1，而不伴有其他caspase的激活，目前把依赖于caspase-1的细胞凋亡称为细胞焦亡（pyroptosis），也称为典型途径的细胞焦亡。焦亡细胞是一种新的程序性细胞死亡方式，在形态上同时具有凋亡和坏死的特征，与凋亡细胞相似的是表现为细胞核浓缩，染色质DNA断裂以及TUNEL染色阳性；但与凋亡不同的是焦亡细胞膜完整性丧失，细胞内容物释放，诱发炎症反应。细胞发生焦亡时细胞膜上有1~2nm的小孔形成，正是这些小孔使细胞内的离子平衡丧失，水分内流，细胞肿胀继而膜破裂，细胞发生渗透性溶解。此外，在受到细菌LPS刺激后，细胞中的caspase-4

或caspase-5或caspase-11会直接结合LPS，启动细胞焦亡，导致细胞膜穿孔、细胞肿胀破裂，引发炎症反应，这种细胞焦亡称为非典型途径的细胞焦亡。近年来认为介导细胞焦亡的关键分子是消皮素D（gasderminD, GSDMD），它是caspase-1、caspase-4、caspase-5和caspase-11的共同底物，会特异性地将GSDMD蛋白切割成N端结构域和C端结构域两部分，分离出来的N端结构域可以诱导细胞焦亡，而C端结构域主要通过结合N端结构域来抑制细胞焦亡。GSDMD是消皮素蛋白家族的一员，该家族成员还有GSDMA、GSDMB、GSDMC、DFNA5及DFNB59等，它们的序列高度同源，均有高度保守的消皮素-N结构域。除DFNB59外，所有消皮素蛋白家族成员都由类似GSDMD的两个可相互作用的结构域构成，且其消皮素-N结构域都可导致细胞焦亡或杀死细菌。如果将消皮素-C结构域上负责与N端相互作用的残基进行突变处理，则会诱发细胞焦亡，说明消皮素家族成员有着类似的自抑制结构。与GSDMD不同的是，其他消皮素蛋白并无炎性caspases酶切位点，它们可能需要通过其他机制来激活，这需要更深入的研究。

（四）抑制蛋白质合成

白喉棒状杆菌、铜绿假单胞菌、痢疾志贺菌和肠出血性大肠埃希菌（EHEC）都能分泌抑制宿主细胞蛋白合成和激活细胞凋亡的毒素，这些毒素具有A-B亚单位结构，B亚单位与细胞膜上相应受体结合并介导A亚单位进入细胞内，然后通过不同机制抑制蛋白质合成。

白喉毒素（diphtherial toxin, DT）是白喉棒状杆菌的主要致病物质。DT的B亚单位与细胞表面的受体结合，通过B亚单位转位区的介导，使得A亚单位进入细胞质。A亚单位是一种酶，可促进辅酶Ⅰ（NAD）上的腺苷二磷酸核糖（ADPR）与细胞内延伸因子-2（elongation facter 2, EF-2）结合，使EF-2灭活，因而阻断蛋白质的合成，最终导致细胞死亡。外毒素A是铜绿假单胞杆菌的重要毒力因子，也具有灭活EF-2而抑制蛋白质合成的作用。

痢疾志贺菌和EHEC均可产生志贺毒素（Shiga toxin, ST）。毒素的B亚单位介导与宿主细胞膜上特异糖脂（globotriaosylceramide）受体Gb3

结合，A 亚单位可裂解 28S rRNA，阻止其与氨基酰 tRNA 结合，抑制蛋白质合成。

（五）破坏细胞质膜

有些细菌通过产生成孔蛋白（pore-forming protein，PFP）破坏细胞质膜诱导细胞发生凋亡，包括金黄色葡萄球菌的 α- 溶素、单核细胞增生性李斯特菌的李斯特菌素 O 和大肠埃希菌的溶血素等。

金黄色葡萄球菌的 α- 溶素能诱发 T 淋巴细胞和上皮细胞发生凋亡，其机制是 α- 溶素直接插入细胞膜，在细胞膜上形成孔道，允许单价离子通过，导致出现典型的 DNA 片段和细胞凋亡。

李斯特菌素 O 是一种穿孔毒素，在体内外均可直接诱导细胞凋亡。

大肠埃希菌产生的 α- 溶血素对不同种属的细胞均有毒性作用，包括鸡胚成纤维细胞、兔粒细胞和小鼠成纤维细胞。α- 溶血素也是直接插入细胞膜脂质双层分子形成孔通道，选择性地使阳离子或阴离子能过，诱导细胞凋亡。

三、细菌感染抑制细胞凋亡

尽管许多细菌感染能诱导细胞凋亡，但也有部分细菌感染能抑制凋亡，特别是胞内寄生的病原菌，细胞凋亡会使它们失去寄生的场所，所以这些细菌感染宿主细胞后会抑制细胞凋亡，维持宿主细胞的相对稳定，以利于自身生存。

衣原体在感染宿主细胞后表现出抑制细胞凋亡特性，如 TNF-α 和 Fas 抗体等促凋亡的因素都不能诱导衣原体感染的细胞发生凋亡，这种抗凋亡现象是受感染细胞线粒体 Cyt C 的释放及下游 caspase 的活化均被阻断造成的。

普氏立克次体主要感染血管内皮细胞，内皮细胞感染后会激活 NF-κB，促进炎症因子等的表达，并抑制凋亡的发生。如果抑制 NF-κB 的活化，那么受感染的内皮细胞会迅速发生凋亡，而未感染的内皮细胞则不会发生凋亡。

结核分枝杆菌（MTB）是兼性胞内寄生菌，感染人体后主要被巨噬细胞吞噬，产生不完全吞噬；未被机体免疫系统清除而潜伏下来的 MTB 也主要寄生于巨噬细胞内。因此，巨噬细胞的生存状况直接影响到寄生在其内部的 MTB 的生存。在感染早期，MTB 可以激活 caspase，引发一系列级联反应，在细胞因子 IL-1β 和 TNF-α 的作用下，激发信号转导途径，细胞内线粒体发生一系列结构和功能的变化，释放凋亡诱导因子，在这些因子协同作用下，最终启动巨噬细胞凋亡，并导致细菌被杀灭。但是，MTB 某些菌体成分如分枝菌酸和 6,6- 双分枝海藻糖等可被巨噬细胞表面特异性受体识别，抑制巨噬细胞分泌细胞因子，从而减少细胞凋亡。另外，已证明 MTB 强毒株比无毒株诱导的凋亡细胞少，有利其在宿主体内繁殖和扩散，进而引发炎症反应。

幽门螺杆菌（HP）是慢性胃炎、消化性溃疡的重要病原菌。当胃、十二指肠感染 HP 后，胞内 Fas 及 FasL 的形成明显增加，由 Fas/FasL 途径诱导上皮细胞凋亡，形成胃、十二指肠炎症及溃疡。CagA 是 H.pylori 的重要毒力因子，通过 T4SS 进入胃黏膜上皮细胞，与 p53-2 促凋亡蛋白（apoptosis stimulating protein of p53-2，ASPP2）结合，导致 p53 蛋白降解。p53 蛋白不仅是抑癌蛋白，而且可促进细胞进入细胞周期的停滞阶段，继而凋亡或者衰老，因此，p53 减少会抑制细胞凋亡的发生。

（赵春燕）

第四节　外泌体与细菌感染

外泌体（exosomes）是一种由多种细胞（包括人类细胞在内的真核细胞和原核细胞）分泌到胞外的直径为 40~150nm 的膜性囊泡，也被称作胞外囊泡（extracellular vesicles，EV）。外泌体内含有独特的蛋白质、脂质和核酸等物质。外泌体介导的脂类、蛋白质及编码和非编码 RNA 等的运输，广泛参与了细胞内和细胞间的生理过程，如抗原呈递、固有免疫、肿瘤的发生发展等。

革兰氏阴性细菌的外泌体来源于外膜，也被称为外膜囊泡（outer membrane vesicles，OMV）。OMV 与耐药性、营养细胞、传递生物信息、杀伤竞争性细菌、形成生物膜等过程密切相关。肠道内拟杆菌属以及其他病原菌（如沙门菌）可以合成携带头孢菌素酶的 OMV，从而保护肠道菌群免受抗生素杀伤。HP 与消化道溃疡及胃癌的发生密切相关，其中 TK1402 菌株分泌的 OMV 与一种特殊的 22kD 蛋白质参与了细菌生物膜形成,可能与菌体定植以及致病机制相关。

2009 年,首次从金黄色葡萄球菌培养上清液中分离出 G⁺-EV。这些 EV 直径为 20~100nm,具有球形脂双层膜结构。金黄色葡萄球菌 EV 含有 90 种囊泡蛋白,富含膜表面相关或胞外毒力蛋白,包括 β- 内酰胺酶、凝固酶、溶血素、IgG 结合蛋白和 N- 乙酰胞壁酰基 -L- 丙氨酸酰胺酶。这些 G⁺-EV 因含有核酸、毒素和酶等组分,在细菌感染的发病机制中发挥着重要作用。

通过对 MTB 分泌的细胞外囊泡进行蛋白质组学分析,发现 287 种囊泡蛋白质,其中许多囊泡蛋白质与该菌的毒力相关。MTB 脂蛋白 LprA(Rv1270c)通过 TLR2 抑制 MHC II 类分子介导的抗原递呈;脂蛋白 LpqH(Rv3763)既可以通过激活 TLR2,发挥线粒体凋亡诱导因子的作用,诱导巨噬细胞凋亡,也能通过激活自噬及维生素 D 受体信号,提高宿主细胞的防御能力。MTB 脂蛋白的功能复杂,需要进一步研究其在 MTB 分泌的细胞外囊泡中的作用。此外,MTB 的肝素结合血凝素黏附蛋白(heparin-binding hemagglutininadhesin,HBHA)和 MTB 分泌性抗原 Ag85 复合物也存在于囊泡中。HBHA 可通过结合硫酸糖复合物增强与宿主上皮细胞的黏附,与 MTB 的肺外播散密切相关。Ag85 复合物与宿主巨噬细胞表面的纤维结合素结合,可增强 MTB 对巨噬细胞的黏附。

过去对细胞外囊泡、细胞外 DNA(extracellular DNA;eDNA)和胞质蛋白的产生和分泌机制不是很清楚,现有研究发现,在铜绿假单胞菌形成的生物膜中当细菌受到某些刺激因素如抗生素或 DNA 损伤剂的作用下,很快从杆状变为圆形,在 5~10 秒内发生爆炸并失去其结构完整性,爆炸时将细胞内容物包括 eDNA、蛋白质和细胞膜碎片释放到周围环境中,而且爆炸细菌的膜片段卷曲形成囊泡,捕获爆炸释放的 eDNA 或其他细胞成分。研究还证实铜绿假单胞菌发生爆炸是由细菌的前噬菌体编码的裂解素(endolysin,Lys)的基因所决定的。当细菌暴露于不同形式的应激,刺激了编码 Lys 的基因表达并诱导爆炸性细胞裂解以应对不利的环境条件,胞外囊泡与 eDNA 相互作用增加了生物膜结构稳定性并保护生物膜免受

抗生素的破坏作用。

外泌体是细胞与细胞间物质和信息传递的一种重要工具,在多种细菌感染的过程中都发挥着重要的作用。由于外泌体不能复制且含有大量细菌抗原,并能有效激活免疫系统,因此,或可应用于开发预防和治疗性疫苗。此外,由于外泌体来源于所有细胞类型,在病理状态下外泌体中包裹的 miRNA 或蛋白质及其水平会发生变化,因此,体液如血浆、尿液和唾液中的外泌体可作为标志物,在细菌性疾病的早期诊断、疗效监测和疾病的预后方面可能有很好的应用前景。

(赵春燕)

第五节　细菌感染与肿瘤

细菌感染(bacterial infection)是指细菌侵入机体后,进行生长繁殖、释放毒性物质等,同时与机体免疫系统相互作用,引起不同程度病理损伤的过程。细菌感染的结局,除人们熟知的显性感染外,还有不为人们所熟知的,即细菌感染后导致肿瘤的发生。在细菌感染所致的肿瘤中,研究最多的是 HP 感染引起的胃部肿瘤;其他如伤寒沙门菌、牛链球菌和肺炎衣原体等感染,有报道认为与部分类型肿瘤的发生有关。

一、与肿瘤相关的细菌

肿瘤相关细菌(tumor associated bacteria)或致癌细菌(oncogenic bacteria),是指能引起机体发生持续性或慢性感染、并且通过其产生的毒素和引发的慢性炎症反应等诱导机体细胞发生癌变的细菌。

肿瘤是机体组织在各种致癌因素作用下,局部组织细胞失去正常生长调控所形成的新生物。肿瘤的发生机制十分复杂,至今仍不完全清楚。研究细菌感染的致癌作用,既有利于探索肿瘤的发生机制,也有利于探索肿瘤防治的新策略。进入 21 世纪,细菌致癌机制的研究备受关注,研究提出了三种主要的致癌机制:①持续的细菌感染引发的慢性炎症可导致细胞癌变;②细菌毒素及慢性细菌感染产生的次级代谢产物可诱发细胞癌变;③细菌感染导致宿主细胞 DNA 损伤与修复障碍,引发细胞恶性变(图 7-5)。

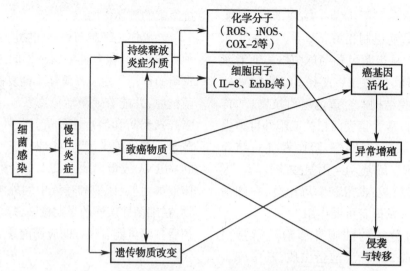

图 7-5　肿瘤相关细菌对宿主细胞的潜在致癌机制示意图

细菌感染导致肿瘤发生的最好例子是 HP 感染所导致的胃癌及胃黏膜相关淋巴组织淋巴瘤(mucosa associated lymphoid tissue lymphoma, MALT)。另外, 伤寒沙门菌感染与胆囊癌、牛链球菌感染与结肠直肠癌、肺炎衣原体感染与肺癌的发生也有密切的相关性。

二、幽门螺杆菌感染与胃癌

HP 是 1982 年分离出的新病原菌, 1994 年, WHO 的国际癌症研究中心(IARC)就将其列为 I 类致癌因子, 是目前唯一被列为致癌因子的原核细胞型微生物。HP 是慢性胃炎和消化性溃疡的主要致病因子, 但 HP 感染增加了胃癌与 MALT 淋巴瘤发生的危险性。HP 在人群中的感染率较高, 全世界有超半数人口感染幽门螺杆菌, 但只有少部分感染者发生胃癌, 其主要原因是胃癌的发生与 HP 感染、宿主和环境(如高盐饮食、吸烟和维生素 C 缺乏)等多种因素有关。

(一)细菌菌株与毒素

HP 产生两种主要外毒素, 即细胞空泡毒素 A(vacuolating cytotoxin antigen, VacA)和细胞毒素相关蛋白 A(cytotoxin associated protein antigen, CagA)。VacA 可导致胃黏膜上皮细胞发生空泡样病变, 诱发消化性溃疡。不同地域存在的菌株和致癌性有所差别, 如在西方国家, CagA⁺菌株感染人群才会增加消化道溃疡与胃癌发生的危险性; 但在我国, 几乎所有分离到的 HP 菌株均为 CagA⁺菌株, 所以我国更需要关注。

(二)细菌的黏附和存活

定植在胃黏膜上皮层是 HP 侵入宿主的第一步, 其主要定植部位是胃窦部。HP 蛋白组学分析结果揭示, 超过 70% 蛋白的等电点大于 7.0, 这种特性反映出 HP 对胃部酸性环境的不适应性, 所以 HP 必须具备抵抗胃酸作用的能力。HP 胞膜上有环境酸碱度"感应器", 如组氨酸激酶 HP165、膜受体 Tar、Tsr 和 TlpB 等, 能将环境中的酸碱度信号传至胞内, 激活尿素酶并将胃黏膜组织渗出的尿素分解为氨。氨围绕在 HP 菌体表面形成"氨云", 中和胃酸, 形成利于其生存的微环境。HP 产生的磷脂酶和蛋白酶能消化胃黏膜表面的黏液层, 降低黏度, 有利其通过鞭毛运动穿过黏液层, 长期在胃黏膜上皮和黏液胶质层中存活。HP 能通过表面蛋白与胃上皮细胞受体特异性结合, 抵抗胃蠕动的机械清除作用。此外, HP 还可抵抗免疫细胞的清除作用。

(三)胃黏膜上皮细胞动力学异常

1. 损伤胃黏膜屏障　用于解释 HP 引起的慢性胃炎和消化性溃疡的机制有两种学说。一种是"漏屋学说", 即 VacA 造成胃黏膜上皮细胞空泡样变, 而尿素酶分解尿素产生的氨加重空泡样变, 再加上 HP 激活巨噬细胞释放的 IL-8 及中性粒细胞引发的炎症反应等因素综合作用, 最终导致胃黏膜屏障结构被破坏, 经胃酸腐蚀而发生溃疡。另一种是"胃泌素联系学说", 即氨的产生阻断了胃窦 G 细胞释放胃泌素的反馈抑制作用, 导致胃泌素持续释放, 刺激胃酸和胃蛋白酶的过度分泌而损伤胃黏膜。

2. 刺激胃黏膜上皮细胞增生及修复　HP 感染作为胃癌发生的启动因素,所产生的 CagA 通过 Ⅳ 型分泌系统(T4SS)被转运至胃黏膜上皮细胞内,在 Src 家族蛋白激酶的作用下,CagA 发生酪氨酸磷酸化,通过 Ras/Raf 依赖或非依赖的方式激活 MEK/ERK 信号途径,导致胃黏膜上皮细胞骨架重排和细胞异常增殖,引起胃黏膜的增生;也可通过 ASPP2 途径降解 p53,抑制细胞凋亡的发生。幽门螺杆菌也可通过 caspase 途径和线粒体途径等诱导正常胃上皮细胞凋亡,从而刺激胃黏膜上皮细胞增生及修复,增加了 DNA 损伤机会,打破了胃黏膜上皮细胞增殖和凋亡之间的动态平衡。另外,幽门螺杆菌感染造成胃窦部黏膜组织损伤,胃壁细胞减少,胃酸分泌量下降,高 pH 状态更有利胃内幽门螺杆菌增殖和促进 N- 亚硝基化合物等致癌物质的形成,激活癌基因的表达,诱发恶性转化。

3. 胃黏膜上皮细胞分子生物学改变　受损的胃黏膜上皮细胞可释放 IL-8 等趋化因子,募集单核细胞到达炎症部位。中性粒细胞呼吸爆发时产生多种反应性氧中间物(reactive oxygen intermediate, ROI),单核巨噬细胞的活化,肥大细胞脱颗粒并释放大量炎性介质,这些因素综合作用于胃黏膜细胞基因组 DNA,导致 DNA 分子发生突变或断裂,促进细胞恶性转变。HP 感染可导致:①原癌基因的激活,包括 *ras* 基因点突变和 *met* 基因过量表达等;②抑癌基因的失活,如 *p53*、*APC*、*p16* 等抑癌基因失活;③引起基因甲基化的表观遗传学改变等。

综上所述,胃癌是在多种因素的共同作用下发生的,HP 感染在胃癌发生的早期阶段发挥着重要的作用。另外,数据统计分析结果表明,HP 感染还与消化道的其他肿瘤发生有关,如结直肠癌、食道癌和胰腺癌等。

三、伤寒沙门菌感染与胆囊癌

伤寒沙门菌是一种兼性胞内寄生菌,感染后可导致慢性炎症和带菌者,并产生具有基因毒性的毒素,如细胞致死性扩张毒素(cytolethal distending toxin, CDT)。1971 年,Axelrod 等首次报道了胆囊癌与伤寒带菌者存在联系,并被后来的一系列研究所证实。胆囊癌的发病率位居消化道肿瘤的第五位,女性多于男性。在中国和日本等东亚地区,67.3% 胆囊癌病人是伤寒沙门菌的带菌者,而健康人群中带菌率仅为 8.35%,也辅助证明胆囊癌的发生与伤寒沙门菌感染有关。

伤寒沙门菌侵入人体后,经菌血症带到肝脏和胆囊等器官内增殖,而在肝脏中繁殖的沙门菌经胆道排入胆囊。胆囊中的病菌快速增殖后产生致突变因子和前炎性因子等,并在胆囊中被浓缩升高约 10 倍,这可能是导致细胞基因突变的主要因素。伤寒沙门菌还产生多种致癌物质,如其在胆囊中产生的葡糖醛酸糖苷酶,与一级胆酸作用后产生高浓度的致癌二级胆酸。同时,该菌产生的酶类可将硝酸盐分解为致癌的亚硝酸盐。此外,伤寒沙门菌的慢性感染也可导致胆囊的持续性化学损伤,导致癌变的几率增加。

伤寒沙门菌产生的 CDT 具有较高的细胞毒性作用,由 CdtA、CdtB 和 CdtC 三个亚单位组成,其中 CdtA 和 CdtC 介导全毒素(holotoxin)与靶细胞膜的结合,CdtB 是毒素的活性亚单位。CdtB 通过细胞的内在化作用被传送进入细胞质,其结构和功能与哺乳动物 DNase I 是同系物,可作用于细胞核而损伤 DNA,这可能是沙门菌致胆囊癌的重要机制之一。沙门菌属中只有伤寒沙门菌存在编码 CdtB 的基因,而该菌只能感染人,并导致慢性持续性感染,从而引起胆囊癌的发生。

四、细菌感染与结直肠癌

人体肠道内寄居着大量的微生物群,占人体微生物总量的近 80%,其中以细菌为主。肠道菌群的改变可影响肠上皮细胞和肠腔环境,与结直肠癌的发生发展有密切联系。通过数据库文献分析,发现结直肠癌是炎性肠病的一种主要并发症,而且 2/3 的结直肠癌病人的结肠中存在 *pks*⁺ 大肠埃希菌,而健康人群仅 1/5 的人结肠中有这种大肠埃希菌。用 *pks*⁺ 大肠埃希菌感染体外培养的哺乳动物上皮细胞,发现其可导致短暂的 DNA 损伤和染色体不稳定,并进一步证实是 *pks* 基因编码的 colibactin 毒素损伤了肠壁细胞 DNA。取 colibactin 毒素进行动物试验,发现其作用类似于 0.5-Gy γ- 射线进行全身照射所造成的对 DNA 及染色体损伤的程度。因此,Wang 等提出了 *pks*⁺ 大肠埃希菌基因毒素及其致癌的模式图(图 7-6,见文末彩插)。

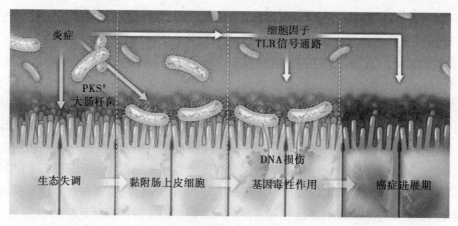

图 7-6 *pks⁺* 大肠埃希菌感染与炎症和致癌的关系示意图

在引起结直肠癌的细菌中,研究最深入的是牛链球菌(*Streptococcus bovis/gallolyticus*)。牛链球菌归属 D 族链球菌,是一种机会致病菌。在免疫力低下的个体中,可发生牛链球菌的全身性感染,其中以牛链球菌性心内膜炎最常见。早在 1951 年,就有牛链球菌感染性心内膜炎与结直肠癌相关性的报道,并且这种相关性也被随后的其他研究证实。另外,60% 的结直肠癌病人发生过牛链球菌感染性心内膜炎或菌血症,而且小鼠模型的实验结果也表明牛链球菌的消化道感染可导致结直肠癌。

牛链球菌分为两个生物型,其中生物 I 型牛链球菌与结直肠癌的相关性更强。虽然牛链球菌感染导致结直肠癌的机制尚未完全阐明,但已经发现该菌细胞壁抗原可与人体的多种细胞黏附,包括胃肠道的黏膜上皮细胞、各种内皮细胞和血细胞,并诱导 IL-8 的合成。IL-8 导致环氧酶-2(cyclooxygenase-2,COX-2)过表达,导致细胞基因组不稳定,容易产生癌变。另外,牛链球菌感染能诱导基质金属蛋白酶 MMP2 和 MMP9 的产生,在结直肠癌形成和发展过程中也发挥着重要的作用。

关于牛链球菌感染导致结直肠癌发生的机制,还有另外两种观点。一种观点认为,结肠直肠癌变部位为牛链球菌的持续生长和生存提供了特定的微生境(niche),有利于牛链球菌的侵入、生长与繁殖;另一种观点则认为,牛链球菌感染本身可能促进结直肠肿瘤形成,并已为许多实验研究所证实。有关牛链球菌与结直肠癌之间关联的"假说"可能是两者互为因果,牛链球菌感染使致癌因素容易扩散或穿过结肠黏液层,诱发 β-链蛋白基因突变,使上皮细胞发生癌前病变;而癌前病变使消化道黏液层失去了正常功能,有利细菌和致癌物质等穿过黏液层,因此这类细胞对其他诱变因素更敏感。这种癌前病变细胞也可能通过分泌特殊的代谢产物、招募免疫细胞和/或产生抗微生物成分等,为牛链球菌的生存提供特定的微环境,因为牛链球菌不能在健康人结肠中大量增殖,却能在这种癌前病变的微环境中长期生存。被牛链球菌感染的肠道上皮细胞可释放炎性因子(如 IL-8 和 COX-2)和/或导致宿主基因组的不稳定性升高,从而促使癌变发生,这也可能是临床结直肠癌病人中多数有牛链球菌感染的原因。

五、肺炎衣原体感染与肺癌

衣原体是一类专性活细胞内寄生的原核细胞型微生物,其中肺炎衣原体(*Chlamydophila pneumoniae*)主要引起急性呼吸道感染,以肺炎最常见,也可引起哮喘和支气管炎等慢性呼吸系统疾病。另外,肺炎衣原体感染与心肌炎、心包炎、关节炎和糖尿病等肺外疾病也存在关联性,而且在冠心病和动脉粥样硬化等心血管疾病的病因中占有重要位置。大量数据分析结果显示,肺炎衣原体慢性感染与肺癌之间也存在一定的相关性。人群中肺炎衣原体感染非常普遍,据统计在 21 岁以上的人群中,有一半以上的人既往感染过肺炎衣原体。

肺炎衣原体感染诱发肺癌的机制虽不完全清楚,但其胞内寄生的特性与所致的持续性感染或慢性炎症反应可能是肺癌发生的重要危险因素。能感染人类的肺炎衣原体有 1 073 个基因,其中 186 个为特有,与其他物种无同源性。由于肺炎衣原体缺乏色氨酸生物合成途径的相关基因（如 *trpABCR* 等），完全依赖于宿主细胞提供色氨酸，加之其还可以通过干扰 TNF-α、NF-κB 和线粒体凋亡信号途径调节宿主细胞的凋亡，从而逃避宿主免疫反应，使其持续在胞内寄生。

肺炎衣原体慢性感染时，可激活炎症细胞释放一氧化氮（NO）及其他反应性氧中间物，在一定的浓度条件下可破坏组织及损伤宿主细胞 DNA，可能是其致癌的主要机制。其次，肿瘤的生长和转移有赖于新生血管的支持，而肺炎衣原体感染时 IL-8 的释放增加，IL-8 对刺激肺癌新生血管生成有促进作用。此外，肺炎衣原体感染时可导致 COX-2 的表达增强，既与肿瘤新生血管形成有关，也可促进肿瘤细胞增殖，抑制其凋亡，提高其与 ECM 蛋白的黏附能力，增加肿瘤细胞的侵袭力。IL-8 和 COX-2 还可增加宿主细胞基因组的不稳定性，也在其致癌作用中发挥着一定的作用。

展 望

细菌对宿主细胞的作用主要涉及黏附定植、侵袭扩散和毒素作用等环节。首先，病原菌通过菌毛黏附素和非菌毛黏附素与体内相应受体特异性结合，而在人体的细胞膜表面和细胞外基质中，均存在着黏附素的特异性受体。要防止细菌感染的发生，最佳的策略是阻断黏附素与其受体的结合，可通过阻断黏附素及封闭黏附素受体来实现这一目的。其次，病原菌侵入人体后，通过形成微菌落和生物膜来抵抗宿主免疫防御的清除作用；并通过编码的侵袭素与宿主细胞表面的整合素结合，特别是通过Ⅲ型分泌系统将效应蛋白注入宿主细胞内，激活相应的信号通路，使细胞骨架重排，导致病原菌内化。此外，病原菌还可借助透明质酸酶、链激酶和链道酶等侵袭性酶类，帮助病原菌在体内扩散。对病原菌侵袭和扩散机制的研究，既有助于阐明细菌的致病机制，也可为抗菌治疗探索新的作用靶点。细菌毒素包括外毒素和内毒素两大类，对机体组织细胞产生严重的损伤作用。机体被细菌感染后，可通过免疫应答使感染细胞坏死、凋亡及自噬等，有利于清除细菌和防止严重炎症反应的发生；也可通过抑制细胞凋亡，甚至导致肿瘤的发生，因此提出了"肿瘤相关细菌"或"致癌细菌"的概念。细菌致癌机制尚待深入研究阐明，而与之有关的细菌种类和各种肿瘤正在更多地被发现，值得持续关注和深入研究。

细菌对宿主细胞作用的机制还远没有被阐明，尚待深入研究。此外，还应关注细菌的抗肿瘤作用。早在在 19 世纪初，人们就已经观察到肿瘤病人在细菌感染后出现肿瘤消退（regression）现象。1890 年，Coley 等把经过热休克处理的 G⁺链球菌和 G⁻ 黏质沙雷菌混合，用于各种肉瘤的治疗并收到良好效果，被称之为"Coley's 毒素"。1976 年，Morales 等将 BCG 成功用于治疗表浅膀胱肿瘤，而且一直沿用至今。此外，细菌还可作为表达抗肿瘤活性分子的载体，从而提高肿瘤对放疗、化疗的敏感性。目前 A 群链球菌制剂、铜绿假单胞菌 MSHA 菌毛株注射液、卡介苗等已经成功应用于临床肿瘤治疗，而 VNP20009、TAPET-CD 和 *C.novyi-NT* 芽胞菌也在临床试验中显示出良好效果。利用细菌治疗肿瘤为肿瘤生物治疗提供了一种新选择，值得进一步深入研究。

（李明远 周琳琳）

参 考 文 献

1. 李明远, 徐志凯. 医学微生物 [M]. 3 版. 北京：人民卫生出版社，2015.
2. 李凡, 徐志凯. 医学微生物学 [M]. 9 版. 北京：人民卫生出版社，2018.
3. KAREN C C, JEFFERY A H, STEVE M, et al. Medical microbiology [M]. 27th ed. New York: McGrawHill, 2016.
4. AEPFELBACHER M, LINDER S, GRASSL G. *Yersinia enterocolitica* invasin triggers phagocytosis via beta1 integrins, CDC42Hs and WASp in macrophages [J]. Cell Microbiol, 2001, 3 (10): 693-702.
5. DA SILVA C V, CRUZ L, ARAÚJO NDA S, et al. A glance at *Listeria* and *Salmonella* cell invasion: different strategies to promote host actin polymerization [J]. Int J Med Microbiol, 2012, 302 (1): 19-32.
6. ROSSELIN M, VIRLOGEUX P I, ROY C, et al. Rck of Salmonella enterica, subspecies enteric serovar enteritidis,

mediates zipper-like internalization[J]. Cell Res, 2010, 20(6): 647-664.

7. ARCILA M L, SANCHEZ M D, ORTIZ B. Activation of apoptosis, but not necrosis, during mycobacterium tuberculosis infection correlated with decreased bacterial growth: Role of TNF-alpha, IL-10, caspases and phospholipase A2[J]. Cell Immunol, 2007, 249(2): 80-93.

8. TURNBULL L, TOYOFUKU M, HYNENAL, et al. Explosive cell lysis as a mechanism for the biogenesis of bacterial membrane vesicles and biofilms[J]. Nat Commun, 2016, 14(7): 11220.

9. SCHWABE R F, WANG T C. Bacteria Deliver a Genotoxic Hit[J]. Science, 2012, 338(6103): 52-53.

10. RICCI V, ROMANO M, BOQUET P. Molecular cross-talk between Helicobacter pylori and human gastric mucosa[J]. World J Gastroenterol, 2011, 17(11): 1383-1399.

11. TJALSMA H, BOLEIJ A, KATO I. *Streptococcus bovis* and colorectal cancer[J]. Bacteria and Cancer, 2012, 61-78.

12. BETTEGOWDA C, HUANG X, LIN J, et al. The genome and transcriptomes of the anti-tumor agent *Clostridium novyi*-NT[J]. Nat Biotechnol, 2006, 24(12): 1573-1580.

13. DECLUE A, AXIAK-BECHTELS, ZHANG Y, et al. Identification of immunologic and clinical characteristics that predict inflammatory response to *C.Novyi*-NT bacteriolytic immunotherapy[J]. BMC Veterinary Research, 2018, 14(1): 119.

14. Kucerova P, Cervinkova M. Spontaneous regression of tumour and the role of microbial infection-possibilities for cancer treatment[J]. Anti-Cancer Drugs, 2016, 27(4): 269-277.

第八章 细菌耐药性

细菌感染性疾病一直严重危胁着人类的生存与发展。1941年,随着青霉素投入临床使用,细菌感染性疾病的治疗进入抗生素时代。抗生素这一"神奇的药物"曾使人类战胜了许多细菌感染性疾病。然而,自20世纪80年代开始,越来越多的细菌产生耐药性、多重耐药性、甚至泛耐药性。细菌耐药性(bacterial drug resistance)是指细菌对抗菌药物的相对不敏感性和抵抗性。多重耐药性(multi-drug resistance, MDR)是指某种细菌同时对多种作用机制不同(或结构完全各异)的抗菌药物具有耐药性。泛耐药性(pan-drug resistance, PDR)是指某种细菌同时对绝大多数抗菌药物均不敏感。目前,细菌耐药性已成为一个严重的全球性公共卫生问题。了解抗菌药物的作用机制和细菌耐药性的产生机制,有助于合理使用抗菌药物和研发新型抗菌药物,控制细菌耐药性的产生和扩散。

第一节 抗菌药物的主要作用机制

临床应用的抗菌药物包括抗生素和化学合成抗菌药物。抗生素(antibiotic)是某些微生物在代谢过程中产生的、极微量即能选择性地杀菌或抑菌的物质。抗生素大多由放线菌和丝状真菌产生。化学合成抗菌药物包括半合成抗生素和完全化学合成抗菌药物,前者是在抗生素母核中加入不同侧链或通过母核结构改造而获得,后者如磺胺类和喹诺酮类药物。

抗菌药物主要靶位如图8-1所示。依据抗菌药物的作用靶位,抗菌药物的主要作用机制可分为以下四类。

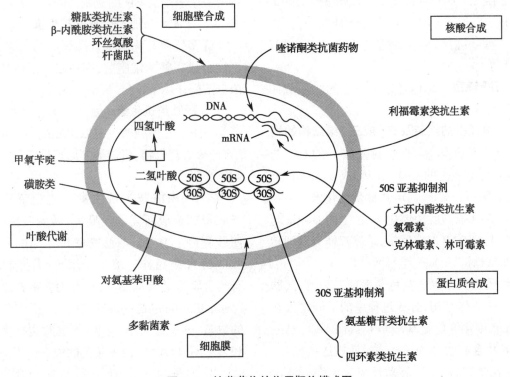

图8-1 抗菌药物的作用靶位模式图

一、阻碍细胞壁的形成

（一）肽聚糖的生物合成

肽聚糖（peptidoglycan，PGN）是革兰氏阳性菌和革兰氏阴性菌细胞壁的共有组分。革兰氏阴性菌以大肠埃希菌为例，可将肽聚糖的生物合成分为三个阶段（图8-2）。

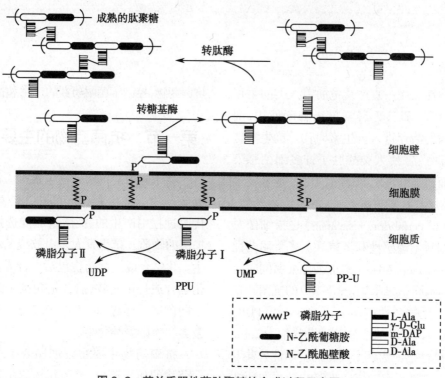

成熟的肽聚糖

转肽酶

转糖基酶

细胞壁

细胞膜

细胞质

磷脂分子Ⅱ　磷脂分子Ⅰ

UDP　　PPU　　UMP　　PP-U

⋀⋀⋀P 磷脂分子		L-Ala
N-乙酰葡糖胺		γ-D-Glu
		m-DAP
N-乙酰胞壁酸		D-Ala
		D-Ala

图 8-2　革兰氏阴性菌肽聚糖的合成过程示意图

1. **单体的形成**　UDP-N-乙酰胞壁酸（UDP-NAM）与L-Ala、D-Glu、m-DAP（二氨基庚二酸）、D-Ala、D-Ala形成UDP-乙酰胞壁酰五肽，再通过β-1,4糖苷键，与N-乙酰胞壁酸相连，形成双糖五肽的单体。

2. **跨膜转运**　单体经细胞膜上的脂质载体转运至细胞膜外。

3. **肽聚糖链的组装及二（或三）维结构的构建**　转糖基酶催化N-乙酰胞壁酸上的C-1与N-乙酰葡萄糖胺上的C-4之间形成β-1,4糖苷键，延长肽聚糖骨架链。D-羧肽酶催化水解去掉五肽末端D-Ala，转肽酶催化4-位上的D-Ala与邻近五肽上的DAP形成肽键，单体双糖五肽即转至新生肽聚糖链，形成二维平面结构。

革兰氏阳性菌以金黄色葡萄球菌为例，其肽聚糖为三维立体结构，合成过程中的不同之处在于：①五肽中第3位氨基酸是Lys，而不是DAP；②双糖五肽合成后，5个Gly通过肽键连接在Lys上，构成五肽交联桥；③转肽反应发生在五肽次末端D-Ala的羧基（释出末端D-Ala）和肽交联桥另一个末端的Gly的氨基之间。

（二）阻碍细胞壁合成的抗生素

许多抗菌药物能干扰肽聚糖的合成，使细菌不能合成完整的细胞壁，在一般渗透压环境和细菌自溶酶作用下，可导致细菌死亡。

1. **糖肽类抗生素**　如万古霉素和替考拉宁，可与UDP-乙酰胞壁酰五肽末端的D-Ala-D-Ala结合，形成复合物，可能抑制肽聚糖链延伸或四肽侧链交联。

2. **β-内酰胺类抗生素**　能竞争性抑制参与肽聚糖合成所需的转肽酶、转糖基酶等，阻止四肽侧链上D-Ala与肽交联桥之间的联结或四肽侧链直接相连。被β-内酰胺类抑制的酶具有与青霉素结合的能力，故称为青霉素结合蛋白（penicillin-binding protein，PBP）。不同细菌PBP的数量、分子量大小、与β-内酰胺类抗生素的亲和力不同，故对β-内酰胺类的敏感性不同。

β-内酰胺类含有一个β-内酰胺环，主要

有：①青霉素类（penicillin），如青霉素G、耐酶青霉素（如甲氧西林）、广谱青霉素（如阿莫西林）和酰脲类青霉素（如哌拉西林）；②头孢菌素类（cephalosporin），包括第一代、第二代、第三代（如头孢曲松）和第四代；③单环β-内酰胺类（monobactam），如氨曲南；④碳青霉烯类（carbapenem），如亚胺培南；⑤头霉素类（cephamycin），如头孢西丁。

二、抑制蛋白质的合成

细菌核糖体是合成蛋白质的场所，由50S亚基和30S亚基组成。许多抗菌药物能干扰细菌核糖体的功能，抑制细菌蛋白质的合成，使细菌丧失生长繁殖的物质基础，导致细菌死亡。

（一）干扰30S亚基功能的抗生素

1. **氨基糖苷类（aminoglycoside）** 如链霉素，可与核糖体30S亚基不可逆结合，将已接上的甲酰蛋氨酰-tRNA解离，抑制蛋白质合成的起始阶段；亦可引起mRNA三联密码子的错读，合成无功能的蛋白质。

2. **四环素类（tetracycline）** 如四环素、多西环素，可特异性与核糖体30S亚基A位结合，阻断氨基酰-tRNA进入A位，影响肽链的延伸。

（二）干扰50S亚基功能的抗生素

1. **大环内酯类（macrolide）** 如红霉素、克拉霉素，可与核糖体50S亚基23S rRNA结合，阻断转肽作用和mRNA位移，抑制肽链的延伸。

2. **林可霉素和克林霉素** 阻断肽键形成，抑制肽链延伸。

三、抑制核酸的合成

通过干扰或抑制细菌核酸的合成而产生杀菌或抑菌作用。

1. **喹诺酮类（quinolone）** 如环丙沙星，可抑制解螺旋酶或拓扑异构酶，阻止DNA链的断裂-重接循环，干扰DNA的复制、修复和转录。

2. **利福霉素类** 如利福平，可抑制DNA依赖的RNA聚合酶，阻断mRNA的合成（转录）。

3. **磺胺类药物（sulfonamide）** 如磺胺甲噁唑，常与甲氧苄啶联用。磺胺类与对氨基苯甲酸竞争性抑制二氢叶酸合成酶，甲氧苄啶抑制二氢叶酸还原酶，阻断核苷酸合成所需的四氢叶酸的

合成，进而影响DNA的合成。

4. **硝基咪唑类（nitroimidazole）** 如甲硝唑，可产生毒性中介化合物，引起细菌DNA链断裂，干扰DNA复制。

四、影响细胞膜的功能

多黏菌素作用于革兰氏阴性杆菌的磷脂，使细胞膜受损，细胞质内容物漏出，引起细菌死亡。脂肽类（lipopeptide）抗生素如达托霉素可与细胞膜上蛋白质结合，干扰细菌的繁殖；亦可插入细胞膜形成离子通道，损伤细胞膜，且使膜电位快速去极化，阻断细菌DNA和RNA的合成，导致细菌死亡。

第二节 临床上常见耐药菌及耐药性变迁

细菌耐药性问题可能影响每一个人以及每一年龄段的人，并波及每一个国家或地区，被WHO视为人类健康、食品安全和社会经济发展的最显著威胁之一。细菌耐药意味着感染的病人需要更长的住院时间，花费更多的医疗费用，且更难被治愈，甚至死亡。目前，全球每年约70万人因细菌耐药性问题而死亡。2017年，WHO提出了12种重点耐药的细菌（表8-1）。下面将结合我国临床上常见的耐药细菌进行介绍。

表 8-1 WHO 提出的 12 种重点耐药病原菌

极高耐药	高度耐药	中等耐药
鲍曼不动杆菌	肠球菌	肺炎链球菌
铜绿假单胞菌	金黄色葡萄球菌	流感嗜血杆菌
肠杆菌	幽门螺杆菌	志贺菌
	弯曲菌属	
	沙门菌	
	淋球菌	

一、金黄色葡萄球菌

20世纪50年代最早出现耐青霉素金黄色葡萄球菌。随着耐酶青霉素（如甲氧西林）和头孢菌素的广泛应用，60年代出现耐甲氧西林金黄色葡萄球菌（methicillin resistant *S.aureus*，MRSA）。

目前，MRSA 检出率占金黄色葡萄球菌临床分离株的 20%~50%，甚至更高。有些 MRSA 菌株对几乎所有常用的 β- 内酰胺类耐药，仅对糖肽类万古霉素有效。MRSA、结核分枝杆菌和 HIV 已被视为 21 世纪威胁人类健康的最重要的三大病原微生物。2002 年，在美国首次发现耐万古霉素金黄色葡萄球菌（vancomycin resistant *S.aureus*，VRSA），给临床治疗提出严峻挑战。目前，我国尚未检出万古霉素耐药金黄色葡萄球菌。

二、大肠埃希菌等革兰氏阴性杆菌

在重症监护病房（ICU），革兰氏阴性杆菌的耐药性问题尤为突出，主要包括大肠埃希菌、肺炎克雷伯菌、铜绿假单胞菌和鲍曼不动杆菌、嗜麦芽窄食单胞菌、阴沟肠杆菌、黏质沙雷菌等，其中最为重要的是产超广谱 β- 内酰胺酶（extended-spectrum β-lactamase，ESBL）、AmpC 酶（ampicillin cephamycinase）、金属 β- 内酰胺酶（metallo-β-lactamase，MBL）和多重耐药的革兰氏阴性杆菌。ESBL 能灭活所有青霉素类、单环 β- 内酰胺类和第一、二、三代头孢菌素，仅对头霉素、碳青霉烯类和 β- 内酰胺酶抑制剂敏感。AmpC 酶能水解绝大多数 β- 内酰胺类，优先选择的底物是第三代头孢菌素，克拉维酸亦不能抑制其活性，仅对碳青霉烯类和第四代头孢菌素敏感。MBL 能水解青霉素类、头孢菌素类和碳青霉烯类，且不被 β- 内酰胺酶抑制剂所灭活，但对单环 β- 内酰胺类等敏感。

三、鲍曼不动杆菌

近年来，鲍曼不动杆菌对亚胺培南的耐药率呈明显的上升趋势，并出现泛耐药菌株。特别是在 ICU 病房，耐药情况非常严重。2010 年，发现产新德里金属 β- 内酰胺酶（New Delhi metallo-β-lactamase-1，NDM-1）耐药菌，几乎可抵御所有的抗生素，仅对替加环素和多黏菌素敏感，称之为"超级细菌"。临床上多为使用碳青霉烯类抗生素治疗无效的大肠埃希菌和肺炎克雷伯菌等革兰氏阴性菌造成的感染，已从南亚传入英国，并向全球蔓延。

四、肠球菌

1987 年，在英国最先发现耐万古霉素肠球菌（vancomycin resistant *enterococci*，VRE）。目前，VRE 的检出率不断上升，已在全球蔓延，暴发流行多发生在 ICU，病人病死率高。VRE 常呈多重耐药性，最大危害是可将万古霉素耐药基因传递给金黄色葡萄球菌等。

五、结核分枝杆菌

至少同时耐异烟肼和利福平的结核分枝杆菌，称为耐多药结核分枝杆菌（multi-drug resistant *M.tuberculosis*，MDR-MTB）。目前，在中国、印度、南非和俄罗斯等国家，MDR-MTB 的检出率高达 10% 以上，且呈不断蔓延扩散之势，故被称为"特别引起警示的国家和地区"。结核分枝杆菌对链霉素、吡嗪酰胺和乙胺丁醇等一线药物的耐药检出率亦逐年增高，甚至出现广泛耐药结核分枝杆菌（extensively drug-resistant *M.tuberculosis*，XDR-MTB）。随着艾滋病的蔓延和流动人口的增加，这些多重耐药结核分枝杆菌菌株的传播和流行将更为严重。

六、肺炎链球菌

青霉素曾是治疗肺炎链球菌感染（主要是大叶性肺炎）的首选药物。20 世纪 70 年代末发现青霉素耐药肺炎链球菌（penicillin resistant *S.pneumoniae*，PRSP）；至八九十年代，PRSP 的检出率迅速增加，亚洲地区尤为严重。90 年代初，大环内酯类取代青霉素成为治疗大叶性肺炎的首选药物。近年来，在我国及周边多个国家，肺炎链球菌对大环内酯类和喹诺酮类药物的耐药性亦发展迅速，远远超出欧美国家。

七、淋病奈瑟菌

青霉素曾是治疗淋病的首选药物。但到 20 世纪 70 年代中期，发现产青霉素酶淋病奈瑟菌（penicillinase-producing *N.gonorrhoeae*，PPNG）。80 年代又出现不产青霉素酶的染色体介导的、对青霉素和四环素耐药的菌株。由于淋病奈瑟菌对青霉素和四环素出现耐药性，故常用氨基糖苷类、第三代头孢菌素和喹诺酮类（如环丙沙星）等治疗。近年来，耐喹诺酮类淋病奈瑟菌的检出率亦逐年增高，喹诺酮类已不适合作为治疗淋病的一线药物。

八、沙门菌属

由于抗菌药物作为生长促进剂（growth promoter）被添加至饲料，在畜牧业、渔业等领域中广泛应用，沙门菌耐药性问题日益严重。鼠伤寒沙门菌对氨苄西林、四环素、氯霉素、磺胺甲噁唑/甲氧苄啶等传统药物呈多重耐药性。目前，喹诺酮类和第三代头孢菌素成为治疗沙门菌感染的一线药物，但耐药检出率逐年增高。

第三节 细菌耐药性的产生机制

细菌耐药性的产生机制包括遗传机制和生化机制。遗传机制包括细菌染色体的基因突变和/或获得外源性遗传物质，依据细菌耐药性发生的遗传机制，可将细菌耐药性分为：①固有耐药（intrinsic drug resistance）即天然耐药性，源于细菌染色体上的耐药基因或天然缺乏药物作用靶位，与生俱来，可代代相传；②获得性耐药（acquired drug resistance）指细菌因各种不同原因对抗菌药物产生了抵抗力（即由原来的敏感变为不敏感），致使疗效降低或治疗失败。生化机制则是遗传机制控制的生物学性状的表现。

一、细菌耐药性产生的遗传机制

细菌的获得性耐药是通过染色体基因突变或耐药基因转移而产生。其中，质粒介导的耐药性更易于在细菌间快速转移。

（一）基因突变

染色体基因突变，特别是涉及抗菌药物作用靶位的编码基因的突变，在细菌耐药性的发展上起有非常重要作用。常因自发突变产生，突变频率通常为 $10^{-10} \sim 10^{-7}$。由突变产生的耐药性一般只对一种或两种类似的药物耐药，且比较稳定，可代代相传。下面分别以结核分枝杆菌和产 ESBL 的大肠埃希菌为例，予以说明。

1. 结核分枝杆菌多重耐药的机制 结核分枝杆菌对不同药物耐药突变的染色体位点互不相连，不会因某位点突变而产生多重耐药菌株。因此，染色体多个耐药基因突变的逐步累加是多重耐药结核分枝杆菌产生的分子基础，常因药物剂量不足，或病人依从性差和未能按疗程服药所致。

（1）对异烟肼（INH）耐药：与 katG（编码过氧化氢–过氧化物酶）、inhA（编码烯酰基 enoyl-ACP 还原酶）和 kasA（编码 β-酮酰基载体蛋白合成酶）等的基因突变有关。相应的基因编码产物 KatG、InhA 和 KasA 均与分枝菌酸的生物合成有关。结核分枝杆菌摄取 INH 后，KatG 氧化 INH，形成活性中间产物，后者可抑制 enoyl-ACP 还原酶的活性，导致细胞壁中分枝菌酸合成减少；INH 亦可与 KasA 结合，干扰分枝菌酸的合成，引起细菌死亡。大部分 INH 耐药菌株在 katG 的中心部位存在点突变，从而导致在酶活性中心上起关键作用的氨基酸残基发生改变（主要是 N 端 $Ser^{315} \rightarrow Thr$），KatG 的活性降低或丧失，致使 INH 不能转化为活性形式。在约 25%INH 耐药菌株中，发现 inhA 调节基因序列突变，可能使 enoyl-ACP 还原酶过度表达，其数量超过了 INH 抑制作用，故产生耐药。在 KatG 和 inhA 基因均未发生突变的 INH 耐药菌株中，kasA 基因存在突变，干扰 INH 与 KasA 的结合，分枝菌酸得以合成，导致耐药性产生。KatG、inhA 和 kasA 的基因突变，可解释 80% 的结核分枝杆菌临床分离株对 INH 耐药的机制。

（2）对利福平耐药：与几乎所有耐利福平细菌一样，97% 的结核分枝杆菌临床分离株也是由于编码 RNA 聚合酶 β 亚基的 rpoB 基因突变，使该酶不能与利福平结合而耐药。

（3）对链霉素耐药：结核分枝杆菌对链霉素耐药主要是由于 rrs 和 rpsL 基因发生突变，致使所编码的 16S rRNA 和 S12 蛋白的结构发生改变，破坏了链霉素与 16S rRNA 和 S12 的相互作用，导致耐药。

2. 产 ESBL 细菌的耐药机制 比较大肠埃希菌 ESBL、70% 青霉素耐药菌株和野生型菌株的 β-内酰胺酶的氨基酸序列，发现在活性中心（或与之相邻部位），通常仅存在 1~3 处差异。ESBL 基因测序结果表明，氨基酸改变是编码 β-内酰胺酶的基因发生点突变的结果。因此，编码 β-内酰胺酶基因的 1 个碱基变化，导致其表达产物水解底物范围呈现显著差异，从青霉素酶到窄谱 β-内酰胺酶，再发展为超广谱 β-内酰胺酶、金属酶等。

（二）基因转移

耐药菌株的耐药基因可转移至敏感菌株中，

使后者获得耐药性。基因转移（gene transfer）是细菌耐药性在细菌间迅速扩散的主要原因。

1. 耐药基因转移元件 携带耐药基因的主要有耐药性质粒（resistance plasmid）即 R 质粒、接合型转座子（transposon, Tn）和整合子（integron）等。

（1）R 质粒：至少由两部分构成。①耐药传递基因（resistance transfer gene）：能编码性菌毛，决定自主复制与接合转移。②耐药决定基因（drug resistance gene）：含耐药基因，能赋予宿主菌耐药性。R 质粒可能只含 1 种耐药基因，亦可能由多个转座子或耐药基因盒（resistance gene cassett）连接相邻排列，构成一个多耐药基因的复合体，这是造成多重耐药的重要原因。

（2）转座子：与质粒不同，转座子不能独立复制。转座子在结构上分为：①中心序列，带有遗传信息，包含编码转座酶（整合酶）、解离酶和耐药基因等，可携带一种或多种耐药基因；②末端反向重复序列，能为整合酶所识别，与插入功能有关。

（3）整合子：20 世纪 80 年代末发现可携带耐药基因的整合子——基因盒（gene cassett）系统。整合子是可移动的基因元件，大小为 800~3 900bp，由 5′ 端保守序列、中间的可变序列和 3′ 端保守序列组成（图 8-3），具有启动子（P_{ant}）、整合酶基因（int）和位点特异性的重组表达系统，可识别和捕获外源基因和基因盒，尤其是抗生素耐药基因，如金属 β- 内酰胺酶编码基因。

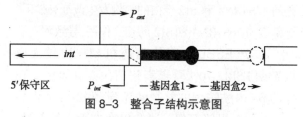

图 8-3 整合子结构示意图

基因盒大小为 262~1 549bp，含有 DNA 整合酶（int）基因、耐药基因和位于 3′ 末端的 59bp 重组位点。该位点可被整合酶识别，在基因捕获过程中发挥关键性作用。通过位点特异性重组，基因盒能插入到整合子的 DNA 整合酶基因邻近的 *attI*（Int 特异重组）位点，成为整合子的组成部分。一个整合子可捕获单个或多个耐药基因盒。基因盒大多不含启动子，但可从整合子上游的一

个共同启动子 P_{ant} 开始表达。P_{ant} 在整合子的保守区内，大小为 214bp，位于基因盒的 5′ 端。耐药基因的表达受到启动子变异和基因盒插入部位的影响。

自然界存在的整合子对所插入基因盒的数量和次序没有任何限制，而基因盒又是分散的遗传单位，能被整合酶单独移动。因此，整合子插入区域的基因盒可通过剪接、重组或插入而发生重排，从而导致耐药基因扩大，耐药水平不断提升。通过转座方式，整合子和转座子可导致在单个质粒中多个耐药基因聚集成簇，这是多重耐药菌株产生的重要原因。整合子常存在于耐药性质粒上，可在同种或不同种属细菌之间转移，加速耐药基因的广泛扩散，如可介导传播超广谱 β- 内酰胺酶（ESBL）编码基因。

2. 耐药岛（resistance island） 是指细菌染色体上携带多种耐药基因的 DNA 片段，大小超过 10kb，决定细菌多重耐药性。耐药岛的主要特点是：①岛两侧一般具有重复序列和插入序列，不稳定；岛内含有潜在的可移动元件如转座子、整合子；②耐药岛的 G+C 百分比含量与细菌染色体 G+C 百分比含量有明显差异。以上表明，耐药岛是细菌在进化过程中获得的，可在同一种属或不同种属之间发生水平转移，加速临床上多重耐药菌株的产生，促进细菌耐药基因的多样性和可变性。

目前已发现两种典型的耐药岛。一个是沙门氏菌携带的耐药岛 SGI1（Salmomella genomic island 1），大小为 43kb，携带多种耐药基因，分别编码对氨苄西林、氯霉素、磺胺类和四环素等的耐药性，并且在其他细菌中也发现该耐药岛，提示 SGI1 在细菌多重耐药基因传播和转移过程中发挥重要作用。第二种是鲍曼不动杆菌携带耐药岛 AbaRI（A.baumannil resistance island 1），大小为 86kb，包括 24 个对不同种类抗菌药物和 16 个对重金属盐或季胺类消毒剂的耐药基因，其中多数耐药基因可能来源于铜绿假单胞菌、沙门菌和大肠埃希菌等。

研究细菌耐药岛，有助于了解多重耐药性的分子基础、起源和进化，阐明多重耐药基因在菌株之间的传播机制，为控制细菌多重耐药性的产生和扩散提供重要依据。

3. 耐药基因转移方式　耐药基因在细菌间可通过接合、转化、转导和转座方式转移。

（1）接合耐药性质粒（R质粒）：主要通过接合方式，从耐药菌传递给敏感菌，使后者产生耐药性或多重耐药性。R质粒不仅可在同一种属细菌之间转移，而且可在不同种属细菌之间互相传递，尤其是在革兰氏阴性菌（如肠道杆菌）中比较普遍，从而造成耐药性的广泛传播。

绝大多数革兰氏阴性杆菌超广谱 β- 内酰胺酶（ESBL）由转座子编码产生，少数由整合子编码。该转座子定位于一个可自行移动的 R 质粒上。转座子能以转座方式插入到不同质粒中，之后，通过质粒接合转移和转座，ESBL 编码基因容易在同种或不同种属的革兰氏阴性菌之间传播。

（2）转化：耐药菌死亡溶解后释放出的耐药基因进入敏感菌内，发生同源基因重组，使敏感菌转呈耐药。由于进入敏感菌体内的 DNA 数量很少，且分子大小有限，故很少有 2 种或 2 种以上耐药基因同时转移。

肺炎链球菌对 β- 内酰胺类耐药主要是由于青霉素结合蛋白（PBP）发生改变，导致 PBP 与抗生素的亲和力下降所致。肺炎链球菌具有 6 种 PBP，即 PBP1a、PBP1b、PBP2a、PBP2b、PBP2x 和 PBP3。在青霉素耐药菌株（PRSP）中，至少有 3 种 PBP 与青霉素的亲和力下降，即 PBP1a、PBP2b 和 PBP2x，对超广谱头孢菌素耐药主要涉及 PBP1a 和 PBP2x。

低亲和力的 PBP 是由变异的 pbp 基因编码。DNA 序列分析显示，所有青霉素敏感肺炎链球菌的 pbp1a、pbp2b 和 pbp2x 基因序列完全相同，而耐药菌株则各不相同。变异的 pbp 基因呈"镶嵌"（mosaic）结构，高度变异区与青霉素耐药草绿色链球菌 pbp 基因相对应区具有高度同源性。pbp 基因改变的广泛性用基因突变的累积难以解释，提示肺炎链球菌可能通过自然转化方式，从亲源关系近的、青霉素固有耐药的草绿色链球菌等中直接摄取突变的 pbp 基因片段，通过基因重组，形成镶嵌 pbp 基因，即青霉素敏感株的部分 pbp 基因被来自耐药株同源序列所取代，编码多种与青霉素亲和力下降的 PBP，对青霉素呈高水平耐药。

（3）转导：以温和噬菌体为媒介，可将耐药基因从耐药菌转移到敏感菌内，使后者转呈耐药。由于噬菌体有特异性，故耐药性转导的现象仅能发生在同种细菌内。转导是金黄色葡萄球菌转移耐药性的重要方式。

MRSA 对 β- 内酰胺类抗生素耐药机制主要是产生 PBP2a。研究发现，MRSA 临床分离株染色体上均带有甲氧西林耐药基因 mec。mec 大小为 30~50kb，是一段非金黄色葡萄球菌 DNA，可能是通过转导或转座方式整合到金黄色葡萄球菌染色体上。mec 基因主要由调节基因和结构基因组成，结构基因 mecA 长 2 130bp，为高度保守 DNA 片段，负责编码 PBP2a。

（4）转座：转座子通常携带一种或多种耐药基因。转座子插入某一基因时，可在插入部位引入耐药基因，使细菌产生耐药性或多重耐药性。转座子可在质粒之间或质粒与染色体之间容易发生自行转移，不需要核苷酸碱基对同源就能插入；宿主范围很广，可在革兰氏阴性菌与革兰氏阳性菌之间转移。

VanA 型万古霉素耐药基因位于接合性 R 质粒携带的转座子 Tn1546 上。该转座子大小为 10 851bp，包含 9 个基因，分为 4 个功能区（图 8-4）。①转座基因：编码转座酶和解离酶；②耐药调节基因：vanR 和 vanS；③耐药结构基因：vanH、vanA 和 vanX；④辅助蛋白基因：vanY 和 vanZ。

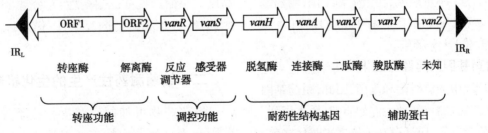

图 8-4　转座子 Tn1546 上糖肽类抗生素耐药基因及其编码产物示意图

IR_L 和 IR_R：反向重复序列

VanS 为组氨酸蛋白激酶,可作为感受器,检测环境中万古霉素的存在,特别是万古霉素对细胞壁合成的早期影响,并向反应调节器 VanR 传递信号,进而激活或启动其他与耐药性有关的蛋白质(VanH、VanA、VanX)的合成。VanH 具有脱氢酶活性,可将丙酮酸还原成 D-乳酸(D-Lac),为 VanA 提供底物。VanA 具有连接酶活性,催化由 D-Lac 与丙氨酸合成缩肽:D-Ala-D-Lac。细菌的加合酶能利用该缩肽与 UDP-N-乙酰胞壁酰-三肽连接成相应的 UDP-乙酰胞壁酰-五肽侧链,后者在转肽酶作用下与邻近五肽交联,形成肽聚糖(图 8-2)。VanX 是二肽酶,不能水解 D-Ala-D-Lac,但可水解 D-Ala-D-Ala,减少用于合成正常前体五肽的 D-Ala-D-Ala 数量。

万古霉素的作用靶位是 N-乙酰胞壁酰五肽侧链末端的 D-Ala-D-Ala,二者结合后可抑制转肽酶和羧肽酶的作用,阻断四(五)肽侧链的形成或侧链交联,从而阻止细胞壁的合成,导致细菌死亡(图 8-2)。在万古霉素耐药菌株中,合成的 D-Ala-D-Lac(或 D-Ala-D-Hbut)代替 D-Ala-D-Ala,用于肽聚糖合成。由于 D-Ala-D-Lac 酯键中的氧取代了 D-Ala-D-Ala 酯键中的 NH 基,破坏了万古霉素与靶位之间的氢键,对药物的亲和力下降至 1/1 000 以下,从而导致万古霉素不能阻断侧链交联,细菌得以生存,转呈耐药。

总之,自然界(包括人体正常菌群)存在一个相当大的抗生素耐药基因(或耐药相关基因)库,基因转移元件与其宿主菌之间的"基因流"很可能是经常性的而不是偶然的,以便对外界环境变化作出快速反应。当病原菌暴露于强大的抗生素选择压力下,即处于生死关头,这一基因库随时对细菌开放,使细菌迅速摄取耐药基因获得耐药性,渡过不良环境。不难想象,在微生物王国,耐药基因的水平转移(耐药基因转移)和垂直转移(耐药菌克隆扩散)十分频繁。

4. 耐药基因的起源与进化 由于抗生素主要来源于环境中的放线菌和真菌,因此,耐药基因及其与进化有关的可移动元件如质粒、插入序列、转座子和整合子等,应远存在于抗生素时代之前。环境中的细菌为了适应不利环境,耐药性是细菌自身保护系统的重要组成部分。古老细菌的耐药机制也存在于现代病原菌中。有学者从永冻土层中分离到的距今 3 万年的土壤细菌 DNA 中发现了多种耐药基因,其中,由 vanHAX 操纵子所介导的耐万古霉素基因编码的蛋白质与现代临床病原菌或土壤环境菌耐万古霉素相关蛋白的功能相同。如同抗生素耐药基因远存在于抗生素时代之前,可移动基因元件(质粒、转座子、整合子)也先于抗生素时代。但是,在抗生素时代之前分离的菌株中,可移动元件罕有与耐药基因相联系,而现今耐药菌株的可移动元件则常与耐药基因一起相对集中于较邻近的区域,可构成耐药基因盒或耐药岛,这有助于促进在抗生素选择压力下多重耐药基因的进化与扩散,加速多重耐药基因在不同菌株之间的水平转移。

在过去短短的 70 多年的抗生素时代,人类大量应用抗生素的行为明显地造成了对细菌的选择性压力,加之细菌本身具有的基因突变和基因水平转移能力,促使耐药基因的进化及新型耐药特征的出现。与前青霉素时代菌株中的质粒相比较,现今大多数质粒的唯一不同之处是携带了耐药基因,提示耐药菌大多产生于抗生素发现之后。在抗生素使用不受限制的国家,细菌(特别是肠道杆菌)携带 R 质粒的频率通常较高。随着 β-内酰胺类抗生素的发展和应用,革兰氏阴性杆菌 R 质粒不断进化和扩散,从编码青霉素酶发展为产窄谱 β-内酰胺酶和 ESBL。目前,ESBL 的种类和数量正以惊人的速度在发展。近年来,在临床广泛应用 β-内酰胺类抗生素(克拉维酸和头霉素)的选择压力下,AmpC 酶和金属酶由原来局限于染色体编码逐渐向质粒编码转移,大大提高了水平传播能力。可以预见,在不远的将来,各种编码 AmpC 酶和金属酶的质粒将在全球范围内流行。人类重要病原菌所呈现的高度多重耐药性或泛耐药性,充分展示了耐药基因起源、进化和传播的复杂性,仍是目前研究的重点。

二、细菌耐药性产生的生化机制

抗菌药物可抑制细菌生长或杀死细菌,细菌则在多个环节上构成防御体系,产生耐药性(图 8-5,见文末彩插)。

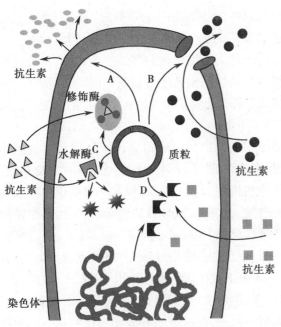

图 8-5　细菌耐药的生化机制模式图
A：阻止药物进入；B：增加药物排出；
C：灭活作用；D：靶位改变

（一）减少药物吸收

由于细菌细胞壁的有效屏障或细胞（外）膜通透性的改变，阻止药物摄取，使抗生素难以或无法进入菌体内发挥作用。例如，结核分枝杆菌的细胞壁存在异常紧密的蜡质结构，通透性极低；铜绿假单胞菌外膜上由孔蛋白（porin）构成的蛋白通道较特殊，通透能力不到大肠埃希菌的 1%，加之细菌生物膜的形成而使抗菌药物不易进入菌体内。因此，结核分枝杆菌和铜绿假单胞菌对众多的抗菌药物呈现明显的多重耐药性。此外，在接触抗生素后，细菌可改变其外膜蛋白（outer membrane protein, Omp）的组成，关闭孔蛋白或减少其数量（如 OmpF 和 OmpC 的表达减少），降低外膜通透性，产生耐药性。例如，鼠伤寒沙门菌因缺乏孔蛋白通道而产生多重耐药性。

金黄色葡萄球菌耐万古霉素的机制可能是这样。①亲和诱捕（affinity trapping）：MRSA 的细胞壁显著增厚，大量的肽聚糖合成中间产物 D-Ala-D-Ala 可将大部分万古霉素捕获，并结合于细胞壁的外侧，使之不能到达作用位点 - 细胞质发挥杀菌作用，故而呈现耐药；②阻塞现象（clogging）：由于细胞壁增厚，菌体表层大量的 D-Ala-D-Ala 可与万古霉素结合，堵塞肽聚糖层的网眼，从而阻止万古霉素渗透到作用靶位。

（二）增加药物排出

铜绿假单胞菌、大肠埃希菌、鲍曼不动杆菌等产生多重耐药性的主要原因是具有能量依赖性的主动外排系统，即外排泵（efflux pump），可将不同结构的抗生素（如大环内酯类、喹诺酮类、β-内酰胺类、四环素类）同时泵出体外，使菌体内的抗生素浓度明显降低，不足以杀死细菌。主动外排系统通常由外排转运蛋白、外膜通道蛋白和连接蛋白（或辅助蛋白）组成。外排转运蛋白捕获抗生素，在连接蛋白的辅助下，从外膜通道蛋白源源不断地将抗生素排至菌体外。主动外排系统与外膜通透性降低的协同作用，使得铜绿假单胞菌等对绝大多数抗菌药物耐药。根据组成和外排机制，主动外排系统可分为主要易化子超家族、肿瘤耐药性调节分化超家族、小多重耐药超家族、多药与毒物排出超家族和 ATP 结合转运器五大类。

（三）灭活作用

灭活作用（inactivation of drug）是细菌产生耐药性的最重要方式。细菌被诱导产生钝化酶，通过水解或修饰作用破坏抗生素，使之转化为无活性的衍生物。常见的灭活酶有 β- 内酰胺酶、超广谱 β- 内酰胺酶（ESBL）、氨基糖苷类修饰酶（乙酰转移酶、磷酸转移酶、核苷酸转移酶）、红霉素酯酶和氯霉素乙酰转移酶等。

β- 内酰胺酶可破坏 β- 内酰胺环而使 β- 内酰胺类的活性失去或减低，这是大多数细菌耐 β-内酰胺类的主要机制。革兰氏阴性杆菌产生的 β- 内酰胺酶多达上千种，不仅在结构上，而且在底物特异性上各不相同。除 A 类碳青霉烯酶外，均可由质粒介导，更有利于在细菌之间以接合方式迅速转移，使敏感菌获得耐药性。

氨基糖苷类修饰酶能将氨基糖苷类抗生素的游离氨基乙酰化，将游离羟基磷酸化、核苷化，使药物不易进入菌体内，也不易与细菌内靶位 - 核糖体 30S 亚基结合，从而失去抑制蛋白质合成的能力。

（四）靶位改变

细菌可通过产生诱导酶对抗生素的作用靶位进行化学修饰，或通过基因突变造成靶位改变，使抗菌药物不能与靶位结合或亲和力下降，失去杀菌作用（表 8-2）。

表8-2 细菌重要靶位改变与耐药性

药物作用靶位	抗生素种类
细胞壁（变为L型）	β-内酰胺类
PBP亲和力降低或产生PBP2a	β-内酰胺类
肽聚糖侧链五肽末端D-Ala-D-Ala	万古霉素
DNA解旋酶或拓扑异构酶Ⅳ	喹诺酮类
RNA聚合酶β亚基	利福平
核糖体50S亚基23SrRNA（甲基化）	大环内酯类、克林霉素
核糖体30S亚基16SrRNA（甲基化）	链霉素

肺炎链球菌、淋病奈瑟菌、铜绿假单胞菌能改变自身青霉素结合蛋白（PBP）的结构，使之与β-内酰胺类的亲和力降低而导致耐药；MRSA则能产生一种新的青霉素结合蛋白PBP-2′（或PBP2a），对所有β-内酰胺类具有低亲和性，故而对几乎所有的β-内酰胺类呈现耐药。

（五）其他机制

耐药菌可通过旁路途径，绕开抗生素作用部位；或者大幅增加被抗生素抑制的代谢产物的合成，从而产生耐药性。

值得注意的是，细菌对某一抗菌药物可能存在多种耐药机制；对同一种药物，不同的细菌可能采用不同的耐药机制。

三、抗生素应用选择压力与耐药性的产生

细菌耐药菌株的出现，可随细菌的增殖过程而自然发生，常因细菌的基因型变异所致。基因型变异主要方式有：①耐药基因突变导致细菌耐药；②耐药基因在同种或不同种属细菌耐药株和敏感株之间转移。基因型变异是因细菌本身的生物学特性所决定的，也是细菌耐药性产生的内在基础。抗菌药物的不合理应用（misuse）和过度应用（overuse），为耐药菌产生提供了重要的选择压力（selective pressure），这一人为因素，是迅速产生细菌耐药性的主要推动力，可将耐药菌从细菌群体中筛选出来。这些方式和因素导致的细菌耐药性，均属于获得性耐药。此外，医院感染的控制措施不足或应用不当，各种侵袭性诊治手段的广泛应用，以及免疫容忍性宿主（immunocompromised host）增多等因素，均可促进耐药菌在人群中的播散。耐药菌如果属于传染病的病原体，还可经相应的传播途径在人群中流行。这些方式导致的细菌耐药性，属于传播性耐药。

上述关于细菌耐药性的产生机制，传统地被视为耐药性产生的主要机制。但是，目前认为这也仅是部分机制。细菌对抗菌药物的全面应急反应（global stress response to antibacterial drugs）包括细菌的持留（bacterial persistence）和生物膜形成，也正在被广泛认为是耐药性产生的重要机制。但这些机制一般不涉及基因型变异，仅细菌表型的改变。这些方式导致的细菌耐药性，与细菌的持续性感染（bacterial persistent infection）和复燃（relapse）有关，常用抗菌药物长期治疗无效。

（一）抗生素的诱导作用

抗生素能诱导某些细菌耐药基因的表达，提高耐药水平，促进耐药基因如R质粒在不同菌株之间的相互传递。例如，AmpC酶具有很强的可诱导性，通常情况下，AmpC酶不表达或低水平表达，但在β-内酰胺类抗生素存在时，该酶产量显著上升，如阴沟肠杆菌AmpC酶活性比诱导前提高100倍左右，甚至1 000倍，达到完全去抑制型水平。通常在强诱导剂（特别是亚胺培南、头孢西丁）诱导后，AmpC酶的活性可灭活第一、二、三代头孢菌素和单环β-内酰胺类。

（二）抗生素的选择作用

通过基因突变或耐药基因转移而成为耐药性的菌株，具备了适应外界环境改变的能力。但是，耐药菌株在菌群中仅占极少部分；需消耗能量保持耐药基因（如R质粒）或泵出抗菌药物；外膜通透性降低虽能阻止抗生素进入，但同时亦影响营养物质的吸收。因此，在自然环境下，耐药菌难以与占有压倒优势的敏感菌竞争，其生长规模必然受到正常菌群的拮抗。然而，抗生素的广泛应用提供了对耐药突变株的选择环境。

当给病人长期使用抗生素尤其是广谱抗生素时，正常菌群中敏感菌株将迅速被抑制或杀死（"淘汰"），正常菌群的生物拮抗能力被削弱，使得病人对医院流行的耐药菌株变得更加易感，原本处于劣势的耐药菌（主要来自医护人员或住院已久的患者，或自身耐药突变株）乘机侵入并大量繁殖，成为新的优势菌，最终取代敏感菌株的地位。可见，抗生素在耐药菌产生过程中起到筛选作用（图8-6）。

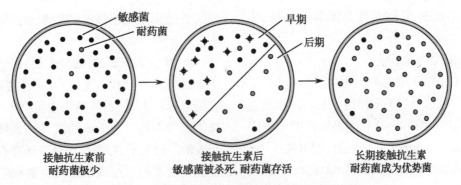

图 8-6　细菌耐药性产生的抗生素选择压力示意图

最突出的例子是金黄色葡萄球菌。1941 年，青霉素 G 投入临床使用，从世界各地分离的金黄色葡萄球菌对青霉素 G 高度敏感。随着青霉素的广泛使用，1946 年耐青霉素金黄色葡萄球菌分离株达 14%，1966 年即已高达 90% 以上。为对付该菌耐药性，1959 年临床应用耐青霉素酶的青霉素——甲氧西林，但两年后就出现了 MRSA。尤为可怕的是，目前有些 MRSA 感染只有万古霉素有效。MRSA、甲氧西林耐药凝固酶阴性葡萄球菌的大量出现，导致万古霉素用量剧增，进而诱导出耐万古霉素肠球菌（VRE），并迅速波及全球。研究证实，VRE 能将万古霉素耐药基因轻易地转移给金黄色葡萄球菌。2002 年已发现万古霉素耐药金黄色葡萄球菌（VRSA）。以上提示迟早会出现一些令医生无法对付的超级耐药菌。

（三）抗生素在临床上的不合理应用

细菌耐药性的产生与变迁与临床上泛用或滥用抗生素有绝对关系。医院是抗生素使用集中的地方，耐药菌的检出率明显高于社区。对于同一种细菌，医院内临床分离株耐药性较强和较广谱。对某一特定药物耐药率的波动与医院抗生素使用规定的变化密切相关，集中单一用药则容易产生耐药菌株。在 ICU，耐药菌检出率远高于其他病房，常见的 MRSA、凝固酶阴性葡萄球菌、VRE 和大肠埃希菌等革兰氏阴性杆菌均呈多重耐药性，有可能形成抗生素大量使用与耐药菌株顽强递增的恶性循环。

那么，人类是如何陷入细菌耐药性的困境呢？调查发现，在大多数病例，在病原菌及其药敏结果出来前已开始凭经验选择用药，待药敏报告再作调整，而有的可能始终无药敏结果。从某种意义上讲，可能存在的不合理用药是细菌产生耐药性的主要原因。另外，少数医生不顾抗菌药物使用限制的有关规定，继续开出过量或不适当的抗菌药物，包括：①用于无细菌感染并发症的病毒感染；②选用对病原菌无效或疗效不强的药物，产生耐药菌二重感染时未改用其他药物；③剂量不足或过大，过早停药或感染已控制多日而不及时停药。在一些国家，超过 1/2 的住院病人和 1/3 的门诊病人属于不该使用抗生素或使用不当。在很多发展中国家，许多抗生素不需处方随便可以买到，无指征滥用现象严重。

（四）抗生素在兽医与畜牧业方面的过度应用

耐药菌株产生和扩散与兽医学、畜牧业、农业和水产养殖业泛用抗生素有密切关系。例如，美国用于畜牧业的抗菌药物中 80% 混入饲料作为生长促进剂，因为进食含亚治疗剂量抗生素饲料的动物能增重 4%~5%。畜牧业长期大量非治疗性应用抗生素，必然导致动物体内耐药菌的出现，如引起腹泻的沙门菌和空肠弯曲菌，产生庞大的耐药基因库。由于这些产业可为人类提供食物来源，动物体内耐药菌可能将耐药基因转移到人体致病菌中，导致耐药基因扩散和耐药菌的产生，其转移方式是目前研究的重点。可见，畜牧渔业等领域应用抗生素，是病原菌耐药性发展的重要推动力。

（五）细菌的持留

持留菌（persister）是指细菌群体中能耐受致死浓度抗生素的小亚群，在感染的复发及慢性感染的迁延不愈中扮演重要角色。持留菌的形成机制复杂，为多因素共同参与形成对抗生素的耐受。持留菌对抗生素表现为不可遗传的表型耐受。生物膜中易富集持留菌，生物膜中持留菌的数量远多于浮游状态,其耐药性是浮游状态的 10~1 000 倍。

(六)细菌生物膜形成

生物膜(biofilm)是细菌的重要生存形式。有效浓度的抗菌药物能杀死浮游生长的细菌和生物膜表面的细菌,但不能杀死生物膜内的细菌即被膜菌(biofilm bacteria)。其耐药机制可能是:

1. **渗透限制(penetration limitation)** 被膜菌合成和分泌大量的胞外多糖等,具有较强的屏障作用,可阻止或延缓大多数抗菌药物充分渗透到生物膜内,难以达到有效的抑菌或杀菌浓度,故而呈现耐药。

2. **营养限制(nutrient limitation)** 被膜菌为很厚的胞外多糖所包绕,难以获得充足的营养和氧气,代谢产物亦难以排出而堆积,长期处于营养缺乏或饥饿状态,生长极其缓慢,呈现休眠状态,即持留菌的形成。因此,对抗菌药物大多不敏感。被膜菌对抗菌药物的耐药性远高于浮游菌,有的可高达 1 000 倍。

细菌群体感应系统对细菌耐药性的调控作用主要表现在两方面:一是通过调控生物膜的形成,提高菌群耐药性;二是直接参与多重耐药泵的调控,提高菌体耐药性。在生物膜内,被膜菌耐药基因表达增强,细菌之间可发生信号传递和耐药基因的转移,容易产生多重耐药性,耐药水平大为提高。在生物膜发展的不同时期,可能存在不同的耐药机制。

第四节 细菌耐药性的防控策略

人类已面临"细菌耐药性危机",可能将进入"后抗生素时代(post-antibiotic era)"。控制细菌耐药性是人类不得不面对的重大挑战,需要重新审视目前的应对战略和部署,必须实施抗生素管理(antibiotic stewardship),阻止经济利益驱使下的抗生素滥用,同时继续研制出新型抗菌药物,寻找新的抗感染策略和方法,科学、有效地控制细菌耐药性的产生和扩散。

1. **加强细菌耐药性监控** 这是了解细菌耐药性趋势、正确制定治疗指南和恰当评定措施有效性的关键因素,以便让临床医生及时掌握所在医院病原菌及其耐药性变化的最新动态,有计划地交替使用高敏感性的抗生素,遏制耐药细菌的发生和扩散。

2. **减少选择压力,逆转耐药性** 鉴于人体微生态系统具有自我恢复能力,可通过减少抗生素应用选择压力,让耐药菌失去与野生型敏感菌的竞争优势而逐渐减少或消失,阻止耐药性的发生与蔓延。近年来,根据耐药性变迁特点,通过限制某些抗生素的应用或改变抗生素的应用种类,有计划地定期或划区停用某种抗生素,或策略性循环使用抗生素,对恢复细菌对抗生素的敏感性和遏制细菌耐药性已显示出良好的前景。

3. **快速准确检测耐药性** 在处理严重细菌感染或混合感染时,速度极为重要。快速检测病原菌及其耐药性,可大大减少误用抗生素,帮助医生选用针对性更强的抗生素,减轻细菌耐药性产生和扩散的选择压力,延缓耐药菌株的出现。常规药敏试验(如平板扩散法、E 试验法)是以"菌"为中心,首先从临床标本中分离出病原菌,再作药敏试验,至少需要 2 天才能得到结果,对于生长缓慢的细菌所需时间更长。分子药敏试验是以耐药性检测代替敏感性检测。通常先行 PCR 扩增耐药(突变)基因,再经琼脂糖凝胶电泳等检测扩增产物。例如,葡萄球菌对甲氧西林的耐药机制是由于产生新的青霉素结合蛋白 PBP2a,其编码基因 mecA 的存在和甲氧西林耐药性之间有很好的相关性,故 PCR 检测 mecA 基因可能成为甲氧西林耐药性的"金标准"。近年发展的基因芯片技术在检测耐药基因上具有很大潜力,特别适合于检测多个基因和 / 或多重突变引起的耐药性,如结核分枝杆菌的多重耐药性。与常规药敏方法相比,分子药敏试验法具有特异性强、敏感度高、快速等优点,能直接检测临床标本中病原菌的耐药性,尤其适于难以培养或培养时间长的病原菌。不过,目前尚需不断完善与发展,特别是在确定细菌耐药基因与耐药性的关系上。

4. **科学合理用药,防止耐药菌株的产生** 细菌耐药性不可能根除,只能对抗或延缓耐药性的发生。为此,抗菌药物的使用应注意选择恰当的时机、合适的患者和正确的药物,以延长抗菌药物使用寿命。

(1)严格掌握抗菌药物应用的适应证:病毒性感染和长期发热原因不明者,除并发细菌感染外,不宜轻易采用抗菌药物。但对病情危重者,抗生素的使用可适当放宽。

（2）正确选择抗菌药物和配伍：在使用抗生素前,除危重患者外,原则上应先分离培养出致病菌,并作细菌药敏试验,选择敏感的窄谱抗生素治疗。对于严重感染的危重患者,可考虑采用"降阶梯抗生素治疗（de-escalation antibiotic therapy）",即第一阶段作经验性治疗时,选用广谱、高效的抗菌药物,以尽量覆盖可能导致感染的致病菌;第二阶段则根据致病菌及其药敏结果,降级换用针对性强的相对窄谱的抗菌药物,以减少耐药菌的产生。联合用药可降低耐药性突变频率,从不同环节控制产生耐药性,但必须有明确的指征,如：①病原菌未明或单一药物不能控制的严重感染;②多种细菌引起的混合感染;③较长期用药有可能产生耐药者,如结核病往往同时使用利福平、异烟肼和吡嗪酰胺;鲍曼不动杆菌、铜绿假单胞菌的治疗常需联合用药。但一种药物可以控制的感染,不可任意采用多种药物联合,可用窄谱者就不用广谱。

（3）正确掌握剂量、疗程和给药方法：用药量应保证血液或感染组织达到有效抑菌或杀菌浓度,及时杀灭致病菌。避免剂量过大或疗程过长而造成微生态失调;又要注意由于剂量不足而致病情迁延,转为慢性、复发,诱发细菌耐药性。疗程应尽量缩短,及时停药。

5. 严格执行消毒隔离制度,防止耐药菌的交叉感染 应加强医院感染控制措施,预防耐药菌的暴发流行。医务人员检查患者时必须正确及时洗手,对与患者接触较多的医生、护士和护工,应定期检查带菌情况;发现带菌时应暂时调离病房,以免传播耐药菌感染。应注意隔离保护易感人群,如患有严重的基础疾病者。应及时处理不同环境如医院废弃物、养殖动物排泄物和污染或土壤中的抗生素残留,因为低浓度的抗生素可促使耐药菌的产生、进化和传播。应评估抗生素及其代谢物残留和耐药性对公共健康所带来的危害及风险。应大力改善社区卫生条件,通过减少细菌感染来阻止耐药性从动物传播到人类。

6. 寻找新型抗菌药物和新的抗感染方法 细菌多重耐药性的全球出现与人类有限的新型抗生素研发能力的矛盾现象,已引发对"后抗生素

时代"来临的担忧。面临这种担忧,提出下列思路进行应对。

（1）改良现有抗生素：①发展耐酶抗生素：碳青霉烯类和青霉烯类对超广谱β-内酰胺酶稳定;阿米卡星和地贝卡星不被氨基糖苷类修饰酶所修饰;②寻找灭活酶抑制剂：β-内酰胺酶抑制剂有克拉维酸、舒巴坦、他唑巴坦和硼酸类化合物,可与抗生素联用,组成β-内酰胺类复方制剂,如阿莫西林和克拉维酸组成奥格门汀（angmentin）,可阻止灭活酶降解抗生素;③抑制外排系统：甘氨环素类（glycylcycline）如替吉环素不易被主动外排泵排出菌体外;亦可筛选与外排泵亲和力更强的药物类似物,与抗菌药物联用;或使用外排泵能量抑制剂;④增加与靶位亲和力：研制与PBP2a有高度亲和力的β-内酰胺类如新型头孢菌素类药物头孢比普和青霉烯类药物多立培南。

（2）寻找细菌内抗菌作用的新靶标：改良现有抗生素只是权宜之计,并不能赢得太多时间来对付狡猾的细菌,因而针对耐药菌设计全新作用机制的抗菌药物迫在眉睫。应以耐药菌为靶标,应用细菌比较基因组学与蛋白组学、生物信息学方法和基因敲除、体内基因表达等技术,寻找对耐药菌生存和致病必不可少、感染过程又常常优先表达的因子,如涉及细胞分裂、脂肪酸合成、代谢物转运、毒力因子等,作为药物筛选的新靶标,采用超高通量药物筛选系统,发展新型抗菌药物。例如,针对细菌生物膜相关感染的治疗,可开发渗透性更强或干扰群体（密度）感应系统（quorum-sensing system）的抗菌药物。铜绿假单胞菌生物膜的主要组分是藻酸盐（alginate）,可考虑应用藻酸盐合成酶抑制剂、藻酸盐裂解酶、藻酸盐单克隆抗体等,阻断生物膜的形成,达到治疗目的。

（3）开发抗菌中药复方、天然抗微生物肽和微生态制剂：中药复方成分复杂,杀菌机制和环节多,不易产生耐药性,部分中药能消除R质粒,抑制细菌生物膜的形成,并能调节机体免疫功能。抗菌肽如防御素（defensin）、天蚕素（cecropin）、蛙皮素（magainin）、乳链球菌肽（nisin）等,具有广谱、高效、稳定的抗菌活性,不易诱导产生耐药菌株。筛选活性更高、针对性更强且对宿主细胞无毒性的肽抗生素（peptide antibiotic）将成为研

究热点。此外,可从海洋生物中提取新型抗生素。微生态活菌制剂即益生菌(probiotic),是人体正常菌,如双歧杆菌、乳杆菌等,能通过空间争夺、营养争夺和产生杀菌物质等多种机制拮抗致病菌,即"以菌制菌"。益生菌已广泛用于辅助治疗假膜性肠炎等抗生素相关性腹泻、婴幼儿腹泻、顽固性腹泻、便秘、细菌性或真菌性阴道炎等。目前,基因工程益生菌的研究备受关注。亦可考虑将噬菌体引入临床,治疗某些耐药菌的局部感染。

(4)发展疫苗和免疫调节药物:这是解决较难治疗的耐药菌(如肺炎链球菌)的最好办法。疫苗接种可降低细菌感染发生率,从而减少抗生素用量,延缓耐药性的出现。免疫调节药物可经诱导宿主的免疫反应而发挥抗感染作用。

展 望

耐药菌株产生的主要原因是耐药基因的水平转移,与之相关的基因转移元件有质粒、转座子、噬菌体和整合子。整合子携带位点特异性重组系统,可作为天然的克隆和表达载体,在抗生素应用的选择压力下,可从周围环境中迅速捕获和整合外源耐药基因或耐药基因盒,产生多重耐药性。整合子本身不能移动,但可插入到接合型质粒或转座子中,在同一种属或不同种属细菌之间发生水平转移,从而加速多重耐药性的广泛转移,这可能是耐药基因传播最有效的方式和临床多重耐药

菌株产生的主要原因。在细菌生物膜中,被膜菌携带的整合子可能进行更有效的耐药基因盒捕获、积累、重排和移动,故其耐药性远高于浮游菌。

细菌的许多重要信号系统也参与抗菌药物对细菌多种生物学功能的调节,包括SOS反应、双组份系统、群体感应系统、sRNAs调节系统及CRISPR/Cas系统等。因此,细菌耐药机制必然与细菌其他生物学功能存在某些内在联系,应在进化—生态范畴考察和研究细菌耐药性,在不同人群之间、不同细菌种类之间、不同耐药基因之间和基因移动元件(如质粒)之间进行全面系统的分子流行病学研究,从反映现象过渡到反映规律。

建立分子药敏检测法,如PCR检出 mecA 和 vanA 基因可分别作为 MRSA 和 VRE 的分子标志,PCR扩增整合酶基因可确定整合子的类型及其耐药性,以耐药性检测部分代替敏感性检测,可快速、准确地检出耐药菌株,预测耐药菌感染的暴发流行,为临床选用抗菌药物提供依据。

WHO制定了遏制细菌耐药性的全球发展战略,即教育医务人员和公众合理使用抗菌药物,延长现存药物的寿命和鼓励发展新药。微生物功能基因组学和生物信息学等将为抗菌药物的研制提供大量潜在的新靶位,运用组合化学和组合生物学等技术,可筛选出靶位分子的功能抑制剂(候选药物),以避开现有的耐药机制,且不影响人体的正常菌群。此外,还应大力发展新的抗感染方法。

（徐纪茹 杨娥）

参 考 文 献

1. 李凡,徐志凯. 医学微生物学[M]. 9版. 北京:人民卫生出版社,2018.

2. 李显志. 抗生素耐药基因古老起源与现代进化及其警示[J]. 中国抗生素杂志,2013,38(2):81-89.

3. PENDLETON J N, GORMAN S P, GILMORE B F. Clinical relevance of the ESKAPE pathogens[J]. Expert Rev Anti Infect Ther, 2013, 11(3):297-308.

4. HALL R M. Integrons and gene cassettes: hotspots of diversity in bacterial genomes[J]. Ann N Y Acad Sci, 2012, 1267(1):71-78.

5. DOUAFER H, ANDRIEU V, PHANSTIEL O, et al. Antibiotic adjuvants: make antibiotics greatagain[J]. J

Med Chem, 2019, 62(19):8665-8681.

6. DAVIES J, DAVIES D. Origins and evolution of antibiotic resistance[J]. Microbiol Mol Biol Rev, 2010, 74(3):417-433.

7. FELDEN B, CATTOIR V. Bacterial adaptation to antibiotics through regulatory RNAs[J]. Antimicrob Agents Chemother, 2018, 62(5), e02503-02517.

8. SOMMER M O, DANTAS G, CHURCH G M. Functional characterization of the antibiotic resistance reservoir in the human microflora[J]. Science, 2009, 325(5944):1128-1131.

9. STECKBECK J D, DESLOUCHES B, MONTELARO R

C. Antimicrobial peptides: new drugs for bad bugs [J]. Expert Opin Biol Ther, 2014, 14 (1): 11-14.

10. DERSCH P, KHAN M A, MUHLEN S, et al. Roles of regulatory RNAs for antibiotic resistance in bacteria and their potential value as novel drug targets [J]. Front Microbiol, 2017, 8: 803.

11. MARRAFFINI L A. CRISPR-Cas immunity in prokaryotes [J]. Nature, 2015, 526 (7571): 55-61.

12. HARMS A, MAISONNEUVE E, GERDES K. Mechanisms of bacterial persistence during stress and antibiotic exposure [J]. Science, 2016, 354 (6318): 4268.

13. JOLIVET-GOUGEON A, BONNAURE-MALLET M. Biofilms as a mechanism of bacterialresistance [J]. Drug Discov Today Technol, 2014, 11: 49-56.

14. MUNITA J M, ARIAS CA. Mechanisms of antibiotic resistance [J]. Microbiol Spectr, 2016, 4 (2): 34.

第九章 病毒基因组的复制

病毒（virus）为非细胞形态、严格的细胞内寄生微生物。病毒颗粒（virion）由蛋白衣壳（coat）包被基因组核酸（DNA 或 RNA）组成，部分病毒还有脂质的包膜（envelope）包裹。病毒存在于环境之中或游离于细胞之外时，不能复制，不表现出生命特征，只以一种有机物的物质形式存在，但病毒进入细胞之后则表现它的生命形式，它们通过各种复杂的机制逃逸、抑制宿主的免疫应答，同时利用宿主细胞的能量、原料、蛋白合成等系统实现自我复制，在宿主细胞内重新装配产生新的子代病毒，继续感染邻近细胞，周而复始地繁衍生息。

病毒侵入细胞后启动基因组复制是成功感染与致病的基础。病毒基因组虽小，但相对于细胞生物基因组，其组成结构和复制机制却很复杂。细胞生物仅使用双链 DNA 作为遗传物质，而病毒基因组可以是 DNA 或 RNA，可以是双链或单链，可以是正链或负链。根据病毒基因组类型和复制特征可以将病毒分为 7 大类（Baltimore 分类系统）。Ⅰ：双链 DNA 病毒（dsDNA）；Ⅱ：单链 DNA 病毒（ssDNA）；Ⅲ：双链 RNA 病毒（dsRNA）；Ⅳ：单正链 RNA 病毒[（＋）ssRNA]；Ⅴ：单负链 RNA 病毒，[（－）ssRNA]；Ⅵ：单链 RNA 逆转录病毒，基因组为单链 RNA（ssRNA），复制经过 DNA 阶段；Ⅶ：逆转录双链 DNA 病毒，基因组为双链 DNA，但复制经过 RNA 阶段。各类病毒的代表性医学病毒以及基本特征见表 9-1。

表 9-1　主要医学病毒基因组复制特征

Baltimore 分类	基因组类型	代表病毒	特征
Ⅰ	dsDNA	单纯疱疹病毒、人巨细胞病毒、EB 病毒、腺病毒	双链线性 DNA，在细胞核内利用病毒自身编码 DdDp 进行复制，利用宿主的 RNA 聚合酶Ⅱ进行转录
		人乳头状瘤病毒	双链环状 DNA，约 7.8~8.0kb，在细胞核内利用宿主的 DdDp 进行复制，利用宿主的 RNA 聚合酶Ⅱ进行转录
		痘病毒	双链线性 DNA，在细胞质内利用病毒自身编码的 DdDp 和 DdRp 进行复制与转录
Ⅱ	ssDNA	B19 细小病毒、腺相关病毒、博卡病毒	单链线性 DNA，在细胞核内利用宿主的 DdDp 进行复制，利用宿主的 RNA 聚合酶Ⅱ进行转录
Ⅲ	dsRNA	呼肠孤病毒、轮状病毒	双链线性 RNA，基因组分 10~12 个节段，在细胞质内利用病毒自身 RdRp 进行全保留复制及转录
Ⅳ	（＋）ssRNA	冠状病毒、西尼罗病毒、黄热病毒、登革病毒、乙型脑炎病毒、风疹病毒	单股正链线性 RNA，细胞质内利用病毒 RdRp 进行复制转录，基因组 5′ 端具有帽子结构
		丙型肝炎病毒	单股正链线性 RNA，细胞质内利用病毒 RdRp 进行复制转录，基因组 5′ 端为裸露的三磷酸，没有修饰
		脊髓灰质炎病毒、甲型肝炎病毒、鼻病毒、脑心肌炎病毒	单正链、线性 RNA，细胞质内利用病毒 RdRp 进行复制转录，基因组 5′ 端与病毒 VPg 蛋白共价结合

续表

Baltimore 分类	基因组 类型	代表病毒	特征
V	(−)ssRNA	麻疹病毒、流行性腮腺炎病毒、呼吸道合胞病毒	单负链、线性 RNA,基因组不分节段,在细胞质中利用病毒自身编码的 RdRp 进行复制转录
		丁型肝炎病毒	单负链、共价闭合环状 RNA,卫星病毒,通过辅助病毒(乙型肝炎病毒)进行复制
		流感病毒、汉坦病毒	单负链、线性 RNA,基因组分节段,利用病毒自身编码的 RdRp 进行复制转录;采取 cap snatching 机制掠夺宿主细胞成熟的 RNA5′ 端帽子结构
VI	(+)ssRNA	人类免疫缺陷病毒、人 T 细胞白血病病毒	单正链、线性 RNA,基因组为二倍体,病毒粒子含有病毒逆转录酶,核内/细胞质内复制,利用病毒 Pol Ⅱ 进行 RNA 转录
VII	dsDNA	乙型肝炎病毒	双链不完全闭合环状 DNA,病毒粒子含有病毒自身逆转录酶,核内/胞质复制,利用宿主的 RNA 聚合酶 Ⅱ 进行转录

不同类型的病毒基因组复制机制差异很大,多数病毒编码自己的核酸聚合酶,但有些则利用宿主的聚合酶进行转录与复制。本章将对七类病毒基因组的结构及其复制与转录机制分别进行论述,同时简要介绍病毒基因组复制必需的宿主因子,病毒基因组突变与重组的分子机制以及产生新现病毒和跨物种传播的遗传基础。

第一节　DNA 病毒基因组的复制

一、DNA 病毒复制周期概述

(一)DNA 病毒的基因组结构

医学上常见的 DNA 病毒主要包括腺病毒、乙型肝炎病毒(HBV)、人乳头状瘤病毒(HPV)、疱疹病毒、痘病毒、多瘤病毒以及细小病毒。其中除了细小病毒为单链 DNA 病毒外,其他病毒均为双链 DNA 病毒。

DNA 病毒的基因组长度从 1.8kb 到 2 500kb 不等,有的以线状存在,有的以环形存在。总体而言,DNA 病毒的复制周期相对比较简单,可分为三个阶段:①病毒受体识别、附着并进入细胞;②病毒基因组释放,复制并表达病毒蛋白;③病毒衣壳形成并组装成病毒粒子释放出细胞。

由于 DNA 病毒的遗传物质与宿主细胞的遗传物质同为脱氧核糖核酸,其基因组的复制方式与宿主 DNA 具有一定的相似性,但不是完全相同。事实上,不同的 DNA 病毒在执行其基因组复制这一任务时所采用的策略各有不同。大部分 DNA 病毒在进入细胞之后,基因组会释放进入细胞核内,随后在细胞核内进行复制及转录。转录产生的病毒 RNA 被剪接加工为成熟的 mRNA,并通过宿主的运输装置将其转运到细胞质内进行蛋白翻译。翻译产生的病毒蛋白包括结构蛋白与非结构蛋白,前者主要功能为病毒颗粒装配,而后者主要的作用是帮助病毒有效复制——包括一些病毒复制必须的酶,以及一些帮助病毒改变细胞内微环境以适合病毒复制的蛋白。然而,并不是所有的 DNA 病毒都遵循这样的规则。例如,痘病毒的复制过程发生在细胞质中,而 HBV 则会通过 RNA 逆转录实现其基因组的复制。

(二)DNA 病毒的基因组复制策略

DNA 病毒的基因组大小与自身编码多少蛋白质直接相关,因而决定了它们对于宿主 DNA 复制和转录装置的依赖程度。基因组较小的 DNA 病毒(4~9kb,例如多瘤病毒,HPV 和细小病毒)在复制以及转录过程中都依赖于宿主编码的聚合酶;基因组中等大小的 DNA 病毒(30kb 左右,例如腺病毒),多半编码自己的复制系统,包括 DNA 聚合酶,但是它们仍然需要利用宿主的 RNA 聚合酶;而基因组巨大的 DNA 病毒(130~350kb,例如疱疹病毒和痘病毒)则不仅能编码自身的 DNA

复制系统，还能编码产生调控宿主 RNA 聚合酶特异性的蛋白，或是直接编码自身的 RNA 聚合酶。但在 HBV 是一个特例，尽管它的基因组大小只有 3kb 左右，但却编码自身的 DNA 聚合酶 / 逆转录酶，并且在复制过程中产生其独有的单链 RNA 中间产物——前基因组 RNA（pregenomic RNA，pgRNA）。

（三）DNA 病毒的转录与基因表达策略

典型的 DNA 病毒进入细胞后，在基因组复制之前表达的基因被称作早期基因（early genes），通常编码具有酶活性的非结构蛋白，以及调控细胞内微环境从而帮助病毒 DNA 进行有效复制的蛋白；而在基因组发生复制之后表达的基因被称作晚期基因（late genes），通常编码感染性病毒颗粒所需的结构蛋白——此时早期基因的表达通常是被抑制的。除此之外，疱疹病毒与痘病毒还有一些中期基因（intermediate genes），这些基因表达的蛋白能够以一种级联的方式促进下一个基因的转录。很多 DNA 病毒的早期基因都在启动子之外还有增强子，从而在与宿主细胞中的启动子竞争中取得优势。因此，DNA 病毒的转录对于其基因组的复制十分重要。

（四）DNA 病毒的潜伏感染

在很多 DNA 病毒完整的复制周期中，都能在宿主体内建立长期的持续性感染。不同的病毒采取的机制各有不同，其中相同的特点是，这些病毒都会降低对细胞的致病性，逃避宿主的免疫系统，从而实现病毒基因组与宿主长期共存。例如，疱疹病毒一般以附加体（episome）的基因组形式存在于细胞核之中，仅仅表达少量的病毒基因，并且不会产生感染性的病毒颗粒。通过这样的方式，疱疹病毒的感染能够伴随宿主一生，成功躲避宿主免疫系统的监控，而在一段时间之后可能以裂解性感染（lytic infection）的方式重新出现。在疱疹病毒中，EB 病毒能够感染 B 淋巴细胞并在细胞中建立潜伏感染，但对于其他的疱疹病毒，在其复制效率较低的靶细胞中建立潜伏感染，细胞培养尚未成功，因此对其具体机制还了解甚少。

二、单链 DNA 基因组复制

单链 DNA 病毒种类较少，其基因组通常较小。在临床上，单链 DNA 病毒相对于其他 DNA 病毒和 RNA 病毒而言，对人类造成的危害并不严重。目前已知的单链 DNA 病毒中，只有细小病毒科的病毒能够感染人类，包括 B19 细小病毒、人细小病毒 4、腺相关病毒（adeno-associated virus，AAV）以及博卡病毒。

（一）细小病毒的复制

大部分细小病毒能够自主复制，但是以 AAV 为代表的浓核病毒（densovirus）通常需要其他病毒的辅助，本小节中只讨论自主复制型的细小病毒。这一类细小病毒的基因组 DNA 末端能够通过回文序列形成发卡结构，其裸露在外的 3′ 羟基能够作为引物，在宿主的 DNA 聚合酶作用下起始 DNA 的复制，复制后的 DNA 呈现为两端带有发卡结构的闭合双链。新合成的 DNA 链在右端的发卡结构处被 NS1 蛋白切开，而 NS1 蛋白此时共价结合在切口的 5′ 末端。之后末端再次通过回文序列形成发卡结构，自我起始复制产生 2 倍长度的双链。NS1 蛋白最终负责在双链上产生特异性的切口，解开病毒的 DNA 双链，产生正负两种形式的病毒基因组。

（二）细小病毒的转录

感染脊椎动物的细小病毒有着相似的基因组结构，末端的重复序列是 DNA 复制所必需的，基因组 5′ 端编码的是非结构蛋白 NS1，3′ 端编码的是结构蛋白。细小病毒的转录依赖于宿主的 RNA 聚合酶 Ⅱ，基因组上有两个启动子，能够产生两个前体 mRNA。由于病毒基因组上有着多个可变剪接的位点，理论上可以通过可变剪接使基因组编码产生更多的蛋白，然而除少数获得证实外，大多数预测的蛋白至今还未检测到。

三、双链 DNA 基因组复制

相比单链 DNA 病毒而言，临床上常见的双链 DNA 病毒种类较多，包括多瘤病毒、HPV、腺病毒、疱疹病毒和痘病毒等。其中除了多瘤病毒与 HPV 为环状双链 DNA 病毒外，其他均为线状双链 DNA 病毒。双链 DNA 基因组长度差别很大，多瘤病毒的基因组在 5kb 左右，HPV 基因组约为 8kb，腺病毒在 28~45kb 之间，疱疹病毒在 125~240kb 之间，而痘病毒基因组在 130~375kb 之间。这些 DNA 病毒编码从几个到 200 多个不等的蛋白。

（一）双链DNA病毒的DNA复制

不同的双链DNA病毒采取的复制策略各有不同,尤其是线状双链DNA病毒在复制过程中所采取的策略更为多元化。双链DNA病毒的DNA复制模式主要分为以下几类。

1. 双链环状DNA病毒 包括多瘤病毒与乳头瘤病毒;其DNA复制依赖于宿主的DNA聚合酶,是由RNA作为引物从富含A和T的区域起始的,前导链为5′-3′连续复制,后随链为5′-3′不连续复制。除去其基因组是环状之外,其DNA的复制过程与宿主染色体DNA十分相似。

2. 腺病毒 腺病毒是线状双链DNA病毒,它的DNA前导链是以病毒蛋白作为引物起始合成的,该病毒蛋白能够结合到病毒基因组的两端,在自身编码的DNA聚合酶的催化下分别开始DNA的复制。另外,新合成的单链DNA两端具有反向的重复序列,两端的重复序列之间可以退火形成锅柄(panhandle)结构,在病毒自身的DNA聚合酶以及蛋白引物的作用下,独自作为模板完成DNA复制。

3. 疱疹病毒 疱疹病毒基因组两端存在着反向重复序列,通过重复序列的配对结合后能够形成一个共价的闭合环。然后由RNA作为引物,利用自身编码的DNA聚合酶,从一个或多个内部起始位点开始复制,从而产生多个双链DNA的连环(concatamer),最终被分解成单个的病毒基因组。

4. 痘病毒 痘病毒的基因组复制与细小病毒较为类似。尽管其基因组为线状双链,但是却呈闭合状态,并且在基因组末端附近存在着切口(nick),暴露出3′羟基。因此病毒自身的DNA聚合酶可以使用3′端的羟基作为引物,以互补的DNA链作为模板开始DNA的复制。随后,通过其末端重复序列所形成的部分配对的茎环结构作为引物,病毒DNA的自我起始(self-priming)能够持续往下进行,产生多个双链DNA的连环并被分解成单个的病毒基因组。

（二）双链DNA病毒的转录

1. 多瘤病毒 多瘤病毒的基因转录分为早期转录和晚期转录,分别发生在其DNA复制之前和之后。早期转录利用宿主的RNA聚合酶Ⅱ以及转录因子完成,并利用宿主的加工体系完成剪接和转录后加工;而晚期转录除了利用宿主的转录和转录后加工装置外,还需要病毒的大T抗原提升转录的效率。

2. HPV HPV的转录依赖于宿主的转录及mRNA加工系统。由于其基因组上存在着多个启动子,并且含有多个可变剪接的位点,在不同细胞中产生的mRNA种类不同,因而它的基因转录比较复杂,例如,HPV通过可变剪接产生十几种mRNA,其中对于高危病毒的转录研究得较为清楚。

3. 腺病毒 腺病毒基因组转录依赖于宿主的转录装置。腺病毒基因组由RNA聚合酶Ⅱ进行转录,随后通过可变剪接或者可变的poly(A)加工位点产生6个早期转录单元(E1A、E1B、E2A、E2B、E3和E4),3个延迟转录单元(Ⅸ、Iva2和E2 Late)以及一个晚期转录单元,而晚期转录单元最终会被加工形成5种晚期mRNA。另外,腺病毒还会利用宿主的RNA聚合酶Ⅲ从一个或两个(由血清型决定)被称作VA RNA的非编码基因上产生十几种小RNA。

4. 疱疹病毒 疱疹病毒主要利用宿主的RNA聚合酶Ⅱ进行转录,产生即刻早期基因(immediate early genes,或称α gene),延迟早期基因(delayed early genes,或称β gene)和晚期基因(也称γ gene)。这三种基因的转录受着严格的级联调控。大多数疱疹病毒基因的TATA box上游50~200bp含有启动子或调节序列,TATA box下游20~25bp是转录的起始位点。基因之间的重叠非常普遍,即3′端的基因的启动子或调控序列常常存在于5′端基因的编码区域之内。由此产生的蛋白可能共同拥有部分氨基酸序列,但是其功能却大不相同。大部分的疱疹病毒基因(90%以上)没有内含子,不会被剪接,同时也没有poly(A)末端修饰。另外,感染细胞中的一小部分转录本(EBER)则是通过RNA聚合酶Ⅲ来进行转录的。有些疱疹病毒还会转录出非编码RNA,例如单纯疱疹病毒的OriS RNA和潜伏相关的转录本以及EB病毒的EBER,还有EBV/HHV-8/HCMV编码的若干microRNA。

5. 痘病毒 痘病毒与其他DNA病毒不同,它的复制及转录过程均发生在细胞质当中,因此无法依赖宿主的DNA复制与RNA转录系统,需编码自身的 RNA 聚合酶以及 mRNA 加工所需要的其他酶类,因此,转录产生的 mRNA 最后会被加帽、甲基化并且加上 poly(A)尾。它的基因转录也是被严格级联调控的,分为早期基因、中期基因以及晚期基因。三类基因的启动子各不相同,但是都为富含 A/T 的序列。早期基因主要编码 DNA 合成以及中期基因转录所需要的酶和其他因子。中期基因主要编码晚期基因表达所需要的酶(包括 DNA 聚合酶与 RNA 聚合酶等)和其他因子,以及生长因子与调控宿主免疫系统的蛋白。晚期基因的产物则是组成病毒颗粒所需要的结构蛋白以及早期转录所需要的转录因子,这些蛋白最终都会被组装到病毒颗粒中。

四、逆转录 DNA 基因组复制

临床上常见的逆转录 DNA 病毒主要是嗜肝 DNA 病毒科(*Hepadnaviridae*)。逆转录 DNA 病毒的基因组特点是其遗传物质为 DNA,但并不直接通过 DNA-DNA 的方式进行复制,而是在其转录产生 RNA 以后,以 RNA 为模板,通过逆转录形成基因组 DNA。HBV 为此类病毒的代表种,其基因组结构及其复制机制将在本书第十九章中详细介绍,这里不再赘述。

第二节 RNA 病毒基因组的复制

RNA 病毒即以 RNA 为遗传物质,大部分 RNA 病毒复制转录都在细胞质中进行,因此 RNA 病毒必须有一套独特的复制转录(replication-transcription)策略,其中最重要的就是病毒必须由自身编码 RNA 依赖的 RNA 聚合酶(RNA-dependent RNA polymerase, RdRp)完成复制转录的过程,细胞内没有 RNA 依赖的 RNA 聚合酶。而对于逆转录病毒而言,病毒颗粒中必须带有 RNA 依赖的 DNA 聚合酶(RNA-dependent DNA polymerase, RdDp),即逆转录酶。这两种 RNA 依赖的聚合酶具有模板特异性,能通过识别病毒 RNA 5′端和 3′端非编码区的保守结构,特异的结合病毒 RNA,从而避免与细胞 mRNA 的结合。但是由于 RNA 聚合酶缺乏 3′ 到 5′ 的校正外切酶活性,使得 RNA 病毒在复制过程中的错配率(error frequency)达到 $10^{-5} \sim 10^{-4}$,远远高于 DNA 聚合酶

($10^{-9} \sim 10^{-7}$)。这也是 RNA 病毒突变株系多、进化快、难以开发有效疫苗以及易于产生缺陷型病毒颗粒的原因,但是近几年对 SARS 冠状病毒的研究发现,该病毒编码一种 3′ 到 5′ 外切酶,能够有效地降低病毒在复制过程中的突变率,有可能在病毒 RNA 复制转录过程行使了校正外切酶功能。这一功能酶是第一次在 RNA 病毒中发现,可能与病毒基因组较大(约 30kb)而需要保证其相对高的复制保真度有关。

一、双链 RNA 基因组复制

引起人类疾病的双链 RNA 病毒隶属于呼肠孤病毒科,包括呼肠孤病毒和轮状病毒,其线性双链 RNA 基因组分别为 10 和 11 个节段,长度介于 600~4 000bp 之间,两端均具有几个碱基的保守序列,其共编码十余种蛋白,病毒颗粒中除衣壳蛋白(capsid proteins)外,还包含与 RNA 复制相关的酶,如 RdRP、解旋酶和 RNA 加帽修饰酶。与 DNA 的半保留复制不同,双链 RNA 复制以全保留的方式进行,即母代病毒双链 RNA 并未进入新的子代病毒,子代病毒的双链 RNA 全部是新合成的。

以轮状病毒为例,其基因组由分为 11 个节段的双链 RNA 组成。病毒经受体介导的内吞进入细胞后,通过蛋白酶的作用脱壳,形成亚病毒颗粒(subviral particle, SVP),SVP 被消化内体(digestive endosome)消化后,形成具有复制转录活性的核心(core)。核心中的病毒 RdRp 以负链 RNA 为模板,合成 mRNA,经过病毒编码的 RNA 三磷酸酶(RNA triphosphatase, TPase)、鸟苷酸转移酶(guanylyltransferase, GTase)、N7-甲基转移酶(N7-methyltransferase, N7-MTase)和 2′-O-甲基转移酶(2′-O-methyltransferase, 2′-O-MTase)的四步催化使新合成的病毒 mRNA 加上 5′ 端的帽结构,并通过核心中的 poly(A)合成酶加上 3′ 端 poly(A)尾。成熟的病毒 mRNA 被释放到细胞质中,一部分 mRNA 用来翻译蛋白,而另一部分 mRNA 则被新合成的病毒蛋白重新包裹,产生新的子代病毒颗粒前体,每个颗粒前体中含有 11 段 mRNA。但病毒是如何准确地将这 11 段不同的 mRNA 包装进一个病毒颗粒前体的机制尚不清楚。在子代病毒颗粒前体中,新合

成的病毒 RdRp 以 mRNA 为模板合成互补的负链 RNA，最终形成子代病毒双链 RNA。在整个复制转录过程中，双链 RNA 都被包裹在由病毒蛋白组成的核壳中，而母代双链 RNA 基因组则一直停留在母代病毒的核心中，细胞质中不会出现病毒负链和双链 RNA，避免了双链 RNA 暴露给宿主细胞蛋白，从而逃逸宿主的固有免疫系统和 RNA 干扰系统。

二、负链 RNA 基因组复制

负链 RNA 病毒的基因组为单负链，与病毒 mRNA 序列互补，又分为分节段基因组（segmented genome）和不分节段基因组（non-segmented genome）。分节段基因组由多段 RNA 组成，从沙粒病毒的 2 个节段到流感病毒的 8 个节段不等。在真核细胞中，分节段基因组多在核内复制，不分节段基因组在胞质中复制。

由于负链 RNA 不能直接指导病毒蛋白的合成，因此病毒基因组需要一个转录步骤将遗传信息转录成 mRNA。负链 RNA 病毒编码自身的 RdRP，并包装进入病毒颗粒，当病毒感染时，随病毒基因组 RNA 一起进入细胞，以基因组的负链 RNA 为模板，转录出病毒 mRNA。翻译出病毒蛋白后，再以病毒 mRNA 为模板，复制出新的子代负链 RNA。

常见的负链 RNA 病毒主要包括狂犬病毒、水疱性口炎病毒（vesicular stomatitis virus, VSV）、麻疹病毒、腮腺炎病毒、流感病毒、埃博拉病毒、汉坦病毒等。这里以不分节段和分节段负链 RNA 病毒各一例，简述其病毒基因组复制特点。

VSV 为不分节段基因组的负链 RNA 病毒，是弹状病毒科中研究最深入的病毒之一。VSV 基因组长约 11kb，共编码 5 个病毒蛋白（N、P、M、G、L）。在感染早期，病毒蛋白 L 和 P 共同行使转录复制酶的功能，转录产生 5 个不连续的 mRNA 并进行加帽、加 poly（A）尾、剪切等修饰，然后翻译出病毒蛋白。随着胞质内病毒 N 蛋白表达水平增加，N 蛋白与新生的病毒 mRNA 结合，阻止 mRNA 加 poly（A）尾和剪切的过程，生成全基因组长度的正链 mRNA，后者作为模板指导合成新的子代负链 RNA。

流感病毒为分节段基因组的负链 RNA 病毒，

是正黏病毒科的代表种。流感病毒分为甲（A）、乙（B）、丙（C）三型，其中甲型和乙型由 8 个节段组成，丙型由 7 个节段组成。以甲型流感病毒为例，病毒基因组 RNA 总长约 13.6kb。与 VSV 的基因组复制的一个很大的不同点是流感病毒 mRNA 的合成和基因组复制需要在细胞核内进行：①流感病毒需要利用宿主细胞核内的 5′-端帽子结构作为引物来合成病毒 mRNA，该机制被称作"帽子掠取"（cap snatching/stealing）；②流感病毒需要利用宿主细胞核内的剪接机制，有 2 条病毒 mRNA 前体在细胞核内进行剪接，产生 4 条不同的 mRNA。因此，甲型流感病毒的 8 条基因组 RNA 节段编码了 10 种 mRNA 并产生了 10 种病毒蛋白。流感病毒的 mRNA 合成至少需要病毒蛋白 PB1 和 PB2 的参与，其中包括宿主 mRNA 的帽子结构的剪切、病毒 mRNA 的合成、加 poly（A）尾等过程。随着病毒蛋白 NP 和 PA 表达水平的增加，病毒 mRNA 合成向全基因组长度的正链 RNA 模板合成转变。在细胞核内合成的子代病毒基因组 RNA 在病毒蛋白 M1 和 NS2 的帮助下从核内转运至胞质中，而后在细胞膜装配成新的子代病毒。

三、正链 RNA 基因组复制

正链病毒 RNA 为单正链，最小的噬菌体 MS2 为 3.5kb，而最大的冠状病毒基因组约 30kb，是目前发现的最大的 RNA 病毒之一。能够引起人类疾病的正链 RNA 病毒有很多种，例如脊髓灰质炎病毒、甲型肝炎病毒（HAV）、肠道病毒 71 型（EV71）、鼻病毒、基孔肯雅病毒（CHIKV）、登革病毒、寨卡病毒、黄热病病毒、乙型脑炎病毒、丙型肝炎病毒（HCV）、风疹病毒和 SARS 冠状病毒（SARS-CoV）等。

正链 RNA 病毒基因组一般都是线性（+）ssRNA 分子，全部在细胞质中复制，其基因组 RNA 除了作为复制模板之外同时也是 mRNA，直接参与蛋白的表达。因此，正链 RNA 病毒基因组本身就具有感染性，一旦进入细胞，就能结合宿主细胞的核糖体翻译产生 RdRp 及其他复制转录相关的蛋白，这些蛋白和病毒（+）ssRNA 一起形成复制转录复合体（replication-transcription complex, RTC），以病毒（+）ssRNA 为模板合成少量的（－）ssRNA，最后以（－）ssRNA为模板，大量合成新的子代（＋）ssRNA，并被包装进子代病毒颗粒。

通常一个（＋）ssRNA分子含有一个或多个开放阅读框（ORF），每个阅读框都编码一个蛋白或由多蛋白前体组成的多聚蛋白，翻译后由蛋白酶的剪切加工形成多个功能独立的成熟蛋白，如脊髓灰质炎病毒只有一个大约7 000个碱基的ORF，编码一个多聚蛋白，通过多聚蛋白上的2A、3C蛋白酶自身多次切割，最终形成11个蛋白，其中包括5个结构蛋白和6个非结构蛋白。非结构蛋白主要是蛋白酶、RNA聚合酶及复制转录相关蛋白，参与病毒RNA的复制转录。

真核细胞核糖体采用扫描机制识别mRNA ORF的起始密码子，因此只能翻译位于最5′端的ORF。多数（＋）ssRNA基因组含三个以上ORF，翻译或加工成十余种成熟蛋白，因此需要一些特殊的机制参与。除基因组分节段和多聚蛋白酶剪切加工外，许多病毒如冠状病毒通过转录合成亚基因组RNA（subgenomic RNA）表达3′端的ORF；有些能够使核糖体通读（readthrough）终止密码子或通过移框（frameshift）绕过终止密码子，从而翻译相邻或下游的ORF；有些病毒如脊髓灰质炎病毒基因组含有内部核糖体进入位点（IRES），使核糖体可以不经过扫描过程直接识别起始密码子；有些病毒可以使核糖体遗漏（leaking）5′端起始密码子从而使部分核糖体翻译下游的ORF。一般一种RNA病毒至少使用其中的两种特殊机制进行基因组信息表达。

（＋）ssRNA基因组复制和转录是紧密结合在一起的，但病毒如何调控复制和转录的具体机制目前尚不清楚。此外，同时以（＋）ssRNA为模板，从5′端开始翻译和从3′端开始复制转录必须加以调控，否则会出现参与翻译的核糖体与参与复制转录的RdRp"撞车"的现象，但目前机制尚不清楚。

四、逆转录RNA病毒基因组的复制

逆转录病毒（retrovirus）基因组复制的最大特点是：病毒利用自身编码的逆转录酶将病毒基因组RNA逆转录成cDNA，并整合至宿主细胞基因组。常见的逆转录病毒包括人类免疫缺陷病毒（HIV）和人T细胞白血病病毒（HTLV）。

逆转录病毒基因组是单正链RNA，长度约7~10kb。病毒mRNA的5′端有帽子结构，3′端有poly（A）尾，均由宿主细胞相关酶加工而成。逆转录病毒颗粒包含两条相同的基因组RNA，3′端以氢键相连，形成"kissing loop"复合体结构。这种二倍体基因组特征在所有的逆转录病毒中都存在，但是具体功能尚未阐明。所有的逆转录病毒基因组都包含3个必需的结构基因（gag、pol、env），5′和3′末端的非编码序列（U5、U3），以及末端重复序列（R），结构特征如下：5′ap-R-U5-gag-pol-env-U3-R-polyAn-3′。逆转录病毒的基因组复制过程比较复杂，其具体机制将以HIV为例在第二十章中详述。

五、病毒RNA的加工修饰

逆转录RNA病毒和大部分DNA病毒在细胞核内复制，使用宿主细胞RNA聚合酶进行病毒RNA转录合成，因此这些病毒的RNA加工修饰与宿主细胞mRNA一致。但是在细胞质中复制的DNA病毒如痘病毒和大部分RNA病毒则使用病毒编码的RNA聚合酶进行RNA合成，因此需要编码自己的RNA加工修饰功能，使其转录出的RNA与宿主细胞mRNA类似。病毒RNA的加工修饰主要发生在5′端，其主要功能是保持RNA的稳定，使得核糖体能够识别与翻译，以及避免细胞内RNA模式识别受体（如RIG-I和MDA5）的识别而逃逸固有免疫应答。现根据病毒RNA 5′端结构的不同分述如下。

（一）病毒RNA 5′端加帽修饰

RNA 5′端帽子结构是甲基化鸟苷通过5′-5′三磷酸桥连接到RNA第一个核苷酸残基。RNA加帽一般需要三种酶催化，分别是RNA 5′三磷酸酶、鸟苷酸转移酶和N7-甲基转移酶，由此所生的帽子结构称作cap-0型帽子结构。部分病毒如痘病毒、呼肠孤病毒、黄病毒和冠状病毒还编码2′-O-甲基转移酶，它能在cap-0型的基础上对RNA第一个核苷酸进行甲基化，形成所谓的cap-1型帽子结构。

虽然病毒RNA形成的帽子结构与宿主mRNA相似，但病毒加帽酶结构和生化机制却变化很大，各不相同。如甲病毒属（Alphavirus）成员先进行鸟甘酸甲基化,再进行鸟甘酸转移,不分节段的负链 RNA 病毒如 VSV 是使用 RNA 转移酶将 RNA 转移到鸟甘酸,分节段的负链 RNA 病毒如流感病毒和布尼亚病毒自身不编码加帽酶,但可以通过帽子掠取机制获得帽子结构,即通过切割宿主 RNA,使用带帽子结构的 RNA 短链为引物合成自身 RNA。病毒加帽酶结构差异很大,如双链 RNA 病毒使用一种蛋白完成所有功能,黄病毒则使用与 RNA 聚合酶相连的一个结构域完成 N7- 和 2′-O 两种甲基化功能,而冠状病毒 N7- 甲基转移酶与 RNA 外切酶相连,其 2′-O- 甲基转移酶则需要非结构蛋白 nsp10 辅助才有功能。

(二)病毒 RNA 5′端的肽基化修饰

有些病毒如微小 RNA 病毒的 RNA 5′端缺乏帽子结构,而是与病毒编码的 VPg(22 个氨基酸)共价结合。VPg 虽然起到帽子的一些作用,但无法正常与宿主的核糖体结合,因此这类病毒的 RNA 上含有 IRES 位点,可以结合核糖体而起始蛋白翻译。

(三)病毒 RNA 5′端的磷酸化

RNA 聚合酶转录出的第一个核苷酸 5′端含有 3 个磷酸基团,而裸露 5′端三磷酸的 RNA 是 RIG-I 识别的底物,能够有效地激活宿主固有免疫信号通路,因此绝大部分病毒对其 RNA 5′端均有修饰。但是,HCV RNA 的 5′端为三磷酸,没有任何修饰,然而 HCV 编码的 NS3/4A 蛋白酶被发现能有效切割 MAVS,从而阻断固有免疫信号通路,避免干扰素的产生。尽管布尼亚病毒可以通过帽子掠取机制获得帽子结构,但其负链 RNA 基因组却不具有帽子结构,而是通过 5′端三磷酸水解,形成 5′端单磷酸,同样可以逃逸 RIG-I 的识别。

第三节 宿主因子与 病毒基因组复制

病毒结构简单,编码的病毒蛋白种类也十分有限,而其基因组复制与转录调控过程却相对复杂得多。在长期的进化过程中,病毒学会了利用众多宿主因子来帮助自身完成复制。了解参与病毒复制的宿主因子及其功能,能帮助人们更精准地了解病毒复制机制,还有助于发现病毒性疾病的治疗靶标,因此这是当前病毒学研究领域的一个热点。近年来,随着高通量全基因组 RNAi 或 CRISPR/Cas9 筛选技术(genome-wide screening)的应用,许多与重要的医学病毒复制相关的宿主因子被鉴定出来,这些宿主因子可分为宿主蛋白和非编码 RNA 两类,研究较多的病毒包括 HIV、流感病毒、HCV、HBV、麻疹病毒和巨细胞病毒等。需要指出的是,相对于 DNA 病毒,RNA 病毒的基因组往往更小,其所能编码的病毒蛋白也较少,RNA 病毒的复制多数在细胞质中进行,其复制过程中宿主因子依赖性更高,因此目前国际上有关宿主因子与病毒复制相互关系的研究领域里,RNA 病毒的研究也比较深入。由于不同病毒基因组复制需要的宿主因子各不相同,下面主要以研究较多的 HIV 和流感病毒等为例,简述参与病毒基因组复制的宿主因子及其功能。这里只介绍支持病毒复制的宿主因子,而涉及免疫调控及限制病毒复制的宿主因子将在其他相关章节中论述。

一、参与 HIV 基因组复制的宿主因子

HIV-1 基因组仅编码 15 个病毒蛋白,而其复制机制又极其复杂,这表明 HIV 必须借助多种宿主因子来完成其复制。近年来,多个研究单位利用 siRNA/shRNA 高通量筛选技术揭示可能超过 1 000 个宿主蛋白因子参与 HIV 复制过程,其中数十种已被独立实验证实。在病毒脱壳和逆转录阶段,一种肽基异构酶 Pin1 能识别并结合到核壳蛋白被磷酸化的部位,能促进病毒脱壳;Cyclophilin A 能通过促进病毒脱壳或者抑制某种 HIV 的限制因子而帮助 HIV 复制;tRNA(Lys)3 能在病毒组装过程中包装进 HIV 颗粒,并在病毒感染新的细胞后充当逆转录的引物,其 3′端的 18 个核苷酸能与 HIV 基因组 RNA 的引物结合位点互补结合;SIP1(又称 gemin2)能结合到 HIV 整合酶的 C 末端,并对整合酶的多聚化起稳定作用,这对于将整合酶和逆转录酶集合至病毒 RNA 上形成逆转录复合体可能发挥重要作用。在病毒 cDNA 从胞质向核内转运的阶段,病毒利用自身编码的病毒蛋白和某些宿主因子装配成整合前

复合体（pre-integration complex，PIC），帮助其实现核转运。目前已经鉴定出的参与 PIC 组成的宿主蛋白包括 BAF、HRP-2 和 LEDGF/p75。此外，参与核转运的宿主因子还包括 Arp2/3、ADAM10、Importin、核质蛋白（karyopherin）等。在病毒 cDNA 整合阶段，LEDGF/p75 能同时结合 HIV 整合酶和宿主基因组 DNA 而将病毒 cDNA 系留在宿主染色质上。在 HIV 前病毒转录阶段，由于 HIV 只编码一种病毒转录因子 Tat，HIV 必需招募更多的宿主因子来完成其转录过程。这些转录因子包括 Sp1、NF-κB、AP1、TFAP4、P-TEFb、CDK9、CylinT1 等。CRM1 是一种核输出受体，能协助病毒蛋白 Rev 将 HIV 的未剪接和单剪接的病毒 RNA 从核内输出至胞质；DEAD-box RNA 解旋酶家族的 DDX3 参与 Rev/CRM1 介导的病毒 RNA 核输出。此外，DDX3 还能帮助 HIV 转录的 RNA 延展伸长，有利于后者穿过核孔复合体。因此，宿主因子参与到 HIV 复制的各个阶段。

二、参与流感病毒基因组复制的宿主因子

近年来发现有将近 300 种宿主因子参与流感病毒的复制。流感病毒基因组复制发生在细胞核内，因此病毒基因组 RNA 需要转运至核内，参与此过程的宿主因子包括 RanBP5（importin-5）、importin α1/α2、importin α1/importin α5，它们与病毒蛋白 PB1-PA 二聚体、NP、PB2 结合，协助病毒 RNP 通过核孔复合体进入细胞核。随后，病毒基因组转录出病毒 mRNA 以及全长的互补 RNA，并进一步合成子代病毒基因组 RNA。参与此过程的宿主因子包括 BAT1、Hsp90、MCM、Tat-SF1、RNA 聚合酶 II（Pol II）。其中，BAT1 与 NP 结合，促进 NP-RNP 复合体的形成；Tat-SF1 功能与 BAT1 类似；Hsp90 通过与 PB2 相互作用促进病毒 RNA 的合成；MCM 能增强复制延伸复合体的稳定性，帮助全长的互补 RNA 的合成；Pol II 为病毒 RNA 转录所需。此外，宿主因子 NFX1 能帮助剪接的病毒 RNA 出核，还能结合病毒蛋白 NS1 抑制宿主的 mRNA 出核，可能由此帮助病毒的帽子掠取。接下来，病毒新合成的基因组 RNA 需要从核内转运至胞质，病毒基质蛋白 M1 和核输出蛋白 NEP/NS2 在此过程中至关重要。M1 与病毒 RNP 结合，然后 NEP/NS2 结合至 M1/RNP 复合体，NEP/NS2 还能与宿主的核输出蛋白 CRM1 结合。此外，Hsc70（Heat shock cognate 70）、MAP 激酶（MAP kinase）也可能参与病毒 RNP 的核输出过程。

需要指出的是，除了上述的蛋白因子，病毒的复制也与宿主细胞内的非编码 RNA（non-coding RNA），尤其是 MicroRNA（miRNA）密切相关，miRNA 是一类内生的、长度约 20~24 个核苷酸的小 RNA。据推测，miRNA 调节着人类至少三分之一的基因，能够调控几乎所有的胞内活动。2005 年 Lemon 研究组发现，肝细胞中一种主要的 miRNA 即 miR-122 是 HCV 复制所必需的，它与 HCV RNA 基因组的 5' UTR 结合，能够促进其翻译并增加其基因组复制水平。他们进而发现，miR-122 联合 Ago2 与 HCV RNA 结合，减缓了感染细胞中病毒基因组的衰亡。数据表明，类似 RISC 的复合物介导了 HCV RNA 的稳定性，而 Ago2 和 miR-122 的联合行动保护了病毒基因组不被 5' 核酸外切酶降解。有意思的是，以往的关于胞内 miRNA 的研究主要侧重于其阻断关键蛋白的形成，或使 mRNA 变得不稳定的功能分析，而 miRNA-122 促进 HCV 基因组复制却来自于其非常规活性。

第四节　病毒的遗传变异与新病毒的产生

病毒基因组复制具有遗传和变异等生命基本特征。遗传能维持物种的相对稳定性，而变异则增加适应性或导致新物种出现，促进生物的进化。一般来说，DNA 病毒遗传稳定性高，变异较少，跨物种传播的几率较小，而 RNA 病毒复制由于缺乏纠错机制，基因组复制出错率高，变异较快，因此新现病毒性疾病一般都由 RNA 病毒引起。

一、病毒的遗传与变异

（一）病毒的遗传机制

病毒作为一种特殊的生命形式，能够在细胞内使自己的遗传信息传递给子代病毒，维持物种的延续性。病毒的基因组结构和复制机制尽管差

异很大,但均是通过 Watson-Crick 碱基配对复制其遗传信息。多数 DNA 病毒的遗传信息传递类似于宿主细胞,但 RNA 病毒和逆转录病毒的遗传复制比较复杂,经常采用一些宿主细胞没有的机制,而且遗传保真度较低。

(二)病毒的变异机制

病毒具有遗传异质性,尤其是 RNA 病毒,是一个准种(quasispecies),即宿主细胞内的病毒并不是完全一样的,其基因组存在动态的变化,同一种病毒既有野生型(wild type),也有突变型(variant type),是由很多个病毒变异体组成的种群。虽然在一个宿主细胞内每个病毒所含的遗传信息有区别,但遗传异质性大多不超过总基因组的 5%,一般不至于改变病毒的表型。在自然状态下,准种在选择压力平衡时可维持相对稳定。病毒为了适应宿主和环境的变化会发生变异,主要指病毒基因组的突变(mutation)和重组(recombination)。

病毒突变类型很多,根据突变的因素分为自发突变和诱导突变。除了病毒基因组突变外,病毒内和病毒间还会发生遗传物质的重组产生病毒重组体,子代病毒含有两个或多个亲代病毒基因组的核苷酸序列,出现了与亲代病毒不同的基因型和表型。对于单节段的 DNA 或者 RNA 基因组来说,核酸分子断裂后可以与其他核酸分子直接再连接,形成分子内重组。对于 RNA 病毒来说,RNA 聚合酶还可以选择性地连接到不同位置的模板链上进行 RNA 子代链合成,拷贝选择性重组。而对于分节段基因组的 RNA 病毒,多个病毒分段基因组之间核酸片段发生交换或重配,但没有核酸分子共价键的破坏,使基因组中的各个片段在子代病毒中随机分配,产生不同的基因型和表型,如禽流感病毒经常使用这种机制产生新的病毒亚型。

(三)研究病毒遗传变异的现实意义

病毒的遗传与变异研究是伴随着分子生物学技术的发展而进行的,而对病毒的深入研究又促进了分子生物学的发展。弄清病毒的遗传和变异的规律可以对病毒性疾病进行快速的诊断、预防和治疗。在分析清楚了病毒变异产生一系列的毒力增强或毒力减弱的突变体后,可以利用这些减毒株制备疫苗来预防病毒病。可以利用病毒的重

组特性构建各种病毒表达载体建立病毒生物学研究的有效方法,如疱疹病毒载体用于神经系统肿瘤的治疗,腺病毒能包装大分子外源片段,痘病毒载体能引起强烈的免疫应答,逆转录病毒载体能整合到基因组上稳定表达基因盒式结构等。

二、新现病毒和再现病毒

(一)病毒的新现

病毒的新现(emerging)是指病毒在宿主中新出现,或者病毒原本存在于宿主中但一直不为人所知,在某些条件下,病毒突然暴发,扩大了传染性。最近五十年来,有 40 多种新现的病毒被鉴定出来,包括新现呼吸道传播病毒(如禽流感病毒、SARS-CoV、人类偏肺病毒、人博卡病毒等);出血热病毒(如汉坦病毒、马尔堡病毒、埃博拉病毒等);新现胃肠道感染病毒(如诺如病毒、轮状病毒);新现肝炎病毒(如 HCV、戊型肝炎病毒);新现逆转录病毒(如 HIV、HTLV 等);其他新现病毒(如疱疹病毒、微小病毒 B19、西尼罗病毒等)。最近出现了几次新现病毒性疾病,如 2003 年 SARS 在中国广东暴发流行,并迅速传播到世界 30 多个国家。2012 年 9 月,一种新的冠状病毒从一位死于急性呼吸疾病和肾衰竭的患者身上分离出来,世界卫生组织 2013 年 5 月将此病毒名称定为"中东呼吸综合征冠状病毒"(MERS-CoV)。流感病毒既是新现病毒也是易再现的病毒,流感病毒存在两种类型的变异,一是在 RNA 基因组复制过程中不断积累点突变,产生抗原性漂移(antigenic drift),致使新毒株能够逃避人群中已经存在的免疫,这也是流感产生季节性流行的主要原因;二是在不同亚型的甲型流感病毒混合感染时,不同亚型的基因组节段发生互换导致基因重配(reassortment),致使产生新的病毒亚型,如 1997 年在中国香港新现的 H5N1、2009 年在墨西哥和美国出现的 H1N1 和 2013 年在我国华东地区首次发现的 H7N9 亚型禽流感病毒。

(二)病毒的再现

病毒的再现(re-emerging)是指过去已经发生的病毒感染在暴发流行过后一段时间不再造成明显危害,但一些因素可导致病毒重新出现,卷土重来,甚至扩大危害,引起重大的公共卫生

问题。如登革病毒于 20 世纪 50 年代曾经在东南亚的许多地方蔓延，20 世纪 90 年代重新出现在美洲。裂谷热病毒首先在 1930 年肯尼亚的东非大裂谷地区开始出现，后来在埃及（1977 年）、西非（1988）和阿拉伯半岛（2000 年）暴发；经过长时间的沉寂后，2006、2007 年又在索马里、肯尼亚和坦桑尼亚流行。黄热病病毒的第一次流行是在 1648 年墨西哥东南部的猷加敦（Yucatan）地区，曾波及南美、北美、非洲及欧洲，对人类造成了极大灾难，20 世纪 40 年代至 60 年代疫情曾一度处于相对静息状态，但近十几年来，非洲地区的黄热病流行再次引起广泛关注。

（三）病毒的跨物种传播及其机制

在前面的例子中有很多病毒能够扩大宿主范围，在不同的物种间传播，引起疾病的暴发。例如马尔堡病毒和 HIV 可能分别由非洲绿猴和黑猩猩传染给人类；SARS-CoV 的自然宿主可能是蝙蝠，然后可能通过果子狸传给人类；流感病毒可以通过多种宿主如猪及禽类传递给人类；登革病毒可以感染小鼠、猴、伊蚊和人；裂谷热病毒引起人畜共患病；黄热病病毒通过蚊子传给人类。这些都说明了病毒能够突破种间屏障，在多种宿主间传播。发生这种跨物种传播的病毒一般都是 RNA 病毒，在宿主的复制过程中由于缺少校正机制发生错配，导致病毒基因组发生突变或者重排，产生新的病毒类型，感染新宿主。另外，如果有多个病毒同时感染，还会发生病毒间的重组，产生更多的表型，产生毒力更强的病毒，突破种间屏障。

展　望

病毒基因组复制是病毒繁殖和成功感染的基础。病毒的基因组虽然很小，但是不同病毒基因组结构差异很大，在细胞内复制的机制各不相同，尤其在众多细胞因子的参与下，病毒基因组复制的机制非常复杂。对病毒基因组复制的研究将一直是病毒学领域的研究热点，加深对病毒基因组本质和复制机制的认识将有助于进一步了解病毒与宿主细胞的本质差别和探索病毒性疾病防治的新途径。

随着高通量测序技术的应用，新现病毒和未知病毒的基因组能够得到快速鉴定和全基因组测序，新病毒发现及其基因组分析也使人们对病毒基因组本质有了新的认识。例如潘多拉病毒的发现使人们进一步改变了对病毒基因组结构和大小的认识，该病毒的发现也进一步模糊了病毒与细胞之间的界线，同时为病毒的起源和进化理论提供了重要证据。将来还会发现新的病毒基因组类型，进一步丰富病毒基因组数据和加深对病毒本质的了解。

对病毒基因组复制的研究是现代分子生物学产生和发展的重要基础，其将持续为生物医学领域提供新的研究材料和工具，特别是基因载体工具，这些病毒载体可能成为有效的疫苗载体和基因治疗载体。如逆转录病毒载体已经成功用于儿童严重联合免疫缺陷病的基因治疗，慢病毒载体不仅在研究中广泛使用，也已经用于基因治疗的临床试验。

过去对病毒基因组复制的研究主要是对病毒蛋白相关功能的研究，但是病毒基因组复制的很多环节均有宿主因子参与。最近高通量 RNAi/CRISPR 筛选技术的应用已经鉴定出成百上千种宿主因子可能参与病毒复制，对新的宿主因子的功能确认和表征是未来很重要的一项工作。另外，过去主要研究病毒复制过程中对宿主的影响，未来还要重视病毒及宿主因子对病毒蛋白和基因组的修饰和功能影响。

一些病毒在感染的一定阶段或者在某些细胞类型中处于潜伏感染状态，这时病毒基因组仅随宿主细胞基因组一起复制，而不进行明显的繁殖性复制，为抗病毒治疗带来一些困难，因此研究病毒潜伏感染和基因组复制激活的分子机制对于潜伏感染与慢性感染病毒的治疗至关重要。

病毒基因组复制突变率高，子代病毒变异大，尤其是 RNA 病毒，容易产生跨物种传播，导致新现病毒性疾病的发生甚至大流行。未来要加强对病毒基因组复制变异规律的研究，包括对畜禽和野生动物携带病毒的本底调查和病毒变异跟踪分析。2018 年提出的全球病毒组项目（GlobalVirome Project）将加速这一过程，也将为新现和再现病毒的预测预警和监测预防提供新的理论基础。

（郭德银）

参 考 文 献

1. FLINT S J, ENQUIST L W, RACANIELLO V R. Principles of virology [M]. 3rd ed. ASM Press, 2008.2. CLAUDE M F, MAYO M A, MANILOFF J, et al. Virus taxonomy: Ⅷ th report of the international committee on taxonomy of viruses [M]. London: Academic Press, 2005.

2. BRASS A L, DYKXHOORN D M, BENITA Y, et al. Identification of host proteins required for HIV infection through a functional genomic screen [J]. Science, 2008, 319 (5865): 921-926.

3. CARROLL D, DASZAK P, WOLFE ND, et al. The Global Virome Project [J]. Science, 2018, 359 (6378): 872-874.

4. CHEN Y, CAI H, PAN J, et al. Functional screen reveals SARS coronavirus nonstructural protein nsp14 as a novel cap N7 methyltransferase [J]. Proc Natl Acad Sci USA, 2009, 106 (9): 3484-3489.

5. JOPLING C L, YI M, LANCASTER A M, et al. Modulation of hepatitis C virus RNA abundance by a liver-specific MicroRNA [J]. Science, 2005, 309 (5740): 1577-1581.

6. KARLAS A, MACHUY N, SHIN Y, et al. Genome-wide RNAi screen identifies human host factors crucial for influenza virus replication [J]. Nature, 2010, 463 (7282): 818-822.

7. KENNEY A D, DOWDLE J A, BOZZACCO L, et al. Human genetic determinants of viral diseases [J]. Annu Rev Genet, 2017, 51 (1): 241-263.

8. KÖNIG R, ZHOU Y, ELLEDER D, et al. Global analysis of host-pathogen interactions that regulate early-stage HIV-1 replication [J]. Cell, 2008, 135 (1): 49-60.

9. LI Y, MUFFAT J, OMER JAVED A, et al. Genome-wide CRISPR screen for Zika virus resistance in human neural cells [J]. Proc Natl Acad Sci U S A, 2019, 116 (19): 9527-9532.

10. MORENS D M, FOLKERS G K, FAUCI A S. The challenge of emerging and re-emerging infectious diseases [J]. Nature, 2004, 430 (6996): 242-249.

11. OLIVAL K J, HOSSEINI P R, ZAMBRANA-TORRELIO C, et al. Host and viral traits predict zoonotic spillover from mammals [J]. Nature, 2017, 546 (7660): 646-650.

12. PHILIPPE N, LEGENDRE M, DOUTRE G, et al. Pandoraviruses: amoeba viruses with genomes up to 2.5 Mb reaching that of parasitic eukaryotes [J]. Science, 2013, 341 (6143): 281-286.

13. SHUMAN S. What messenger RNA capping tells us about eukaryotic evolution [J]. Nat Rev Mol Cell Biol, 2002, 3 (8): 619-625.

14. TAUBENBERGER J K, KASH J C. Influenza virus evolution, host adaptation, and pandemic formation [J]. Cell Host Microbe, 2010, 7 (6): 440-451.

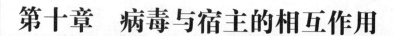

第十章 病毒与宿主的相互作用

病毒无法独立生长和复制,其生命周期的完成必须在进入到宿主细胞后,利用宿主细胞的各种系统进行自我复制。病毒基因组仅编码为数有限的病毒蛋白,承担病毒复制周期中最核心、最基本和不能由宿主细胞提供的生物功能,例如复制病毒基因组的 DNA 或 RNA 聚合酶,帮助病毒蛋白剪切和成熟的蛋白酶,包裹病毒基因组核酸并保护其不受破坏的核心蛋白,以及位于病毒颗粒表面与宿主受体分子相结合从而介导病毒侵入细胞的蛋白。宿主细胞除了为病毒复制提供场所外,病毒感染及复制过程中所需的生物功能绝大多数也是由宿主细胞来帮助完成。其中几乎所有病毒都依赖的宿主功能包括:①组成病毒蛋白和核酸的最基本单元分子,如氨基酸、核苷酸、单糖等的合成与代谢都由宿主细胞提供;②病毒蛋白的合成是由宿主细胞的蛋白质翻译系统来完成的,除了近期发现的巨型病毒外,绝大多数病毒基因组都不编码蛋白质翻译过程所必需的核糖体 RNA(rRNA)、rRNA 结合蛋白、转运 RNA(tRNA)、氨基酸 –tRNA 合成酶和翻译起始因子和延伸因子等关键分子;③病毒生命活动所需的能量,如 ATP 的合成和转移等都由宿主细胞提供。

在病毒复制和增殖的过程中,一方面病毒的各种组分,包括结构蛋白、非结构蛋白以及 DNA 或 RNA 基因组等,均可能与宿主细胞的各种生物分子发生相互作用,造成宿主细胞的正常生理功能紊乱;另一方面,被感染的宿主细胞可以识别病毒的成分,从而启动一系列防御反应,尤其是固有免疫应答,来抑制和清除病毒的感染。上述所有生物过程都是在病毒与宿主细胞相互作用的过程中发生的,因此研究病毒感染和复制的生命周期其实就是研究在病毒感染过程中,病毒的不同组分与宿主细胞的不同分子相互作用的过程和结果。根据这种相互作用对病毒或宿主的不同影响,可以把病毒与宿主细胞相互作用分为三类:第一类相互作用的最终结果是帮助了病毒的复制和扩增,研究这类相互作用往往也是寻找病毒感染及复制所必须依赖的关键宿主因子,例如宿主细胞表面的受体;第二类相互作用的最终结果是造成了宿主的病理性损伤,研究这类相互作用也就是在分子和细胞水平上研究病毒感染的致病机制,例如肿瘤病毒感染导致细胞转化和肿瘤形成,病毒感染诱发的细胞因子风暴(cytokine storm)带来的炎症反应对机体的损伤等;第三类相互作用的最终结果是宿主清除病毒的感染,这类相互作用的研究包括病毒如何诱导和调控宿主免疫应答(包括固有免疫和获得性免疫),免疫应答如何发挥抗病毒的效应,以及病毒如何逃逸和抵抗宿主免疫系统的攻击。除免疫应答之外,宿主细胞产生的具有抗病毒效应的小干扰 RNA 和微小 RNA 也是该类研究的热点之一。

本章主要围绕上述三种不同类别的病毒和宿主相互作用,探讨病毒与受体的相互作用、病毒和宿主编码的微小 RNA 的作用和功能、外泌体在病毒感染中的作用、病毒感染与炎症、病毒感染与肿瘤形成以及宿主对病毒性疾病的易感性等内容。宿主的抗病毒免疫应答将在第十一章中详细介绍。

第一节 病毒与其受体
分子间的相互作用

病毒侵入(virus entry)是病毒成功感染宿主细胞的第一步,其核心环节是通过病毒颗粒表面的配体(ligand)分子与宿主细胞膜外表面的受体分子发生特异性结合,使得病毒颗粒吸附在宿主细胞表面。然后通过病毒外膜与宿主细胞膜的融合或者受体分子介导的内吞作用,将病毒的遗传物质转运释放到细胞内部,进而启动病毒基因组的复制过程。在病毒侵入的过程中,受体分子的存在与否、表达水平的高低或与病毒表面的配体分子结合的亲合力大小等因素非常重要,直接决定了病毒感染的宿主细胞种属特异性以及病毒感染的效率。

一、病毒受体

病毒的受体分子必须满足两个条件:一是能与病毒表面的配体分子发生特异性结合;二是受体分子一旦与病毒配体分子结合后,能介导病毒进入细胞内部,该过程往往涉及到病毒配体分子或受体分子的构象变化,受体介导的内吞作用,或者受体介导的信号通路的激活。

受体与病毒表面配体之间单分子结合的亲合力范围很广。Epstein-Barr病毒(EBV)表面的配体分子gp350与受体CD21结合的亲合力很强,在10^{-8}M水平。而流感病毒表面的配体分子血凝素(HA)与其受体唾液酸(sialic acid)结合的亲合力很低,大约在10^{-3}M水平,但是由于流感病毒颗粒和靶细胞膜表面分别存在数量较多的配体和受体分子,流感病毒颗粒与宿主细胞的结合还是很紧密。

病毒可以有多个不同的受体分子,例如单纯疱疹病毒(HSV)的受体分子包括疱疹病毒侵入介导因子(herpesvirus entry mediator, HVEM)、连接素-1(nectin-1)和3-O硫酸化硫酸肝素(3-O sulfated heparan sulfate, 3-OS HS)。HSV表面的配体分子gD蛋白可以结合其中任一受体分子而介导病毒的侵入。有些病毒可以使用不同的受体分子来感染不同的宿主细胞,以此增加病毒感染宿主细胞的范围,例如登革病毒感染树突状细胞时使用树突状细胞特异性细胞间黏附分子-3-结合非整合素分子(dendritic cell-specific intercellular adhesion molecule-3-grabbing nonintergrin, DC-SIGN),感染肝细胞时使用GRP78,而感染巨噬细胞时则使用甘露糖受体。另一方面,不同种属的病毒也可以使用同一个受体分子来侵入宿主细胞,例如腺病毒和柯萨奇病毒B都使用柯萨奇和腺病毒受体(coxsackie and adenovirus receptor, CAR)来侵入细胞。唾液酸和整合素等细胞表面高表达的分子也是很多病毒共

同使用的受体,例如甲型流感病毒和轮状病毒都使用唾液酸作为病毒侵入的受体。

许多病毒的受体还没有被发现和确定,而且目前已经发现的一些病毒受体在病毒侵入宿主细胞中的具体作用也并不很清楚,有的是否是真正的受体分子还存在争议。表10-1总结了目前已经鉴定的主要人类致病性病毒的受体。病毒受体的发现和鉴定对于病毒感染和致病机制的研究具有重要意义,可用来筛选和鉴定病毒受体的主要方法包括:①遗传学方法,构建病毒易感细胞系的基因表达cDNA文库,将该文库引入病毒非易感细胞系中,利用可反映病毒感染成功的筛选标志(如在病毒基因组中插入抗生素抗性基因或荧光蛋白基因)来筛选出能让病毒非易感细胞系被感染的cDNA克隆。另外一种遗传筛选方法是在病毒易感细胞系中导入随机失活突变文库(如针对全基因组的shRNA或CRISPR/Cas9文库),通过病毒携带的标记或病毒感染导致的细胞病变效应等特征筛选出能拮抗病毒侵入的克隆。这种依赖于功能的筛选方法非常有效,已经成功确定了多个病毒受体分子,例如脊髓灰质炎病毒的受体PVR。②生物化学方法,分离纯化与病毒颗粒或已知病毒表面配体蛋白直接结合的宿主细胞蛋白,通过质谱分析等方法来鉴定所结合的宿主蛋白。③免疫学方法,在病毒感染细胞前,利用已知的宿主细胞表面蛋白特异性单克隆抗体来处理细胞,筛选出能阻断病毒感染的单克隆抗体,其针对的蛋白很可能就是病毒的受体。

对于缺乏病毒受体表达的非易感细胞或动物,可以通过基因工程的手段,如转染、转导或转基因动物等技术导入病毒受体的表达基因,使得该细胞或动物可以支持病毒的侵入。该方法被广泛用于病毒学的研究,尤其是表达病毒受体分子的转基因小鼠为研究病毒的体内感染提供了重要的工具。例如小鼠本身不表达脊髓灰质炎病毒的受体PVR,因此不能被该病毒感染,无法用于脊髓灰质炎病毒体内感染的研究。但表达PVR的转基因小鼠可以被多个血清型的脊髓灰质炎病毒感染,而且在感染后会出现与脊髓灰质炎病毒引发的小儿麻痹症相类似的症状,因此该转基因小鼠已被广泛用于脊髓灰质炎病毒感染的致病机制研究中。

表 10-1 重要人类病原体病毒的受体、辅助受体及入胞方式

病毒	种属	受体	辅助受体	与受体结合的病毒配体	入胞方式
人类免疫缺陷病毒	逆转录病毒科	CD4	CCR5、CXCR4	包膜蛋白 gp120、gp41	膜融合
人类 T 细胞白血病病毒	逆转录病毒科	GLUT-1 或 Neuropilin-1		包膜蛋白 Env	膜融合
乙型肝炎病毒	嗜肝 DNA 病毒科	NTCP		包膜蛋白 preS1	内吞
丙型肝炎病毒	黄病毒科	CD81、SR-B1	claudin-1、occluding	包膜蛋白 E1 和 E2	内吞
日本脑炎病毒	黄病毒科	Hsp70？		E 蛋白	内吞
登革病毒	黄病毒科	DC-SIGN（树突状细胞）、GRP78（肝细胞）、甘露糖受体（巨噬细胞）		E 蛋白	内吞
甲型流感病毒	正黏病毒科	Sialic acid		血凝素（HA）	内吞
麻疹病毒	副黏病毒科	CD46、SLAM 或 Nectin-4		包膜 H 蛋白	内吞
脊髓灰质炎病毒	小 RNA 病毒科	hPVR（CD155）		衣壳蛋白 VP1~4	内吞
肠道病毒 71	小 RNA 病毒科	PSGL-1 或 SR-B2		病毒衣壳蛋白 VP1~4	内吞
柯萨奇病毒 B	小 RNA 病毒科	DAF 和 CAR	occludin	衣壳蛋白 VP1~3	内吞
甲型肝炎病毒	小 RNA 病毒科	TIM-1、HAVCR-1		衣壳蛋白 VP1~4	内吞
呼肠孤病毒	呼肠孤病毒科	Sialic acid、JAM		外衣壳蛋白 σ-1	内吞
轮状病毒	呼肠孤病毒科	Sialic acid、integrins		外衣壳蛋白 VP4、VP7	内吞
SARS 冠状病毒	冠状病毒科	ACE 2 或 L-SIGN		S 蛋白	内吞
MERS 冠状病毒	冠状病毒科	DPP4（CD26）		S 蛋白	内吞
埃博拉病毒	丝状病毒科	TIM-1 和 NPC1		包膜蛋白 GP	内吞
汉坦病毒	布尼亚病毒科	β3-integrin		包膜蛋白 GP	内吞
单纯疱疹病毒	疱疹病毒科	Nectin-1/2、HVEM 或 3-OS HS		包膜糖蛋白 gD	膜融合
EB 病毒	疱疹病毒科	CD21、MHC-Ⅱ（B 细胞）、integrins（上皮细胞）		gp350、gp42（B 细胞），BMRF-2、gH/gL（上皮细胞）	内吞（B 细胞）、膜融合（上皮细胞）
猴病毒 40	多瘤病毒科	GM1 或 MHC-I		衣壳蛋白 VP1	内吞
腺病毒 2	腺病毒科	CAR	αv integrins	病毒纤毛、五联体	内吞

二、黏附因子和辅助受体

在病毒与受体分子结合之前,宿主细胞表面有一些其他分子可以帮助病毒黏附并富集在细胞表面,以此增加病毒配体分子与宿主受体相结合的机会,这类分子称作黏附因子(attachment factor)。与受体不同的是,病毒与黏附因子的相互作用是非特异性的,并不能直接导致病毒进入细胞。另外,黏附因子可以促进病毒的侵入,但其作用并不是必需的,破坏病毒与黏附因子的相互作用不能完全阻断病毒的侵入。细胞表面的多糖类分子,如糖胺聚糖(glycosaminoglycan,GAG)是最常见的黏附因子。GAG是由重复的二糖单位(氨基己糖和糖醛酸)构成的无分枝长链多糖,大量存在于细胞膜表面的膜蛋白和蛋白聚糖(proteoglycans)上。根据组成糖基、连接方式、硫酸化程度及位置的不同,GAG可分为透明质酸(hyaluronic acid)、硫酸软骨素(chondroitin sulfate)、硫酸皮肤素(dermatan sulfate)、硫酸乙酰肝素(heparan sulfate)、肝素(heparin)和硫酸角质素(keratan sulfate)等。由于GAG带有大量负电荷,因此能够与病毒颗粒表面的一些带正电荷的蛋白结合,使得病毒非特异性地吸附在细胞表面。许多病毒能通过与GAG的结合吸附在宿主细胞上,例如单纯疱疹病毒、甲病毒、黄病毒、逆转录病毒、细小病毒、小RNA病毒和乳头瘤病毒。包膜病毒(enveloped virus)表面的包膜蛋白上也富含GAG,这些多糖分子可以被分布在宿主细胞表面的糖结合蛋白凝集素所结合,从而促进病毒与宿主细胞的吸附。例如树突状细胞表面的C型凝集素分子DC-SIGN,可以非特异性地吸附人类免疫缺陷病毒(HIV)和丙型肝炎病毒(HCV)。吸附HIV或HCV的树突状细胞并不会一定被病毒感染,但是可以通过树突状细胞在体内的迁移,把病毒最终转移给病毒的易感性细胞,如HIV感染T淋巴细胞和HCV感染肝细胞,这种现象称作反式感染(trans-infection)。

对于某些病毒来说,病毒与受体分子结合后,病毒成功侵入宿主细胞还需要另外一种或多种细胞表面的分子来参与,这类细胞表面分子被称为辅助受体(coreceptor)。HIV、HCV、柯萨奇病毒B和腺病毒2型等病毒在侵入宿主细胞的过程都需要辅助受体的参与。

HIV的辅助受体是趋化因子CCR5和CXCR4。在侵入宿主细胞的过程中,HIV的包膜糖蛋白gp120首先与受体CD4结合,诱导gp120的构象改变,使之与辅助受体CCR5或CXCR4结合形成CD4-gp120-CXCR4/CXCR5三分子复合物,暴露出gp41,从而引发病毒包膜与细胞膜的融合。根据所使用的辅助受体的不同,HIV-1病毒株可以分为三类:仅使用CCR5受体进入细胞的HIV-1,称为R5株;仅使用CXCR4受体的,称为X4株;两者都使用的,则称为X4R5株。

腺病毒是一种无包膜的双链DNA病毒,其衣壳含有240个六邻体(hexon)、12个五邻体(penton)及12根突出在五邻体上的纤毛(fiber)。腺病毒2型的受体和辅助受体分别是CAR和αv整合素。在侵入宿主细胞的过程中,病毒五邻体上的纤毛蛋白首先结合CAR,随后纤毛从五邻体上脱落,使得在基部的五邻体随之与辅助受体αv整合素发生相互作用,引发内吞作用,最后缺失纤毛的病毒颗粒进入细胞内部。

三、参与病毒侵入的病毒蛋白

参与病毒侵入的病毒结构蛋白可以分为两类:一类参与病毒与宿主细胞的黏附以及与受体分子的直接结合,即配体分子;另一类并不与受体分子结合,而是在病毒与宿主细胞结合后,参与病毒包膜与宿主细胞的细胞膜或内吞体膜发生膜融合,使得病毒的核衣壳进入细胞质。有些病毒的结构蛋白同时具有结合受体和诱导膜融合的功能。

包膜病毒与受体结合的蛋白一般位于病毒的包膜上,其本身可以是膜整合蛋白,也可以通过二硫键连接到其他膜整合蛋白上。HCV的包膜蛋白E1和E2通过各自蛋白羧基端的跨膜结构域定位到病毒的包膜,并通过跨膜结构域间的相互作用组成非共价结合的二聚体。研究发现,E2是负责与受体CD81和SR-B1结合的病毒配体,但是E1对于HCV的侵入也具有不可缺少的作用。一方面E1和E2形成二聚体,保证了E2形成正确的构象与受体结合;另一方面,E1上含有一段保守的疏水氨基酸肽段,介导了病毒包膜和内吞体膜的膜融合。

包膜蛋白通常被高度糖基化，糖基化可以帮助病毒非特异性地吸附到细胞表面，同时还能掩盖病毒蛋白表面的抗体识别表位，利于病毒逃逸宿主中和抗体的识别和攻击。非包膜病毒与受体结合的蛋白一般位于衣壳（capsid）的表面，如肠道病毒71型（EV71）的衣壳蛋白VP1~4以及腺病毒的衣壳蛋白纤毛及五邻体，这类蛋白往往是没有被糖基化的。

有些病毒存在多个与受体结合的病毒配体蛋白。例如，EBV可以通过不同的病毒配体与受体的相互作用来侵入B淋巴细胞或上皮细胞。在感染B淋巴细胞时，EBV的表面糖蛋白gp350先与细胞表面的受体CD21（又叫CR2）结合，然后病毒的另外一个糖蛋白gp42与细胞的2型主要组织相容性复合体（major histocompatibility complex class Ⅱ，MHC Ⅱ）结合，启动病毒颗粒的内吞，最终EBV的包膜与内吞体的膜发生融合，将EBV的核衣壳（nucleocapsid）释放到细胞质中。而在感染不表达CD21受体的上皮细胞时，EBV的BMRF-2蛋白首先与上皮细胞表面的5β1整合素结合，然后病毒的gH/gL包膜蛋白与上皮细胞的αvβ6/8整合素结合，诱发EBV的病毒包膜与上皮细胞的细胞膜融合，从而进入细胞内。

病毒感染可以诱导机体产生多克隆的特异性抗体。其中一些抗体能有效结合病毒表面的蛋白，尤其是与受体结合的配体蛋白，从而阻断病毒与受体的结合，最终抑制病毒的侵入，这类抗体称为中和抗体（neutralizing antibody）。中和抗体识别的病毒蛋白的氨基酸序列称作中和表位（neutralizing epitope）。中和抗体可用于病毒感染的治疗，其抑制病毒感染的效率以及抑制不同病毒株型的广度，即广谱度，是评价治疗性抗体药物和疫苗效价的重要标准。

有些病毒感染产生的抗体不但不能阻止病毒感染细胞，反而可以帮助病毒侵入细胞。例如HCV感染可以诱导产生一些非中和抗体，这些非中和抗体可以结合到HCV包膜蛋白E2的中和表位附近，阻碍了中和抗体与E2中和表位的结合，从而破坏了中和抗体对HCV感染的抑制。在登革病毒感染中，抗体免疫球蛋白的Fab片段结合病毒后，抗体的Fc段可以与靶细胞表面的免疫球蛋白受体FcγR结合，从而使病毒吸附在细胞表面，增加了病毒侵入细胞的效率。这种现象称作抗体依赖的增强作用（antibody-dependent enhancement，ADE），是目前登革疫苗研发中所面临的难点之一。

包膜病毒侵入宿主细胞的过程主要由其包膜蛋白来负责完成，病毒的其他结构蛋白如衣壳蛋白、基质蛋白，以及病毒的非结构蛋白并不参与该过程。为了研究病毒的侵入过程，可以将某病毒的包膜蛋白表达在常用的病毒表达载体上，如基于HIV-1的慢病毒表达载体，组装出一个表面含有该病毒包膜蛋白的嵌合病毒，也称假病毒（pseudotyped virus）。假病毒系统对于研究一些高致病性病毒或缺乏细胞感染模型的病毒有着非常重要的意义。例如，HCV长期以来缺乏体外细胞感染模型，直接妨碍了对HCV侵入细胞过程的研究。2003年科学家利用HIV或鼠白血病病毒（MLV）为载体表达HCV的包膜蛋白E1和E2，组装出表面为HCV包膜蛋白，基因组为HIV或MLV的假病毒颗粒。与真病毒一样，HCV假病毒能特异性地感染肝细胞，并可通过检测表达载体上的报告基因如绿色荧光蛋白或者荧光素酶来分析病毒的感染力。该假病毒模型是研究HCV侵入机制，发现HCV受体的重要工具，也可用于筛选针对HCV侵入的抗病毒药物以及评价HCV中和抗体的效价。

（钟 劲 童一民）

第二节 病毒及宿主编码的微小RNA的作用和功能

一、微小RNA的生成和功能

微小RNA（microRNA，miRNA）属于非编码RNA的一种，是真核生物中广泛存在的一种长约21~23个核苷酸，通过特异性结合靶基因的信使核糖核酸（mRNA）来调控其表达。通常miRNA的生物合成由RNA聚合酶Ⅱ转录成长度大约为300~1 000个碱基的前miRNA（pri-miRNA），进一步经过核酸酶Drosha及其辅助因子DGCR8切割形成长约70~90个核苷酸的miRNA前体（pre-miRNA），之后miRNA前体经exportin 5转运到细胞质中,再经过核酸酶 Dicer 加工后形成成熟的 miRNA。

成熟的 miRNA 主要在转录后水平上发挥基因表达调控作用,大多结合到靶基因 mRNA 的 3′端非编码区,少数结合到编码区或者 5′端非编码区,抑制 mRNA 翻译或者引起 mRNA 靶向降解。植物细胞的 miRNA 序列通常与其靶基因 mRNA 的序列是完全互补或接近完全互补,进而导致靶基因 mRNA 被核酸内切酶降解。然而哺乳动物细胞的 miRNA 与其靶基因 mRNA 序列之间的互补性不高,识别的特异性是由位于 miRNA 的第 2~7 位核苷酸(称为种子序列,seed sequence)来决定。其作用方式通常是抑制靶基因 mRNA 的

翻译。由于特异性较低,一个动物细胞来源的 miRNA 通常可以调控数十个基因。目前已经发现人的基因组表达上千种 miRNA,据预测,超过 60% 的人类基因表达受到 miRNA 的调控。

二、病毒基因组编码的微小 RNA

某些病毒也能编码 miRNA 来调控病毒自身基因或者宿主基因的表达。第一个病毒编码的 miRNA 是 2004 年在疱疹病毒科的 EBV 中发现的。截至 2018 年,已发现的病毒编码 miRNA 已经超过 500 种,大部分由疱疹病毒科病毒编码,少部分由多瘤病毒科、腺病毒科和逆转录病毒科的病毒编码(表 10-2)。

表 10-2　病毒基因组编码的 miRNA

病毒	病毒分类	天然宿主	基因组核酸种类及大小	编码 miRNA 前体数目	编码成熟 miRNA 数目
1 型单纯疱疹病毒	α 疱疹病毒亚科	人类	DNA, 152kb	16	27
2 型单纯疱疹病毒		人类	DNA, 154kb	18	24
人巨细胞病毒	β 疱疹病毒亚科	人类	DNA, 236kb	11	21
人类疱疹病毒 6B 型		人类	DNA, 230kb	4	8
EB 病毒	γ 疱疹病毒亚科	人类	DNA, 172kb	25	48
卡波西肉瘤相关疱疹病毒		人类	DNA, 170kb	13	25
猴病毒 40	多瘤病毒科	猿猴	DNA, 5kb	1	2
梅克尔细胞多瘤病毒		人类	DNA, 5kb	1	2
腺病毒 2 型和 5 型	腺病毒科	人类	DNA, 36kb	2	3
烟夜蛾囊泡病毒	囊泡病毒科	昆虫	DNA, 180kb	1	1
石斑鱼虹彩病毒	彩虹病毒科	鱼类	DNA, 140kb	14	15
家蚕核型多角体病毒	杆状病毒科	昆虫	DNA, 125kb	4	4
牛白血病病毒	逆转录病毒科	牛	RNA, 8.7kb	5	8

病毒 miRNA 的合成和成熟是由宿主细胞来完成,其相关机制与宿主细胞自身 miRNA 的合成和加工相同,因此目前发现的可编码 miRNA 的病毒多属于在细胞核内进行转录而且基因组较大的 DNA 病毒。相反,大部分 RNA 病毒由于不进入细胞核里进行复制,因此鲜有编码 miRNA 的报道。有些逆转录病毒也能编码 miRNA,例如牛白血病病毒(bovine leukemia virus, BLV),但是与宿主细胞以及绝大多数 DNA 病毒不同的是,BLV 编码的 miRNA 不是由 RNA 聚合酶 II 转录,而是由 RNA 聚合酶 III 负责转录;转录产生的 miRNA

前体的加工和成熟也不需要核酸酶 Drosha 的参与,而是直接由核酸酶 Dicer 完成。

病毒编码 miRNA 来调控病毒自身或宿主基因的表达有如下优势:①miRNA 具有隐蔽性,与病毒蛋白相比,miRNA 没有免疫原性,不会激活宿主的免疫应答;②miRNA 具有高效性,编码 miRNA 所需的 DNA 序列较短,并且单个 miRNA 往往能够调控多个基因的表达,对于基因组大小受限的病毒而言极为有利;③miRNA 具有灵活性,在种子区域单个位点变化即可引起 miRNA 调控的靶基因的改变,有利于病毒在进化过程中快

速适应环境的变化。

目前发现的病毒 miRNA 参与的主要生理功能：①调控病毒复制周期中潜伏期和裂解期的转变；②促进宿主细胞生长、增殖或者分化，从而为病毒的复制提供有利的宿主环境；③攻击宿主的免疫系统，以逃逸免疫系统识别。

病毒 miRNA 可以调控病毒自身基因的表达。卡波西肉瘤相关疱疹病毒（Kaposi's sarcoma-associated herpesvirus, KSHV）编码的 miRK12-9-5p 和 miR-K12-7-5p 直接抑制病毒蛋白 RTA 的表达，而 RTA 是激活 KSHV 从潜伏期到裂解期转变的关键蛋白。有些病毒 miRNA 由病毒潜在靶基因的反义链编码，如 EBV 编码的 miR-BART2 位于病毒 DNA 聚合酶基因 BALF5 的反义链上。miR-BART2 只在病毒潜伏期表达，攻击与其序列互补的 BALF5 基因表达，导致其降解，维持病毒基因组的复制处于沉默状态。猴病毒 40（Simian virus 40, SV40）编码的 SV40 miR-S1 位于大 T 抗原基因的反义链上，产生的 SV40 miR-S1 可以攻击大 T 抗原 mRNA，导致其降解，降低病毒感染细胞中大 T 抗原的表达，使之逃逸宿主的大 T 抗原特异性杀伤性 T 细胞的攻击。抑制 miR-S1 活性可以增加大 T 抗原的表达量，导致被 SV40 感染的细胞更容易被大 T 抗原特异性的杀伤性 T 细胞清除。与 SV40 同源的其他多瘤病毒均编码类似的 miRNA，而且该 miRNA 的编码基因在病毒基因组中所处的位置，以及该 miRNA 在大 T 抗原 mRNA 上的识别靶点所处的位置也是一致的，表明这些 miRNA 在进化上具有选择优势。

病毒编码的 miRNA 也可以通过调控宿主基因的表达来影响宿主细胞的凋亡、增殖和存活，以及拮抗宿主细胞的抗病毒反应等。如血管内皮抑制因子 thrombospondin 1（THBS1）通过激活 TGF 来抑制血管生成和细胞生长，研究发现 KSHV 编码的多个 miRNA 可在 mRNA 和蛋白水平上降低 THBS1 的表达，进而促进细胞的存活和增殖。该机制被认为是 KSHV 致瘤的原因之一。

三、宿主编码的微小 RNA 在病毒感染中的作用

病毒感染会引起宿主细胞的部分 miRNA 表达发生变化。这其中有些是宿主细胞为了抵抗病毒感染而产生的具有抗病毒作用的 miRNA，而有些则是病毒为了改造宿主细胞环境，帮助病毒自身复制或引发宿主细胞病变的 miRNA。

（一）抗病毒 miRNA

在植物和无脊椎动物中，RNA 干扰（RNA interference, RNAi）是重要的抗病毒免疫应答方式，宿主利用 RNA 病毒复制过程中产生的双链 RNA 合成针对性的小干扰 RNA（small interfering RNA, siRNA），特异性地识别并降解病毒 RNA。然而在哺乳动物细胞中是否存在类似的 siRNA 抗病毒系统还存在争议，但是研究发现哺乳动物细胞的 miRNA 具有直接的抗病毒作用，如人 miR-32 可限制灵长类泡沫病毒在细胞内的复制，人 miR-24 和 miR-93 可限制疱疹性口炎病毒的复制。另外人的静止性 $CD4^+T$ 淋巴细胞高表达一系列 miRNA，包括 miR-28、miR-125b、miR-150、miR-223 和 miR-382 等，这些 miRNA 可靶向 HIV RNA 的 3′ 末端部分，抑制 HIV 病毒复制，使得 HIV 在静止性 $CD4^+T$ 淋巴细胞中处于复制沉默的潜伏期，不易被人体的免疫系统识别和清除。

干扰素（IFN）应答是固有免疫应答的重要步骤。宿主细胞可通过多种机制识别病毒等病原体的感染，激活 IFN 的表达。产生的 IFN 可结合细胞表面的干扰素受体，通过 JAK/STAT 信号通路，进一步激活一系列下游干扰素刺激基因（interferon stimulated gene, ISG）的表达。很多 ISG 编码具有直接抗病毒作用的蛋白，包括蛋白激酶 R（PKR）、RNaseL 等。最近的研究发现，IFN 除了诱导抗病毒蛋白的表达外，还可以上调一些具有抗病毒作用的 miRNA 的表达，这些 miRNA 与经典的抗病毒蛋白协同作用，共同发挥抗病毒的作用。

病毒具有一系列策略来逃逸宿主抗病毒 miRNA 的限制：①病毒蛋白包裹病毒 RNA，保护其不被宿主 miRNA 识别；②转录小的 RNA "诱饵"，或者表达 RNA 结合蛋白来抵消和阻碍宿主 miRNA 的抗病毒活性；③病毒通过突变改变其自身的序列，逃逸宿主 miRNA 的识别。④病毒感染时会改变宿主 miRNA 表达谱，降低不利于其复制的宿主 miRNA 的表达。

（二）促进病毒复制的 miRNA

绝大多数 miRNA 与靶基因 mRNA 结合后，

抑制靶基因 mRNA 的翻译或者导致其降解，发挥基因表达负调控的作用。然而，人 miR-122 对 HCV 的复制却是发挥了促进作用。MiR-122 在肝细胞中特异性高表达，其表达量可占到肝细胞中 miRNA 总量的 70%。研究发现，HCV 的基因组 RNA 在 5′ 端非编码区有两个 miR-122 的结合位点，通过引入定点突变破坏 miR-122 的结合位点后，HCV 不能有效复制；利用反义 RNA 干扰宿主细胞 miR-122 的表达可以抑制 HCV 在细胞和动物水平上的复制，这些结果表明 miR-122 是 HCV 在肝细胞中能高效复制所不可缺少的宿主因子。在非肝细胞系中表达 miR-122 也可以增强 HCV 的复制，进一步表明 miR-122 对 HCV 复制的重要性，同时也说明 HCV 的嗜肝性感染不仅是因为肝细胞表达 HCV 的受体，还因为肝细胞表达 HCV 基因组 RNA 复制所必需的 miRNA。目前 miR-122 促进 HCV 复制的机制还不完全清楚，可能的机制有：miR-122 结合在 HCV 5′ 端非编码区促进了 HCV 蛋白翻译；增加 HCV 基因组 RNA 的稳定性，保护它不被宿主的核酸酶切割降解等。针对 miR-122 的抗 HCV 药物已经进入临床试验研究，结果显示该药物抑制 HCV 的效果较为显著。

（三）宿主 miRNA 与病毒感染致病的相关性

病毒感染可以诱导或抑制宿主细胞 miRNA 的表达，这些 miRNA 表达的变化往往与病毒感染导致的疾病相关。人乳头状瘤病毒（HPV）具有致癌性，其编码的早期蛋白 E6 和 E7 具有致癌性，是 HPV 感染形成肿瘤的关键因素。一方面 E6 和 E7 蛋白可抑制宿主细胞抗癌蛋白 p53 和 Rb 的活性，同时 E6 还可以下调宿主细胞 miR-34a 和 miR-218 的表达，通过调控其靶基因（如 laminin 5 β3），促进细胞生长、细胞迁移和成瘤性。哺乳动物雷帕霉素靶蛋白（mammalian target of rapamycin, mTOR）是细胞生长和增殖的重要调节因子，mTOR 信号通路调控发生异常与细胞增殖有密切的关系。人巨细胞病毒感染会降低宿主细胞中 miR-100 和 miR-101 的表达水平，从而影响这两个 miRNA 的靶基因 mTOR 的活性，最终影响细胞的正常生理功能。

（钟 劲 陶万银）

第三节 外泌体在病毒感染中的作用

近年研究发现，宿主细胞释放的外泌体也可携带病毒蛋白、病毒核酸、完整病毒颗粒，以及对病毒复制有调控作用的 miRNA 等。外泌体在病毒感染中既能发挥抗病毒作用，也能促进病毒感染和协助病毒发生免疫逃逸。外泌体在病毒感染中的复杂作用与其携带内容物的多样性密切相关。

一、外泌体与病毒感染

在病毒感染时，宿主细胞释放的外泌体可包裹病毒蛋白和编码病毒蛋白的 mRNA，如感染 HIV 的 T 细胞外泌体中含有病毒蛋白 Nef，人类嗜 T 细胞病毒 1 型（HTLV-1）阳性细胞的外泌体中含有病毒 mRNA（tax 和 hbz），这些包含特异性病毒蛋白和病毒核酸的外泌体均被证明能够促进病毒感染。外泌体也能通过直接传递病毒核酸甚至完整病毒颗粒来实现病毒感染，如 HCV 感染的人肝癌细胞外泌体中含有全长的病毒 RNA，这种外泌体能够在未被感染的细胞中建立 HCV 感染；HAV 能借助类似于外泌体的合成途径，利用内体膜包裹子代病毒，并介导其释放，这样释放的病毒颗粒也具备感染性。

此外，外泌体能携带宿主细胞来源的蛋白或 miRNA，这些成分可以靶向病毒，发挥抗病毒作用。来自人支气管上皮细胞的外泌体内含有 α-2,6- 唾液酸修饰的黏蛋白，这些外泌体对能与唾液酸结合的人流感病毒具有中和作用。在稳定表达 HBV 的肝细胞外泌体中含有 HBV-miR-3，HBV-miR-3 可靶向 HBV 转录本，降低 HBV 前基因组 RNA 和 HBV 核心蛋白的水平，最终抑制 HBV 复制和蛋白表达。

二、外泌体与抗病毒免疫

外泌体携带的病毒蛋白对宿主细胞的抗病毒免疫也发挥重要的调节作用。一方面，外泌体通过携带病毒抗原、协助抗原呈递发挥抗病毒作用，如巨细胞病毒（CMV）感染的内皮细胞可以分泌含有 CMV 糖蛋白 B 的外泌体,可激活特异的 CD4⁺T 细胞应答。另一方面,外泌体携带的病毒蛋白能够抑制免疫系统的功能,进而协助病毒发生免疫逃逸,如 HTLV-1 感染细胞外泌体中的病毒蛋白 Tax 可使机体免疫调节功能异常,HIV 感染细胞外泌体中的病毒蛋白 Nef 可促进 T 细胞凋亡,EBV 阳性细胞外泌体中的病毒蛋白 LMP-1 能降低 NK 细胞的活性、抑制 T 细胞的活化和增殖,从而协助上述病毒逃避免疫系统攻击。

(鲁凤民　陈香梅)

第四节　病毒感染与炎症

病毒感染宿主细胞时,病毒的某些特有成分能与宿主细胞特异性受体结合,进而激活细胞内多种信号通路,产生大量细胞因子,活化宿主免疫系统发挥抗病毒作用,从而诱发炎症。因此,炎症的实质是免疫系统通过固有免疫和适应性免疫应答清除病原体过程的表现。

一、病毒感染诱发炎症的分子机制

病毒引起炎症的促发因素主要是病毒表面或内部的某些高度保守的分子结构,即病原体相关分子模式(pathogen-associated molecular pattern,PAMP)。病毒的 PAMP 主要包括病毒的膜蛋白、基因组 DNA、单链 RNA(ssRNA)、双链 RNA(dsRNA)和胞嘧啶–磷酸–鸟嘌呤基序(CpG motif)等。PAMP 可被宿主细胞表达的多种模式识别受体(pattern recognition receptor,PRR)所识别,通过激活下游信号通路调控多种基因表达,引发天然的抗病毒作用和炎症反应。机体识别病毒 PAMP 的 PRR 主要包括 Toll 样受体、RIG-I 样受体、NOD 样受体、C 型凝集素受体以及一系列胞内 DNA 识别受体。

Toll 样受体(Toll-like receptor,TLR)是目前研究最多的一种 PRR。识别病毒的 TLR 主要为分布在宿主细胞内的 TLR3、TLR7/8 和 TLR9,可分别识别病毒的 dsRNA、ssRNA 以及 CpG 基序,在抗病毒免疫中发挥重要作用。TLR 通过招募衔接分子包括髓样分化因子 88(MyD88)、TIR 结构域衔接蛋白(TIRAP)、Toll/IL-1R 结构域衔接分子(TRIF)、TRIF 相关接头蛋白分子(TRAM)等,活化核转录因子 NF-κB 及干扰素调节因子 3/7(IRF3/7),从而诱导 IFN 和其他多种细胞因子的产生。

RIG-I 样受体(RIG-I like receptor,RLR)是一类胞内受体,包括维甲酸诱导基因 I(RIG-I)、黑色素瘤分化相关抗原 5(MDA5)、遗传学和生理学实验室蛋白 2(LGP-2)三种。RIG-I 是近年来 PRR 研究的热点,属于 DExD/H 家族,主要识别 5′端带有 3 个磷酸基团的 ssRNA 和短 dsRNA。RIG-I 的 N 端为 2 个重复的半胱天冬酶激活招募域(CARD),中间为 RNA 解旋酶结构域,C 端为 RNA 结合结构域。CARD 结构域可与线粒体膜上的抗病毒信号蛋白 MAVS 相互作用,激活下游抗病毒信号通路。RNA 结合结构域主要识别病毒 RNA,但在 RIG-I 静息状态下,该结构域与 CARD 相互作用,抑制 RIG-I 的活化。

NOD 样受体(NOD-like receptor,NLR)是 PRR 家族中进化最为古老的一个成员,也位于细胞内。NLR 的 C 端为富含亮氨酸结构域,可介导其对病毒 PAMP 的识别和自身调控;N 端为 CARD、热蛋白结构域(PYD)和杆状病毒 IAP 重复结构域(BIR),可介导蛋白之间的相互作用;中间为 NOD 结构域,可与 ATP 结合,并介导蛋白的自身寡聚化。目前已经发现的 NLR 成员有 22 个,其中已明确与病毒感染相关的 NLR 有 NLRP3、NOD2、NLRC2 和 NLRC5 等。NLR 主要通过识别病毒诱导的损伤相关模式分子(DAMPs),激活下游 NF-κB 及 MAPK 等信号通路,诱导炎性因子的表达及细胞凋亡。

C 型凝集素受体(C-type lectin receptor,CLR)主要表达在树突状细胞、巨噬细胞、中性粒细胞等免疫细胞表面。目前已发现的人类 CLR 有 60 余种,典型的 CLR 结构均含有一个或多个钙依赖型糖基识别结构域(CRD),可识别病毒结构中的糖脂或糖蛋白。CLR 包括分泌型和跨膜型两种,分泌型 CLR 的主要代表是胶原凝集素家族,跨膜型 CLR 主要有选择素家族、MR 家族和 DC-205 家族等。树突状细胞表面的 CLR 在糖蛋白摄取、微生物抗原识别和提呈以及适应性免疫应答的启动中发挥重要作用。

已报道的 DNA 识别受体有数十种,包括

AIM2 样受体、cGAMP 合成酶（cGAS）、RNA 聚合酶家族蛋白、RNA 解旋酶家族蛋白、干扰素 -γ- 诱导蛋白 16（IFI16）等。AIM2 由 N 端的 PYD 结构域和 C 端的 HIN-200 结构域组成，通过 HIN-200 结构域与胞质中的 dsDNA 结合，引起 AIM2 寡聚化，进而促进炎症小体的形成。cGAS 是最近发现的位于胞浆中的 DNA 受体，可识别胞内各种形式的 dsDNA。cGAS 属于核酸转移酶家族，识别 DNA 后可催化 ATP 和 GTP 生成 cGAMP，cGAMP 进一步结合并活化干扰素基因刺激蛋白（STING）介导的信号通路。STING 位于线粒体和内质网上，活化的 STING 一方面招募 TBK1 激活 IRF3，另一方面激活 NF-κB，最终诱导 IFN 及下游基因的表达，发挥抗病毒作用。

二、炎症小体

近年来研究发现，病毒可通过促进宿主细胞形成炎症小体，进而活化促炎蛋白酶 Caspase-1，分泌 IL-18 和 IL-1β 激发炎症反应。炎症小体（inflammasome）是由 PRR 参与组装的多蛋白复合物，能够识别病毒 PAMP 或者病毒诱导的损伤相关模式分子（DAMP），是固有免疫系统的重要组成部分。目前已发现的炎症小体有 NLRP1、NLRP3、NLRP6、NLRP12、NLRC4、AIM2、IFI16、Pyrin 和 RIG-I 炎症小体，其中 IFI16 形成核内炎症小体，其他则形成胞浆炎症小体。目前已知流感病毒、腺病毒、仙台病毒、脑心肌炎病毒、水痘 - 带状疱疹病毒和轮状病毒等均能激活 NLRP3 炎症小体；疱疹性口炎病毒、乙型脑炎病毒可激活 RIG-I 炎症小体；修饰的牛痘病毒和小鼠巨细胞病毒可激活 AIM2 炎症小体；卡波西肉瘤相关疱疹病毒可激活 IFI16 炎症小体。

NLRP3、AIM2 和 RIG-I 形成炎症小体需要接头蛋白 ASC 的参与。Caspase-1 被称为炎性 Caspase，其前体通过 Caspase 招募结构域直接或通过 ASC 间接结合在 NLR 上，自我剪切后产生活化形式的 Caspase-1。活化的 Caspase-1 一方面促进巨噬细胞、树突状细胞和神经元发生炎性坏死，另一方面促进 IL-1β 和 IL-18 前体进一步剪切成为具有生物活性的成熟 IL-1β 和 IL-18，并分泌到胞外，进而引发炎症效应。IL-1β 与胞膜特异性受体 IL-1R 结合，促进下游 NF-κB、MAPK、p38 和 JNK 等多种转录因子的活化和促炎因子的表达。IL-18 的受体主要表达在 Th1 细胞、髓系来源细胞和小肠内皮细胞。IL-18 与受体结合可有效促进 II 型 IFN 的分泌。

宿主在清除病毒后，为防止炎症反应对自身组织的损伤，可通过一系列反应抑制炎症小体活性，主要有：①PYD 结构域与 ASC 相互作用阻断多种炎症小体的活化；②丝氨酸蛋白酶抑制剂 PI-9 直接抑制 Caspase-1 的活性；③Bcl-2 和 Bcl-XL 直接抑制 NLRP1 炎症小体的活化；T 细胞抑制 NLRP3 和 NLRP1 炎症小体的活化；④TRIM30 通过调控 ROS 的产生而负性调节 NLRP3。

三、病毒性炎症的结局

病毒性炎症的结局实质上是病毒与宿主细胞间相互作用的结果，最终导致病毒被清除或病毒持续性感染。

（一）炎症反应对病毒的清除作用及病毒的免疫逃逸机制

在很多自限性的病毒性炎症反应中，如急性甲型肝炎、急性乙型肝炎和病毒性感冒等，免疫系统可通过多种细胞因子和免疫应答，最终清除病毒和被感染的细胞，使得机体恢复正常功能。同时，在免疫系统的压力下，病毒为维持自身生存进化出了多种免疫逃逸机制，包括：①病毒结构中可被抗体及 T 细胞识别的关键性抗原位点发生变异，如 HIV 及 HBV 变异后不能再与 T 细胞受体（TCR）结合；②抑制 T 细胞识别所需要的细胞表面分子，如 CMV 和 HIV 可抑制 MHC I 类和 MHC II 类分子；③病毒的防御分子可阻抑宿主细胞的抗病毒因子产生，如 EBV 蛋白 BCRF1（IL-10 类似物）可阻止 IL-2、IFN-γ 等细胞因子的合成；④免疫耐受，如在婴幼儿时期感染 HBV，由于免疫系统尚未成熟，不能产生对 HBV 的特异性 CTL 免疫应答反应，易形成 HBV 的慢性携带状态。病毒的上述免疫逃逸机制在维系病毒持续感染中发挥了重要作用。

（二）炎症反应对机体的损伤

在某些病毒感染中，炎症、发热、头痛和皮肤皮疹等通常不是由病毒自身引起，而是由免疫细胞释放的 IFN 和白介素等细胞因子所致。过度炎症反应能对机体造成损害，如在严重的呼吸道炎症中,坏死的上皮和分泌的黏液会造成支气管严重堵塞,导致呼吸困难。此外,持续的炎症反应也可导致间质细胞的增生和纤维化,并引起实质细胞的增殖及细胞基因组的不稳定性,促进肿瘤的发生,如慢性乙型和丙型肝炎能引起肝纤维化和肝硬化,是肝细胞癌发生的重要病因。

（鲁凤民　陈香梅）

第五节　病毒感染与肿瘤

肿瘤是指机体组织在各种致癌因素作用下,某些细胞失去正常的生长调控,导致其克隆性增生而形成的病变。病毒感染与人类肿瘤之间存在着密切的关系。据估计,约 15%~20% 的人类肿瘤与病毒感染有关。

一、肿瘤病毒

能够在人或动物体内引发肿瘤、或者能够在体外诱导细胞发生恶性转化的病毒,称为肿瘤病毒（tumor virus 或 oncovirus）或致癌病毒（oncogenic virus）。根据所含核酸类型不同,肿瘤病毒可分为 DNA 肿瘤病毒（DNA tumor virus）和 RNA 肿瘤病毒（RNA tumor virus）两类。到目前为止,国际癌症研究机构（IARC）确认为 I 类致癌物的人类肿瘤病毒共有 7 种,分别是 EBV、HBV、HCV、某些型别（如 16、18）的 HPV、HTLV-1、KSHV 和 Merkel 细胞多瘤病毒（Merkel cell polyomavirus, MCV）。此外,腺病毒以及多瘤病毒科的猴病毒 40（SV40）、JC 病毒、BK 病毒也具有直接致癌作用。7 种人类肿瘤病毒的分类和病原学特征见表 10-3。

二、肿瘤病毒的致癌机制

肿瘤病毒的致癌作用分为直接和间接两种。直接致癌作用是指由病毒蛋白或病毒基因在宿主细胞基因组内的整合而诱发的宿主细胞恶性转化。间接致癌作用主要包括两种机制:①病毒持续感染诱发的慢性炎症和氧化应激,如 HBV 和 HCV 慢性感染造成的持续肝脏炎症和损伤是肝细胞癌发生的重要病因;②病毒感染引起的免疫抑制状态减弱了机体的抗肿瘤免疫监测机制,如 HIV 感染者由于 T 细胞数量减少更易罹患 EBV 和 KSHV 相关的淋巴瘤。

在过去 20 多年里,针对肿瘤病毒的研究不仅揭示了肿瘤病毒的致癌机制,而且促进了人们对细胞增殖调控的了解,这些研究奠定了现代肿瘤分子生物学的基础。

（一）RNA 肿瘤病毒与癌基因

在 RNA 肿瘤病毒中,除了 HCV 为黄病毒科的正链 RNA 病毒外,其他已知的 RNA 肿瘤病毒多属于逆转录病毒科。逆转录病毒复制时形成的 DNA 中间体能整合于宿主细胞染色体上,这种整合到细胞基因组中的逆转录病毒核酸称为原病毒（provirus）。原病毒可在宿主细胞 RNA 聚合酶作用下转录形成子代病毒 RNA。在对 Rous 肉瘤病毒（RSV）致癌机制的研究中,通过对比致癌与非致癌病毒株的基因组成,发现了第一个病毒癌基因 v-src（v-oncogene, v-onc）。v-src 基因并非 RSV 复制所必需,只有致癌的 RSV 带有 v-src 基因。1976 年,Bishop 和 Varmus 发现正常鸡成纤维细胞基因组中存在有 v-src 基因的同源序列。此后陆续发现许多禽类和鼠类病毒癌基因也有类似情况,即宿主细胞基因组中含有病毒癌基因的同源序列,称为细胞癌基因（c-oncogene, c-onc）,也称原癌基因（proto-oncogene）。RSV 致癌机制的发现带动了病毒癌基因和细胞癌基因的研究热潮,多种逆转录病毒所携带的癌基因和细胞癌基因被陆续发现。

（二）DNA 肿瘤病毒与肿瘤抑制基因

目前已发现的 DNA 肿瘤病毒包括 HBV、HPV、EBV、MCV 以及腺病毒等,基因组多为环状或线性 dsDNA。DNA 肿瘤病毒基因组多编码癌基因样蛋白,通过影响细胞周期,抑制细胞凋亡,使被感染细胞获得一定的生长优势,从而诱发细胞恶性转化。

在对 DNA 肿瘤病毒的研究中发现了多个重要的细胞肿瘤抑制基因（tumor suppressor gene）,也称抑癌基因。1979 年,Lane 等发现具有细胞转化特性的 SV40 病毒大 T 抗原（Tag）能够特异性结合并抑制细胞的 p53 蛋白,首次证实了 DNA 肿瘤病毒癌基因产物能与细胞蛋白相互作用。p53 蛋白可通过启动程序性细胞死亡、激活细胞周期检验点、阻止受损细胞增殖及促进永久性细胞周期阻滞等途径抑制肿瘤的形成,因此 p53 基因是

表 10-3 7 种人类肿瘤病毒的分类及特征

	HBV	EBV	HPV	HTLV-1	HCV	HHV-8（KSHV）	MCV
病毒科	嗜肝病毒科	疱疹病毒科	乳头瘤病毒科	逆转录病毒科	黄病毒科	疱疹病毒科	多瘤病毒科
核酸	dsDNA	dsDNA	dsDNA	+ssRNA	+ssRNA	dsDNA	dsDNA
长度 /kb	3.2	184	8	9.0	9.4	165	5.4
嗜细胞性	肝细胞	口咽上皮细胞、B 细胞	鳞状上皮细胞（黏膜、皮肤）	T 细胞	肝细胞	血管内皮细胞、淋巴细胞	表皮细胞
流行地区	亚洲、非洲	广泛性	广泛性	日本、加勒比地区、中非和南美洲	广泛性	局限性	
传播途径	母婴传播、血液传播、性传播	唾液传播	性传播、皮肤损伤	血液传播、性传播、母婴传播	血液传播、母婴传播、性传播	性传播、输血	呼吸道传播、粪口传播、密切接触传播
非肿瘤疾病	肝炎、肝硬化	传染性单核细胞增多症、口腔毛状白斑症	皮肤疣、表皮发育不良、尖锐湿疣、喉乳头状瘤	人嗜 T 细胞病毒 1 型相关性脊髓病 / 热带痉挛性截瘫	肝炎、肝硬化	呼吸道感染	
人类肿瘤	肝细胞癌	伯基特淋巴瘤、鼻咽癌、霍奇金淋巴瘤	宫颈癌、皮肤癌、口腔癌	成人 T 淋巴细胞白血病	肝细胞癌	卡波西肉瘤、原发性渗出性淋巴瘤、卡斯特曼症	Merkel 细胞癌
致癌基因	HBx	LMP-1	E6、E7	Tax			
发现时间	1975	1964	1974	1980	1989	1994	2008
疫苗作用	有	无	有	无	无	无	无

第一个被发现的人类抑癌基因。HPV 的 E6 蛋白、HBV 的 HBx 蛋白、腺病毒的 E1B 蛋白都可通过抑制 p53 活性发挥致癌作用（图 10-1）。

视网膜母细胞瘤（retinoblastoma, Rb）基因是另一个重要的抑癌基因。正常情况下，非磷酸化的 Rb 蛋白与转录因子 E2F 结合形成 Rb-E2F 复合物，抑制 E2F 对靶基因的转录，控制细胞从 G1 期进入 DNA 合成期（S 期），从而抑制细胞增殖。SV40 的大 T 抗原、HPV 的 E7 蛋白、腺病毒的 E1A 蛋白均能竞争性结合非磷酸化的 Rb 蛋白，导致 Rb 不能有效结合和抑制 E2F。游离的 E2F 诱导宿主细胞合成病毒 DNA 复制所需的各种组分，驱动病毒 DNA 复制（图 10-1）。

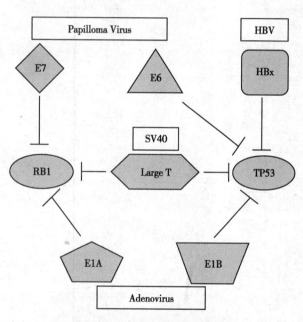

图 10-1 DNA 肿瘤病毒蛋白抑制宿主
细胞 Tp53 和 Rb 功能活性示意图

由于 DNA 肿瘤病毒的基因组复制需依赖宿主细胞的 DNA 复制系统，而细胞 DNA 复制受到细胞周期的严格控制，因此上述病毒蛋白对细胞周期的促进作用不仅利于 DNA 肿瘤病毒基因组的复制，同时也将导致宿主细胞周期异常，促进肿瘤发生。

（三）病毒整合与肿瘤

整合插入突变（insertional mutation）是逆转录肿瘤病毒的重要致癌机制。原病毒自身的调控元件 - 长末端重复序列（long terminal repeats, LTR）具有很强的转录激活作用，整合后可导致整合位点周围的细胞原癌基因激活。此外，原病毒在形成子代病毒时，子代病毒有时也会携带整合位点附近的细胞原癌基因序列，并将这些细胞原癌基因带入其感染的新的宿主细胞，从而诱导细胞发生恶性转化。能被逆转录病毒转导的细胞原癌基因主要编码 Erb B、Fms 等细胞受体，Src、Ab1 等激酶，以及 Jun、Fos 和 Myc 等转录因子。

HPV、HBV、EBV、MCV 等 DNA 肿瘤病毒的基因组片段也能整合到宿主细胞基因组内。研究表明，约 75% 的宫颈鳞癌组织中可检测到 HPV DNA 整合，超过 80% 的原发性肝细胞癌组织可检测到 HBV DNA 的整合。在这些 DNA 肿瘤病毒中，虽然整合并不直接参与病毒复制，但整合与其致癌作用密切相关。HBV DNA 的整合断点多位于病毒基因组的 DR1 区，导致病毒基因表达具有更强致癌作用的 HBx 羧基端截短突变体。HPV 具有明确致癌作用的病毒蛋白 E6 和 E7 的表达受早期病毒蛋白 E1 和 E2 的负性调控，但整合的 HPV DNA 断点多位于编码 E1 和 E2 的基因区域，使之不能表达具有功能活性的 E1 和 E2 病毒蛋白，从而使 E6 和 E7 高表达。此外，肿瘤组织中的 HBV 和 HPV 整合多发生在宿主基因组的肿瘤相关基因附近，表明 DNA 肿瘤病毒的整合也可通过影响宿主细胞基因的表达和功能，诱发细胞恶性转化。除了上述机制外，整合的 HPV 病毒片段还可通过染色质的折叠在空间距离上调控宿主细胞 *MYC* 基因的表达，这也可能与 HPV 病毒整合的致癌机制有关。

（鲁凤民　陈香梅）

第六节　宿主对病毒性疾病的易感性

病毒性疾病的发生、发展是一个复杂的过程，是病毒、宿主与环境相互作用的结果。病毒能否感染、感染后疾病的严重程度以及疾病的转归都与宿主遗传因素密切相关。此外，宿主的年龄、性别、营养状态等因素也对病毒感染及病毒性疾病的结局有一定影响。

一、宿主遗传因素

（一）遗传易感性

遗传易感性（genetic susceptibility）是指由遗

传因素决定的患某种（某类）疾病的倾向性；现代遗传易感性概念还包括由遗传因素决定的疾病发生、转归及预后的差异。目前只发现极少数因免疫系统基因缺陷而引发的病毒感染属于遵循孟德尔遗传模式的单基因病，绝大多数病毒性疾病属于典型的多基因疾病。不同人群或个体对病毒性疾病易感性的差异可能是少数几个主效基因（major genes）或多个微效基因（minor genes）的累加作用所致。

（二）常见病毒性疾病的遗传易感性

病毒性疾病的易感性研究目前主要集中在艾滋病、慢性乙型肝炎、慢性丙型肝炎、流行性感冒等常见传染性疾病。基于候选基因或全基因组扫描的遗传关联分析证实，免疫相关基因可能在病毒性疾病的遗传易感机制中发挥重要作用。目前已发现与病毒持续性感染、疾病进展、抗病毒治疗应答反应有关的宿主基因多态性主要集中在 HLA、TNF-α、IFN、IL-10、IL-28B、IP10 等的基因，但具体作用机制尚需进一步研究验证。

近年来的研究发现，病毒功能性受体的遗传多态性也与病毒感染及病毒性疾病的严重程度有关。CCR5 是 HIV-1 入侵靶细胞的重要辅助受体。CCR5 基因在人群中存在着一种自然突变型 -CCR5Δ32，可表达缺失了 32 个碱基、无功能的 CCR5 蛋白，因此具有抵抗 HIV 感染的作用。研究表明，携带 CCR5Δ32 杂合基因型的 HIV 感染者延迟进展至艾滋病，而 CCR5Δ32 纯合型的个体则具有抵抗 HIV 感染的能力。HBV 进入肝细胞的功能性受体为 NTCP，NTCP 由 SLC10A1 基因编码。研究表明，SLC10A1 基因的多态性也与 HBV 感染的易感性和临床转归有关，该基因的 rs2296651 多态位点可引起 NTCP 蛋白第 267 位氨基酸发生突变（S267F），导致其 HBV 受体功能缺失。携带 S267F 突变的个体发生慢性 HBV 感染、肝硬化及肝细胞癌的风险显著降低。

二、宿主其他因素

（一）年龄

感染者的年龄也与病毒性疾病的易感性相关。一般来说，婴幼儿和儿童对病毒性疾病更易感，多呈显性感染，而成人多呈隐性感染，如 HIV、HSV 和天花病毒感染等。在少数情况下，成熟的免疫系统能增加对特定病毒的易感性，如儿童感染戊型肝炎病毒（HEV）多呈亚临床型，而成人感染后以临床型多见。此外，感染时的年龄也与病毒感染的慢性化有关，如围生产期或婴幼儿时期感染 HBV，分别有 90% 和 25%~30% 的感染者将发展为慢性感染，而 5 岁以后感染者中仅有 5%~10% 发展为慢性 HBV 感染。

（二）性别

感染者的性别与病毒性疾病的易感性及疾病的结局也有相关性。HBV 感染者中男性患者的慢性化率高于女性，男性慢性乙肝患者发生肝癌的危险也显著高于女性。此外，通过性传播的病毒在男性和女性之间的流行率也不相同，如 HSV-2 及 HIV，女性因使用激素类避孕药而显著增加了对这些性传播病毒的易感性。

此外，如宿主患免疫缺陷性疾病、严重营养不良或妊娠，也能提高病毒感染的敏感性，加重病毒性疾病的严重程度。如戊型肝炎的病死率约为 1%~2%，但孕妇感染后临床表现严重，常发生流产或死胎，病死率可高达 10%~20%。

展　望

病毒与宿主细胞相互作用是病毒感染与宿主防御的重要环节，是了解和认识病毒感染与复制、致病及宿主抵御病毒感染等诸多分子机制的基础。近年来，病毒、宿主细胞来源的 miRNA 和具有抗病毒效应的 siRNA 的发现和相关机制的探讨，丰富了人们对病毒与宿主细胞相互作用机制的认识，这将为靶向宿主因子的抗病毒治疗提供新的思路，有助于克服目前靶向病毒的抗病毒治疗中难以避免的耐药问题。未来的研究应进一步将病毒学与结构生物学结合起来，研究病毒的蛋白、核酸组分和宿主细胞的不同分子相互作用的机制，特别是病毒蛋白与宿主蛋白相互作用及其蛋白质网络的功能与结构基础。这必将进一步揭示病毒感染复制与致病性、宿主抵御病毒感染的相关分子机制。

（鲁凤民　钟　劲）

参 考 文 献

1. NEAL N. Viral Pathogenesis and Immunity[M]. 2nd ed. London: Elsevier, 2007.

2. CRENSHAW B J, GU L, SIMS B, et al. Exosome biogenesis and biological function in response to viral infections[J]. The open virology journal, 2018, 12(1): 134–148.

3. ANDERSON M R, KASHANCHI F, JACOBSON S. Exosomes in viral disease[J]. Neurotherapeutics, 2016, 13(3): 535–546.

4. GROVE J, MARSH M. The cell biology of receptor-mediated virus entry[J]. J Cell Biol, 2011, 195(7): 1071–1082.

5. SKALSKY R L, CULLEN B R. Viruses, microRNAs, and host interactions[J]. Annu Rev Microbiol, 2010, 64(1): 123–141.

6. JOPLING C L, YI M, LANCASTER A M, et al. Sarnow P. Modulation of hepatitis C virus RNA abundance by a liver-specific MicroRNA[J]. Science, 2005, 309(5740): 1577–1581.

7. BARTEL D P. MicroRNAs: target recognition and regulatory functions[J]. Cell, 2009, 136(2): 215–233.

8. KINCAID R P, SULLIVAN C S. Virus-encoded microRNAs: an overview and a look to the future[J]. PLoS Pathog, 2012, 8(12): e1003018.

9. MEYLAN E, TSCHOPP J, KARIN M. Intracellular pattern recognition receptors in the host response[J]. Nature, 2006, 442(7098): 39–44.

10. ULLAH M O, SWEET M J, MANSELL A, et al. TRIF-dependent TLR signaling, its functions in host defense and inflammation, and its potential as a therapeutic target[J]. J Leukoc Biol, 2016, 100(1): 27–45.

11. CHEN I Y, ICHINOHE T. Response of host inflammasomes to viral infection[J]. Trends in Microbiology, 2015, 23(1): 55–63.

12. VANAJA S K, RATHINAM V K, FITZGERALD K A. Mechanisms of inflammasome activation: recent advances and novel insights[J]. Trends in cell biology, 2015, 25(5): 308–315.

13. MOHAMED L, VISHVA MD. Modulation of inflammasome pathways by bacterial and viral pathogens[J]. J Immunol, 2011, 187(2): 597–602.

14. VANNBERG F O, CHAPMAN S J, HILL A V. Human genetic susceptibility to intracellular pathogens[J]. Immunol Rev, 2011, 240(1): 105–116.

15. HU H H, LIU J, LIN Y L, et al. The rs2296651(S267F) variant on NTCP(SLC10A1) is inversely associated with chronic hepatitis B and progression to cirrhosis and hepatocellular carcinoma in patients with chronic hepatitis B[J]. Gut, 2016, 65(9): 1514–1521.

16. BOUVARD V, BAAN R, STRAIF K, et al. A review of human carcinogens-Part B: biological agents[J]. Lancet Oncol. 2009, 10(4): 321–322.

第十一章 机体的抗感染免疫

病原生物侵入宿主体内生长繁殖并与机体相互作用，引起一系列病理变化过程，称为感染（infection）。机体抵抗和防御这些生物引起感染与伤害的功能，称为抗感染免疫（anti-infection immunity）。机体的免疫功能分为固有免疫（innate immunity）和适应性免疫（adaptive immunity）。固有免疫也称天然免疫（native immunity），是机体天然具备的在种系发育和进化过程中建立起来的免疫；其特点是与生俱来，作用广泛，初次接触病原生物即可迅速发挥效应。适应性免疫也称获得性免疫（acquired immunity），是个体在与抗原接触后产生的免疫防御功能；其特点是后天获得，具有针对抗原的专一性，再次接触相同抗原时能迅速发生强大而有效的免疫应答。适应性免疫可分为体液免疫（humoral immunity）、细胞免疫（cellular immunity）和黏膜免疫（mucosal immunity）三种类型。

机体的抗感染免疫包括三道防线：第一道防线是屏障结构，包括皮肤黏膜屏障及体内的屏障结构。第二道防线是固有免疫相关细胞和一些固有免疫相关分子发挥的作用。第一和第二道防线都属于固有免疫，第三道防线是机体的适应性免疫。

病原生物包括微生物和寄生虫，本章主要讨论机体对病原微生物的抗感染免疫。另外，本章的重点是介绍一些进展性内容，但考虑到理论体系的完整性，对于本科生教科书中已介绍过的内容，也做简要叙述。

第一节 机体固有免疫中的模式识别理论

长期以来，人们一直认为固有免疫是非特异性免疫（nonspecific immunity），但近年来的研究表明，固有免疫也存在一定范畴的特异性识别问题。Charles Janeway Jr. 在 1989 年冷泉港定量生物学研讨会上提出了模式识别（pattern recognition）理论。该理论认为，在病原微生物的体内存在一类进化上非常保守的组分，称之为病原体相关分子模式（pathogen-associated molecular pattern, PAMP）；而在宿主体内存在有识别 PAMP 的模式识别受体（pattern recognition receptor, PRR）。在病原微生物侵入机体时，固有免疫功能识别 PAMP，在第一时间启动固有免疫机制，消除入侵的病原微生物。同时，将经过处理的抗原表位提呈给淋巴细胞，激活机体的适应性免疫机制，从而建立了固有免疫与适应性免疫之间的联系。

模式识别理论的提出具有划时代的意义。首先，该理论揭示了机体固有免疫同样具有特异性这一事实；其次，该理论揭示了固有免疫与适应性免疫之间的联系，即担负固有免疫功能的吞噬细胞、树突状细胞等在吞噬、处理微生物的同时，可将处理后的抗原决定簇提呈给担负特异性免疫功能的淋巴细胞，激发适应性免疫应答；第三，该理论在一定程度上解释了为什么机体在正常情况下对自身抗原不发生免疫应答的事实：适应性免疫应答需要双信号刺激，其中第一信号刺激受 MHC 限制，即淋巴细胞只接受 MHC- 抗原肽复合物的刺激，如果缺乏第二信号刺激，T 细胞则会变成不反应性 T 细胞（anergic T cell），对自身的抗原不反应；第二刺激信号来自一些共刺激分子（costimulatory molecule），如 CD80、CD86 以及一些细胞因子如 TNF-α、IL-1β、IL-6、IFN-γ 等，而第二信号是受病原微生物感染诱导的。

一、病原微生物相关分子模式

PAMP 是存在于微生物体内的一类在进化上

143

非常保守的组分,它通常不是指微生物的完整分子,而是指存在于微生物完整分子中的某些共有结构域(common domain)或共有模式(common pattern)。PAMP仅存在于病原生物中,在正常高等哺乳动物体内并不存在。机体固有免疫系统通过PRR识别PAMP,区分"自己"与"非己",启动固有免疫来对付入侵的病原生物。

最常见的PAMP包括细菌细胞壁成份,如肽聚糖(peptidoglycan, PGN)、脂多糖(lipopolysaccharide, LPS)中的某些基序(motif)、病原微生物蛋白质中的某些结构域(structural domain)以及病原微生物脂类和核酸中的某些残基片段等。又如大多数革兰氏阴性菌肽聚糖中含有的二氨基庚二酸;多聚核苷酸poly I 和 poly G,天然和修饰的微生物多糖;病原微生物的特定糖基末端,如酵母甘露糖;结核分枝杆菌(MTB)、肺炎链球菌、肺炎克雷伯菌等细菌,隐球菌、白念珠菌等真菌的表面也有这类特定糖基末端;细菌胞壁中存在的胞壁酰二肽;存在于病原微生物核质中的核苷酸寡聚域(nucleotide oligomerization domain),如特定长度的CpG岛;病毒核酸中的5′三磷酸化RNA(5′triphosphorylated RNA)、短双链RNA(short dsRNA)、长双链RNA(long dsRNA)和富含AT的双链DNA(AT-rich dsDNA)等。

值得指出的是,机体组织受到损伤或细胞坏死等情况下,也会产生一些蛋白、核酸及其代谢物,Polly Matzinger等将这类分子命名为损伤相关分子模式(damage-associated molecular pattern, DAMP),或称为危险相关分子模式(danger-associated molecular pattern, DAMP)。这类分子模式也可被宿主的PRR所识别,激活固有免疫并引起炎症反应。

尽管微生物的种类繁多,它们的抗原分子更是千变万化、数不胜数,但若根据模式识别理论,病原微生物中的抗原性分子片段可归纳为若干分子模式,即无限的抗原特异性种类可归结为有限的分子模式,简化了识别过程的多样性与复杂性。

二、机体的模式识别受体

模式识别理论认为,在宿主体内存在一类能识别PAMP的受体,称为PRR,这类受体从无脊椎动物到脊椎动物在进化上都是非常保守的。

PRR不仅存在于机体固有免疫活性细胞表面,也存在于机体血清中甚至细胞浆内。

(一)模式识别受体的种类及在抗感染中的作用

PRR在机体内的特异性种类是有限的,但外界环境中的抗原特异性是非常庞大的。这要求PRR对抗原的识别不是严格意义上的一对一的"锁-钥"关系,而是"一对多"的泛特异性识别。PRR与PAMP的结合不是刚性的,只要两者的结合部位基本合适,就可通过分子振动提高结合的适合度,实现柔性结合。这种PRR对病原微生物的模式识别大大提高了机体识别外来病原微生物的经济性,构成了机体固有免疫的重要识别机制。适应性免疫对抗原的识别是"个性识别",其识别是高度特异的,而固有免疫对病原微生物的识别则是"共性识别",属于"模糊识别"的范畴。

1. **循环在体液中的PRR** 在感染、炎症、组织损伤等应激反应中出现的急性期蛋白种类很多,其中一些急性期蛋白如C反应蛋白、某些补体成分和LPS结合蛋白等即属于存在于体液中的PRR。它们中有的能够调理吞噬细胞对微生物的吞噬,有的可标记微生物,使微生物能够被其他受体识别。LPS结合蛋白有利于结合、清除循环中的LPS,并可将LPS传递给CD14。

2. **吞噬细胞表面调理受体** 吞噬细胞表面调理受体包括抗体Fc段受体及补体受体等。这类受体并不能直接与PAMP结合,但它们可通过识别抗体Fc段或补体成分,发挥对吞噬细胞的调理作用,促进吞噬细胞的吞噬过程。

3. **清道夫受体和凝集素型受体** 此类受体能直接与微生物表面的PAMP结合,介导吞噬细胞的内吞作用,故也称为内吞型PRR。清道夫受体(scavenger receptor, SR)是一类细胞表面的糖蛋白受体,它们能结合多种配体,包括天然的和修饰的微生物多糖、阴离子磷脂、LPS、病毒、真菌、内源性配体以及多聚核苷酸polyI和polyG等。清道夫受体是介导巨噬细胞防御功能的重要受体。

凝集素型受体中包含了多种PRR超家族蛋白,如甘露糖受体(mannose receptor, MR)、β-葡聚糖受体、胶原凝集素(collectin)以及纤维胶原素(ficolin)等。巨噬细胞通过MR介导对病原微生物的吞噬，并在吞噬溶酶体内将其消化降解。MR 高表达于肺泡巨噬细胞，在清除外来的颗粒性抗原、维持机体内环境稳定中有重要意义。MR 可识别病原微生物上的特定糖基末端，如酵母甘露聚糖、细菌荚膜多糖、LPS 的糖基末端，也识别白念珠菌、隐球菌属、人类免疫缺陷病毒（HIV）、登革病毒、MTB、肺炎链球菌、肺炎克雷伯菌和链球菌等表面的特定 PAMP。

Dectin-1 是一类含有 C 型凝集素样结构域的 PRR。该类受体广泛存在于巨噬细胞、树突状细胞、中性粒细胞、天然杀伤细胞表面，通过识别 β- 葡聚糖而发挥重要作用。

4. 胞质内 PRR 胞质内 PRR 包括胞质内 RNA 受体（cytoplasmic RNA receptor，CRR）和胞质内 DNA 受体（cytoplasmic DNA receptor，CDR）。CRR 识别 RNA 病毒的寡聚核苷酸，其识别具有一定的序列特异性，在抗 RNA 病毒感染中具有特殊意义。CDR 定位于胞浆内、细胞膜内表面、内吞体（endosome）或内质网中，它们在抗 DNA 病毒感染中具有特殊意义。

（1）NOD 样受体（NOD-like receptor，NLR）：此类受体因含有核苷酸结合寡聚域（nucleotide-binding oligomerization domain，NOD）而得名。至今已发现 22 个 NLR 家族成员，其中最具代表性的是 NOD1 和 NOD2。该类受体除能识别核苷酸模体外，还能识别细菌细胞壁中的脂多糖、肽聚糖等分子的特定模体，其中 NOD1 能识别含有二氨基庚二酸的肽聚糖，NOD2 能识别胞壁酰二肽（MDP）。MDP 是一种存在于所有细菌细胞壁内的具有生物学活性的最小肽聚糖模体。

（2）含有解旋酶结构域的抗病毒受体：此类受体包括维甲酸诱导基因 -I（retinoic acid inducible gene I，RIG-I）和黑色素瘤分化相关基因 5（melanoma differentiation associated gene 5，MDA5）的编码产物。RIG-I 识别的配体是 5′ 三磷酸化 RNA 和短双链 RNA；而 MDA5 识别的配体是长双链 RNA。

5. 具有跨膜信号转导功能的 PRR 此类受体能够识别病原微生物的 PAMP，并通过信号转导引起下游级联反应，最终产生效应物质在抗微生物感染中发挥作用。这类受体中，尤以 Toll 样受体（Toll-like receptor，TLR）最重要且研究最多。

TLR 是 Hoffmann 于 1996 年首先在果蝇中发现的。目前已发现了 14 种 TLR，在人体内发现了 11 种，分别命名为 TLR1~TLR10 及 TLR14。小鼠不表达 TLR10，而人类不表达 TLR11~TLR13。TLR1、2、4、5、6、11 分布于细胞表面，TLR7、8、9 位于内体中，TLR3 可表达于细胞表面或内体。TLR1 可识别热休克蛋白（heat shock protein，HSP）；TLR2 可识别革兰氏阳性菌、分枝杆菌及真菌的 PAMP，但需要 TLR6/1 或 CD14 的协助；人 TLR3 识别病毒的 dsRNA；TLR4 主要识别革兰氏阴性菌的 LPS 和 HSP，在人类抗微生物感染中处于核心地位；TLR5 识别细菌鞭毛蛋白；TLR6 促进 TLR2 对 PAMP 的反应；TLR7 和 TLR8 识别病毒的 ssRNA；TLR9 识别细菌未甲基化的 CpG DNA；TLR11 识别寄生虫的前纤维蛋白（profilin）；TLR13 识别细菌 23S rRNA 及病毒核酸。

TLR 与 PAMP 结合仅仅是实现固有免疫过程中的第一步。PRR 本身对病原微生物并没有直接杀伤或清除作用。TLR 被激活后需将刺激信号传递到下游分子即接头蛋白（adaptor），启动级联信号转导反应，最终产生效应分子，实现抗感染免疫作用。图 11-1（见文末彩插）显示不同 TLR 与其配体结合后激发的信号转导过程及其最终引起的效应。

有的 TLR 存在于细胞膜表面，有的存在于细胞内体中，有的存在于细胞质。存在于细胞膜表面的 TLR 属于 I 型跨膜蛋白，其结构分为膜外 PAMP 识别区、跨膜区和胞内区。胞外区为富含亮氨酸的重复序列，形成一个马蹄形结构，参与识别各种病原微生物的 PAMP。有的 TLR，如 TLR11 需要形成同质二聚体才具有识别活性；TLR2 需要与 TLR1 或 TLR6 结合成异源性二聚体才能识别 PAMP。TLR2 可结合某些革兰氏阳性细菌的脂蛋白和磷壁酸、脂多糖、分枝杆菌细胞壁、钩端螺旋体的 LPS 以及酵母菌细胞壁等配体。TLR2 具有广谱的配体识别功能，正是由于 TLR2 能与 TLR1 或 TLR6 结合成异源二聚体共同作用的结果。TLR 的胞内区含有高度保守的与白介素 1（IL-1）同源的区域，故也称为 Toll-IL-1 受体（Toll-interleukin-1 receptor，TIR）。TLR 识别相应病原微生物 PAMP 或内源性配体后，通过与胞

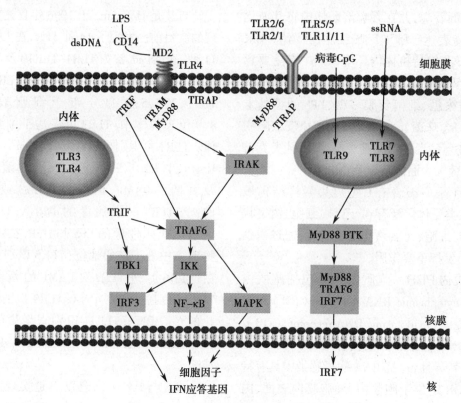

图 11-1 TLR 的激活与信号转导示意图

质内的接头蛋白结合,启动信号转导。根据接头蛋白不同可分为 MyD88 依赖性和非 MyD88 依赖性途径。其中 MyD88 依赖性通路主要分为两条:①TLR-MyD88/IRAK-丝裂原活化蛋白激酶(MAPK)途径;②TLR-MyD88/IRAK-NF-κB 诱导激酶(NIK)/NF-κB 途径。MyD88 依赖性通路通过 MyD88 和 IRAK 相互作用募集下游信号分子。除 TLR3 外所有的 TLR 都可以通过 MyD88 介导下游的信号转导。

当 MyD88 缺陷时会导致 TLR 功能受损,有些信号通路也会受到影响,但是 MyD88 缺陷并不能完全中断 TLR 信号。所以 TLR 信号通路除了 MyD88 依赖性转导通路还有非 MyD88 依赖性途径,如直接结合 TRAF2、TRAF6 和 TICAM/TRIF 接头蛋白可以引起 TLR3/4 信号通路的激活。

通过信号转导,最终结果表现在两个方面:一是激活 NF-κB 和 MAPK,调控下游细胞因子的大量表达,介导急性炎症反应,杀伤入侵病原微生物;二是通过 IRF3 及 IRF7 激活 I 型干扰素(interferon,IFN)基因转录,合成和释放 IFN,抑制病毒复制,从而发挥固有免疫作用。

目前已发现的 PRR 种类很多,且不断有新的种类被发现。表 11-1 列出了近年发现的常见 PRR 及其配体和接头蛋白。

(二)模式识别受体在微生物致病中的作用

PRR 在机体抗感染的固有免疫中具有重要作用,但近年来有证据表明 PRR 在致病中也有作用。

1. PRR 与微生物的定植有关 病原微生物常通过其 PAMP 与 PRR 结合,介导了微生物的定植。如淋病奈瑟菌是依靠菌毛顶端的黏附素与尿道上皮细胞表面的 GD1-神经节苷脂相结合,肺炎链球菌是通过一种菌体表面蛋白与呼吸道黏膜表面的 N-乙酰氨基己糖受体结合,肺炎支原体是通过其表面的 P1 蛋白与靶细胞表面的唾液酸结合,梅毒螺旋体是通过菌体表面的 P1、P2 或 P3 表面蛋白与靶细胞表面的纤维粘连蛋白受体结合。

2. PRR 与细菌毒素的结合 革兰氏阴性菌 LPS 的致病是通过与宿主淋巴细胞、血管内皮细胞以及吞噬细胞表面的 PRR—TLR 结合,通过信号途径激活 NF-κB,启动大量炎性细胞因子如 TNF-α、IL-1、IL-6 等的合成与释放,最终导致休克、广泛性血管内凝血等病理生理过程。细菌外

表 11-1　模式识别受体及其配体与接头蛋白

模式识别受体	配体	接头蛋白
Toll 样受体		
TLR2/TLR1/TLR6	脂蛋白、LTA、PGN、甘露聚糖 酵母聚糖、β- 葡聚糖	MyD88
TLR2	病毒蛋白、甘露聚糖	MyD88
TLR3	dsRNA	TRIF
TLR4（CD14、MD2）	LPS、病毒蛋白、甘露聚糖、聚糖肌醇磷脂	TRIF 和 MyD88
TLR5	鞭毛蛋白	MyD88
TLR7/TLR8	ssRNA	MyD88
TLR9	颗粒体蛋白,非甲基化 CpG	MyD88
TLR11	尿道致病性大肠埃希菌、寄生虫前纤维蛋白	MyD88
TLR13	细菌 23S rRNA,病毒核酸	
胞质 RNA 受体		
RIG-I	5′ 三磷酸化 RNA、短 dsRNA、5′ 三磷酸化柄样 RNA	VISA 和 MITA
MDA5	长 dsRNA	VISA 和 MITA
LGP2	dsRNA	
DHX9	dsRNA	VISA 和 MITA
DDX1/DDX21/DHX36	dsRNA	VISA 和 TRIF
胞质 DNA 受体		
RNA 聚合酶Ⅲ	富含 AT 的 dsDNA	VISA 和 MITA
IFI16	dsDNA	MITA
DHX9/36	dsDNA	MITA
DDX41	dsDNA	MITA
DAI	富含 AT 的 dsDNA	未知
cGAS	dsDNA	MITA
AIM2	dsDNA	ASC
NOD 样受体		
NOD1/NOD2	脂蛋白、PGN	RIP2
NALP3	ssRNA、尿酸、ATP、明矾、石棉	ASC
IPAF	鞭毛蛋白	ASC
NAIP5	鞭毛蛋白	ASC

毒素也需要与靶细胞表面的受体结合才能发挥其生物学作用,如白喉毒素的膜受体是一种称为 pro-hHb-EGF3（human heparin-binding EGF like growth factor）的分子,破伤风痉挛毒素的受体分子是靶细胞表面的一种 GD1b 糖蛋白,志贺毒素的受体分子是一种神经节苷脂,霍乱肠毒素的受体分子是 GM1。

3. **PRR 与病毒感染**　病毒通过与宿主细胞表面受体结合,进而穿入宿主细胞内复制。每一种病毒在敏感宿主细胞表面都有特定受体,如脊髓灰质炎病毒的受体是一种免疫球蛋白超家族成员,埃可病毒的受体是一种凝集素,麻疹病毒的受体是 CD46,EB 病毒的受体是 CD21,HIV 的受体是 CD4 分子,狂犬病毒的受体是横纹肌细胞表面的乙酰胆碱受体,等等。

上面提到的几种情况都是过去早已熟知的事实,但过去人们并没有用模式识别理论去解释和认识这些现象。事实上,上述这些现象都属于模式识别现象,都是通过配体分子中的某一段"基序"或"结构域"与受体分子间的相互作用来实现的,本质上是对"共性"的识别。问题是:机体的固有免疫系统进化出 PRR 分子是为了抵抗病原微生物的侵害,但这些 PPR 同时也为病原微生物的定植或病毒的吸附和侵入提供了方便。如果深入分析上面提到的那些受体分子,很多都属于宿主细胞自身的某种生理性分子,如免疫球蛋白超家族成员、连接素、CD4、CD21、CD46 或乙酰胆碱受体等。这些分子在宿主体内都有自身的生理作用,而病原微生物在与宿主在长期共进化过程中,为了获得在宿主中的生存许可,共进化或选择出了这些 PAMP 分子,即模仿了宿主体内的某种生理性配体分子,从而获得了与宿主体内某种生理性受体结合的能力。

(饶贤才)

第二节 抗细菌感染固有免疫

机体抗微生物感染的第一、第二道防线都属于固有免疫,其中皮肤黏膜屏障、补体系统、体液中的某些天然杀菌物质以及吞噬细胞的吞噬作用等在抗细菌感染中均发挥非常重要的作用。本节重点介绍固有免疫相关细胞及固有免疫相关分子在抗细菌感染中的作用。

一、固有免疫相关细胞在抗细菌感染中的作用

固有免疫涉及的细胞包括巨噬细胞、中性粒细胞、树突状细胞、自然杀伤细胞、免疫样淋巴细胞、肥大细胞、嗜酸粒细胞、嗜碱粒细胞等,它们在固有免疫中都扮演着不同的角色,发挥着不同的作用。其中巨噬细胞和中性粒细胞在抗细菌感染中的重要作用已为人们熟知,本节介绍其他各细胞在抗细菌感染中的作用。

1. 树突状细胞 树突状细胞(dendritic cell, DC)是一种非常重要的固有免疫相关细胞,它具有胞饮作用(pinocytosis)、吞噬作用(phagocytosis)以及受体介导的内吞作用(receptor-mediated endocytosis)。除了这些作用外,DC 不同于一般吞噬细胞之处在于它能摄取、加工与提呈抗原,形成抗原肽-MHC II 类分子复合物,提呈给 T 细胞,从而启动适应性免疫,建立起固有免疫与适应性免疫之间的联系。此外,DC 能分泌多种细胞因子,具有免疫调节功能。

2. 自然杀伤细胞 自然杀伤(natural killer, NK)细胞不表达抗原识别特异性受体,在其胞浆中有许多嗜苯胺颗粒,故又称为大颗粒淋巴细胞。NK 细胞无需抗原预先致敏即可直接杀伤靶细胞,包括病毒感染细胞、肿瘤细胞以及胞内菌寄生的细胞。它可通过释放穿孔素和颗粒酶,使靶细胞溶解;通过 Fas/FasL 介导靶细胞凋亡;通过释放细胞毒性因子杀伤靶细胞;还可通过 IgG Fc 受体介导的抗体依赖性细胞介导的细胞毒作用(antibody-dependent cell-mediated cytotoxicity, ADCC)杀伤靶细胞。此外,NK 细胞还能分泌多种细胞因子,具有免疫调节功能。

3. 嗜碱性粒细胞 嗜碱性粒细胞表面具有 Fc 受体、补体受体以及趋化因子受体。这些受体一旦被激活后,即释放肝素、组胺、趋化因子、白三烯、IL-4、IL-5 等,参与炎症反应及免疫应答的调节。炎症反应虽然会造成炎性损伤,但其本身亦属于免疫保护性应答。人类嗜碱性粒细胞表达多种 PRR,可参与对微生物的识别并发挥抗感染作用。

4. 嗜酸性粒细胞 嗜酸性粒细胞表面具有补体 C3a、C5a 受体及趋化因子受体。该细胞被激活后可释放白三烯、蛋白酶及胶原酶等炎性介质,参与炎症过程与过敏反应;也能释放组胺酶与芳香基硫酸脂酶灭活组胺与白三烯,对炎症反应有负调控作用。此外,嗜酸性粒细胞还能释放阳离子蛋白及过氧化物酶,对细菌和某些寄生虫具有杀伤作用。

5. 肥大细胞 肥大细胞广泛分布于消化道、呼吸道黏膜和皮肤结缔组织中,它们具有直接吞噬作用或释放杀菌物质杀伤细菌。其表面具有 Fc 受体、C3a 和 C5a 受体、趋化因子受体,被激活后可释放白三烯、IL-1、IL-3 及 IL-4 等参与炎症反应及 I 型超敏反应。此外也参与抗原提呈和免疫调节。

6. 免疫样淋巴细胞 近年来,免疫样淋巴细胞在固有免疫中的作用受到关注。其中,B-1细胞分布于胸腔、腹腔和肠壁固有层,主要识别细菌表面多糖抗原(如荚膜多糖),参与对多种细菌(尤其是体腔中细菌)的免疫作用。γδT细胞广泛分布于皮肤和黏膜下,它们识别未被处理的多肽抗原或某些非多肽抗原(如分枝杆菌的脂类或多糖类抗原),在固有免疫尤其是皮肤黏膜局部及肝脏抗感染中发挥着重要作用。NKT细胞具有TCR和某些NK细胞的表面标志,可识别脂类和糖脂抗原,且无MHC限制,能分泌大量细胞因子(如IL-4和IFN-γ等)。它们对靶细胞具有杀伤效应,是固有免疫的效应细胞。

二、固有免疫相关分子在抗细菌感染中的作用

1. 细胞因子 细胞因子(cytokine,CK)种类众多,功能复杂,可由免疫细胞(淋巴细胞、单核巨噬细胞、NK细胞等)以及非免疫细胞(如血管内皮细胞、表皮细胞及成纤维细胞)甚至某些肿瘤细胞(如白血病细胞、淋巴瘤细胞)产生。抗原、有丝分裂原、感染、炎症等都可刺激细胞因子产生,各种细胞因子间也可相互诱生。细胞因子可通过自分泌和旁分泌等方式发挥效应,主要作用于产生细胞自身或其相邻细胞。它们的生物半衰期很短,一旦发挥效应,且刺激消失,它们的作用随即消失,这赋予了它们敏感的易调控性。细胞因子既参与机体的固有免疫,也参与适应性免疫过程。

(1)细胞因子调节免疫细胞的发育:IL-3和GM-CSF能诱导髓样祖细胞分化为单核细胞、中性粒细胞、嗜酸性粒细胞、嗜碱性粒细胞等;IL-4和GM-CSF可诱导单核细胞分化为DC。

(2)细胞因子介导炎症反应:IL-17是一种重要的炎症细胞因子,可以诱生趋化因子,招募中性粒细胞和单核细胞造成炎性浸润。IL-2、IL-12和IL-15可促进NK细胞的杀伤靶细胞活性;IL-1β、TNF-α和INF-γ可激活单核巨噬细胞,增强其吞噬杀伤功能;TNF-α、IL-1β、IL-6、INF-γ和趋化因子等被称为促炎细胞因子,它们直接或间接参与炎症反应,有利于机体抑制和清除病原微生物。炎症反应本身是机体免疫反应过程,同时也可介导炎性损害。例如,TNF-α、IL-1等可促进血管内皮细胞和白细胞表达黏附因子,促使白细胞黏附到血管内皮细胞,有助于它们的渗出;IL-8等多种趋化因子可吸引中性粒细胞、单核巨噬细胞等炎性细胞聚集在炎症部位;IL-1、TNF-α、INF-γ和趋化因子可激活炎性细胞,增强它们的吞噬和杀伤功能。

(3)细胞因子介导免疫调节:细胞因子参与固有免疫的调控,也参与适应性免疫的调控。如IL-1β、TNF-α和INF-γ可激活单核巨噬细胞,增强其吞噬杀伤功能;IL-1、IL-2、IL-4、IL-5、IL-6等可分别促进T/B细胞的活化、分化与增殖。免疫调节往往通过信号转导与调控网络来实现,是非常复杂的过程。

(4)细胞因子直接杀伤靶细胞:如TNF-α对靶细胞有直接杀伤活性;有些细胞因子可以促进白细胞释放炎性介质,如一氧化氮和氧自由基,可直接杀伤微生物。

2. 补体系统 补体系统可通过经典途径、旁路途径以及凝集素(包括甘露糖结合凝集素MBL和纤维胶凝蛋白ficolin)途径被激活,进而产生多种活性组分或片段,发挥多种生物学效应。

(1)细胞毒作用:补体系统活化的结果,最终都可在靶细胞表面形成膜攻击复合体(membrane attack complex,MAC)。MAC在靶细胞磷脂双分子层形成亲水性孔道,使细胞内外渗透压失衡,导致靶细胞(如细菌、寄生虫、包膜病毒及肿瘤细胞)溶破。如MBL途径,通过甘露糖受体直接与细菌的甘露糖残基结合,在菌体表面形成MAC,对细菌有高效溶破作用。由于MBL途径和旁路途径均可在特异性抗体产生之前即可被激活,发挥杀菌作用,因此在感染早期发挥重要的固有免疫作用。

(2)介导炎症:补体活化过程中产生C3a、C5a,称为过敏毒素,可促使肥大细胞、嗜碱性粒细胞脱颗粒,释放组胺和其他生物活性物质,介导局部炎症反应。C3a、C5a具有很强的趋化活性,能招募白细胞浸润、围歼侵入的微生物。当然,在此过程中也可引起炎性损害。

(3)调理作用:补体激活过程中产生的C3b、C4b及iC3b等都是重要的调理素,它们可结合到细菌表面,再通过与吞噬细胞表面的相应受体结

合,进而促进吞噬细胞对细菌的吞噬。这种作用是抗细菌和抗真菌感染的重要机制。

（4）介导免疫复合物的清除：一些小分子（如某些毒素）作为可溶性抗原,不容易被吞噬细胞捕获与吞噬。但若与相应抗体形成免疫复合物后,再加上补体组分,形成更大的复合物,也可通过红细胞黏附形成巨大复合物,运送至肝脏和脾脏,被吞噬与清除。

3. 溶菌酶 溶菌酶（lysozyme）主要来源于吞噬细胞,但不仅仅存在于吞噬细胞中,也广泛存在于血清、唾液、泪液、尿液、乳汁和肠液等体液中。革兰氏阳性菌对溶菌酶更敏感。溶菌酶通过裂解细菌细胞壁肽聚糖而使细菌溶解。革兰氏阴性菌的肽聚糖因其外部还有脂蛋白和胞外多糖层等包裹,对溶菌酶不敏感。溶菌酶要作为临床治疗制剂,需要解决溶菌酶如何穿透细菌细胞外复杂结构而与肽聚糖结合的问题。

4. 急性期蛋白 急性期蛋白（acute phase protein）是一组血清蛋白,当细菌感染后,由肝细胞迅速合成。急性期蛋白包括脂多糖结合蛋白（LPS-binding protein, LBP）、MBL、C-反应蛋白（C-reactive protein, CRP）等。它们多为PRR,能与细菌表面特有的多糖等物质结合,由此激活补体或调理吞噬细胞吞噬入侵的病原菌。

三、肽抗生素在抗细菌感染中的作用

近年来的研究发现,许多生物包括单细胞生物、植物、昆虫、两栖类、鸟类、哺乳动物直到人类的基因组内,都有编码类似抗生素作用的基因。既往的文献中,分别称为抗菌肽（antibacterial peptide）、抗微生物肽（antimicrobial peptide）、肽抗生素（peptide antibiotic）等。已经分离、鉴定的肽抗生素有千余种。高等动物体内的很多组织都有肽抗生素的表达,但不同种类肽抗生素的表达具有组织特异性,有的表达具有可诱导性,即无感染情况下仅低水平表达,而在感染发生时则表达水平升高。

（一）肽抗生素的分类与结构特征

根据肽抗生素的结构特点,可将其分为四类。①阳离子型肽抗生素：绝大多数肽抗生素属此类；②阴离子型肽抗生素：这是新发现的一类,数量不多,其抗菌活性一般较弱；③芳香族型肽抗生

素：此类为数亦不多,具有抗细菌和抗真菌活性；④氧结合蛋白衍生肽：人类乳铁蛋白（lactoferrin）、虾的血蓝蛋白衍生肽以及蝉的血红蛋白衍生肽属于此类。

肽抗生素多为一些小分子短肽,分子量多在6kD以下,大多数由十几个至数十个氨基酸组成,具有两性电解性质。小分子肽性质使它们的免疫原性较弱。绝大多数为阳离子肽,富含碱性氨基酸,pI值大于8.0,在人体内带正电荷。阴离子肽抗生素富含酸性氨基酸,pI值很低,在人体内带负电荷。肽抗生素的带电状态使它们容易结合到细菌胞浆膜上,这可能与它们的杀菌活性有关。但这种带电性质也赋予了它们很强的黏附特性,在试管内或体内都容易与带相反电性的物质结合,这种黏附不利于它们发挥抗菌活性。不同种类的肽抗生素,其氨基酸一级结构上差异很大,没有统一的结构模式,但相同蛋白家族的肽抗生素成员之间,可以发现同源保守序列,成为人们寻找新的家族成员的依据。

（二）肽抗生素的生物学活性

肽抗生素种类很多,因而可能显示出不同的生物学活性,但最重要的生物学活性是抗菌活性,其最小抑菌浓度（MIC）在微摩尔水平。例如昆虫来源的Cecropins对革兰氏阴性的伤寒沙门菌、铜绿假单胞菌等的杀菌能力比四环素还强。纯化的小鼠mBD-3对大肠埃希菌和铜绿假单胞菌的MIC分别为16μg/ml和8μg/ml；重组人HD-5对伤寒沙门菌的MIC仅为1μg/ml。相比而言,庆大霉素对细菌的MIC则在62~500μg/ml。

抗菌谱研究证实,大多数肽抗生素都具有广谱的抗菌活性。hBD-2对大肠埃希菌、铜绿假单胞菌、金黄色葡萄球菌、白念珠菌以及病毒尤其是有包膜病毒都表现出杀伤作用。来源于青蛙的Esculentin对金黄色葡萄球菌、大肠埃希菌、铜绿假单胞菌、白念珠菌等有明显的杀菌活性。

有研究表明,肽抗生素可能不容易产生耐药性。在含50%MIC低浓度Protegrins的选择压力下,耐甲氧西林金黄色葡萄球菌没有产生对Protegrins的耐受,而在同等条件下却对诺氟沙星和庆大霉素产生了耐受。

一般认为,肽抗生素能选择性地作用于细菌,这是基于细菌与动、植物胞浆膜的差别：①细菌胞

浆膜脂双分子层的外层主要带负电荷,带丰富正电荷的肽抗生素可与细菌胞浆膜上的负电荷形成静电吸附;随后肽抗生素分子中的疏水段可插入到细菌的质膜中,牵引整个分子进入质膜,在质膜中聚合形成跨膜通道。②细菌胞浆内是高渗的,革兰氏阳性菌的胞内渗透压高达 20~25 个大气压。质膜上形成跨膜通道后,细菌不能维持其正常渗透压而死亡。将肽抗生素分别作用于含荧光物质的脂泡,可迅速引起脂泡内荧光物质的释放。电生理实验表明,肽抗生素在细菌质膜上形成的离子通道是时间和电压依赖性的,通道持续开放的时间为 2.5ns(纳秒),通道的直径为 4nm。

肽抗生素除具有抗菌活性外,有研究报道某些肽抗生素还有抗病毒活性、抗真菌活性、促进创伤修复愈合、结合内毒素、结合肝素、抑制血管增生等生物学活性。

(饶贤才)

第三节 抗病毒感染固有免疫

机体免疫系统可识别入侵病毒,激活有效的抗病毒免疫应答,以清除入侵病毒,从而保持机体健康。在抗病毒感染中,固有免疫作为进化上最保守的免疫功能,发挥着极为重要的作用。抗病毒感染的固有免疫主要包括固有免疫分子(如 IFN 等)以及固有免疫细胞(如 NK 细胞、巨噬细胞等)。

自从发现固有免疫细胞的 PRR 功能以来,模式识别成为一个非常活跃的研究领域,并在抗病毒感染的免疫识别中取得了令人瞩目的长足进展。由于病毒不具备细菌、真菌类病原微生物所具有的细胞壁成分,病毒 PAMP 主要包括病毒基因组 DNA、单链 RNA(ssRNA)、双链 RNA(dsRNA)、5′三磷酸 RNA 等核酸物质以及病毒结构蛋白中的某些特定模体。机体固有免疫系统识别病毒 PAMP 的 PRR 主要有 TLR、RLR、Nod 样受体以及识别病毒 DNA 的模式识别分子。

一、Toll 样受体对病毒的识别

人类细胞中发现的 11 种 TLR 中,TLR3、TLR7、TLR8 和 TLR9 这 4 种可识别病毒核酸,TLR2 和 TLR4 可识别病毒包膜糖蛋白。TLR3、TLR7、TLR8

和 TLR9 均位于细胞内体中。病毒颗粒被吞噬细胞吞噬后,在内体中被溶酶体酶分解,暴露出病毒核酸,便可被内体中的 TLR3、TLR7、TLR8 或 TLR9 识别。

TLR3 多表达于巨噬细胞和髓样树突状细胞(mDC),而浆细胞样树突状细胞(pDC)不表达。TLR3 不但能识别病毒的 dsRNA,也可识别病毒的 ssRNA 或 DNA 病毒复制转录期间的中间产物 dsRNA,还可识别人工合成的 poly(I:C)。TLR3 被激活后,诱导产生较低水平的细胞因子,但能诱导高水平的 IFN-β 和共刺激分子的表达,这对于限制病毒在感染部位的复制很重要。

TLR7 和 TLR8 识别病毒 ssRNA。人类 TLR7 主要表达于 pDC,而 TLR8 主要表达于 mDC 及单核巨噬细胞内。TLR7 和 TLR8 具有很高的相似性,可识别富含 G 和 U 的 ssRNA 以及合成的小分子抗病毒化合物如咪唑喹啉衍生物。体外研究表明,富含尿苷酸的四聚体是激活 TLR7 和 TLR8 的最短 RNA 序列,富含 GU 的四聚体(如 UUGU、GUUC)可优先激活表达 TLR7 的 pDC,分泌大量 I 型 IFN。而富含 AU 的四聚体(如 AUUU、UAUC)则更容易刺激表达 TLR8 的单核细胞分泌 TNF-α。

TLR9 是识别 DNA 的受体,主要表达于 pDC 和 B 淋巴细胞。TLR9 可识别未甲基化的 CpG DNA,这种 DNA 是细菌基因组 DNA 的特征。但 TLR9 也能识别病毒 DNA。人工合成的 CpG 寡脱氧核苷酸也可有效激活 TLR9,促使靶细胞分泌促细胞因子和 I 型 IFN。多聚腺苷酸末端有利于 CpGA 形成较大的复合物,促进巨噬细胞和树突状细胞摄取,且可避免激活 B 淋巴细胞,而没有多聚腺苷酸末端的 CpG 寡聚域则可有效地激活 B 淋巴细胞。

二、其他模式识别受体对病毒的识别

1. Nod 样受体 Nod 样受体(NLR)是位于细胞质内的 PRR。目前发现至少有 22 个 NLR 家族成员。该家族成员有着结构相似性,其蛋白均有 3 个结构域:N 端为效应结构域,用于结合下游的效应分子;中间为寡聚域介导自身的寡聚反应;C 端能够识别病毒 DNA/RNA 等。NLR 与配体结合后,与下游的受体相互作用蛋白 2(receptor

interacting protein 2，RIP2）相互作用，磷酸化 IκB，从而激活转录因子 NF-κB，启动炎性细胞因子产生。

在 NLR 中还有一类含解旋酶结构域的受体，包括维甲酸诱导基因 -I（RIG-I）和黑色素瘤分化相关基因 5（MDA-5）的编码产物。RIG-I 识别的配体是 5′- 三磷酸化 RNA 和短双链 RNA；MDA-5 识别长双链 RNA。它们都在抗病毒的固有免疫中发挥重要作用。

2. 依赖 DNA 激活的干扰素调控因子 依赖 DNA 激活的干扰素调控因子（DNA-dependent activator of interferon-regulatory factor，DAI）是一种细胞质内的受体。DAI 识别病毒 DNA 后激活 IFN-α 和 IFN-β 的转录和翻译。2009 年，人们发现一个新的胞质内 DNA 模式识别分子 AIM2，可识别病毒的 dsDNA。AIM2 结合 dsDNA 后可活化 NF-κB，激活 Caspase-1，启动炎性细胞因子合成和 IL-1β 加工、分泌。

三、模式识别受体识别病毒后激活的信号转导

PRR 与病毒 PAMP 结合后，并不能直接发挥杀病毒效应，需要通过信号转导，将刺激信号传递到下游分子，才能引起后续效应。PRR 识别病毒 PAMP 后激活的信号转导及其后续效应如图 11-2（见文末彩插）所示。

根据接头蛋白的不同，识别病毒核酸的 TLR 信号转导可分为髓样分化因子 MyD88 和 TRIF 依赖途径。TLR7、TLR8 和 TLR9 被 PAMP 活化后，胞内段 TIR 基序募集 MyD88，然后与 IRAK 结合。TRAF6 被募集并与 IRAK 相互作用，导致下游 NF-κB 诱导激酶（NIK）和 IκB 激酶（IKK）活化。IKK 介导 NF-κB 抑制剂（IκB）的磷酸化，导致 IκB 降解，使 NF-κB 发生细胞核移位和 MAPK 活化。转录因子结合靶基因、启动细胞因子如 TNF-α、IL-1β 和 IL-6 等转录和翻译。MyD88 依赖途径还可激活 IFN 调节因子 IRF-7，后者结合靶基因，启动 IFN-α 和 IFN-β 的转录和翻译。TLR3 则可招募接头蛋白 TRIF，激活 IRF-3 和 NF-κB，分别启动 IFN-α 和 IFN-β 及其他细胞因子的转录和翻译。IFN-α 和 IFN-β 可通过 JAK/STAT 细胞信号转导通路调节其他抗病毒蛋白和免疫调节因子的合成，抑制病毒复制与传播，并激活适应性免疫系统，以进一步清除入侵的病毒。

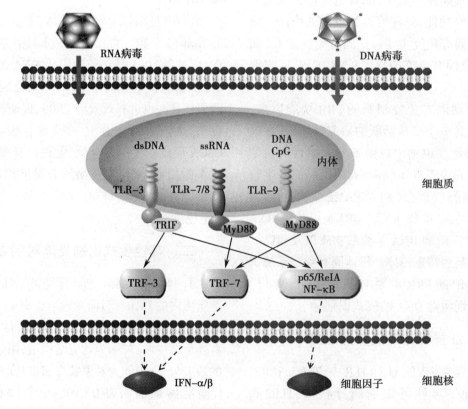

图 11-2 PRR 识别病毒核酸激发的信号通路示意图

四、固有免疫的抗病毒作用

固有免疫各构成要素在抗病毒感染中发挥着不同的作用，甚至病毒感染导致宿主体温升高对不耐热病毒的增殖也有不利影响。机体的皮肤、黏膜构成的物理屏障、化学屏障、生物屏障对病毒的侵入构成了第一道防线。机体的内部屏障（血-脑屏障、血-胎屏障）对于病毒的体内扩散有重要的防护作用。体内吞噬细胞的吞噬作用对抗病毒感染有极为重要的意义：病毒颗粒被吞噬后形成胞内吞噬小体，释放出溶酶体酶消化裂解病毒颗粒，释放出病毒核酸。这时，定位于内体中的TLR3、TLR7、TLR8及TLR9分别识别病毒来源的PAMP。由于这些PRR定位于内体中，具有一定的物理隔离，故保证了它们只能识别病毒核酸，但并不被正常情况下自身的核酸所激活。如图11-2所示，不同的PRR可识别不同的病毒PAMP，经历不同的信号转导途径，最终都落脚在产生大量IFN-α/β和细胞因子这两类效应分子上。

（一）干扰素的抗病毒作用

IFN包括三型，即Ⅰ型（IFN-α、IFN-β）、Ⅱ型（IFN-γ）和Ⅲ型（IFN-λ），其中Ⅰ型和Ⅱ型是主要的。Ⅰ型IFN具有抗病毒作用，其抗病毒机制不是通过直接灭活病毒，而是诱导病毒感染的细胞产生抗病毒蛋白（antiviral protein，AVP）。抗病毒蛋白通过诱生$2'-5'$ A合成酶，可导致病毒mRNA降解，也可通过蛋白激酶PRK活性，使蛋白翻译起始因子eIF磷酸化而失去活性，使病毒多肽链合成受阻。还有一种磷酸二酯酶的抗病毒蛋白，能水解去除tRNA $3'$末端的CCA，从而抑制病毒肽链的延长，阻止病毒蛋白翻译。

IFN的作用迅速，在感染的最初几小时内即可发挥作用，抗病毒作用可持续2~3天。IFN不仅可在合成细胞内起作用，还可释放出细胞，扩散到邻近细胞发挥抗病毒作用。因此，IFN既能中断受染细胞的病毒增殖，还能限制病毒扩散。

IFN的抗病毒作用具有广谱性，对各种不同病毒感染都有作用。此外，Ⅰ型IFN还可活化NK细胞，增强其抗病毒能力。受病毒感染的细胞还会分泌Ⅱ型IFN，其抗病毒作用虽较弱，但具有免疫调节作用，包括激活单核巨噬细胞、活化NK细胞、增强T淋巴细胞对靶细胞的杀伤作用等。

（二）其他细胞因子的抗病毒作用

从图11-2可知，机体PRR识别病毒PAMP后，通过信号转导途径，最终产生大量细胞因子。不同细胞因子有不同的生物学作用：有的可趋化吞噬细胞，在病灶部位形成浸润，围歼入侵病毒；有的可激活吞噬细胞的吞噬功能；有的对病毒感染细胞有杀伤作用，使病毒释放出来，暴露在抗病毒感染因素之下；有的可激活T淋巴细胞或B淋巴细胞，建立起固有免疫与适应性免疫之间的联系，启动更强大的抗病毒作用。

（三）固有免疫细胞的抗病毒作用

固有免疫细胞包括NK细胞、NKT细胞、巨噬细胞、DC等，在病毒感染的早期也发挥抗病毒作用。

NK细胞能非特异性杀伤病毒感染细胞，也能借助ADCC作用杀伤靶细胞。在感染早期，NK细胞即可被激活，在抗病毒适应性免疫应答尚未发挥作用之前发挥重要抗病毒作用。NK细胞表面有IL-2R和IFNR，可被IFN-α/β、IL-2、IL-15和IL-18等细胞因子所激活。活化的NK细胞可以分泌INF-γ和TNF-α等细胞因子发挥抗病毒感染作用。INF和NK细胞构成了早期抗病毒感染的主要因素。DC是机体重要的固有免疫相关细胞，分为两个亚群：髓样DC（mDC）和浆细胞样DC（pDC）。mDC可表达TLR2、TLR4和TLR5，在接受抗原刺激后，可合成和释放IL-2、IL-12为主的细胞因子，诱导Th0细胞分化为Th1细胞，启动细胞免疫参与抗病毒感染。pDC可表达TLR7、TLR8和TLR9，这几种受体定位于内体，其抗病毒作用如前所述。受流感病毒感染的DC，无需CD4$^+$T细胞协助即可诱导外周血CD8$^+$T细胞发生特异性CTL应答，杀伤病毒感染细胞。

（饶贤才）

第四节　抗感染的适应性免疫

人体的皮肤黏膜屏障及体内的屏障结构、固有免疫系统和适应性免疫系统构成了机体抗感染的第一、第二和第三道防线。其中固有免疫分为即刻早期固有免疫（0~4小时）和早期固有免疫（4~96小时）。当入侵的微生物无法被固有免疫效应机制消除或中和时，适应性免疫系统（96小时后）就会被激活（图11-3）。

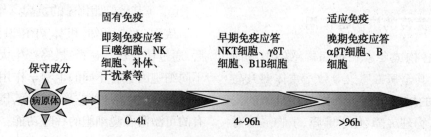

图 11-3 固有免疫与适应性免疫的反应时相

适应性免疫系统有两个重要特性：第一，免疫应答是抗原特异性的，通过抗原识别受体识别特异抗原。B 淋巴细胞表面的抗原识别受体是膜表面免疫球蛋白，T 淋巴细胞表面的识别受体是 T 细胞受体（TCR）。第二，具有记忆性，抗原特异效应细胞在第二次遇到相关抗原时能够快速反应。

适应性免疫系统包括体液免疫、细胞免疫和黏膜免疫。病原体等异源性抗原入侵机体后，抗原经抗原提呈细胞（如巨噬细胞、DC 或 B 细胞）有效提呈后，可诱导机体产生特异性体液及细胞免疫。抗体主要针对游离病毒和细菌毒素发挥特异性中和与防御作用；T 细胞则主要在杀伤胞内菌、病毒感染的靶细胞、清除病原等方面发挥作用。

一、抗原的加工与提呈

清除体内胞外菌的有效机制主要是吞噬作用。吞噬完成后，经消化处理的抗原与自身 MHC Ⅱ/Ⅰ类分子结合，形成抗原肽-MHC Ⅱ/Ⅰ类分子复合物，呈现在抗原提呈细胞表面。抗原肽被 CD4+（或 CD8+）T 细胞表面表达的 αβTCR 识别，而抗原提呈细胞上 MHC Ⅱ/Ⅰ分子分别与 T 细胞表面的 CD4/CD8 分子相互识别，向初始 CD4+/8+T 细胞递呈并提供 T 细胞第一活化信号，同时 T 细胞膜上表达的 CD28 分子与单核细胞上诱导表达的 B7 分子结合使 T 细胞获得第二活化信号。

二、T 细胞介导的细胞免疫

（一）CD8+T 细胞介导的细胞免疫

CD8+CTL 的主要任务是针对细胞内病原体的免疫防御。CD8+T 细胞识别抗原肽-MHC Ⅰ类分子复合物后，在共刺激分子及一系列辅助分子的作用下，增殖、分化成效应性杀伤性 T 细胞（cytotoxicity T cell，Tc）。效应性 Tc 与表达有相应抗原的病原微生物或靶细胞结合后，通过释放穿孔素、颗粒酶溶解杀伤靶细胞。颗粒溶解酶能直接杀灭大量细菌和真菌，靶细胞通过形成穿孔素确保颗粒溶解酶到达定位在靶细胞内的微生物，从而保证 CD8+CTL 参与抵御微生物感染的直接作用；也可通过 Fas/FasL 途径诱导病原微生物靶细胞凋亡。活化的 Tc 还可通过分泌 TNF-α、IFN-γ 等细胞因子，以非杀伤方式清除病原微生物的感染。

（二）CD4+T 细胞介导的细胞免疫

CD4+T 细胞识别抗原提呈细胞提呈的抗原肽-MHC Ⅱ类分子复合物后，在辅助分子及在固有免疫中形成的特定因素（IL-12 等）作用下，活化、分化为 Th1 细胞。活化的 Th1 细胞通过释放 IFN-γ 等细胞因子，参与巨噬细胞的募集、活化而发挥抗病原微生物作用，释放的细胞因子还可促进 Tc 的增殖与分化。此外，病毒特异性的 CD4+CTL 也参与对感染病原微生物的杀伤作用。

CD4+Th 细胞主要有两类功能不同的亚型：Th1 和 Th2 细胞（图 11-4）。这些亚型可根据其受抗原刺激后产生的细胞因子种类来区别。Th1 细胞以分泌 IFN-γ 和 IL-2 为特征，并且表达转录因子 T-bet 和 stat4；而 Th2 细胞主要产生 IL-4、IL-5 和 IL-10，并且表达转录因子 GATA3 和 stat6。鉴于 IFN-γ 具有激活巨噬细胞的生物学活性及 IL-2 具有激活 CTL 的生物学活性，Th1 细胞在细胞介导的抵御胞内菌免疫应答启动中发挥着重要的作用。另一方面，Th2 细胞对体液免疫应答的诱导作用也很重要。IL-4 控制免疫球蛋白家族转类为 IgE，并且在抵抗寄生虫的免疫应答和过敏反应的调控中起到重要作用。Th2 型细胞因子 IL-5 和 TGF-β 一起可诱导 B 细胞转类为 IgA。另外，IL-5 通过激活嗜酸性粒细胞来控制寄生虫感染。

近年来,根据 T 细胞受抗原刺激后产生的细胞因子来分类,CD4⁺T 细胞即 Th 细胞亚型还包括有 Th17 和调节性 T 细胞(regulatory T cell,Treg)。IL-6 和 TGF-β 刺激初始 T 细胞分化为 Th17 细胞,Th17 主要产生 IL-17 和 IL-22,表达转录因子 RORγ-T、stat3 或 lrf-4,主要介导抗感染、引起炎症反应和自身免疫性疾病。Treg 主要分泌 IL-10 和 TGF-β,主要介导免疫抑制,维持免疫自稳,诱导免疫耐受(图 11-4)。

Treg 通常表达 CD4、CD25(CD4⁺ CD25⁺ Treg)和 Foxp3。叉头家族转录因子(forkhead family transcription factor)Foxp3 仅在 Treg 中表达,故常将其作为 Treg 的标记分子。Foxp3 基因的特定区域去甲基化,常可用 PCR 等方法鉴别和监控 Treg 细胞。Treg 与常规 T 细胞不同,不产生 IL-2。某些病原微生物参与调控 Treg 以抑制宿主免疫,有利于病原微生物的生存。例如 HIV、MTB 等感染后促进 Treg 的分化,抑制宿主免疫,有利于病原微生物的持续性感染。

三、B 细胞介导的体液免疫

初始 B 细胞若遇特异性抗原,则发生活化、增殖,并分化成浆细胞,通过产生和分泌抗体而发挥作用。B 细胞应答的过程随刺激机体的抗原种类不同而各异(图 11-5,见文末彩插)。

(一)B 细胞对非胸腺依赖抗原的应答

细菌多糖、多聚鞭毛蛋白、脂多糖等属于非胸腺依赖(TI)抗原,其主要特征是不易降解。B 细胞对 TI 抗原的应答无需 Th 细胞辅助,无抗体类型转换、抗体成熟和记忆性 B 细胞形成,主要产生 IgM 类抗体。

(二)B 细胞对胸腺依赖抗原的应答

B 细胞针对胸腺依赖(TD)抗原(通常为蛋白类抗原)的应答需活化的抗原特异性 Th 细胞(多为 Th2 细胞)辅助。B 细胞接受抗原刺激,经 BCR/Ig、Igα/β 传入第一活化信号,发生初步活化,继而需要与活化的 Th 细胞直接接触获得其活化所必需的共刺激信号。活化 T 细胞表面表达的 CD40L、Fas,分泌的多种细胞因子与 B 细胞相应受体(CD40、FasL 等)结合,使 B 细胞获得活化的第二信号。B 细胞活化后上调 MHC Ⅱ 分子、共刺激分子(B7 黏附分子、细胞因子受体),进一步增殖、分化为浆细胞和记忆性 B 细胞,并通过前者合成、分泌抗体分子,介导体液免疫的多种效应作用,并促进生发中心发育及抗体类别转换,产生 IgG 等。

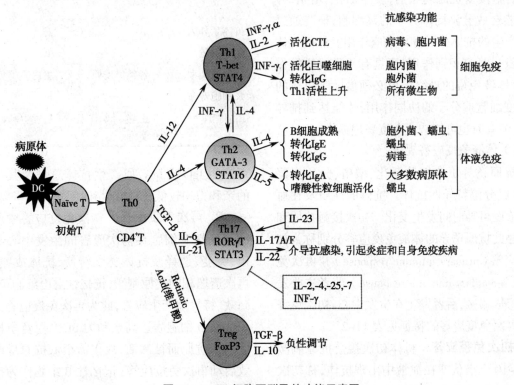

图 11-4 Th 细胞亚群及其功能示意图

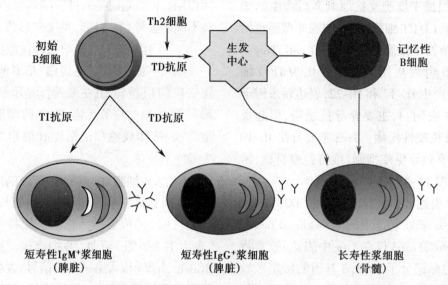

图 11-5 初始 B 细胞遇抗原发生活化、增殖，并分化成浆细胞的示意图

抗体由浆细胞产生，浆细胞的寿命通常只有几天，称为短寿性浆细胞。初始 B 细胞受抗原刺激后分化为短寿性浆细胞，停留在外周组织，而长寿性浆细胞则经由生发中心由记忆性 B 细胞产生（图 11-5，见文末彩插）。预防接种成功的标志之一是抗体的长期产生，这依赖于骨髓中的记忆性 B 细胞能以抗原非依赖方式形成长寿性浆细胞，由后者分泌特异性抗体。

B 细胞接受抗原刺激后，发生活化、增殖，并分化为能合成分泌抗体分子的浆细胞，最终通过浆细胞产生的抗体分子发挥效应作用。然而抗体分子本身只具有识别作用，不具有杀伤或排异作用，因此体液免疫的最终效应必须借助于机体的其他免疫细胞或分子的协同作用，才能达到排异的效果，但有时也可能造成免疫病理损伤。

（三）体液免疫应答规律

在抗原诱导下 B 细胞活化、增殖、分化为浆细胞，合成分泌特异性抗体。抗体的性质及在血液中的浓度可随时间发生变化。初次接触抗原和再次接触此抗原诱导的体液免疫应答分别称为初次免疫应答（primary immune response）和再次免疫应答（secondary immune response），前者主要发生在胸腺依赖区，后者发生在生发中心，初次免疫应答和再次免疫应答的特征见表 11-2。

1. 初次免疫应答 机体初次接受抗原刺激后，经 5~10 天潜伏期在血液中出现抗体，称初次免疫应答。初次应答主要产生 IgM 类抗体，后期

表 11-2 初次免疫应答和再次免疫应答的特征

特征	初次免疫应答	再次免疫应答
免疫应答场所	胸腺 T 细胞依赖区	生发中心
抗体生成潜伏期	通常 5~10 天	通常 1~3 天
抗体峰值	低	高
维持时间	短	长
抗体类别	通常 IgM>IgG	IgG↑，IgE↑，IgA↑
抗体亲和力	低	高
免疫剂量	高	低
免疫原类型	各类免疫原	蛋白质类免疫原
浆细胞寿命	短	长
B 细胞库	正常，同中枢免疫	易发生高频突变

可产生 IgG 或 IgA，所产生抗体总量及其与抗原的亲和力均较低，抗体维持时间短。

2. 再次免疫应答 初次免疫应答中所形成的记忆性 B 细胞在初次应答的生发中心经历增殖、突变、选择及抗体类别转换、抗体成熟，一旦再次遭遇相同抗原刺激，记忆性淋巴细胞可迅速、高效、特异地产生应答，此为再次免疫应答。由于记忆性 B 细胞表达高亲和力 BCR，可竞争性结合低剂量抗原而被激活，故仅需很低抗原量即可有效启动再次免疫应答；记忆性 B 细胞作为抗原提呈细胞摄取、处理抗原，并将抗原递呈给记忆性

Th 细胞。激活的 Th 细胞所表达的多种膜分子和大量分泌型细胞因子又作用于记忆性 B 细胞,使之迅速增殖并分化为浆细胞,合成和分泌抗体。

(章晓联)

第五节 抗感染的黏膜免疫

黏膜免疫系统是由分布于消化道、泌尿生殖道,以及眼结膜、内耳、外分泌腺体导管(泪道、唾液分泌管)的淋巴组织组成的,称为黏膜相关淋巴组织(mucosa-associated lymphoid tissues, MALT),主要包括肠相关淋巴组织(GALT)、支气管相关淋巴组织(BALT)、鼻相关淋巴组织(NALT)等。

黏膜免疫发生于黏膜免疫诱导部位和效应部位,主要针对发生于呼吸道、胃肠道等多种黏膜感染的病原微生物,在黏膜表面发挥抗病原微生物效应。

一、黏膜免疫的诱导产生

黏膜免疫同样需要抗原提呈细胞提呈抗原,如肠道黏膜上皮细胞中的特殊上皮细胞(specialized epithelial cell)M 细胞,可吞噬、加工和转运病原微生物抗原,在 M 细胞下层,常聚集有巨噬细胞、DC、初始 T 细胞和 B 细胞。当病原微生物经肠道感染时,通过以下四种不同的方式进行抗原提呈:①M 细胞吞噬、处理病原微生物,而后转运至下层的 DC,由 DC 进行抗原提呈,激活 T 细胞和 B 细胞;②有的 DC 也将其树突状伪足延伸至黏膜上皮细胞之间,可直接获取病原微生物抗原;③新生 Fc 受体(FcRn)可以介导 IgG-抗原复合物在黏膜上皮细胞的双向运输,因此可将抗原运输至基底面的 DC,由 DC 获取抗原;④部分黏膜上皮细胞被感染后发生凋亡,将抗原释放给下层的 DC,最终由 DC 提呈抗原,激活初始 T 细胞和 B 细胞。激活的 T 细胞和 B 细胞再移行至黏膜免疫效应部位,发挥各自的免疫效应。

致敏的黏膜免疫细胞,包括 B 细胞和 T 细胞,离开最初接触抗原的部位(如派尔集合淋巴结),通过淋巴循环,定植到特定的黏膜部位,在那里分化为记忆或效应细胞。这些细胞的亲和力和定向迁移主要由其表面的位点特异性整合素("归巢受体")和血管内皮细胞上的互补性黏膜组织特异性受体("寻址素")决定。此外,在局部微环境中产生的趋化因子促进对黏膜组织的趋化作用,并调节黏膜免疫细胞上整合素的表达,从而控制细胞迁移。

二、黏膜免疫的效应机制

黏膜免疫的效应机制中,浆细胞分泌的 sIgA 在黏膜局部免疫中起主要作用。黏膜表面的 IgA 以二聚体为主,主要由胃肠淋巴组织的浆细胞合成,呼吸道上皮组织下和其他外分泌腺也含有 IgA 分泌细胞。sIgA 帮助机体抵御病原体经由黏膜上皮特别是呼吸道、肠道以及泌尿生殖道的感染。新生儿易患呼吸道、消化道感染,可能与 sIgA 合成不足有关。婴儿可从母乳中获得 sIgA,对肠道起保护作用。二聚体 sIgA 由浆细胞分泌后,在通过黏膜上皮细胞的过程中,由 pIgR(即 secretory component, SC)负责结合 IgA,向肠腔方向运输,最后释放至肠道中,而 pIgR 可循环使用。sIgM 是五聚体,可代偿 sIgA 的功能。

sIgA 是自然状态下日分泌量最高的抗体,可达 30~100mg/kg,保护庞大面积的黏膜,可有效中和、阻断黏膜感染病原微生物,使它不能跨过黏膜,易于被抗体快速清除。

已有证据表明,黏膜免疫系统中存在两种不同类型的体液免疫应答。一种主要途径是非 T 细胞依赖途径,抗体产生不经过体细胞突变(somatic hypermutation, SHM),产生多反应性和低亲和力 IgA,主要由共生菌群触发;这种体液免疫应答主要功能是维持与共生细菌的稳态相互作用。另一种途径是 T 细胞依赖途径,抗体产生经过高度突变(主要发生在黏膜淋巴组织生发中心)和亲和成熟(affinity maturation),表现经典的 T 细胞依赖性适应性免疫反应特征,主要由病原微生物触发。

在黏膜免疫系统 T 细胞依赖途径体液免疫中,黏膜淋巴组织生发中心(germinal center, GC)与其他淋巴组织(如外周淋巴结)相比,有两点不同:①黏膜淋巴组织 GC 的产生和维持,需要黏膜淋巴组织中 B 细胞上模式识别受体(PRR)识别细菌成分产生的额外信号;②黏膜淋巴组织中 GC 的形成严格依赖 Tfh 细胞的辅助。

另外,促炎性细胞因子的释放和中性粒细

胞的募集是宿主黏膜免疫应答的重要调节器,如IL-23 与其受体的结合触发了 IL-17 和 IL-22 释放,这些细胞因子控制对肠内病原微生物的黏膜免疫应答以及病原微生物的肠外传播。IL-22 通常参与组织修复,可能是肠黏膜上皮细胞产生抗菌蛋白的主要诱导物。IL-17 增强促炎反应,如增强 CXC 趋化因子的表达,促进中性粒细胞向肠道的募集。其次,IL-17 与 IL-22 共同作用,诱导抗菌蛋白和防御素的上调。

三、黏膜免疫与肠道微生物群

MALT 与肠道微生物群相互作用,维持肠道内稳态。黏膜 APC 上 TLR 也能识别肠道微生物群,这种识别作用对维持肠道上皮内稳态至关重要。如 TLR2 可识别肠道中脆弱拟杆菌表面的一种包膜多糖——多糖 A(PSA),PSA 触发 TLR2 可诱导调节性 T 细胞产生抗炎细胞因子 IL-10。此外,某些细菌(如多形拟杆菌)可通过调节核因子-κB(NF-κB)的活性,下调肠道促炎细胞因子的表达。

除了刺激 IgA 的产生外,肠道微生物群也能诱导肠道免疫系统 T 细胞亚群的分化。如分节丝状共生菌(segmented filamentous bacteria,SFB)——梭菌目细菌可诱导固有层 CD4$^+$ Th17 细胞的发育。这一过程需要肠 CD11c$^+$ DC 细胞对该菌抗原的 MHC Ⅱ类依赖性递呈,并有助于控制肠道病原菌(如雷登枸橼酸杆菌)的感染,还可诱导固有层中的浆细胞大量扩增,产生肠道稳态 IgA。

四、黏膜免疫的调控机制

黏膜免疫系统由于处于充满"异物"的环境中,因此进化出了多种机制来实现和维持对自身抗原、微生物群、食物和外界空气中各种抗原的免疫耐受,以及避免有害的过度免疫应答,例如激活诱导的细胞死亡(activation-induced cell death),克隆不应答(anergy),尤其是诱导产生 Treg。

Foxp3$^+$ CD4$^+$ Treg 是维持黏膜(尤其是肠道)免疫系统免疫平衡和耐受的核心。一部分 Foxp3$^+$ Treg(Foxp3$^+$BCL6$^+$ Treg,follicular regulatory T cell,T$_{FR}$)通过调控 T 滤泡辅助细胞(Tfh 细胞)增殖和生发中心反应,从而在黏膜 sIgA 的产生中起着重要作用;一部分黏膜淋巴组织中的 Foxp3$^+$ Treg 在失去 Foxp3 表达后,可转化为 Tfh 细胞。

在肠道累积的 tTreg(thymus-derived regulatory T cell)可通过识别肠道微生物群抗原发生增殖等。

黏膜淋巴组织 GC 中的 B 细胞 PD-L1 表达下调,而在产生 IgA 抗体的浆细胞中表达上调。Tfh 上 PD-1 与 GC 中产生 IgA 抗体的浆细胞相互作用,调控免疫应答水平,从而防止过度免疫应答或对微生物群的免疫应答。

五、黏膜疫苗

常用的黏膜疫苗包括滴鼻疫苗(如流感疫苗等)和口服疫苗(如霍乱弧菌、伤寒沙门菌、脊髓灰质炎病毒等的疫苗)。

黏膜免疫/疫苗的优势:①既可以诱导黏膜局部免疫,也可诱导全身免疫;②无痛、非侵入性的免疫方式是群体免疫的前提;③省却注射器不仅大大地降低了危险,同时极大降低了疫苗成本;④口服免疫依靠个人即可完成,无需注射免疫所需的人力资源及技术培训。

(章晓联)

第六节 抗细菌感染
适应性免疫

根据细菌的感染特点可将其分为胞外菌和胞内菌。胞外菌入侵机体时,在细胞外生长繁殖,而胞内菌则寄生于细胞内生长繁殖。机体针对这两种细菌的抗感染免疫应答各不相同,对胞外菌的感染主要通过多种固有免疫因素和适应性免疫的体液免疫应答发挥作用;对胞内菌感染的免疫则主要以细胞免疫应答为主。

一、抗胞外菌感染的体液免疫应答

清除体内胞外菌的有效机制主要是吞噬作用。吞噬细胞(例如巨噬细胞、单核细胞和中性粒细胞等)吞噬黏附在它们表面的细菌,通过细胞内溶酶体酶降解细菌。

胞外菌常通过菌体本身或分泌毒素对机体造成损伤,而宿主对胞外菌的感染,主要通过多种固有免疫因素和适应性免疫的体液免疫应答发挥作用。适应性免疫机制需要增强胞外菌与吞噬细胞的黏附,这些过程需要 IgM 和 IgG 抗体的产生和补体的激活,其中抗体是清除许多胞外菌的关键性防御因子。

体液免疫是抗胞外菌的重要保护性免疫应答,细菌的脂多糖、荚膜多糖为 TI 抗原,可直接活化 B1 细胞产生特异性 IgM 应答。菌体蛋白质抗原是 TD 抗原,在抗原提呈细胞与 Th2 细胞的辅助下刺激机体产生应答,开始产生 IgM 类抗体,后转换为 IgG、IgA 或 IgE。抗胞外菌感染的体液免疫作用主要包括以下几方面。

(一)阻挡致病菌的黏附

病原菌黏附到黏膜上皮细胞是造成感染的先决条件。高亲和力 IgG 和 IgA 可与细菌表面蛋白结合,通过阻止其与细胞表面受体结合入侵宿主细胞。特别是 sIgA 作为黏膜免疫的主要成分,存在于乳汁、唾液、泪液和呼吸道、消化道、生殖道黏膜表面,可阻止病原菌通过其表面的黏附素(adhesin)与宿主黏膜上皮细胞黏附,从而阻断病原菌感染机体。

(二)激活补体

IgG 和 IgM 类抗体与细菌结合形成免疫复合物,可通过经典途径激活补体系统,形成膜攻击复合体(MAC),使细菌细胞壁溶解,从而发挥补体介导的杀菌、溶菌作用,但激活过程中的部分补体片段可以介导急性炎症反应。在补体激活过程中产生的 C3b、C4b 与巨噬细胞上的 CR1(C3b/C4bR)、CR3(iC3bR、CD11b/CD18)或 CR4(iC3bR/CD11c/CD18)结合,可促进吞噬细胞的吞噬杀菌作用即调理吞噬作用。

(三)调理吞噬作用

1. **抗体介导的调理吞噬作用** 单核巨噬细胞系统和中性粒细胞的表面都带有 IgG、IgA 或 IgM 分子的 Fc 受体或补体分子受体,抗体借助其 Fab 段与病原菌结合,Fc 段与吞噬细胞表面 FcR 结合,其 Fab 段与相应的细菌结合,通过 IgG 的"桥联"作用促进吞噬细胞对细菌的吞噬,从而促进吞噬细胞吞噬病原菌。

2. **补体介导的调理吞噬作用** 补体激活所产生的 C3b 结合在病原菌表面,可与吞噬细胞表面 C3bR 结合,也可以促进吞噬细胞吞噬病原菌。

(四)抗体依赖性细胞介导的细胞毒作用

抗体 IgG 的 Fab 段与抗原结合,Fc 段构型改变并与 NK 细胞、巨噬细胞、中性粒细胞和嗜酸性粒细胞的 FcγR Ⅲ、FcγR Ⅰ 结合,后者传递激活信号,活化细胞,通过胞吐作用释放穿孔素和颗粒酶引起靶细胞溶解,介导效应细胞杀伤携带特异性抗原的靶细胞。

(五)抗毒素中和作用

对于以分泌外毒素为主要致病因素的胞外菌,其诱导的特异性抗外毒素抗体(IgM 和 IgG)可发挥免疫保护作用。细菌外毒素、昆虫和蛇的毒素通常由 A、B 两种亚单位组成:B 亚单位可与宿主细胞的受体结合,使毒素内化;A 亚单位进入细胞,发挥毒性作用。抗毒素抗体与外毒素结合后可封闭外毒素的毒性部位或阻止其进入宿主细胞,所形成的免疫复合物最终为吞噬细胞吞噬清除。

对于革兰氏阴性菌,则通过诱导机体产生抗菌体抗体发挥免疫保护作用。sIgA 存在于各种分泌液中,可有效中和、阻断病原菌的黏膜定植。

(六)免疫损伤作用

有些细菌与人体某些组织存在交叉抗原,诱导机体产生的抗体可能参与某些病理过程,引起超敏反应性疾病。如由链球菌感染引起的风湿性心肌炎和肾小球肾炎,是因为链球菌 M 蛋白的抗体与心肌细胞和肾小球系膜细胞上抗原表位的交叉反应,分别在心肌和肾小球引起病理损伤。

二、抗胞内菌感染的细胞免疫应答

胞内菌入侵宿主后,大部分时间寄生于宿主细胞内生长繁殖,抗体和补体难以发挥作用,而参与固有免疫的未激活的吞噬细胞只能吞噬胞内菌,却难以将其杀灭,故机体抗胞内菌感染的免疫是以细胞免疫为主,涉及的细胞主要包括活化后的 CD4$^+$ 和 CD8$^+$T 细胞。

(一)CD4$^+$T 细胞的作用

胞内菌入侵机体后,多数被单核巨噬细胞吞噬和摄取,经内体和溶酶体水解成抗原肽,与自身 MHC Ⅱ 类分子结合形成抗原肽-MHC Ⅱ 类分子复合物,向初始 CD4$^+$T 细胞提呈并提供 T 细胞第一活化信号,同时 T 细胞膜上表达的 CD28 分子与单核细胞上诱导表达的 B7 分子结合使 T 细胞获得第二活化信号。CD4⁺T 细胞活化后发生增殖，并分化为效应性 Th 细胞。感染胞内菌的巨噬细胞能迅速产生 IL-12，IL-12 有利于 Th0 向 Th1 分化，Th1 细胞释放 IFN-γ、TNF-α 等细胞因子，可进一步活化巨噬细胞及 NK 细胞，并辅助 CD8⁺Tc 细胞的活化，共同参与抗胞内菌的感染。

（二）CD8⁺T 细胞的作用

在抗胞内菌感染过程中，CD8⁺T 细胞也起着重要作用。胞内菌可经 MHC Ⅰ 类途径刺激 CD8⁺T 细胞的应答。同时，CD8⁺T 在 Th1 细胞释放的 IL-2 等作用下，充分活化并分化为 CTL，通过释放穿孔素 / 颗粒酶及 Fas/FasL 途径杀伤胞内菌感染的靶细胞，使胞内菌失去寄居场所。靶细胞裂解后释放出的细菌，通过抗体或补体的调理作用促进巨噬细胞将其吞噬清除。近年研究发现，CTL 产生的颗粒酶、溶解素经穿孔素形成的孔道进入靶细胞内，可直接杀伤胞内菌而不破坏靶细胞。

（三）IFN-γ 的作用

IFN-γ 在抵抗胞内菌的保护机制中起到重要的作用。T 细胞产生的 IFN-γ 可以激活巨噬细胞，是抵抗胞内菌的重要一环。在这一过程中，IFN-γ 将许多巨噬细胞激活为吞噬细胞并破坏病原菌。

一些细菌，例如李斯特菌、MTB、麻风分枝杆菌等可以被吞噬细胞吞入，但是它们可以抵抗溶酶体酶的降解，因为溶酶体囊泡大部分不融合，而这些病原菌可以在这些囊泡中存活。一小部分巨噬细胞可以被激活，诱导溶酶体囊泡的融合，分解囊泡内病原菌，产生肽段，可以与 MHC Ⅰ 和 MHC Ⅱ 类分子结合。当 T 细胞受体识别巨噬细胞上的 MHC Ⅰ 和 MHC Ⅱ 类分子递呈的细菌抗原肽时，可以激活这些 T 细胞。T 细胞的激活可以诱导 INF-γ 的产生，接下来进一步激活巨噬细胞，包括那些没有被感染的巨噬细胞。由于巨噬细胞对抗原的识别是非特异性的，所以激活的巨噬细胞可以清除内环境中的任何微生物，即抵御某种特定胞内菌的免疫不仅可以对原发的胞内菌产生免疫，同时还可以非特异性地增强对其他胞内菌的免疫能力。

（四）细菌超抗原激活 T 细胞的异常免疫应答

多种细菌外毒素，如葡萄球菌肠毒素 A 和肠毒素 B（SE-A 和 SE-B）、金黄色葡萄球菌毒素休克蛋白（TSST-1）、葡萄球菌外毒素 A 以及葡萄球菌 M 蛋白等被称为超抗原。超抗原不需加工就能激活 T 细胞。研究得最为深入的超抗原是葡萄球菌肠毒素，它是人 T 细胞和鼠 T 细胞的强力多克隆激活剂，能促使 T 细胞增殖以及释放淋巴因子。感染该类细菌的病人能释放大量的超抗原，促使大量 T 细胞增殖以及释放大量淋巴因子，引起全身性炎症反应，甚至发生败血症性休克，表现为发热、内皮损伤、低血压、弥散性血管内凝血、多种组织损伤甚至死亡。

三、细菌持续性感染和免疫耐受

机体具有消灭细菌的抗感染能力，但是某些细菌感染后具有逃避机体抗感染免疫应答的能力，而导致持续性感染。细菌的免疫逃避机制主要包括以下几种。

（一）对吞噬作用具有抗性

细菌荚膜能排斥和抑制吞噬细胞的作用，有助于病原菌生存的机制也能导致病原菌抵抗吞噬作用。兼性胞内菌（分枝杆菌、布鲁氏菌、李斯特菌、沙门菌等）都能引起这种抗吞噬作用。病原菌具有多种策略使其在胞内生存，有些能分泌阻止吞噬溶酶体形成的分子，形成一个相对无毒性成分的环境，使其在吞噬体中存活；有些在其包膜的保护下免受蛋白酶水解和毒性自由基团（如超氧自由基）的作用或存在一种使其免于被吞噬并生存于胞质中的机制。另外，有些病原菌能抑制活化的吞噬细胞产生 IFN-γ 等细胞因子，还有些病原菌同时具有几种不同的机制以使其在胞内存活，如麻风分枝杆菌有一层酚糖脂膜，能抵抗自由基并释放一种能抑制 IFN-γ 作用的复合物。此外，被感染的巨噬细胞分泌 IL-4 和 IL-10 的能力提高，可导致下调 Th1 淋巴细胞的作用。

（二）干扰免疫活性分子

某些细菌荚膜和膜蛋白等能抑制补体的活性。有些病原菌感染后可上调血清或细胞膜上宿主的补体抑制性蛋白的表达，病原菌表面的补体抑制性活力可降低 C3b 和其他补体片段的补体调理作用。

（三）无效免疫应答

有些病原菌可能获得了进化优势，不会诱导有效的免疫应答，如许多有多糖荚膜的细菌和真菌。

（四）抗原变异

细菌抗原表位的变异可逃避抗感染的免疫攻击。如 MTB 通过不断的抗原突变，使免疫力持续低下甚至发生免疫耐受，导致慢性肺结核。淋病奈瑟菌通过菌毛黏附至泌尿生殖道黏膜表面造成感染，其菌毛极易发生变异，产生多达 106 种不同的菌毛抗原，逃避特异性抗体的攻击。肺炎链球菌至少有 80 种以上的血清型，多血清型的同一细菌感染同一个体，可导致反复感染。

（五）细胞间传播

细胞间的传播使病原菌能在不暴露于特异性抗体或吞噬细胞的情况下实现增殖。有些胞内菌通过这种方式传播，其中最典型的就是单核细胞增多性李斯特菌。当进入细胞后，细菌能沿细胞骨架运动并促进感染细胞与邻近未感染细胞膜间的融合，致使后者被感染。

（章晓联）

第七节　抗病毒感染
适应性免疫

病毒入侵机体后，在固有免疫发挥作用的同时，亦开始了适应性免疫应答过程。病毒抗原经抗原提呈细胞（如巨噬细胞、DC 或 B 细胞）有效提呈后，可诱导机体产生特异性体液免疫及细胞免疫应答。体液免疫主要针对游离的病毒，细胞免疫则主要针对病毒感染的靶细胞。

一、病毒抗原的加工与提呈

病毒在宿主细胞内复制增殖的过程中，通常由内源性途径经 MHC Ⅰ 类分子提呈病毒抗原肽，供 CD8⁺T 细胞识别。细胞外的病毒经吞噬细胞吞饮，并经溶酶体中的酶类水解后，也可通过 MHC Ⅱ 类分子途径，向 CD4⁺ 辅助性 T 细胞提呈病毒抗原。因此，病毒感染常能诱导较强的 Tc 细胞应答，并有 Th 细胞应答及 Th 细胞活化辅助体

液免疫应答的发生。

二、体液免疫的抗病毒作用

病毒在细胞内复制的特点决定了体液免疫在抗病毒感染中的作用主要是针对游离的病毒。抗体的作用主要表现在阻止病毒吸附和侵入易感细胞，限制病毒在组织细胞间及经血流的播散；抗体亦可通过激活补体、调理作用、ADCC 等破坏病毒感染的细胞。

（一）中和抗体的作用

中和抗体（neutralizing antibody）是指针对病毒某些表面抗原的抗体。这类抗体能与细胞外游离的病毒结合，并消除病毒的感染能力。其作用机制主要是直接封闭与宿主细胞受体结合的病毒抗原表位，或改变病毒表面构型，从而阻止病毒吸附、侵入宿主细胞。IgG、IgM、IgA 三类免疫球蛋白都有中和抗体的活性，其中 sIgA 主要存在于黏膜分泌液中，是参与黏膜局部免疫的主要抗体，可阻止病毒经黏膜入侵。

中和抗体不能直接灭活病毒，它与病毒结合形成免疫复合物后，可被巨噬细胞吞噬清除；有包膜的病毒与中和抗体结合后，可通过激活补体导致病毒裂解。

（二）调理吞噬作用

特异性抗体（包括中和抗体和一些非中和抗体）与病毒结合后，可以再与库普弗细胞（Kupffer cell）和巨噬细胞表面的 Fc 受体结合，这种与抗体结合的病毒颗粒较游离的病毒颗粒更容易被吞噬，抗体的这种作用被称为调理作用，相应的抗体也被称为调理素。在免疫球蛋白中，IgG 是最有效的调理素。当抗原抗体反应发生在感染细胞的表面，并且 C3b、iC3b 与 IgG 在病毒感染细胞膜表面结合，引发补体激活，这时调理作用最强。

（三）抗体依赖细胞介导的细胞毒作用

NK 细胞表面有免疫球蛋白分子 Fc 段的受体，能与病毒特异性的抗体相结合。当这些 NK 细胞接触携带相应抗原的病毒感染细胞时，可启动与 CD8⁺ 细胞毒性 T 细胞相似的细胞溶解效应（ADCC 效应）。通常参与该应答的抗体包括 IgG1、IgG3 和 IgE。

（四）不同类别抗病毒抗体的作用特点

针对病毒的抗体包括 IgA、IgG、IgM 等类

别,这些抗体在抗病毒免疫中具有不同的作用特点。

1. sIgA sIgA 一般是二聚体,由黏膜局部相应淋巴细胞产生,主要是阻止病毒吸附于易感黏膜细胞。sIgA 一旦产生,产生 sIgA 的记忆性 B 细胞可再循环至肠道或呼吸道的其他部位。

2. IgG IgG 一般为单体,在体液中含量最高,是主要的抗病毒抗体。在急性感染和持续性感染中,IgG 亚类可有所不同,如在 HIV 感染的静止期,以 IgG1 为主,疾病进展时 IgG1 比例下降。在乙型肝炎病毒(HBV)感染时,急性阶段以 IgG1 和 IgG2 为主,发展为慢性阶段则以 IgG4 为主。这一转变过程可能与不同的 Th 细胞亚群活化有关。

3. IgM 血清中的 IgM 是五聚体,能有效中和病毒,使病毒颗粒凝集,减少感染型病毒颗粒并阻断其与相应细胞受体的结合。IgM 是病毒感染后最早产生的抗体,但维持时间较短,因此检查 IgM 抗体可辅助病毒感染的早期诊断。

三、细胞免疫的抗病毒作用

细胞免疫的抗病毒作用分别由 CD8⁺T 细胞和 CD4⁺T 细胞介导。图 11-6 以 HCV 为例显示了机体适应性细胞免疫应答的途径。

(一)CD8⁺T 细胞的作用

CD8⁺T 细胞识别病毒抗原肽 –MHC Ⅰ类分子复合物后,在共刺激分子及一系列辅助分子的作用下,活化、增殖,分化成 CTL。CTL 与表达相应病毒抗原的靶细胞结合后,通过释放穿孔素和颗粒酶等溶解、杀伤靶细胞,也可通过 Fas/FasL 途径诱导靶细胞凋亡。当病毒在靶细胞中复制、表达抗原但尚未装配成完整病毒体释放至细胞外时,CTL 即可识别靶细胞而加以杀伤,因此能阻断病毒复制。CTL 杀伤具有特异性,对旁邻细胞无损害,在杀伤靶细胞时自身并不受损,可连续杀伤多个靶细胞。此外,活化的 T 细胞还可分泌 TNF、IFN-γ 等细胞因子以非杀伤方式清除病毒的感染。

(二)CD4⁺T 细胞的作用

CD4⁺T 细胞识别抗原提呈细胞提呈的 MHC Ⅱ类分子 – 病毒抗原肽复合物后,在辅助分子及在适应性免疫中形成的特定因素(IL-12 等)作用下,活化、分化为 Th1 细胞。活化的 Th1 细胞通过释放 TNF、IFN-γ 等细胞因子,参与巨噬细胞的募集而发挥抗病毒作用,释放的细胞因子还可促进 CD8⁺T 细胞的增殖与分化。此外,病毒特异性的 CD4⁺ CTL 也参与对感染病毒的宿主细胞杀伤。

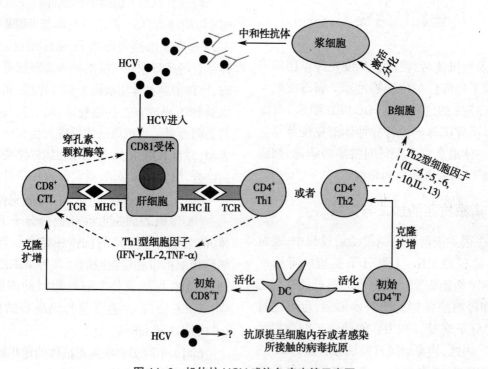

图 11-6 机体抗 HCV 感染免疫应答示意图

（三）效应性 T 细胞和记忆性 T 细胞免疫应答的动力学

病毒特异性 CD8$^+$ 效应 CTL 在感染后一周左右出现，2~3 周增殖到高峰，3~6 周后逐渐减少。上述规律一般与宿主清除病毒的时相相关。当病毒特异性 CD8$^+$T 细胞最大量时，可达到循环 CD8$^+$T 细胞总数的 20%。但这些效应性 T 细胞也不断进行着细胞程序性死亡，因此只有很短的半衰期（一般不会超过数天）。

急性感染期之后，CD8$^+$ 效应 T 细胞下降到只有其高峰期时的 10% 左右，但不会完全消失。这些残留的抗原特异性 CD8$^+$T 细胞通常被认为分化成记忆性 T 细胞，因为它们能在宿主再次感染时迅速增殖。CD8$^+$ 记忆群的前体细胞可能是表达 IL-7 受体 α（IL-7Rα）的效应 CD8$^+$T 细胞。效应 CTL 在清除病毒后即很难被检出，而记忆 T 细胞则可以在体内长时间存在，而且其半衰期相对较长（一般为数周）。

采用流式细胞仪分析表面标记物或胞内细胞因子可以区别记忆性和效应性 T 淋巴细胞。在 CD8$^+$T 细胞由效应细胞转变为记忆细胞的过程中，表面标记物 CD62L、CD27 和 CCR7 由低表达转为高表达，同时 CD8$^+$T 细胞还产生高水平、强烈的 IL-2 应答。存在于淋巴组织中的 CD8$^+$ 记忆细胞被称为中心记忆细胞（TCM）；而存在于外周组织中的 CD8$^+$ 记忆细胞有强烈的 INF-γ 和 TNF 应答，被称为效应记忆细胞（TEM）。在对病毒再感染的应答中，TEM 增殖、分化为效应细胞要比 TCM 快得多。

CD4$^+$Th 细胞在诱导 CD8$^+$ 记忆细胞中的作用比较复杂。如果在免疫诱导中缺少 CD4$^+$T 细胞，CD8$^+$T 记忆细胞的功能就会受损。但是也有研究认为，CD8$^+$ T 记忆细胞的维持既不依靠病毒特异性 CD4$^+$T 细胞的存在，也不依赖病毒抗原的持续作用。

四、病毒持续性感染和免疫耐受

（一）病毒感染的结局

病毒在感染过程中与宿主免疫系统相互斗争，会产生不同的结局。

1. 急性感染　病毒感染宿主后，相继引发宿主体内的固有免疫和适应性免疫，产生的免疫防御作用足以清除外来病毒，此时病毒感染为急性感染。效应性 T 细胞杀伤病毒感染的细胞，产生的趋化因子能招募单核细胞到病毒感染的部位清除病毒，同时抗体能通过中和作用和调理作用清除游离的病毒颗粒。有研究报道称，采用免疫抑制药物环磷酰胺抑制宿主免疫能力后，宿主清除病毒的能力下降，提示完整的宿主免疫应答对清除病毒感染的重要性。

2. 潜伏感染　潜伏感染的发生通常是病毒基因组在非复制状态下持续存在于宿主体内，要么整合入宿主基因组，要么以游离体的形式存在于宿主中，在这一过程中可能会发生病毒复制的激活。由于病毒在很短的间期复制，此时免疫防御应答有可能将病毒清除，也可以既表现出复制的特征，又有潜伏感染的特征。

3. 持续性感染　有些病毒感染为持续性，甚至伴随宿主终身。在持续感染中，病毒与宿主达到平衡。一方面，抵御病毒的免疫应答使得病毒不会对宿主造成致死性作用，另一方面，病毒发生高滴度复制，要么是非杀伤细胞性的感染，要么是病毒在靶细胞内快速增殖。由于免疫耐受或逃逸、免疫复合物形成以及病毒突变等机制，此时的免疫防御应答不能清除病毒，从而造成持续性感染。

4. 感染细胞和组织的免疫破坏　病毒感染引起的免疫应答可能是引起组织损伤的主要原因。例如，亚急性硬化性全脑炎（SSPE）是一种与麻疹病毒持续性感染相关的神经系统退行性疾病，表达于感染神经元上的病毒抗原应答被认为是疾病产生的主要机制。另外，在有些慢性活动性肝炎中，免疫应答直接针对表达于感染肝细胞上的病毒抗原，造成的损伤可能比感染本身更严重。

（二）病毒免疫耐受机制

病毒感染机体引起的疾病是病毒与宿主相互作用的结果，因此，病毒逃避机体免疫机制主要涉及病毒和宿主两方面因素。

1. 宿主因素

（1）病毒诱导宿主免疫耐受导致持续感染：许多病毒可以大量复制却并不导致细胞死亡，从而导致持续感染。在这种情况下，最开始的病毒感染动力学特征与急性感染相似。当病毒滴度降低到某一程度后,病毒滴度会一直保持在这一水平或者渐渐降低,如 HIV、淋巴细胞性脉络丛脑膜炎病毒(LCMV)等的感染。机体对病毒的免疫耐受也可以反映在局部。有研究证实 HBV 慢性感染可诱导宿主特异性免疫耐受,使宿主对 HBV 呈现免疫无应答状态。HBV 的持续感染中,宿主体内的抗 HBs 抗体缺失,但存在抗 HBc 抗体。LCMV 持续感染是以产生病毒特异性抗体而细胞免疫缺失为特征。

(2)宿主遗传背景决定感染的易感性:宿主的免疫相关基因尤其是 MHC 等位基因多态性在很大程度上决定了许多病毒的易感性。如有研究报道中国人 HLA-DRB1*12、HLA-DRB*11 是 HBV 慢性感染的易感基因,DRB1*0401 和 DRB1*0402 则是慢性 HCV 感染的易感基因。小鼠株系间免疫遗传的差别与其对 LCMV 感染的反应有关,正常 BALB/c 小鼠能迅速清除 LCMV,而缺少 H-2 基因座 L 区的 BALB/c-dm2 小鼠对 LCMV 的免疫应答能力却很弱,从而导致感染持续。

此外,介导病毒感染的关键受体或配体基因也决定了对病毒的易感性。HIV 进入敏感的人类细胞有赖于细胞上相应受体(CD4)和辅助受体(CCR5 或 CXCR4)的存在。有研究发现美国白人比美国黑人不易感染 HIV 的主要原因之一是前者的 CCR5 有较高的自然突变率。

(3)宿主免疫力低下和免疫缺陷:病毒的持续感染常常伴随着明显的宿主免疫力低下或特异性免疫缺陷。免疫力低下包括胸腺内幼稚 T 淋巴细胞禁忌克隆的清除以及过剩的病毒抗原对特异性细胞毒性 T 细胞的耗竭。先天免疫缺陷者因 T 细胞、B 细胞、吞噬细胞缺陷,可发生迪格奥尔格综合征、性联无丙种球蛋白血症等,并易反复发生病毒感染。

病毒感染也可导致宿主后天免疫缺陷,从而发生适应性免疫缺陷疾病,如 HIV 入侵并破坏宿主 CD4+ T 细胞,导致宿主抗感染免疫功能低下,从而反复发生机会性感染,包括白念珠菌、卡氏肺孢子菌、MTB 以及单纯疱疹病毒(HSV)等的感染。

(4)生理方面的因素:病毒感染的结局还与宿主的年龄、性别和其他敏感性因素相关。婴儿免疫系统不成熟,对病毒易感性更高,因此多数病毒(如西方马脑炎病毒、HIV、HSV 以及天花病毒等)感染在新生儿中比在成年人中更易致死;有些病毒如 HBV 感染婴儿能诱导免疫耐受而表现为持续感染,而在成人则表现为急性感染。另一方面,有些病毒则在年长的人群中更能引起较多或较严重的疾病。如西尼罗病毒,7~10 岁儿童较 1~5 岁儿童的发病率明显上升,推测随着年龄的增长也增加了病毒从血液到达中枢神经系统的危险。在年老时免疫应答的衰退可能增加了某些病毒感染疾病的严重性。例如,在 70 岁以上的人群中带状疱疹的发生率更高,年长者患麻疹的症状也更严重。

另外,性别和营养等因素等也影响宿主对病毒的易感性,严重的营养不良能改变(通常是增加)病毒疾病的严重程度。

2. 病毒因素

(1)干扰免疫应答:很多病毒编码的蛋白能干扰免疫应答,尤其是疱疹病毒和痘病毒,它们能"捕获"细胞基因,以变异的"诱饵"形式干扰宿主的抗病毒防御。

(2)抑制 MHC I 类分子的表达:有些病毒(如痘病毒、腺病毒、疱疹病毒、HIV 等)编码的蛋白可抑制感染细胞 MHC I 类分子的表达,使被感染的细胞对 CD8+ T 细胞不敏感,病毒可以在细胞内大量增殖。有实验研究表明,敲除病毒的相关基因可以使病毒在体外生存时间缩短,提示 MHC I 类分子的抑制可能是影响病毒生存的重要因素。

(3)干扰淋巴细胞增殖:一些病毒蛋白能改变淋巴细胞对免疫刺激物的应答能力。例如,很多逆转录病毒能编码一种 p15E 的包膜蛋白,该蛋白能降低 T 淋巴细胞的增殖和单核细胞的活化。

(4)干扰补体活性:某些有包膜的病毒,如 HSV 编码的包膜糖蛋白 gE 和 gI,能与免疫球蛋白 Fc 段结合,阻止抗体与补体 C1q 的连接。另外,HSV 可通过包膜糖蛋白 gC 与补体级联反应的中间产物 C3b 结合,阻止补体级联反应。痘苗病毒包膜蛋白 VCP 是一种补体调控蛋白,可与补体级联反应的中间产物 C4b 结合,防止过度的激活作用。

（5）抑制 T 细胞活性：流感病毒能抑制小鼠细胞介导的免疫应答，主要是由于它能显著抑制 T 细胞活性。EB 病毒能释放一种特异性的蛋白，其序列和生物学特性与 IL-10 类似，可抑制 T 细胞。

（6）影响细胞因子的功能：有些病毒能编码与细胞因子受体相似的蛋白，这些蛋白竞争结合细胞因子，使细胞因子的生理活性降低。例如多种痘病毒能编码一种与 IFN-γ 细胞受体同源的蛋白（B8R），这种蛋白与 IFN-γ 结合后，阻断了 IFN-γ 的生物学效应。

（7）无效免疫应答：有些病毒可能获得了进化优势，不会激起有效的免疫应答。例如一些病毒性脑炎病人的血清中有高滴度的特异性 IgA 抗体和 IgG 抗体，但此时对机体并无保护作用，直到特异性 IgA 抗体降低甚至消失后，IgG 抗体才能发挥抗病毒作用。这一现象表明，IgA 抗体可能作为一种封闭因子阻止了调理性 IgG 抗体与相应抗原表位的结合。

（8）释放可溶性抗原：在 HBV 感染中，感染细胞释放的病毒可溶性抗原能在抗体到达感染细胞前与抗病毒抗体结合，起到了"反转保护"的作用，使感染细胞免受抗体攻击。

（9）抗原变异：在持续性感染过程中，病毒的变异会不断发生，而那些有利于感染细胞的变异病毒会被选择下来，并可逃避抗体的中和作用。例如马传染性贫血病毒（EIAV）是一种慢病毒，该病毒常导致持续性感染，即使动物体内产生了中和抗体，仍能从其血液中将病毒分离出来，并且分离出的病毒往往不能被病马体内的相应抗体所中和。换句话说，针对"老"病毒的中和抗体产生了，但存在于马体内的病毒已变异成为"新"的病毒，因而"老"中和抗体不能将其中和。

许多病毒都存在着与上述现象类似的情况。如 HIV 具有高度抗原变异性，这可能是由于在以病毒 RNA 为模板合成 DNA 时，反转录酶引入的错配所造成的。由于突变的频率非常高（每 10^3 个子代颗粒中就有一个），而已建立的免疫应答包括原先存在的中和抗体则无法限制变异株的增殖。

病毒抗原变异也会发生在 LCMV 感染小鼠的模型中。正常情况下，当小鼠感染了 LCMV，CD8⁺ CTL 可将病毒清除。然而，CD8 敲除小鼠同样可以清除病毒，虽然其清除效率比正常小鼠要低。这种清除作用是通过中和抗体介导的。在 CD8 敲除小鼠中，当病毒被清除数周后，感染有可能再次出现，而再次出现的病毒可能与其发生了变异而致使体内中和抗体无法发挥作用有关。

（10）细胞间直接传播：细胞间直接传播使病毒能在不接触特异性抗体或吞噬细胞的情况下实现增殖。对病毒而言，这种情况很普遍，尤其像疱疹病毒、逆转录病毒和副黏病毒等。通过感染细胞与未感染细胞间相互融合，使病毒颗粒免于暴露在胞外环境中，从而实现细胞间的传播。细胞间桥提供了一个病毒在细胞间直接传播而逃避中和抗体的途径，例如 SSPE 是一种进行性致死性疾病，虽然在脑实质的细胞外液中存在高滴度的中和抗体，但麻疹病毒的缺陷变异体可以完成从神经元到神经元的直接扩散。

展 望

抗感染免疫中，机体的防御机制非常复杂，存在多层次、多方位及网络式的相互作用。宿主通过一系列固有免疫和适应性免疫保护应答以限制及清除病原微生物的感染，而病原微生物则要努力复制、繁殖并传播到其他宿主。目前人们已由过去主要集中研究宿主如何提高自身免疫力以清除病原微生物，发展到今天要进一步阐明病原微生物如何逃避机体免疫而产生慢性、持续性等感染的机制。

机体的固有免疫相关细胞具有泛特异性模式识别功能，成为近年来抗感染免疫学的热点研究领域。PAMP 可以看作是病原微生物模仿人体生理性功能分子进化而来、并有利于它们定植和生存的武器；PRR 则可看作是人体进化出来的监控和防护病原微生物的盾牌。各类 PAMP 和 PRR 不断被发现与鉴定，模式识别后的信号转导途径逐步被阐明。目前人们的关注点主要集中在 PRR 与 PAMP 相互作用后启动的固有免疫和保护功能方面，而 PRR 与 PAMP 相互作用在致病中的意义及其机制还未引起足够重视和得到充分阐明。

抗感染免疫中涉及很多识别分子、信号转导

分子和效应分子,这些分子都有可能成为抗感染治疗的靶点或治疗制剂,但在成为治疗药物之前还有很长的路要走。对于固有免疫和适应性免疫二者之间联系的研究还有待进一步加强。固有免疫和适应性免疫之间的相互调节也是今后值得重视的研究方向,这将有助于寻找新的策略提高机体的免疫力以防治病原微生物感染。

（章晓联）

参 考 文 献

1. 章晓联. 病毒免疫学[M]. 北京:科学出版社,2010.
2. 曹雪涛. 免疫学前沿进展[M]. 北京:人民卫生出版社,2011.
3. 章晓联. 免疫学及实验技术新进展[M]. 北京:中华医学电子音像出版社,2018.
4. MEDZHITOV R. Recognition of microorganisms and activation of the immune response[J]. Nature, 2007, 449 (7164): 819-826.
5. KAWASAKI T, KAWAI T, AKIRA S. Recognition of nucleic acids by pattern recognition receptors and its relevance in autoimmunity[J]. Immunol Rev, 2011, 243 (1): 61-73.
6. LUO D, DING S C, VELA A, et al. Structural insights into RNA recognition by RIG-I[J]. Cell, 2011, 147(2): 409-422.
7. DERETIC V. Autophagy as an innate immunity paradigm: expanding the scope and repertoire of pattern recognition receptors[J]. Curr Opin Immunol, 2012, 24(1): 21-31.
8. KORN T, BETTELLI E, OUKKA M, et al. IL-17 and Th17 Cells[J]. Annu Rev Immunol, 2009, 8(1): 485-517.
9. HUG H, MOHAJERI M H, LA FATA G. Toll-like receptors: Regulators of the immune response in the human gut[J]. Nutrients, 2018, 10(2): E203.
10. GAO W, XIONG Y, LI Q, et al. Inhibition of Toll-like receptor wignaling as a promising therapy for inflammatory diseases: A journey from molecular to nano therapeutics[J]. Front Physiol, 2017, 8: 508.
11. RAY A, COT M, PUZO G, et al. Bacterial cell wall macroamphiphiles: Pathogen-/microbe-associated molecular patterns detected by mammalian innate immune system[J]. Biochimie, 2013, 95(1): 33-42.
12. HARRINGTON L E, HATTON R D, MANGAN P R, et al. Interleukin 17-producing CD4+ effector T cells develop via a lineage distinct from the T helper type 1 and 2 lineages[J]. Nat Immunol, 2005, 6(11): 1123-1132.
13. HORI S, NOMURA T, SAKAGUCHI S. Control of regulatory T cell development by the transcription factor Foxp3[J]. Science, 2003, 299(5609): 1057-1061.
14. BRANDTZAEG P, POBST R. Let's go mucosal: communication on slippery ground[J]. Trends Immunol, 2004, 25(11): 570-577.
15. WYNN T A. Th-17: a giant step from Th1 and Th2[J]. Nat Immunol, 2005, 6(11): 1069-1070.
16. FINLAY B B, MCFADDEN G. Anti-immunology: evasion of the host immune system by bacterial and viral pathogens[J]. Cell, 2006, 124(4): 767-782.
17. FAGARASAN. S, KAWAMOTO S, KANAGAWA O, et al. Adaptive immune regulation in the gut: T cell-dependent and T cell-independent IgA synthesis[J]. Annu Rev Immunol, 2010, 28(1): 243-273.

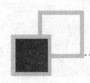

第十二章　病毒性疾病的治疗

病毒为严格的细胞内寄生性微生物,所以绝大多数抗病毒药物必须进入细胞内才能作用于病毒,且必须对病毒有选择性抑制作用而对宿主细胞或机体无损伤。从理论上讲,病毒复制周期中的任何一个环节都可作为抗病毒药物作用的靶点。例如:阻止病毒吸附和穿入宿主细胞,阻碍病毒脱壳,干扰病毒核酸复制与生物合成,抑制病毒的装配、成熟和释放等。

自1963年第一个抗病毒药物碘苷被批准后,已有90余种抗病毒药物被批准用于人类免疫缺陷病毒(HIV)、乙型肝炎病毒(HBV)、丙型肝炎病毒(HCV)、单纯疱疹病毒(HSV)、流感病毒、巨细胞病毒(HCMV)、水痘－带状疱疹病毒(VZV)、呼吸道合胞病毒(RSV)等感染的治疗。

近年来,随着分子病毒学及生物信息学的发展,应用计算机进行病毒分子的模拟,极大地提高了抗病毒药物的筛选和研制效率,但仍不能满足临床病毒性疾病治疗的需要。抗病毒的特异性药物治疗一直是医药学界关注和研究的热点,包括抗病毒的化学治疗药物、免疫治疗药物、基因治疗药物以及一些新型抗生素和中草药等。

第一节　病毒性疾病的化学治疗

一、常用的抗病毒化学治疗药物

(一)核苷类药物

很多病毒优先利用细胞的分子来合成复制病毒的核苷酸,病毒聚合酶是抗病毒药物的特异性靶点。现在使用的大多数特异性抗病毒药物都属此类。这类抗病毒药物大多数是聚合酶底物类似物,最常见的就是核苷类似物。核苷类似物是一类合成的与核苷类似的化合物,但是其核糖基或脱氧核糖基不完全或不正常。核苷类似物是

以前药(prodrug)形式存在,其发挥作用时需要被磷酸化。在感染的细胞内以磷酸化的三磷酸形式存在的核苷类似物,与正常的核苷竞争性整合入病毒DNA或RNA,结果导致核酸链的延伸终止。

核苷类药物是最早用于临床的抗病毒药物,其毒性差别很大,有的几乎没有毒性(如无环鸟苷),有的毒性则很高(如叠氮胸苷)。核苷类药物的血浆半衰期通常只有1~4小时。

1. 5′-碘2-脱氧尿苷(idoxuridine,IDU)　即疱疹净,是1959年由Prusoff合成,用于治疗疱疹病毒引起的角膜炎获得成功,被誉为抗病毒发展史上的里程碑,并沿用至今。

2. 无环鸟苷(acyclovir,ACV)　即阿昔洛韦,为鸟嘌呤或脱氧鸟嘌呤核苷类似物。该药细胞毒性很小,广泛用于疱疹病毒感染引起的单纯疱疹、生殖器疱疹及带状疱疹,是目前常用的抗疱疹病毒药物之一。

3. 阿糖腺苷(vidarabine,adenine arabinoside,Ara-A)　在细胞内被磷酸化形成Ara-ATP,后者与dTMP竞争阻止DNA的合成。此外,Ara-A还选择抑制DNA聚合酶,故用于疱疹病毒、HCMV及HBV感染的治疗。

4. 叠氮胸苷(azidothymidine,AZT)　为胸腺嘧啶核苷类似物,通过阻断前病毒DNA的合成而抑制HIV的复制,AZT对病毒逆转录酶的抑制比对细胞DNA聚合酶敏感100倍以上;但也易导致逆转录酶基因的突变而出现耐药株。该药因有抑制骨髓作用和易形成耐药毒株而将被淘汰。

5. 双脱氧肌苷(dideoxyinosine,didanosine,DDI)和双脱氧胞苷(dideoxyinosune,dideoxycytosine,DDC)、dTC(stavidine)　为胸腺嘧啶核苷类药物,对HIV有明显抑制作用。

6. 拉米夫定(lamivudine)　是一种脱氧胞

嘧啶核苷类似物,临床上该药最早用于艾滋病的抗病毒治疗。近年来发现其可迅速抑制慢性乙型肝炎患者体内 HBV 的复制,是目前治疗慢性乙型肝炎的药物之一。

7. 利巴韦林(ribavirin) 即病毒唑(virazole),对多种 RNA 病毒和 DNA 病毒的复制都有抑制作用,但主要用于 RNA 病毒感染的治疗,对细胞的核酸也有抑制作用。目前临床主要用于流感病毒、RSV 感染及肾综合征出血热的治疗。

8. 阿德福韦酯(adefovirdipivoxil) 是一种单磷酸腺苷的无环核苷类似物,在细胞激酶的作用下被磷酸化为有活性的代谢产物,以抑制 HBV 的 DNA 聚合酶。

9. 恩替卡韦(entecavir) 是一种环氧羟碳脱氧鸟嘌呤核苷类似物,经口服吸收进入肝细胞,通过磷酸化作用形成三磷酸盐,发挥抗病毒活性。该药的作用靶点是 HBV 的 DNA 聚合酶和逆转录酶,主要抑制 HBV 聚合酶的启动、前基因组 RNA 逆转录负链的形成及 HBV DNA 正链的合成,使核苷酸链合成终止,具有较强的抗 HBV 能力,且不容易产生耐药性。

10. 替比夫定(telbivudine) 是合成的 L2 构型含氟核苷类似物,是 HBV DNA 聚合酶抑制剂,具有很强的抗 HBV 活性,对 EB 病毒亦有较强活性,但对 HIV 和疱疹病毒无作用。

(二)新型抗病毒化学药物

如前文所述,不仅病毒的基因组复制和转录过程可成为抗病毒药物的靶点,而且病毒的进入、脱壳、蛋白质合成、新病毒的装配、出芽等过程都可以成为抗病毒药物的靶点,由此产生了许多新型抗病毒药物。

1. 进入抑制剂 病毒吸附于细胞与细胞表面受体结合是病毒感染复制的第一步,也是抗病毒药物的非常有吸引力的作用靶点,因为病毒受体的相互作用决定了其作用的高度特异性。病毒的吸附依赖于一种病毒吸附蛋白(viral attachment protein,VAP)来识别细胞表面受体,VAP 与细胞受体在氨基酸组成和构象上都非常相近,VAP 的主要成分是糖蛋白或糖脂,细胞受体的主要成分是蛋白质、类脂质或多糖。当病毒的一部分与配体的结合区相似时,病毒可替代配体与受体结合。如 EB 病毒的 gp350 的某些结构域与补体 C3 片段的 C3d 结构很相似,从而使 EB 病毒与 C3d 受体 CR2 结合。

早期的进入抑制剂(entry inhibitor)研究主要集中于应用单克隆抗体抑制病毒吸附或进入培养细胞。这些抗体的被动免疫常能保护动物免受病毒感染,提示进入抑制剂作为抗病毒药物的可能性。特异性抗体的抗原结合位点为筛选或合成阻断病毒进入的小分子化合物提供了切入点。膜融合是包膜病毒进入细胞的普遍过程,也是抗病毒化学治疗的靶点。恩夫韦肽(enfuvirtide)是第一个获准上市的 HIV 融合抑制剂,通过拮抗 HIVgp41,阻断病毒与宿主细胞膜融合,从而阻止 HIV 进入细胞。该药常与 HIV 逆转录酶抑制剂等抗病毒药物合用,治疗 HIV-1 感染,对多重耐药性病毒感染亦有效。艾博韦泰(Albuvirtide)是我国首个自主研发的针对 GP41 核心结构的膜融合抑制剂,它能够在较低的剂量下使病毒载量明显下降,并且体内半衰期长达 39 小时,可显著减少给药次数;该药已进入 II 期临床试验。Maraviroc 是第一个被批准上市的 HIV 趋化因子受体 CCR5 拮抗剂,其作用机制与已有的抗 HIV 药物完全不同,它可抑制 HIV gp120 与细胞表面的辅助受体 CCR5 结合,从而阻止 HIV 进入和感染靶细胞。Nifeviroc(TD0320)是我国自主研发的 HIV 趋化因子受体 CCR5 拮抗剂,目前已完成 I 期临床试验。

2. 逆转录酶抑制剂 逆转录酶是逆转录病毒复制合成的必需酶类,在病毒的复制周期中起着至关重要的作用,因此,抑制逆转录酶的活性就可抑制逆转录病毒的复制。现在有十多种逆转录酶抑制剂(reverse transcriptase inhibitor)应用于临床,根据其化学性质的不同,可分为核苷类逆转录酶抑制剂和非核苷类逆转录酶抑制剂,主要用于治疗 HIV 感染。

核苷类逆转录酶抑制剂在前文已有叙述。

非核苷类逆转录酶抑制剂有 nevirapine、TIBO、etravirine、delavirdine、efavirenz、rilpivirine 等。Nevirapine 和 TIBO 作用于 P66 逆转录酶亚单位的聚合酶位点内的疏水部分。TIBO 可选择性地抑制 HIV-1 逆转录酶,但对 HIV-2 没有作用,其原因可能在于 TIBO 对 HIV-1 聚合酶末端有着特殊的嗜性。Etravirine 是新一代非核苷类逆转录酶抑制药,不同于以往批准的几种,该药对HIV逆转录酶的作用位点不同,产生耐药性的发生率降低。

非核苷类逆转录酶抑制剂的毒性较强,且在服药后很快会出现耐药性,故效果不明显。但nevirapine和etravirine可与核苷类逆转录酶抑制剂联合应用,可起到较好的抗病毒效果。

3. 蛋白酶抑制剂　蛋白酶抑制剂(protease inhibitor)是当今研究最多的直接抗病毒药物。很多病毒需要一种特异性的病毒蛋白酶把多聚蛋白切割为功能单元或在病毒颗粒的顺序组装过程中释放其功能组分(成熟蛋白酶)。所有疱疹病毒都编码一种在病毒核衣壳形成过程中绝对需要的丝氨酸蛋白酶,该酶之所以成为抗病毒药物的靶点是基于丝氨酸蛋白酶的不寻常折叠和疱疹病毒蛋白酶的催化机制。由于所有疱疹病毒编码的丝氨酸蛋白酶都是同源物,因此它们极有希望成为替代核苷类似物的广谱抗疱疹病毒的化合物。

由HIV pol基因编码的蛋白酶是产生有感染性的成熟病毒颗粒所必须的,它首先从Gag-Po1前体多聚蛋白中把自己切割出来,然后在Gag-Po1的另外7个位点切割出6个gag编码的蛋白质(MA、CA、p2、Nc、p1和p6)和3个酶(蛋白酶、逆转录酶和整合酶)。

近几年研制成功的蛋白酶抑制剂有atazanavir、fosamprenavir、tipranavir、darunavir、telaprevir、boceprevir、simeprevir、asunaprevir等。Atazanavir可与其他抗逆转录病毒药物联用,用于HIV感染的治疗。Fosamprenavir是HIV蛋白酶抑制剂amprenavir的前体药,amprenavir的水溶性小,因此制剂中需加入大量添加剂,病人服药剂量大。Fosamprenavir是将其修饰为磷酸酯的高水溶性前药,用药方便。Tipranavir是第一个非肽类HIV蛋白酶抑制剂,对那些对多种HIV蛋白酶抑制剂产生耐药性的HIV感染者仍有很好的疗效。Darunavir是新一代非肽类HIV蛋白酶抑制剂,以乙醇合物的形式存在,体内外实验对已产生耐药性的HIV仍有很强的抗病毒活性。Telaprevir和boceprevir是抗丙型肝炎病毒(HCV)感染的NS3/4A蛋白酶抑制剂。

4. 神经氨酸酶抑制剂　流感病毒的神经氨酸酶(neuraminidase,NA)可从糖蛋白、糖脂和寡糖等上面切割末端唾液酸残基,在切割唾液酸残基时释放出病毒,结合在感染细胞表面,可促进病毒通过呼吸道黏膜扩散;并通过除去非活性蛋白的唾液酸残基激活潜伏的TGF-β,而活化的TGF-β可诱导感染细胞凋亡。因此,NA是一个重要的抗病毒药物靶点。

常用的NA抑制剂有两种:气雾剂relenza和口服药丸tamiflu。Tamiflu用作预防药有90%以上的效果。值得注意的是,同任何抗流感病毒药物一样,用NA抑制剂治疗流感同样会产生药物抗性突变体。Peramivir是新型NA抑制剂,属环戊烷衍生物,可以抑制NA所有已知的9个亚型,其体外抗甲型H5N1病毒的活性强度不低于zanamivir的活性。Peramivir可与NA活性位点结合,具有半衰期长的优势,因此可以减少用药次数,是一种有潜力的抗流感病毒药物。

5. 整合酶抑制　HIV整合酶催化了病毒复制的基本步骤,使HIV的双链DNA整合到宿主DNA,至今尚未在人体内发现整合酶的类似物,HIV整合酶是抗HIV的理想靶点。2007年10月美国FDA批准第一个HIV整合酶抑制剂(integrase inhibitor)raltegravir上市。2012、2013年整合酶抑制剂elvitegravir和dolutegravir被批准上市。Raltegravir以钾盐状态存在,抑制HIV的DNA整合入宿主DNA,阻断病毒复制和感染新细胞,对其他抗HIV药物的耐药株有效,但不能治愈HIV感染,亦不能减少传染他人的概率。

(三)其他抗病毒化学治疗药物

1. 金刚烷胺(amantadine)和甲基金刚烷胺(rimantadine)　金刚烷胺为合成胺类,甲基金刚烷胺是其衍生物,两者有相同的抗病毒谱和副作用,能阻止病毒脱壳,主要用于治疗甲型流感。

2. 甲酸磷霉素(phosphonoformic acid,PFA,foscarnet)　无机焦磷酸盐的有机类似物,抑制多种疱疹病毒,包括HCMV、HSV、VZV、EB病毒、人疱疹病毒6型等,可能还对HBV和逆转录病毒有作用。选择性抑制病毒DNA聚合酶和逆转录酶,而对宿主细胞无影响。

3. 新型抗生素　近年来,某些新型抗生素被发现具有抗病毒活性,主要包括抗真菌药物、放线菌产物与新霉素等。

（1）抗真菌药物：有些抗真菌药物具有抗病毒活性。Isochmmophilones Ⅰ和Ⅱ及其衍生物是由青霉菌分离的活性物质，有抑制 HIV 包膜表面 gpl20 与 T 细胞表面 CD4 分子结合，阻止病毒吸附和进入细胞的作用。植胞霉素（cytochalasim A 和 L-696 等）是 HIV-1 蛋白酶的竞争性抑制剂，抑制作用迅速且具选择性，可以通过与 HIV-1 蛋白酶二聚体结合而发挥作用。

（2）放线菌产物：某些放线菌产物可以抑制病毒的复制过程。例如链霉菌产物中的 chloropeptins Ⅰ 和 Ⅱ 能有效抑制 HIV gpl20 与 CD4 的结合；siamycin Ⅰ 和 Ⅱ、feglymycin 均能影响病毒与细胞的融合过程，阻止病毒的进入；mer-N5075、boromycin 可以影响病毒颗粒的装配和成熟；mer-N5075 等能抑制 HIV-1 和 HTLV-1 蛋白酶活性；而 boromycin 则能抑制 HIV 在感染细胞中的复制，其主要靶点是 HIV 复制周期的成熟阶段，能阻止 HIV 成熟颗粒的释放。放线菌素 D 能影响 HIV 的复制和整合。另外，新霉素 B 是一种氨基糖苷类抗生素，可作用于病毒复制中的调控因子，阻断 RNA 与蛋白的结合，从而干扰病毒 RNA 的复制。

二、抗病毒化学药物的作用机制

病毒复制的各个环节都可能是药物的作用靶点，抗病毒化学药物的主要作用机制如下。

（一）阻止病毒进入

病毒吸附于细胞与细胞表面受体结合是病毒感染复制的第一步，阻止病毒进入就可以阻止病毒感染。如金刚烷胺可阻断流感病毒外膜与细胞受体结合后的融合，使病毒不能脱壳；恩夫韦肽通过拮抗 HIV gp41，阻断病毒外膜与宿主细胞膜融合，从而阻止 HIV 进入细胞。

（二）阻断病毒核酸合成

包括竞争性核酸抑制剂和非竞争性核酸抑制剂。

（1）竞争性核酸抑制剂：竞争性核酸抑制剂均为核苷类似物，通过细胞质膜上的运载蛋白进入细胞内。这些核苷类似物至少由两个基因家族编码，基因的表达具有组织特异性，并与细胞的分化状态有关。核苷类似物与载体蛋白的结合可以竞争性抑制天然核苷的转运。细胞对药物的敏感性取决于核苷载体的类型，而药物本身可能又会影响载体蛋白的表达。核苷类药物抗病毒的作用方式为：①在病毒 DNA 复制时掺入 DNA 分子，形成无感染性病毒，如碘苷三氟胸苷在细胞内经胸苷激酶磷酸化为单磷酸、二磷酸或三磷酸盐，可与脱氧胸苷竞争，掺入 DNA 分子。类似药物还有阿糖腺苷、阿糖胞苷和文西他滨等。此类药物对病毒选择性不强，对细胞有一定毒性。②核苷类药物被病毒特异性酶磷酸化为单磷酸盐，再被细胞激酶磷酸化为二磷酸盐、三磷酸盐，后者可抑制病毒编码的 DNA 聚合酶活性和抑制病毒 DNA 合成，从而抑制病毒复制，如阿昔洛韦、索立夫定、二羟丙氧甲基嘌呤等。此类药物对病毒选择性高，对细胞毒性较小。③核苷类药物对病毒的多种酶有抑制作用，如利巴韦林被细胞激酶转化为单磷酸，与肌苷单磷酸竞争性抑制肌苷单磷酸脱氢酶，抑制次黄嘌呤单磷酸和鸟苷单磷酸合成，从而抑制病毒 DNA 和 RNA 的合成和复制。④核苷类药物抑制病毒逆转录酶，如齐多夫定在细胞内被细胞激酶磷酸化为三磷酸化合物，抑制 HIV 逆转录酶，使病毒 cDNA 合成终止。

（2）非竞争性核酸抑制剂：这类药物可直接抑制病毒 DNA 聚合酶，抑制病毒核酸合成。如膦羧基甲酸钠直接抑制疱疹病毒 DNA 聚合酶，阻断病毒 DNA 合成。该类药物抗病毒谱较广，对细胞毒性较小。

（三）阻断病毒前体蛋白裂解

病毒核酸分子小，必须高效率利用其序列，最常见的方式就是编码大分子前体蛋白，然后经蛋白酶切割，裂解为多个病毒结构蛋白和/或功能蛋白，如小 RNA 病毒和逆转录病毒。沙奎那韦、瑞托那韦、茚地那韦、奈非那韦等药物通过肽键与 HIV 蛋白酶结合，从而抑制蛋白酶活性，阻断 HIV 复制。由于不能影响整合在染色体的前病毒 DNA，因此蛋白酶抑制剂也仅是降低血液的病毒载量，不能清除病毒。

（四）阻断病毒蛋白质合成

具有这一功能的抗病毒药物目前主要有干扰素（详见本章第二节）。

（五）阻断病毒释放

流感病毒在成熟释放时，需依靠病毒的神经氨酸酶水解 N-乙酰神经氨酸才能脱离宿主细胞,神经氨酸酶抑制剂如扎那米韦、奥斯米韦可以抑制流感病毒的释放和扩散。

三、抗病毒化学药物的耐药

抗病毒化学药物主要是针对病毒复制过程中的靶点起作用,某些病毒在自身进化或者药物使用过程中靶点发生基因突变,可以导致耐药的发生。

疱疹病毒对抗病毒化学药物可产生耐药。无环鸟苷进入细胞后需要疱疹病毒的胸苷激酶(thymidine kinase,TK)将其转化为一磷酸无环鸟苷,进而在细胞的激酶作用下转变成为三磷酸无环鸟苷,然后干扰病毒 DNA 合成。临床上 90%耐无环鸟苷的疱疹病毒都存在 TK 的变异,包括基因缺失和功能缺陷。

逆转录病毒如 HIV 极易产生耐药性。逆转录酶保真性差,转录过程中极易产生突变,导致病毒复制突变频率非常高,故需要逆转录酶的病毒都易发生耐药性。临床上逆转录酶抑制剂、蛋白酶抑制剂均不能在抗 HIV 治疗中单独使用,否则会很快出现耐药。通常将蛋白酶抑制剂、逆转录酶抑制剂联合使用,组成高效抗逆转录病毒疗法(highly active antiretroviral therapy,HAART),即所谓"鸡尾酒"疗法。

HBV 的聚合酶是核苷和核苷酸类似物的靶点。临床发现对药物反应差的 HBV 聚合酶基因存在一些特征性的突变,导致药物靶点的改变。此外,HBV 复制过程中会形成一个共价闭环 DNA 中间体(covalently closed circular DNA,cccDNA),现有药物对 cccDNA 几乎没有作用,是 HBV 逃逸药物作用的重要机制之一。

四、抗病毒化疗药物的研发策略

抗病毒药物发展缓慢除上述提及的原因外,还与抗病毒药物的筛选策略有关。在二十世纪六七十年代,受抗生素治疗细菌感染的影响,各制药公司投入巨大精力和财力,通过"盲筛计划"(blind screening program)寻找抗病毒化合物,但收效甚微,因为这种盲筛策略指导下的药物筛选方法不针对某种特定的病毒,也不关注抗病毒的机制,而是把各种随机化合物和天然产物混合物在细胞培养系统中检测其阻断不同病毒复制的能力,由此筛选并纯化候选化合物,进而检测其在不同组织培养物和某些动物中的安全性和有效性。这样得到的有应用前景的分子称为先导化合物(lead compound),药物化学家对先导化合物分子进行系统的修饰以降低其毒性,增强可溶性和生物可得性(bioavailability),或提高生物半衰期(biological half-life)。这样,从数百或数千个分子中才能找到一个可用于人体的特异性抗病毒化合物。而且,这些化合物的抗病毒机制是不清楚的。例如,在 20 世纪 60 年代后期被批准使用的治疗甲型流感的金刚烷胺,其抗病毒机制直到 90 年代早期才弄清楚。

随着现代分子病毒学和重组 DNA 技术的发展,随机的盲筛方法已基本上被摒弃,取而代之的是基于不同机制的筛选(mechanism-based screening)、基于细胞的筛选(cell-based screening)、高通量筛选(high-throughput screening)、组合化学(combination chemistry)筛选、基于结构的药物设计(structure-based drug design)和生物信息学等一系列现代药物筛选方法。图 12-1 对现代抗病毒药物筛选的基本流程作了简单图示。

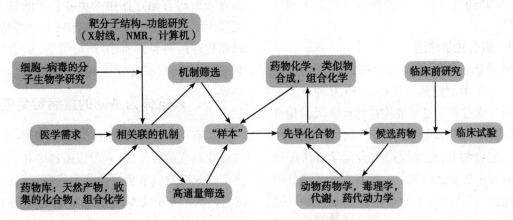

图 12-1 抗病毒药物的筛选流程图

（一）基于不同机制的筛选

该筛选方法是基于对某种病毒编码的酶，或对药物与分子间的相互作用的充分理解和认识，从而筛选出影响这一特定机制的抗病毒化合物。通常各种酶（如蛋白酶、核酶、聚合酶、解螺旋酶和激酶等）、转录活化因子、细胞表面受体和离子通道等都是常用的机制筛选的靶标，因为这些物质的出现与否能通过分析纯化的蛋白质的各种特性（如荧光的改变、蛋白质分子大小等）来检测。

（二）基于细胞的筛选

与基于机制筛选需要纯化的蛋白质不同，基于细胞的筛选直接把所需抑制的特殊机制（如某种病毒酶及其底物）的基本元件重组入细菌、酵母、脊椎动物或非脊椎动物细胞中，通过观察并测定它们在细胞中的效应，如细胞生长的改变及荧光、pH、离子浓度等的变化，从而鉴定抑制剂。如果有合适的对照，此筛选方法不仅能提供抑制靶反应的信息，还能提供细胞毒性和特异性等方面的信息。

（三）高通量筛选

目前现代科学技术不仅能测定任何一个病毒基因组的全序列，也能测定宿主基因组的序列，这些序列提供了大量新的抗病毒药物靶点的信息。对这些信息的分析处理，并从中筛选出候选抗病毒化合物的靶点就依赖于生物信息学和高通量筛选技术。高通量筛选是用自动化的手段对大量化合物进行基于机制的筛选或基于细胞的筛选。高通量筛选通常用于抗病毒药物的初期筛查，主要是通过微阵列、生物芯片、工业机器人、计算机信息处理等技术来实现的。运用这种技术，一个制药公司每天可筛查 5 万种以上的化合物。

（四）组合化学筛选

药物筛选的前提是要有大量的可供筛选的化合物。一个大型制药公司拥有 50 万种以上不同的化合物库并非罕见。要构建如此庞大的化合物库，除长期收集公司以往用于任何目的或计划的每一个化合物外，就是应用组合化学方法进行合成。组合化学能合成基于一套基本分子组分的一切可能组合，产生空前数量的合成小分子以供筛选。合成的小分子被锚接在微珠或其他化学基质上，这样就比较容易追踪、纯化和鉴定活性化合物。运用这一技术，每天能合成数千种化合物。

（五）基于结构的药物设计

药物设计依赖于靶分子的原子结构，这通常可由 X 线晶体衍射技术确定。计算机程序、酶作用机制、基础化学知识和个人良好的洞察力与直觉都有助于设计诸如结合酶活性中心的配体等关键分子以抑制其活性。目前已有超过 6 000 种大分子包括重要的病毒蛋白的原子结构通过 X 线晶体衍射确定。流感病毒神经氨酸酶抑制剂、HIV 蛋白酶抑制剂就是通过结构设计产生的最成功的抗病毒药物。

第二节 病毒性疾病的免疫治疗

人体的免疫系统是一个复杂、平衡、有机的统一整体。在正常情况下，机体能发挥自身的免疫调节作用，抵抗外来病毒的感染。但在遭受毒力强或数量多的病毒侵袭时，会发生威胁生命的感染。抗病毒疾病的免疫治疗药物的发现和临床应用是医学界的主要成果之一。根据免疫学的原理，利用物理、化学和生物学的手段人为地增强或抑制人体的免疫功能，达到治疗感染性疾病或其他疾病目的的治疗措施称为免疫治疗（immunotherapy）。最早用于临床免疫治疗病毒性疾病的药物是干扰素。

目前免疫治疗病毒性疾病的主要途径有：①使用免疫调节剂（如抗体、细胞因子、抗原肽以及其他免疫调节剂如香菇多糖、胸腺肽等）或免疫细胞（如 CTL、抗原提呈细胞、NK 细胞和巨噬细胞等）；②通过体内（in vivo）或体外（ex vivo）等方法导入编码有治疗作用的免疫分子的基因，即免疫基因治疗（gene therapy）；③针对病毒特异性抗原而构建的各种具有治疗作用的抗病毒疫苗，如亚单位疫苗、核酸疫苗和多肽疫苗等。

一、以抗体为基础的抗病毒免疫治疗

具有中和作用的抗体对于病毒感染性疾病的治疗具有重要作用，它可以通过中和病毒、杀伤感染细胞以及调节免疫功能等机制达到治疗的目的。传统的抗病毒免疫血清和免疫球蛋白即是通过病毒特异性抗体来中和病毒，早已应用于临床。

但其来源有限，效能不高。而应用现代细胞工程技术和基因工程技术等为主体生产的单克隆抗体治疗剂（monoclonal antibody therapeutics）为病毒性疾病的治疗提供了高效的特异性免疫制剂。单克隆抗体治疗剂又称抗体药物（antibody-based drug），它们在抗感染、抗肿瘤和抗移植排斥反应中具有巨大的潜力与应用前景（图 12-2，见文末彩插）。

早期所制备的单抗多为鼠源性的，应用到人体后，会产生人抗鼠抗体（human antimurine antibody, HAMA），影响疗效，甚至会发生超敏反应；体内注射的单抗可被游离抗原封闭，难以达到局部组织；抗体的分子量相对较大，在体内穿透力较差；对于偶联的抗体药物，只有内化到细胞内的游离物才有细胞毒作用。因此，抗体药物过早脱落，或到达靶部位后偶联物上的活性物质有效剂量不能充分释放等等，均会影响抗体药物的治疗效果。目前通过采用基因工程的方法已制备出特异性高、免疫原性低、穿透力强的基因工程抗体，有望解决上述问题。

（一）基因工程抗体的种类及特性

基因工程抗体（genetic engineering antibody）又称重组抗体，是通过 DNA 重组和蛋白质工程技术，在基因水平上对 Ig 分子进行切割、拼接或修饰，重新组装成的新型抗体分子。基因工程抗体保留了天然抗体的特异性和主要生物学活性，去除或减少了无关的结构，并赋予抗体分子新的生物学功能，因此，它比天然抗体具有更广泛的应用前景。目前已成功构建的基因工程抗体有如下几类：

1. 鼠源性抗体的改造 为了降低鼠源性抗体的免疫原性，减少 HAMA 的产生，对鼠源性抗体进行改造，构建了多种基因工程抗体。

（1）人-鼠嵌合抗体（chimeric antibody）：由鼠源性抗体的 V 区与人抗体的 C 区融合而成。此类抗体保留了鼠源性抗体的特异性和亲和力，又降低了其对人体的免疫原性，同时还可对抗体的不同亚类进行转换，产生特异性相同，但可介导不同效应的抗体分子。例如，将细胞毒性较弱的 IgG2b 转换成细胞毒性较强的 IgG1 或 IgG3，从而增强抗体治疗的免疫效果。这种抗体含 75%~80% 人抗体，20% 鼠抗体，保留了原来鼠源单抗的特异性，但对人体仍具一定的免疫原性。

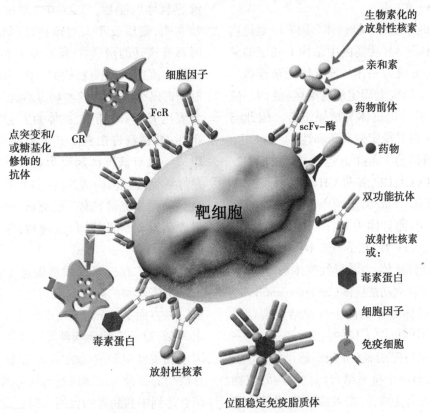

图 12-2 抗体药物免疫治疗原理示意图

（2）人源化抗体（humanized antibody）：为了进一步减少人-鼠嵌合抗体中的鼠源性成分，将鼠源性抗体 V 区中的 CDR 序列移植到人抗体 V 区框架中，构成 CDR 移植抗体（CDR-grafted antibody），即人源化抗体。该抗体对人的免疫原性大大降低，但与抗原的亲和力也有所下降。

2. 小分子抗体 小分子抗体（mini molecular antibody）具有免疫原性低，分子量小，易于渗入目标组织发挥生物学功能等优点。

（1）单域抗体：由单个 VH 功能区构成，制备方法简便。但亲和力较完整抗体下降了一个数量级，另外 VH 暴露了原先和 VL 结合的疏水性表面，影响了其特异性。近年来，从骆驼科动物和鲨鱼的血清中分离出的一种抗体，其体积约为传统抗体的 1/10，被称为"VHH 区段"，是单域抗体的发展方向，已显示出很好的应用前景。

（2）单链抗体（scFv）：由 VH 和 VL 中间联以含 14~15 个氨基酸残基的小肽，较稳定，但亲和力比完整抗体及 Fab 低。研究表明，多价 scFv 在结构和功能上更接近亲本抗体，与抗原结合比单价 scFv 更敏感，亲和力更高，几乎与亲本抗体结合抗原的功能一致。

（3）二硫键稳定的单链抗体（dsFv）：通过内二硫键联结 VH 和 VL 功能区中结构上固定的骨架区使 VH 和 VL 成为一体。该抗体用来连接二硫键的残基位于结构上固定的骨架区，链内二硫键远离 CDRs，不干扰抗体与抗原结合。因此与 scFv 相比，dsFv 更具稳定性及亲和性。

（4）Fab 或嵌合 Fab：Fab 包括重链的 VH2、CH1 和轻链的 VL2、CL，如果 CH1 和 CL 是人源的，就为嵌合 Fab。Fab 由于两条链间的非极性相互作用很稳定，而且因为其有 CH1 便于检测。Fab 的亲和力比 scFv 好，几乎与亲本抗体一致。

（5）双特异性抗体：双特异性抗体（bispecific antibody，BsAb）又称双功能抗体（bifunction antibody，BfAb），即同一抗体分子的两个抗原结合部位可分别结合两种不同抗原表位的抗体。BsAb 的一个抗原结合部位与靶细胞（如病毒感染细胞）表面的抗原结合，另一个抗原结合部位可与效应物（药物、效应细胞等）结合，将效应物直接导向靶组织，在局部聚集并发挥作用。

3. 人源性抗体（human antibody） 通过转基因鼠、抗体库等技术，获得完整的人 Ig 的 H 链和 κ 链基因，通过基因表达的方法制备全人源的单克隆抗体。全人源抗体不存在鼠源性异种蛋白的抗原性，因而不会引起人体的免疫应答。

（二）抗体药物的临床应用研究

1998 年，美国 FDA 批准了人源化抗体帕利珠单抗（palivizumab，Synagis）用于预防不足 35 周早产儿的 RSV 感染。帕利珠单抗是目前唯一用于临床治疗的抗感染单抗。RSV 包膜 F 蛋白介导病毒包膜和宿主细胞膜融合形成合胞体，不同 RSV 株 F 蛋白序列类似，帕利珠单抗以 F 蛋白为靶标，阻止病毒向下呼吸道扩散。

TCN-202 是一种抗 HCMV 的全人源单抗，体外试验表明，TCN-202 能中和上皮细胞和成纤维细胞中的 HCMV。目前在临床上试用于 HCMV 感染的治疗。能治疗季节性流感和流感大流行（包括 H1N1 流感）的 TCN-032 是一种抗流感病毒基质蛋白 2（matrix protein 2，M2）膜外区（extracellular domain of M2，M2e）的单抗，Me2 在所有甲型流感病毒中高度保守，可作为"通用型"流感抗体的靶标。TCN-032 单抗的 I 期临床试验表明，健康成年人对该抗体剂量为 1~40mg/kg 时具有良好的耐受性，无严重不良反应。具有潜在治疗流感、肝炎等疾病的抗体药物 FGI-101 能控制病毒出芽过程，因这些病毒感染的宿主细胞表面会表达 TSG-101 蛋白，抗体 FGI-101 以 TSG-101 为靶标，抑制病毒出芽。其 I 期临床试验表明，健康成年人对该抗体剂量为 0.001 7~10mg/kg 时有良好耐受性。国内研制的"注射用抗肾综合征出血热病毒单克隆抗体"已完成三期临床试验，结果表明其安全性好，疗效确切，并优于常规治疗药物。

抗体工程技术的发展促进了抗体药物的研发。抗体药物的高亲和力和高特异性是把"双刃剑"，一方面是特异治疗手段，另一方面对靶点要求苛刻，对感染性疾病种类要求单一。确定效应因子和关键中和表位的功能，是抗体药物靶标设计成功的关键。抗体通过与病毒的关键抗原表位结合达到中和病毒的目的。但更高的亲和力和更好的靶向性的研究策略在某种程度上也可能阻碍单抗的发展,如天然 IgM 抗体对靶标的亲和力低,且有广泛的交叉反应,但不妨碍其成为机体抵御病原体入侵的第一道重要屏障。

二、以细胞因子为基础的抗病毒免疫治疗

细胞因子是由机体的免疫效应细胞和某些基质细胞释放的一大类具有生物学活性的多肽,分别能作用于带有其特异性受体的细胞,以改变该细胞的繁殖、分化、分泌或移动速率等。研究证明,细胞因子的功能很复杂,在体内常形成一个交叉的网络系统,对细胞的生长、分化以及机体的免疫应答等起重要的调节作用,是机体抗感染、抗肿瘤的重要物质。现已知,不同的细胞因子对决定病毒感染的临床表现和疾病的结局具有重要作用。调整机体细胞因子网络的平衡已成为临床免疫治疗的重要对策。补充外源性细胞因子或阻断内源性细胞因子的病理作用是临床常用的免疫治疗策略。目前,利用基因工程产生的重组细胞因子应用于临床的有数十种,用于抗病毒的细胞因子主要有干扰素、白细胞介素和肿瘤坏死因子(tumor necrosis factor, TNF)等。各类细胞因子既可单独使用,又可联合使用。

(一)干扰素

干扰素(interferon, IFN)是 1957 年 Isaacs 和 Lindenmann 在研究病毒干扰现象时发现的一种抗病毒物质,后来发现除两栖类的大多数脊椎动物受病毒感染后均可产生这种抗病毒物质。直到 20 世纪 70 年代,人们才认识到 IFN 是一类具有广谱抗病毒活性的蛋白质,其活性的发挥受到细胞基因组的调节和控制,同时涉及到细胞内核酸复制和蛋白质的合成。此后的研究表明,IFN 是一类由多种细胞产生的具有明显功效的干扰病毒感染与复制功能的抗病毒药物。IFN 系统是机体抵抗病毒等病原微生物侵袭的第一道防线——固有免疫的重要组成部分。

1. IFN 的分型 根据抗原性和分子结构的不同,IFN 被分为三个型(表 12-1):Ⅰ 型 IFN 包括 IFN-α、IFN-β 和 IFN-ω 等;Ⅱ 型 IFN 为 IFN-γ;Ⅲ 型 IFN 包括 IFN-λ1、IFN-λ2 和 IFN-λ3(相应地又称 IL-29、IL-28A 和 IL-28B)。由于氨基酸序列或组成方面的差异,又可分为若干亚型。不同亚型的 IFN 有不同的生理功能,在特定 IFN 型别内,基因工程生产的 IFN 称重组 IFN(recombinant interferon, rIFN),它们具有与天然 IFN 相同的作用及抗原性,已广泛用于临床上治疗病毒性疾病。常用的天然 IFN-α 不是一种单一的蛋白质,它至少含有由 23 个基因表达的 16 种以上的蛋白质。重组 IFN 则采用 12 种 IFN-α 共同的氨基酸序列。rIFN 根据个别氨基酸的不同可以分为 rIFNα-2a、rIFNα-2b 及 rIFNα-1b 等亚型。

2. IFN 的产生及其作用 在一定条件下,所有类型的细胞都可以产生 Ⅰ 型 IFN。Ⅰ 型 IFN 的分泌主要是应答病毒感染,由细胞内双链 RNA(dsRNA)的表达起始,Toll 样受体 3(TLR3)是 dsRNA 的受体,两者结合后,能够激活 JAK-STAT 等信号途径,启动胞内的级联反应使 IFN 调控因子 3(IRF3)磷酸化,使之易位到细胞核,激活干扰素 β 的转录,之后产生干扰素 α,进而发挥抗病毒和免疫调节作用。Ⅰ 型 IFN 出现于感染的早期,其作用机制在于阻断病毒繁殖和复制,但不能进入宿主细胞直接杀灭病毒。IFN 分子通过

表 12-1 人类干扰素种类及其特性

类型	细胞来源	刺激	分类	亚型编号	染色体
Ⅰ 型	所有细胞	病毒感染、dsRNA	α	>20	9
			β	1	9
			ε	1	9
			κ	1	9
			ω	1	9
Ⅱ 型	T 细胞、NK 细胞	IL-12 抗原	γ	1	12
Ⅲ 型	免疫细胞、上皮细胞等	病毒感染、dsRNA	λ	1、2、3	19

激活干扰素刺激基因（interferon stimulating gene, ISG）的表达，在细胞内产生抗病毒蛋白（antiviral protein, AVP）。例如 IFN 在病毒感染的细胞中可诱导产生蛋白激酶及 2′-5′ 寡腺苷合成酶（2′-5′oligoadenylate synthetase, 2′-5′AS），2′-5′AS 能激活一个内源性核酸内切酶，从而降解病毒 RNA，而蛋白激酶能灭活核糖体蛋白合成所必需的酶，从而使蛋白质合成减少，病毒生长受到阻抑。

病毒感染可诱导 IFN 的表达，IFN 又能诱导出至少 100 多种不同蛋白质的表达，这些蛋白质通过不同的机制干扰或抑制病毒的复制。干扰和抑制可以发生在基因复制、转录、mRNA 稳定性或翻译的任何一个环节上，例如 Mx 蛋白即是一种由 IFN 诱导的 AVP，它具有 GTP 酶活性，能特异性地抑制流感病毒的复制。

IFN 还可以通过许多免疫调节功能来间接抑制病毒感染。包括激活 NK 细胞的杀伤能力，诱导 NK 细胞和 T 细胞增殖，抑制非特异性 T 细胞增殖，加强长期 T 细胞的生存率，促进 T 细胞产生 IFN-γ，上调 MHC I 类分子，从而有助于抗原特异性 T 细胞更易监视被病毒感染的细胞。目前已知，IFN-γ 的主要生物学活性是参与免疫调节，并具有增强特异性 T 细胞介导的免疫应答的功能。但近期的研究表明，过量并持续的产生 IFN-γ 也可能对机体造成不利影响，如激活的单核细胞具有极强的细胞毒性，在激发炎症反应清除病毒等外来异物的同时，也可介导免疫病理反应，导致组织损伤，诱发自身免疫性疾病。IFN-γ 能够诱导上皮细胞膜上胞内黏附分子（ICAM-1）表达增加，增强 T 细胞对血管内皮细胞的黏附。此外，IFNγ 能诱导趋化因子 α 的释放，如 CXCL9、CXCL10 和 CXCL11，这三种趋化因子能吸引活化的辅助性 T 细胞（Th1）、NK 细胞、Mφ 和树突状细胞（DC）。由于 IFN 与 CXC 趋化因子的联合作用，大量的 T 细胞离开组织附近的血管床，这些组织中活化的 T 细胞释放 IL 并形成静脉袖套样浸润，此为典型的迟发型超敏反应的特征。

Ⅲ 型 IFN 是一种新型 IFN，包括 IFN-λ1、IFN-λ2 和 IFN-λ3，所有的 IFN-λ 均利用一个由 IL-28 受体（R）亚基和 IL-10Rβ 亚单位组成的共同的受体复合物（IFN-λR）。IFN-λR 表达于上皮细胞、肿瘤细胞和免疫细胞，包括单核细胞、T 细胞和 NK 细胞。激活 IFN-λR 即可诱导一系列基因的激活，其中有编码 AVP 的基因。近期研究发现，Ⅲ 型 IFN 和 Ⅰ 型 IFN 有许多共同的生物学活性，如两者有相似的表达模式和共同的信号转导通路，在细胞内能够诱导抗病毒状态等。已知 Ⅰ 型 IFN 无法阻止轮状病毒感染肠道上皮细胞，但若将 IFN-λ 注射给药，则能够诱导肠上皮细胞产生一种抗病毒状态，抑制轮状病毒在肠道中复制。因此，Ⅲ 型 IFN 能为肠上皮细胞提供一个独特的抗病毒保护的功能。IFN-λ 还是各种呼吸道病毒诱导小鼠和人的呼吸道上皮细胞产生的主要 IFN 类型。因此，Ⅲ 型 IFN 被认为具有明显的局部黏膜抗病毒感染功能。近期还有一值得注意的研究结果表示，IFN-λ 能抑制 HBV 和 HCV 的复制。这一结果将使得 IFN-λ 有望替代 Ⅰ 型 IFN 用于临床对 Ⅰ 型 IFN 有抗性的 HBV、HCV 感染病人的治疗。

（二）白细胞介素

白细胞介素（interleukin, IL）是一类重要的细胞因子，其中一部分在抗病毒感染中发挥着重要作用。本节以 IL-2 为例加以介绍。

IL-2 是由 Morgan 等于 1976 年发现的，主要由抗原（包括病毒抗原）或丝裂原激活的 CD4+T 细胞产生。IL-2 是促进 T 细胞从 G1 期到 S 期的关键因子，能促进 T 细胞的增殖。IL-2 既可通过自分泌作用于产生它的细胞本身，促进细胞自身活化增殖；也可通过旁分泌作用于邻近的 CD4+T 细胞、CD8+T 细胞及其他免疫细胞，产生免疫放大作用。因此，只需少量 IL-2 即可引起较强烈的免疫效应。激活的 T 细胞表达高亲和力的 IL-2R 三聚体，包括与 IL-15R 共有的 γ 和 β 链以及特异的 IL-2Rα 链。有研究发现，B 细胞对 IL-2 也有应答，并促进抗体合成。

IL-2 在临床上已成功应用于抗 HIV、HBV 和 HCV 等感染的治疗。有报道表明，给慢性乙型肝炎病人用 1 000~2 000U 的 IL-2 肌注，28~56 天为一疗程，可使 HBeAg/HBV-DNA 转阴率达 50%，而用自体淋巴细胞与 IL-2 共同培养后进行回输，每周 1~2 次，6~12 次为一疗程，可使 HBeAg/HBV-DNA 转阴率达 75%。而对 HIV

感染者的治疗研究显示,每日服用IL-2,持续治疗1年后,CD4+ T细胞数目维持不变,血浆中病毒RNA水平也没有增加。研究还显示,HIV感染者联合应用IL-2和IFN-α治疗可使CD4+ T细胞数目呈现一过性增加,并抑制HIV在体内的复制。但IL-2在体内的半衰期仅为20分钟,而大剂量使用会出现发热、水肿和骨髓抑制等不良反应。

三、以细胞为基础的抗病毒免疫治疗

细胞免疫在抗病毒免疫中起着重要的作用。以细胞为基础的免疫治疗是将免疫细胞经体外培养,诱导扩增后回输机体,以激活或增强感染者自身的免疫应答能力。参与抗病毒感染的免疫细胞主要包括特异性的CTL、抗原提呈细胞、巨噬细胞和NK细胞等,它们的抗病毒作用不同,机制各异,其中以特异性CTL的作用较明显。但临床上对病毒性疾病的细胞治疗现还处于研究阶段,治疗方案和疗效评价均有待进一步规范。

(一)自然杀伤细胞

自然杀伤(natural killer, NK)细胞表面有IL-2受体(IL-2R)和IFN受体(IFNR),病毒感染可致NK激活。NK细胞也可被IFN-α/β、IL-2、IL-15和IL-18等细胞因子所激活。活化的NK细胞可以分泌IFN-γ和TNF-α等多种细胞因子,并通过不同途径杀伤病毒感染的靶细胞。因NK细胞具有寻找和杀伤体内MHC I类抗原低表达的病毒感染细胞的能力,故在抗病毒的固有免疫应答中起重要作用。NK细胞在体外扩增不易,是影响其临床应用的重要因素之一。

(二)淋巴因子激活的杀伤细胞

淋巴因子激活的杀伤(lymphokine activated killer, LAK)细胞为将外周血单个核细胞(PBMC)经体外加IL-2培养后诱导产生的一类新型杀伤细胞,其杀伤病毒感染细胞不需抗原致敏,且无MHC限制性。临床已有报道在治疗慢性乙型肝炎时,将病人自身的PBMC进行分离,对其抗原提呈细胞采用HBV复合抗原进行刺激以产生抗原特异性提呈细胞,然后与对应的效应细胞——自身的LAK细胞(CTL和NK细胞)进行混合扩增,产生HBV抗原特异性的免疫效应。通过这种方式可建立完整的抗原特异性细胞(HBV特异性CTL、功能活跃的NK细胞和NK细胞介导)与体液免疫(HBV特异性B细胞介导),从而有效清除机体内已感染的病毒,又可防止病毒再次感染。

(三)细胞因子诱导的杀伤细胞

细胞因子诱导的杀伤(cytokine induced killer, CIK)细胞是1991年由美国斯坦福大学的Schimid Wolf首次报道的。CIK细胞是将PBMC在体外经多种细胞因子培养后获得的具有非MHC限制性杀瘤活性的一群异质细胞,其中CD3+、CD56+细胞比例显著升高。目前临床上已有对多种病毒性疾病和肿瘤患者进行CIK细胞治疗的报道,其细胞增殖效率和杀伤活性均明显强于LAK细胞;但其确切疗效仍有待进一步验证。

第三节 病毒性疾病的基因治疗

基因治疗(gene therapy)是一种高效、特异和靶向性强的治疗方法,主要是将目的基因放进特定的载体后导入患者体内,使其在细胞中表达特定的蛋白,通过此特定蛋白起作用而达到治疗的目的。基因治疗最关键的环节是选择到理想的载体。病毒可以转化处于细胞周期各个阶段的细胞,且作为载体的病毒DNA不与宿主细胞DNA整合,因而较为安全,是目前基因治疗中应用最广泛的载体系统之一。基因治疗的策略包括基因置换、基因修正、基因修饰、基因失活、免疫调节等多种形式,其中以基因失活策略最为重要。目前临床上对病毒性疾病的基因治疗还处于研究阶段,主要是针对艾滋病、病毒性肝炎以及EB病毒和HCMV等的感染。

基因失活策略的具体形式是反义核酸技术,该技术是根据病毒基因组的已知序列,设计并合成出与该病毒基因序列互补的反义核酸(包括反义RNA和反义DNA),利用反义核酸抑制或封闭特定基因的表达,达到治疗病毒性疾病的目的。目前,采用反义核酸技术制备而成的治疗制剂主要包括反义寡核苷酸(antisense oligonucleotides, asON)、小干扰RNA(small interfering RNA, siRNA)和核酶(ribozyme)等,其中有些已应用于病毒感染的治疗研究。

一、反义寡核苷酸

反义寡核苷酸可与细胞膜上的受体相结合，通过吞噬作用或由受体介导进入细胞。研究发现，将寡核苷酸分子与多聚赖氨酸、胆固醇或抗体等结合，能促进其进入细胞的过程。应用反义寡核苷酸类药物通过碱基配对与细胞内病毒核酸特异结合形成杂交分子，在转录和翻译水平抑制病毒基因表达的机制是：①反义寡核苷酸与病毒 mRNA 结合形成 DNA-RNA 杂交分子，可以激活 RHaseH。该酶可以切割杂交分子中的 RNA 链，导致靶 mRNA 降解。②也可以通过空间位阻效应阻止核糖体结合来抑制病毒靶 mRNA 的翻译。以 RNA 为结合靶链的机制，同样适用于 DNA 病毒，如 HBV，因为在 HBV DNA 的复制周期中，先形成前基因组 RNA 及其他多种大小不同的转录物，破坏 HBV 的前基因组 RNA，使之失去赖以进行逆转录的模板，即能够阻断子代 HBV 基因模板的形成过程，从而不能形成完整子代病毒颗粒。

福米韦生（fomivirsen）是 FDA 批准上市的第一个反义寡核苷酸药物，由 21 个硫代脱氧核苷酸组成，通过对 HCMV mRNA 的反义抑制发挥特异而强大的抗病毒作用，用于局部治疗艾滋病病人并发的 CMV 视网膜炎。

二、小干扰 RNA

采用 siRNA 与同源的病毒基因组结合并介导其降解，siRNA 的长度要小于 26 个核苷酸。siRNA 所引起的基因沉默作用不仅在注射部位的细胞内发生，并可转移到其他部位的组织和细胞，而且可传代，因此这种干扰现象具有放大效应。

三、核酶

核酶是一类具有双重作用及生物催化活性的 RNA 分子，与反义寡核苷酸类似，核酶与靶 RNA 分子特异性结合以后，在裂解位点将靶 RNA 分子切断，然后核酶与之解离，又成为一种游离的核酶分子，再与另外的靶 RNA 分子相结合，重复其裂解过程。核酶具有高度专一性（即一种核酶分子只能裂解一种靶 RNA 分子）和高度催化活性，其本身在反应过程中并不消耗。

由于病毒基因组的结构特点（如基因组分段，基因重叠等），核酶的单一作用靶位往往不能彻底破坏病毒基因组。核酶可经过改造成为多靶位核酶，从而能在多位点发挥作用，将靶 RNA 链裂解成多个片段，从基因水平上彻底破坏病毒的基因组，将病毒蛋白赖以编码的模板分解掉。但因核酶本质是 RNA，易被 RNA 酶破坏，目前尚未在临床进行实际应用。

展　望

目前使用的抗病毒化学药物还有很大局限性，因而仅能用于治疗流感、疱疹病毒感染、病毒性肝炎、艾滋病等少数几种重要病毒性疾病。抗病毒化学药物的研究目前存在以下几个难题：①病毒利用宿主的新陈代谢途径实现其复制，难以发现既不损伤细胞又可以有效杀死病毒的药物；②病毒感染的早期诊断尚未实现；③抗病毒药物大多有毒性，因此为了治疗的可接受性，抗病毒药物的疗效需非常明显。目前对解决上述难题已有一些重要进展，例如，发现了一些与病毒复制有关的专一酶，可作为抗病毒药物的理想靶点；分子生物学技术的临床应用也已使病毒感染的早期诊断成为可能。

近年来，新病毒的出现和病毒的不断变异给其治疗造成了一些新的难题。若要有效靶定抗原则常需要"多联"单抗来增加其所针对的抗原表位或与现有其他抗病毒药协同作用，多克隆免疫血清能显著降低一些病毒性疾病的发病率和致死率，一直是狂犬病等疾病沿用至今的标准疗法。从概念上来讲，抗感染单抗需要重组多克隆抗体或者广谱抗体来应对复杂多变的生物病原体，正在研究开发的重组人多抗（rhpAb）技术有可能成为抗感染抗体药物的一个发展方向。

病毒性疾病的基因治疗还是一个新生领域，目前其实验室研究主要集中在开发有效的基因递送和表达的方法，而初步的临床研究则显示其具有良好的发展和应用前景。

（吴兴安　王　芳）

参 考 文 献

1. 黄文林. 分子病毒学[M]. 3 版. 北京: 人民卫生出版社, 2016.

2. 李凡, 徐志凯. 医学微生物学[M]. 9 版. 北京: 人民卫生出版社, 2018.

3. 陈敬贤, 周荣, 彭涛, 等. 临床病毒学[M]. 北京: 人民卫生出版社, 2012.

4. 徐志凯. 重视单克隆抗体在病毒性疾病治疗中的研究与应用[J]. 中国病毒病杂志, 2011, 1 (6): 401-404.

5. DE C E. Antivirals and antiviral strategies[J]. Nature Reviews Microbiology, 2004, 2 (9): 704-720.

6. REUSSER P. Antiviral therapy: current options and challenges[J]. Schweiz Med Wochenschr, 2000, 130 (4): 101-112.

7. DE C E. Antiviral drugs in current clinical use[J]. J ClinVirol, 2004, 30 (2): 115-133.

8. ALISA O. New HIV drug classes on the horizon[J]. Nat Rev Drug Discov, 2007, 6 (4): 258-259.

9. NELSON A L, DHIMOLEA E, REICHERT J M. Development trends for human monoclonal antibody therapeutics[J]. Nat Rev Drug Discov, 2010, 9 (10):

767-774.

10. YAMADA T. Therapeutic monoclonal antibodies[J]. Keio J Med, 2011, 60 (2): 37-46.

11. NIEBECKER R, KLOFT C. Safety of therapeutic monoclonal antibodies[J]. Curr Drug Saf, 2010, 5 (4): 275-286.

12. KOTENKO S V. IFN-λs[J]. CurrOpinImmunol, 2011, 23 (5): 583-590.

13. STRASFELD L, CHOU S. Antiviral drug resistance: mechanisms and clinical implications[J]. Infect Dis Clin North Am, 2010, 24 (3): 809-833.

14. NOVÁKOVÁ L, PAVLÍK J, CHRENKOVÁ L, et al. Current antiviral drugs and their analysis in biological materials–PartⅠ: Antivirals against respiratory and herpes viruses[J]. J Pharm Biomed Anal, 2018, 147: 400-416.

15. NOVÁKOVÁ L, PAVLÍK J, CHRENKOVÁ L, et al. Current antiviral drugs and their analysis in biological materials–PartⅡ: Antivirals against hepatitis and HIV viruses[J]. J Pharm Biomed Anal, 2018, 147: 378-399.

第十三章　病毒载体及其在医学中的应用

病毒载体（viral vector）是目前应用最广泛的基因转移工具。利用病毒载体可以转移外源基因，其原理是将外源遗传物质导入病毒的基因组中并包装成重组病毒颗粒，从而借助病毒的感染性将外源遗传物质导入细胞中发挥作用。利用病毒载体可以进行基因治疗、疫苗研制等。目前研究应用最多的主要有逆转录病毒载体（如慢病毒载体）、腺病毒载体、腺相关病毒载体以及痘苗病毒载体等。

第一节　逆转录病毒载体

逆转录病毒（retrovirus）是一类含有逆转录酶的有包膜 RNA 病毒。逆转录病毒的基因组为两条单股正链 RNA，大小在 8~11kb 之间。其 RNA 在逆转录酶的作用下可以逆转录成为 DNA，然后 DNA 整合到感染细胞的染色体中。因为逆转录病毒的体积较小，基因结构简单，插入外源基因的容量相对较大，且逆转录病毒感染宿主范围广、效率高，因此是最有效的基因转移系统之一。逆转录病毒载体的最大优势是能够有效地整合到宿主细胞染色体上，使外源目的基因在细胞内稳定表达，但不表达任何有免疫原性的病毒蛋白。病毒基因组以转座的方式整合，其基因组不会发生重排，故其所携带的外源基因也不会改变。目前常见的逆转录病毒载体主要有鼠白血病病毒载体以及慢病毒载体。

一、鼠白血病病毒载体

（一）基本特性

鼠白血病病毒载体是一种双嗜性的逆转录病毒载体，能同时感染鼠和包括人在内的其他物种的细胞。该病毒载体来源于鼠白血病病毒（murine leukemia virus，MLV），该病毒属于逆转录病毒科，γ 逆转录病毒属。

MLV 的基因结构研究得较为清楚，病毒 RNA 基因组包括两个长末端重复序列（LTR）和中央编码序列。LTR 区含有多个调控逆转录病毒复制及整合的顺式作用元件，在逆转录和复制过程中起重要作用。中央区编码序列包括三个开放读码框，主要包括 gag（编码病毒外壳结构蛋白）、pol（编码一种病毒蛋白酶和参与基因组加工的逆转录酶、核糖核酸酶 H 以及整合酶）和 env（编码病毒包膜糖蛋白），其中 env 编码的包膜糖蛋白决定病毒宿主的范围，病毒通过包膜糖蛋白与靶细胞表面的磷酸转运载体结合而感染进入细胞。

MLV 载体的基因转移系统包括两部分：一部分是逆转录病毒载体，缺失了 gag、pol 和 env 基因，可携带外源目的基因，由于病毒的大部分必需基因和包装信号被目的基因所取代，因此这种病毒载体无法复制和包装出成熟的病毒颗粒；另一部分是包装细胞，包装细胞的基因组中整合了逆转录病毒结构基因，可以表达 gag、pol 和 env 等病毒基因编码的蛋白，但不能产生编码完整病毒的基因组 RNA，故包装细胞本身不产生任何形式的病毒颗粒。只有将携带有外源目的基因的逆转录病毒载体转染包装细胞，两部分功能互补，相互作用，才能够产生具有感染能力的病毒颗粒。以往传统的逆转录病毒载体只能转染处于分裂期的细胞，现在改良后的逆转录病毒载体不但可以高效地转染许多处于非分裂期的细胞，同时也降低了与包装细胞中病毒基因的同源性，从而基本上排除了产生可复制的野生型病毒的可能。

（二）主要的优点与不足

MLV 载体的主要优点是：①病毒载体能够有效整合到靶细胞的基因组中，使外源目的基因持续高效地稳定表达；②感染的细胞种类广泛，感染效率高；③具有强启动子，能够高效稳定表达外源基因;④插入外源基因的容量相对较大(约7.5kb),且多数情况下,携带的基因能够在正常的细胞中转录;⑤获得的病毒滴度较高(10^6~10^7pfu/ml)。

MLV载体也存在一些不足之处:①载体整合具有随机性,由于基因表达依赖于载体整合的部位,因此MLV载体整合的随机性可能会导致目的基因表达水平不稳定;同时,随机整合的病毒基因也可能会造成基因沉默现象,或可能造成肿瘤基因激活,或破坏抑癌基因。②虽然以MLV为代表的传统逆转录病毒载体转染的宿主范围广,但是对某些细胞转染效率仍比较低,转染后外源基因不能高效表达。针对这些问题,国内外学者正努力通过改进载体及包装细胞以克服上述缺点,如在病毒载体上构建有组织特异性的内部启动子,提高靶向性;或者采用反式激活因子来调节LTR,提高启动子靶向性。有研究将整合酶与一段特异性DNA序列编码的蛋白融合表达,这段特异性蛋白可以识别染色体上的特殊位点,结果病毒载体成功地插入到了预想区域,该研究为载体的靶向插入提供了新思路。此外,还有研究将一些调控序列加入病毒载体,从而提高报告基因或者目的基因的表达。

二、慢病毒载体

(一)基本特性

慢病毒(lentivirus)属逆转录病毒科、慢病毒属的成员,不仅包含gag、pol和env结构基因,而且有4个辅助基因vif、vpr、nef、vpu以及两个调控基因tat和rev。其中rev编码的蛋白调节gag、pol、env的表达水平,tat编码的蛋白参与RNA转录的控制。4个辅助基因编码的蛋白则作为毒力因子参与宿主细胞的识别和感染。

慢病毒载体是在人免疫缺陷病毒1型(HIV-1)基础上改造而成的,最初的HIV-1载体是二质粒表达系统,包括载体质粒和包装质粒。载体质粒构建首先需要分离HIV-1基因组中的顺式作用元件(如包装信号、长末端重复序列)和编码反式作用因子的序列,然后去除反式作用因子序列,并以外源基因替代。包装质粒则是去除了包装、逆转录和整合所需的顺式作用序列的HIV-1基因组,能反式提供产生病毒颗粒所需的蛋白质。两质粒共同转染细胞时,载体成分与包装成分互补,

产生具有一次感染能力而无复制能力的病毒颗粒。但该系统存在载体与包装前病毒DNA因简单重组而产生有复制能力的重组病毒的危险,因此其生物安全性有待提高。为降低同源重组产生有复制能力病毒的可能性,随后又发展出三质粒表达系统。该表达系统包括包装质粒、异源包膜蛋白质粒和转移质粒,多采用瞬时转染系统,三个质粒共转染一个细胞系,使序列重叠的机会减少,从而减少了载体重组过程中产生有复制能力病毒的可能性。且该系统的包膜质粒为异源包膜蛋白质粒,即非HIV来源的包膜蛋白基因质粒,目前常用编码水疱性口炎病毒G蛋白(VSV-G)基因代替env基因。这样不仅增加了载体的稳定性,还使包装病毒具有更高的滴度,靶细胞的范围也进一步扩大。在三质粒系统的基础上,研究者通过减少HIV-1包装结构中的序列同源性又构建了四质粒系统。该系统中包装质粒只保留了gag、pol和rev功能基因,删除了绝大多数的致病基因,这样的载体整合入靶细胞,由于缺少了增强子及转录因子结合部位,将不会产生完整长度的载体RNA,安全性得到显著提高。

(二)主要的优点与不足

慢病毒载体的主要优点是:①可将外源基因有效地整合入宿主细胞染色体上,从而实现长期而稳定的表达;②宿主范围广,对分裂期和非分裂期细胞均能感染,可有效地感染神经元细胞、肝细胞、心肌细胞、肿瘤细胞、内皮细胞、干细胞等多种类型的细胞;③可兼容多个转录启动子;④不易诱发宿主免疫应答;⑤能以较高的转染效率进入到受精卵或者包括小鼠、大鼠、猪、牛、猴和鸟等多种物种的早期前体细胞中,故可用慢病毒载体获得转基因动物。

有研究比较了致瘤逆转录病毒载体和慢病毒载体的相对遗传毒性,发现致瘤逆转录病毒载体能诱发肿瘤的发生,而慢病毒载体并不会影响肿瘤的发生;且目前临床试验中尚未见慢病毒载体诱发肿瘤的报道,说明慢病毒载体在安全性上更具有优势。但有报道称在利用慢病毒载体转染造血干细胞治疗地中海贫血的临床试验中,发现造血前体细胞的克隆扩大。尽管这一机制尚不明了,但提示在利用慢病毒载体时要考虑病毒的遗传毒性问题。因此,对于慢病毒载体仍然需要

进一步改进以提高它的生物安全性,降低其遗传毒性。

三、逆转录病毒载体在医学中的应用

由于逆转录病毒载体具备的独特优势,使得它成为真核系统基因转移的有力工具。目前逆转录病毒载体在基因治疗、外源基因表达、转基因动物以及 RNA 干扰等方面均有广泛应用。

(一)基因治疗

在基因治疗方面,目前应用最多的基因载体即为逆转录病毒载体。如研究者利用携带有腺苷脱氨酶(ADA)基因的逆转录病毒成功地治疗了腺苷脱氨酶缺乏症。另外,利用逆转录病毒载体还可进行基因功能失调、肿瘤、骨髓移植后的并发症和传染性疾病等的治疗。此外,有研究表明,逆转录病毒还有望用于治疗血友病,也可被用来改造 T 细胞对抗白血病等多种癌症,如用表达嵌合抗原受体(CAR)的慢病毒载体在体外转导的 T 细胞可以在再植后靶向杀死患者的癌细胞。

(二)外源基因表达

在外源基因表达方面,已有报道利用逆转录病毒载体先后表达了单纯疱疹病毒(HSV)胸腺核苷激酶(TK)基因、小鼠白细胞介素基因及人的苯丙氨酸氢化酶(PAH)基因等。在基因工程疫苗方面,利用逆转录病毒载体已有关于猪瘟病毒、口蹄疫病毒、HIV、乙型肝炎病毒(HBV)、人乳头瘤病毒(HPV)等基因工程疫苗的研究报道。

(三)转基因动物

利用逆转录病毒作为转基因载体可以将外源基因包装成高滴度病毒颗粒,去直接感染受精卵或显微注射入囊胚腔中,这样携带外源基因的逆转录病毒 DNA 可以整合到宿主染色体上,从而制备转基因动物。如已有报道利用逆转录病毒载体制备了转基因鼠、转基因鸡、转基因牛、转基因恒河猴以及转基因猪等。

(四)RNA 干扰

将逆转录病毒载体与 RNA 干扰技术相结合可以稳定表达 siRNA,从而实现基因的稳定沉默。这不仅可用于基因功能的研究,还可用于基因治疗以及转基因动物方面的研究。如有报道利用逆转录病毒载体携带靶向 HIV-1 启动子序列的shRNA,可在体外稳定地沉默基因,对 HIV-1 感染的治疗有重要作用。还有研究者将慢病毒介导的 siRNA 导入小鼠受精卵中,结果得到了特定基因表达沉默的仔鼠个体,并将其用于有关疾病机制的基础研究和特定基因缺失后对细胞功能的影响研究。此外,CRISPR-Cas9 已经成为一种很有前途的基因组编辑工具,慢病毒载体具有较大的包装容量,能够递送 Cas9 和基因组编辑所需的向导 RNA,因而具有更广阔的应用前景。

第二节 RNA 病毒载体

一、甲病毒载体

甲病毒(alphavirus)属于披膜病毒科,包括辛德毕斯病毒(Sindbis virus,SV)、西门利克森林病毒(Semliki forest virus,SFV)、委内瑞拉马脑炎病毒(Venezuelan equine encephalitis virus,VEEV)等近 30 个成员。甲病毒是一类能在宿主细胞的胞质内大量复制的有包膜 RNA 病毒。病毒基因组为 11~12kb 的单正链 RNA。

(一)基本特性

目前构建成功的甲病毒载体主要为 SV 载体、SFV 载体以及 VEEV 载体。最初研究者在病毒的基因组中直接插入外源基因,进行表达,结果产生的病毒重组子不稳定,容易产生野生型的病毒颗粒,安全性不高。为了提高甲病毒载体的安全性和稳定性,又发展出 RNA 复制子载体和 DNA-RNA 载体。RNA 复制子载体即病毒的结构基因编码区被删除,但仍含有包装信号以及亚基因组启动子,外源基因被插入位于亚基因组启动子(26S)和 3′ 非翻译区及转录终止信号序列之间;同时系统还包含病毒辅助质粒载体,其含有完整的结构蛋白基因和主要的顺式调控作用元件,但缺乏包装信号,二者共转染宿主细胞即可获得重组病毒。但由于病毒只能在细胞内扩增一代,故外源基因的表达只能维持 2~3 天。DNA-RNA 载体即将 RNA 复制子系统改建成了以 DNA 为基础的 RNA 聚合酶 II 依赖的甲病毒载体系统。该载体系统携带了病毒复制酶基因和外源基因的重组质粒 DNA,缺失了病毒结构蛋白基因,将人巨细胞病毒(CMV)的早期启动子/增强子序列插入 SP6 启动子上游或替换 SP6 启动子,同时在多

克隆位点下游插入 SV40 晚期 polyA 信号序列,有效地提高了表达效率。该质粒 DNA 转染宿主细胞后,可利用宿主 RNA 聚合酶 II 在细胞核内转录形成 RNA,RNA 转运至胞质后合成甲病毒复制酶,指导 RNA 复制及外源蛋白合成。DNA-RNA 载体克服了甲病毒 RNA 复制子载体表达效率不高、必须进行体外转录和加帽以及操作、保存和运输均不便的缺点。

(二)主要的优点与不足

甲病毒载体具有宿主范围广泛、能够高水平表达外源基因、可以激发机体产生高效的免疫应答,以及不易与宿主基因组整合等优点,目前已用于蛋白的表达、结构和功能的研究,基因工程疫苗以及基因治疗的研究。如有报道利用甲病毒载体表达 HSV 以及流感病毒的抗原,均产生了较强的免疫应答和较好的保护效果。有研究将人绒毛膜促性腺激素(HCG)的基因直接与甲病毒的包膜蛋白融合构建嵌合的辅助 RNA,获得了带有嵌合包膜的重组病毒载体,这种载体对含有 HCG 受体的细胞如绒毛膜肿瘤细胞具有定向感染的特点,利用此载体可将外源目的基因定向导入靶细胞用于肿瘤基因治疗。

然而,甲病毒载体仍然存在一些不足,如转染效率比较低,甲病毒 RNA 载体的稳定性差、RNA 容易降解等。虽然 DNA-RNA 载体更安全、更稳定,但是因为不能产生病毒颗粒,缺乏广泛的细胞嗜性,限制了其适用范围,加之其容易引起宿主细胞凋亡,从而对免疫效果也有影响。因此,研发更加有效的甲病毒载体,将使甲病毒载体的应用前景更加广阔。

二、其他 RNA 病毒载体

随着反向遗传学操作技术的发展,越来越多的 RNA 病毒成为病毒载体的研究对象,如副黏病毒科的麻疹病毒和新城疫病毒(NDV)、弹状病毒科的水疱性口炎病毒(VSV)、正黏病毒科的流感病毒、小 RNA 病毒科的脊髓灰质炎病毒以及黄病毒属的病毒等。这些病毒载体不仅在疫苗研究方面有着巨大的优势,而且作为基因治疗载体的研究也发挥着重要的作用。

VSV 载体因具有非常广的溶瘤范围,是一种高效的溶瘤病毒载体,作为疫苗载体也具有很好

的应用前景。目前已有关于 VSV 载体用于部分细菌及 HIV、流感病毒、HBV、HCV、埃博拉病毒(EBOV)等疫苗研制的报道,如基于 VSV 骨架构建的重组 VSV-EBOV 疫苗,在豚鼠、非人灵长类及接种人群中都显示了良好的安全性和较高的保护率,且具有持久的免疫力。另有研究表明,携带肠道沙门菌鞭毛抗原的重组 VSV 载体可以诱导针对鞭毛抗原的免疫应答;而表达结核分枝杆菌(MTB)Rv3615c、Mtb10.4 和 Rv2660c 抗原的重组 VSV 可显著增强卡介苗诱导的针对 MTB 的免疫保护效果。

NDV 是 I 型干扰素的有效诱导剂,对树突状细胞的成熟、分化具有促进作用,同时其具有严格的宿主范围限制,对人类无安全性威胁,在人类疫苗载体的研发方面有着独特的优势。

流感病毒有多种亚型,抗原易变异,因此流感病毒载体具有可重复利用性,这使得其在基因治疗方面具有良好的应用前景。流感病毒还能有效地诱导长期的黏膜、体液和细胞免疫应答,因此将流感病毒载体用于基因工程疫苗的研究也具有很好的前景。

脊髓灰质炎病毒因其本身具有强烈的嗜神经性,因此该病毒载体在治疗中枢神经系统疾病方面具有其独特的优势。

第三节 DNA 病毒载体

一、腺病毒载体

腺病毒(adenovirus)属于腺病毒科,是无包膜的线状双链 DNA 病毒。通过多年来不断的研究和改进,腺病毒载体已成为目前最有效的基因表达载体之一。

(一)腺病毒的基因组

腺病毒基因组大小约 36kb,包括两端的末端反向重复序列、早期基因编码区 E1、E2、E3、E4 和晚期基因编码区 L1~L5。两端的反向重复序列与启动和增强早期基因的转录有关。早期基因编码区中 E1 基因编码区是病毒复制的必需区,有 E1A 和 E1B 两种产物,E1A 主要参与调节细胞代谢、促进病毒在细胞内的复制、使细胞更易感染病毒,E1B 负责启动晚期基因的转录并引起炎症反

应；E2 区负责病毒 DNA 的复制，并引起晚期基因的转录；E3 区是病毒复制的非必需区，该区基因编码产物与调节宿主免疫应答有关；E4 区是另一个与腺病毒生活周期相关的重要区域，共有 6~7 个基因表达盒，该区基因产物负责早期和晚期基因表达的转换，关闭宿主细胞基因的表达，并与病毒的复制和病毒粒子的组装有关。晚期基因编码区则主要编码病毒的结构蛋白。

（二）腺病毒载体的构建

1. 构建原理 根据腺病毒载体缺失基因部位的不同，目前腺病毒载体已发展到第三代。第一代腺病毒载体缺失了 E1/E3 区基因，可以容纳约 7.5kb 的外源基因插入，其增殖需在能反式提供 EI 区表达蛋白的互补细胞中完成，构建的为复制缺陷型重组腺病毒。该载体的转基因能力很强，病毒滴度高，转导目的基因效率高，宿主细胞范围广，适合大多数的基因治疗方案；但是载体的包装容量偏小，免疫原性强，容易被机体免疫系统清除，无法长效表达外源基因。在此基础上，第二代腺病毒载体进一步删除 E2/E4 区基因，将外源基因插入的长度提高到 14kb，并降低了宿主对病毒载体的免疫应答。该载体需要在相应互补细胞系中增殖，最常用的互补细胞是 293 细胞。但是，与第一代载体相比，第二代载体外源基因的表达效率有所降低，病毒滴度也很低，并且仍未充分解决包装能力和机体对其免疫应答等问题。第三代腺病毒载体缺失了除两端末端反向重复序列及包装信号序列以外的所有病毒基因，需要辅助病毒和互补细胞系才能够包装成病毒，辅助病毒是 E1/E3 区缺失的复制缺陷型腺病毒，能为腺病毒载体的复制提供所需的反式作用蛋白，并生产大量的衣壳蛋白以供腺病毒载体包装成有感染能力的病毒颗粒。因此，第三代腺病毒载体又称为辅助依赖型腺病毒载体。这种腺病毒载体容量进一步扩大，可携带约 36kb 的外源基因，可避免复制型腺病毒的产生，大大降低了宿主对病毒的细胞免疫应答，可重复将载体导入机体表达目的蛋白；但这种载体需依赖辅助病毒完成包装和复制过程，这样就容易产生辅助病毒污染。因此，仍需对第三代腺病毒载体进行改良，研发出安全高效、靶向性强、表达时间长并可调控的新一代腺病毒载体。

2. 构建策略 腺病毒载体的构建策略主要有体外连接法和同源重组法。

（1）体外连接法：体外连接法是将外源基因克隆到腺病毒基因组的一个片段上，再在体外与腺病毒基因组进行直接连接，构建完整的重组腺病毒 DNA 分子，转化到互补细胞中从而包装成重组腺病毒。

（2）同源重组法：同源重组法又分为细胞内同源重组、细菌内同源重组和体外同源重组。①细胞内同源重组是将腺病毒骨架质粒和携带目的基因的穿梭质粒共同转染 293A 细胞，在细胞内进行同源重组，再筛选、纯化重组病毒；这种方法同源重组的概率小，转染效率低。②细菌内同源重组是先将一种质粒转化到细菌感受态细胞中，再把含质粒的细菌制备成感受态细胞，将另一质粒线性化后转化到细菌中，在细菌中进行同源重组；由于质粒转化细菌的转化率较高，因此这种方法同源重组效率有所提高。③体外同源重组法是在同源重组酶的作用下，将两种质粒在体外进行同源重组，筛选并鉴定阳性克隆后，再线性化后转染到敏感细胞中进行复制和包装；该法省去了反复在细菌中进行转化和筛选的过程。

（三）腺病毒载体的应用

腺病毒载体宿主范围广，包装容量大，安全性较好，所以常作为基因转移的载体，在基因治疗和基因工程疫苗研发等方面有着广泛的应用。目前，已有近百个已经完成或正在进行的应用腺病毒载体的处于各个阶段的临床研究，研究范围包括肝癌、肺癌、乳腺癌以及鼻咽癌等头颈部肿瘤等各种肿瘤的基因治疗，唾液功能异常、终末期肾脏疾病、氨基酸代谢异常、黏多糖增多症等遗传代谢异常疾病的基因治疗，以及 HIV 感染、禽流感、埃博拉出血热、丙型肝炎、疟疾等传染性疾病的治疗性或预防性疫苗。如有报道将重组有 HSV-tk 自杀基因的腺病毒载体用于头颈部肿瘤、非小细胞肺癌、前列腺癌、脑瘤等的治疗，重组有 IL-2、GM-CSF 等细胞因子基因和 p53 等抑癌基因的腺病毒载体用于肿瘤的治疗等。由我国自行研制的重组人 p53 腺病毒注射液，也已在 2003 年 10 月获准用于肿瘤治疗，成为了世界上第一个正式上市的基因治疗药物。

在基因工程疫苗方面，由于重组腺病毒可以通过注射、口服、吸入等途径进行免疫接种，接种动物不仅可产生体液免疫和细胞免疫应答，而且还可以产生局部黏膜免疫应答，因此，其对预防呼吸道、消化道的感染具有独特的优势。2017年10月，国家食品药品监督管理总局批准了"重组埃博拉病毒病疫苗（腺病毒载体）"的新药注册申请，这是我国独立研发、具有完全自主知识产权的创新性重组疫苗产品。2020年7月，欧盟委员会批准了强生公司研发的埃博拉出血热的腺病毒载体疫苗。目前，多种基于腺病毒载体的2019新型冠状病毒病疫苗正在进行Ⅲ期临床试验。另外，有研究者构建了H5N1流感病毒NA基因和人密码子优化的NA基因的重组腺病毒，免疫小鼠后诱导了明显的针对NA抗原的特异性细胞免疫应答，能够显著降低宿主体内的病毒滴度，并具有较广泛的交叉保护作用。还有报道制备了含有轮状病毒VP4、VP6和VP7基因的重组腺病毒，纯化后免疫小鼠，结果诱导其产生了以体液免疫为主的包括细胞免疫和黏膜免疫的全面免疫应答，获得了良好的免疫效果。利用腺病毒载体携带MTB Ag85B抗原的重组疫苗进行免疫也取得了较好的免疫效果。

（四）腺病毒载体的主要优点与不足

1. 腺病毒载体的优点 与其他载体相比，腺病毒载体的优点是：①由于人类是腺病毒的天然宿主，而且腺病毒DNA不整合到宿主染色体中，插入诱变的潜在风险比慢病毒小，因此其安全性高；②腺病毒宿主范围广泛，可感染包括分裂期和静止期细胞在内的不同类型的人和多种哺乳动物细胞；③腺病毒载体能高效表达外源基因产物，病毒滴度高（$\geq 10^9$pfu/ml），易于制备和纯化；④腺病毒载体外源基因容量大，能同时表达多个基因；⑤腺病毒颗粒相对稳定，−80℃可以保存多年，冻干后不需冷藏。

2. 腺病毒载体的不足 腺病毒载体在应用中仍存在一些问题：①腺病毒载体在增殖过程中存在产生有复制能力的腺病毒的可能性，具有潜在的生物危险；②重组腺病毒载体虽可在体内准确、广泛地表达目的蛋白，但缺乏一定的靶向性，如目前在临床和实验性研究最常使用的是哺乳动物腺病毒属C亚群5型腺病毒（Ad5），其受体广泛表达于各种正常组织，因此，Ad5在感染靶细胞的同时可导致非靶细胞的感染，而这限制了腺病

毒在基因治疗中的应用；③由于腺病毒载体不能整合进宿主细胞基因组，因此在细胞分裂过程中子代细胞不能表达转基因的目的蛋白，基因表达时间短；④宿主对腺病毒载体蛋白的免疫反应较强，导致目的蛋白表达时间缩短，重复免疫的效果较差。不过已经有研究尝试降低宿主免疫反应的策略，包括开发聚乙二醇（PEG）屏蔽Ad载体颗粒或进行免疫抑制，从而使腺病毒载体具有更好的应用效果。

二、腺相关病毒载体

（一）基本特性

腺相关病毒（adeno-associated virus，AAV）是无包膜线状单链DNA病毒，属于细小病毒科家族的成员之一。根据其衣壳蛋白的差异，AAV可分为不同的血清型，目前已分离到13种血清型。不同血清型对不同组织和细胞的感染效率及抗原性方面明显不同。AAV2是最早得到感染性克隆的血清型，因此常用其作为AAV的原型病毒进行研究。AAV的基因组大小约为4.7kb，两端为反向末端重复序列，是病毒复制、包装和DNA整合必需的顺式作用元件，有转录启动子活性。内部编码区域包括两个主要的开放读码框（ORF），即*rep*和*cap*基因。*rep*基因编码复制蛋白，与AAV的复制、包装、位点特异性整合和基因的表达调控有关。*cap*基因编码病毒的结构蛋白，包括3种衣壳蛋白VP1、VP2、VP3，这些结构蛋白用于病毒衣壳的组装。在没有辅助病毒的情况下，AAV基因组可以环状附加体（episome）存在于宿主细胞核，也可以特异地整合到人细胞19号染色体q臂（19q13.4）的特定位点。研究发现，AAV在正常细胞中往往处于潜伏感染状态，当宿主细胞受到刺激时，才会导致病毒复制。AAV的产毒性感染往往在有辅助病毒（腺病毒或疱疹病毒）共同感染时才发生。

重组AAV载体是用外源基因及其调控序列取代病毒编码序列（*rep*和*cap*）保留其两端反向末端重复序列。重组AAV的产生不仅需要重组AAV载体，还需要携带AAV *rep*和*cap*基因的质粒，即包装质粒，同时需要宿主细胞和辅助病毒的帮助，才能包装成为成熟的有感染性的病毒颗粒。

（二）主要的优点与不足

与其他载体相比，AAV载体的优点是：①介

导的外源基因可以整合到人细胞基因组中实现长期稳定表达；②可感染包括非分裂期细胞在内的多种细胞；③载体的免疫原性和毒性均低于腺病毒，致病性弱，安全性好；④可获得高滴度的病毒（10^{10}pfu/ml）。但是，AAV载体仍存在一些亟待改进的地方：①载体的外源基因容量相对较小（4.1~4.79kb），目前这个缺点已可通过反式剪接来解决；②由于需要腺病毒或疱疹病毒等辅助病毒的协助才能产生成熟病毒颗粒，因此较难获得纯的高滴度病毒颗粒。

（三）应用潜能

在目前的临床治疗研究中，AAV载体是最受重视的病毒载体之一，被誉为21世纪最有前途的基因治疗载体，显示出良好的应用前景。临床试验表明，AAV载体对治疗某些人类疾病，包括肿瘤、囊性纤维化、视网膜疾病、帕金森病、阿尔茨海默病、类风湿关节炎、癫痫、血友病B、心血管疾病、传染性疾病和肌营养不良等是有效的，新近有研究者利用AAV6-Cpf1进一步改造T细胞，可在此基础上设计更复杂的嵌合抗原受体工程T（CAR-T）细胞，这些细胞可以同时针对数种肿瘤。此外AAV还能用于评估基因功能或敲低基因表达等。

三、痘苗病毒载体

（一）基本特性

痘苗病毒（vaccinia virus）属于痘病毒科，正痘病毒属，结构较为复杂。病毒的基因组为有包膜线状双链DNA，全长180~300kb。基因组两端为反向重复序列，与病毒的复制、毒力及宿主范围有关。痘苗病毒基因组中央区域约有120kb的保守区，晚期基因大多集中于此，主要编码病毒的结构蛋白。痘苗病毒基因组有约198个主要ORF和65个与其他基因重叠的小ORF，总共编码约263个蛋白。痘苗病毒的ORF间相距几个至几十个碱基，有的ORF相互重叠。痘苗病毒的基因组有可供外源基因插入的较多非必需区，当表达外源基因时，可将外源基因插入到基因组的非必需区基因中去，一般常在tk基因和ha基因中插入外源基因进行表达，并且可在同一非必需区或不同非必需区插入多个外源基因。

首次报道将痘苗病毒作为载体表达外源基因是在1982年，此后有很多痘苗病毒毒株被用作

载体来表达各种类型的外源基因。目前应用于疫苗载体的是一系列改良减毒的痘苗病毒，如使用最广泛的改良安卡拉痘苗病毒（modified vaccinia virus Ankara，MVA）和国内用于消灭天花的天坛株痘苗病毒，此外还有痘苗病毒WR株（western reserve strain）、Wyeth株、哥本哈根株（Copenhagen strain）以及NYCBH株等。由于痘苗病毒存在毒副作用，为提高重组痘苗病毒的安全性，研究者研制出了非复制型痘苗病毒载体，它在人体中不能复制产生子代，却能有效表达外源基因，从而大大减少了免疫缺损患者在"种痘"后出现并发症的可能性，使得载体用于人体更为安全。

（二）载体的构建

重组痘苗病毒的构建首先需要穿梭载体，穿梭载体上有痘苗病毒的启动子和其他表达所需的调控元件，还有载体病毒的同源序列，这些同源序列位于非复制型痘苗病毒的非必需区，外源基因克隆于启动子下游。常用的表达外源基因的痘苗病毒启动子为P7.5和P11，P7.5为早/晚期启动子，能使目的基因在病毒复制的整个过程中得到表达；P11启动子是一种晚期启动子，被广泛地用来表达标记基因。构建后的重组质粒直接转染非复制型痘苗病毒感染的细胞，使之在细胞内发生同源重组，再采取合适的选择标记即可筛选出重组病毒。

（三）主要的优点与不足

痘苗病毒载体有许多优点：①宿主范围广，能感染几乎所有哺乳动物细胞；②非复制型痘苗病毒载体由于复制能力有限，且DNA不会整合到宿主细胞基因组中，因此其安全性好；③外源基因容量大，可插入25~40kb的外源基因；④具有较高的表达效率。但痘苗病毒载体目前也还面临一些问题，如非复制型痘苗病毒载体虽然解决了其毒副作用大的问题，但也存在诱发的免疫应答弱、病毒用量大、在鸡胚细胞中滴度低的缺陷，仍需进一步改进。

（四）应用潜能

由于重组痘苗病毒能同时诱导体液和细胞免疫应答，并且一次接种后保护期持续时间较长，适合研制多价疫苗，可以通过多种途径接种动物，因此在基因工程疫苗的研制方面有着独特的应用优势。人们利用痘苗病毒载体在狂犬病病毒、HIV、HBV、MTB基因工程疫苗的研制方面均取得了较好的效果，如法国研制的兽用疫苗Raboral

V-RG,将狂犬病病毒糖蛋白 G 的基因插入哥本哈根株中,是世界上首个成功应用的重组痘苗病毒;带有组织型纤溶酶原激活剂信号序列的表达 MTB Ag85B–TB10.4 融合蛋白的重组 MVA 载体也展示出很好的免疫效果。在肿瘤的基因治疗方面,由于痘苗病毒能刺激产生较强的细胞免疫应答,且通过对痘苗病毒的改造能使其选择性地在癌变细胞内增殖,故重组痘苗病毒也被广泛地用来研制肿瘤疫苗。此外,重组痘苗病毒还被用于蛋白质的体外表达及功能的研究。

四、单纯疱疹病毒载体

（一）基本特性

单纯疱疹病毒（herpes simplex virus, HSV）属于疱疹病毒科,为有包膜的线状双链 DNA 病毒。疱疹病毒的基因组较大,约 150kb,包含 70~80 个基因。病毒基因组包括长独特片段（U_L）、短独特片段（U_S）及其两侧与复制、包装相关的反向重复序列。HSV 可以感染裂解多种细胞,并可在神经元细胞中建立潜伏感染。

目前 HSV 载体主要有两种,一种是删除了与复制相关的基因以及非必需基因,以减少细胞毒性,经同源重组直接将目的基因插入 HSV 骨架中建立的重组载体。另一种则是仅保留 HSV 的复制起始点和包装信号的扩增子载体,即仅将 HSV 的复制起点和包装信号序列插入到载体中,然后将其转染至包装细胞,并用 HSV 辅助病毒超感染,即可获得含有扩增子的假病毒。目前,作为基因转移载体的 HSV 主要来源于 HSV-1。

（二）主要的优点与不足

疱疹病毒载体的优点为:①外源基因容量大,可携带 30~50kb 的外源基因,并可容纳多个外源基因的插入;②宿主范围广,包括大量哺乳动物和鸟类的分裂期细胞和非分裂期细胞,对神经系统有天然的亲嗜性,并能在神经元细胞中建立长期稳定的隐性感染;③载体易于操作。

HSV 载体的不足之处在于它的毒性,研究表明,HSV 感染细胞后引起的细胞毒作用可显著降低 HSV 载体的治疗作用。此外,重组 HSV 不能整合到细胞基因组中,只能瞬时表达。

（三）应用潜能

由于 HSV 具有天然的嗜神经性,因此它在神经系统疾病的基因治疗中具有独特的优势,如帕金森病、阿尔茨海默病等的基因治疗。HSV 载体在肿瘤尤其是神经系统恶性肿瘤的基因治疗中也有应用,如有关于 HSV 载体应用于神经胶质母细胞瘤、头颈部肿瘤、黑色素瘤及白血病等的基因治疗报道;利用 HSV 载体还可将多种抗肿瘤基因同时克隆入载体,达到联合治疗的目的。

除 HSV 载体之外,疱疹病毒科的 EB 病毒和巨细胞病毒也都被开发用作基因转移载体。

五、杆状病毒载体

（一）基本特性

杆状病毒（baculovirus）属于杆状病毒科,是在自然界中专一感染节肢动物的 DNA 病毒。杆状病毒的基因组为双链环状 DNA 分子,DNA 以超螺旋形式压缩包装在杆状衣壳内,大小在 90~180kb 之间。杆状病毒具有两种不同形态、不同功能的表型病毒,即细胞外芽生型病毒颗粒（budded virus, BV）和包涵体来源型病毒颗粒（occlusion derived virus, ODV）或多角体来源型病毒颗粒（polyhedra derived virus, PDV）。两种表型病毒产生于病毒感染周期中的不同时期,ODV 可以入侵肠上皮细胞而不侵染其他组织,负责在虫体间水平传播,BV 则可在组织细胞间传递感染。杆状病毒研究较多的是苜蓿银纹夜蛾核型多角体病毒（AcMNPV）和家蚕核型多角体病毒（BmNPV）,用来表达外源蛋白也多用这两种杆状病毒载体。

重组杆状病毒构建的基本原理是将外源目的基因插入到转移载体启动子下游之后,将重组转移载体与野生型杆状病毒 DNA 共同转染昆虫细胞,通过两侧同源区发生同源重组,获得重组病毒。

（二）主要优点与不足

杆状病毒载体具有许多优点:①基因组容量大,可容纳达 38kb 的外源基因,并可同时表达多个基因;②重组杆状病毒只能感染昆虫宿主,在人体细胞内不能复制,故其生物安全性高,且无细胞毒性;③能使外源蛋白高水平的表达,最高可达到细胞总蛋白的 50%。杆状病毒表达载体由于其独特的优势,现已成为最常用和最有效的表达系统之一,已经被广泛地应用于基因治疗、单抗制备、抗体生产、新型疫苗研制以及基因工程病毒杀虫剂等多个领域中。但该系统还存在表达产物的纯化和多元表达等方面的技术还不够理想等问题,还需要不断完善和改进。

展 望

目前,病毒载体的种类越来越多,不同的病毒载体具有不同的表达特点,其优势各不相同。已有的病毒载体在基因转移、外源基因表达、多种疾病的基因治疗以及基因工程疫苗等方面均已有报道,且越来越多的相关研究进入了临床研究阶段。但不同的病毒载体仍存在着一些问题,尚需进一步改进。如病毒载体的安全性、有效性和靶向性还有待进一步提高,此外,还需进一步加强病毒载体的临床应用研究。筛选靶向性好、组织特异性强、可精确调控且安全性好的病毒性载体将是今后努力的目标。相信随着病毒载体研究的不断深入,已有的病毒载体将会不断地被改进和完善,其应用范围也将越来越广,同时更多的病毒将被改造成为新的病毒载体,病毒载体必将会在更加广泛的领域发挥积极的作用。

（张芳琳　吕欣）

参 考 文 献

1. HUMPHREYS I R, SEBASTIAN S. Novel viral vectors in infectious diseases[J]. Immunology, 2018, 153(1): 1-9.

2. SAKUMA T, BARRY M A, IKEDA Y. Lentiviral vectors: basic to translational[J]. Biochem, J, 2012, 443(3): 603-618.

3. JOSE I Q, MARTA R G, ALEJANDRO A, et al. Alphavirus vectors for cancer therapy[J]. Virus Res, 2010, 153(2): 179-196.

4. CHAILERTVANITKUL V A, POUTON C W. ADENOVIRUS: A blueprint for non-viral gene delivery[J]. Curr Opin Biotechnol, 2010, 21(5): 627-632.

5. DAISUKE W. Medical application of herpes simplex virus [J]. J Dermatol Sci, 2010, 57(2): 75-82.

6. VAN OERS M M. Opportunities and challenges for the baculovirus expression system[J]. J Invertebr Pathol, 2011, 107: S3-S15.

7. DOERING C B, DENNING G, SHIELDS J E, et al. Preclinical development of a hematopoietic stem and progenitor cell bioengineered factor VIII lentiviral vector gene therapy for hemophilia A[J]. Hum Gene Ther, 2018, 29(10): 1183-1201.

8. MILIOTOU A N, PAPADOPOULOU L C. CAR T-cell therapy: A new era in cancer immunotherapy[J]. Current Pharmaceutical Biotechnology, 2018, 19(1): 5-18.

9. HUTTNER A, AGNANDJI S T, COMBESCURE C, et al. Determinants of antibody persistence across doses and continents after single-dose rVSV-ZEBOV vaccination for Ebola virus disease: an observational cohort study[J]. Lancet Infec Dis, 2018, 18(7): 738-748.

10. ZHANG M, DONG C, XIONG S. Heterologous boosting with recombinant VSV-846 in BCG-primed mice confers improved protection against Mycobacterium infection[J]. Hum Vaccine Immunother, 2017, 13(4): 816-822.

11. DAI G, RADY H F, HUANG W, et al. Gene-based neonatal immune priming potentiates a mucosal adenoviral vaccine encoding mycobacterial Ag85B[J]. Vaccine, 2016, 34(50): 6267-6275.

12. UNZU C, MELERO I, HERVÁS-STUBBS S, et al. Helper-dependent adenovirus achieve more efficient and persistent liver transgene expression in non-human primates under immunosuppression[J]. Gene Therapy, 2015, 22(11): 856-865.

13. SAMULSKI R J, MUZYCZKA N. AAV mediated gene therapy for research and therapeutic purposes[J]. Annu Rev Virol, 2014, 1(1): 427-451.

14. DAI X, PARK J J, DU Y, et al. One-step generation of modular CAR-T cells with AAV-Cpf1[J]. Nat Methods, 2019, 16(3): 247-254.

第十四章　微生物疫苗

疫苗（vaccine）是以疾病的特定致病原或其相关的蛋白或多肽、多糖或核酸等制备的生物制品，将其直接或通过载体进行免疫接种，能诱导机体产生特异的体液免疫应答和细胞免疫应答，从而获得对该疾病的免疫力。疫苗是人类在与传染病长期的斗争过程中所产生的，为预防和控制传染病的流行与危害做出了重要贡献。因此，疫苗被认为是人类历史上最重大的成就之一。

第一节　疫苗的起源与发展概述

疫苗的起源可以追溯到我国古代。早在4世纪初，东晋葛洪所著《肘后方》中，已有关于防治狂犬病的记载："杀所咬犬，取脑敷之，后不复发"。在宋真宗时代（998—1023年），宰相王达之子患了天花，四方求医无效，最后请来了峨眉山的道人，取其患处的结痂，处理后进行自体接种而治愈，这应是最早的自身免疫治疗。以后逐渐发展成了预防天花的人痘接种法，即从感染天花后的恢复期病人或症状轻微的病人身上挑取水泡、脓疱和痘痂内容物，保存1个月左右待其干燥后，将其研磨成粉末，经健康人的鼻腔吸入，以预防天花，这种方法取得了很好的保护效果。人痘的发明是我国人民对世界医学的一大贡献。2000年，美国疾病控制与预防中心（Centers for Disease Control and Prevention，CDC）出版了《疫苗可预防疾病的流行病学与预防学》（第6版），在这本被誉为疫苗学权威手册首页的"疫苗接种的里程碑"中，第一项就是"12世纪中国开始用人痘接种预防天花"。这是对中国使用人痘接种预防天花是世界上最早的使用疫苗进行人工自动免疫接种预防疾病的肯定。

15世纪中期，我国的人痘苗接种法传至中东，后经改革进行皮下接种。18世纪20年代该法相继传至英国与欧洲各国。1796年，英国医生爱德华·詹纳（Edward Jenner）发现挤奶女工感染牛痘大约经过3~4周就可以痊愈，且再也不会患天花。他经过多次实验证实，从自然感染牛痘的痘疱中取出疱浆，接种其他人后只引起局部皮肤的轻微损伤，但却使接种者获得了对天花的免疫力。1798年9月，詹纳发表了接种"牛痘"预防天花的论文。为纪念詹纳的这一划时代的伟大贡献，法国科学家路易斯·巴斯德（Louis Pasteur）将疫苗称为vaccine（拉丁文vacca是"牛"的意思）。通过长期和广泛地使用牛痘苗进行预防接种，全世界从1977年以后再也没有发现过天花患者。世界卫生组织于1979年10月26日宣布，天花已在全球绝迹。这是人类历史上第一种主要通过使用疫苗消灭的传染病。

詹纳虽然发明了通过接种牛痘来预防天花，但当时并不知道天花是由天花病毒感染所致，也不清楚接种牛痘预防天花的原理。1870年，巴斯德在研究鸡霍乱病时发现，将引起鸡霍乱的霍乱弧菌经过延长培养时间和提高培养温度可使其毒力降低很多，给鸡接种后，可使鸡产生对霍乱的免疫力，从而制备了第一个细菌减毒活疫苗——鸡霍乱疫苗。之后，巴斯德总结出给动物接种减毒的病原菌后，就可使动物不再受该病菌感染的免疫接种原理，相继制成了炭疽疫苗和狂犬病疫苗；同时他还提出使用减毒的人类病原微生物来预防其导致的人类疾病，比用相关的动物病原微生物来预防要更为有效。巴斯德的工作奠定了疫苗研制的理论和实验基础，即通过实验室内研制的疫苗来预防传染病。随后的羊炭疽减毒活疫苗的试验成功，尤其是1885年首次在人体使用减毒狂犬病疫苗的成功，标志人类进入了一个预防接种的科学新纪元。巴斯德在疫苗研制领域的先锋作用和卓越贡献引起了疫苗发展史上的第一次革命，他也因此被人们称为疫苗之父。

20 世纪初至 30 年代，法国科学家 Calmette 和 Guerin 成功研制出预防结核病的减毒活疫苗（卡介苗），并于 1927 年上市；巴斯德研究所的 Ramon 应用化学灭活方法获得白喉和破伤风类毒素并研制成疫苗；Wilson Smith 和 Thomas Francis 分别在家禽胚胎中成功研制出 2 种灭活甲型流感疫苗。40 年代，疫苗研究进入了突飞猛进的发展阶段。美国的 Enders 及我国的黄祯祥等创立了病毒的体外细胞培养技术，促进了多种减毒和灭活病毒疫苗的研制。50 年代，先有 Salk 的 3 价灭活脊髓灰质炎（脊灰）疫苗（IPV），后有 Sabin 的 3 价减毒脊灰疫苗（OPV）；同一时期还研制出在鸡胚细胞中培养减毒的麻疹疫苗。60 年代研制出在鸡胚中减毒的流行性腮腺炎疫苗。70 年代，研制出在细胞中培养的风疹疫苗；同时，细菌荚膜多糖的纯化技术促进了多个侵袭性细菌疫苗的研制成功，病毒蛋白纯化技术促进了血源性乙型肝炎病毒（HBV）疫苗的研制成功。

自 20 世纪 70 年代开始，现代分子生物学技术的应用推动了新一代疫苗的研制，与此同时，生物化学、遗传学和免疫学的快速发展在很大程度上也为新疫苗的研制和旧疫苗的改进提供了新的理论基础和技术方法，引发了疫苗发展史上的第二次革命。1975 年，美国默克公司采用重组酵母表达 HBV 表面抗原（HBsAg）研制乙型肝炎疫苗，于 1986 年获准生产，这是世界上第一个基因工程疫苗。此后，采用基因重组技术相继开发了莱姆病疫苗（rOspA）、霍乱疫苗、痢疾活疫苗、人乳头瘤病毒（HPV）疫苗、五价牛 - 人轮状病毒基因重配疫苗、幽门螺杆菌疫苗、戊型肝炎疫苗等。

近年来，随着基因工程技术以及免疫学、细胞生物学等学科的快速发展，基因缺失活疫苗、重组载体疫苗、核酸疫苗（包括 DNA 疫苗和 RNA 疫苗）以及治疗性疫苗的研究均有长足进展。疫苗的研究和应用范围正在逐渐拓宽，从传染病扩大到系统性疾病，从预防疾病扩大到治疗疾病。2019 新型冠状病毒（2019-nCoV）肺炎疫情在全球暴发流行后，对该病毒疫苗的研发在人类疫苗发展史上具有重要的意义，将以往疫苗研发需要五到十年的时间，缩短到一至两年，这主要得益于相关学科理论和技术研究的快速发展以及之前多年积累搭建的快速有效的疫苗研发平台。

第二节 灭活疫苗和减毒活疫苗

目前一般将灭活疫苗和减毒活疫苗归类为传统疫苗（traditional vaccine），其研制成功早期主要是通过动物实验和人体试验总结经验与教训中获得的。20 世纪以来，随着病原学、流行病学、免疫学，特别是病毒组织培养技术的发展，大量传统疫苗相继问世。免疫学的进展，使人们可以通过是否产生中和抗体判定疫苗成功与否。几乎所有免疫保护机制明确、可以产生中和抗体、又易于培养的病原微生物疫苗都已获得成功，即使是一些新出现的传染病，只要具备上述特点，也可以采用传统疫苗技术迅速研制成功。而对于那些不能或难于培养的病原微生物，或免疫保护机制不明确，有潜在致癌性或免疫病理作用的病原微生物疫苗，采用传统疫苗技术就很难研制成功。

一、灭活疫苗

灭活疫苗（inactivated vaccine）是指通过物理或化学方法将免疫原性和遗传稳定性良好的病原微生物灭活而制备的用于预防接种的一类生物制剂。它的基本原理是灭活的病原微生物在机体内不会繁殖，没有感染性和毒性，但仍保留有免疫原性，因此接种机体后可产生针对特定病原微生物的免疫保护应答。制备灭活疫苗的前提是通过比较不同菌种或毒种的生物学特性，诱导免疫应答的水平，以及交叉保护范围等，选择出免疫原性和遗传稳定性好的菌株或毒株。灭活疫苗的制备方法主要包括采用适宜的方法制备大量的纯培养物；以物理方法（如加热、紫外线照射等）或加入化学剂（如甲醛、β- 丙内脂等）进行灭活处理；再以不同方法对其进行纯化；大多数灭活疫苗还需加入适当的佐剂。

（一）主要的灭活疫苗

在 19 世纪末和 20 世纪初（抗生素出现之前），由于细菌感染性疾病的广泛流行和严重危害，细菌类灭活疫苗应运而生。起初这类疫苗的制备过程较为简单,主要包括细菌的培养、收获,再通过加热或加入化学剂处理,即获得灭活的全菌培养物,而并未经过后续的纯化程序即用于人体接种。由于是粗制的疫苗,在接种人体后常引起较严重的副反应,特别是超敏反应等。随着纯化技术在疫苗制备过程中的应用,粗制灭活疫苗也随之改进为纯化的灭活疫苗。

与细菌可在人工培养基上生长繁殖不同,病毒必须在活细胞中才能增殖。感染细胞中的有些病毒(如脊髓灰质炎病毒、狂犬病毒、流感病毒等)在增殖过程中可大量释放到细胞培养液中,因此收获感染细胞培养上清液后,采用简单纯化技术即可将病毒颗粒富集。有些病毒(如甲型肝炎病毒、汉坦病毒等)则主要存在于感染细胞内,而感染细胞培养上清液中病毒量很少,因此这些病毒疫苗的制备就必须先裂解感染细胞,然后再进行病毒颗粒的纯化和富集。病毒的灭活一般均采用化学方法(通常使用甲醛或β-丙内脂),并多用铝佐剂进行吸附。

表14-1列举了截至目前已获批准用于人体接种(包括已经停用)的主要病原微生物灭活疫苗。此外,我国研发的三种2019-nCoV灭活疫苗目前正在进行三期临床试验。

(二)灭活疫苗的主要特点

灭活疫苗的主要优势一是制备简便,技术上容易实现,制品也易于保存和运输;二是安全性好,灭活的病原微生物不会在接种者体内繁殖或复制,因此不会发生致病性回复,也不会传播给其他人;三是易于制备多价疫苗(polyvalent vaccine),即由一种病原体的多个血清型制成疫苗。灭活疫苗的主要不足一是诱导的免疫应答不完全,基本上是以体液免疫应答为主,很少引起甚至不引起细胞免疫应答;二是常需多次接种,单次免疫一般不能产生有效的免疫应答,基础免疫过程一般须接种2~3次,有些灭活疫苗还需定期加强免疫接种。

表 14-1 已获批准的人用灭活疫苗

制备方法	疫苗种类	来源	接种方式	首次使用	现状
灭活全细菌	伤寒疫苗	细菌培养	肌内注射	1896年	停用
		细菌培养	口服	1920年	停用
	霍乱疫苗	细菌培养	肌内注射	1884年	停用
		细菌培养	口服	1920年	在用
	鼠疫疫苗	淋巴组织	肌内注射	1897年	停用
		细菌培养	肌内注射	1946年	停用
	百日咳疫苗	细菌培养	肌内注射	1926年	停用
	炭疽疫苗	细菌培养	肌内注射	1960年	停用
	钩端螺旋体疫苗	细菌培养	皮下注射	1952年	在用
	斑疹伤寒疫苗	小鼠	皮下注射	1937年	在用
灭活全病毒	流感疫苗	鸡胚培养	肌内注射	1938年	停用
	狂犬病疫苗	神经组织	肌内注射	1882年	停用
		细胞培养	肌内注射	1958年	停用
	登革热疫苗	乳鼠脑	肌内注射	1944年	停用
	乙型脑炎疫苗	乳鼠脑	肌内注射	1954年	停用
	脊髓灰质炎疫苗	细胞培养	肌内注射	1955年	在用
	森林脑炎疫苗	鸡胚培养	肌内注射	1970年	在用
	甲型肝炎疫苗	细胞培养	肌内注射	1995年	在用
	肾综合征出血热疫苗	细胞培养	肌内注射	1993年	在用

二、减毒活疫苗

减毒活疫苗（attenuated vaccine）是指采用人工诱变的或从自然界筛选获得的减毒或弱毒（甚至无毒）的活病原微生物制成，用于预防接种的一类生物制剂。它的基本原理是减毒或弱毒的病原微生物已丧失了对宿主的致病力，但仍保持良好的遗传特性和免疫原性，接种到机体后既可在一定程度上生长繁殖和扩散，又不引发疾病，近似隐性感染。因此，其免疫效果好，维持免疫力时间长。

制备减毒活疫苗的前提是选育减毒适宜、毒力低而免疫原性和遗传稳定性良好的菌种或毒种，其方法主要是进行细菌或病毒的适应性传代培养。细菌培养通常选择敏感培养基，病毒培养则根据其对动物、鸡胚或细胞培养的敏感性选择。常用的减毒方法主要包括：①传代减毒，即在体外连续传代培养减毒（既可在异源宿主中连续传

代，也可在单一宿主中连续传代）；②低温培养筛选，温度可以改变病原体的特性，得到冷适应株；③诱变减毒，即采用物理或化学方法对病原体进行诱变。

表 14-2 列举了截至目前已获批准用于人体接种（包括已经停用）的主要病原微生物减毒活疫苗。

（一）细菌类减毒活疫苗

通常采用连续传代和 / 或化学诱变的策略进行细菌的减毒。

基于体外连续传代培养筛选减毒活细菌疫苗最为成功的例子是卡介苗（Baccilli Calmette-Guerin, BCG）。20 世纪初，法国巴斯德研究所的 Calmette 和 Guerin 将一株牛型结核分枝杆菌接种在 5% 的甘油胆汁马铃薯培养基上，每 2~3 周传代一次，经过 231 次传代，历时 13 年，使该菌株的致病力逐渐丧失而仍保持其免疫原性，获得了牛型结核分枝杆菌的减毒株，并最终将其用于人体

表 14-2 已获批准的人用减毒活疫苗

制备方法	疫苗种类	来源	接种方式	首次使用	现状
利用动物相关病毒	天花疫苗	组织	皮下注射	1798 年	在用
化学减毒	炭疽疫苗	细菌培养	皮肤划痕	1881 年	在用
	狂犬病疫苗	组织	肌内注射	1885 年	在用
营养缺陷	伤寒疫苗	细菌培养	口服	1989 年	在用
体内外连续传代	鼠疫疫苗	细菌培养	皮肤划痕	1908 年	在用
	卡介苗	细菌培养	皮下注射	1927 年	在用
	痢疾疫苗	细菌培养	口服	2004 年	在用
	黄热病疫苗	细胞培养	肌内注射	1935 年	在用
	脊髓灰质炎疫苗	细胞培养	口服	1962 年	在用
	麻疹疫苗	细胞培养	肌内注射	1963 年	在用
	腺病毒疫苗	细胞培养	肌内注射	1971 年	停用
	乙型脑炎疫苗	细胞培养	肌内注射	1989 年	在用
	水痘疫苗	细胞培养	皮下注射	1995 年	在用
	轮状病毒疫苗	细胞培养	口服	2005 年	在用
	带状疱疹疫苗	细胞培养	皮下注射	2006 年	在用
低温细胞培养传代	风疹疫苗	细胞培养	皮下注射	1969 年	在用
	流感疫苗	鸡胚	肌内注射	2003 年	在用
基因重组	登革病毒疫苗	细胞培养	肌内注射	2015 年	在用

接种,以预防人类的结核病。现在世界上使用的许多 BCG 疫苗株均源于上述原始株。截至目前,全球已有超过 30 亿人接种过 BCG 疫苗,对预防结核病的发生和流行起到了重要作用。

采用化学诱变减毒的一个典型例子是伤寒沙门菌减毒株 Ty21a 的获得。1975 年,Germanier 等将伤寒沙门菌的野生型株 Ty2 用化学突变剂亚硝基胍处理,最终获得了突变的减毒 Ty21a 活疫苗株。该突变株缺失尿苷二磷酸半乳糖 -4- 异构酶(UDP-gal4-epimerase),无 Gal E 酶活性,不能合成半乳糖。在外部无半乳糖苷酶供给时,其正常细胞壁脂多糖合成受阻,不形成细胞壁,故又称细胞壁缺陷突变株,导致 Ty21a 毒力丧失。

我国使用的人用炭疽皮肤划痕活疫苗株是 1952 年由杨叔雅等将分离自感染动物(驴)的炭疽杆菌强毒株 A16,经紫外线诱变,选育得到无荚膜水肿型弱毒株 A16R(缺失了编码荚膜的质粒 pXO2),其免疫原性较好,残余毒力适当,可部分致死小鼠和豚鼠,但不能致死家兔。

(二)病毒类减毒活疫苗

病毒的基因组大小约为细菌基因组的百分之一,因此病毒减毒比细菌减毒要容易。20 世纪 50 年代以来,体外细胞培养技术已广泛应用于病毒减毒活疫苗的研究与开发。减毒策略主要包括细胞培养连续传代、基因重配、温度敏感性突变、来源于其他种属的突变体和化学诱变等。现用于儿童免疫接种的多种病毒性减毒活疫苗,如脊髓灰质炎、麻疹、腮腺炎、风疹、水痘、甲型肝炎、乙型脑炎等的疫苗均是采用原代细胞或人二倍体细胞经过一定代数的传代并结合温度筛选或空斑挑选的方法研制而来的。

Albert Sabin 将脊髓灰质炎病毒在猴肾细胞及人二倍体成纤维细胞中连续传代,直到筛选出致病力较弱的毒株,得到的疫苗称为口服脊髓灰质炎减毒活疫苗(OPV)。乙型脑炎病毒具有明显的嗜神经性,对其减毒十分困难。我国学者为了研究乙型脑炎的减毒活疫苗,在 20 世纪 60 年代曾经采用鸡胚细胞传代减毒,传至 200 多代后仍未能达到满意要求,后改用地鼠肾细胞传代减毒方案,又经过 100 多代细胞传代、空斑纯化和动物体内传代等,最终获得了可用做疫苗的 SA14-14-2 减毒株。采用人工诱变方法将病毒株变为

只在一定温度下增殖,而在此温度以外则不增殖,这样获得的疫苗株称为温度敏感突变株疫苗(temperature sensitive mutant vaccine),例如流感病毒从鼻腔滴入可在低于 37℃ 条件下复制并刺激免疫应答,但却不能在 37℃ 的肺脏内复制。

有些不同种类的病毒减毒活疫苗可以混合制成联合疫苗(combined vaccine),如"麻腮风"三联疫苗,就是由麻疹减毒活疫苗、腮腺炎减毒活疫苗和风疹减毒活疫苗混合制成,用于儿童的免疫接种,注射后可同时预防麻疹、腮腺炎和风疹这三种疾病。

随着基因工程技术的进步,基因重配和基因缺失等策略也都被成功应用于新型减毒活疫苗的研发(详见本章第四节)。

(三)减毒活疫苗的主要特点

与灭活疫苗相比,减毒活疫苗的主要优势一是其能够在宿主体内复制,特别是当其以自然途径,如口服或喷鼻方式进行接种时,可诱导全面的体液免疫和细胞免疫应答,包括局部的黏膜免疫;二是所需接种次数少,接种剂量也小,而免疫保护时间相对较长。减毒活疫苗的主要不足之处在于大范围使用前安全性不明确;不耐热,易受温度影响而质量不稳定,保存、运输时要保持低温条件(冷链);另外还有毒力恢复和发生严重不良反应的可能。

第三节　亚单位疫苗

亚单位疫苗(subunit vaccine)是指不含病原体核酸,仅含病原体部分蛋白或其表面抗原,接种后能够诱发机体产生有效免疫应答的疫苗。亚单位疫苗主要包括多糖类疫苗、类毒素和蛋白类疫苗等(表 14-3)。

一、细菌类亚单位疫苗

细菌类亚单位疫苗通常是采用物理化学方法提取细菌含有保护性抗原的成分(荚膜多糖、外膜蛋白等),再经过进一步纯化制成的。最初的细菌亚单位疫苗均来自于细菌包膜上的不同寡糖,例如,提取肺炎链球菌、脑膜炎奈瑟菌或伤寒沙门菌的荚膜多糖即可作为疫苗使用。但这种单独的多糖仅能诱导婴幼儿极弱的免疫应答,

表 14-3 已获批准的人用亚单位疫苗

制备方法	疫苗种类	抗原成分	首次使用	现状
提取荚膜多糖	脑膜炎奈瑟菌疫苗	荚膜多糖	1974 年	在用
	肺炎链球菌疫苗	荚膜多糖	1977 年	在用
	伤寒疫苗	荚膜多糖	1995 年	在用
多糖与蛋白结合	b 型流感嗜血杆菌结合疫苗	荚膜多糖结合蛋白	1987 年	在用
	肺炎链球菌结合疫苗	荚膜多糖结合蛋白	2002 年	在用
	脑膜炎奈瑟菌疫苗	荚膜多糖结合蛋白	2002 年	在用
分离提取亚单位	流感疫苗	血凝素（HA）	1970 年	停用
	炭疽疫苗	保护性抗原（PA）	1960 年	在用
	狂犬病疫苗	G 蛋白和 N 蛋白	1976 年	停用
	乙肝疫苗	HBsAg	1981 年	停用
	百日咳疫苗	百日咳毒素 S1	1996 年	在用
制备类毒素	白喉类毒素	白喉毒素	1923 年	在用
	破伤风类毒素	破伤风痉挛毒素	1927 年	在用
	炭疽类毒素	炭疽毒素	2008 年	在用
重组表达的亚单位	乙肝疫苗	HBsAg	1986 年	在用
	人乳头瘤病毒	HPV L1	2008 年	在用
	戊肝疫苗	HEV ORF2、ORF3	2012 年	在用
	流感病毒	HA	2013 年	在用

而且免疫应答持续时间短。为了克服这一问题，人们尝试将多糖与载体蛋白相结合，结果其免疫效果大大增强，这类疫苗被称为多糖结合疫苗（polysacchanide conjugate vaccine）。

细菌外毒素（exotoxin）是细菌合成并分泌（或释放）的毒性蛋白质，是细菌特别是革兰氏阳性菌最重要的致病物质之一，它不仅具有很强的毒性作用，同时也具有良好的免疫原性。采用人工方法处理外毒素，例如将其用 0.3%~0.4% 的甲醛在 38~39℃下作用 25~30 天，可去除其毒性而仍保留其免疫原性，这种失去毒性而仍保留免疫原性的毒素称为类毒素（toxoid），也被归类为亚单位疫苗。甲醛处理可使细菌外毒素的电荷发生改变，封闭其自由氨基，产生甲烯化合物。其他基团（如吲哚异吡唑环）与侧链的关系亦可改变，成为类毒素。目前使用的类毒素都是经过提纯，并加入适量的吸附剂（一般为磷酸铝或氢氧化铝）制成的。这种吸附精制的制剂在接种者体内吸收

较慢，能较长时间刺激机体，使机体产生高滴度抗体，增强免疫效果，同时还可减少接种次数，避免或减轻副作用。类毒素也可与灭活疫苗混合制成联合疫苗，如百白破三联疫苗，就是由百日咳灭活疫苗、白喉类毒素和破伤风类毒素混合制成的，接种后可同时预防百日咳、白喉和破伤风这三种疾病。

类毒素不仅可用于人和动物的预防接种，使其通过人工自动免疫方式获得抗病能力，还可用来免疫动物，再从动物血清中提取抗毒素（antitoxin），用于人工被动免疫。

二、病毒类亚单位疫苗

病毒类亚单位疫苗的传统制备方法通常先采用化学法裂解病毒，再采用不同分离方法（盐析、超滤、超速离心、柱层析等）提取纯化病毒的包膜或衣壳上与诱导免疫应答保护有关的成分。近年来，基因工程技术被越来越多地应用于亚单位疫

苗的研发中。

20世纪70和80年代，研究者在研发流感病毒疫苗时，先后研制出了裂解疫苗和亚单位疫苗。通过选择合适的裂解剂和裂解条件，将流感病毒包膜上的血凝素（hemagglutinin, HA）和神经氨酸酶（neuraminidase, NA）裂解下来，称之为裂解疫苗。在此基础上选用适当的方法（如区带离心技术）进一步纯化，使其只含有高纯度的HA和NA蛋白，完全去除了病毒脂质体和内部抗原，制成亚单位疫苗。接种流感亚单位疫苗后反应轻微，其免疫效果与裂解疫苗相同，并可用于儿童。1980年，英国首次批准使用流感亚单位疫苗，而后扩展到其他国家。

HBV感染者的血液中存在着较高含量的HBsAg，因此从HBV感染者血液中提取的HBsAg成为制备第一代乙型肝炎亚单位疫苗的原料。随后，通过在酵母细胞中转染编码HBsAg的DNA，并进行HBsAg的高效表达和纯化，开启了采用基因工程方法制备疫苗的新时代（详见本章第四节）。

三、亚单位疫苗的主要特点

亚单位疫苗的主要优势在于该类疫苗已去除了病原体中不能诱导机体保护性免疫和/或对免疫宿主有害的部分，只保留其有效的免疫原成分，因而免疫作用明显增强而稳定，同时还可避免减毒活疫苗的回复突变等不足，而且其接种后的不良反应非常小。亚单位疫苗的主要不足是有些抗原成分的免疫原性还不够强，免疫剂量相对较大，而且常需要使用佐剂和免疫增强剂，以提高其诱导机体免疫应答的能力。

第四节　基因工程疫苗

基因工程疫苗（engineering vaccine）泛指采用DNA重组和分子生物学技术制备的疫苗，主要包括基因重组亚单位疫苗、重组载体疫苗、基因缺失活疫苗、基因重配减毒活疫苗等。其中基因重组亚单位疫苗和重组载体疫苗是目前新型疫苗研究的主要发展方向。

采用基因工程方法研制疫苗的主要优势：一是能够研制那些采用常规技术不能或很难研制的病原微生物疫苗；二是可以对那些免疫效果差，副反应大，成本较高和使用不方便的传统疫苗进行有针对性的改造；三是更有利于研制多价疫苗。随着技术的不断进步，人们有望构建出具有更高表达能力、更便于产物纯化、更有利于保持和增强免疫原性的新型载体系统，从而进一步促进基因工程疫苗的研发和应用。

一、基因重组亚单位疫苗

将病毒的某一蛋白（通常为保护性抗原）基因克隆入表达载体，在合适的宿主细胞中高效表达，以纯化的相应表达产物（抗原成分）作为疫苗，称为基因重组亚单位疫苗。其优点在于产量大，纯度高、免疫原性好，安全性高，特别适用于那些病原体难于培养、有潜在致癌性或有免疫病理损伤作用的疫苗研发。

研发基因重组亚单位疫苗必须满足两个要素：一是要明确编码具有良好免疫原性的特定抗原的DNA，通常是选择病毒包膜或衣壳上与诱导免疫应答保护有关的蛋白编码基因，而对于变异大的病毒则需选择能够覆盖各亚型的主要保护性抗原的基因序列；二是必须采用合适的表达系统（包括表达载体和相应的宿主细胞）来表达抗原，这也是重组亚单位疫苗制备中最为重要的环节。目前用于亚单位疫苗研究的表达系统主要有大肠埃希菌、枯草芽胞杆菌、酵母菌、昆虫细胞、哺乳动物细胞，以及转基因植物等。

目前已研制成功的重组亚单位疫苗主要包括HBsAg亚单位疫苗、戊肝病毒（HEV）亚单位疫苗、HPV亚单位疫苗、季节性流感病毒亚单位疫苗等。重组HBsAg亚单位疫苗是首先采用DNA重组技术构建含HBsAg编码基因的质粒，再将其转染入啤酒酵母菌中，通过大量培养重组酵母菌来表达HBsAg，经纯化后制成疫苗。该疫苗是第一个基因重组的亚单位疫苗，于1986年被批准上市。2008年美国FDA批准两种HPV基因重组亚单位疫苗上市，其中Gardasil为HPV 6/11/16/18四价L1亚单位疫苗，而Cervarix疫苗为HPV 16/18二价L1亚单位疫苗。2012年，我国FDA批准了HEV的重组疫苗，该疫苗基于原核表达系统重组表达了重组抗原ORF2、ORF3，用于预防HEV的感染。2013年1月，美国FDA批准季节性流感病毒亚单位疫苗（Flublok）上市，该疫苗是首个完全未使用流感病毒与鸡胚培养的重组疫苗，采用昆虫杆状病毒表达系统（BEVS）重组表达，含有三价季节性流感病毒的全长 HA，可预防成人季节性流感。

目前国内外正在进行基础研究和临床研究的基因重组亚单位疫苗主要包括人类免疫缺陷病毒（HIV）的包膜蛋白，HBV 的 S 蛋白、S2+S、S1+S2+S、C 蛋白，HCV 的 C+E1+E2 蛋白，HEV 的 ORF2、3，呼吸道合胞病毒（RSV）的 F 蛋白，狂犬病病毒 gp 蛋白，乙型脑炎病毒 E 蛋白，登革病毒 E 蛋白，汉坦病毒包膜糖蛋白与核蛋白，森林脑炎病毒 M 蛋白，EB 病毒包膜蛋白或其表位，2019–nCoV 的 S 蛋白或 RBD 亚单位，以及结核分枝杆菌的多种分泌蛋白等。

重组亚单位疫苗不具有感染性，因而激活的免疫应答不及减毒活疫苗。增强重组亚单位疫苗免疫原性的方法主要包括：调整基因组合使之表达成颗粒性结构；在体外加以聚团化，包入脂质体或胶囊微球；加入具有免疫增强作用的佐剂。

二、重组载体疫苗

重组载体疫苗（recombinant vector vaccine）是指利用减毒的或无毒的活细菌或活病毒作为载体，将编码特定病原体保护性抗原的基因插入载体，通过大量培养后收获重组活载体作为疫苗。依据不同的载体类型，重组载体疫苗分为重组细菌载体疫苗和重组病毒载体疫苗。选择和构建合适的活载体是这类疫苗研制的关键，它决定了保护性抗原的表达效率、免疫效果、接种途径等。

（一）重组细菌载体

重组细菌载体疫苗的载体主要分为两类。一类是减毒疫苗株，常用的是 BCG、减毒伤寒沙门菌 Ty21a、减毒产单核细胞李斯特菌、减毒霍乱弧菌和减毒志贺菌等。采用这类载体的主要优势，一是活菌免疫多经口腔、鼻腔或其他黏膜途径接种，接近于自然感染过程；二是免疫程序简单而经济；三是载体本身可发挥佐剂效应增强免疫效果。这类载体的主要缺点是减毒菌有可能重新恢复毒力，以及这些减毒菌对于免疫功能低下人群来说仍有较强的致病力，因此这类疫苗不能用于免疫功能低下的人群（如艾滋病病人、器官移植

病人等）的免疫接种。另外一类载体是无毒的可食用菌类，常用的是乳酸球菌、芽胚乳酸杆菌和高氏链球菌等。这类细菌多年来一直被用于各种食品（如奶酪等）的制备过程中，其优势是对人和动物没有任何危害，而且它们具有完整的分泌系统，可将所表达的蛋白质分泌到细胞外，以此为载体的疫苗兼具预防和治疗的功用。这类载体的缺点一是抗原递呈功能较弱，免疫原性较低；二是重组细菌会不断地经消化道排放到自然环境中，可能导致自然环境中的细菌基因（耐药基因和抗原基因）的污染，这是限制它使用的重要原因之一。

（二）重组病毒载体

重组病毒载体疫苗的载体可分为两类。一类是复制缺陷型病毒载体，常用的是腺病毒，它需要通过特定细胞的互补作用或辅助病毒叠加感染才能产生传染性后代；另一类是具有复制能力的减毒株，如疱疹病毒、腺病毒和痘苗病毒等都可作为外源基因的载体而保持其传染性。

重组病毒载体疫苗的主要优势：一是用其进行免疫接种与自然感染时的真实情况很接近，能够有效地诱导机体产生免疫应答；二是它可同时携带几种不同的保护性抗原的基因，有利于构建多价疫苗。例如痘苗病毒含有多个与复制无关的非必需区，插入外源基因的容量大（15~40kb），因此多用其发展多价重组活疫苗；如将流感病毒 HA 基因、单纯疱疹病毒（HSV）gD 基因、HBsAg 基因分别插入同一痘苗病毒基因组不同非必需区，可表达上述三种外源蛋白，接种该痘苗病毒株后可诱导产生针对上述三种相应病毒蛋白的特异性抗体，从而预防相应三种疾病。在这方面一个典型代表是登革病毒疫苗（Dengvaxia），该疫苗是基于黄热病减毒活疫苗 17D 的嵌合四价登革病毒包膜蛋白，目前已经在菲律宾、巴西和 FDA 批准使用。

目前重组病毒载体疫苗的研发和使用中也还存在一些问题，如可产生病毒载体的持续性感染并引起相应的免疫应答；二次免疫时体内已产生的抗病毒载体的抗体可抑制或削弱其特异性免疫应答；个别情况下重组病毒的毒力在体内可能会增强，甚至有可能进化出对人类有致病性的新病毒。

（三）目前国内外已批准上市和正在进行研究的重组载体疫苗

2017 年 10 月，国家食品药品监督管理总局

批准了"重组埃博拉病毒病疫苗（腺病毒载体）"的新药注册申请，这是我国独立研发、具有完全自主知识产权的创新性重组疫苗产品。2019 年 11 月，默沙东公司以水疱性口炎病毒为载体的埃博拉出血热疫苗获得美国 FDA 批准上市。2020 年 7 月，欧盟批准了强生公司研发的埃博拉出血热的腺病毒载体疫苗。多种基于腺病毒载体的 2019 新型冠状病毒疫苗正在进行 Ⅲ 期临床试验。此外，目前国内外正在进行基础研究和临床研究的重组载体疫苗（成分）主要包括 HIV 的包膜蛋白，HBV 的 S、S2+S、S1+S2+S 等蛋白，RSV 的 F+G 蛋白，HSV 的 gD、gB 蛋白，HPV 的 L1、L2、E6、E7，汉坦病毒包膜糖蛋白与核蛋白，登革病毒，麻疹病毒，狂犬病毒，以及结核分枝杆菌的多种分泌蛋白等。

三、基因缺失活疫苗

基因缺失活疫苗（gene deleted live viccine）是指通过分子生物学技术去除与病原体毒力有关的基因，使之成为不带毒力基因的基因缺失突变株，再用此突变株制成的活疫苗。与传统的减毒活疫苗株相比，基因缺失突变株具有突变靶标明确，突变性状稳定、不易返祖的优点，因而比天然或人工培育筛选出的减毒活疫苗株更安全。

目前已获准生产的人用霍乱基因缺失活疫苗是缺少了毒素 A 亚单位和其他毒力相关基因的菌株；兽用伪狂犬病基因缺失疫苗则主要包括 gG 或 gE 基因缺失，以及 TK 和 gG（或 gE）双基因缺失的活疫苗，两者均已广泛使用。在国外，巨细胞病毒和单纯疱疹病毒的基因缺失活疫苗已分别进入 Ⅱ 期和 Ⅰ 期临床研究。

四、基因重配减毒活疫苗

基因重配（reassortment）是指遗传性相关的分节段基因组病毒间的整条 RNA 分子进行交换，即两个遗传性相关的多组分基因组病毒共感染一个细胞后发生了基因组片段置换，从而生成新的病毒（重配病毒）。目前基因重配已运用到病毒类减毒活疫苗的研发中。例如，将流行的野毒株编码保护性抗原的 RNA 片段与减毒株 RNA 片段混合重配，已成功开发出流感病毒减毒活疫苗和轮状病毒减毒活疫苗。流感病毒减毒活疫苗主要是经过复制重配；而轮状病毒减毒活疫苗则是将对人不致病的牛轮状病毒的 VP7 基因用人轮状病毒的 VP7 基因取代，重配出的轮状病毒对人类来说是弱毒的，可作为减毒活疫苗使用。

基因重配减毒活疫苗用于人体免疫接种也有一定风险，例如四价重配猕猴轮状病毒减毒活疫苗在美国上市使用一年后发现，该疫苗接种后肠套叠发生率提高了万分之一，尽管其效益风险比较高，但是该疫苗还是退出了市场。最近，另一个五价重配牛轮状病毒减毒活疫苗又获准生产和使用。

第五节　核酸疫苗

核酸疫苗（nucleic acid vaccine）通常是指通过将外源目的基因片段构建在 DNA 质粒中而制备的疫苗，因此又称为基因疫苗（genetic vaccine）。将重组的 DNA 导入机体后，通过宿主细胞表达相应的目的蛋白，并诱导机体产生特异性的免疫应答，从而达到预防某种疾病的目的。尽管目前还没有用于人类的核酸疫苗正式获批上市，但该类疫苗的出现与发展被认为是疫苗发展史上的重要进步。

一、核酸疫苗的发展概况

1990 年，Wolff 等偶然发现给小鼠肌内注射外源性重组质粒后，质粒被摄取并能在体内稳定地表达所编码蛋白达两个月之久。自此许多实验室相继开展核酸疫苗的研究。1991 年，Williams 等发现外源基因输入体内的表达产物可诱导产生免疫应答。1992 年，Tang 等将表达人生长激素的基因质粒 DNA 导入小鼠皮内，刺激小鼠产生了特异性抗体，由此他提出了基因免疫的概念。1993 年，Ulmer 等证实小鼠肌内注射含有编码甲型流感病毒核蛋白的重组质粒后，可有效地保护小鼠抗不同亚型、分离时间相隔 34 年的流感病毒的攻击。1994 年，WHO 全球疫苗和免疫计划委员会在日内瓦组织召开的专题会议上，将这种疫苗定名为核酸疫苗，并充分肯定了核酸疫苗的优点及应用前景，进一步推动了该类疫苗的研究。

核酸疫苗分为 DNA 疫苗和 RNA 疫苗两种，目前的研究以前者为主，因此如果不特别指明的话，也常将核酸疫苗和 DNA 疫苗混称。DNA 疫苗又称为裸疫苗，因其不需要任何化学载体而得名。DNA 疫苗由编码目的抗原的基因和质粒表达载体两部分构成。编码目的抗原的基因是诱导机体产生特异性免疫应答的关键成分,它可以是针对某一种抗原的单基因片段或基因的 cDNA,也可以是一组基因、多个基因或嵌合基因。抗原基因必须克隆到载体上才能进行转移和表达。因此,核酸疫苗制备包括目的抗原基因的选择及获取、表达载体的选择、重组载体的构建与大量提取等步骤。

核酸疫苗用于传染病的预防研究方面,最早的例子是流感病毒的研究,之后迅速扩展到人类及动物的多种致病性病毒,如 HIV、HBV、HCV、HEV、HSV、HPV、EB 病毒、轮状病毒、麻疹病毒、登革病毒、牛疱疹病毒、鸡新城疫病毒(NDV)、牛腹泻病毒等。2005 年,美国 FDA 批准了用于预防动物(马)的西尼罗病毒感染的核酸疫苗,这是世界首个获准上市的核酸疫苗。2018 年,我国 FDA 批准了用于预防 H5 亚型禽流感的核酸疫苗,标志着我国在核酸疫苗研究方面的突破。

近年来,国内外针对多种非病毒病原微生物也开展了大量的核酸疫苗研制工作,涉及的病原微生物包括结核分枝杆菌、肺炎链球菌、幽门螺杆菌、破伤风梭菌、布鲁氏菌、肺炎支原体、沙眼衣原体、伯氏疏螺旋体等。

二、DNA 疫苗

(一)DNA 疫苗的免疫作用机制

大量实验研究表明,在合适的条件下,采用 DNA 免疫接种既能诱导全面的免疫应答(包括体液免疫应答和细胞免疫应答),也可诱发局部的免疫应答(黏膜免疫)。但总体来说,DNA 疫苗保护效果还不是十分理想,仍需对该类疫苗诱导免疫应答的机制进行深入研究,为提高疫苗的效力提供新思路和新策略。

目前一般认为,通过一定的方式将 DNA 疫苗导入宿主体内后,只有少量 DNA 分子被宿主细胞摄取而进入细胞核,在载体上的启动子调控下,转录出外源蛋白(抗原)基因的 mRNA,后者进入胞浆而转录翻译出相应的抗原蛋白。细胞内生成的抗原可以通过几种方式递呈到免疫系统:①抗原在细胞内经加工后与 MHC Ⅰ 分子结合并呈递到细胞表面,刺激机体产生细胞毒性 T 淋巴细胞(CTL);②抗原从细胞中释放出来与 B 淋巴细胞受体结合,诱导 B 细胞的活化,产生体液免疫应

答;③部分释放出的抗原被抗原递呈细胞所摄取、降解,然后与 MHC Ⅱ 分子结合后刺激辅助性 T 细胞,进一步诱发特异性免疫应答。此外,如果将 DNA 导入黏膜下,即可能被黏膜下丰富的淋巴细胞或黏膜上皮细胞摄取并表达,产生的抗原蛋白也很容易被局部丰富的抗原提呈细胞识别、摄取、加工并呈递给辅助性 T 细胞,进一步激活局部淋巴滤泡中的 B 细胞分化为浆细胞和记忆性 B 细胞,后者产生免疫记忆,前者可合成分泌型 IgA 并随黏膜分泌液一起排出细胞,分布于黏膜表面,在黏膜局部发挥防御感染的作用。此外,近年来发现细菌 DNA 本身也是一种免疫佐剂,可有效地激活免疫效应细胞。

(二)增强 DNA 疫苗免疫效果的策略

尽管 DNA 疫苗已经在新型疫苗研制领域日益体现出竞争优势和应用潜能,但是,大多数单纯 DNA 疫苗的临床试验均显示其免疫原性较弱,诱导产生的免疫应答仍不足以达到预防或治疗疾病的效果。因此,增强 DNA 疫苗的免疫效果是目前和未来研制、改进 DNA 疫苗的主要方向。DNA 疫苗的免疫效果取决于抗原本身、表达载体、免疫佐剂、免疫途径及免疫策略等各个方面,与个体差异也有关。因此目前对 DNA 疫苗的改进主要从优选抗原基因和免疫佐剂,优化表达载体等方面着手,并通过改进免疫途径和优化免疫策略以进一步提高疫苗的免疫效果。

1. 优选目的抗原基因 目的抗原的确定是构建核酸疫苗的前提和核心,通常是选择具有免疫优势的保护性抗原的基因,并可通过优势抗原表位的筛选与组合,以增加目的抗原的覆盖面和增强其免疫原性。

2. 优化表达载体 用于构建 DNA 疫苗的表达载体必须具备以下特点:在哺乳动物细胞内能高水平地表达目的基因;载体本身不复制,也不会整合到宿主细胞染色体中去。

真核表达质粒是 DNA 核酸疫苗的主体,表达载体表达抗原蛋白的能力越强,诱发宿主产生免疫应答的能力越强。载体上不同类型的启动子/增强子、内含子、翻译起始序列、转录终止序列、mRNA 的稳定性等调控元件均可直接影响基因的表达效率,其中启动子是影响目的基因表达的最重要因素。RSV 启动子/增强子的表达水平比

SV 高 1 000 倍, CMV 启动子/增强子的表达水平又比 RSV 高 2 倍。因此,通过改进基因表达的调控元件,可以提高目的基因的表达水平。另外值得指出的是,强启动子可以产生较好的免疫应答,但弱启动子也可能诱导长期的持续性免疫应答。

3. **加用免疫佐剂** 在免疫佐剂方面,一是可在抗原基因的下游插入编码细胞因子(如 IL-1、IL-12、GM-CSF 等)的基因,通过细胞因子的非特异性免疫激活作用来增强机体的免疫应答反应;二是可改变质粒 DNA 的非编码区,增加有利于诱导体液免疫应答或细胞免疫应答的 CpG 决定簇。CpG 决定簇主要是指在细菌 DNA 中那些缺少甲基化的 CpG 序列,它可被机体的固有免疫系统所识别,激发免疫系统(单核细胞、树突状细胞)分泌有利于体液免疫应答或细胞免疫应答的细胞因子。

4. **选择合适的接种途径和免疫策略** 最初的 DNA 疫苗接种途径均为肌内注射,而目前较为有效的免疫途径则是使用基因枪将 DNA 包被的金颗粒注入表皮,这种接种方法只需比普通注射法低 2~3 个数量级的 DNA 即可达到同样效果。

在免疫策略上,一般均采用以不同种类的疫苗以"初免-加强(prime-boost)"的方式进行免疫,即先用 DNA 疫苗进行初始免疫,再用其他类型的疫苗进行加强免疫。这种免疫策略不仅能够有效的增强机体的体液免疫应答和细胞免疫应答,还可有针对性的引导机体的免疫应答。例如,用 DNA 疫苗作初始免疫,再用含有相同基因的重组痘苗病毒加强免疫,获得的免疫应答主要是细胞免疫应答;若先用 DNA 疫苗作为初始免疫,再用相同的亚单位疫苗(蛋白质抗原)加强免疫,获得免疫应答则主要是以体液免疫应答为主。

(三)DNA 疫苗的主要优势与不足

与灭活疫苗、减毒活疫苗、亚单位疫苗和基因工程疫苗相比,DNA 疫苗的主要优势可能主要体现在以下几个方面:①表达抗原的特性与其天然特性相同或非常相近,免疫效果好;②可同时诱导机体的体液免疫应答和细胞免疫应答,但以细胞免疫应答为主,对于持续性感染有较好预防和治疗效果;③一种载体可表达多种蛋白,从而达到预防多种疾病的效果;④免疫具有持久性,避

免了传统疫苗多次免疫的繁琐;⑤制备成本低,且便于保存和运输。

DNA 疫苗的不足之处是其仍具有一定的潜在危险:①质粒 DNA 可能诱导自身免疫反应,尽管这种可能性非常小;②持续表达外源抗原可能导致机体产生对该抗原的免疫耐受;③从理论上来说,外源 DNA 进入宿主细胞后,有可能整合到宿主基因组中,使宿主细胞抑癌基因失活或癌基因活化,进而使宿主细胞转化为癌细胞,这是核酸疫苗安全性问题中最值得重视和深入研究的。另外值得指出的是,核酸疫苗虽然能在实验动物(多数为小鼠)体内引发良好的免疫应答反应,但在多数人体试验中其引发的免疫反应却较弱。因此,进一步增强核酸疫苗诱导人体产生保护性免疫应答的能力,是今后该类疫苗研发的一个重要方向。

三、RNA 疫苗

RNA 疫苗属于核酸疫苗的一种,目前的研究主要集中在 mRNA 疫苗上。该类疫苗区别于 DNA 疫苗的地方在于它是将 mRNA 传递至细胞,表达产生抗原,进而诱导机体的免疫应答。mRNA 疫苗是在 1989 年 mRNA 体外转染成功之后开始建立的。在初期,虽然动物实验表明了 mRNA 可以发挥类似疫苗的诱导免疫应答作用,但是受当时技术限制,在 mRNA 稳定性、药物递送、安全性等方面存在瓶颈,这种疫苗构建方式逐渐趋冷,更多研究者专注于 DNA 疫苗和亚单位疫苗领域。2000 年之后,随着 mRNA 合成、修饰技术和递送技术的发展使得 mRNA 疫苗又重新进入许多学者和公司研发者的视线。近年来,mRNA 疫苗的研发进入了一个快速发展的新时期。

mRNA 疫苗主要分为非复制型(non-replicating)mRNA 和自我扩增型(self-amplifying)mRNA 两种。非复制型的 mRNA 疫苗是编码抗原的 mRNA 两侧包含 5' 和 3' 的非翻译区(UTRs),UTRs 起到减少降解和促进 mRNA 表达的作用。自我扩增型 mRNA,一般都要基于病毒的复制子,不仅能编码抗原,还有编码病毒复制过程中需要的成分,它可以在细胞内自我复制,提高抗原的表达量。这两种类型的 mRNA 疫苗各有利弊,前者制备起来容易,一般体外可以大量合成,后者一般需时较长,

制备起来相对麻烦。对于两者来说，mRNA 的稳定性和递送技术是目前发展的关键。

大量动物实验已经证明了 mRNA 疫苗的安全性，而且对于多种病毒性疾病具有保护效果。目前临床前或临床阶段开发的 mRNA 疫苗针对的病毒包括 HIV、流感病毒、狂犬病毒、寨卡病毒和 2019 新型冠状病毒等。与传统疫苗和 DNA 疫苗等相比，mRNA 疫苗的安全性更有优势，因其不会整合到基因组中，也没有插入基因的突变，而且可以通过调节序列修饰和递送载体改变其半衰期等，此外，由于 mRNA 疫苗具有可以快速制备、相对简单的生产工艺等优势，特别适用于传染病暴发时的应急疫苗制备。但是，在不同病毒疫苗的临床试验阶段，也发现 mRNA 疫苗存在一些副反应，包括注射部位的反应甚至全身的反应。

2019 新型冠状病毒肺炎疫情在全球暴发流行以来，多个国家采用不同策略和技术路线相继开展了多种类型疫苗的研究，其中两种 mRNA 疫苗率先公布了三期临床试验结果，并获得紧急使用授权，展现了 mRNA 疫苗的研发优势和良好的应用前景，详见第二十二章第九节。

第六节　治疗性疫苗

治疗性疫苗（therapeutic vaccine）是既有类似预防性疫苗能激活机体免疫应答的功能，又类似药物能治疗疾病的一类生物制品，其特点是通过激活或调控机体的固有免疫和 / 或适应性免疫应答，达到对病原微生物感染、肿瘤或自身免疫性疾病的有效治疗。

治疗性疫苗最早起始于 19 世纪中期，法国内科医生 Auzias-Turenme 提出用梅毒患者的软下疳材料接种可以治疗梅毒的设想。巴斯德于 1885 年用粗制的狂犬病疫苗进行了"暴露后预防（postexposure prophylaxis）"治疗。尽管当时没有明确提出治疗性疫苗的概念，但是这些尝试为随后用疫苗进行疾病治疗奠定了基础。1902 年，Wright 等采用加热灭活的葡萄球菌治疗葡萄球菌性皮肤病和慢性淋病等疾病，取得了较好的效果。在抗生素尚未问世之前，疫苗治疗（后成为治疗性疫苗）在学术界曾风行一时成为热点，并开展

过学术争论。随后由于青霉素等抗生素的发现与应用，治疗性疫苗的研究与应用陷入了低潮。自 1981 年发现 HIV 以来，抗病毒免疫学基础与应用均有飞速发展，同时全球慢性乙肝、丙肝发病人数不断上升，耐药性病原体越来越多，耐药病人也不断增加，构成了对疫苗治疗的巨大需求，使治疗性疫苗重新成为研究的热点。此外，对肿瘤分子生物学及肿瘤特异性抗原的研究，也促进了抗肿瘤治疗性疫苗的研发。

治疗性疫苗最基本的理论基础是通过接种疫苗来调节机体的免疫应答（增强或降低），以达到缓解或控制、治愈相应疾病的效果。治疗性疫苗的形式主要包括抗原 - 抗体复合物型疫苗、核酸疫苗、多肽疫苗与树突状细胞疫苗等。

迄今，哮喘疫苗、细菌自身疫苗已被应用多年，肿瘤疫苗也已有两种上市（分别为治疗前列腺癌的 Provenge 和治疗黑素瘤的 OncoVEX），但是针对微生物持续性感染的治疗性疫苗仍处于临床研究阶段。

一、抗原 - 抗体复合物型疫苗

在体内抗原与抗体结合后，多数情况下可被吞噬细胞吞噬、消化，最终从体内清除，不会构成对机体的损伤。免疫复合物引起的 III 型超敏反应可由于微生物持续感染造成抗原持续存在于体内；机体出现变性的 IgG（如类风湿因子）；抗原 - 抗体比例不恰当，形成中等大小的可溶性抗原 - 抗体复合物，不易被吞噬或清除；抗体亲和力低，不能有效地与抗原结合使之被清除等，从而沉积在微血管壁，引起器官损伤。在抗原 - 抗体复合物在体内的生理、病理作用受到重视的基础上，有学者基于抗原注射再次免疫应答的特点，提出用抗原 - 抗体在体外组成复合物以提高抗原免疫原性的设想。实验证实，用抗原 - 抗体复合物组成的免疫性复合物（IC）与引起 III 型超敏反应的免疫复合物不同，IC 具有抗原、抗体比例适当，抗体亲和力强等特点，IC 通过 Fcγ 受体可更有效地被抗原提呈细胞（APC）摄取并呈递给 T 细胞，诱导有效的细胞免疫及体液免疫应答，从而奠定了抗原 - 抗体复合物组成 IC 的基础。IC 最早作为免疫原，主要应用于动物的预防性疫苗。1988 年，Celis 等在体外应用自乙肝疫苗免疫机体所建

立的 T 细胞克隆作为体外模型进行了研究,发现在有抗原提呈细胞存在的条件下,加入抗 HBs 可以促进 T 细胞克隆的增殖反应。但是如果不用整个抗 HBs 分子而仅用抗 HBs 的 F(ab')$_2$,则无此反应。由此提出 IC 中的 Fc 段与 APC Fc 受体的结合是主要的作用机制。随后,IC 技术应用于多种感染性疾病的治疗,例如 HIV、副黏病毒科猴病毒 SV5、鸭乙肝病毒感染等。其中最为成熟的是闻玉梅等研制的抗原 - 抗体复合物型乙肝治疗性疫苗(乙克)。该复合物型治疗性疫苗是按一定比例,在抗原略多于抗体的条件下组成的乙肝表面抗原 - 抗体复合物疫苗,目前已经进行了 Ⅰ、Ⅱ、Ⅲ 期临床试验,取得了较好的免疫治疗效果。

二、核酸疫苗

如前所述,核酸疫苗既能使外源基因在机体内表达抗原,激活机体的免疫系统产生特异性的体液免疫和细胞免疫应答,又具有很高的安全性。目前的研究表明,核酸疫苗不但可以作为感染性疾病的预防性疫苗,还可以作为细菌性疾病、病毒性疾病、寄生虫病、过敏性疾病或自身免疫性疾病的治疗性疫苗。Donati 等设计了沙眼衣原体 pgp3DNA 疫苗,并用其免疫 C3H/HeN 小鼠,结果不仅抑制了生殖道衣原体感染的向上蔓延,并且体液和黏膜均产生抗 pgp3 抗体,再感染数量显著降低。此外,幽门螺杆菌、结核分枝杆菌、麻风分枝杆菌、布鲁氏菌、金黄色葡萄球菌、变异链球菌等的治疗性疫苗研究近年来都取得了很大的进展。Yang 等设计了一种包含大部分 HBV 抗原(HBsAg、preS1/S2、HBeAg、HBcAg)基因及 IL-12 基因的核酸疫苗,与拉米夫定联合治疗了 12 例慢性乙型肝炎患者,结果表明该疫苗能诱导机体产生特异性的分泌 IFN-γ 的 T 细胞反应,并使 50% 患者的血清 HBV DNA 降低至不可检测水平。尽管核酸疫苗治疗感染性疾病取得了一些阶段性成果,但能否真正在临床得到广泛应用,还需要对其有效性和安全性做进一步评估。

三、多肽疫苗

多肽疫苗是按照病原体抗原或其他疾病相关抗原中已知或预测的某段抗原表位的氨基酸序列,借助化学合成制备的疫苗,因此具有安全、廉价、易于保存和应用的特点。GI-5005 为多种 HCV 抗原成分组合的治疗性疫苗,在为期 12 周的 Ⅱ 期临床研究中,受试者的早期病毒学反应(EVR)率达 94%;在另一项对 140 例慢性 HCV 感染者进行的 Ⅱb 期临床研究中,将 GI-5005 和聚乙二醇化的 IFN-α2a 加利巴韦林合用与单用聚乙二醇化的 IFN-α2a 加利巴韦林进行对比试验,结果表明,合用组患者的持续病毒学反应(SVR)率达到 58%,而单用组患者仅为 48%,并且合用组患者的谷丙转氨酶(ALT)水平正常率达 67%。此外,针对 HIV、HPV、结核分枝杆菌的多肽治疗性疫苗目前均有实验研究报道。

四、树突状细胞疫苗

树突状细胞(dendritic cell, DC)是人体内功能最强大的抗原提呈细胞,具有摄取和加工抗原,以 MHC Ⅰ 或 MHC Ⅱ 类肽结合物的形式递呈抗原并促进 T、B 淋巴细胞增殖的能力,在固有免疫和适应性免疫中都发挥着极其重要的作用。体外实验和动物实验表明,以适当形式的抗原加载 DC 制备的 DC 疫苗,当将其回输到体内时,能够激活抗原特异性 T 细胞,并可产生免疫记忆效应。大量的临床试验研究显示,DC 疫苗用于某些肿瘤的治疗已取得显著疗效,在感染性疾病的治疗方面也很有前景。荷载 HBV 相关抗原的 DC 可能有效打破免疫耐受,恢复细胞免疫应答和清除 HBV。Akbar 等将小鼠脾脏 DC 在体外扩增后荷载 HBsAg,用该疫苗治疗 HBV 转基因小鼠,结果发现,注射 2 次 DC 疫苗就能清除小鼠血循环中的 HBsAg,并产生抗 -HBs。王福生等用 HBsAg 和 HBcAg 联合负载慢性 HBV 感染相关性肝癌患者的单核细胞来源的 DC,能在体外有效的诱导出针对 HBV core18-27 表位的特异性 CTL。这些研究显示了 DC 疫苗在治疗慢性乙肝感染方面具有良好的发展前景。

虽然迄今大多数针对病原微生物的治疗性疫苗还处于实验室研究或临床前研究阶段,只有少数进入了临床研究阶段,但令人鼓舞的是,全球已有两种针对肿瘤的治疗性疫苗上市,这提示针对持续性感染疾病的治疗性疫苗也有着广阔的发展和应用潜力。

第七节 疫苗佐剂

佐剂（adjuvant）是非特异性的免疫增强剂，当与抗原一起注射或预先注入机体时，可增强机体对抗原的免疫应答或改变免疫应答的类型。

疫苗佐剂是指在疫苗制剂中加入的能够增强疫苗抗原免疫原性的物质。1925年，Ramon在制备白喉马抗毒素时偶然发现使用佐剂可以非特异性增强疫苗抗原的免疫应答，并就此进行了一系列尝试。1926年，Glenny等发现了铝盐的佐剂效应，从那以后铝佐剂一直是疫苗中使用最多的佐剂。但铝佐剂具有一定的副作用，例如注射局部的反应（红肿热痛）、全身反应（神经变性疾病），而且其激发细胞免疫应答的能力较弱。因此，新佐剂的研发工作一直都在进行，并不断取得进展。例如MF59（一种水包油乳液）作为老年人用流感疫苗复立达（Fluad®）的佐剂，以及AS04［脱酰基单磷酸脂质A（MPL）］加铝作为乙肝疫苗和HPV疫苗佐剂，均获得美国FDA批准上市。

一、疫苗佐剂的分类

佐剂一般可分为以下六类：①无机佐剂，主要是矿物盐，如氢氧化铝、磷酸钙、明矾等；②有机佐剂，主要是微生物或其产物和提取物，如分枝杆菌（卡介苗）、短小杆菌、百日咳杆菌、内毒素、细菌胞壁酰二肽等；③合成佐剂，如人工合成的双链多聚核苷酸（双链多聚腺苷酸、尿苷酸）、左旋咪唑、异丙肌苷等；④油乳剂和表面活性剂，如氟氏佐剂、MF59、矿物油、植物油等；⑤细胞因子和基因成分，如IL-2、IL-12、IL-21、GM-CSF，基因片段CpG等；⑥微粒，如脂质体、病毒体、免疫刺激复合物（ISCOMs）等。尽管已有种类繁多的佐剂可以起到很好的增强免疫作用，但安全性如何仍是衡量其能否最终应用于人体的最主要评价指标。

二、疫苗佐剂的作用机制

免疫佐剂对免疫调节性趋化因子和细胞因子的诱导，有利于吞噬细胞和免疫细胞向疫苗接种部位移动，从而直接或间接作用于辅助性T淋巴细胞亚群来调节适应性免疫，这是大多数佐剂发挥作用的最重要机制之一。免疫佐剂亦可以增强不同类型的DC对抗原的摄取、加工和递呈；例如非微生物佐剂（矿物盐类或乳剂）和微生物来源的佐剂均可通过与DC亚群的接触而发挥作用。大多数基于微生物的免疫佐剂是作为病原体相关分子模式（pathogen-associated molecular pattern，PAMP），被特异性模式识别受体（pattern recognition receptor，PRR）识别，触发固有免疫应答和适应性免疫应答，增强免疫保护作用。矿物盐类佐剂或乳剂与抗原联合使用，可以有效地增加抗原在注射部位的生物学和免疫学半衰期，并促进抗原向抗原呈递细胞和次级淋巴器官的转运。

三、疫苗佐剂开发需考虑的主要因素

佐剂在疫苗引起的免疫效应中发挥着非常重要的作用，因此疫苗佐剂的开发是一个重要方向。研究表明，佐剂颗粒的种类、生物学特性及使用途径影响APC摄入抗原的伴侣、淋巴转运、免疫反应质量和效力。故理想的佐剂必须要充分考虑以下因素：①安全性，各种年龄的人群都应适合；②良好的耐受性，要考虑免疫低下人群；③易于规模化生产，成本低和工艺简单；④与抗原的相容性好；⑤生物活性好，可调节Th1/Th2免疫之间的平衡。

展 望

由各种病原微生物引起的传染病仍是当今严重危害人类健康的一类重要疾病。一方面，一些重大的传染病或是仍没有可用的疫苗（例如艾滋病、丙型肝炎等），或是目前的疫苗的效果尚不令人满意（例如结核病），加上近年来一些新现和再现的传染病对人类健康构成新的威胁。另一方面，抗感染免疫学理论和现代生物技术的快速发展，为研发新疫苗和改进现有疫苗奠定了基础。可以预见，将有更多的疫苗不断问世，疫苗在保护人类健康方面将发挥更大作用。未来疫苗的发展将呈现以下几个特点：

（一）新型疫苗的研发是主流方向

传统疫苗在预防和控制传染病流行的过程中

起着十分重要的作用,但传统疫苗的不足之处也显而易见。随着现代生物技术的发展,各类新型疫苗的研发不断取得进步,特别是从20世纪80年代到现在,新型疫苗的数量和质量都在提高,其中一部分疫苗已呈现出巨大的优势和良好的应用前景。

(二)联合疫苗的研发将备受青睐

联合疫苗开发的目的是在减少疫苗注射次数的同时预防更多种类的疾病,它不仅可以提高疫苗覆盖率和接种率、减轻多次注射给接种者带来的身心痛苦、减少疫苗管理上的困难、降低接种和管理费用,而且还可降低疫苗生产中必含的防腐剂及佐剂等的剂量,减少疫苗的不良反应等。

(三)研发更为安全有效、通用性强的佐剂

尽管铝盐佐剂在目前以及未来一段时间内仍是各类疫苗所使用的主要佐剂,但仍需研发更为安全有效、通用性更强的新型佐剂。在评价新型佐剂时,还应关注其是否有助于开发新的疫苗递送系统和接种方式,以进一步提高疫苗接种效力,降低生产和分发成本,扩大目标人群的接种率。

(四)提高安全性是疫苗研发的重点

疫苗本身是高风险的生物制品,尤其是传统疫苗,其安全性和稳定性一直备受关注。进一步提高疫苗质量,完善疫苗安全性评价体系,加强免疫接种后安全性检测,是各类疫苗研发和改进工作中的重点。

(徐志凯 雷迎峰)

参 考 文 献

1. 罗凤基,杨晓明,王军志,等. 疫苗学[M]. 北京:人民卫生出版社,2017.
2. 闻玉梅. 治疗性疫苗[M]. 北京:科学出版社,2010.
3. 李琦涵,刘龙丁,车艳春译. 疫苗关键技术详解[M]. 北京:化学工业出版社,2006.
4. 孙树汉. 核酸疫苗[M]. 上海:上海第二军医大学出版社,2005.
5. 马兴元,廉慧锋,付作申. 疫苗工程[M]. 上海:华东理工大学出版社,2009.
6. PLOTKIN S A. Vaccines: past, present and future[J]. Nat Med, 2005, 11(4): S5-S11.
7. WOLFF J A, MALONE R W, WILLIAMS P, et al. Direct gene transfer into mouse muscle in vivo[J]. Science, 1990, 247(4949): 1465-1468.
8. COHEN J. Vaccines get a new twist[J]. Science, 1994, 264(5158): 503-505.
9. IAVARONE C, O'HAGAN D T, YU D, et al. Mechanism of action of mRNA-based vaccines[J]. Expert Rev Vaccines, 2017, 16(9): 871-881.
10. HINZ T, KALLEN K, BRITTEN C M, et al. The european regulatory environment of RNA-based vaccines[J]. Methods Mol Biol, 2017, 1499: 203-222.
11. XU D Z, ZHAO K, GUO L M, et al. A randomized controlled phase Iib trial of antigen-antibody immunogenic complex therapeutic vaccine in chronic hepatitis B patients[J]. Plos One, 2008, 3(8): 2565.
12. LARIJANI M S, RAMEZANI A, SADAT S M. Updated studies on development of HIV therapeutic vaccine[J]. Curr HIV Res, 2019, 17(2): 75-84.
13. MARUGGI G, ZHANG C, LI J, et al. mRNA as a transformative technology for vaccine development to control infectious diseases[J]. Mol Ther, 2019, 27(4): 757-772.
14. SINGANAYAGAM A, ZAMBON M, LALVANI A, et al. Urgent challenges in implementing live attenuated influenza vaccine[J]. Lancet Infect Dis, 2018, 18(1): e25-e32.

第十五章　医院感染

医院感染（hospital infection）又称医院内感染（nosocomial infection）或医院获得性感染（hospital acquired infection），是指住院病人在医院内获得的感染，包括在住院期间发生的感染和在医院内获得、出院后发生的感染；但不包括入院前已开始或入院时处于潜伏期的感染。医院工作人员在医院内获得的感染也属医院感染。近年来，随着医疗保健范围的不断扩大，国内外一些学者倾向于将医院感染称为医疗保健相关感染（healthcare-associated infection），即指病人或就诊者在诊断、治疗和预防等医疗保健活动中所获得的感染，或医务人员在医疗环境中履行职责时获得的感染。

第一节　医院感染的常见微生物及其特点

一、医院感染的常见微生物

细菌是引起医院感染的主要病原微生物，占90%以上，其中以革兰氏阴性杆菌为主。除了细菌外，还有病毒、真菌、衣原体、支原体和原虫等病原生物（表15-1）。随着时间的推移，其感染菌谱也在不断发生变化。

二、常见微生物的特点

1. 大多为条件致病菌　引起医院感染的微生物主要是由机体正常微生物群在一定条件下转变而来的，常为内源性感染，故一般毒力较弱。但近年来由致病性或非致病性微生物引起的医院外源性感染也较常见，其中相当部分感染源是来自于污染的环境。

2. 大多有耐药性　从医院感染病人体内分离的细菌大多数具有耐药性，部分为多重耐药菌株。例如耐药的肺炎克雷伯菌、铜绿假单胞菌、鲍曼不动杆菌、金黄色葡萄球菌、肠球菌、白念珠菌等。

3. 常发生种类的变迁　医院感染的微生物种类随着抗菌药物品种及其使用年代的不同而发生变迁。在上世纪五六十年代，世界范围内医院感染的主要病原菌为革兰氏阳性球菌；七八十年代以后，直至今日，主要以革兰氏阴性杆菌为主；近年来，真菌感染病例也在呈上升趋势。

4. 具有适应性　医院感染的微生物既可来自体内，亦可来自外部环境，如水、土壤、尘埃及污染的医疗器械和物品。其中，大部分革兰氏阴性杆菌在环境中能长期存活，即使在无营养的液体或潮湿的环境中亦可繁殖；而革兰氏阳性球菌虽一般不能在外界环境中繁殖，但也可存活较长时

表 15-1　医院感染常见的微生物

感染类型	微生物种类
呼吸道感染	流感嗜血杆菌、肺炎链球菌、金黄色葡萄球菌、肠杆菌科细菌、鲍曼不动杆菌、铜绿假单胞菌、白念珠菌、呼吸道病毒等
泌尿道感染	大肠埃希菌、肺炎克雷伯菌、沙雷氏菌、变形杆菌、铜绿假单胞菌、肠球菌、白念珠菌等
皮肤和软组织感染	金黄色葡萄球菌、大肠埃希菌、变形杆菌、厌氧菌、凝固酶阴性葡萄球菌等
胃肠道感染	艰难梭菌、沙门氏菌、宋内志贺菌、肠道病毒等

间。因此,如环境表面清洁消毒不到位,可增加医院感染的机会。

第二节　医院感染的流行病学特征

医院感染既具有与普通感染性疾病流行的相似规律,又有其自身的特点。医院感染与其他可传播的感染性疾病一样,也包括传染源、传播途径和易感者三个基本因素。

一、传染源

1. **病人**　感染的病人是最重要的传染源。根据疾病的不同,病人在疾病的不同时期(包括潜伏期)会有大量病原微生物排出体外,可能传播给周围的人群。排出的病原微生物常具有较强的毒力和耐药性。

2. **病原携带者(carrier)**　从隐性感染者或恢复期携带者排出的病原微生物可感染他人。携带者是一个重要的传染源,因无明显临床症状,不易被人们所防范。另外,一些非传染性疾病的感染,例如耐甲氧西林金黄色葡萄球菌(MRSA)感染,MRSA定植者也是感染源携带者。

3. **环境污染源(reservoir)**　医院是各种微生物高度集中的场所,自然界中许多腐生菌在医院环境中极易生长,可通过污染空气、医疗设备和物品、食品、水等将微生物传播给易感者。

4. **动物传染源**　以蚊类和鼠类的危害性最大。鼠类是某些病原微生物的重要宿主和传播媒介,而且是沙门菌特别是鼠伤寒沙门菌的重要宿主,可由其粪便污染食物导致医院感染。

二、传播途径

1. **接触传播**　为医院感染最常见也是最重要的感染方式之一。

(1)直接接触传播:指病原微生物从感染源直接传给易感宿主,没有外界环境的传播媒介参与。

(2)间接接触传播:指病原微生物通过媒介物传给易感宿主,感染源可通过医护人员的手、污染的医疗器械设备、污染的环境表面等传播。在间接接触感染中,医务人员的手在传播病原微生

物中起着重要作用。

2. **飞沫传播**　是指带有病原微生物的飞沫核(>5μm)由口或鼻腔喷出后,直接通过易感者的黏膜、皮肤、手、衣物等侵入体内,甚至直接落入伤口或被吸入呼吸道,引发感染。如2003年流行的严重急性呼吸综合征(SARS)即为经飞沫传播的感染。

3. **空气传播**　是以空气为媒介,带有病原微生物的微粒子(<5μm),随气流流动,当易感者吸入这种带微生物的微粒子后而发生感染。空气传播在结核分枝杆菌感染等呼吸道传播疾病的传播中起着重要作用。

4. **医源性传播**　各种诊疗活动所致医院感染的传播称医源性传播,这是医院感染传播的特点之一。

5. **生物媒介传播**　医院内常有鼠类以及蚊、蚤、蝇、蟑螂等昆虫存在,它们是某些病原微生物的储存宿主或中间宿主,可通过叮咬或机械性传递而传播疾病。

三、易感宿主

易感宿主是指对感染性疾病缺乏免疫力而容易受感染的人。病原微生物传播到宿主后,是否引起感染取决于病原微生物的毒力和宿主的易感性。宿主的易感性由病原微生物的定植部位和宿主的防御机能决定。临床上使用的部分医疗技术有可能在不同程度上抑制和破坏病人原有的防御功能和微生态平衡,因而导致医院感染的发生。

第三节　医院感染的临床特点

一、基本特点

随着医学技术的发展,医院内广泛应用各种药物、先进的医疗手段和诊疗设备,使医院感染的类型、危险因素、病原微生物种类、诊断及防治等方面与以往的传染性疾病有一些不同。概括起来主要有如下基本特点:①感染发生的地点主要是在医院内(包括门诊),以及独立的血液透析机构和口腔门诊等医疗保健机构;②感染发生的时间界限是在接受医疗保健服务期间获得的感染;③感染的对象是在上述医疗保健机构内活动的人

群（包括病人、就诊者、医务人员和服务人员等），但主要为免疫功能低下的病人；④传播方式以接触传播为主；⑤感染源病原微生物主要是机会致病菌，且多具有耐药性。

二、医院感染的分类

主要根据感染的微生物来源分为内源性和外源性医院感染两大类。

1. 内源性医院感染（endogenous nosocomial infection） 亦称自身感染（self-infection），是指病人在医院内由于某种原因使自身体内寄居的微生物，包括正常微生物群和潜伏的致病性微生物大量繁殖而导致的感染。

内源性医院感染的病原微生物主要是正常菌群，因毒力很弱或无毒，一般不引起健康人感染，但在发生定位转移、菌群失调或机体免疫功能下降的特定条件下，正常菌群即可成为机会致病菌而引起各种内源性感染。

2. 外源性医院感染（exogenous nosocomial infection） 又称为交叉感染，指病原微生物来自病人自身以外的地方，如其他病人、医务人员、医疗用品、医院环境、探视陪护人员等。

三、医院感染的判定

1. 下列情况属于医院感染

（1）无明确潜伏期的感染，在入院48小时后发生的感染或者有明确证据为医院获得性感染，应视为医院感染；有明确潜伏期的感染，自入院时起超过平均潜伏期后发生的感染应视为医院感染。

（2）本次感染直接与上次住院有关。

（3）在原有感染部位基础上出现其他部位新的感染（除外脓毒血症迁徙灶及原有感染的并发症）；或同一感染部位在已知病原微生物基础上，14天后再次分离出新的病原，并且排除污染、定植和原来的混合感染。

（4）新生儿经产道获得的感染。

（5）医务人员在医院期间因工作获得的感染。

2. 下列情况不属于医院感染

（1）入院时已经存在感染的自然扩散，除非病原体或临床表现强烈提示发生了新的感染。

（2）新生儿经胎盘获得（出生后48小时内发病）的感染，如单纯疱疹、弓形体、水痘-带状疱疹病毒的感染等。

（3）仅有细菌定植而无炎性表现。

（4）非感染性炎症，如机械损伤、物理、化学因子和免疫异常所致炎症。

四、医院感染与传染病的区别

医院感染在病原学、流行病学、临床和诊断学方面都与传染病有差别（见表15-2）。

表15-2 医院感染与传染病的区别

	医院感染	传染病
病原学		
病原微生物	机会致病菌	典型致病菌
病原学诊断	不易判定	易于判定
流行病学		
感染源	内源性感染为主	外源感染
传播方式	方式特殊（侵入性操作）	固有途径
感染对象	病人，免疫力低下人群	健康人群
传染性	弱	强
隔离意义	保护性隔离	感染源隔离
临床疾病学		
临床表现	复杂，不典型	单纯，典型
诊断	病原学定性、定量、定位分析	临床流行病学分析，可确诊

第四节　医院感染的危险因素

与其他感染性疾病相比，由于医院感染的传染源可来自病人、医护人员、探视者、陪护人员、诊疗器械以及医院环境等，故控制和切断传染源涉及面广，其难度更大。在临床工作中应高度重视引发医院感染的危险因素。

1. 易感人群

（1）年龄因素：老年人和婴幼儿易发生医院感染。老人随着年龄的增长、器官老化、功能衰退，免疫功能也随之降低，而且常伴有慢性疾病。婴幼儿因免疫器官发育欠成熟，功能未健全，从母亲获得的被动免疫力（IgG、sIgA）逐渐消失。因此，这两类人群较易感染。

（2）基础疾病：患有免疫功能缺陷如 HIV 感染者、免疫功能紊乱疾病或其他基础疾病，如恶性肿瘤、血液病、肝硬化、慢性阻塞性肺疾病等，虽然疾病种类不同，但均具有免疫功能下降、对条件致病菌感染敏感性增加，易发生感染的共同特点。引起昏迷的原发病或基础疾病往往也是引起医院感染的危险因素。

2. 诊疗技术与侵入性检查与治疗

（1）诊疗技术

1）器官移植：感染是器官移植病人最常见的并发症，也是造成病人手术失败甚至死亡的主要原因。因病人术前常有较严重的基础疾病而免疫功能低下，加上手术创伤大，各种诊疗性留置管道多，以及为防止排斥反应而采用免疫抑制剂等原因，导致免疫功能进一步降低，极易发生医院感染。

2）血液透析和腹膜透析：这是治疗病人肾功能不全、尿毒症的重要手段。此类病人已有基础疾病和免疫功能低下，再进行创伤性治疗操作，容易导致病人感染。

（2）侵入性检查与治疗

1）侵入性检查：支气管镜、膀胱镜、胃镜等侵入性检查是引起病人医院感染的重要危险因素。一方面侵入性操作破坏了皮肤或黏膜屏障，皮肤、黏膜或环境中的微生物可随着创口进入相应检查部位；另一方面，如器械消毒灭菌不彻底，可将污染的微生物带入检查部位而造成感染。

2）侵入性治疗：气管插管、留置导尿管、大静脉插管、伤口引流、心导管置管及人工心脏瓣膜置换术等，均属侵入性治疗，这些治疗不仅破坏皮肤黏膜屏障，更重要的是这些侵入性治疗所用的生物材料留置体内后很容易引起细菌等的黏附，细菌黏附后通过分泌胞外多糖，细菌相互粘连形成生物膜（biofilm），导致细菌对抗生素的敏感性显著下降，并能逃逸机体免疫系统的杀伤作用，故容易引起感染。

3. 损害免疫系统的因素

（1）放射治疗：放射治疗对肿瘤组织无选择性作用，在损伤肿瘤组织的同时也破坏了正常组织，损害了免疫系统，降低了免疫功能。

（2）化学治疗：采用细胞毒类药物治疗恶性肿瘤时，药物亦可直接作用于正常组织细胞，损伤和破坏免疫系统的功能。

（3）激素的应用：主要是肾上腺皮质激素。该类激素具有抗炎、免疫抑制、抗毒素及抗休克作用，临床常用来治疗急危重病症、自身免疫病及变态反应性疾病等，但该类激素也是一种免疫抑制剂。因此，使用不当或长期使用，也会引起医院感染。

4. 抗菌药物应用　抗菌药物是治疗各种感染性疾病的必需药物，但应用不当（如临床无适应证的预防用药）、用药时间过长、剂量过大及联合用药过多等，可引起菌群失调、细菌耐药性增加、人体重要器官损伤，从而增加发生医院感染的危险性，并可能引起耐药菌在医院内传播。

5. 其他危险因素　如营养不良、住院时间过长等。

第五节　医院感染的控制与管理

从一定意义上讲，控制和减少医院感染危险因素是预防和控制医院感染最有力和最有效的措施。国内外预防和控制医院感染的具体做法主要是清洁、消毒灭菌、隔离、针对危险因素采取特异性防控措施，以及对媒介因素与易感人群等采取相应措施。为此，我国在预防控制医院感染方面制定和颁布了一系列法规，主要包括消毒灭菌、合理使用抗菌药物、医院重点部门管理的要求和重点部位防控策略,以及一次性使用医用器具和消毒药械、污水及污物处理等管理措施。

一、消毒灭菌

1. 基本要求

(1)使用经卫生行政部门批准或符合相应标准技术规范的消毒产品,并应遵循批准使用的范围、方法和注意事项。

(2)重复使用的诊疗器械、器具和物品,使用后应先清洁,再进行消毒或灭菌。

(3)耐热、耐湿的手术器械,应首选高压蒸汽灭菌,不应采用化学消毒剂浸泡灭菌。

(4)进入人体无菌组织或器官的医疗用品必须灭菌,接触皮肤黏膜的器械和用品必须消毒。

(5)医务人员应了解消毒剂的性能、作用和使用方法。配制时,应注意有效浓度、作用时间及影响因素。

2. 环境物品的清洁消毒

(1)重复使用的氧气湿化瓶、吸引瓶、婴儿暖箱水槽以及加温加湿罐等,宜采用高水平消毒;湿化液应每日更换灭菌水;用毕需终末消毒,干燥保存。

(2)环境、物体表面保持清洁,当受到肉眼可见污染时应及时清洁、消毒。

(3)对治疗车、床栏、床头柜、门把手、灯开关、水龙头等频繁接触的物体表面应每天清洁、消毒,必要时增加频次。

(4)被病人血液、呕吐物、排泄物或病原微生物污染时,应根据具体情况,选择中水平以上消毒方法。对于少量(<10ml)的溅污,可先清洁再消毒;对于大量(>10ml)血液或体液的溅污,应先用吸湿材料去除可见的污染,然后再清洁和消毒。

(5)人员流动频繁、拥挤的诊疗场所应每天在工作结束后进行清洁、消毒。感染性疾病科、重症监护病区、保护性隔离病区(如血液病病区、烧伤病区)、耐药菌及多重耐药菌污染的诊疗场所应做好随时消毒和终末消毒。

(6)拖布(头)和抹布宜清洗、消毒,干燥后备用。推荐使用脱卸式拖头。

此外,应定期进行消毒灭菌设施及消毒灭菌效果的监测。强调手部卫生,严格按手卫生规范要求进行;医务人员上班时,严禁留长指甲、戴戒指。

二、隔离预防

隔离预防(isolation precaution)是防止病原微生物从病人或病原携带者传给其他人群的一种保护性措施。医院感染的隔离预防应以切断感染的传播途径作为制定措施的依据,同时考虑病原微生物和宿主因素。

1. 隔离预防基本原则

(1)在标准预防的基础上,根据疾病的传播途径,制定相应的隔离与预防措施。

(2)一种疾病可能有多种传播途径时,应在标准预防的基础上,采取相应传播途径的隔离与预防。

(3)隔离病室应有隔离标志,并限制人员的出入。隔离的颜色标识为:黄色为空气传播的隔离,粉色为飞沫传播的隔离,蓝色为接触传播的隔离。

(4)传染病病人或可疑传染病病人应安置在单人隔离房间。如受条件限制,同种病原微生物感染的病人可安置于一室。

2. 标准预防

标准预防是基于病人的血液、体液、分泌物、排泄物(不包括汗液)、非完整皮肤和黏膜均可能含有感染性因子的原则,针对医院所有病人和医务人员采取的一组预防感染措施。包括手卫生以及安全注射,根据预期可能的暴露选用手套、隔离衣、口罩、护目镜或防护面屏,也包括穿戴合适的防护用品处理病人环境中污染的物品与医疗器械。

三、合理使用抗菌药物

抗菌药物是医院内应用最广泛的一类药物。抗菌药物使用不当是造成医院感染的重要原因,合理使用抗菌药物是降低医院感染率的有效手段。

抗菌药物治疗性应用的基本原则为:①诊断为细菌性感染者,方有指征应用抗菌药物;②尽早查明感染病原,根据病原种类及细菌药物敏感试验结果选用抗菌药物;③按照药物的抗菌作用特点及其体内过程特点选择用药;④抗菌药物治疗方案应综合病人病情、病原菌种类及抗菌药物特点制定。

四、一般诊疗技术操作的感染控制

1. 操作前准备 严格掌握诊疗操作的适应证和禁忌证;无菌操作应在卫生清扫之前或清扫后半小时以后或空气消毒后进行;各种无菌操作(穿刺术、置管术、介入操作等)应尽量在治疗室进行,如需在病房进行,应对操作环境进行清理,保持操作周围环境清洁、宽敞,减少区域内人员活动;到病房做操作应备治疗车,上层放无菌物品和清洁物品,下层放污染物品。

2. 操作要求 操作者应衣帽整洁,戴口罩,清洁双手;操作中严格无菌技术,遵守操作规程,根据不同的操作,按照相应的要求正确选择部位,皮肤消毒、铺治疗巾或洞巾、戴无菌手套等操作按相关操作规程进行。

3. 操作后处理 整理用物;各种无菌棉球、敷料、物品从容器内取出后,不得再放回原容器内,按是否可重复使用分类处理;废弃物品(污染敷料等)按医疗废物管理要求分类放置,可重复使用物品按照要求清洁消毒或灭菌;对于感染性的液体(如腹水、胸水)按照规定排入污染物处理系统;操作后注意手卫生,脱掉手套后亦应洗手或手消毒。

五、重点部位感染及其防控

1. 呼吸机相关性肺炎(ventilator-associated-pneumonia,VAP) VAP是机械通气常见的并发症,是指建立人工气道(气管插管或气管切开)并接受机械通气时所发生的肺炎,包括发生肺炎48小时内曾经使用人工器官进行机械通气者。病人一旦发生VAP,则易导致机械通气时间延长,ICU滞留时间和住院时间延长,增加医疗费用,严重者甚至威胁病人生命。因此对行气管切开和气管插管的病人应严格无菌操作和手卫生;减少气管黏膜的损伤;正确掌握吸痰技术;减少口腔细菌的定植;做好气道湿化及其用具的消毒等。VAP在临床上具有复杂而多变等特点,在病原学、诊断、治疗和预防中有其特殊性,须给予高度关注并加强防控。

2. 导尿管相关感染(caeter-associated urinary tract infection,CAUTI) 导尿管相关尿路感染是指病人留置导尿管期间,或者拔除导尿管48小时内发生的泌尿系统感染,是医院感染中最常见的感染类型之一。在欧美等西方国家,尿路感染占医院感染的35%~40%,居医院感染的首位。我国尿路感染占医院感染的20%~45%,仅次于呼吸道感染。而在医院内尿路感染的病例中,70%~80%与导尿和留置导尿管有关。特别是长时间留置导尿容易使导尿管表面产生生物膜,生物膜内细菌因其独特的结构和代谢方式而对抗菌药物具有高度的耐药性。因此,应尽量避免长期留置导尿管,而采取间歇性导尿;多次间歇导尿比留置导尿可减少50%的菌尿症。

3. 中央导管相关血流感染(central line-associated bloodstream infection,CLABSI) 留置血管内导管是救治危重病人、实施特殊用药和治疗的操作技术。随着医学的发展,对导管技术的要求越来越高,多种形式的导管应运而生,成为进行血流动力学监测、安全输液和静脉营养支持的主要途径。然而随之产生的导管相关并发症,特别是感染问题变得日益突出。血管内留置导管相关感染主要是指导管相关血流感染,各种类型导管的血流感染发生率不同,导管相关感染率很难确定,有文献报道,以千导管留置日统计,导管相关感染率为2.9~11.3/千导管留置日。

上述重点部位感染的预防与控制可参考Ws/T506-2016《重症监护病房医院感染预防与控制规范》《中国成人医院获得性肺炎和呼吸机相关性肺炎诊断与治疗指南(2018年版)》等指南规范。

展　望

据WHO报道,全世界医院感染率为3%~20%,平均为9%。据近年我国全国医院感染监测统计报告,我国的医院感染率约为4.6%,每年发生病例约为500万,医疗费用达10亿元,明显增加了患者和国家的经济负担,加重了医疗护理任务等。近年来,世界各国对医院感染进行了大量研究,尤其是医院感染的分子流行病学研究,从分子水平上分析了医院感染发生、发展规律；对其性质、原因和预防控制的研究取得了很大进展。如何更加准确有效地进行医院感染的预防与控制，是当前国内外医院感染管理中亟待解决的重要问题。

（徐志凯 尹 文）

参 考 文 献

1. 李凡，徐志凯. 医学微生物学［M］. 9 版. 北京：人民卫生出版社，2018.

2. 李明远，徐志凯. 医学微生物学［M］. 3 版. 北京：人民卫生出版社，2015.

3. 温泽尔. 医院内感染的预防与控制［M］. 李德淳，汤乃军，李云，译. 4 版. 天津：天津科技翻译出版公司，2005.

4. 李武平. 临床医院感染管理与控制［M］. 西安：第四军医大学出版社，2013.

5. 胡必杰，刘荣辉，陈文森. 医院感染预防与控制临床实践指引［M］. 上海：上海科学技术出版社，2013.

6. 王力红，吴安华，安友仲等. 重症监护病房医院感染预防与控制规范 ws/T509-2016［S］. 中国感染控制杂志，2017，16（2）：191-194.

7. 中华医学会呼吸病原学分会感染学组. 中国成人医院获得性肺炎和呼吸机相关性肺炎诊断与治疗指南（2018 年版）［J］. 中华结核和呼吸杂志，2018，41（4）：255-280.

8. HENDERSON K L, MÜLLER-PEBODY B, JOHNSON A P, et al. Community-acquired, healthcare-associated and hospital-acquired bloodstream infection definitions in children: a systematic review demonstrating inconsistent criteria［J］. J Hosp Infect, 2013, 85（2）：94-105.

9. RODRÍGUEZ-IGLESIAS M, SANCHEZ-CALVO J M, GUERRERO-LOZANO I, et al. Annual fluctuation in the rate of resistant bacteria isolated as an indicator in the control of hospital-acquired infections［J］. Infect Control Hosp Epidemiol, 2013, 34（10）：1123-1124.

第十六章 结核分枝杆菌

结核分枝杆菌（*Mycobacterium tuberculosis*，MTB）属于分枝杆菌科（Mycobacteriaceae）、分枝杆菌属（*Mycobacterium*）、结核分枝杆菌复合群（*Mycobacterium tuberculosis* complex，MTC）；该复合群除 MTB 以外，还包括牛分枝杆菌等 4 个菌种。

MTB 是人类结核病（tuberculosis，TB）的病原体；人是 MTB 唯一的自然宿主。该菌可侵犯全身多种组织器官，但以肺部感染最为多见。随着抗结核药物的不断发展和卫生状况的改善，世界各国结核病的发病率和死亡率曾大幅度下降。但自 20 世纪 90 年代以后，由于 MTB 耐药菌株特别是多重耐药株的出现，艾滋病的流行使易感人群增加，社会快速发展中的人群流动性和环境污染增加而使病原体更易于传播等原因，结核病的发病率又重新不断上升。目前结核病仍是全球尤其是发展中国家危害最为严重的慢性传染病之一。

第一节 生物学特征

一、基本特性

（一）形态特点

痰液或培养物标本中的 MTB 经涂片抗酸染色后，光学显微镜下观察菌体呈红色、略弯曲、两端钝圆，大小 3~5μm × 0.2~0.6μm，无鞭毛、无芽胞，有菌毛，易聚集成团束状或呈分枝状。液体培养基中静置培养或在感染的巨噬细胞内，容易形成荚膜，成分主要是多糖和少量蛋白质。

（二）细胞壁结构和组成

MTB 细胞壁的结构决定着细菌的抗酸性、致病性和对药物的固有耐药，也是部分抗结核药物和候选新药作用的靶点。MTB 细胞壁的结构见图 16-1（见文末彩插），包括分枝杆菌细胞壁核心

（MCWC）和分枝杆菌外膜（MOM）两部分。细胞壁核心从内向外依次由肽聚糖、阿拉伯半乳聚糖和分枝菌酸（mycolic acid）三部分组成；外膜由分枝菌酸与游离的糖脂形成脂质双层结构，孔蛋白和外膜蛋白镶嵌在细胞壁中。阿拉伯半乳聚糖与肽聚糖层连接。含量约 2/3 的阿拉伯半乳聚糖的胞外末端被分枝菌酸酯化，构成外膜的内层；外膜的外层由游离糖脂组成，如海藻糖 6,6′-二分枝菌酸（trehalose dimycolate，TDM，又称索状因子）、海藻糖单分枝菌酸（TMM）、硫酸脑苷脂（SL）、phthiocerol dimycocerosate（PDIM）和酚糖脂（PGL）等。另外，还有一些糖脂如脂甘露聚糖（lipomannan，LM）及其衍生物——脂阿拉伯甘露聚糖（lipoarabinomannan，LAM）、末端甘露糖修饰的脂阿拉伯甘露聚糖（ManLAM）和磷脂酰肌醇甘露糖苷（PIM），固定在细胞膜上并跨越细胞壁核心和外膜层、一直延伸到细胞壁外。

MTB 在缺氧、潜伏感染、休眠和 / 或持留菌形成等情况下，可出现细胞壁增厚或细胞壁缺陷、芽胞样变等；在液体培养基中振荡培养，荚膜易脱落。

（三）培养特性和菌种鉴定

1. 培养基 最常使用的是改良罗氏培养基或 Ogawa 培养基。牛分枝杆菌缺乏丙酮酸激酶，不能利用甘油作为碳源，故在改良罗氏培养基上不能生长，常用 5% 丙酮酸代替罗氏培养基中的甘油成份（即 Stonebrink 培养基）进行分离培养。商业化培养基有 Middlebrook7H9 液体培养基和 ADC 营养增强剂，7H10、7H11 琼脂培养基和 OADC 营养增强剂，有利于细菌的快速生长和鉴定。

2. 自动化培养系统 MTB 的半自动化或全自动化培养系统如 BACTEC TB460、BACTEC MGIT960、Versa TREK 和 BacT/Alert 3D 是分枝杆菌细菌学

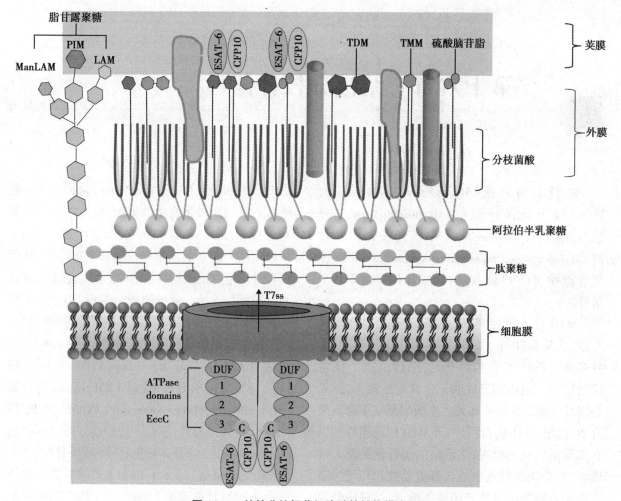

图 16-1　结核分枝杆菌细胞壁的结构模式图

检验的重大突破,可用于快速诊断和药敏试验。基本原理是利用放射性标记、荧光标记或传感器技术,监测培养过程中细菌代谢产物如 O_2 或 CO_2 的浓度或压力等的变化,判定有无 MTB 的存在。采自临床的样本必须用多黏菌素 B、两性霉素 B、甲氧苄啶和阿莫西林等联合进行去污处理,抑制标本中潜在污染的革兰氏阳性菌、革兰氏阴性菌和真菌等的生长。

3. 菌种鉴定　鉴定 MTB 主要依据其生长缓慢的特性、菌落形态和生化反应等特点(表 16-1)。

二、基因组特征和基因功能的鉴定

(一)基因组特征

MTB H37Rv 标准株的全基因组测序,是近三十年来结核病研究的重大突破之一。基因组全长 4 411 532bp,G+C 的含量高达 65.9%,共有 4 018 个 ORF,以 GTG 为起始码的基因占预测 ORF 的 35%,将所有编码产物分为 11 个大的功能组(参见 http://tuberculist.epfl.ch/)。基因组的显著特征有:①有 2 个前噬菌体基因 PhiRv1 和 PhiRv2,前者在不同菌株中常被删除或重排,而后者在菌株间较少变异;②仅具有一个核糖体 RNA 操纵子,且距离复制起始点(oriC)1.5Mb,可能是该菌缓慢生长的原因;③具有参与不同代谢能力的基因,包括需氧呼吸(如氧化磷酸化)和厌氧呼吸(硝酸盐还原作用),这对 MTB 感染机体后适应不同的生存环境具有重要意义;④几乎含有全部脂类合成与代谢的基因;⑤有 13 个 sigma 因子和超过 100 个调节蛋白参与转录调控;⑥插入序列数量多,不同的菌株易变异;⑦约占基因组 10% 的特征性 PE/PPE 家族,因大部分蛋白质 N- 末端含有 Pro-Glu(PE)和 Pro-Pro-Glu(PPE)基序而命名,其中 67 个成员富含 GC 多态性序列(polymorphic GC-rich sequence, PGRS)的 PE 亚家族 PE-PGRS,参与细菌的免疫逃避;⑧45 个基

表 16-1 结核分枝杆菌复合群（MTC）内不同种细菌的重要鉴别特征

特性	结核分枝杆菌	牛分枝杆菌	BCG	非洲分枝杆菌	田鼠分枝杆菌	M.canettii
菌落形态	粗糙型	粗糙型	粗糙型	粗糙型	粗糙型	光滑型
丙酮酸盐代替甘油为碳源	不需要	需要	需要	不需要	不需要	不需要
吡嗪酰胺酶	阳性	阴性	阴性	阳性	阳性	阳性
硝酸盐还原酶	阳性	阴性	阴性	阳性 / 阴性	阴性	阳性
TCH 敏感性	耐受	敏感	敏感	敏感	敏感	耐受
O_2 需要	需氧	微需氧	需氧	微需氧	微需氧	不肯定

因参与 DNA 修复机制，降低复制中的错配几率，这或许是 MTB 在耐药或进化过程中，其编码的 T 细胞抗原表位很少发生变化的原因。

（二）具有重要功能的基因及其编码蛋白

分枝杆菌属的部分菌种、MTC 的细菌以及不同耐药性的 MTB 菌株的全基因组测序均已完成，促进了分枝杆菌基因组学和比较基因组学研究，为阐明 MTB 的生物学特性、毒力、致病机制、免疫学、耐药性、诊断和进化等奠定了基础。特别是，研究不同环境条件下（如缺氧、酸性条件和休眠）MTB 与巨噬细胞相互作用的环境蛋白组学、不同结构亚组分的结构蛋白组学、不同种类分枝杆菌或同种不同菌株包括耐药株的比较蛋白组学、与免疫血清作用的免疫蛋白组学等，有利于发现新药、候选疫苗和快速诊断的靶标。MTB 的代谢组学和系统生物学等研究，筛选可用于诊断疾病、评价疫苗保护性和评估预后等的生物标志。基于上述研究已鉴定出的一些具有重要功能的 MTB 蛋白质见表 16-2。但仍有约 30% 的基因及其功能还未确定。目前和今后的重点仍集中在鉴定这些基因与细菌的毒力、致病机制、抗感染免疫及耐药性等方面的关系上。

表 16-2 部分新鉴定的具有重要功能的结核分枝杆菌蛋白

蛋白	功能	潜在应用
OmpATb（Rv0899）	细胞壁主要的孔蛋白	固有耐药性
Rv1698	细胞壁潜在的孔蛋白	固有耐药性
HBHA	细菌播散	诊断和疫苗靶标
Rv3312a	细菌菌毛	黏附
Ag85 complex（A~D）	参与细胞壁分枝菌酸合成	候选疫苗和药物靶标
ESX（1~5）	Ⅶ型分泌系统	参与致病性、候选疫苗靶位、诊断靶标、分型和进化
DosR-DosS	缺氧、氧化应激和 NO 上调	诊断和疫苗靶抗原
Rpf（A~E）	复苏促进因子，与再激活相关	治疗、诊断和疫苗靶标
PE/PPE	免疫抑制或逃避	诊断和疫苗靶标
PhoP-PhoR	感染巨噬细胞上调	疫苗靶标
senx3-Regx3	感染巨噬细胞上调	疫苗靶标
sucB（DlaT）	非复制细菌（酸、NO 处理和 NRP2）的三羧酸循环 / 糖酵解	持留菌潜在药物靶标
menA	抑制 MenA 可减少细菌从非复制持续性阶段 2（NRP2）回复	持留菌潜在药物靶标
tgs1	缺失后抑制持留菌的形成	持留菌潜在药物靶标
phoY2	缺失后抑制持留菌的形成	持留菌潜在药物靶标
rpsA	应激条件的持留菌幸存所需的反式翻译	持留菌潜在药物靶标

续表

蛋白	功能	潜在应用
cydC	在异烟肼处理小鼠体内存活所需	持留菌潜在药物靶标
prcBA	体外长期幸存或在慢性感染小鼠体内幸存所需	持留菌潜在药物靶标
carD	缺失后减少对应激抗性或小鼠持续性感染	持留菌潜在药物靶标
relA	缺失后减少对小鼠持续性感染能力	持留菌潜在药物靶标
mce4	小鼠慢性持续性感染所需	持留菌潜在药物靶标
icl1	缺失导致丧失持续性感染小鼠能力	持留菌潜在药物靶标
Rv0288（TB10.4）	活动性结核相关抗原	候选疫苗靶标
Rv1196（Mtb39A）	活动性结核相关抗原	候选疫苗靶标
Rv0125（Mtb32A）	活动性结核相关抗原	候选疫苗靶标
Rv2608	活动性结核相关抗原	候选疫苗靶标
Rv3619	活动性结核相关抗原	候选疫苗靶标
Rv3620	活动性结核相关抗原	候选疫苗靶标
Rv1813	潜伏感染相关抗原	候选疫苗靶标
Rv2660	潜伏感染相关抗原	候选疫苗靶标

三、持留菌和耐药性变异

（一）持留菌

直接督导下的短程化疗（directly observed treatment short-course, DOTS）的标准化方案采用3~4种抗结核一线药物联合用药，疗程至少为6个月。治疗的长期性和药物的不良反应导致病人对药物治疗的依从性差，相应地增加了耐药的风险；但也正是因为病人体内存在 MTB 的持留菌或休眠菌及其对现有抗结核药物的抗性而迫不得已采用的治疗方案。如何优化现有治疗策略和方案，达到缩短治疗周期、提高治愈率并减少复燃率、尽可能降低药物不良反应发生率等目标，是目前组合不同药物开展临床疗效评价的热点和重点内容。

MTB 潜伏感染的小鼠模型——Cornell 模型最先解释了持留菌（persister）现象。持留菌也因此被定义为能在抗生素杀菌效应下幸存的一小部分细菌种群，趋向于不增殖或仅缓慢增殖。持留菌对药物的耐受是非遗传性的，再增殖后产生的子代细菌对药物仍完全敏感。由于持留菌存在不复制状态，与代谢关闭的休眠菌（dormant bacteria）在概念上有重叠，有时两者也混用。休眠菌仅描述部分而不是全部持留菌现象。

持留菌的产生与病原菌在病人体内所处的微环境密切相关。在感染和疾病的发生、发展过程中，MTB 在体内寄居的微环境随着致病状况和进展而不断变化。例如，寄居在巨噬细胞内或形成肉芽肿组织，局部低氧；形成的肺部空洞则导致高氧环境；其他微环境还包括营养耗竭、氧化和酸应激等。不同的微环境均可影响 MTB 的代谢状态，并导致体内的 MTB 形成细菌种群异质性，包括持留菌和/或休眠菌以及具有不同能力的可转化为持留菌的活跃增殖细菌。因此，细菌种群异质性，既提示同一病人体内的细菌群体对各种抗结核药物的敏感性互不相同，治疗上需要靶向不同细菌群体的敏感药物的联合应用，对研制预防性疫苗以预防感染也具有重要意义。

临床上最常见的感染类型即潜伏感染，少有证据支持是持留菌所导致的，但也不全是休眠菌所致。但是慢性感染、复发（relapse）以及感染的持续性和复燃（recrudescence），与 MTB 持留菌密切相关。MTB 持留菌的生物学特性及其形成的分子机制仍是研究热点。已有研究提示持留菌的形成机制复杂多样。采用不同的模型如体内或体外模拟不同微环境的持留菌模型或基因突变模型研究，所获得的形成机制也有所差异。据此发现的相关蛋白（表 16-2）正被尝试作为研制新型药物或疫苗的候选靶标，发展靶向持留菌的新药或治疗性疫苗。

（二）耐药性变异

MTB 的耐药性变异已成为全球重大的公共卫生问题和有效控制结核病的重要障碍。主要体现在耐药病人数量的持续上升、耐药种类的不断增加以及耐药菌在世界各地的分布范围不断扩大等方面。治疗上仅能选用毒副作用更强的二线药物、所需的治疗时间更长且治愈率较低，全球平均治愈率仅为 55%。

1. 耐药类型 主要有 4 种。①单耐药结核病（single drug-resistant tuberculosis，SDR-TB）：对 1 种抗结核药物耐药；②多耐药结核病（polydrug-resistant tuberculosis，PDR-TB）：对 1 种以上的抗结核药物耐药（同时耐异烟肼和利福平除外）；③耐多药结核病（multidrug-resistant tuberculosis，MDR-TB）：至少对异烟肼和利福平耐药；④广泛耐药结核病（extensively drug-resistant tuberculosis，XDR-TB）：对任意 1 种氟喹诺酮类药物及对 3 种二线抗结核药物注射剂（卷曲霉素、卡那霉素和阿米卡星）中至少 1 种耐药的耐多药结核病。WHO 对完全耐药结核病（totally drug-resistant tuberculosis，TDR-TB）的认定尚有争议。由于利福平耐药结核病（resistant to rifampicin，RR-TB）的大部分病例均属于 MDR-TB，常仅检测对利福平的耐药性来筛查 MDR-TB。

2. 耐药的分子机制 MTB 的固有耐药取决于细菌复杂的细胞壁和孔蛋白造成的渗透性障碍以及外排泵机制；获得性耐药的分子机制在于细菌染色体编码药物靶标基因或与药物活性酶基因的有义突变有关，包括点突变、缺失和插入，这与其他细菌常通过质粒或转座子介导的耐药机制明显不同。即使不接触任何抗结核药物，MTB 也会有一定比例的细菌发生自发耐药性突变，对不同药物的自发突变率为 $10^{-10} \sim 10^{-7}$。尚未发现单一的点突变可造成 MDR-TB 和 XDR-TB，因此，这两者是耐不同药物的基因突变持续积累造成的，与临床上不正确的治疗方式密切相关，而且针对同一药物的耐药机制在 XDR-TB 和 MDR-TB 上并不完全一致（表 16-3）。阐明细菌耐药的分子机制，对建立快速检测耐药性的分子诊断技术、新药研发等具有重要意义。

表 16-3 抗结核药物及其耐药机制

	药物	作用机制	药靶	MDR-TB M.tbKZN-V2475	XDR-TB M.tbKZN 605	SDR-TB 突变频率
一线药物	异烟肼	抑制细胞壁分枝菌酸合成	katG	katG S315T	katG S315T	40%~60%
			ihhA	inhA-8TA	inhA-8TA	15%~43%
	利福平	抑制 RNA 合成	rpoB	rpoB D435Y	rpoB D435G	97%
					rpoB L452P	
					rpoB I1106T	
	吡嗪酰胺	细胞膜能量耗竭	pncA	pncA G132A	pncA Δ	72%~97%
	乙胺丁醇	抑制细胞壁半乳糖苷合成	embB	embB M306V	embB M306V	47%~65%
	链霉素	抑制蛋白质合成	gidB	gidB 130bp del L50-P93	gidB Δ	70%
			rpsL			52%~59%
			rrs			8%~21%
二线药物	氧氟沙星	抑制 DNA 合成	gyrA		gyrA A90V	75%~94%
	卡那霉素/阿米卡星	抑制蛋白质合成	rrs		rrs A1401G	60%
	卷曲霉素		tlyA			
	乙硫异烟胺、丙硫异烟胺、硫代酰胺	抑制细胞壁分枝菌酸合成	etaA/ ethA inhA	ethA-11TC		37% 56%
	对氨基水杨酸					36%

3. 耐药结核病的流行机制 主要有：①传播性耐药（transmitted drug-resistance）或原发性耐药：是指未接受过治疗而发生的耐药，由耐药菌株在人群中的播散引起。②获得性耐药（acquired drug-resistance）：是指接受过治疗而发生的耐药，不充分或不正确的抗结核治疗导致结核病病人体内的耐药菌成为优势菌，或 MTB 因基因突变而导致药物对突变菌的效力下降。③扩大性耐药（amplified drug-resistance）：是指短程化疗的放大效应导致感染耐药菌的病人对所使用的药物产生更严重的耐药性。由于目前有效防治耐药结核病仍较为困难，应具体分析各国或各地区耐药结核病的流行机制，以便依据流行机制提出针对性更强的防控策略和方案。

4. 耐药菌株的适应性 由于耐药菌的染色体基因发生改变，耐药菌的形态和生长特点、对理化因素的抵抗力、对不同药物敏感性、毒力和致病性，以及宿主的抗感染免疫应答等均可发生适应性变化，应进一步加强 MDR-TB 和 XDR-TB 的适应性研究，以评估其对全球耐药结核病流行的影响。

第二节 流行病学特征

一、传染源和传播方式

MTB 感染的传染源包括痰涂片阳性和阴性的活动性肺结核病人。主要通过咳嗽、打喷嚏和排痰等方式，产生或大或小的含活菌的液滴。大的液滴会降落到地面上，即使吸入也会被上呼吸道的纤毛所阻挡；1~5μm 的液滴会在空气中漂浮几分钟到几小时，等水分蒸发后形成飞沫核。在低流行地区，密切接触者通过呼吸道摄入含菌的飞沫核而感染；在高流行地区，感染更常发生在人群拥挤的公共场所。此外，吞入含菌的痰液或体内的病原体经血液播散，可引起肺外结核病。感染的危险性取决于以下几个因素：环境中飞沫核的浓度与吸入的细菌量；密切接触的程度；机体的免疫状态；营养与遗传因素等。其中，密切接触者通常被定义为：同一个家庭生活的成员或在同一个房间内每天与病人共处数小时者。

二、流行特征

依据 2017 年 WHO 的报告，结核病仍是全球十大死因之一，是高于包括艾滋病在内的单一传染病的头号杀手。全球估计有 1 010 万新发病例。其中成年男性 580 万例、成年女性 320 万例、儿童 100 万例。30 个结核病高负担国家占全球结核病病例数的 87%；2/3 来自于其中的 8 个国家，即印度（27%）、中国（9%）、印度尼西亚（8%）、菲律宾（6%）、巴基斯坦（5%）、尼日利亚（4%）、孟加拉国（4%）和南非（3%）。

耐药结核病的危害也仍然严重。全球范围内 3.6% 的新发病例和 17% 的复治病人是 MDR/RR-TB，8.5% 的 MDR-TB 属于 XDR-TB。2017 年全球 RR-TB 新发病例 55.8 万例，其中 82% 为 MDR-TB。印度（24%）、中国（13%）和俄罗斯（10%）等 3 个国家居全球 MDR/RR-TB 病例数的前三位。

据 WHO 估计，潜伏结核病感染（latent tuberculosis infection, LTBI）人群占全球总人口的 23%；在印度和中国等结核病高负担的国家，LTBI 人群占总人口的比例可能更高。LTBI 人群在其一生中都存在发展为活动性结核病的风险。

结核病的死亡率约为 16%，2017 年共导致 160 万死亡；其中无合并 HIV 感染病例死亡 130 万，合并 HIV 感染病例死亡 30 万。

三、分子流行病学

以前普遍认为，MTC 的基因组是非常稳定和相似的，菌株分类的方法仅局限在噬菌体分型和耐药性比较；而过去二十年结核病分子流行病学的研究进展则颠覆了对结核病传播动力学的传统认识。自 1993 年以来，IS6100 限制性片段长度多态性（IS6110 RFLP）一直作为 MTB 常规分型的标准方法。近年来，可变数目串联重复序列（VNTR）有可能作为下一代分型的金标准。间隔区寡核苷酸分型技术（spoliogotyping）既是广泛使用的分型方法、也是 MTC 种系进化的研究手段。其他的分型技术有多位点序列分型（MLST）、大片段多态性（LSP）、基因芯片和全基因组测序等。上述技术主要用于研究结核病的暴发和传播，调查人群的近期传染率和传染危险因素,比较耐药株与敏感株传播特性的差异,接触史追踪和发现传染源,疫苗保护与开发,组织或器官亲嗜性以及实验室培养的质量控制等方面。

结核病分子流行病学研究的第一个重大贡献,是确定了 MTB 种群内的异质性,分为六个种群地理谱系(phylogeographical lineage),分别是印度洋型、东亚型(北京型)、东非-印度型、欧美型、西非 I 型和西非 II 型等,与特定的人群密切相关。其中,MTB 北京型最早于 1995 年报道,全球流行率高达 9.9%,毒力强、耐药率高。第二个重大贡献是发现了临床上存在不同菌株引起的重叠感染(superinfection)或混合感染(mixed infection),也证实治疗后的病人可由另外一株 MTB 引起再感染(reinfection),但其机制尚不清楚。

第三节 致病性与免疫性

一、感染的临床特征

肺结核典型的临床特征包括低热、盗汗、持续性咳嗽、大量咳痰、咯血、乏力、食欲减退和体重下降等。10%~42% 的病人属于肺外结核病,取决于种族或民族背景、年龄、MTB 种群地理谱系、机体的免疫状态、是否存在其他疾病等。感染可波及机体的任何器官,具有多变的临床表现。

MTB 潜伏感染人群没有典型的临床特征,痰涂片或培养结果阴性,缺乏典型的肺部 X 线胸片影像改变。潜伏感染者在合并感染 HIV 后,很短时间(一年)内可进展成为活动性病人,几率高达 10%。在合并 HIV 感染的早期阶段,肺结核病人的临床症状与 HIV 阴性人群罹患的肺结核是一致的。当 CD4$^+$T 细胞的数量下降到 200 个 /μl 以下,缺乏典型的结核性肉芽肿,胸片不典型,包括肺部小面积的浸润、胸腔积液、肺门淋巴结肿大,血液播散和淋巴转移多见,多达 50% 的 HIV 合并感染者发生肺外结核等。当 CD4$^+$T 细胞的数量下降到 75 个 /μl 以下,常缺乏肺部病理改变,临床表现为非特异性的长期发热、分枝杆菌菌血症和播散型结核病,涉及全身多器官系统,病人极

易死亡。在 HIV 感染者中,多达 25% 的活动性肺结核病人可误诊为其他传染性疾病。因此,建议对所有 HIV 感染者均筛查是否罹患活动性肺结核,依据四大症状(发热、盗汗、咳嗽和体重减轻)之一,可确诊合并感染中约 80% 的活动性肺结核病例。

二、致病过程与致病机制

MTB 致病性涉及病原体及其菌体成分与机体免疫系统的相互作用,从而决定暴露后的不同结局,包括感染清除、潜伏感染或发病。特别是 MTB 采用不同的免疫逃避和免疫抑制策略,长期寄生于宿主并在细胞内顽强存活和增殖,以及导致免疫病理损伤,构成了细菌致病性的核心(图 16-2,见文末彩插)。致病过程可分为以下几个阶段。

(一)吞噬和识别

含有活的 MTB 的飞沫核从呼吸道吸入,最终到达肺脏的肺泡,病菌被肺泡巨噬细胞快速吞噬(图 16-2a)。吞噬过程为受体介导,受体包括甘露糖受体、补体受体、清道夫受体、表面活性蛋白 A 受体、胆固醇受体和树突状细胞特异性细胞间黏附分子 -3- 结合非整合素分子(DC-SIGN)等。MTB 经不同的受体进入巨噬细胞,既可激活机体抗感染,也可有利于病菌在机体建立感染,两者常伴随存在。对机体来说,一旦 MTB 被吞噬,巨噬细胞的模式识别受体(pattern recognition receptor,PRR)被募集,以识别 MTB 及其菌体成分,启动固有免疫应答以早期发现、消灭入侵的细菌,并调节适应性免疫的建立。MTB 自身对机体的免疫杀伤表现出非常强大的抗性,采用了不同的策略阻止或逃避机体的固有免疫和适应性免疫的杀伤。气溶胶感染小鼠模型证实,除了巨噬细胞和树突状细胞外,病菌还可感染中性粒细胞、非吞噬细胞如 I 型和 II 型肺泡上皮细胞等。病原菌与这些细胞的相互作用以及致病机制尚不完全清楚,也是近年来研究的热点。感染 MTB 的巨噬细胞主要募集的 PRR 及其功能见表 16-4。当前一个重要且热门的研究领域,就是鉴定 MTB 的结构成分及其作用的 PRR、细胞内信号通路和效应,以鉴定细菌基因在致病性中的作用。

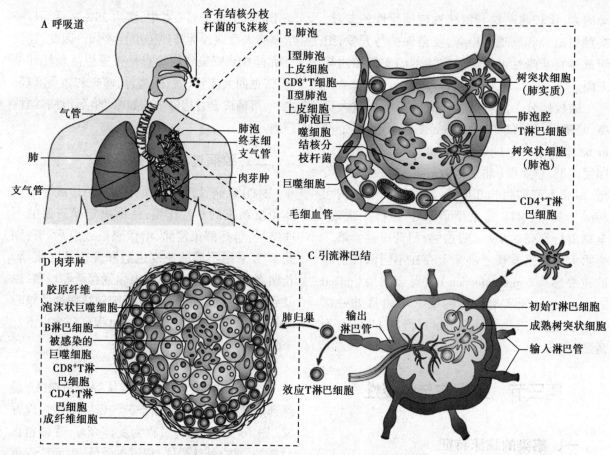

图 16-2 结核分枝杆菌的原发感染和肉芽肿的形成过程示意图

表 16-4 感染结核分枝杆菌的巨噬细胞主要募集的 PRR 及其功能

模式识别受体		配体	功能
TLR 受体家族	TLR2	细胞壁糖脂（如 LAM、LM、PIM 和 TDM 等）以及脂蛋白（如 LpqH、LprG、LprA 和 PhoS1 等）	刺激产生促炎性细胞因子 TNF-α、IL-1、IL-12 以及趋化因子和 NO；导致巨噬细胞表达抗菌肽和 β- 防御素等
	TLR4	三 / 四乙酰化的 LM、活菌	
	TLR9	结核分枝杆菌 DNA CpG 构象	
NOD 样受体（NLR）家族	NOD2	细菌壁的肽聚糖成分—胞壁酰二 肽（muramyl dipeptide, MDP）经细菌 NamH 编码的 N- 乙酰胞壁酸羟化酶（N-acetyl muramic acid hydroxylase）糖基化后的 N-MDP	
	NLRP1, IPAF NLRP3	结核分枝杆菌 zmp1 编码 1 个假定的 Zn²⁺ 金属蛋白酶（metalloprotease）	诱导炎症小体（inflammasome）的组装, 导致 caspase-1 依赖的 IL-1β 和 IL-18 的分泌, 或导致含菌的巨噬细胞的焦亡。Zn²⁺ 金属蛋白酶参与抑制 caspase-1 的激活, 以逃避炎症小体介导的固有免疫应答

续表

模式识别受体	配体	功能
C 型凝集素受体家族	细菌	导致 TNF-α、IL-6 和 IL-12 基因表达
Mincle	TDM	调节巨噬细胞的激活
甘露醇受体	ManLAM	可抑制前炎症细胞因子 TNF-α、IL-1β 和趋化因子 MCP-1、IP-10 的产生,延迟召募免疫细胞到肺脏感染的局部;并且 ManLAM 限制吞噬体与溶酶体的融合而发挥其对吞噬溶酶体成熟的抑制效应,有利于细菌在巨噬细胞内的存活
DC-SIGN	ManLAM、(higher-order)PIM、19kDa、45kDa、甘露糖基化蛋白质(mannosylated protein)和荚膜 α- 葡聚糖等	参与免疫逃避

MTB 被巨噬细胞吞噬后,可采用不同的策略阻止和逃避杀伤(图 16-3,见文末彩插),主要包括:

1. 阻止吞噬体与溶酶体的融合及抑制酸化 MTB 自身的成分如 ManLAM、TDM、*pknG* 编码的丝氨酸 / 苏氨酸蛋白激酶 G 和 SapM(lipid phosphatase)等在其中的作用非常关键。MTB 在吞噬体可获得一种含色氨酸、天冬氨酸的外壳蛋白,通过与巨噬细胞细胞膜的胆固醇连接在一起,阻止吞噬体与溶酶体的融合,且巨噬细胞细胞膜的胆固醇是内吞细菌的必需分子。此外,感染 MTB 的吞噬体中 V-ATPase 的浓度显著下降、甚至为零,抑制酸化过程。

2. 促进 MTB 从吞噬体 / 吞噬溶酶体内逃逸到细胞质 存在于巨噬细胞吞噬体 / 吞噬溶酶体内的 MTB 具有独特的 ESX-1 分泌系统(又称为Ⅶ型分泌系统,T7SS)并分泌 ESAT-6:CFP10 复合物。在胞内酸性条件下,ESAT-6 从复合物上解离,经 Caspase 依赖途径在细胞膜上穿孔,导致巨噬细胞凋亡。形成的孔洞也有利于病菌及其核酸和其他结构成分从吞噬溶酶体转位到细胞质中。ESAT-6 还可直接导致肺泡Ⅰ型和Ⅱ型表皮细胞的裂解,从而有利于病菌通过肺泡壁在体内播散。ESAT-6 与肺泡表皮细胞的相互作用,可导致基质金属蛋白酶 MMP-9 释放,以召募更多的巨噬细胞聚集到感染病灶。

3. 抵抗胞内 NO/RIN(活性氮中间体)的杀伤 *ahpC*(alkyl hydroperoxide reductase subunit C)、*glbN* 和 *glbO* 等基因的编码产物在其中的作用非常关键。

4. 抑制感染的巨噬细胞凋亡和 / 或自噬(autophagy) SecA2、过氧化物歧化酶(SodA)、NADH 脱氢酶(NuoG)和 Rv3655c 参与抑制巨噬细胞的凋亡,形成坏死性细胞死亡,有利于病菌从感染细胞中释放出来;或通过降低细胞壁的通透性,阻止泛素化的肽经自噬途径降解。新近鉴定了 MTB 的 EIS 具有抑制感染巨噬细胞自噬的作用。此外,MTB 的感染可诱导脂氧素 LXA4 的产生而抑制环加氧酶 COX2 的合成,LXA4 与花生四烯酸作用,最终导致前列腺素 E2(PGE2)浓度下降,导致感染细胞的坏死。

5. 抑制感染的巨噬细胞内炎症小体的形成 MTB *zmp1* 编码的 Zn^{2+} 金属蛋白酶 Zmp1,可抑制 NLRP3 介导的炎症小体形成;细菌的 ESX-1 分泌的一些效应分子可抑制经 AIM2 途径活化的炎症小体。最终均抑制前炎症细胞因子 IL-1β 的分泌,阻碍含菌吞噬体的成熟,有利于 MTB 在胞内的幸存。

(二)抑制免疫细胞移行到感染病灶

血液中的单核细胞、中性粒细胞和少量淋巴细胞等在炎性细胞因子和趋化因子的作用下,移行到感染病灶,但不能有效杀灭 MTB;相反地,病菌在细胞外继续大量增殖,被新召募的巨噬细胞继续吞噬。免疫细胞从血液到达感染部位需要跨过血管内皮和肺泡的间隔,炎症因子 TNF-α

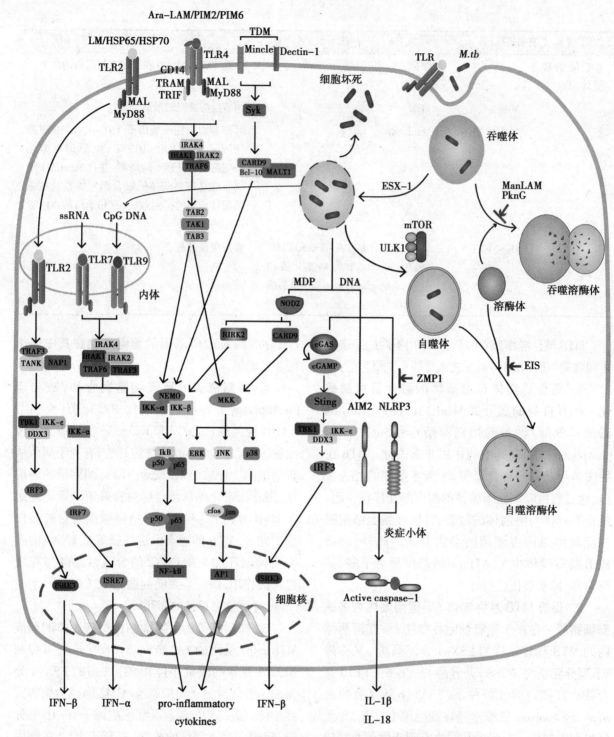

图 16-3 结核分枝杆菌逃避肺泡巨噬细胞杀伤的机制模式图

和 IL-1β 对此过程的诱导作用非常显著。在感染早期，TNF-α 激活 II 型肺泡上皮细胞产生单核细胞趋化蛋白 1（MCP-1），以趋化更多的固有免疫细胞向感染部位移行。但在感染后的最初 5 天，肺内 TNF-α 和 IL-1β 的表达水平非常低，导致固有免疫细胞移行到感染部位的时间大大延长。

（三）抑制树突状细胞移行到感染附近的淋巴结并抑制其致敏 T 细胞

感染 MTB 的树突状细胞（DC）移行到感染附近的淋巴结，可导致致敏 T 细胞分化为效应性 T 细胞（图 16-2b）。这一过程至少需要 10 天，与嗜肺军团菌和流感病毒等胞内病原体造成肺部感染后的 2~3 天即可产生相比，时间显著延长，这与淋巴结部位病菌或细菌产物的数量不足以及 DC 等被感染导致其移行和致敏 T 细胞的能力下降有关。DC 归巢到淋巴结的能力在很大程度上取决于 CCR7 的表达上调，且依赖于 IL-12。此外，感染的 DC 和巨噬细胞受到活的 MTB 再刺激，可导致 IL-10 的高表达，促进 Treg 细胞的产生以阻止 Th1 细胞的增殖，并延迟致敏 T 细胞从淋巴结移行到感染部位，这与 Th17 促进 Th1 细胞向感染局部移行的作用相反。另外，MTB 自身及其菌体成分 ManLAM、TDM、脂蛋白如 LpqH、LprG 和 LprA 等，可以抑制抗原提呈。

（四）抑制致敏 T 细胞移行到感染部位

巨噬细胞感染 MTB 2~3 周后，可产生 TNF-α 和趋化因子 CCL2、CXCL10，吸引更多的巨噬细胞甚至中性粒细胞聚集到感染病灶，并形成一个正反馈循环：巨噬细胞可产生更多的趋化因子。一般地，小鼠在感染至少 3 周后，效应性 T 细胞如 $CD4^+T$ 细胞、$CD8^+T$ 细胞和 γδT 细胞等离开淋巴结，经胸导管释放入血，在趋化因子和 TNF-α 等介导下，经血循环到肺部毛细血管，再到达感染部位（图 16-2c）。效应性 T 细胞产生的 IFN-γ 也可抑制 TNF-α 产生的促炎症反应，起到平衡作用。

（五）肉芽肿形成

在暴露于病菌至少 3~4 周以后，致敏 T 细胞才达到感染的肺脏。在感染局部，细菌大量增殖，并随淋巴管播散到肺门淋巴结。到达肺部的 T 细胞与聚集的巨噬细胞和成纤维细胞等形成肉芽肿（图 16-2d）。经典的干酪性肉芽肿边缘为成纤维细胞，胶原纤维包裹上皮样巨噬细胞、泡沫状巨噬细胞、B 细胞、$CD4^+T$ 细胞和 $CD8^+T$ 细胞等；中心为坏死区，由死亡的巨噬细胞组成，并有大量的病菌。传统的观点普遍认为，肉芽肿包裹病菌并限制其播散，提供一个巨噬细胞等免疫细胞及其分泌的细胞因子相互作用的微环境；也有观点认为，经典的干酪性肉芽肿有利于细菌的增殖。因此，肉芽肿的形成机制、结构及其对感染结局的影响，也是目前研究的热点之一。

在肉芽肿形成过程中，其微环境（NO、CO、缺氧和低 pH 等）导致细菌休眠相关基因的表达，或营养耗竭形成芽胞样结构（见于 BCG 等感染模型），细菌转化为休眠状态并潜伏在肉芽肿中。已鉴定出潜伏感染相关基因 plcA-D（编码磷脂酶）、

phoP 和 phoQ、pstS1 和 pstS2 以及 mce 等。常采用的鉴定策略有两种，一种是将 MTB 的基因克隆入耻垢分枝杆菌中表达，研究重组菌在巨噬细胞或其他细胞中、以及感染动物中增加的生存能力；另一种是敲除 MTB 与持续性感染相关的基因，并证实敲除菌株在巨噬细胞或其他细胞中、以及感染动物中下降的生存能力。

人群初次暴露于 MTB 后，可出现不同的结局。约 70% 的人群依赖机体的固有免疫和 / 或适应性免疫直接消除感染。另约 30% 的人群会被感染，形成原发感染（primary infection），其中，约 10% 的感染者在初次感染后的 18 个月内，发展为进展性原发结核病，包括原发肺结核、支气管结核、胸腔积液、粟粒性结核病和结核性脑膜炎等；剩余 90% 的感染者，肉芽肿可能逐步钙化，细菌在其中潜伏并进入休眠状态，形成无临床症状的潜伏感染。

（六）再激活

潜伏感染人群是潜在的活动性结核病病例的巨大储存库。营养不良、HIV 感染、吸烟、糖尿病和酒精滥用被认为是五大诱因，体内休眠的细菌可再次激活（reactivation），转化为增殖菌并进展为活动性结核病人，即形成原发后感染（secondary infection）。合并感染 HIV 是导致潜伏感染再激活最危险的因素。MTB 的复苏促进因子（resuscitation promoting factor, rpf）基因和 ripA 基因（编码肽链内切酶）是参与再激活的重要因素。原发后感染可经两条途径形成，即休眠菌再激活导致的内源性感染或外源性感染新的 MTB，后一途径约占原发后结核病病例的 40%。肺结核是原发后结核病最常见的形式，增殖的大量细菌及其产物，可经 IV 型超敏反应导致肉芽肿的干酪样坏死和液化，并形成空洞。空洞内容物含有大量的病菌，经支气管与组织损伤物一起随痰液排出，具有高度的传染性。

三、免疫机制

人群感染 MTB 后呈现出不同的临床结局，主要受制于三个重要因素的影响：细菌的毒力，机体的状况（包括免疫力、营养状况、年龄因素及遗传因素），社会因素（如压力应激和拥挤的居住条件等）。其中，机体的固有免疫和适应性免疫（特别

是细胞免疫）在抗 MTB 的感染中具有重要作用。

（一）固有免疫

1. 巨噬细胞吞噬和杀伤 MTB 被巨噬细胞吞噬后，吞噬体成熟是控制感染的关键一步。随后，吞噬溶酶体的酸性环境以及胞内 NO 和经 iNOS 产生的 RIN 是巨噬细胞杀伤胞内寄居细菌的主要机制。slc11a1 基因表达在巨噬细胞吞噬体膜上的自然抗性相关巨噬细胞蛋白（natural-resistance-associated macrophage protein, Nramp1）可以转运吞噬体内的多种离子（如 Fe^{2+}），阻止吞噬体内的细菌对 Fe^{2+} 的利用而抑制细菌生长。

2. TLR 通路活化 MTB 菌体成分与 TLR 相互作用，经 MyD88 依赖或非依赖途径，激活 NF-κB，释放促炎性细胞因子 TNF-α、IL-1、IL-12 以及趋化因子和 NO。此外，菌体成分刺激人巨噬细胞的 TLR-2，引起 25- 羟基维生素 D3 的 1-α- 羟化酶（Cyp27b1）和维生素 D 受体（VDR）的表达，Cyp27b1 可促进维生素 D 前体转化为具有生物活性的 1,25- 二羟化维生素 D3，与 VDR 结合后，导致巨噬细胞表达抗菌肽（cathelicidin），直接杀伤或诱导自噬间接杀伤 MTB。TLR2 激活人 β- 防御素的表达杀死细菌。TLR 诱导支气管、肺泡上皮细胞和肺泡巨噬细胞分泌产生的分泌性白细胞蛋白酶抑制剂（SLPI）和脂笼蛋白 2（lipocalin 2）被肺泡表皮细胞内化，阻止细菌对铁的摄取而抑制细菌的增殖。

3. 自噬 自噬促进吞噬体和溶酶体融合，在杀伤胞内的 MTB 中也具有重要作用。IFN-γ 或 TLR4 配体诱导鼠巨噬细胞表达免疫相关 p47 鸟苷三磷酸酶家族（LRG47）或人的同源物 IRGM，形成自噬。此过程与 3,4- 二磷酸磷脂酰肌醇、3,4,5- 三磷酸磷脂酰肌醇和 LRG47 的作用有关。细胞质中的泛素化蛋白经 p62（A170 或 SQSTM1）运输进入自噬溶酶体，能导致细菌杀伤。

4. 感染细胞的凋亡 MTB 感染巨噬细胞后，经细胞质的磷脂酶 PLA2 水解包膜的磷脂产生花生四烯酸，并经 TNF-α 或脂氧化的氧化自由基产物介导，导致细胞凋亡；凋亡小体则可被 DC 摄取，经交叉致敏途径导致 CD8⁺T 细胞活化。

5. 炎症小体形成 IL-1β、IL-18 和 IL-1R1 缺陷小鼠更易感染 MTB，表明炎症小体在抗感染中作用重要。目前发现 NLRP3 和 AIM2 炎症小体形成通路与之相关。ESX-1 分泌系统导致细菌的 DNA 进入细胞质中，可激活 AIM2 炎症小体途径。

（二）适应性免疫

1. 体液免疫 传统理论认为，抗体在抗结核保护性方面作用不大，但近年来 B 细胞在机体抗 MTB 感染中的保护作用正在被重新评价并日益受到重视。已有研究发现抗体与疫苗的保护性相关、B 细胞缺陷小鼠对 MTB 的易感性增加等。

2. 细胞免疫 CD4⁺Th1 型细胞在抗 MTB 感染上具有重要作用，可分泌 IFN-γ，导致新移行到感染部位的巨噬细胞活化，或诱导吞噬细菌的巨噬细胞自噬，从而杀伤被吞噬的细菌，亦可产生 TNF-α，导致吞噬细菌的吞噬细胞凋亡，有利于肉芽肿的形成，阻止感染的进展。最近，CD4⁺Th17 细胞分泌 IL-17 被认为与抗结核感染早期的适应性免疫相关。CD8⁺T 细胞已被证实在阻止潜伏感染后的再激活方面具有重要作用。经 Fas/FasL 途径，导致感染细菌的巨噬细胞凋亡；经穿孔素（perforin）和颗粒酶（granzyme）等的作用，可致感染细菌的巨噬细胞裂解，并借助颗粒溶素（granulysin）的作用杀伤细菌；或穿孔素和颗粒溶素联合作用杀死胞内的细菌；或直接分泌 IFN-γ 和 TNF-α 发挥抗菌作用。目前已经发现，MTB 的多个抗原具有 CD8⁺T 细胞表位，如 Ag85 复合物、CFP10、MPT64、ESAT-6 和 38kD 脂蛋白等。

第四节 实验室诊断

一、潜伏感染人群的筛查

主要依靠结核菌素皮肤试验（tuberculin skin test, TST）和近年来开发的全血 IFN-γ 释放分析技术（whole blood interferon-γ release assay, IGRA）。IGRA 被认为是近百年来筛查潜伏结核病感染人群在技术上的一个重大突破。其原理是基于机体被 MTB 感染后，细菌抗原可致敏 T 细胞，分化为效应性 T 细胞；效应性 T 细胞在体外再次接触 MTB 抗原时，会迅速分泌 IFN-γ；而记忆性 T 细胞则处于相对静止状态，体外短时间的抗原刺激很少释放 IFN-γ。因此，测定受试者外周全血受 MTB 特异抗原肽段（来自 RD1 区的 ESAT-6、

CFP-10 和 TB7.7）刺激后产生 IFN-γ 的含量（采用 ELISA 定量），或测定受试者外周血单个核细胞受 MTB 特异抗原刺激后产生 IFN-γ 的 T 淋巴细胞数量（采用 ELISPOT 定量），可以建立基于细胞免疫应答的血液检测筛查潜伏感染者。商用的试剂盒可用于各年龄段和高危人群中潜伏感染者的筛查。IGRA 的优势在于筛查潜伏感染的特异性和灵敏性均较高，有取代结核菌素试验的趋势；缺陷主要是难以从感染者中鉴别出活动性肺结核病人且筛查成本高。

二、活动性结核病的诊断

活动性结核是通过检查呼吸道（肺结核）或其他部位（肺外结核）标本中存在的 MTB 来确诊。涂片后行抗酸染色镜检和改良罗氏培养基培养是目前发展中国家确诊临床可疑病例最具可行性的方法和诊断活动性结核的金标准，亦可用于判断病人是否具有传染性和评估治疗效果。

痰涂片抗酸染色后镜检的阳性率为 30%~60%，对早期诊断极为重要。X 线胸片提示肺部空洞并伴有肺部症状的患者连续两次早晨取痰涂片镜检，敏感性高于 70%。对于临床上高度疑似的病例，应进行痰液培养，敏感性可再提高 15%~20%。自动化培养鉴定有助于快速诊断和药敏试验。

分子诊断法包括：①以 PCR、巢式 PCR、逆转录 PCR、连接酶链式反应和链置换扩增技术为基础的基因扩增检测法。②基因测序法：是鉴定分枝杆菌属菌种的标准方法，目前最常用的靶基因是单拷贝的 16S rRNA，而 rpoB 全序列分析被视作鉴别快速生长型分枝杆菌的金标准。③基于 DNA 探针技术的基因型诊断方法。

三、耐药结核病的诊断

耐药结核病的确诊需要对 MTB 进行分离培养、鉴定和药敏试验。药物敏感试验可分为传统表型法、自动化培养鉴定法、非传统表型法和分子诊断法。在使用一线抗结核药物固定剂量的地区，耐利福平菌株几乎都合并耐异烟肼，即利福平耐药极可能是 MDR-TB。

（一）传统表型法

在含抗结核药物的固体培养基上进行 MTB 培养，观察生长是否受抑制，以此区分敏感或耐药。该法分为直接试验和间接试验两种。直接试验是将去污染和浓缩处理的临床标本分别接种于含药物和不含药物的培养基，而间接试验则是将痰液分离培养出的细菌菌落制备成菌悬液后再分别接种。间接试验已被广泛认可，是药敏试验结果的金标准。具体检测方法有三种，分别是比例法、绝对浓度法和抗性比率法。其中比例法是最常使用的方法；抗结核一线药物的药敏试验一般采用自动化的液体培养系统，4~13 天内可获得结果，是确诊 MDR-TB 的金标准和诊断 XDR-TB 最为可靠的方法。

（二）非传统表型法

包括 MODS 和薄层琼脂法。除用于诊断外，还可鉴定对利福平和异烟肼的耐药性。FAST Plaque TB 也用于临床标本中利福平耐药性的快速检测。表达荧光素酶的特异性报告噬菌体检测耐药性也较为有效。以 MTT 或 Alamar blue 等染料为基础的比色法，在条件有限的实验室非常实用，快速而有效。

（三）分子诊断方法

检测耐药相关的基因改变，包括 PCR 扩增已知与耐药相关的突变位点片段，再进行 DNA 测序，尤其是焦磷酸测序技术，是用于短片段（30~50bp）最经典、最直接的突变检测方法，也是最广泛使用的耐药性检测方法和参考标准。液体培养结合线性探针法能在 24 小时出结果。Xpert MTB/RIF Assay 可在 2 小时内区分 MTB 复合群，诊断敏感性显著高于痰涂片技术，并可检测对利福平的耐药，被 WHO 推荐作为目前最常采用的分子诊断技术之一。实时荧光定量 PCR 技术（qRT-PCR）、DNA 芯片和全基因组测序等也可作为快速的检测方法。

第五节 预防与治疗

一、疫苗和疫苗研制

（一）卡介苗

1908—1921 年间，法国巴斯德研究所的 Calmette 和 Guérin 从患结核病的奶牛中分离出一株牛分枝杆菌，在实验室内经过连续传代培养 230 代，最终获得了减毒的活疫苗——卡介苗

（Bacille Calmette-Guérin, BCG）。卡介苗是目前临床上唯一被批准使用的结核病预防疫苗,安全性良好。自卡介苗问世以来,已至少有 30 亿人接种过该疫苗,是世界上使用最为广泛的疫苗。目前多数国家或地区均将卡介苗接种纳入计划免疫的一部分。2017 年,全球 158 个国家和地区的新生儿免疫接种卡介苗,120 个国家报告了卡介苗接种的覆盖率在 90% 以上。有 meta 分析表明,卡介苗预防 MTB 感染的效率约为 27%,预防结核病的效率约为 71%。因此通常认为,卡介苗可有效预防儿童重症结核病如结核性脑膜炎和粟粒性肺结核,而对成人肺结核病的预防效果则因接种人群地理环境的不同而不稳定,介于 0~80%。一般认为卡介苗再次免疫对预防感染无显著改善,

因此 WHO 和我国均推荐仅免疫卡介苗一次。

目前认为,卡介苗对成人肺结核病预防效果不稳定的原因主要包括:接种前已经暴露于非结核分枝杆菌的感染;卡介苗的保护期较短,仅 10~15 年;主要诱导产生 $CD4^+$ Th1 免疫应答,由于缺失 ESX-1 Ⅶ型分泌系统,$CD8^+$ T 细胞反应较弱,不能阻止体内潜伏感染细菌的再次激活;世界各地的卡介苗在培养和生产的过程中逐步形成各地的亚株（substrain）,由于菌株基因型的改变,免疫保护性也有所差异。

（二）新型疫苗研制

结核病新型疫苗的研制是目前结核病研究中最受关注的领域之一。国内、外已有 14 种候选疫苗正在进行临床试验（表 16-5）。新型疫苗的主

表 16-5　进入临床研究的 14 种候选结核病疫苗

候选疫苗	类型	机构	策略	状态
VPM1002	重组卡介苗	Max Planck Institute for Infection Biology	初免	Ⅱ期临床
MTBVAC	减毒结核分枝杆菌缺失 phoP 和 fadD26	University of Zaragoza, Biofabri, Tuberculosis Vaccine Initiative（TBVI）	初免	Ⅱ期临床
AdAg85A	重组人腺病毒血清型 5 表达 Ag85A	McMaster University, 天津康希诺	加强	Ⅰ期临床
H4 + IC31	Ag85B-TB10.4	Aeras, Sanofi Pasteur	加强	Ⅱa 期临床
H56 + IC31	Ag85B-ESAT-6-Rv2660	Statens Serum Institut（SSI）, Aeras	加强	Ⅱa 期临床
H1 + IC31	Ag85B-ESAT-6	SSI, TBVI, Intercell, AG	加强	Ⅱa 期临床
ID93 + GLA-SE	Rv2608-Rv3619-Rv3620-Rv1813	Infectious Disease Research Institute in Seattle, Aeras	加强	Ⅰ期临床
M72+AS01	佐剂 + 嵌合亚单位（32A 和 39A）	GlaxoSmithKline（GSK）, Aeras	加强	Ⅱ期临床
MVA85A	重组痘病毒亚单位表达 Ag85A	OxfordUniversity, Aeras	加强	2012 年婴儿体内抗感染和阻止发病Ⅱb 期临床失败;继续在青少年和成人进行Ⅱb 期临床
Crucell Ad35	重组人腺病毒血清型 35 表达 Ag85A、Ag85B 和 TB10.4	Crucell, Aeras	加强	Ⅱb 期临床
CADI-05	热杀死 *M.indicus pranii*	Cadila Pharmaceuticals	免疫治疗	Ⅱ期临床
AEC/BC02	Ag85B-ESAT-6-CFP10	安徽智飞龙科马	加强	Ⅰ期临床
RUTI	脂质体包裹结核菌片段	Archivel Farma	免疫治疗	Ⅱ期临床
微卡	灭活的母牛分枝杆菌	安徽智飞龙科马	免疫治疗	Ⅲ期临床

要目标在于预防原发感染后的发病（初免疫苗）以及阻止潜伏感染后进展成为疾病（增强疫苗和/或治疗性疫苗）。其中，治疗性疫苗包括潜伏感染清除疫苗（靶向休眠菌）和缩短药物治疗时间的治疗疫苗（靶向持留菌）两类。

初免疫苗的研制策略主要建立在对 MTB 的毒力基因、致病机制、免疫逃避和抗感染免疫等分子水平深入理解的基础上，对卡介苗或 MTB 进行基因敲除和/或敲入的遗传学改造，或发展更为安全的亚单位疫苗，以替代现有的卡介苗免疫。但迄今，在动物试验中证实这些新型候选疫苗的抗感染保护性一般很难超过卡介苗的保护性。

由于卡介苗已经被广泛用于新生儿免疫接种且短期内很难取代，在青少年或成人阶段接种加强疫苗（booster），即卡介苗初免 - 加强免疫策略受到高度重视。加强疫苗的研制策略主要采用重组腺病毒和痘病毒等病毒转基因技术、重组减毒沙门菌和减毒李斯特菌等细菌转基因技术、DNA 真核表达技术，或重组大肠埃希菌、酵母菌等表达技术，导入重要的靶分子，包括 MTB 的免疫优势抗原（尤其是细菌进入机体后适应不同环境而特征性表达的抗原）或参与机体免疫保护的一些细胞因子、免疫调节因子等。但 2013 年的一项临床试验表明，用卡介苗初免新生儿后的半年到 1 年内，再用 MVAAg85A 加强免疫，结果并未明显提高卡介苗免疫婴儿的抗结核病保护性。2018 年报道的 H4+IC31 加强免疫的 Ⅱ 期临床试验结果也显示预防感染的保护性仅为 30.5%。因此，卡介苗初免 - 增强免疫策略预防结核病在原发感染的临床试验到目前为止均遭挫折。有研究认为这一策略可能更适用于控制持续性感染和/或潜伏感染。如 2018 年报道的另一项 Ⅱ 期临床研究中，亚单位蛋白疫苗 M72 加强免疫对预防潜伏感染达到 54% 的保护率。

对非结核分枝杆菌（nontuberculosis mycobacteria, NTM）中的非致病菌如耻垢分枝杆菌和母牛分枝杆菌等进行改造，或采用其全细胞灭活物、甚至组分，是治疗性疫苗发展的策略之一，部分已经用于治疗。其他类型的免疫调节剂如 TLR 的激动剂类似物、固有免疫调节肽或细菌的信号分子等，也可能发展为治疗性疫苗或佐剂。需要注意的是，治疗性疫苗需要评价其是否会造成免疫病理损伤。

二、治疗策略和新药研制

（一）治疗策略

1. 潜伏感染者 在结核病高负担国家，潜伏感染者所占的比例非常高，且可经内源性途径再激活而导致活动性结核病，要实现 2030 年终结结核病的目标，应彻底阻断该传播途径。WHO 推荐的治疗潜伏感染的方案是口服异烟肼，疗程 9 个月。由于潜伏感染人群基数大且无临床症状，化疗周期长且副作用大，该方案难以推广。而且，至少两个临床试验的结果显示，潜伏感染者化疗后和未化疗对照组比较，在结核病的发生率方面并无明显不同，其原因尚不清楚，可能是由于随着潜伏细菌的清除，宿主的特异性细胞免疫力也下降所致。因此，通过疫苗接种免疫清除潜伏感染应是未来重点发展的领域，特别是针对目前尚无较好的控制措施和策略的 MDR-TB 和 XDR-TB 的密切接触者。尽管如此，WHO 仍强烈建议对 HIV 感染以及经细菌学证实为肺结核病人家庭中的 5 岁以下儿童进行预防性化疗。仍在探索缩短化疗疗程的方案，如利福喷丁（rifapentine）与异烟肼联合短程治疗，或口服利福平 4 个月。

2. 活动性肺结核病人 早期发现、隔离病人并给予有效药物治疗，是控制结核病流行最重要的措施。标准化的 DOTS 疗法的治愈率为 82%~86%。最新的研究显示依据病人病情的轻、重程度进行治疗的重要性，部分病情轻的病人可能仅需 4 个月即可治愈而不需要标准化治疗 6 个月，可减轻病人的经济负担、药物副作用和过度治疗；而病情重的病人可能治疗 6 个月仍不够。

3. 耐药结核病病人 依据 WHO 最新的指南，将左氧氟沙星/莫西沙星，贝达喹啉和利奈唑胺列为 MDR-TB 和 XDR-TB 病人的首选药物，环丝氨酸、氨苯吩嗪和特立齐酮为次选药物；不再推荐卡那霉素、卷曲霉素和阿米卡星治疗。需要选择至少 4 种有效或基本有效的药物，疗程应为培养转阴后至少 18 个月。特别注意抗结核药物的交叉耐药，如所有利福平类药物之间、乙硫异烟胺和丙硫异烟胺存在高度交叉耐药，氟喹诺酮类药物之间也有不同程度的交叉耐药。

4. 合并感染 HIV 的结核病病人 抗结核治疗对避免死亡非常重要，应尽可能早用药。高效抗病毒治疗（HAART）通过重建病人的免疫系统，能大大改善合并 MTB 感染的预后，还应权衡抗结核药物和抗病毒药物的交互影响和药物毒副作用、抗病毒治疗开始的时间以及对免疫重建炎症综合征的处理。

（二）新药研制

1. 针对体内持留菌的新药研发 国外正在临床上验证利福喷丁和氟喹诺酮类对持留菌的作用效果。部分新的治疗方案也显示出具有一定的抗持留菌效应，可缩短治疗时间。筛选抗持留菌新药的主要困难在于缺乏合适的持留菌动物模型。

2. 针对 TB 或 MDR-TB 的新药研发 贝达喹啉（bedaquiline）和德拉马尼（delamanid）分别于 2012 年和 2013 年获批，是过去 50 年来最新获批的治疗耐药结核病的两个新药。目前还有十余种候选新药或旧药新用在进行临床试验。目前的临床试验方案研究主要侧重在贝达喹啉、吡嗪酰胺、莫西沙星和 PA-824 等不同组合方案的效果方面。另外，针对婴幼儿结核病的标准化疗的专用剂量正在进行Ⅲ期临床试验。

3. 其他 新药剂型和投递系统，包括纳米化、缓释和靶向；减少服药次数和剂量、提高药物在局部的药物浓度、减少药物毒副作用等，以增强患者依从性。另外，还需要减轻抗结核药物与其他药物（如抗逆转录病毒药物和抗糖尿病药物等）的交互作用。

展 望

1993 年，WHO 宣布全球进入结核病紧急状态。近年来，MDR-TB/XDR-TB 的出现以及合并感染 HIV 的问题进一步加剧了结核病对人类健康的持续威胁。为了应对这一状况，各国政府、医药企业和非政府组织均加大了对结核病诊、防、治的研究。过去二十年来，对结核病和 MTB 的研究取得了实质性的进展，包括破译了 MTB 全基因组序列；建立了结核病分子流行病学方法；阐明了 MTB 对部分药物耐药的分子机制；建立了以 Xpert 为基础的快速诊断和进行药敏评价的方法，以及 IGRA 为基础的潜伏感染人群的筛查方法；标准化的 DOTS 治疗策略广泛应用；开发了两种治疗耐药结核病的新药。已有 14 种候选疫苗及十余种候选药物正在进行临床试验，等等。

但是，目前取得的成绩与 WHO 提出的"2030 年终结结核病"的目标仍差距甚大。自 2000 年至今，全球结核病的发病率和死亡率的年递减率均仅约为 2%。MTB 的生物学特性和致病机制尚未完全阐明，阻碍了新技术和新防治策略的开发。诸多问题亟待阐明和解决：大部分人群暴露 MTB 后为什么能够被清除？有哪些因素参与感染的控制或疾病的进展？在细胞免疫应答基础上，如何更好地结合固有免疫机制、甚至新近提出的抗体保护机制，用于清除持留菌和疾病预防？在筛查潜伏感染的方法基础上，能否研制出鉴别潜伏感染和活动性疾病的快速诊断方法或预测潜伏感染进展为活动性疾病的风险的方法？ MTB 潜伏菌和持留菌的形成机制以及与增殖菌相互转化如何控制？同时，亟须在以下领域进一步深入研究和加强研发：降低结核感染风险的疫苗；使用疫苗或新药治疗，阻断已被感染的 17 亿人发展为结核病；更便捷的诊断技术；更短程的方案用以治疗结核病；提高已确诊的结核病病人开展药敏试验的覆盖率、开发诊断耐药的新技术；研发新药并验证更为安全有效的治疗方案。

（范雄林）

参 考 文 献

1. COLE S T, BROSCH R, PARKHILL J, et al. Deciphering the biology of *Mycobacterium tuberculosis* from the complete genome sequence[J]. Nature, 1998, 393(6685): 537-544.
2. GRIFFITHS G, NYSTRÖM B, SABLE S B, et al. Nanobead-based interventions for the treatment and prevention of tuberculosis[J]. Nature Rev Micobiol, 2010, 8(11): 827-834.
3. RAMAKRISHNAN L. Revisiting the role of the granuloma in tuberculosis[J]. Nature Rev Immunol, 2012, 12(5):

353-366.

4. ACHKAR J M, CASADEVALL A. Antibody-mediated immunity against tuberculosis: implications for vaccine development[J]. Cell Host Microbe, 2013, 13(3): 250-262.

5. KOUL1 A, ARNOULT E, LOUNIS N, et al. The challenge of new drug discovery for tuberculosis[J]. Nature, 2011, 469(7331): 483-490.

6. BEHAR S M, DIVANGAHI M, REMOLD H G. Evasion of innate immunity by *Mycobacterium tuberculosis*: is death an exit strategy[J]. Nature Rev Microbiol, 2010, 8(9): 668-674.

7. WU YQ, CAI M, MA JL, et al. Heterologous boost following *Mycobacterium bovis* BCG reduces the late persistent, rather than the early stage of intranasal tuberculosis challenge infection[J]. Front. Immunol, 2018, 9: 2439.

8. SIMMONS J D, STEIN C M, SESHADRI C, et al. Immunological mechanisms of human resistance to persistent *Mycobacterium tuberculosis* infection[J]. Nature Rev Immunol, 2018, 18(9): 575-589.

9. LU LL, CHUNG AW, ROSEBROCK T, et al. A functional role for antibodies in tuberculosis[J]. Cell, 2016, 167(2): 433-443.

第十七章 幽门螺杆菌

1983年，澳大利亚学者Marshall和Warren从胃活检组织中分离出一种小的弯曲状细菌，当时称为幽门弯曲菌，并证明其与慢性活动性胃炎有关；次年提出该菌与胃溃疡有关。1989年，该菌被正式命名为幽门螺杆菌（*Helicobacter pylori*，HP）。2005年，上述两位科学家因此发现获诺贝尔生理学或医学奖。目前已明确幽门螺杆菌感染可引起慢性活动性胃炎和消化性溃疡，还与胃癌和胃黏膜相关淋巴组织（mucosa-associated lymphoid tissue，MALT）淋巴瘤的发生密切相关。

第一节 生物学及流行病学特征

一、生物学特征

（一）基本特性

幽门螺杆菌形态特征与弯曲菌类似，革兰氏阴性，长2.5~4.0μm，宽0.5~1.0μm，呈螺形、S形或海鸥展翅状；在胃黏液层中常呈鱼群样排列。菌体一端或两端可有多根鞭毛，运动活泼。幽门螺杆菌微需氧，其稳定生长通常需要5%氧气、10%二氧化碳和85%氮气的环境，在大气中和绝对厌氧环境中均不能生长。最适生长温度为35~37℃，最适pH值为6.6~7.2。营养要求高，通常在加入适量的马或羊等动物全血或胎牛血清的哥伦比亚琼脂、脑心浸液琼脂和布氏琼脂等培养基中培养，培养基还应加入万古霉素、TMP、两性霉素和多黏菌素等组合抗生素，以抑制兼性厌氧菌和真菌的生长。生长时还需要一定湿度。培养3~5天可见细小、针尖状、半透明的菌落。幽门螺杆菌生化反应不活泼，不分解糖类，氧化酶和过氧化氢酶均阳性，尿素酶丰富，比普通变形杆菌活性高100倍，快速尿素酶实验强阳性，是鉴定的主要依据之一。

传代培养后或在不利环境如延长培养时间、提高氧浓度、碱性环境、升高温度或者抗生素干预等，均可导致菌株球形变。球形变的细菌通常处于休眠状态，在体外难以传代培养，但在体内环境条件适宜时仍可转化成螺旋形细菌。幽门螺杆菌在大多数感染者的胃黏膜可形成生物膜，细菌被细胞外基质包绕，其生物膜中大部分的细菌都是处于球形菌的形态。

幽门螺杆菌不仅黏附于胃上皮细胞，还可侵入细胞，并在细胞中生存、增殖，胞内存活的细菌可从宿主细胞中释放出感染其他细胞，导致感染的反复发生。

（二）基因组学

1997年，由美国多家科研机构协作并首次报道幽门螺杆菌标准菌株26 695（*H.pylori* 26 695）的全基因组序列。该菌株基因组较小，约1.67×10^6bp，包含有36种tRNA，由7个基因簇和12个单拷贝基因组成。核糖体RNA基因由两套独立的23S-5Sr RNA基因、两套独立的16S rRNA基因、一个孤立的5S基因和一个结构RNA基因组成。在26 695株基因组中已经确定了1 590个开放阅读框（ORF），平均大小为945bp，与其他原核生物相似，占染色体DNA的91%。通过与现有蛋白数据库的比较分析，可推测其中1 091个ORF编码产物的生物学作用，其余499个ORF的功能尚不清楚。

比较幽门螺杆菌26 695株和J99株的基因组，发现两株菌的基因组大小有差异，26 695株比J99株的基因组全长大24kb；但是两株菌在基因组结构、基因顺序和编码蛋白组方面都具有极高的相似性。例如，两个基因组有相同的G+C含量（39%）；两株菌有1 398个相同的ORF，其中约50个ORF显示出>96%的氨基酸序列相似性。每一个菌株只有6%~7%的特异性基因：J99株有 89 个菌株特异 ORF，26 695 株有 117 个，其中 46%~48% 位于幽门螺杆菌的菌株特异 DNA 区，称为"可塑区"；在 J99 菌株中，可塑区是一个连续的序列，而在 26 695 株中，可塑区被一个长度约 600kb 的插入序列分成了两个部分。

到目前为止，GenBank 中可检索到至少 700 株幽门螺杆菌的全基因组序列。进行幽门螺杆菌不同菌株的全基因组序列测定和比较基因组学的分析，对深入理解幽门螺杆菌的遗传多样性和进化、毒力和致病性、耐酸性和抗原变异等生物学特性，以及发现潜在的新药作用靶点等，都具有重要意义。

（三）变异性

幽门螺杆菌菌株表现出高度的遗传异质性（genetic heterogeneity），几乎没有两株细菌的基因组是完全一致的，并且与感染的地理环境、人群、疾病类型和耐药性等相关。造成菌株遗传异质性的重要因素有各种插入序列（IS）的插入重排、基因的水平转移及重组、突变，以及缺乏对较大基因变化的错配修复机制等。编码外膜蛋白基因、与 LPS 生物合成相关的部分基因以及 DNA 限制 / 修饰系统基因等共 27 个基因，被确定含简单核苷酸重复单元。这些简单核苷酸重复单元由于很容易发生移码突变成为突变热点，导致幽门螺杆菌的这类基因更易于发生开启或关闭状态的转换，从而改变其细菌的表型并在与宿主的相互作用中体现出选择优势，有利于细菌持续性感染。

幽门螺杆菌菌株的遗传异质性大致可分为三类：第一类是菌株特异性基因，如细胞毒素相关致病岛（cag pathogenicity island，cagPAI），仅在部分菌株中存在；第二类是位相变异基因（phase-variable gene），如幽门螺杆菌编码六种外膜蛋白的基因（oipA、sabA、sabB、babB、babC 和 hopZ），通过滑链错配机制和基因 5′ 端 CT 二核苷酸数目调控基因的"开""关"状态，使基因表达或不表达具有功能状态的产物。如 oipA 的功能状态受 5′ 末端信号肽编码区 CT 双核苷酸数目滑链修复机制的调节。当 5′ 末端有 5 个、7 个或 8 个 CT 双核苷酸时，信号肽位于基因读码框外，此时为"关闭"状态，即非功能性 oipA；当 5′ 末端有 6、9 或（5+2）个 CT 双核苷酸时，信号肽位于基因读码框内，此时为"开放"状态，即功能性 oipA。第

三类是具有不同结构或基因型基因，如空泡毒素 A（vacuolating cytotoxin A，vacA）基因。vacA 含有两个显著多变的区域，即信号肽编码区后半部约 50bp 的 S 区和中间约 700bp 的 M 区，其中 S 区又存在 s1a、s1b、s1c 和 s2 四种多态性基因，M 区存在 m1、m1a、m1b、m2、m2a、m2b 和 m3 七种多态性基因，这些多态性基因形成多种重组体，各种重组体的毒力不同，其中 s1/m1 细菌株空泡毒素的活性最强，s1/m2 型次之，而 s2/m2 型则测不到毒素活性，目前还未发现 s2/m1 型。

幽门螺杆菌还通过其自身染色体的基因突变，产生对多种抗生素耐药的耐药菌株，这是导致幽门螺杆菌根除失败的主要原因之一。目前，幽门螺杆菌对常用抗生素耐药率逐年上升。由于克拉霉素是临床上极为重要的感染清除药物之一，对克拉霉素耐药的幽门螺杆菌已被 WHO 列为新型抗生素研发第二类重点病原体清单之一。幽门螺杆菌对常用抗生素的耐药机制主要是染色体基因突变所致。例如，幽门螺杆菌对克拉霉素耐药机制通常被认为是 23S rRNA 基因突变，突变的位点大部分在 2 144 位，也有小部分在 2 143 位，由 A 突变成 G，突变点可以被 Bsa I 和 Bbs I 识别。幽门螺杆菌对甲硝唑耐药机制是由于编码氧不敏感的 NADPH 硝基还原酶的 rdxA 基因以及编码 NADPH 黄素氧化还原酶 frxA 基因的突变。幽门螺杆菌对阿莫西林耐药性主要与 PBP-1 的突变有关，对 PBP-1 测序证实耐药菌株第 14 位的氨基酸由 Ser 变为了 Arg。尚未确定幽门螺杆菌可因前噬菌体以及基因的转移和重组等获得性耐药机制而耐药。形成生物膜对于幽门螺杆菌耐药也有重要作用，如幽门螺杆菌的生物膜形成可使克拉霉素的 MIC 值提高 16 倍。

二、流行病学特征

幽门螺杆菌感染呈全球性分布，世界人口约 50% 被感染。发展中国家的感染率比发达国家高，有些地区感染率甚至达 90% 以上，我国的感染率约为 50%。血清阳性率揭示儿童的感染率相对较低，但阳性率随年龄的增加而显著升高，成人的感染率最高。血清阳性率与较低的社会经济发展水平相关，在发达国家呈下降趋势。

人类是幽门螺杆菌唯一肯定的自然宿主，但

传播途径尚未完全明确。口-口、粪-口、胃-口及污染的胃镜等是最可能的传播途径，也有可能经污染的食物和水传播。其中，经胃镜原因所致的医源性传播应引起重视，且可能给医疗从业人员造成职业危害。然而，仍不清楚细菌是如何在口腔、粪便和外环境中幸存下来的。家庭成员间传播，尤其是母亲传染给儿童是较为常见的传播方式。

幽门螺杆菌感染者中仅 15%~20% 发生消化性溃疡，5%~10% 发生幽门螺杆菌相关消化不良，约 1% 发生胃恶性肿瘤（胃癌、MALT 淋巴瘤），多数感染者并无症状和并发症，但所有幽门螺杆菌感染者几乎都存在慢性活动性胃炎，即幽门螺杆菌胃炎。对于感染菌株的毒力与临床结局的严重性之间的潜在关联性尚未有明确且肯定的结论。在感染者的体内，既可是单一的菌株感染，但也可能是多个菌株感染。治愈后的再感染尽管不常见，但仍可能发生。

第二节　致病性与免疫性

一、致病性

1. **致病物质**　幽门螺杆菌的主要致病物质为侵袭因子和毒素，包括鞭毛、尿素酶、CagA、VacA、NAP 和 OipA 等，在细菌的感染致病过程中主要参与菌体的定植、损伤胃黏膜、诱发炎症和免疫损伤、免疫抑制及免疫逃避等。

（1）鞭毛：在定居过程中起"锚定"的作用。幽门螺杆菌借助菌体螺旋状结构及鞭毛运动，快速穿过浓稠的黏液层，扩散至胃上皮细胞表面，从而逃避强酸性胃液的杀灭。鞭毛蛋白由 A（FlaA）、B（FlaB）两个亚单位组成，分别由 flaA 和 flaB 基因编码。几乎所有幽门螺杆菌菌株均含有高频率表达的 flaA 和 flaB 基因，其产物 FlaA 和 FlaB 有较强的免疫原性，不同菌株间鞭毛蛋白的同源性很高。

（2）尿素酶：所有幽门螺杆菌菌株均表达由尿素酶基因编码的尿素酶，是幽门螺杆菌的重要毒力因子，其含量丰富，占幽门螺杆菌蛋白的 5%~10%。尿素酶基因大小约为 7.5kb，共有 9 个 ORF，分别为 ureA、ureB、ureC、ureD、ureE、ureF、

ureG、ureH 和 ureI。ureA 和 ureB 编码尿素酶的两个结构亚单位，它们具有高度保守性，是 PCR 检测幽门螺杆菌感染常选的目的基因；ureC 和 ureD 为调节部分，是产生尿素酶活性所必需的；ureE、ureF、ureG、ureH 和 ureI 为尿素酶的辅助基因，其中 ureH 和 ureI 为幽门螺杆菌所特有。幽门螺杆菌尿素酶活力是目前所知的产尿素酶细菌中最强的。尿素酶分解尿素，产生氨，中和菌体周围胃酸，有助于细菌定植。此外，氨还能降低黏液中黏蛋白的含量，破坏黏液的离子完整性，削弱屏障功能，引起 H^+ 反渗；氨与 α- 酮戊二酸结合形成谷氨酰胺，破坏三羧酸循环，减少需氧细胞的 ATP 合成，造成细胞变性，加重组织损伤。

（3）黏附素：幽门螺杆菌与胃上皮细胞间的黏附力极强，可导致被吸附的细胞表面变形、微绒毛消失及细胞骨架改变，这种黏附作用具有组织特异性、宿主特异性和明显的部位特异性。目前已发现许多不同功能的黏附素，如 hpaA、alpA、alpB、babA、hopZ、napA、hopQ、dupA 和 sabA 等。不同基因编码的蛋白，使幽门螺杆菌能黏附到胃上皮细胞。

血型抗原结合性黏附素（blood-group antigen-binding adhesion, BabA），介导细菌对宿主细胞表面 Lewisb 血型抗原分子的黏附。其分子量约为 7.8kD，不同幽门螺杆菌菌株之间 BabA 同源性较高，且 C 端较 N 端更为保守。babA 只存在于 cagPAI 阳性的菌株中，有两个多态性基因 babA1 和 babA2，两者编码序列十分相似，不同之处在于 babA2 在信号肽区域有 10bp 的插入序列，编码完整的黏附素并且具有黏附活性；babA1 丢失了翻译起始位点和信号肽序列，是一种缺陷基因。研究发现，BabA 不仅具有黏附活性，还能诱导宿主细胞 DNA 双链断裂和 DNA 损伤修复机制的失调，诱导特异性体液和细胞免疫应答，并可直接刺激机体产生 IL-8 等细胞因子。

中性粒细胞激活蛋白（neutrophil-activating protein, NAP）由 napA 基因编码，该基因几乎在所有的幽门螺杆菌菌株都能被检测到，编码蛋白定位于胞质和胞膜表面，但不同菌株在体外表达 NAP 的水平存在很大差异。NAP 分子量 150kD，是由 4 螺旋结构的单体构成的十二聚体，对中性粒细胞、单核细胞有趋化作用；能诱导中性粒细胞

和单核细胞表达整合素 β2，参与白细胞的黏附及吞噬作用，并介导免疫细胞间及免疫细胞与上皮细胞间的黏附作用；能诱导中性粒细胞 NADPH 氧化酶活化，产生活性氧中间产物 ROI，引起黏膜炎症和组织损伤。NAP 能促进 Th1 免疫应答，在感染位点形成以 IL-2、IFN-γ、IL-12、TNF-α 增高的 Th1 型细胞因子环境，影响感染的结局。因此 NAP 是幽门螺杆菌重要的毒力因子。

（4）脂多糖：幽门螺杆菌脂多糖的 O 抗原模拟 Lewis 抗原，具有黏附素功能，参与幽门螺杆菌的黏附；能结合胃黏膜上皮表面的 Toll 样受体（Toll-like receptor, TLR），通过 TLR4 激活核因子 NF-κB 通路和相关细胞因子的表达，释放促炎性细胞因子，如 IL-1β、IL-8 及 TNF-α 等，激活特异性免疫应答，在机体的固有免疫和适应性免疫中起重要作用。幽门螺杆菌 LPS 还可通过 Toll 样受体，激活 p38 丝裂原活化蛋白激酶通路，进而诱导胃黏膜上皮细胞凋亡；通过 LPS-TLR4 通路促进胃癌细胞的生长。

（5）毒素：幽门螺杆菌的毒素未完全被阐明，在菌株间存在明显的异质性，是决定幽门螺杆菌感染临床结局的重要因素。目前研究最为清楚、也是被认为最重要的毒力因子有：vacA、cagPAI 及其所编码的 CagA 和 Ⅳ型分泌系统。根据毒力不同，幽门螺杆菌可分为 Ⅰ型和 Ⅱ型两类菌株。Ⅰ型菌株毒性强，与引发较严重的胃和十二指肠疾病相关。

VacA 由 vacA 基因编码，该基因是一种单拷贝毒素基因，几乎所有的幽门螺杆菌都有 vacA 基因，但只有 50% 左右的菌株具有空泡毒素活性。VacA 由 37kD 的激活亚单位 p37 和 58kD 的结合亚单位 p58 以非共价键结合而成。在酸性条件下，被蛋白酶水解为 p37 和 p58 两个毒力相关片段。在 p37 协助下，p58 可以插入脂质双分子层，形成一种阴离子选择性通道，使阴离子进入晚期内体（LE）和溶酶体，造成电压依赖性的 V 型 ATP 酶活化，水分子大量内流，LE 和溶酶体肿胀而空泡化。VacA 作为单一毒力因子除可引起靶细胞空泡化外，还可引起细胞凋亡、细胞骨架重排，最终导致细胞死亡。此外，VacA 还能干扰抗原递呈的过程、抑制 T 淋巴细胞的增殖等。

CagA 由 cagA 基因编码，该基因位于 cagPAI 的 C 端，与毒力岛中的 picB 紧密相连，是 cagPAI 的血清学标志之一，存在于 60%~70% 的幽门螺杆菌菌株中。CagA 蛋白分子量 120~170kD，具有亲水性和高免疫原性，N 端相对保守，C 端变异较大，主要是 EPIYA 基序的重复。围绕着 EPIYA 基序有 4 个不同的片段：EPIYA-A、-B、-C 和 -D，每个片段包含唯一一个 EPIYA 基序。西方国家分离的幽门螺杆菌主要由 EPIYA-A、EPIYA-B 和西方株特有的 EPIYA-C 构成，并且 EPIYA-C 在不同的西方分离株中重复的次数不同，一般为 1~3 次；而东亚地区分离的幽门螺杆菌主要由 EPIYA-A、-B 和 -D 构成。东亚菌株的 CagA（A-B-D 型 CagA）和西方菌株的 CagA（A-B-C 型 CagA）分别利用 EPIYA-D 和 EPIYA-C 位点与 SHP-2 相互作用；而 EPIYA-A 和 EPIYA-B 位点则与 Src 激酶（Csk）C 末端作用。CagA 的 EPIYA-C 或 EPIYA-D 的拷贝数越多，与 SHP-2 的生物学作用越强。CagA 与 Csk 的结合能力也与 EPIYA-A 和 EPIYA-B 的拷贝数有关。CagA 主要经 Ⅳ型分泌系统转运进入胃上皮细胞，而后通过依赖或不依赖酪氨酸的磷酸化与多种细胞蛋白相互作用，激活一系列细胞信号转导通路。诱导胃黏膜上皮细胞产生 IL-1β、IL-6、TNF-α 及 IL-8 等的表达，吸引炎症细胞，释放多种酶类，导致胃组织炎性损伤。CagA 还可破坏上皮细胞的细胞骨架，使上皮细胞伸长和扩展，出现"蜂鸟状"的非正常表型；活化金属蛋白酶 -7，引起胃黏膜上皮的重构；干扰上皮细胞分化，降解基膜，使上皮细胞失去极性及细胞黏附性；影响细胞增殖、分化、凋亡，导致三者平衡的改变。

（6）Ⅳ型分泌系统（T4SS）：T4SS 由 cagPAI 编码。该系统包含 11 个 VirB（VirB1-VirB11）和 VirD4 蛋白组份的同源物，针状结构（也称为 T4SS 菌毛），突出于菌体表面。T4SS 可与宿主细胞接触，将肽聚糖和 CagA 转运入细胞内。由 cagPAI 编码的基因产物 CagL 可与胃上皮细胞表面的整合素 α5β1 结合，诱导幽门螺杆菌将 CagA 输送到上皮细胞，同时激活上皮细胞内的酪氨酸激酶（焦点粘连激酶，focal adhesion kinase, FAK），进而激活下游的 Src，使已经转位的 CagA 磷酸化，启动下游的信号通路。

此外，热休克蛋白、蛋白酶和磷脂酶等也是幽门螺杆菌的致病物质。

2. 致病机制　幽门螺杆菌致病的确切机制尚未完全阐明，主要涉及细菌的定植，胃黏膜的直接损伤，诱导宿主免疫应答导致胃黏膜的间接损伤，引起胃泌素和生长抑素调节失衡导致胃酸分泌异常等多种机制的单独或协同作用。

（1）直接损伤机制：幽门螺杆菌黏附于胃黏膜上皮细胞，细菌的毒力因子如 LPS、VacA、CagA 和细菌的代谢产物可导致胃上皮细胞的直接损伤；幽门螺杆菌释放的毒素和蛋白直接作用于表皮细胞膜和黏膜下淋巴组织，诱导炎症反应。

（2）胃酸损伤机制：幽门螺杆菌感染后，产生的尿素酶活性可在胃黏膜表面形成碱性微环境，干扰胃酸对胃泌素分泌的负反馈抑制作用；抑制缩胆囊素和生长抑素的分泌，减轻对胃泌素分泌的抑制；诱导产生的细胞因子 TNF-β、IFN-γ 和 IL-2 也可促进胃泌素的分泌。胃泌素的大量分泌，可直接刺激壁细胞产生胃酸，也可通过刺激肠嗜铬样细胞产生组胺，间接刺激壁细胞产生大量的胃酸。当胃酸过量，且胃黏膜屏障已有一定程度的破坏时，H^+ 反渗，与激活的胃蛋白酶一起破坏黏膜和毛细血管，引起坏死和出血。胃酸过多还能刺激肥大细胞释放组胺。组胺一方面可以刺激壁细胞产生更多胃酸，造成恶性循环；另一方面可以使毛细血管过度扩张充血，引起出血和水肿，加重胃黏膜损伤。

（3）自由基损伤机制：幽门螺杆菌的 LPS 可以增强胃黏膜细胞 NADPH 氧化酶的表达，感染伴随的炎症反应可引起黄嘌呤氧化酶活性的增强，这两种酶均可催化氧自由基的大量释放。氧自由基可直接造成细胞膜的脂质过氧化，破坏 DNA 的结构，还可通过激活 NF-κB、丝裂原活化蛋白激酶（MAPK）等，引起 IL-8 和环氧合酶-2 等的大量释放，造成胃黏膜上皮的损伤。

（4）免疫损伤机制：幽门螺杆菌可以通过操控固有免疫和胃黏膜的 T 细胞反应，尤其是 Th1 型细胞，以及通过抗原模拟诱导交叉免疫，引起免疫损伤。

从幽门螺杆菌在胃上皮细胞黏附定居开始，机体免疫系统即被激活，表现为黏膜上皮细胞合成 IL-8、IL-12、单核细胞趋化因子（MCP-1）、粒-单集落刺激因子（GM-CSF）及 TNF-α 等促炎症因子的能力明显增强。这些细胞因子可使中性粒细胞、淋巴细胞、单核细胞等炎症/免疫细胞活化并聚积到胃黏膜组织。激活后的免疫/炎症细胞可进一步分泌 IL-6、IFN-γ、IL-1、IL-8 等细胞因子。CagPAI 诱导胃上皮细胞产生 IL-8 是免疫应答的重要启动者，IL-8 的持续分泌和中性粒细胞的浸润在消化性溃疡和胃癌的发生中起重要作用，中性粒细胞激活和黏膜 IL-8 表达均与幽门螺杆菌的持续性感染有关。

幽门螺杆菌与胃黏膜上皮组织有相似结构，可通过"分子模拟"导致抗幽门螺杆菌抗体与胃腺上皮细胞或壁细胞发生交叉反应。这种自身免疫也是幽门螺杆菌的一种免疫致病机制，尤其在幽门螺杆菌与慢性萎缩性胃炎的关系方面，自身免疫似乎更能解释在幽门螺杆菌感染已清除后胃黏膜仍继续发生的萎缩性改变。目前认为可能导致机体自身免疫应答的抗原包括鞭毛蛋白、脂多糖和热休克蛋白等。

幽门螺杆菌感染均导致以 Th1 型为主的免疫应答，产生 IL-2、IFN-γ 和 IL-12 等多种细胞因子，这些细胞因子可能与幽门螺杆菌致病有关。实验证明对感染幽门螺杆菌的小鼠用 IL-12 治疗或输入 Th1 细胞，可加重胃部炎症，反之，予以抗 IFN-γ 单抗治疗则可使炎症减轻。用基因剔除小鼠所做的实验进一步表明缺乏 IFN-γ 基因的小鼠感染幽门螺杆菌后不产生炎症反应。在长期慢性抗原刺激及炎症反应情况下，免疫细胞在黏膜局部聚集，还将导致 MALT 的发生。

幽门螺杆菌所导致的持续性感染，与其逃避机体免疫作用相关。主要的机制有：①幽门螺杆菌的 LPS 通过对脂质 A 的修饰，减弱其促炎症反应的作用；LPS 还可抑制吞噬细胞的活性，降低胃黏膜清除幽门螺杆菌的能力。②幽门螺杆菌被吞噬后，可引起吞噬体与膜的融合，干扰巨噬细胞的溶酶体蛋白的水解作用而在细胞内存活。③CagPAI 阳性菌株诱导单核细胞凋亡，通过诱导 T 细胞高表达 FasL 而使其凋亡。④VacA 干扰抗原递呈的过程，抑制 T 淋巴细胞的增殖。⑤通过抗原变异逃避免疫应答。⑥通过 CD4+、CD25+ 调节性 T 细胞逃避宿主的免疫应答：幽门螺杆菌感染时，特异性的调节性 T 细胞被活化后可以抑制效应性 T 细胞的功能。⑦分泌 IL-10 的 T 细胞是另一类调节性 T 细胞,通过分泌 IL-10 对免疫应答进行负调控。幽门螺杆菌感染时,调节性 T 细胞的激活一方面抑制了 T 细胞反应,有利于减轻胃炎、保护胃黏膜,另一方面也有利于幽门螺杆菌逃避宿主的免疫应答。⑧形成生物膜,通过生物膜成分蛋白质甘露聚糖抑制 B 淋巴细胞和 T 淋巴细胞,从而抑制免疫系统。

3. 感染的临床特征 幽门螺杆菌感染的结局呈多样性,是幽门螺杆菌毒力、宿主易感性和环境等因素相互作用和影响的结果。感染者大多(>70%)无症状,少数人出现下列疾病。

(1)功能性消化不良:幽门螺杆菌被认为是功能性消化不良发生的一种危险因子,但对于二者之间的确切关系仍有很大争议。

(2)慢性胃炎:感染经几天潜伏期,病人可出现急性胃酸缺乏性胃炎症状,同时伴有腹痛、恶心、胀气和呼吸不适等症状,持续约两周,但胃酸缺乏可持续一年。若治疗不彻底,感染和由感染引发的慢性胃炎、浅表性胃炎、弥漫性胃窦胃炎都可长期存在。几十年后可进展为多灶性、萎缩性胃炎,增加了导致胃癌的危险。特别是胃淋巴瘤,虽然少见,但与幽门螺杆菌的相关性却极为显著。

(3)消化性溃疡:有小部分人可发展为胃或十二指肠溃疡。胃或十二指肠溃疡是多因素引起的疾病,但幽门螺杆菌是最重要的致病因素,其感染是溃疡形成的先决条件,感染的清除可以使溃疡治愈,阻止复发。

(4)胃癌及胃淋巴瘤:幽门螺杆菌阳性的宿主常出现胃上皮肠腺增生和异型增生,幽门螺杆菌感染导致的炎症反应使胃内亚硝胺、亚硝基化合物增多;一氧化氮的合成可致 DNA 亚硝化脱氨作用,从而有可能使细胞发生突变,诱发胃癌的发生。有报道称细胞毒素相关抗原 A(cytotoxin associated antigen A,cagA)基因阳性菌株感染的病人中,有 62% 出现萎缩性胃炎,2% 发展为胃癌。CagA 蛋白可导致细胞增殖与凋亡失衡,故认为 cagA 与胃癌发生相关。在极少数情况下,病变不是发生在病人胃壁的体细胞,而是胃壁的免疫活性细胞,特别是淋巴细胞,引起淋巴性胃炎。开始为淋巴细胞浸润,继而淋巴组织增生,形成淋巴结和淋巴滤泡,构成黏膜相关淋巴组织,进一步恶化可导致 MALT 淋巴瘤。

(5)胃肠道外疾病:近年研究发现幽门螺杆菌感染与血管性疾病(如冠心病)、自身免疫性疾病(如自身免疫性甲状腺炎)、皮肤病(如血管神经性水肿、酒渣鼻)以及原发性肝癌等的发生有一定的关系。幽门螺杆菌感染与食管癌之间的关系存在争议,有研究认为幽门螺杆菌感染可降低食管癌发病风险,也有观点认为幽门螺杆菌感染可能是食管癌发生和发展的一个促进因素。

二、免疫性

幽门螺杆菌感染人体后,其抗原成分如 CagA、VacA、NAP 和 HSP 等都可以刺激机体产生强烈的体液免疫应答和细胞免疫应答,包括局部和全身免疫应答。体液免疫应答表现为感染局部产生特异性 sIgA 和 IgG,在血中可持续出现特异性的 IgG 和 IgA。感染早期可测得 IgM 抗体,但该抗体只能作为感染或疾病的标志,对机体无保护作用。细胞免疫应答主要表现为 CD4$^+$ T 细胞型的适应性免疫应答。CD4$^+$ T 细胞、Th17 和 Treg 细胞在幽门螺杆菌感染的过程中发挥了重要作用。幽门螺杆菌的 LPS 和 NAP 激活 Th1,产生 IFN-γ,导致慢性胃炎。Th17 细胞通过 IL-17 激活 IL-8 并招募中性粒细胞导致胃炎并清除细菌。Treg 细胞在幽门螺杆菌感染过程中通过限制效应 T 细胞的增殖、抑制过强的炎症反应保护宿主细胞,但是促进了细菌的顽固定植。总之,幽门螺杆菌感染激发的免疫应答难以有效清除该病原菌感染。

第三节 实验室诊断与感染的防治

一、实验室诊断

幽门螺杆菌的检测包括侵入性和非侵入性的方法,前者取胃活检组织,进行尿素酶实验、组织学检查及细菌培养和鉴定,后者包括血清抗体检测、粪便抗原检测和尿素呼气试验等(表 17-1)。

(一)侵入性检测

该类方法需经胃镜取胃组织活检标本,不易被病人接受,且费用较高;细菌在胃内的分布不均可导致检测结果的假阴性,因此应尽量取细菌定植密度大的部位进行检测,一般来说胃窦部密度最大,体部次之。

1. 快速尿素酶试验 使用快速尿素酶检测试剂盒,将活检组织直接置于试验孔,阳性即可诊断幽门螺杆菌感染,是目前临床应用最普遍最简易的一种检测方法。

2. 组织学检查 吉姆萨染色、Warthin-Starry银染色或免疫组织化学染色可直接观察活检胃组织中的弯曲样或 S 形的细菌。也可用分子生物学的方法,提取组织 DNA,通过检测幽门螺杆菌 16S rRNA 进行诊断。

3. 细菌分离培养和鉴定 是诊断幽门螺杆菌感染的最可靠办法。活检标本应尽快送实验室,经研磨后涂布于布氏培养基,在微需氧环境中,37℃培养 3~5 天,可形成细小针尖样菌落,通过革兰氏染色镜检以及尿素酶、氧化酶和过氧化氢酶等生化反应进行鉴定。分离培养的细菌还可用于后续的抗生素敏感性试验和分子生物学试验。

(二)非侵入性检测

1. 血清抗体检测 检测血清中的 IgG 抗体,其阳性不一定是现症感染,不能用于根除治疗后复查,因此其临床应用受限。主要适用于流行病学调查。

2. 粪便幽门螺杆菌抗原测定 采用 ELISA 法检测,具有准确、可靠、操作简单、经济和快速的优点,主要适用于大规模的流行病学调查和临床诊断,也可用于幽门螺杆菌根除治疗的疗效观察。粪便抗原免疫检测卡敏感性为 90.0%~98.2%,特异性为 75%~100%,检测方便快捷,病人可自行操作,为幽门螺杆菌抗原临床检测提供极大便利。

3. 尿素呼气试验 是利用幽门螺杆菌能产生尿素酶的特性,给予受试者口服 ^{13}C-尿素,若胃中有幽门螺杆菌,其产生的尿素酶迅速将尿素分解为氨和 CO_2,CO_2 经血液进入肺而排出体外,将排出的 CO_2 收集后在仪器上测量,根据相关参数判断幽门螺杆菌感染状况。尿素呼气实验是对于整个胃的感染情况做出评价,不存在活检误差,具有较高的敏感性和特异性,是目前最安全、准确

表 17-1 常见幽门螺杆菌检测方法比较

检测方法	优点	缺点
快速尿素酶试验	快速准确,简便易行	有创检查,受试剂质量、取材部位、取材量、温度、反应时间等多种因素影响,治疗后检测灵敏度下
组织学检查	直接观察菌体,特异性高。并可检测分析相关疾病病理类型	有创检查,受取材部位及取材量以及病理医师的辨识能力影响,技术经验要求高,假阴性可能大
细菌分离培养和鉴定	特异性高,可用于后续药敏试验指导用药以及分子生物学试验	有创检查,复杂耗时,费用高,需要较高的实验条件,培养时间长,培养成功率较低,经验技术要求高
血清抗体检测	无创快速,主要适用于流行病学调查	不能反映当前的感染状态,不能用于根除治疗后复查,准确性较低
粪便幽门螺杆菌抗原测定	准确、可靠、操作简单、经济、快速的优点,主要适用于大规模的流行病学调查和临床诊断,也可用于幽门螺杆菌根除治疗的疗效观察	尚未得到广泛推广应用
尿素呼气试验	简便易操作,无创快速准确,可反映全胃幽门螺杆菌感染情况。治疗前后均适用。^{13}C 无放射性,安全实用,无交叉感染,环境无污染。适用于各种年龄的受试者,特别是儿童、育龄妇女(包括孕妇)、老年人	价格较贵,结果受某些药物影响 ^{13}C 检测需要特殊仪器(质谱仪),较难在基层医院推广应用。^{14}C 存在放射性危害,部分人群使用受限

的无创性检查幽门螺杆菌的方法,同时也是确认抗幽门螺杆菌治疗后幽门螺杆菌是否根除最准确的方法(此时无需胃镜复查)。稳定性同位素^{13}C无放射性,安全实用,无交叉感染,环境无污染。此方法适用于各种年龄的受试者,特别是儿童、育龄妇女(包括孕妇)、老年人。但该法检测需要特殊仪器(质谱仪),较难在基层医院推广应用。也可用放射性同位素^{14}C标记尿素进行呼气实验,用液体闪烁扫描仪检测,费用较低,但存在放射性危害。

评估根除性治疗效果的最佳方法是尿素呼气试验,粪便抗原检测试验可作为备选。不推荐快速尿素酶试验作为根除后一线评估方法。根除后复查检测前PPI至少应该停用2周,抗生素和铋剂化合物应该停用至少4周。

(三)耐药性检测

美国临床实验室标准化协会(Clinical and Laboratory Standards Institute, CLSI)推荐的方法是琼脂稀释法,是目前指定的检测幽门螺杆菌药物敏感性的标准方法。E-test法为第二金标准,操作简单,且与标准方法的相关性高,也可获得MIC值,但试纸条成本较高。纸片扩散法虽然技术简单,结果易于判读,试剂成本较低,但尚无公认的执行标准。随着分子生物学技术的发展,可检测幽门螺杆菌耐药基因突变,预测耐药的方法具有临床实用价值。

二、感染的防治

(一)预防疫苗研发

目前已有幽门螺杆菌疫苗进入或完成了临床试验阶段。主要分为全菌疫苗、亚单位疫苗(基因工程菌疫苗)、活载体疫苗和核酸疫苗。

1. **全菌疫苗** 用幽门螺杆菌的超声裂解物灌喂小鼠和雪貂,证实幽门螺杆菌全菌抗原能有效刺激动物抗体效价升高。应用幽门螺杆菌超声裂解物加霍乱毒素(CT)口服免疫已感染的C57BL/6小鼠,能预防和治疗幽门螺杆菌感染。幽门螺杆菌全菌粗抗原中成分复杂,具有绝大多数保护性抗原的优势,但也存在明显的毒副反应,尤其是潜在致癌因子和与人体同源的免疫组分。

2. **亚单位疫苗** 是目前幽门螺杆菌疫苗研究的主攻方向和热点,已在动物模型中得到验证

的幽门螺杆菌保护性抗原包括尿素酶、热休克蛋白、VacA和CagA、NAP(粒细胞激活蛋白),黏附相关蛋白(BabA、SabA、HpaA、AlpA)和外膜蛋白(OipA和HomB)等蛋白成分。我国研制成功的"口服重组幽门螺杆菌疫苗"是迄今为止世界上最早完成Ⅲ期临床研究并获得新药证书的幽门螺杆菌疫苗。

3. **活载体疫苗** 表达尿素酶的减毒伤寒沙门氏菌,动物试验证明具有免疫保护作用,在肠液和血清中检测到高滴度抗尿素酶的sIgA。但异源活载体表达系统尚存在技术不足、表达量太低、目的基因失活或丢失等问题,难以获得理想的结果。

4. **核酸疫苗** 目前研究较多的是DNA疫苗,可诱导机体产生全面的免疫应答,有预防和治疗的作用,且生产简便,免疫持续时间长,无需佐剂。编码HspA、HspB的核酸疫苗经皮下注射免疫C57BL/6小鼠,可有效降低攻毒实验细菌的定植量。

目前,幽门螺杆菌预防性疫苗的研究虽然取得了一些成果,但尚未开展大规模应用。疫苗的稳定性、安全性与有效性仍然面临着很大的考验。

(二)治疗策略

2015年"幽门螺杆菌感染的处理:Maastricht V共识会议"报告和2017年我国第五次全国幽门螺杆菌感染处理共识报告,均强调了根除幽门螺杆菌对预防胃癌的可能作用,提出对下列病人推荐根除幽门螺杆菌:①消化性溃疡(不论是否活动和有无并发症史);②胃黏膜相关淋巴组织淋巴瘤;③慢性胃炎伴消化不良症状;④慢性胃炎伴胃黏膜萎缩、糜烂;⑤早期胃肿瘤已行内镜下切除或胃次全切除手术;⑥长期服用质子泵抑制剂;⑦胃癌家族史;⑧计划长期服用非甾体消炎药(包括低剂量阿司匹林);⑨不明原因的缺铁性贫血;⑩特发性血小板减少性紫癜;⑪其他幽门螺杆菌相关性疾病(如淋巴细胞性胃炎、增生性胃息肉、Ménétrier病);⑫证实有幽门螺杆菌感染。

迄今为止,尚无单一药物能有效根除幽门螺杆菌。用于治疗幽门螺杆菌感染的常用药物有三大类:抗生素(阿莫西林、甲硝唑、替硝唑、克拉霉素等)、铋剂和质子泵抑制剂(主要有奥美拉唑、

兰索拉唑、泮托拉唑、雷贝拉唑等）。治疗幽门螺杆菌感染主张三联或四联用药，主要是铋剂、质子泵抑制剂或 H2 受体抑制剂和抗生素配合使用。Maastricht Ⅴ 报告推荐的根除幽门螺杆菌的方案，包括：①铋四联方案；②非铋四联方案；③PPI 克拉霉素三联方案，疗程应延长至 14 天。

目前，幽门螺杆菌对抗生素的耐药率在世界大部分地区呈上升趋势，因而根除率持续下降。幽门螺杆菌耐药分为原发性耐药和获得性耐药。在我国，幽门螺杆菌对克拉霉素、甲硝唑及左氧氟沙星（氟喹诺酮类）的耐药率呈上升趋势，但对阿莫西林、四环素和呋喃唑酮的耐药率仍很低，对于克拉霉素和甲硝唑双重耐药率大于 15% 的地区，需进行药敏试验方可使用该类药物，在经验治疗时则不推荐含克拉霉素和甲硝唑的非铋剂四联疗法。人群中的幽门螺杆菌耐药率、个体相关抗菌药物应用史、幽门螺杆菌根除治疗史等是抗菌药物选择的重要依据。

展　望

目前，幽门螺杆菌的研究主要集中在以下几个方面：幽门螺杆菌菌株的遗传异质性及其对致病性和临床结局的影响；幽门螺杆菌持续性感染的发生和发展机制，特别是其毒力因素及其与机体固有免疫系统的交互作用和机制，以及操控适应性免疫的效应和机制；幽门螺杆菌感染促进癌变的机制和全面根除计划的效果和评价；开发无创性快速诊断技术和方法，以便早期发现和筛查幽门螺杆菌的无症状感染者；探索和评价更有效的感染清除治疗策略、验证技术和方法等。

感染后临床的不同结局，可能是幽门螺杆菌亚型菌株的遗传异质性、环境、与宿主易感性等因素相互作用、相互影响的结果。全面、系统研究菌株的遗传异质性及基因多态性与幽门螺杆菌宿主胃癌易感性的关系，将有助于了解不同的个体暴露于幽门螺杆菌下胃癌的发生风险，判断幽门螺杆菌高感染率的情况下罹患胃癌的高危个体和人群，为胃癌的预测、预防、诊断和基因治疗提供新思路。

幽门螺杆菌所致持续性感染的机制，与其免疫逃逸和操控宿主抗感染免疫应答有密切关系。幽门螺杆菌的自身成分既可以激活免疫应答，也可以抑制免疫应答；对于感染机体而言，产生免疫应答旨在清除幽门螺杆菌，但又产生一些调节因素抑制免疫应答，从而缓解炎症，保护机体不受自身的免疫损伤。幽门螺杆菌逃避机体免疫应答的机制也是一个复杂的、多因素参与的过程，对其深入研究有助于了解幽门螺杆菌免疫应答的全貌，可促进理解幽门螺杆菌的致病机制，并指导合理的疫苗的合理设计。

随着幽门螺杆菌对抗生素耐药性的不断增加、首次感染治疗失败后需要再治疗且治疗过程中产生副反应和病人的依从性差，迫切需要研究开发更为有效的新型治疗药物和探索新的治疗策略。

幽门螺杆菌疫苗研究已取得突破性进展，但其保护率仍有待进一步提高。未来需在以下几方面进一步努力：①充分利用已完成测序的幽门螺杆菌基因组信息和蛋白质组学以及生物信息学技术，挖掘和筛选特异性更高、保护性更强的抗原；②寻找安全性更高、更能激发人体胃肠道黏膜免疫的佐剂；③应用纳米等技术，研制靶向、缓释的疫苗投递方式，增加有效性维持时间；④从细菌、宿主两方面研究幽门螺杆菌感染与免疫的机制，为幽门螺杆菌疫苗研制提供完善的理论基础。

（佘菲菲）

参 考 文 献

1. 刘文忠,谢勇,陆红,等. 第五次全国幽门螺杆菌感染处理共识报告[J]. 胃肠病学,2017,22(6):346-360.

2. ALGOOD H M, COVER T L. Helicobacter pylori persistence: an overview of interactions between H. pylori and host immune defenses[J]. Clin Microbiol Rev, 2006, 19(4): 597-613.

3. TIMOTHY L C, MARTIN J B. Helicobacter pylori in health

and disease [J]. Gastroenterology, 2009, 136 (6): 1863–1873.

4. SUNDQUIST M, QUIDING-JÄRBRINK M. Helicobacter pylori and its effect on innate and adaptive immunity: new insights and vaccination strategies [J]. Expert Rev Gastroenterol Hepatol, 2010, 4 (6): 733–744.

5. IHAN A, PINCHUK I V, BESWICK E J. Inflammation, immunity, and vaccines for Helicobacter pylori infection [J]. Helicobacter, 2012, 17 (1): 16–21.

6. HUANG Y, WANG QL, CHENG DD, et al. Adhesion and Invasion of Gastric Mucosa Epithelial Cells by Helicobacter pylori [J]. Front Cell Infect Microbiol, 2016, 6: 159.

7. HATHROUBI S, SERVETAS, S L, WINDHAM I, MERRELL D S, OTTEMANN, K M. Helicobacter pylori biofilm formation and its potential role in pathogenesis [J]. Microbiol Mol Biol Rev, 2018, 82 (2): e1–e18.

8. KAO CY, SHEU BS, WU JJ. Helicobacter pylori infection: An overview of bacterial virulence factors and pathogenesis [J]. Biomed J, 2016, 39 (1): 14–23.

9. MALFERTHEINER P, MEGRAUD F, O'MORAIN C A, et al. Management of Helicobacter pylori infection–the Maastricht V–Florence consensus report [J]. Gut, 2017, 66 (1): 6–30.

10. KARKHAH A, EBRAHIMPOUR S, ROSTAMTABAR M, et al. Helicobacter pylori evasion strategies of the host innate and adaptive immune responses to survive and develop gastrointestinal diseases [J]. Microbiological Research, 2018, 218: 49–57.

第十八章　大肠埃希菌

大肠埃希菌（Escherichia coli, E.coli）俗称大肠杆菌，是临床上分离检出率最高的细菌，属肠杆菌科埃希菌属，主要寄居于人和动物的肠道，是人和动物消化道占优势地位的需氧共生菌丛。通常大肠埃希菌对人体无害，其中一部分菌群在进化过程中通过基因突变、转导或转座等方式产生了致病性，成为致病性大肠埃希菌。另外，大肠埃希菌作为一种重要的肠道菌，在卫生细菌学检验中有重要意义，常被作为粪便污染的卫生学指标；大肠埃希菌又作为一种模式生物，在分子生物学和基因工程研究中，成为重要的实验工具。

第一节　概　　述

一、临床常见的大肠埃希菌及其感染类型

大肠埃希菌按照临床致病性和遗传特征大体上分为共生型（commensal group）、腹泻型（diarrheal group）和肠外型（extraintestinal group）三大类。共生型大肠埃希菌是胃肠消化道正常菌群的重要组成部分，对宿主有利，绝大多数缺少致病性埃希菌的毒力基因，但在特定条件下则能导致疾病，如经污染置管或其他带有介入性医疗器械而异位繁殖，在免疫力低下病人和有异常肠道结构的病人，或者菌群失调等情况下也会导致机体致病，也就是临床上所说的机会性感染。本章重点介绍后两类大肠埃希菌。一类是经肠道感染致病的、以引起腹泻为主要症状的腹泻型大肠埃希菌，它们在消化道外是不会致病的；腹泻型大肠埃希菌按目前国际上的分类，大致又分为6种致病型，包括肠产毒素性大肠埃希菌（enterotoxigenic E.coli, ETEC）、肠致病性大肠埃希菌（enteropathogenic E.coli, EPEC）、肠出血性大肠埃希菌（enterohaemorrhagic E.coli, EHEC, 也称为产志贺毒素型大肠埃希菌）、肠侵袭性大肠埃希菌（enteroinvasive E.coli, EIEC）、肠集聚性大肠埃希菌（enteroaggregative E.coli, EAEC）和弥漫性黏附大肠埃希菌（diffuse adherence E.coli, DAEC）。另一类是具有特殊毒力并能导致肠外感染的大肠埃希菌，即肠外致病性大肠埃希菌（extraintestinal pathogenic E.coli, ExPEC），主要包括尿路致病性大肠埃希菌（uropathogenic E.coli, UPEC）和脑膜炎相关的大肠埃希菌（meningitis-associated E.coli, MNEC）。这些致病性大肠埃希菌各自的主要致病因子及致病特点比较见表18-1。

表 18-1　致病性大肠埃希菌的种类和主要特点

	种类	疾病部位	临床症状	致病机制
腹泻型	肠产毒性大肠埃希菌（ETEC）	小肠	水样腹泻	毒素 LT/ST、黏附
	肠致病性大肠埃希菌（EPEC）	小肠	水样腹泻	黏附
	肠出血性大肠埃希菌（EHEC）	结肠	出血性结肠炎、溶血性尿毒症	毒素 Stx
	肠侵袭性大肠埃希菌（EIEC）	结肠	水样腹泻脓血便	侵袭
	肠集聚性大肠埃希菌（EAEC）	小肠、结肠	水样持续性腹泻	黏附
	弥漫性黏附大肠埃希菌（DAEC）	小肠	水样腹泻	黏附
肠外型	尿路致病性大肠埃希菌（UPEC）	尿道	尿道炎、膀胱炎、肾盂肾炎	黏附、毒素
	脑膜炎相关大肠埃希菌（MNEC）	脑膜	新生儿脑膜炎	侵袭

LT: 不耐热肠毒素；ST: 耐热肠毒素；Stx: 志贺毒素

二、生物学性状

（一）形态与染色

大小为（0.4~0.7）μm×（1~3）μm，杆状，无芽胞，大多数菌株有动力。有普通菌毛与性菌毛，革兰氏染色阴性。

（二）基因组与进化

作为在医学微生物学、分子生物学、遗传学和生物技术等领域有着重要地位的菌种，大肠埃希菌成为最早启动全基因组测序和完成全基因组测序菌株数最多的细菌之一。自1997年完成第一株大肠埃希菌 K-12 MG1655 株的全基因组测序以来，目前已有超过800株的大肠埃希菌进行了全基因组测序，为大肠埃希菌的基因组学和遗传进化研究提供了丰富的生物信息学资料。

大肠埃希菌的不同菌株间 DNA 同源性为80%，而与同科的志贺菌属（除鲍氏志贺菌外）的 DNA 相似性可达80%~87%。大肠埃希菌染色体为环状双螺旋 DNA，MG1655 株的 DNA 全长4.64Mb，包含4 290个 ORF。不同血清型的大肠埃希菌基因组差异较大，例如 EHEC O157:H7 Sakai 株的染色体大小为5.5Mb，比 K-12 大895kb，包含5 361个 ORF。二者有约4.1Mb 的高度保守区域，代表多数菌株的染色体主干，其余的1.4Mb 则为 Sakai 株所特有。值得一提的是，2011年欧洲暴发流行一种新型出血性肠炎，其病原为 EHEC O104，该菌株基因组全长5.2Mb，序列分析显示，该菌株通过水平转移获得了肠出血性大肠埃希菌的毒力基因和毒力相关质粒，可能与该菌株强毒性和重症感染有关。该菌株还携带氨基糖苷类、大环内酯类、磺胺类等抗生素的耐药基因，导致抗生素治疗无效。

由于大肠埃希菌和志贺菌都属肠杆菌科，生物学性状相似、遗传背景相近，某些无动力、厌氧、迟缓发酵或不发酵乳糖的菌株在遗传学可能介于这两种细菌之间，它们易引起分类和鉴定上的困难，现一般将其认为是非典型大肠埃希菌。

另外，大部分大肠埃希菌的遗传物质中含有毒素-抗毒素（toxin-antitoxin, TA）系统的遗传基因。mazEF 是大肠埃希菌染色体上的一对毒素抗毒素基因，由毒素基因 mazF 和抗毒素基因 mazE 组成，在细菌的生长调控和细胞程序性死亡中发挥了重要的作用。环境压力激活 mazEF 后，MazF 可通过对 mRNA 的剪切作用造成翻译停止。mazEF 的存在可增加大肠埃希菌对环境压力的耐受性、保持细菌遗传物质的稳定并参与抗生素引起的细胞死亡，在细菌的耐药性中亦发挥重要作用。

（三）培养特性

大肠埃希菌属兼性厌氧，在有氧条件下生长良好，最适生长 pH 为6.8~8.0。营养要求不高，在含无机盐、胺盐、葡萄糖的普通培养基上生长良好。最适生长温度为37℃，在42℃~44℃条件下仍能生长，生长温度范围为15℃~46℃。在普通营养琼脂上生长表现3种菌落形态：①光滑型，菌落边缘整齐，表面有光泽、湿润、光滑、呈灰白色，在生理盐水中容易分散；②粗糙型，菌落扁平、干涩、边缘不整齐，易在生理盐水中自凝；③黏液型，常为含有荚膜的菌株。在血琼脂平板上有些菌株产生 β 溶血环，在液体培养基中呈均匀浑浊。

（四）生化反应

大肠埃希菌代谢活跃，能发酵葡萄糖等多种糖类，绝大多数菌株能发酵乳糖。在克氏双糖管中生长后，斜面和底层均产酸产气，硫化氢阴性，动力阳性，可与沙门菌、志贺菌等致病菌区别。典型的大肠埃希菌 IMViC 试验结果为"++--"。

（五）抗原结构

大肠埃希菌抗原构造比较复杂，主要由菌体 O 抗原、鞭毛 H 抗原、荚膜 K 抗原组成。O 抗原是位于细胞壁最外层的脂多糖，由重复的多糖单位所组成，某些型别与腹泻和泌尿道感染密切相关，其刺激机体主要产生 IgM 型抗体。H 抗原为鞭毛抗原，加热和用酒精处理，可使 H 抗原变性或丧失，H 抗原刺激机体主要产生 IgG 型抗体。K 抗原位于 O 抗原的外层，为多糖性质，与细菌的致病性有关。大肠埃希菌的 O 抗原超过170种，H 抗原超过56种，K 抗原在100种以上。O、K、H 抗原是大肠埃希菌血清学分型的基础，通常使用的分型方法为玻片凝集试验。检测 O 抗原时，凝集试验必须采用加热煮沸过的菌体，以避免因 K 抗原和 H 抗原的存在而造成的不凝集现象。检测 H 抗原的凝集试验需采用经半固体培养基连续传代、鞭毛丰富的菌株作凝集原。

（六）抵抗力

大肠埃希菌对热的抵抗力较其他肠道杆菌强，55℃经60分钟或60℃加热15分钟仍有部分细菌存活。在自然界的水中可存活数周至数月，在温度较低的粪便中存活更久。对磺胺类、链霉素和氯霉素等敏感，但易耐药，耐药性是由R质粒接合转移而获得的。另外，EHEC O157：H7耐酸能力较强，可以抵御酸性环境的影响。

三、重要致病物质及其致病机制

大肠埃希菌血清型复杂，不同血清型菌株的致病物质有很大差异，所致疾病类型也多样。

（一）黏附素

大肠埃希菌的菌毛或其他黏附素可使细菌紧密黏附于定植部位的细胞表面，如泌尿道和肠道的黏膜上皮细胞，是发挥致病作用的基础。大肠埃希菌的黏附素类型很多，包括菌毛黏附素、紧密黏附素（intimin）、集聚性黏附菌毛（aggregative adherence fimbriae，AAF）、P菌毛以及束形成菌毛（bundle forming pill，Bfp）等。菌毛黏附素是ETEC致病的关键因素，能产生肠毒素而无菌毛的菌株，不会引起腹泻。ETEC菌毛黏附素常被称为定植因子（colonization factor，CF），与ETEC致病有关的定植因子主要包括CFA Ⅰ、CFA Ⅱ和CFA Ⅳ等。紧密黏附素由eae基因编码，在EHEC和EPEC定植过程中均发挥着非常重要的作用。如EHEC O157：H7 eae突变缺失株的动物试验以及EPEC的eae突变缺失株在志愿者的试验均予以证实。

（二）外毒素

不同类型大肠埃希菌可产生多种类型的外毒素，包括耐热肠毒素和不耐热肠毒素、志贺毒素和溶血素等。

1. 耐热肠毒素和不耐热肠毒素 ETEC产生的肠毒素包括不耐热和耐热两种。不耐热肠毒素（heat labile enterotoxin，LT）与霍乱弧菌产生的肠毒素有80%的同源性，抗原性高度交叉。对热不稳定，65℃30分钟可被破坏。LT由1个A亚单位和5个B亚单位组成。A亚单位是毒素的活性部位，B亚单位与肠黏膜上皮细胞表面的GM1神经节苷脂结合后，使A亚单位进入细胞，并活化腺苷环化酶，使胞内ATP转化为cAMP。胞质内cAMP水平增高后，导致肠黏膜细胞内水、氯和钾等大量分泌至肠腔，同时钠的再吸收减少，引起分泌型腹泻。LT一般不引起肠黏膜的炎症或组织病变。LT可刺激机体产生中和抗体，有保护作用。ETEC的耐热肠毒素（heat stable enterotoxin，ST）为低分子量多肽，对热稳定。免疫原性不强。ST可分STa和STb两型，STa作用机制与LT不同，其引起腹泻的机制是通过激活肠黏膜上皮细胞的鸟苷环化酶，使胞内cGMP含量增高而导致腹泻，STb则引起非环苷酸依赖的分泌。很多STa阳性菌株同时产生LT，具有更强的致病性。

2. 志贺毒素 志贺毒素（Shiga toxin，Stx）为EHEC产生的毒素，因与志贺菌的毒素相似，因此称志贺毒素；又因能使Vero细胞产生病变，故也称Vero毒素。志贺毒素在EHEC致病过程中起主要作用，有Stxl和Stx2两种，Stx2的毒性强于Stxl。有些EHEC可产生其中一种，部分也可两种都产生。Stx也是由1个A亚单位和5个B亚单位组成，A亚单位具有细胞内毒性，能与28S rRNA作用导致蛋白质翻译停止，B亚单位具有细胞结合特性，能与具有特定神经酰胺三己糖苷（Gb3）受体的细胞结合，从而引导A亚单位进入胞内发挥毒性作用。其具体作用机制为：Stx与靶细胞结合，通过受体介导的内化，囊泡转运至内质网，在蛋白酶的水解作用下，A亚单位生成具有N-糖苷酶活性的A1片段，水解28S rRNA的N-糖苷键，阻止延伸因子1依赖的tRNA与60S亚基的结合，从而抑制肽链的延长而阻止细胞蛋白质的合成。肾上皮细胞富含Gb3受体，一旦Stx进入血流并转运至肾脏，可通过直接毒性作用和诱导细胞因子的产生，破坏肾小球内皮细胞并堵塞微管，导致溶血性尿毒综合征（haemolytic-uraemic syndrome，HUS）等肾脏损伤的典型病理改变。开发可结合Stx的Gb3受体类似物，可能是治疗HUS的一种有效方法。

（三）内毒素

大肠埃希菌均具有内毒素（endotoxin），是主要的致病物质，能引起发热、白细胞增多、休克、弥散性血管内凝血和微循环衰竭等。

（四）LEE致病岛与黏附及擦拭性损伤

EPEC、EHEC感染宿主后，定植在宿主肠道黏膜上皮细胞表面,引发宿主细胞黏附及擦拭性损伤(attaching and effacing lesions,A/E lesions),造成宿主严重疾病。参与 A/E 损伤的致病因子的编码基因主要位于细菌的肠细胞脱落位点(locus of enterocyte effacement,LEE)的致病岛上。LEE 编码产物主要有:Ⅲ型分泌系统(type Ⅲ secretion system,T3SS)、分泌性蛋白(Esps)及其分子伴侣、紧密黏附素(intimin)、紧密黏附素转位受体(translocate intimin receptor,Tir)等。细菌通过 T3SS 将效应因子转入到宿主细胞内,这些效应分子再与宿主细胞内的信号分子相互作用,经过一系列的信号转导后,最终造成宿主消化道黏膜上皮细胞的肌动蛋白的聚集,形成 A/E 损伤(如图 18-1)。通过电镜或荧光肌动蛋白染色(FAS),可以清楚地观察到 A/E 病变中肌动蛋白的累积。

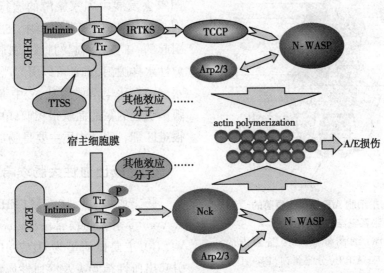

图 18-1　EPEC 和 EHEC 致宿主细胞 A/E 损伤的分子机制示意图

Intimin:紧密黏附素;Tir:转位黏附素受体;T3SS:三型分泌系统;IRTKS:胰岛素受体酪氨酸激酶底物;TCCP:Tir 偶联细胞骨架蛋白;Nck 连接蛋白;actin:肌动蛋白;Arp2/3:肌动蛋白相关蛋白复合体 2/3;N-WASP:N 型 Wiskott-Aldrich 综合征蛋白

LEE 致病岛的 G+C 百分比含量与细菌染色体差异明显,但菌株间 LEE 致病岛序列相对高度保守。研究发现,在 EPEC O55:H7 和其他一些与 EHEC O157:H7 相近的菌株中都具有完整的 LEE 岛序列。LEE 岛序列两端具有外源基因插入序列和一个溶原性噬菌体基因片段,提示其可能为外源性片断,在基因进化过程中易于获得,也易于丢失。因此,EHEC O157:H7 LEE 致病岛可能是通过基因的水平转移而获得,必然会引起 EHEC O157:H7 毒力因子结构和功能的改变,最终导致细菌致病力的改变。不同 EHEC 菌株之间的 LEE 在基因组中所处的位置也是不同的,这表明 EHEC 的进化过程中 LEE 是通过多重时间、多重位点插入的。

(五)Ⅲ型分泌系统

T3SS 的结构类似“注射器”,主要由两个结构域组成:突出于菌体细胞表面的针形结构;锚定内、外膜结构上的圆柱形基部。EHEC 的针形结构直径约为 7~8nm,长度可在 200~2 000nm 范围变化,是效应蛋白进入细胞的主要通道,并介导细菌与宿主细胞的黏附。锚定内、外膜结构上的圆柱形基部结构与鞭毛的基体类似,且在结构上较为保守,负责效应蛋白在细菌胞浆内的结合、运输等过程,并为分泌提供能量。细菌通过 T3SS 将蛋白质(主要为毒力因子)从细菌胞浆注入到宿主细胞的细胞质中,引起宿主细胞功能紊乱而导致疾病。其他很多革兰氏阴性致病菌如耶尔森菌属、沙门菌属和福氏志贺菌等都具有相似的 T3SS(图 18-2,见文末彩插)。

四、免疫机制

对于肠道致病性大肠埃希菌的感染,肠道的黏膜免疫可产生分泌型 IgA,对再次感染有预防

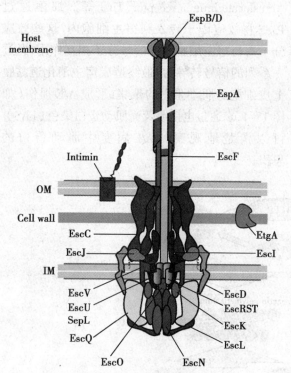

图 18-2 致宿主细胞 A/E 损伤病原菌的三型分泌系统结构示意图

HM：宿主细胞膜；OM：细菌外膜；IM：细菌内膜；Intimin：紧密黏附素；EspA/B/D：分泌蛋白；EscC/D/I/J/N/K/L/U/V/Q/O/RST：结构蛋白

作用。定植因子具有很强的抗原性，能刺激宿主产生特异性抗体；外毒素也可诱导机体产生中和抗体。

对大肠埃希菌的免疫识别主要是通过 Toll 样受体（Toll-like receptor, TLR）来实现的。TLR 能够识别细菌表面病原相关分子模式（pathogen-associated molecular pattern, PAMP），包括鞭毛、脂多糖和核酸等相当保守的抗原成分，TLR 激活后通过活化 MyD88、NF-κB 和 IRF-3 等信号通路，引起细胞因子和细胞趋化因子的释放，如 IL-6、IFN-γ、TNF-α 和 IL-8 等，细胞因子的释放招募固有免疫细胞（巨噬细胞、中性粒细胞和树突状细胞等）向感染部位的迁移，发挥固有免疫的作用。这种炎症反应的作用一方面能够帮助宿主快速清除感染的细菌，但同时也可能因为炎症反应导致和加重局部组织的病理损伤。在二级淋巴组织如 Peyer's 结合肠系膜淋巴结处，树突状细胞将细菌特异性抗原提呈给初始 T 细胞，引起宿主的适应性免疫应答。适应性免疫在清除感染的细菌和抵抗再次感染中发挥重要作用。

第二节 流行病学与临床特点

一、肠产毒性大肠埃希菌

肠产毒性大肠埃希菌（ETEC）是发展中国家儿童中常见的脱水性腹泻的病因，在 5 岁以上的儿童中有很高的致死率。ETEC 感染也是从发达国家去发展中国家旅游的旅行者腹泻的主要病因。据估计，旅游者腹泻中 75% 以上是由 ETEC 引起的。ETEC 引起的腹泻，其临床症状轻者为自愈性水样腹泻，重者可以引起严重的呕吐，以及脱水、休克、水电解质紊乱、酸中毒等，与 O1 群霍乱弧菌引起的霍乱症状很相似，单凭临床表现，二者很难区别。致病物质主要是肠毒素和定植因子。

二、肠出血性大肠埃希菌

肠出血性大肠埃希菌（EHEC），以前称为肠产 Vero 毒素大肠埃希菌（verocytotoxgenic E.coli, VTEC），主要血清型为 O157：H7。EHEC 临床上引起出血性结肠炎及溶血性尿毒综合征（HUS）。出血性结肠炎临床上主要特征是糊状血样腹泻，并伴有发热，先期常表现为腹部绞痛及水样便。HUS 为三种临床症状的总称：急性肾功能衰竭、溶血性贫血和血小板减少症。有些 HUS 病人还可出现栓塞性血小板减少性紫癜症状，或出现中枢神经系统症状及发热。EHEC 致病力强，感染菌量可低于 100 个，病死率达 10% 左右。

EHEC O157：H7 自 1982 年被确定为致病菌以来，在世界很多地方都出现了暴发流行，经常有散发病例的报道，但发展中国家 EHEC 感染较少见。1996 年日本大阪地区发生 O157：H7 流行，病人逾万，死亡 11 人。我国江苏和安徽在 1998—2001 年曾三次暴发流行 EHEC O157：H7 感染性腹泻，其中 1999 年流行时间长达 7 个月，病人超过 2 万例，死亡 177 人。2006 年 9 月，波及美国 26 个州的"毒菠菜"事件也是该菌造成的，美国疾病预防控制中心估计其国内每年发病约 1 万人，死亡 250 人。2011 年，德国发生 EHEC 流行，数千人感染，死亡 50 人，经证实为血清型 O104：H4。污染食品是 EHEC 感染的重要传染源。

三、肠致病性大肠埃希菌

肠致病性大肠埃希菌（EPEC）是最早发现的引起腹泻的大肠埃希菌，主要导致2岁以下婴幼儿严重腹泻，可致死，暴发流行期间，婴儿的发病率及病死率很高。成人感染少见。

常见症状包括严重程度与病程长短各不相同的泔水样腹泻，小肠黏膜很少有炎症性表现，但腹泻通常伴有发热及呕吐。

EPEC不产生肠毒素及其他外毒素，无侵袭力，其可黏附于微绒毛，导致刷状缘被破坏、微绒毛萎缩、上皮细胞排列紊乱和功能受损，干扰肠道中液体的吸收，造成严重水样腹泻。

四、其他腹泻型大肠埃希菌

肠侵袭性大肠埃希菌（EIEC）、肠集聚性大肠埃希菌（EAEC）和弥散性黏附大肠埃希菌（DAEC）感染致病均较少见。

EIEC引起的腹泻发病率较低，且多为散发。主要侵犯年长儿童和成人，典型临床表现为痢疾，症状包括发热、严重腹部痉挛、不适、水样腹泻，少数病人有脓血便、里急后重。EIEC不产生肠毒素，但能侵袭结肠黏膜上皮细胞并在其中生长繁殖、扩散。EIEC无动力、生化反应和抗原结构也近似志贺菌。因此，若不注意，容易误诊为志贺菌感染。

EAEC引起婴儿持续性腹泻，伴脱水，偶有血便。无侵袭力，可产生毒素和黏附素。毒素为肠集聚耐热毒素（enteroaggregative heat-stable toxin，EAST），抗原上与ETEC的ST相似，可导致大量液体分泌。

五、肠外致病性大肠埃希菌

过去认为肠外感染属于机会致病，近年研究表明，与泌尿系统感染和脑膜炎有关的大肠埃希菌往往属于一些特殊的血清型，具有特殊致病物质，故而归为肠外致病性大肠埃希菌（ExPEC）。

（一）尿路致病性大肠埃希菌

尿路致病性大肠埃希菌（UPEC）也称肾盂肾炎致病性大肠埃希菌（nephropathogenic E.coli，NPEC），引起的泌尿道感染包括膀胱炎、肾盂肾炎及复杂性泌尿道感染。常见的血清型有O1、O2、O4、O6、O7、O16、O18、O75等。儿童、已婚女性及老年人更易发生大肠埃希菌引起的泌尿道感染。

（二）脑膜炎相关大肠埃希菌

脑膜炎相关大肠埃希菌（MNEC）引起的脑膜炎是一类可发生于任何年龄段的威胁病人生命的严重并发症，在新生儿中尤为严重。感染最初可能由于生产过程中从母亲的产道带入，也可能是育婴室工作人员传播引起。引起此类疾病的大肠埃希菌菌株绝大多数都含有K1结构，此结构与脑膜炎奈瑟菌的B型多糖结构类似，能阻止血清杀伤及细胞的吞噬，在疾病的病理损伤过程中扮演着重要角色。K1阳性菌株可在20%~40%任意年龄段的健康人排泄物中分离得到，5%~7%孕妇的子宫颈处分离得到。MNEC感染引起的脑膜炎病死率可高达17%~38%，58%的幸存者会伴有长期的神经系统后遗症，包括发育障碍。成年病人中绝大多数的大肠埃希菌致脑膜炎发生在神经系统手术或颅脑穿刺性损伤后。

第三节 实验室诊断与感染的防治

一、实验室诊断

致病性大肠埃希菌的实验室诊断最可靠的方法是临床标本的细菌分离与鉴定。对于肠外来源大肠埃希菌的分离培养和鉴定不难，采用常规方法即可。但腹泻病人粪便中大肠埃希菌的鉴定比较复杂，需要对毒力特征（毒力基因或者表型特点）进行鉴定，这些方法比较复杂而且耗时。

（一）标本采集

肠外感染可采取中段尿、血液、脓液和脑脊液等；腹泻病人则取粪便，如果有脓血便，应尽量采集这些部位的标本。

（二）分离培养与鉴定

1. 肠外感染

（1）涂片染色：除血液标本外，均需作涂片染色检查。脓、痰或分泌物可直接涂片，革兰氏染色后镜检。尿液和其他体液可先离心，再取沉淀物作涂片染色检查。

（2）分离培养：血液标本先接种肉汤增菌，

再移种至血琼脂平板。体液标本的离心沉淀物以及其他标本可直接划线接种于血琼脂平板,37℃培养18小时~24小时后观察菌落形态。

(3)鉴定:IMViC(++--)试验做初步鉴定,最终鉴定靠系列生化反应。尿路感染尚需计数菌量,菌量计数≥10万个/ml才有诊断价值。

2. 肠道感染 将粪便标本先接种于选择鉴别培养基如SS琼脂培养基,挑选可疑菌落并通过初步鉴定和生化实验鉴定为大肠埃希菌后,再分别检测不同类型致病性大肠埃希菌的毒力因子和血清型等特征。

(1)ETEC:主要是测定LT和ST。通常用ELISA或胶体金免疫层析技术检测毒素蛋白;或者用基因探针快速检测编码LT和ST的特异性基因片段。

(2)EHEC:主要是检测Stx毒素。一般采用ELISA或胶体金免疫层析技术测定,灵敏度可达60pg/ml;亦可用PCR扩增结合基因探针检测 stx 基因,包括 stx1 和 stx2。

(3)EIEC:生物学性状与志贺菌相似,多数EIEC无动力,不发酵乳糖。毒力试验可采用Sereny试验,将被检菌液接种于豚鼠眼结膜囊内,若产生角膜结膜炎症状,在角膜上皮细胞内有大量细菌,为阳性。毒力试验亦可用培养细胞进行。

(4)EPEC:玻片凝集试验测定其血清型,以ELISA、细胞培养法和DNA探针来检测其黏附因子,以细胞培养法观察其与细胞的黏附模式。

(5)EAEC:用PCR或者探针技术测定 eas1 基因,细胞培养检测受检菌的黏附性。

(6)DAEC:EPEC、EAEC和DAEC三种菌能够通过在上皮细胞系(如HEp-2和HeLa细胞)中的黏附模式来区分,分别是:局部性粘连(localized adherence)、集聚性粘连(aggregative adherence)和扩散性粘连(diffuse adherence)。

(三)卫生细菌学检查

大肠埃希菌为人和动物肠道寄生菌之一,会随粪便排出而污染环境。大肠埃希菌等具有一定抵抗力,可在环境中生存一定时间,其存在表明外环境、水和食物被人或动物粪便污染,且污染程度与细菌数量相关,肠道细菌样品中检出此菌愈多,表示被粪便污染愈严重,可间接提示有肠道致病菌污染的可能。因此,大肠菌群数及细菌总数已列为水、食物和药品的卫生检测指标。根据我国《生活饮用水卫生标准》(GB 5749-2006)规定,在100ml饮用水中不得检出大肠菌群、耐热大肠菌群和大肠埃希菌,而每毫升饮水中,细菌总数不得超过100个。对于食物、饮料亦有相应的规定。

1. 大肠菌群数 指每100ml(g)样品中的大肠菌群最近似数。大肠菌群系指在37℃24小时内发酵乳糖产酸产气的需氧和兼性厌氧肠道杆菌,包括埃希菌属、枸橼酸杆菌属、克雷伯菌属及肠杆菌属等。

2. 细菌总数 每毫升(克)样品中含细菌数。样品稀释后以平皿倾注法做细菌菌落计数。

二、感染的防治

(一)疫苗研制

多年来,科学工作者一直为研制预防大肠埃希菌所致疾病的疫苗而不懈努力,但至今未有被批准的正式用于人群的疫苗问世。原因是多方面的,可能与大肠埃希菌种类繁多、病死率较低、多发生在儿童及发展中国家有关。目前,国内外研制疫苗的目标多集中于ETEC、EHEC和UPEC,有的已进入Ⅱ期或Ⅲ期临床试验阶段。

1. 肠产毒性大肠埃希菌疫苗

(1)霍乱毒素B亚单位/灭活全菌(cholera toxin B subunit-whole cell, BS-WC)疫苗:BS-WC疫苗为瑞典哥德堡大学研究的基因重组CTB(rCTB)和能表达在发展中国家具有最大流行病学重要性的定居因子(CFA Ⅰ、CFA Ⅱ和CFA Ⅳ)的5株福尔马林灭活的ETEC菌株的混合疫苗,在孟加拉、埃及、以色列、尼加拉瓜、美国和欧洲完成的Ⅱ期临床试验研究,证明该疫苗安全,耐受性好,并具有较好的免疫原性,可诱发可靠的对该疫苗的rBS和CFA组分的抗体分泌细胞的免疫应答。该疫苗的Ⅲ期临床试验已在到拉丁美洲旅游的美国人、到肯尼亚旅游的欧洲人、以色列新兵和埃及婴幼儿中进行。BS-WC疫苗诱导保护免疫时期短,只有约3个月,仅适合那些去ETEC高流行区短期工作或旅行,且年龄在2岁以上的人。

(2)口服ETEC减毒活疫苗:大肠埃希菌E1392/75-2A(O6∶H16)是一株能表达CFA Ⅱ(CS1/CS3),但无肠毒素活性的ETEC突变株,志愿者伴以碳酸氢钠口服后，抗 CFA Ⅱ 肠道 sIgA 抗体滴度明显升高，保护效率高达 75%。但是，该疫苗候选株在使用时，有大于 10% 的免疫对象发生了轻度腹泻。尽管在大肠埃希菌 E1392/75-2A 培养物中未检出肠毒素的存在，但毕竟该疫苗株是原型分离株，遗传背景并不十分清楚。如果采用基因重组技术将 ETEC 的主要抗原基因转移至适宜载体菌中，或许能获得更有效、更安全的活菌苗株。

2. **肠出血性大肠埃希菌疫苗**　EHEC 包括众多血清型，尤其以 O157∶H7 引起的感染最多。美国 NIH 的科学家研制了大肠埃希菌 O157∶H7 多糖结合疫苗，以重组铜绿假单胞菌外毒 A 做载体，经志愿者试验，结果 81% 的志愿者中的抗体明显上升。其后直接将 O157 多糖连接到志贺毒素 1 和 2 的 B 亚单位上，可诱生中和毒素的抗体，从而对严重的出血性结肠炎及溶血性尿毒综合征产生保护。亚单位疫苗也是 EHEC 的一个重要方向，加拿大学者 Brett Finlay 与 Andrew Potter 合作成功研制出防止牛感染 EHEC O157∶H7 的新型疫苗，并已获得有关部门批准，此疫苗是以 Tir 和 EspA 为免疫原制备的，试验表明有效率达 59%。Stx2 毒素 A1 亚基与 EspA、Intimin、Tir 的融合蛋白免疫机体的抗血清，体外能够中和 Stx2 毒素和阻止细菌黏附于 HeLa 细胞。

3. **尿路致病性大肠埃希菌疫苗**　已有两种 UPEC 疫苗取得了一些成功，一种是阴道内用的灭活全菌体疫苗（黏膜全细胞疫苗），另一种是肠道外接种的由 Ⅰ 型菌毛黏附素组成的亚单位疫苗。

4. **转基因植物疫苗**　ETEC、EHEC 和 UPEC 等均为经黏膜感染的细菌，有效启动机体的黏膜免疫成为预防细菌感染的关键。植物基因转化技术的发展和完善为上述问题的解决提供了新的途径。LT 的 B 亚基在马铃薯和玉米中表达，人体志愿者试验显现出诱人前景。另外，也有报道基于转基因烟草的 EHEC O157∶H7 紧密黏附素 C 端片段口服疫苗、表达大肠埃希菌 K99 fimbriae 的转基因大豆疫苗。亦有学者将 ETEC 的 LT B 基因转入番茄中。目前的研究重点是尽量提高蛋白质的表达量，使其临床应用成为可能。

5. **肠致病性大肠埃希菌 EspB 疫苗**　EspB 是 EPEC 发病机制中重要的蛋白之一。它参与上皮细胞 A/E 损伤，帮助 Tir 磷酸化并进入宿主细胞，通过抑制肌球蛋白功能介导抗吞噬作用。EspB 是 EPEC 疫苗开发的重要候选蛋白。重组 EspB 的抗体能有效抑制 EPEC E2348/69 株对 T3SS 依赖的红细胞溶血作用，减少 HEp-2 细胞中肌动蛋白座的形成，抑制 T3SS 介导的蛋白易位进入上皮细胞。

（二）治疗原则

大肠埃希菌耐药性非常普遍，大多数来自于质粒编码的 β-内酰胺酶，也可产生头孢菌素酶。因此，抗生素治疗应在药敏试验的指导下进行。尿道插管和膀胱镜检查应严格无菌操作，避免医院感染。对腹泻病人应进行隔离治疗，及时纠正水和电解质紊乱。污染的水和食品是 EHEC 最重要的传染媒介，应加强传染源的管理，控制其传播。特别应注意的是，由于抗菌药物的应用，可能增强 EHEC 细菌释放志贺毒素，增加 HUS 的发生率，因此，对 EHEC O157∶H7 感染病人和疑似病人禁止使用抗生素，疫区内的其他一般腹泻病人应慎用抗生素。治疗以对症支持疗法为主，可以使用微生态制剂，原则上不用止泻药和抑制肠蠕动的药物。

展　望

大肠埃希菌的部分菌株被认为是人类和其他哺乳动物肠道正常微生物群的重要成员，另有部分大肠埃希菌菌株具有致病性且引起的疾病在全世界造成重大经济损失和公共卫生负担。这些致病性大肠埃希菌的许多重要的毒性基因多位于转移性遗传物质上，是在进化过程中获得的，这些基因在感染过程中发挥了关键的作用。因此，毒性基因在一些菌株的重新组合就可能出现新的致病性菌株，并导致新的感染性疾病的出现。全基因组测序和蛋白质组学方法正在进一步促进该领域的研究，从分子生物学和细胞生物学层面揭示该菌的致病机制，将为新型疫苗和治疗策略的研发铺平道路。解析大肠埃希菌重要蛋白分子的结构与功能，对阐明其致病机制，寻找预防、诊断和治疗的靶标，具有重要意义。

（毛旭虎　李　倩）

参 考 文 献

1. 尚红,王毓三,申子瑜. 全国临床检验规程[M]. 4 版. 北京：人民卫生出版社, 2014.

2. 李凡,徐志凯. 医学微生物学[M]. 9 版. 北京：人民卫生出版社, 2018.

3. 汪正清. 医学微生物学[M]. 北京：人民卫生出版社, 2013.

4. 赵铠,章以浩,李河民. 医学生物制品学[M]. 北京：人民卫生出版社, 2007.

5. JANDA J M. The enterobacteria[M]. 2nd ed. Washington: ASM, 2006.

6. MICHAEL S. DONNENBERG. Escherichia coli-pathotypes and principles of pathogenesis[M]. 2nd ed. San Diego: Elsevier, 2013.

7. NESTER A R. Microbiology: A human perspective[M]. 7th ed. New York: McGraw-Hill, 2012.

8. YAMAGUCHI Y, INOUYE M. Regulation of growth and death in Escherichia coli by toxin-antitoxin systems [J]. Nature Reviews Microbiology, 2011, 9(11): 779-790.

9. CROXEN M A, FINLAY B B. Molecular mechanisms of Escherichia coli pathogencity[J]. Nature Reviews Microbiology, 2010, 8(1): 26-38.

10. GAYTÁN M O, MARTÍNEZ-SANTOS V I, SOTO E, et al. Type three secretion system in attaching and effacing pathogens[J]. Front Cell Infect Microbiol, 2016, 6(21): 129.

第十九章 乙型肝炎病毒

在病毒分类学上，乙型肝炎病毒（hepatitis B virus, HBV）属于嗜肝DNA病毒科（*Hepadnaviridae*）。该病毒科有两个属，分别是感染哺乳动物的正嗜肝DNA病毒属（*Orthohepadnavirus*）和感染禽类的禽嗜肝DNA病毒属（*Avihepadnavirus*）；前者主要包括HBV，后者主要包括鸭乙型肝炎病毒（duck hepatitis B virus, DHBV）。HBV的发现源于1963年Blumberg等在研究人类血清蛋白的多态性时，观察到澳大利亚土著人血清中有一种未知抗原，其称之为澳洲抗原（Australia antigen）；四年后，该抗原被发现与非甲型肝炎相关，称为肝炎相关抗原（hepatitis associated antigen, HAA），最后被证明是乙肝表面抗原（hepatitis B surface antigen, HBsAg）；1970年，Dane在非甲型肝炎病人血清中证实了包覆有该抗原的HBV颗粒（Dane particle）的存在，从而HBV被确认；1976年，Blumberg因HBsAg的发现被授予了诺贝尔生理学或医学奖；1979年，HBV的全基因组序列被克隆。随后几十年HBV的研究一直是医学病毒学研究的热点，取得了一系列重要进展。目前尽管已有用于预防HBV感染的疫苗，但疫苗的普及接种和现有乙肝病人及携带者的防治仍面临着很大的问题。因此，深入研究HBV的生物学特性、致病机制和发展新的预防和治疗策略仍是人类长期而艰巨的任务。

第一节 病毒的基本特征

一、形态与结构

电镜观察发现，在HBV感染者的血清中存在三种形态的病毒相关颗粒，即大球形颗粒、小球形颗粒和管形颗粒（图19-1）。

1. **大球形颗粒** 亦称为Dane颗粒，是具有感染性的完整成熟的HBV，呈球形，直径为42nm，具有双层衣壳。其外衣壳相当于一般病毒的包膜，由来源于宿主细胞的脂质双层和病毒编码的包膜蛋白HBsAg组成。用去垢剂去除病毒的外衣壳，可暴露一电子密度较大的核心结构，其表面为病毒的内衣壳，内衣壳蛋白为HBV核心抗原（hepatitis B core antigen, HBcAg），内部核心为病毒的DNA和DNA聚合酶（polymerase, Pol）。

2. **小球形颗粒** 直径为22nm，成分为HBsAg，是由HBV在肝细胞内复制时产生过剩的HBsAg装配而成；不含病毒核酸DNA及DNA聚合酶，无感染性；大量存在于血液中。

3. **管形颗粒** 成分与小球形颗粒相同，长100~500nm，直径22nm，亦存在于血液中。这种颗粒是由小球形颗粒"串联而成"的，无感染性。

二、病毒基因组和编码蛋白

HBV基因组DNA的结构特殊，为部分双链的松弛环状DNA（relaxed circular DNA, rcDNA），由长链和短链组成（图19-2）。长链为负链，具有固定的长度，约为3 200个核苷酸；短链为正链，长度可变，约为长链的50%~99%。两链DNA的5'末端有长达250~300个互补的碱基，通过碱基配对构成环状DNA结构。

HBV基因组含有至少四个互有重叠的开放阅读框（open reading frame, ORF），包括S、C、P和X等。它们至少能转录出四组不同大小的mRNA，分别是长度约为3.5kb的pre-Core（preC）RNA和前基因组RNA（pregenomic RNA, pgRNA），2.4kb的PreS1/S2/S RNA，2.1kb的PreS2/S RNA和0.7kb的X RNA。PreC RNA编码的前体蛋白经切割加工后形成乙肝e抗原（hepatitis B e antigen, HBeAg），为病毒的非结构蛋白，可分泌到血循环中，pgRNA

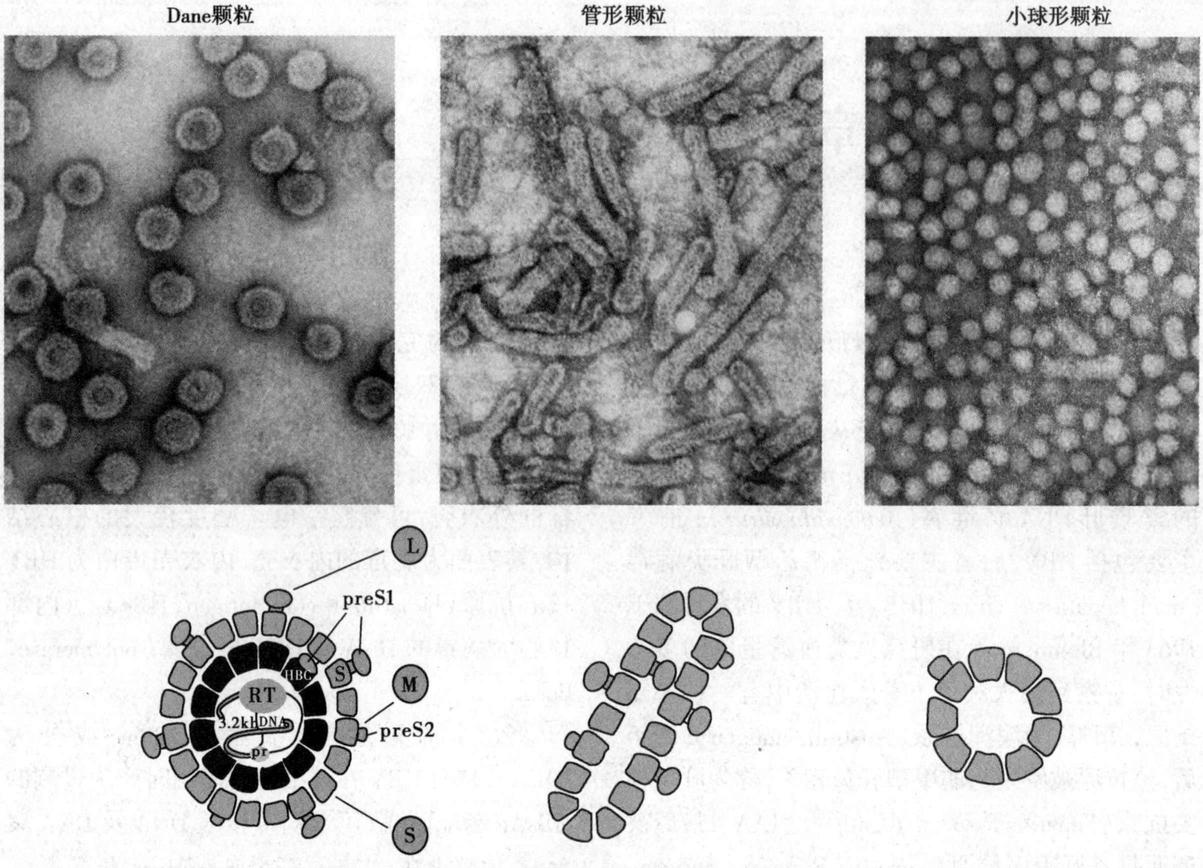

Dane颗粒   管形颗粒   小球形颗粒

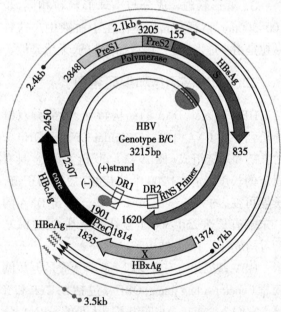

图 19-1　HBV 形态与结构模式图

图 19-2　HBV 基因结构模式图

编码 HBcAg 和 DNA 聚合酶,在病毒 DNA 复制中发挥关键作用。PreS1/S2/S RNA 和 PreS2/S RNA 分别编码大包膜蛋白(large surface protein, LHB)和中包膜蛋白(middle surface protein, MHB),更重要的是两者均可编码大量的小包膜蛋白

(small surface protein, SHB)。由于 HBV 包膜的主要蛋白成分是 SHB,因此有时就把 SHB 称为 HBsAg,它们可分泌到血中。X RNA 编码 HBV X 蛋白(HBx),HBx 能促进病毒的复制并与肝癌的发生与发展有关。

三、病毒感染的细胞与动物模型

　　HBV 严格的宿主特异性和组织特异性限制了高效易用的体外细胞模型的建立。目前,用于体外研究 HBV 的细胞模型主要包括基于人原代肝细胞(primary human hepatocyte, PHH)和 HepaRG 细胞的 HBV 感染模型,以及基于人肝癌细胞系 HepG2 和 Huh7 等的 HBV DNA 复制子模型。人原代肝细胞能较好地支持 HBV 的感染和复制,但是其来源有限且较难于长时间培养。HBV DNA 复制子模型易于开展 HBV 复制研究和进行遗传学操作,但缺乏感染环节。随着 HBV 功能性受体钠离子–牛磺胆酸共转运多肽(sodium taurocholate cotransporting polypeptide, NTCP)的发现,稳定表达 NTCP 的 HepG2 和 Huh7 等肝癌细胞株被逐渐建立并应用于 HBV 研究,但其 HBV 感染复制效率相较人原代肝细胞仍偏低。

目前尚未建立起在生物学分类上与人类相近、感染率高、维持时间长、经济适用的 HBV 动物模型。灵长类动物,特别是黑猩猩,是对 HBV 敏感性最高的动物,可用来进行 HBV 的致病机制研究和疫苗效果及安全性评价,但其难以广泛应用。目前应用较广泛的是各类 HBV 小鼠模型,包括 HBV 转基因小鼠模型、基于尾静脉高压水动力注射 HBV 编码质粒的 HBV 转染小鼠模型、基于 AAV-HBV 重组病毒载体的 HBV 转导小鼠模型和基于人肝嵌合鼠的 HBV 感染小鼠模型。这些模型均可用于 HBV 基础研究和抗病毒药物的评价等,但又都存在着一定的局限性。此外,还有禽类(鸭)嗜肝 DNA 病毒模型和土拨鼠肝炎病毒(WHV)模型及树鼩 HBV 模型等。

第二节 病毒的复制周期

由于 HBV 感染模型的局限性,人们对 HBV 的复制周期特别是复制早期相关事件仍不甚清楚。目前认为 HBV 可能主要通过非特异性黏附肝细胞进而由特异性受体介导的方式进入肝细胞,之后病毒进行脱衣壳并将其基因组 DNA 释放到细胞核中。在细胞核内,病毒 rcDNA 修复形成共价闭合环状 DNA(covalently closed circular DNA, cccDNA)。cccDNA 作为模板,转录出病毒 RNA,包括 pgRNA 和亚基因组 RNA。病毒 RNA 被转运到细胞浆中,并翻译成病毒蛋白。病毒聚合酶蛋白与 pgRNA 的结合激发了病毒核心蛋白(core protein, HBc)的装配,形成含有 pgRNA 的未成熟的核衣壳。未成熟的核衣壳在成熟过程中,pgRNA 在 Pol 的作用下逆转录为 rcDNA。含有 rcDNA 的成熟核衣壳或者被病毒包膜蛋白包被并以病毒颗粒形式释放到细胞外,或者重新将 rcDNA 转运到细胞核并修复成 cccDNA,以扩充 cccDNA 池(图 19-3,见文末彩插)。

一、病毒感染肝细胞

HBV 的宿主特性和嗜肝性与肝细胞受体密切相关,先前研究发现,HBV LHB 的 PreS1 区在 HBV 感染入胞中起着关键作用,针对 PreS1 的抗体能中和 HBV 的感染性,且与 LHB 的 PreS1 区段具有同源性的肽段也能中和 HBV 的感染性。自上世纪 80 年代中期以来发现的几种能与 HBV 颗粒、HBsAg 或重组膜蛋白结合的细胞蛋白 G、血清蛋白和 HSPG 等被认为是 HBV 可能的受体,但亲和力较低且缺乏决定性证据,一般认为其促

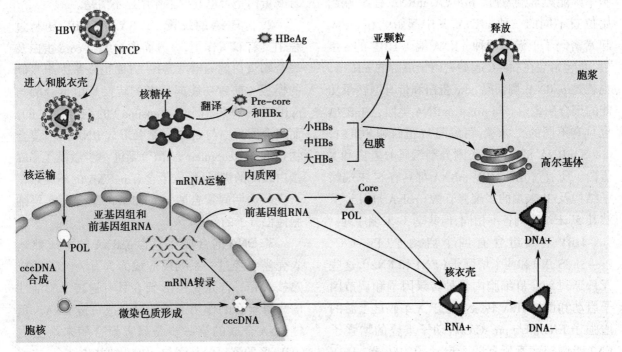

图 19-3 HBV 复制周期示意图

进了 HBV 黏附和聚集至肝细胞表面,以利于病毒进一步与特异性受体结合。2012 年,一项研究鉴定发现 NTCP 是 HBV 的一种功能性受体,这为研发阻断 HBV 和 HDV 感染的策略提供了新的理论基础。但对于是否还存在其他辅助受体以及病毒进入肝细胞的确切分子机制仍有待进一步阐明。

在病毒进入肝细胞之后,要进行脱衣壳,并将病毒基因组 DNA 释放到细胞核内。该环节的具体机制至今仍不清楚,已有研究认为病毒入胞后,rcDNA 正链延伸会促使 rcDNA 上 Pol 蛋白的去除、以形成 DP-rcDNA,HBV 核心蛋白 C 端所具有的核定位信号会随之暴露而介导病毒核心颗粒向胞核运输。

二、病毒基因转录与翻译

病毒基因组 DNA 被释放到细胞核内后,在此修复形成 cccDNA。cccDNA 作为转录的模板,在宿主 RNA 聚合酶 II 的作用下转录出四组病毒 RNA。其中能在 HBV 感染的肝脏中检测到的主要有三种,即 pre-C/C mRNA、pre-S mRNA 以及 S mRNA,其长度分别是 3.5kb、2.4kb 和 2.1kb。还有一种长度为 0.7kb 的 X mRNA,其在感染的组织中偶尔能检测到,但在 HBV 基因组转染的细胞中则能经常检测到。pre-C/C mRNA 有 5' 端起始位置不同的三种 mRNA,其中起始端在 pre-C 起始密码子上游的两种 mRNA 编码 HBV 的 e 蛋白,而起始端在 pre-C 起始密码子下游的 mRNA,也就是 pgRNA,则编码 core 蛋白和带有逆转录功能的聚合酶蛋白。与 pre-C mRNA 类似,S mRNA 也具有不同的 5' 末端,可编码 M 蛋白和 S 蛋白,pre-S mRNA 和 X mRNA 则分别编码 L 蛋白和 X 蛋白。所有这几种 HBV mRNA 都具有 5' 末端帽子结构及 3' 末端的多聚腺苷酸(polyA)尾巴,虽然其 5' 末端序列各不相同,但共享 3' 末端序列。

HBV 基因组含有四个启动子(Pre-C/C、Pre-S1、S、X)和两个增强子(EN1 和 EN2),这些元件通过结合肝细胞内各种转录因子和调节因子启动和调控 HBV 转录。位于 X 编码区上游的增强子 EN1 和与 pre-C/C 启动子重叠的增强子 EN2 能调控病毒所有四个启动子的转录。HBV 的转录调控元件具有多种肝脏特异性转录因子

的结合位点,例如 Pre-S1 启动子有肝脏特异性因子 HNF1 和 HNF3 的结合位点,EN1 有肝脏富集因子 HNF1、HNF3 及 C/EBP 等的结合位点。但这些因子参与 HBV 转录调控的确切机制还有待阐明。

HBV 转录产物在细胞核内形成后被转运到细胞浆,利用宿主细胞的翻译体系翻译成病毒蛋白。其转录产物从细胞核到细胞浆的转运受到转录后调控元件(posttranscriptional regulatory element,PRE)的调节。除聚合酶蛋白外,HBV 其他病毒蛋白的翻译是由离 mRNA 5' 末端最近的起始密码子控制的,但聚合酶蛋白的翻译则是由位于 pgRNA 内部的一个 AUG 密码子开始的。

三、病毒基因组的复制

1. cccDNA 形成 HBV 基因组复制的第一步是病毒 rcDNA 转变成 cccDNA,但其确切的分子机制至今仍不清楚。原则上,这个过程需要去除负链 DNA 5' 端共价结合的聚合酶蛋白和一段末端冗余片段,去除正链 5' 末端的 RNA 片段且将正链 DNA 的完整延伸,此外还需要 DNA 双链末端的连接。由于可将 rcDNA 转变为 cccDNA 的过程看作一种 DNA 修复反应,有研究报道宿主细胞 DNA 修复机制参与了这一过程,但病毒的聚合酶蛋白是否也发挥了作用还不清楚。

2. pgRNA 的装配 pgRNA 在 HBV 复制过程中具有双重作用,一方面作为编码 core 蛋白及聚合酶蛋白的 mRNA,另一方面也是基因组复制的模板。前者功能向后者的转换是由聚合酶与 pgRNA 的包装信号区(epsilon)的结合激发的。而聚合酶蛋白与 epsilon 结合形成 RNA 蛋白复合物(ribonucleoprotein,RNP)则进一步激发了 core 蛋白装配的进行,形成了含有 pgRNA 的不成熟核衣壳。这期间聚合酶与 epsilon 的结合还需要细胞伴侣分子的参与。

3. DNA 的合成 包含 pgRNA 的不成熟核衣壳需要经过一系列反应成为含有 rcDNA 的成熟核衣壳。首先 pgRNA 要在具有逆转录酶活性的病毒聚合酶作用下逆转录合成负链 DNA。负链 DNA 合成的第一步是病毒聚合酶末端蛋白(TP)区的酪氨酸基团与 dGMP 的共价结合,这一步也称为蛋白引发反应(protein priming),而蛋白

引发反应的模板是 epsilon 空泡结构上的胞嘧啶残基。聚合酶以 epsilon 的空泡结构为模板复制 2 到 3 个核苷酸,之后聚合酶以及与其共价连接的 3~4 个核苷酸的 DNA 寡聚体一起转移到 pgRNA 上由 11 个核苷酸(UUCACCUCUGC)组成的三个顺向重复序列(direct repeat, DR)之一的的 3' 端 DR1 区结合,负链 DNA 开始合成并一直延伸到 pgRNA 的 5' 端。与此同时 pgRNA 在病毒聚合酶 RNaseH 结构域的作用下被降解,但在 pgRNA 5' 端留下一段 RNA 寡聚体。该寡聚体转位到新合成的负链 DNA 的 5' 端与其 DR2 区互补配对,成为正链 DNA 合成的引物。正链 DNA 一直延伸到负链 DNA 的 5' 末端,之后模板发生转换,正链 DNA 从与负链 5' 末端有相同重复序列的 3' 端 DR1 区开始继续延伸,但其延伸并不完整,而是形成不同长度的正链 DNA,与此同时基因组也进行环化形成 rcDNA。自此,含有 rcDNA 的成熟核衣壳形成。之后成熟核衣壳或者被病毒包膜蛋白包裹以病毒颗粒形式分泌到细胞外,或者重新将 rcDNA 转运到细胞核并修复成 cccDNA,以扩充 cccDNA 池。因 cccDNA 缺乏复制起始位点,其本身不能复制,需通过逆转录来完成复制。该逆转录过程除产生 rcDNA 外,还可产生一类双链线性 DNA(double-stranded linear DNA, dslDNA),其也能包装形成病毒样颗粒而分泌(其数量是含 rcDNA 病毒颗粒数量的约 5%~20%),同时具有一定的机率整合到宿主肝细胞的基因组中,可作为 HBsAg 等病毒蛋白表达的模板。

四、病毒的装配与释放

HBV 的包装是从包含 pgRNA 的未成熟核衣壳开始的,pgRNA 经逆转录依次形成 ssDNA 和 rcDNA,核衣壳也从包含 pgRNA、ssDNA 的未成熟核衣壳形成包含 rcDNA 的成熟核衣壳。只有成熟的核衣壳才能在细胞内膜上被包膜蛋白包被并释放到细胞外。但也有研究发现,不包含任何病毒 DNA 或 RNA 的空核衣壳也能被包膜蛋白包被并释放到细胞外形成空病毒颗粒,且这种空病毒颗粒是释放到细胞外的病毒颗粒的主要形式。另有研究发现,HBV 可能利用细胞的自噬机制来协助病毒核衣壳的包被,但触发核衣壳包被的分子机制以及包被有包膜蛋白的核衣壳如何释放到细胞外还有待进一步阐明。除完整病毒颗粒外,HBV 复制过程中还能释放大量的球形及管状的亚病毒颗粒,其数量可达感染性 HBV 颗粒的数千倍,但其具体的装配及释放机制有待进一步研究。此外,有研究提出 HBV 复制过程中还会装配释放含病毒 RNA 成分的病毒样颗粒和裸衣壳等其他形式的颗粒,但其生物学和临床意义尚待进一步研究。

第三节 病毒的变异与分型

一、病毒基因的变异

野生病毒在复制中常可发生基因变异(variation)或突变(mutation),形成毒株群体的异质性(heterogeneity)。HBV 的异质性有不同层次:①复制过程中自然发生的改变,累积为序列存在差异但遗传学上高度相关的病毒群体(准种);②有一定基因差异比率的病毒能在宿主群中稳定传播,发展为特定的基因型;③受宿主免疫压力或抗病毒药物的选择而发生的改变,这是严格定义的变异。HBV 为逆转录 DNA 病毒,因 HBV 聚合酶缺乏校正功能,HBV pgRNA 逆转录成负链 DNA 的过程中易发生掺入错误从而导致突变。漫长的岁月中病毒复制差异积累,形成基因型的差异;某些受宿主免疫压力和抗病毒药物的选择而变异的病毒仍能有效复制,发生耐药突变或免疫逃逸。

HBV DNA 的 4 个 ORF 区均可发生变异,不同 ORF 的差异性有显著不同,基因 S、C、P、X 区、前 C 区、前 S2 区、前 S1 区的差异性依次增高;而 S 基因、PreS 基因、PreC 基因及 C 基因的变异较为重要,这些变异可导致病毒的免疫学性状和机体适应性免疫应答改变。S 基因编码的"a"抗原表位可发生点突变或插入突变,使其抗原性改变或抗原位点丢失。"a"抗原变异导致抗 HBs 不能与之结合或亲和力降低,从而使 HBV 逃避体液免疫的监视与中和作用。此外,"a"抗原变异导致现有的诊断方法不能检出 HBsAg,临床上虽有 HBV 感染,但却出现 HBsAg 阴性结果,出现所谓的"诊断逃逸"。例如,HBsAg 的"a"表位发生 G145R 突变使其抗原性改变;S 区出现终止密码子变异可导致 HBsAg 截短并抑制其分泌。

PreC 基因的 1 896 位核苷酸发生突变,鸟嘌呤(G)变为腺嘌呤(A),导致 PreC 区的第 28 位密码子由 TGG 变为终止密码子 TAG,使 PreC 基因不能与 C 基因共同转译出完整的 HBeAg,故受感染的细胞不能被抗 HBe 及相应的免疫细胞识别而清除,从而使变异株在抗 HBe 阳性的情况下仍大量增殖。

C 基因编码的 HBcAg 是特异性 CTL 的靶抗原,C 基因的突变导致 HBcAg 抗原位点的改变,从而影响 CTL 对 HBcAg 的识别,形成"CTL 逃逸突变株"。而在慢性感染中常见的 C 基因基本核心启动子 BCP 区的双变异 A1762T、G1764A 会影响病毒的复制。HBV 变异株的生物学特性改变将影响疾病的进程及其结局。

二、血清型和基因型

1988 年,根据已报道的 18 株 HBV 序列,按不同毒株全基因序列之间的差异 ≥ 8%,首次将 HBV 分为 A、B、C、D 4 个基因型。随后,又分离出多个 HBV 克隆,同样按照全基因序列之间的差异 ≥ 8%,将 HBV 分为 A~I 共 9 个基因型。2009 年,又分离出新的病毒株,与已知 9 种基因型全序列差异均 ≥ 8%,因此又增加新的基因型 J,现 HBV 共分为 A~J 10 个基因型。在同一基因型毒株之间,全基因序列异质性 ≥ 4% 而 <8% 作为基因亚型(subgenotypes),A 基因型可分为 1~55 个亚型,B 基因型可分为 1~88 个亚型,C 基因型可分为 1~99 个亚型,D 基因型可分为 1~77 个亚型,F 型可分为 1~44 个亚型。

HBV 基因型呈一定的地理区域分布。在我国,HBV 流行以 B、C 基因型为主,偶有 A 型、D 型报道;其中北方以 C 型为主,南方以 B 型为主,D 型见于西藏和新疆等地区,A 型少见。需注意的是,各基因型间会发生基因重组,我国流行的 B 基因型病毒株均与 C 基因型重组,两者有共同的 PreC/C 区段。

传统上,按照 HBsAg 的血清型对 HBV 进行亚型分类,可划分为 adr、adw、ayr、ayw 四个血清型。其中 a 为各亚型共同的抗原表位,而 d/y 和 w/r 为两组互相排斥的抗原表位。因有共同的 a 抗原,接种含 a 决定簇的 HBsAg 疫苗后各亚型间

有交叉保护作用。HBsAg 不同血清型的分布也有明显的地区差异,我国汉族以 adr 多见,少数民族多为 ayw。

第四节 流行病学特征

一、传染源

所有 HBsAg 阳性或 HBV DNA 阳性的人都是潜在的 HBV 传染源,包括各类型乙肝病人、HBV 携带者及其他 HBsAg 阳性肝硬化和肝癌病人等。但不同类型病人及疾病的不同阶段所具有的传染性大小并不相同,一般来说,传染性高低主要取决于血液中 HBV DNA 的水平。急性乙肝潜伏后期和发病初期、慢性 HBV 携带者以及慢性乙肝病人病情复发或恶化时通常具有较高的 HBV DNA 水平,因而具有较强的传染性。其中,慢性 HBV 携带者一般定义为 HBsAg、HBeAg 和 HBV DNA 阳性,但没有肝炎症状体征,1 年内连续随访 3 次(每次至少间隔 3 个月)血清谷丙转氨酶(ALT)和谷草转氨酶(AST)均在正常范围,HBV DNA 通常处于高水平,肝组织学检查无病变或病变轻微。该类人群因无症状,不易被察觉甚至本人全然不知,是 HBV 主要的传染源。

二、传播途径

HBV 是血源性传播的病毒,凡含有 HBV 的血液或者体液直接进入或通过破损的皮肤、黏膜进入体内皆可造成传播。其传播方式主要有以下几种:

1. **母婴传播** 母婴传播(mother-to-child transmission, MTCT)主要是围产期感染,即分娩经产道时,通过婴儿的微小伤口受母体的病毒感染或通过哺乳传播。据统计,在没有干预的分娩过程中,HBsAg 阳性母亲的婴儿的感染几率为 20%,如母亲是"大三阳",这种风险更是高达 90%。在普遍性乙肝免疫接种实施前,母婴传播是造成乙肝慢性感染的最主要原因(50%)。产妇注射乙型肝炎免疫球蛋白(HBIG)、婴儿出生时立即注射疫苗等手段能很好地阻断大部分的母婴传播。

2. **性传播** 精液和阴道分泌物含有 HBV,

且已被证实具有传染性。不安全的性行为、同性性行为（男）是感染乙肝的高危因素。

3. 输血传播 被污染的血制品如白蛋白、血小板或血液输给受血者,多数会发生输血后肝炎。

4. 医源性传播 医院的检查治疗过程中,被污染的医疗器械(如手术刀、牙科器械、内窥镜、妇产科器械等)均可传播。

5. 生活密切接触传播 HBV感染具有一定的家庭聚集性。日常生活中共用剃须刀、牙刷等可能引起HBV传播。

6. 其他方式 共用针头(如吸毒者)、血液透析、针灸、纹身等。

HBV不经呼吸道和消化道传播,因此日常生活接触,如握手、拥抱和同吃同住等无血液暴露的接触不会传染HBV。有报道指HBV感染者的唾液中可检出HBsAg和病毒核酸,但尚无确凿证据表明其具有传染性。流行病学和实验研究未发现HBV能经由蚊虫叮咬等进行传播。

三、流行状况

根据WHO公布的数据,全球有20亿人曾感染过HBV,超过2.5亿人为慢性感染者,其中75%分布在亚洲及西太平洋地区。在人口众多的发展中地区,如中国、东南亚、非洲撒哈拉以南地区和亚马逊河流域,乙型肝炎高度流行。这些地区70%~95%的人口血清学证据显示过去或正在感染HBV,至少有8%的人口是HBV慢性携带者。大多数感染发生在婴儿期或儿童期,成人慢性肝病和肝癌的发病比率高。发达地区HBV感染率低,如北美、北欧、西欧和澳大利亚。这些地区HBV感染率仅占人口的5%~7%,而只有0.5%~2%的人口是慢性携带者。大多数感染者是具有明确危险因素的高危人群,包括注射吸毒者、男同性恋者和医护人员等,需要定期输血或血液透析的病人。

我国1992—1995年全国病毒性肝炎血清流行病学调查显示,我国人群HBV感染率为57.6%,携带率为9.75%。1992年起,中国将乙型肝炎疫苗纳入儿童计划免疫管理;2005年起,中国开始实施完全免费的新生儿乙型肝炎疫苗接种计划。而2006年开展的全国乙型肝炎血清流行病调查显示,我国人群HBsAg携带率下降

至7.18%,且年龄越小下降幅度越大。目前,我国5岁以下儿童的慢性乙肝感染率已从使用疫苗前的近10%降至1%以下。

第五节 致病性与免疫性

HBV感染可致急、慢性肝炎,并与肝硬化及肝细胞癌的发生密切相关。临床观察表明,95%的成年人在感染HBV后表现为一过性、自限性的肝炎,仅有约5%的成年人会持续携带有HBV(>6个月),进而发展为慢性感染;与此相对的是,在通过母婴传播及水平传播感染HBV的婴幼儿中,约90%会发展为慢性感染,提示机体免疫系统的成熟度是HBV能否建立并维持持续性感染的重要因素。

一、急性与慢性肝炎

大部分成年人在感染HBV后机体免疫系统会在6个月内清除病毒,其中约65%的个体在感染和清除病毒过程中仅表现出轻微的临床症状。病毒清除过程中伴随的急性肝炎一般表现为纳差、恶心、呕吐、疲劳及腹痛。当大量肝细胞坏死发生时,病人可能会出现黄疸症状,其血清中的ALT水平也会随之由10倍于正常值水平升高至100倍于正常值水平甚至更高;约有0.1%~1%的HBV感染者会发展为暴发性肝炎进而肝功能衰竭,目前对于暴发型肝炎尚缺乏有效的治疗方法,一般采取基础支持治疗及人工肝和肝移植等手段提高病人的存活率。

慢性乙肝感染的形成与感染年龄密切相关,其在婴幼儿感染者中发生率很高,而在成人感染者中发生率仅约5%。慢性乙肝感染传统上可分为三个时期,即"免疫耐受期""免疫清除期"和"低复制期"(亦称非活动期),其中"免疫耐受期"主要发生在婴幼儿感染者中,而成人感染HBV后无明显的免疫耐受表现。"免疫耐受期"的特点是HBV复制活跃,血清HBsAg和HBeAg呈阳性,病毒DNA水平较高($>10^7$~10^8个拷贝/ml),而ALT水平正常,肝脏组织学无明显异常。"免疫清除期"表现为血清HBsAg和HBeAg阳性、病毒DNA水平$>10^6$个拷贝/ml,ALT水平呈持续性或间歇升高,肝穿标本病理活检显示炎性浸

润和不同程度的肝纤维化。每年约 2%~15% 的慢性乙肝病人血清 HBeAg 会自发性的由阳转阴，同时伴随抗 HBeAg 抗体的出现（称为 HBeAg 的血清转换）、病毒拷贝数的下降（<10^4 个拷贝/ml）和 ALT 回归正常值，提示病毒复制受到了免疫系统的控制，而肝脏进行性疾病发展的风险随之下降，此即为"低复制期"。研究表明，HBeAg 血清转换是否发生一般取决于年龄、ALT 水平和所感染 HBV 的基因型，90% 的 HBeAg 血清转换发生在小于 40 岁的感染者，而 B 型 HBV 感染者发生 HBeAg 血清转换的时间早于 C 型 HBV 感染者，此外越早发生 HBeAg 血清转换的病人预后良好的概率越高。HBeAg 转阴后，约 1%~4% 的病人会出现病毒再活动的表现即 HBeAg 转阳，另有不少病人体内的病毒会发生前 C 或 C 区启动子变异，HBV 再度呈高复制，但 HBeAg 呈阴性，这些病人临床均可表现为活动性慢性乙肝。

慢性乙肝感染过程中，每年约 1%~2% 的病人血清 HBsAg 可由阳转阴，排除其中部分隐匿性 HBV 感染（occult HBV infection）病人，此部分 HBsAg 转阴的病人一般长期预后良好。

二、免疫应答

一般认为，宿主固有免疫系统和适应性免疫系统都参与了对 HBV 感染的控制和清除，其中有效激活的 CD4$^+$ 和 CD8$^+$T 细胞应答在清除 HBV 过程中扮演关键角色，而 B 细胞所产生的特异性中和抗体对控制病毒的吸附和入胞等亦十分重要。

临床观察表明，在急性 HBV 感染时，病毒所致肝炎要在感染后 45~180 天才会显现，而机体对病毒的清除通常在感染后几周之内便启动了。固有免疫和适应性免疫应答相关细胞所分泌的肿瘤坏死因子 α（TNF-α）和 I 型干扰素在宿主早期清除 HBV 的过程中发挥重要作用，约 90% 的 HBV DNA 被认为以此种细胞因子介导的非杀细胞的方式被清除。在早期病毒载量大幅下降后，杀细胞方式的免疫应答继而发生，此种宿主免疫应答主要是由 HBV 特异性的 CD8$^+$ 细胞毒性 T 细胞（cytotoxic T lymphocyte, CTL）通过识别被感染肝细胞表面 MHC I 递呈的 HBV 抗原肽，进而导致肝细胞凋亡或坏死所介导的，CTL 会进一步

通过分泌炎性细胞因子招募各种非特异性的炎性细胞至肝脏聚集，该免疫过程虽然会导致病人血清 ALT 水平的升高和肝炎的发生，但是对于 HBV 的清除至关重要。需指出的是，作为 HBV 复制周期中病毒复制的模板，cccDNA 贮存于被感染细胞的细胞核内，具有较强的稳定性，而目前人们对于宿主免疫究竟如何清除沉默 cccDNA 尚不清楚。有证据提示 cccDNA 可随 CTL 介导的细胞死亡被清除或随感染肝细胞有丝分裂被稀释或丢失，也有研究认为 cccDNA 可经由某些途径被以非杀细胞的方式清除或持续沉默，其中机制有待进一步研究和确证。

慢性 HBV 感染时，病毒特异性的 CD4$^+$ 和 CD8$^+$T 细胞应答通常表现为被削弱或失调，导致机体非但无法清除病毒，反而使肝脏局部发生持续性的炎症反应，相关致病作用和机制将在后文中讨论。

由于 HBV 感染通常在感染后几周甚至更长时间才被诊断，宿主固有免疫应答的高峰往往难以被监测研究，故长期以来人们对固有免疫系统是否参与了宿主对 HBV 感染的早期控制及其在诱导 HBV 特异的适应性免疫应答过程中的作用仍存争议。近来一些基于细胞和小鼠的研究及临床观察表明，包括肝脏巨噬细胞（又称库普弗细胞）、树突状细胞（DC）、自然杀伤（NK）细胞、肝血窦内皮细胞（LSEC）以及肝细胞在内的各种肝内细胞在 HBV 感染宿主后可表现出不同程度和方式的固有免疫应答，部分细胞还参与了抗病毒适应性免疫应答的激活，而慢性乙肝病人肝内固有免疫应答相关通路受损，这些证据提示固有免疫应答在宿主控制 HBV 过程中具有一定的作用。

三、致病机制

鉴于 HBV 感染可致多种多样的临床症状（急慢性乙肝、重症肝炎和无症状携带者等），一般认为 HBV 在细胞内复制对肝细胞的直接破坏作用不大，机体各类特异性和非特异性抗病毒免疫应答所致的肝脏免疫病理损害是造成肝炎及相关肝脏疾病的主要原因。

1. 细胞免疫介导的损伤 HBV 在肝细胞内复制增殖可使细胞膜表面存在 HBsAg、HBeAg 或 HBcAg，病毒抗原致敏的 T 细胞对胞膜表面带有

病毒抗原的靶细胞具有杀伤作用以清除病毒。这种由 CTL 介导的杀伤效应具有双重性：既清除病毒，也造成肝细胞的损伤。细胞免疫应答的强弱与临床过程的轻重及转归有密切关系：当病人体内存在大量高强度和多特异性 HBV 特异性 CTL 时，CTL 会通过其杀伤性机制（颗粒酶和穿孔素）和非杀伤性机制（TNF 和 IFN）清除被 HBV 感染的细胞，临床上表现为急性感染；当机体的免疫细胞亢进，CTL 应答过度，释放出大量的细胞因子如 TNF 和 IL-6 等造成大量的肝细胞死亡和肝功能衰竭，可表现为重症肝炎；相反，如果这些 HBV 特异性 T 细胞发生功能性损伤时（如 Bim 介导的凋亡，PD-1、TIM-3、CTLA-4 等抑制性分子的上调），病人体内很难检测出 HBV 特异性 CTL 的存在，HBV 则不能被清除，临床上表现为慢性感染。研究表明，在慢性感染病人的肝脏中有大量的非特异性 CTL 浸润，这些非特异性 CTL 与功能受损的 HBV 特异性 CTL 共同造成了肝脏炎症。长期的慢性肝炎会发展成肝硬化和肝癌。

除了 HBV 特异性和非特异性的 CTL 外，肝内库普弗细胞、LSEC、NK 细胞、肝星状细胞（HSC）以及感染过程中向肝内浸润的大量单核细胞和淋巴细胞也被认为与 HBV 感染所致肝脏疾病有关。抗病毒免疫过程中 T 细胞产生的 IFN-γ 可刺激库普弗细胞和 LSEC 产生更多的 IFN-γ 和 TNF-α，进而激活 NK 细胞及刺激周围的肝细胞、LSEC 和 HSC 等分泌产生 CXCL9、CXCL10 和 CXCL11 等趋化因子，这些趋化因子协同肝细胞和单核巨噬细胞来源的 IL-1β、IL-6、IL-8 和 TNF-α 等炎性因子可募集大量的非特异的单核细胞和淋巴细胞；与此同时，非特异的中性粒细胞等分泌的基质金属蛋白酶（matrix metalloproteinases，MMP）可破坏肝窦基底膜和细胞外基质以利于单核细胞进一步浸润，激活的 NK 细胞则可引起位于窦周间隙（space of Dissé）的 HSC 的活化和增殖，进而导致肝纤维化。

2. 免疫复合物造成的损伤 在部分乙型肝炎病人的血循环中，常可检出 HBsAg 及抗 -HBs 的免疫复合物，该免疫复合物在重症暴发性肝炎病人中较多地被发现。免疫复合物大量沉积于肝内，可使肝毛细管栓塞，并可诱导产生 TNF，导致急性肝坏死，临床表现为重症肝炎。此外，免疫复合物可沉积于肾小球基底膜、关节滑液囊等处，激活补体，导致Ⅲ型超敏反应，故病人可伴有肾小球肾炎、关节炎等肝外损害。

3. 自身免疫反应造成的损伤 HBV 感染肝细胞后，细胞膜上除有病毒特异性抗原外，还会引起肝细胞表面自身抗原发生改变，暴露出肝特异性脂蛋白抗原（liver-specific lipoprotein，LSP）。LSP 可作为自身抗原诱导机体产生针对肝细胞组分的自身免疫应答，通过 CTL 的杀伤作用或释放淋巴因子的直接或间接作用，损害肝细胞。自身免疫应答引起的慢性肝炎病人血清中，常可测及 LSP 抗体或抗核抗体、抗平滑肌抗体等自身抗体。

四、持续性感染的发生机制

关于慢性 HBV 感染如何形成以及宿主免疫应答为何无法清除病毒的机制仍不完全清楚，一般认为是由病毒和宿主免疫系统两方面一起决定的。

1. 病毒的自身特性 从病毒自身来说，HBV 以其独特的复制方式使其基因组 DNA 长期存在于肝细胞中，并巧妙地逃避了宿主固有免疫和适应性免疫系统对其的识别以利于其逃逸宿主抗病毒免疫应答：①HBV 将自己作为转录复制模板的 cccDNA 以微小染色体（minichromosome）的形式存放于宿主核内，其以宿主组蛋白包绕，非常的稳定，在静息期肝细胞中拥有很长的半衰期，在 HBV 复制和再活化过程中发挥关键作用；②HBV 转录采用宿主 RNA 聚合酶Ⅱ，转录后与宿主 mRNA 一样加帽加尾，且 HBV pgRNA 在入胞浆后立即被包入病毒核衣壳中，此种复制方式有效降低了 HBV 来源的核酸与宿主模式识别受体（pattern recognition receptors，PRR）直接接触的可能性，由此增加了宿主感知识别 HBV 的难度；③HBV 的基因组 DNA 具有一定的机率整合到宿主肝细胞的基因组中并可作为 HBsAg 等病毒蛋白表达的模板，这也增加了宿主清除 HBV 的难度。此外，HBV 还可通过产生多种类型的变异，不同程度地逃避宿主的免疫压力，其中最主要的变异有 S 基因的 "a" 表位变异和 C 基因的 PreC 变异（详见本章第三节）。此外，HBV 病毒会在其 CTL 表位的几个关键氨基酸位点（如 HLA 锚定位点，TCR 识别位点）发生 CTL 逃逸突变来逃避宿主的 CTL 攻击。

2. 宿主的免疫应答 研究表明，HBV 慢性感染过程中，一些关键的宿主抗病毒免疫应答被削弱或失调，从而导致宿主免疫应答无法有效清除 HBV 感染，反而造成了慢性肝炎及其他肝脏疾病：①正常情况下，机体在清除完病原体后，会产生相应的终止机制来关闭免疫应答，避免造成对机体的免疫损伤，而 HBV 采用某些方式，在病毒尚未被清除的情况下便活化了关闭免疫的机制。例如慢乙肝病人肝脏中可以检测到调节性 T 细胞（Treg）的生成，还有报道显示 HBV 感染会诱导调节性 B 细胞和髓系来源的抑制性细胞的数量增加。②如前所述，有效激活的 T、B 细胞是彻底清除 HBV 的关键，然而基于临床的研究表明，许多慢性乙肝病人体内的病毒特异性 T 细胞数量减少，且多处于一个既不是未活化的初始 T 细胞、也不是正在发挥抗病毒作用的活化 T 细胞的状态，即 T 细胞耗竭（exhaustion）状态。在发生耗竭的 T 细胞表面会表达一些标志分子，例如 PD-1、TIM-3 和 BTLA 等。慢性 HBV 感染者体内就存在大量的耗竭状态的 T 细胞，这种细胞并不是在外周血中，而主要集中在肝脏。这也部分解释了慢性 HBV 感染者仅仅缺失了针对 HBV 的免疫应答，而不是整体免疫水平的下降。此种 T 细胞的产生可能与肝脏局部高表达的 IL-10 及 TGF-β 等抑制性细胞因子及 Treg 的存在有关。③在急性 HBV 感染病人中，抗 HBsAg 抗体会有效产生并起到终身保护的作用，同时是 HBV 清除的关键标志物之一。然而，在慢性 HBV 感染病人中，无法检测到抗 HBsAg 抗体的存在，提示 HBV 特异性 B 细胞的活化或功能受到损害。④HBV 编码的一些蛋白如 HBsAg、HBeAg、HBcAg、Polymerase 和 HBx 等被认为具有削弱宿主免疫细胞功能或拮抗细胞中抗病毒相关信号通路的作用，这部分解释了宿主免疫系统的削弱程度往往与病毒载量和复制水平呈正相关的原因。

五、乙型肝炎病毒相关肝癌

如前所述，HBV 感染可以导致多种肝脏疾病，其中慢性 HBV 感染过程中可能伴发的肝细胞癌对病人健康的危害最为严重。流行病学调查表明，HBsAg 携带者较无 HBV 感染者发生肝癌的危险性高 200 倍以上。此外，男性、较大的年龄、HBV C 基因型（比较 B 基因型）、持续性的 HBeAg 和病毒 DNA 阳性、持续的 ALT 偏高和肝脏炎症、HBV 再活动、慢性乙肝合并嗜酒及肝损害药物的使用等因素会增加肝细胞癌发生和发展的风险。

HBV 的致癌机制尚未完全阐明，许多研究提示与 HBV 编码蛋白 HBx 有关。HBx 被认为对多种癌基因具有反式激活作用，同时可以干扰多条与细胞增殖、分化、凋亡相关的信号通路。此外，许多肝癌组织检测发现有 HBV DNA 的整合。病毒基因的整合一方面可造成宿主 DNA 的缺失、重排与转位，最终引起染色体畸变或结构异常，另一方面整合的 HBV 基因片段有 50% 左右为负链 DNA 5′ 末端片段，即 X 基因片段，其可能作为致癌的启动因子，经一系列过程后导致肝癌的发生。

第六节 实验室诊断与感染的防治

一、实验室诊断

（一）病毒抗原、抗体检测

目前主要用血清学方法检测 HBsAg、抗 -HBs、HBeAg、抗 -HBe 及抗 -HBc（俗称"两对半"），此外还常检测 PreS1；而抗 -Pre S1 或抗 -Pre S2 的检测不常用。HBcAg 仅存在于病毒颗粒内部及肝细胞内，也不用于常规检查。HBsAg 的检测最为重要，可发现无症状携带者，是献血筛选的必检指标。HBV 抗原、抗体的血清学标志与临床关系较为复杂，须对几项指标同时分析，方能有助于临床判断。近年来，相关血清标志物定量检测技术的发展为临床诊疗提供了更多依据。

（二）病毒核酸检测

主要采用核酸杂交法或 PCR 法检测血清中有无 HBV DNA。该指标阳性表示血液中存在具有传染性的完整病毒颗粒。PCR 法检测 HBV DNA 很敏感且一般不受病毒变异的影响，但操作要求较高，应根据需要选用。目前，临床广泛采用实时定量 PCR 和 bDNA（支链 DNA）方法定量检测 HBV DNA，对评价病毒复制情况、制订治疗方案以及监测治疗效果有重要意义。

HBV cccDNA 的检测因受限于需做有创性的肝穿刺及相关定量 PCR 检测方法存在非特异性,目前临床尚不作检测。血清 HBsAg 含量可部分提示肝内 cccDNA 情况。近年有研究提出血清 HBV RNA 和 HBc 相关抗原(HBcrAg)等可反映 cccDNA 的含量和活性,但仍需对它们的临床意义作进一步大规模研究比较,检测技术也需进一步优化和标准化。此外还有以原位杂交技术检测 cccDNA 和 HBV 核酸的方法,可用于相关病毒成分在肝组织水平的分布定位观察和研究。

二、预防与治疗

(一)预防

1. 主动免疫 HBV 疫苗接种通过诱导机体产生 HBV 特异性体液免疫和细胞免疫应答,抵抗 HBV 感染。HBV 预防性疫苗的广泛接种,对于有效预防 HBV 新发感染起到了重要的积极作用。HBV 治疗性疫苗的研究也广泛开展并进入到了临床研究阶段。同时 HBV 疫苗也可以与免疫球蛋白共同使用进行 HBV 感染的母婴阻断及应急处理。

2. 被动免疫 乙肝免疫球蛋白(HBIG)是一种浓缩的预防 HBV 入侵复制的被动免疫制剂,能在短期内迅速起效,中和并清除血清中游离的 HBV,避免 HBV 定位感染。因此,HBIG 主要应用在阻断 HBV 感染的母婴传播及乙肝易感者在意外感染 HBV 时的应急处理。

3. 疫苗逃逸株和免疫逃逸株 HBV 疫苗作为预防 HBV 感染的有效手段,已在我国进行计划免疫。但随着 HBV 疫苗的广泛接种,发现 HBV 的 S 基因区第 144、145、129 和 126 等位密码子基因发生变异,产生针对乙肝疫苗免疫的病毒逃逸株,即疫苗逃逸株。HBIG 的接种也可以导致 HBV 变异,产生针对 HBV 的免疫逃逸株,这些疫苗逃逸株和免疫逃逸株都可导致针对 HBV 的疫苗接种失败。如果针对免疫接种的疫苗逃逸株出现并在人群中传播,现行接种的疫苗将无法预防,因而疫苗逃逸株的出现需要引起关注。

(二)治疗原则

慢性乙型肝炎治疗的最终目标是延缓甚至防止由慢性肝炎导致的肝硬化、肝细胞癌及其并发症的发生,从而改善病人的生活质量,延长生存时间。而治疗的短期目标包括降低 HBV DNA 含量,恢复 ALT 水平,以及使 HBeAg 发生血清学转换;治疗的终点则为 HBsAg 的清除。病毒学意义上,慢性乙肝治愈需彻底清除 cccDNA,但鉴于 cccDNA 诸多特性决定了其难以被"斩尽杀绝",近年来慢性乙肝"功能性治愈/临床治愈"的概念被提出:即肝内 cccDNA 含量低且长期处于非活动转录状态,血中 HBV DNA 阴性和 HBsAg 消失,此种情况下,虽然 cccDNA 仍少量存在,但功能学上已十分接近治愈,亦被称为"血清学治愈"。

目前被批准并应用于慢性乙肝临床治疗的药物主要有两大类,一类是干扰素,另一类是核苷(酸)类似物。干扰素单治疗应答率较低,且存在一定不良反应,限制了其临床应用。核苷(酸)类似物治疗可有效抑制病毒复制,但由于不直接靶向 HBV cccDNA,需长期乃至终身治疗,停药易导致复发;部分耐药基因屏障较低的如拉米夫定单独治疗时易产生耐药病毒株,相较之下,恩替卡韦和替诺福韦酯等具有较高的耐药基因屏障。近年来,联合使用干扰素与核苷(酸)类似物进行治疗的策略受到越来越多的关注,很多研究表明其在病毒学和血清学应答上均能显著提升治疗效果,但联合的策略及病人的入选标准等仍在研究优化。

展　望

自发现 HBV 以来,人类在对其认知和针对性防控策略上已取得重要进展,特别是乙肝疫苗的研制应用极大地降低了 HBV 对人类的威胁。当前,包括干扰素和核苷(酸)类似物在内的治疗手段已可较好地控制了慢性乙肝的进展,但仍无法有效治愈乙肝。为此,全球的科学家和制药企业纷纷研发新的抗病毒策略,众多候选小分子药物和提升抗病毒免疫的技术手段陆续出现。新型直接抗 HBV 药物针对病毒生活周期的多个环节,主要包括病毒入胞抑制剂、靶向病毒转录本的小干扰 RNA、靶向核衣壳组装、pgRNA 包装以及靶向 HBsAg 和 HBx 等的抑制剂。新型免疫调节手段包括病原模式识别受体激动剂、治疗性疫苗、免疫检查点抑制剂和 TCR-T/CAR-T 等,被认为能改善固有/适应性免疫功能从而控制清除病毒。上述部分策略已进入临床试验,但能否提升慢性乙肝的治愈率尚待研究。尤其是仍缺乏可有效靶向HBV基因储存库cccDNA的候选药物,抗病毒治疗联合免疫调节剂可能是未来治愈慢性乙肝的有效路径。此外,有必要进一步加深对HBV复制机制的认知,尤其是cccDNA的形成和清除沉默机制,将为乙肝的治疗提供新的靶点;同时应深入研究HBV持续性感染和免疫致病的机制及干扰素有效抗病毒的机制等,这都将为打破免疫耐受进而清除病毒感染提供理论依据和技术支撑。

（袁正宏　陈捷亮）

参 考 文 献

1. 中华医学会肝病学分会,中华医学会感染病学分会.慢性乙型肝炎防治指南[J].中国肝脏病杂志(电子版),2015,20(12):5-22.

2. SEEGER C, MASON W S. Hepatitis B virus biology[J]. Microbiol Mol Biol Rev, 2000, 64(1): 51-68.

3. GANEM D, PRINCE A M. Hepatitis B virus infection—natural history and clinical consequences[J]. N Engl J Med, 2004, 350(12): 1118-1129.

4. TANG LSY, COVERT E, WILSON E, et al. Chronic Hepatitis B infection: areview[J]. JAMA, 2018, 319(17): 1802-1813.

5. YAN H, ZHENG G, XU G, et al. Sodium taurocholate cotransporting polypeptide is a functional receptor for human hepatitis B and D virus[J]. Elife, 2012, 1: e00049.

6. REHERMANN B, NASCIMBENI M. Immunology of hepatitis B virus and hepatitis C virus infection[J]. Nat Rev Immunol, 2005, 187(3): 215-229.

7. REVILL P, YUAN Z. New insights into how HBV manipulates the innate immune response to establish acute and persistent infection[J]. Antivir Ther, 2013, 18(1): 1-15.

8. REHERMANN B. Pathogenesis of chronic viral hepatitis: differential roles of T cells and NK cells[J]. Nat Med, 2013, 19(7): 859-868.

9. RASCHE A, SANDER A L, CORMAN V M, et al. Evolutionary biology of human hepatitis viruses[J]. J Hepatol, 2019, 70(3): 501-520.

10. HU J, LIN YY, CHEN PJ, et al. Cell and animal models for studying hepatitis B virus infection and drug development[J]. Gastroenterology, 2019, 156(2): 338-354.

11. NASSAL M. HBV cccDNA: viral persistence reservoir and key obstacle for a cure of chronic Hepatitis B[J]. Gut, 2015, 64(12): 1972-1984.

12. LOK A S, ZOULIM F, DUSHEIKO G, et al. Hepatitis B cure: from discovery to regulatory approval[J]. Hepatology, 2017, 66(4): 1296-1313.

13. REVILL P, CHISARI F, BLOCK J, et al. A global scientific strategy to cure hepatitis B[J]. Lancet Gastroenterol Hepatol, 2019, 4(7): 545-558.

第二十章　人类免疫缺陷病毒

人类免疫缺陷病毒（human immunodeficiency virus，HIV）属于逆转录病毒科慢病毒属。HIV感染人类免疫细胞而致免疫系统衰竭，并引发多种机会性感染及肿瘤，导致获得性免疫缺陷综合征（acquired immune deficiency syndrome，AIDS）的发生。自1981年以来，HIV在世界范围内广泛传播。HIV感染和艾滋病的流行严重威胁着全球的政治和经济发展、社会稳定以及公共卫生健康。

第一节　病毒的基本特征

HIV为有包膜的RNA病毒，分为HIV-1型和HIV-2型，两型在基因组序列上有较大的不同，同源性只有40%~60%。世界上大多数艾滋病病人主要由毒力较强的HIV-1引起，而HIV-2的致病力低于HIV-1，传播也较HIV-1慢，呈地方性流行，主要分布在西非和印度某些地区。

一、形态与结构

成熟的HIV-1病毒颗粒直径约为100~120nm，主要包括包膜和核心两部分。病毒颗粒外层是含有宿主细胞膜成分的病毒包膜，内衬在包膜下的是基质蛋白（MA，p17）。三聚化的包膜糖蛋白（Env，gp120/gp41）存在于其包膜表面，该蛋白最初的分子量为160kD（gp160），在病毒颗粒的装配过程中，该蛋白被宿主细胞的蛋白酶切开，成为分子量约120kD的外膜糖蛋白（gp120）和分子量约41kD的跨膜糖蛋白（gp41）。内含子弹头样的核心结构，由衣壳蛋白（p24）组成。壳内含有两个相同的单股正链RNA和生命周期过程所需要的逆转录酶（p66/p51）、整合酶（p32）以及核衣壳蛋白p7，壳外还有蛋白酶（p11）（图20-1）。

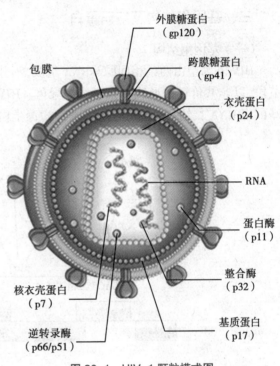

图 20-1　HIV-1 颗粒模式图

外膜糖蛋白（gp120）
包膜
跨膜糖蛋白（gp41）
衣壳蛋白（p24）
RNA
蛋白酶（p11）
整合酶（p32）
基质蛋白（p17）
核衣壳蛋白（p7）
逆转录酶（p66/p51）

二、分型

HIV是RNA病毒，分为HIV-1和HIV-2两型。在病毒的复制过程中，由于逆转录酶没有纠错功能以及逆转录过程中的两次模板转换，会发生高频突变与频繁重组，导致病毒的核苷酸序列呈多样性，产生变异株。根据其核苷酸的序列，HIV-1被分为四个组：M、N、O和P组。M是世界各地的最主要流行毒株，又可分为A~K 11个亚型和多种循环重组型（circulating recombinant form，CRF）。E亚型通常不以单独的形式存在，而多与A亚型形成重组亚型，如CRF01_AE。HIV-2目前主要分为A~H八组，主要流行于非洲地区，传播率较低。

我国是世界上HIV亚型种类最多的国家之一。HIV-1为主要流行型别，已发现的有A、B（欧美 B）、B′（泰国 B）、C、D、F、G、H、J 和 K 亚型，还有不同流行重组型。目前流行的 HIV-1 主要重组亚型是 CRF01_AE、CRF07_BC、CRF08_BC 重组型以及 B/B′亚型，但不同地区之间存在一定差异，并且也在不断地变化。在男同性恋人群中，可以发现许多新的重组病毒株。1999 年起在我国部分地区发现有少数 HIV-2 感染者，目前有散在的报道。

三、基因组结构及编码蛋白

（一）基因组结构

HIV 基因组由两条相同的 ssRNA 组成，不分节段，以非共价键的形式结合形成二聚体。HIV 基因组 RNA 长约 9.2kb，带有编码几种病毒蛋白的开放阅读框，逆转录后形成的前病毒 DNA 两端是长末端重复序列（long terminal repeat, LTR），含顺式调控序列，控制前病毒的形成。LTR 还被证明具有启动子和增强子。LTR 之间为编码蛋白的 RNA 序列，包含三个结构或酶基因 gag、pol、env 和六个调节或辅助基因 tat、rev、vif、nef、vpr 和 vpu（HIV-1）或 vpx（HIV-2）。其中前三个基因为所有逆转录病毒共有，且三者 gag-pol-env 排列顺序也相同，调节或辅助基因为 HIV 所特有。HIV 基因组主要的转录物为一全长的 mRNA，以此 mRNA 为模板，编码主要的结构蛋白或酶如 Gag，Gag-Pol 和 Env。Tat、Rev、Vif、Nef、Vpr、Vpu 以及 Vpx 则是从被进一步剪接的各类 mRNA 编码而来（图 20-2）。

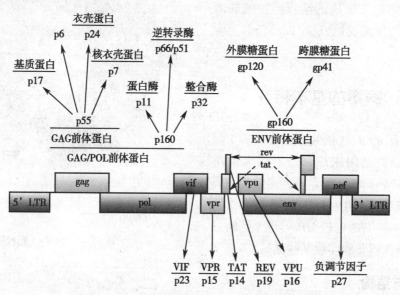

图 20-2　HIV-1 基因组结构和编码蛋白示意图

（二）编码蛋白

HIV 基因的表达具有显著的时序性，分为早期和晚期。Tat、Rev、Nef 的 mRNA 胞质定位不依赖 Rev 蛋白，为早期基因的产物；而 Gag、Pol、Env、Vpr、Vpu、Vif 的 mRNA 依赖 Rev 进行胞质定位，为晚期基因的产物（图 20-2）。

1. 结构蛋白或酶　在转录和翻译过程中，结构蛋白或者酶都需要先合成前体蛋白，经病毒或细胞内蛋白酶剪切后成为成熟蛋白质，参与组装病毒颗粒。

gag 基因编码 55kD 的前体蛋白 p55，被病毒蛋白酶进一步切割为基质蛋白 p17、衣壳蛋白 p24、核衣壳蛋白 p7 和 p6 四个成熟的结构蛋白。

p24 是包裹病毒核心衣壳的蛋白质。

pol 基因一部分与 *gag* 基因重叠，表达 Gag-Pol 前体蛋白 p160。在成熟过程中由病毒蛋白酶切割成为 p11、p66/51 和 p32。p11 是蛋白酶（protease, PR），从前体剪切后获得活性。p66/51 是逆转录酶（reverse transcriptase, RT），具有 RNA 酶 H、DNA 聚合酶活性。HIV 复制时，首先在 p51 N 端的 DNA 聚合酶功能区的作用下，以 RNA 为模板合成互补的 DNA，表现出逆转录酶活性；然后在 p51 的协助下，p66 C 端的 RNA 酶 H 功能区降解 RNA/DNA 双链中的 RNA 链，最后以单链 DNA 为模板，由 p66 亚单位合成互补 DNA 而成双链 DNA，表现出 DNA 聚合酶功能。p32 是整

合酶,可将逆转录后的双链 DNA 整合入宿主基因组。

env 基因编码 160kD 的包膜糖蛋白前体gp160,可被宿主细胞蛋白酶剪切成 gp120 和gp41。gp120 位于病毒颗粒的膜表面,称外膜糖蛋白,gp41 镶嵌于病毒的脂膜中,称跨膜糖蛋白。gp41 和 gp120 聚合为三聚体,以非共价键相连,形成病毒包膜表面的刺突。gp120 上有 5 个可变区(V1~V5)和 5 个保守区(C1~C5)。可变区中的 V3 区是阻断 HIV 传播的中和抗体结合的主要靶位。gp120 在病毒感染过程中能够介导病毒与受体及辅助受体蛋白的结合,而 gp41 介导病毒包膜与宿主细胞膜的融合。

2. 调节蛋白 Tat 蛋白是 HIV 复制和基因表达所需的反式激活因子,是感染后首先表达的蛋白之一。它是一种 RNA 结合蛋白,能入核结合到刚转录出的 mRNA 的反式激活因子反应元件(trans-activator active region,TAR)序列上,促进产物的延伸,同时可显著上调 HIV LTR 的启动子活性。与其他已知的转录激活因子不同,Tat 主要通过与正向转录延伸因子 b(positive transcription elongation factor b,P-TEFb)相互作用激活转录延伸和起始。Tat 蛋白是启动 HIV 基因组转录所必需的,当 HIV 的 tat 基因突变时,便检测不到子代病毒颗粒的产生。

Rev 蛋白是 HIV 颗粒蛋白表达调节因子,由两个外显子编码,包含两个重要的功能域:一是精氨酸富集区,介导 RNA 结合和核定位;二是一个疏水片段,包含多个亮氨酸残基,促进 mRNA 出核。出核后的 rev mRNA 合成 Rev 后可以在细胞核和胞质间持续穿梭。HIV Rev 蛋白通过与 HIV RNA 上的 Rev 应答元件(Rev responsive element,RRE)区域结合调节病毒 mRNA 的出核。Rev 蛋白能够促进 HIV 的基因转录由早期向晚期转变,即由调节蛋白基因的转录向结构蛋白基因的转录进行转变。因此,Rev 蛋白对 HIV 的调节基因具有负调控作用,而对病毒结构基因和酶基因具有正调控作用。

Nef 蛋白是一个 27kD 的膜结合磷酸化蛋白,可抑制 HIV LTR 转录而下调病毒复制,被称为负调节因子。该蛋白是维持 HIV 持续性感染的重要蛋白之一,主要表现在该蛋白可导致细胞表面

MHC I 类分子表达的下调,防止被感染的细胞被细胞毒性 T 淋巴细胞识别;引起 CD4 分子的内化与降解,不仅可能防止重复感染,并且能够阻止细胞受体与新合成的病毒颗粒形成复合物来促进病毒的释放。

3. 辅助蛋白 Vif 蛋白为 23kD 的病毒感染因子,能促进病毒的感染。在体外,vif 基因缺失的 HIV 的感染性还不到野生型 HIV 的千分之一。Vif 蛋白在病毒装配过程中可拮抗宿主限制因子载脂蛋白 B mRNA 编辑酶 3G(APOBEC3G)的抗病毒作用,促进 HIV 在细胞内复制。

Vpr 蛋白为 14kD,通过与 gag 前体蛋白 p55 作用,被组装在核衣壳内。它是病毒在宿主体内复制所必需的蛋白质,能反式激活 HIV LTR,增强病毒基因的表达并活化细胞基因的转录。

Vpu 蛋白是 HIV-1 特有的一个 16kD 的 I 型膜蛋白,对 HIV-1 的有效复制及病毒的装配与成熟必不可少,主要促进 Env 蛋白整合入新的病毒颗粒以及促进病毒释放。在 HIV-2 和猴免疫缺陷病毒(SIV)中没有 Vpu 蛋白,其功能可能由 Vpx 蛋白代替完成。

第二节 病毒的复制周期

HIV 的复制周期主要包括病毒与靶细胞受体结合,病毒包膜与细胞膜融合,病毒核心进入细胞浆,病毒 RNA 逆转录,病毒 DNA 进入细胞核整合入宿主 DNA 中,病毒 RNA 转录和出核,病毒蛋白翻译以及病毒颗粒的装配、出芽和成熟等过程(图 20-3)。

一、HIV 的进入阶段

HIV 的进入阶段包括 HIV 与受体结合及膜融合等环节。

HIV 外膜糖蛋白 gp120 与靶细胞表面的 CD4 分子结合。CD4 含有 4 个胞外结构域 D1~D4。D1 区可与 HIV gp120 的 C3 和 C4 区域结合,导致 gp120 构象改变,使其能够与辅助受体 CCR5 或 CXCR4 结合,从而启动 gp41 介导的膜融合过程(图 20-4)。CCR5 和 CXCR4 为 HIV 的两个主要辅助受体,利用 CCR5 为辅助受体的 HIV 毒株为 R5 病毒,利用 CXCR4 为辅助受体的毒株为

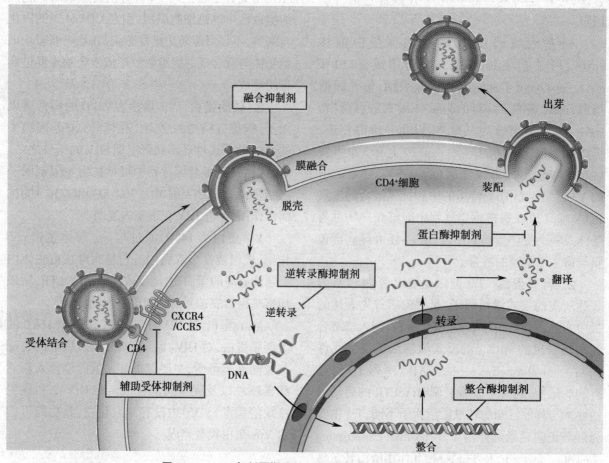

图 20-3 HIV 复制周期及抗 HIV 药物的作用靶点模式图

X4 病毒，能够同时利用 CCR5 和 CXCR4 的毒株为 R5/X4 病毒。R5 病毒一般为嗜巨噬细胞型，在细胞培养中，R5 病毒不易产生合胞体。X4 病毒为嗜 T 细胞型，在体外细胞培养时，X4 病毒比 R5 病毒显示出更强的细胞病变效应。在体内，感染早期的 HIV 多为 R5 病毒，而感染晚期，特别是发展为艾滋病时，HIV 多为 X4 病毒。

HIV 颗粒与细胞表面的 CD4 受体及辅助受体结合后，其跨膜糖蛋白 gp41 发生一系列的构象变化。其 N 端的融合肽（fusion peptide，FP）弹出，插入靶细胞膜。之后，其 N 末端七肽重复序列（N-terminal heptad repeat，NHR 或 HR1）结合形成三聚体；而其 C 末端七肽重复序列（C-terminal heptad repeat，CHR 或 HR2）反向平行堆叠与 NHR 三聚体形成六螺旋（6-helix bundle，6-HB）。从而将细胞膜与病毒膜拉近，继而引发病毒包膜与细胞膜的融合，并产生融合孔。随后 HIV 的核衣壳通过融合孔进入靶细胞内（图 20-4）。

HIV 也可通过内吞途径进入靶细胞内。HIV

颗粒通过 gp120 与 CD4 作用吸附在宿主细胞膜上，通过内体进入靶细胞内，HIV 的 gp120 再与内体膜上的辅助受体结合，使得 gp41 变构，导致病毒包膜与内体膜融合，形成融合孔，使 HIV 将核衣壳从内体释放到细胞质内。

此外，HIV 也可能会通过细胞与细胞之间的接触形成病毒突触或经过细胞－细胞融合的形式，由感染细胞传递到未感染细胞。对于不含有 CD4 受体分子的细胞，HIV 可能通过其他机制进入其内。

二、HIV 的复制阶段

HIV 的复制阶段包括逆转录、整合、转录和翻译等环节。

HIV 脱壳将其基因组 RNA 释放到细胞质中，开始进行逆转录反应。逆转录的起始需要宿主细胞 tRNA^{Lys3} 作为引物。引物 tRNA^{Lys3} 的 3′ 末端的序列与病毒 RNA 基因组 5′ 末端的引物结合位点（primer binding site，PBS）互补配对，并引发逆转

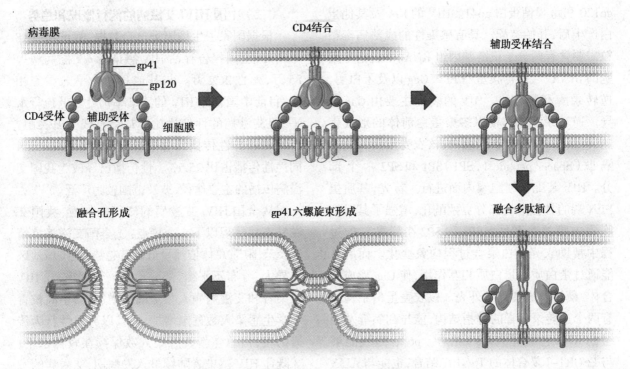

图 20-4 HIV-1 膜融合过程示意图

录酶催化的负链 cDNA 合成,通过模板转换等过程合成全长的负链 cDNA,利用其 RNA 酶 H 的活性降解与新生负链 DNA 杂合的 RNA 链合成正链 DNA。

当病毒线性双链 cDNA(ds-cDNA)在胞浆合成以后,与病毒的蛋白 MA、RT、Vpr 以及多种宿主因子如 HMG1 等组成了整合前复合物(pre-integration complex,PIC),其通过微管向核孔复合体移动,并使病毒 ds-cDNA 穿过核膜进入细胞核。

在整合酶的作用下,病毒 ds-cDNA 的 3′ 末端被移除两个碱基,形成保守的 CA-3′ 序列,突出的碱基攻击宿主细胞 DNA 的磷酸二酯键,在整合酶催化下病毒 ds-cDNA 3′ 与宿主细胞的 DNA 共价连接。形成的单链缺口由宿主细胞的 DNA 聚合酶修复完成整合过程。整合入宿主 DNA 的病毒基因称为前病毒,其 5′ 端 LTR 类似于真核细胞的启动子,含有病毒的增强子和启动子,并包含多种转录因子的结合位点,其中包括 2 个 NF-κB 的结合位点以及能够增强转录起始的 T 细胞活化核因子(nuclear factor of activated T-cells,NFAT)结合位点等。HIV 的转录由特异的调控系统(Tat/TAR 系统)来调节。其中 Tat 能与 HIV 5′ LTR R 区段的 TAR 结构结合,从而形成稳定的 RNA 聚

合酶转录复合体。HIV 早期转录的 RNA 主要是被完全剪接的 mRNA,通过核孔进入细胞质表达 Tat、Rev 和 Nef 蛋白,当这些早期蛋白积累到一定浓度后,不完全剪接和不被剪接的 mRNA 通过 Rev 依赖的转运途径被直接转运到细胞浆中,作为合成 Gag 或 Gag-Pol 蛋白质的模板或直接被包装入病毒颗粒中。Rev 是一种穿梭蛋白质,含有富含亮氨酸的核转运信号(nuclear export signal,NES)。Rev 能结合在病毒 mRNA 上的 Rev 应答原件上,在 Ras 相关核蛋白 GTP 酶(Ras-related nuclear protein GTPase,Ran-GTP 酶)和染色体区域稳定蛋白 1(chromosome region maintenance 1 protein homolog,CRM1)的帮助下穿过核孔。出核后在胞浆中由 Ran-GTP 酶激活蛋白(Ran-GTPase activating protein,GAP)将 GTP 水解,从而诱导含有 RRE 的 HIV RNA 与 Rev 分离。游离在细胞质中的 Rev 能够与输入蛋白 β(importin β)结合形成二聚体,而重新进入细胞核。

三、HIV 的成熟阶段

HIV 的成熟阶段包括装配和出芽等步骤。

HIV 的 Env 在粗面内质网表达后通过细胞分泌途径运输到细胞质膜。期间,Env 经过糖基化,组装为三聚体,再进行加工成为外膜糖蛋白

gp120 和跨膜糖蛋白 gp41。HIV 的 Env 及其他蛋白产生后,开始装配。具有感染性的成熟病毒颗粒需要含有两分子正链基因组 RNA、来自宿主细胞的 tRNA^{Lys3}、病毒膜蛋白 Env、Gag 以及蛋白酶、逆转录酶和整合酶。HIV 的装配主要由 Gag 介导。逆转录病毒 Gag 以多聚蛋白前体的形式表达,包括基质蛋白、衣壳蛋白、核衣壳蛋白、p6、间隔肽(Spacer peptide 1,SP1)SP1 和 SP2 六个部分。HIV 装配在细胞膜内面进行。首先,基质蛋白 N 端的甘氨酸被部分豆蔻酰化,增强了其对细胞质内膜的亲和性。SP1 和 SP2 在病毒装配过程中帮助衣壳蛋白聚合过程构象变化。而后者能通过蛋白质 – 蛋白质相互作用,使 Gag 形成聚合体,最终形成圆锥状外壳。核衣壳蛋白结构域有两个逆转录病毒的锌指结构,能与和病毒基因组的 RNA 包装序列(ψ)结合。p6 结构域能够与 ESCRT-I 复合体的 TSG101 结合,也能与 ALIX 的 V 结构域结合。p6 与两个蛋白的结合导致招募 CHMP1、CHMP2 和 CHMP4 家族的 ESCRT-Ⅲ 蛋白。ESCRT-Ⅲ 能够多聚化使细胞膜形成一个穷,即出芽。于此同时,蛋白酶将 Gag、Gag-Pol 切割为成熟的基质蛋白、衣壳蛋白、核衣壳蛋白、p6、蛋白酶、逆转录酶和整合酶,装配为成熟的具有感染性的病毒颗粒释放出来,再去感染新的靶细胞。

第三节 流行病学特征

一、流行概况

(一)全球 HIV/ 艾滋病的流行概况

自 1981 年艾滋病被发现以来,HIV 在世界广泛传播,目前仍然是一个重大的全球公共卫生问题。据 WHO 统计,截止到 2017 年底,全球约有 3 500 万人死于艾滋病,3 690 万人为 HIV 感染者,其中 3 510 万为成年人,180 万为 15 岁以下少年儿童。与艾滋病感染高峰期相比,尽管 HIV 流行趋势在全球范围内减缓,艾滋病发病率趋于稳定,但非洲东部和南部仍然是全球疫情最严重的地区,至 2017 年底累计约有 1 960 万人感染,其次为西非和中非、亚太地区、拉丁美洲、东欧和中亚等地区。

(二)中国 HIV/ 艾滋病的流行概况和趋势

根据国家卫生健康委员会数据,截止到 2018 年 9 月,全国报告存活 HIV 感染者 / 艾滋病病人 85 万,死亡 26.2 万。与其他高发病率的国家相比,目前中国整体 HIV 的感染率仍处于低流行水平,但艾滋病的性传播比率却呈直线上升,2017 年报告经异性传播的感染者比例为 69.6%,男男同性性传播占比 25.5%。性传播已经成为我国艾滋病传播的主要途径,波及范围较为广泛。

从全国 HIV/ 艾滋病的流行趋势看,我国艾滋病疫情呈现以下 5 个特点:①全国艾滋病疫情涉及范围广,总体依然呈低流行趋势,但疫情地区差异大,分布不平衡,部分地区疫情严重;②HIV 感染者和艾滋病病人数量继续增加,其中高校青年学生感染人数逐渐增加,尤其以男男性行为传播为主,但总体新发感染人数保持在较低水平;③既往 HIV 感染者陆续进入发病期,艾滋病的发病人数和死亡继续增加;④传播途径以性传播为主;⑤感染人群多样化,流行形势复杂化。此外,大量的人口流动、性行为开放观念的增加以及持续增长的性病患病率也是促进艾滋病蔓延的因素之一。

二、传染源和传播途径

(一)传染源

传染源为 HIV 感染者和艾滋病病人。HIV 主要存在于 HIV 感染者和艾滋病病人的血液、阴道分泌物、精液、脑脊液、胸腹水、羊水和乳汁等体液中。

(二)传播途径

1. **性传播** HIV 感染者的精液或阴道分泌物中的 HIV 可以通过性交传递给性伴侣,是 HIV 的最主要传播途径。在世界范围内,大约 75% 的 HIV 感染是通过性接触(包括异性间和男男同性恋间的性接触)而传播。

2. **血液传播** 主要有四种方式。①静脉注射:静脉注射毒品者共用注射器是传播 HIV 的重要途径;②输血或血制品感染:经输注 HIV 阳性献血者的血液及输用未经杀灭病毒的血液制品都会使受血者感染,例如不安全规范的介入性治疗,纹身,拔牙等;③献血员感染:主要原因是献血过程消毒不严格,特别是单采血浆后血细胞混合回输,造成献血员感染;④医源性感染:主要是指医疗器具消毒不严格或防护不严格,造成接受医疗服务者和医护人员感染 HIV。

3. 母婴传播　感染 HIV 的母亲在怀孕后,血液中的 HIV 通过胎盘到达婴儿体内造成宫内感染,或在分娩以及产后哺乳过程中将 HIV 传染给下一代。

第四节　致病性与免疫性

一、HIV 感染的病程与临床表现

从感染 HIV 到发生艾滋病,历时 2~20 年不等(平均 6~8 年)。根据病情的发展过程,临床上分为三期:急性感染期、临床潜伏期、发病期(图 20-5)。

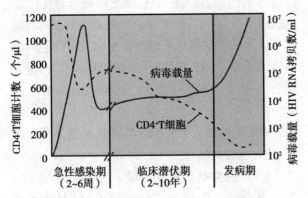

图 20-5　HIV 病毒载量、CD4⁺T 淋巴细胞
计数与病情进程示意图

(一)急性感染期

HIV 感染 2~4 周后,由于 HIV 的大量复制导致 CD4⁺T 细胞急剧下降,造成部分感染者出现病毒血症和免疫系统急性损伤所产生的类似流感或者单核细胞增多症的病症。常见的症状包括发热、咽痛、头痛、盗汗、关节痛、皮疹、肌肉酸痛、疲乏、口腔溃疡、淋巴结肿大和肝脾肿大;胃肠道症状常见的有恶心、呕吐、腹泻、口腔及食道念珠菌病等。但多数 HIV 感染者只有很轻微的临床症状甚至无临床症状。急性感染后期,病毒血症有所缓解,病毒颗粒数下降,CD4⁺T 细胞开始有所回升,急性期症状慢慢消失,血清出现阳转。

(二)临床潜伏期

在急性感染期之后,HIV 抗原激活的 CD8⁺杀伤性 T 细胞开始活动,杀死被感染的细胞。CD4⁺T 细胞的数量开始有所回升,感染者的免疫系统开始产生抗 HIV 的抗体并清除游离的病毒。血液中的病毒载量迅速下降,从而进入临床潜伏期。潜伏期的长短因人而异,短者只有数月,长者可达 20 年,一般为 6~8 年。在此期间感染者通常无明显症状。少数感染者有体重减轻、胃肠不适或肌肉疼痛。有些感染者出现原因不明的持续性全身淋巴结肿大。在没有治疗的情况下,感染者的 CD4⁺T 细胞数量逐渐下降,导致免疫功能衰竭,最终发展成艾滋病。但有很少一部分(约 5%)HIV 感染者即使不使用抗 HIV 药物,也仍能保持 CD4⁺T 细胞数量稳定不变在 5 年以上,这些人被称为"HIV 控制者"或"长期无进展者"。此外,还有极少数(<1%)的 HIV 感染者在不使用抗 HIV 药物的条件下能保持体内的病毒载量在很低水平,这些个体被称为"精英控制者"。

(三)发病期

HIV 感染导致感染者体内的 CD4⁺T 细胞逐渐减少,免疫功能逐渐衰竭。当血液中 CD4⁺T 细胞数量少于 200 个/μl 时,感染者开始出现艾滋病的并发症和恶病质消耗综合征,正式进入艾滋病的发病期。机会性感染是艾滋病的主要并发症,其中包括原虫、真菌、病毒及细菌的感染,恶性肿瘤的发生等。常见的艾滋病并发症为肺孢子菌肺炎、结核病、播散性真菌病、马尔尼菲青霉菌感染、卡波西肉瘤、播散性非结核分枝杆菌感染、巨细胞病毒感染等。其他并发的恶性肿瘤是非霍奇金淋巴瘤和卡波西肉瘤。此外,大部分的艾滋病病人伴有多种精神和神经系统的疾病。如果不进行治疗,被确诊为艾滋病的病人通常能存活 3 年左右,但若并发比较危险的机会性感染,其存活期可能降到 1 年左右。

二、HIV 的致病机制

HIV 主要攻击人体的免疫系统,可以直接感染并杀伤免疫细胞,包括 CD4⁺T 淋巴细胞,单核巨噬细胞,树突状细胞以及小神经胶质细胞等,最终导致 CD4⁺T 淋巴细胞不断减少,临床表现为严重的免疫缺陷,引起机会性感染和肿瘤的发生。

（一）细胞毒性

1. 病毒编码的蛋白诱导细胞凋亡 HIV 的感染会通过一系列的途径诱发细胞凋亡，包括：①HIV 的 gp120 可以从细胞外诱导细胞凋亡信号；②HIV 的 Vpr 蛋白可以介导细胞周期停留在 G2 期，也可以使线粒体膜通透性增加，从而引发细胞凋亡；③由于 Tat 蛋白具有穿膜的特性，故该蛋白不仅可以引起 HIV 感染细胞凋亡，还可以导致周围未感染的细胞发生凋亡。

2. 引起细胞死亡的其他机制 HIV 在宿主细胞内复制对细胞造成直接或间接的杀伤作用。病毒从细胞中释放的过程引起细胞膜完整性的改变，未整合病毒 DNA 在细胞中大量积累，细胞合成的膜脂减少，细胞自身 RNA 的降解以及细胞蛋白质的合成减少等，均可直接杀伤感染细胞。间接杀伤的机制主要是 HIV 感染诱导细胞因子释放，对免疫细胞产生杀伤作用，以及对正常细胞生长因子产生的竞争性抑制作用等。

（二）损伤免疫系统

HIV 感染宿主的免疫细胞，将自身的基因整合到宿主细胞的基因组中，一方面可直接引起宿主免疫系统受损，另一方面形成潜伏感染。

1. 对 CD4$^+$T 淋巴细胞的影响 HIV 的感染不仅可导致 CD4$^+$T 淋巴细胞的数目减少，而且还影响淋巴细胞的功能，表现为感染的淋巴细胞合成和分泌 IL-2 的能力下降、IL-2 的受体表达量减少、对各种抗原刺激的应答能力下降、细胞的选择性记忆被破坏等。此外，细胞表面的 CD4 分子和 MHC 分子的表达均被下调，病毒在细胞内的复制和毒力便得以增强而导致更多的靶细胞被感染或破坏。

2. 对 B 细胞的影响 HIV 虽不感染 B 细胞，但可激活 B 细胞，并导致 B 细胞功能异常。主要表现为：在感染早期，B 细胞处于异常活化的状态，自我更新加快，向浆母细胞分化的速度加快，自身抗体的产生增加等。随着感染进程的延长，病人体内的 IL-4、IL-5 合成减少，B 细胞因为缺少活化的细胞因子信号而不能被激活，导致应答能力下降。此外，B 细胞功能异常还表现在对不依赖于 T 细胞的抗原的不反应性，以及自身免疫抗体的产生。

3. 对巨噬细胞的影响 巨噬细胞是 HIV 攻击的首批细胞，藏匿在巨噬细胞中的 HIV 能形成潜伏病毒库，并能在适宜时机复制而导致感染者发病。HIV 对许多组织，包括脑、肺和淋巴结内的巨噬细胞均有侵袭性，而且被感染的巨噬细胞有相当持久的细胞病变效应。受感染的巨噬细胞分泌 IL-1 的能力减弱，同时，抗原呈递功能以及趋化功能也减弱，最终导致其杀伤功能降低。

4. 对 NK 细胞的影响 NK 细胞对多种病毒感染的调控作用依赖于 NK 细胞的不同亚群。其抗病毒功能主要包括抗体依赖性细胞介导的细胞毒作用（antibody-dependent cell-mediated cytotoxicity，ADCC）、抗体依赖的细胞介导的病毒抑制（antibody-dependent cell-mediated virus inhibition，ADCVI）以及分泌各种细胞因子和趋化因子。杀伤性 NK 细胞亚群含有大量的穿孔素和颗粒酶，并能分泌适量的细胞因子。免疫调节性 NK 细胞亚群虽然杀伤能力较差，但被激活时可以分泌大量细胞因子。在 HIV 感染后，NK 细胞表面表达的活化受体和抑制受体也不断发生变化，参与调节 NK 细胞的活动。HIV 感染靶细胞可导致 NK 细胞立即活化，从而上调活化型 NK 受体的表达。HIV 感染者的 NK 细胞的细胞毒功能下降，原因可能是 HIV 感染引起细胞合成和分泌的 IL-2 量下降。此外，HIV 也可直接感染 NK 细胞。

5. 对树突状细胞的影响 HIV 感染可致组织以及血液中的树突样细胞（DC）数目大幅减少，可能因为出现了激活的细胞死亡，或者激活的细胞已转移到淋巴结中。在 HIV 急性感染期，淋巴结中的 DC 数量已被证实有所增加。研究表明 HIV 编码的蛋白 Nef、Tat 作用于 DC，诱导 DC 分化及改变细胞表面基因表达，上调细胞因子和趋化因子产生，增强 T 细胞的招募和活化，从而促进病毒传播和复制，并在 HIV 的免疫耐受中发挥作用。

6. 对淋巴系统的影响 HIV 对淋巴系统的破坏作用主要发生在外周淋巴组织。从组织学上来看，感染初期淋巴结中的生发中心仍然完好；在无症状的早期，由于 DC 和内皮细胞的增殖而使淋巴结肿大。随着 CD4$^+$T 淋巴细胞逐步下降，淋巴结开始萎缩，大量细胞死亡。在晚期时，淋巴组织几乎完全被病毒破坏，很难见到 CD4$^+$T 淋巴细胞，DC 也大量消失。

（三）对其他系统的影响

HIV 感染虽然主要破坏免疫系统，但是对其他系统及器官的功能也有很大的影响。

1. 对神经系统的影响 HIV 感染的病人中大约 1/3 伴有神经系统功能紊乱的症状。导致神经病变的主要原因可能有：受感染的细胞产生对神经组织有毒性的细胞因子、病毒蛋白的毒性作用、自身免疫应答导致神经组织受损，以及并发的其他病毒感染。

2. 对消化系统的影响 晚期艾滋病病人常伴随有胃肠道症状以及营养不良和体重下降。感染细胞产生的细胞因子以及病毒蛋白会对胃肠道组织起破坏作用。HIV 感染肠黏膜组织可直接使细胞膜对各类离子的通透性改变，从而可能诱发腹泻、吸收不良等症状和体征。

3. 对心、肺和肾的影响 HIV 感染常出现心、肾和肺的病变，可能由病毒蛋白直接引起，也有可能是受感染细胞分泌了对组织有毒性的细胞因子和趋化因子。此外，自身免疫应答以及其他微生物的并发感染也可能引起此类病变。

（四）HIV 相关的肿瘤

由于细胞免疫功能的下降，HIV 感染者并发各种肿瘤的可能性大大增加，另外受感染的细胞所分泌的各种细胞因子也可诱发肿瘤。常见于艾滋病病人的肿瘤是卡波西肉瘤和 B 细胞淋巴瘤。

1. 卡波西肉瘤 卡波西肉瘤（Kaposi sarcoma，KS）一直是艾滋病并发的最常见的恶性肿瘤，也是第一种被界定的艾滋病相关肿瘤。KS 有非侵犯型和侵犯型两种病理类型。前者仅局限于四肢皮肤，一般不易致命；后者不仅侵犯皮肤而且侵犯表皮下层和血管周围。

2. B 细胞淋巴瘤 B 细胞淋巴瘤是 B 细胞发生的实体肿瘤，可见于机体各个部位，包括淋巴结、肠道及中枢神经系统。非霍奇金淋巴瘤（non-Hodgkin's lymphoma，NHL）是 B 细胞淋巴瘤的一种，也是目前艾滋病病人第二大常见的恶性肿瘤。

三、对 HIV 感染的免疫应答

HIV 感染破坏机体的免疫系统，一方面是由于病毒量过载，另一方面是感染造成了 T 细胞亚群减少。为应对病毒攻击，机体会在病程的不同阶段产生不同的免疫应答，包括固有免疫、适应性免疫以及宿主产生的病毒限制性因子等，以阻止病毒的感染。

（一）固有免疫应答

固有免疫是感染早期机体防御的首道屏障，是宿主最先识别 HIV 的免疫系统。参与固有免疫的 NK 细胞、巨噬细胞、DC 等在感染早期发挥了重要的抗 HIV 的效应细胞作用。固有免疫细胞没有 MHC 限制，也缺乏细胞记忆性，但能有效地限制早期 HIV 的复制和扩散，可为后续的适应性免疫提供足够的时间以产生有效的保护性应答。

NK 细胞通过活化、增殖来抵抗 HIV 的早期感染。活化的 NK 细胞可激活 DC 并分泌 IFN-γ，从而杀伤受感染的细胞。此外，NK 细胞可产生 RANTES、MIP-1α 和 MIP2-1β 等趋化因子，参与单核巨噬细胞的募集，这些因子不仅是 HIV 进入靶细胞的抑制因子，也是 CCR5 的天然配体，可以抑制 HIV 的入侵。

（二）体液免疫应答

HIV 感染后不久机体便会产生 HIV 特异性的抗体（包括中和抗体和非中和抗体），称为血清转阳。中和抗体可与病毒包膜蛋白结合而阻断 HIV 与靶细胞的吸附及融合，使病毒不能进入细胞（图 20-6A）。目前被鉴定出来的中和抗体的识别表位主要可分为四大类：①gp120 结合 CD4 的位点（CD4bs）；②gp120 的糖基化位点（V1/V2，V3）；③gp120 构象发生改变暴露出的新的位点（CD4i）；④gp41 膜近端外部区域（MPER）。

一些非中和抗体虽然不能中和游离病毒，但也具有抗 HIV 的功能：①通过抗体依赖性补体来溶解游离的病毒和被感染细胞（图 20-6B），即抗体与靶细胞上抗原特异性表位相结合，补体与已结合的抗体相结合，激活补体经典途径，形成膜攻击复合物等补体成分进而对靶细胞或游离的病毒发挥裂解作用；②通过抗体介导的调理素作用和通过 Fc 受体或补体受体来吞噬病毒颗粒（图 20-6C），即抗体首先与病毒表面的抗原表位相结合，抗体末端 Fc 片段与巨噬细胞等效应细胞上的 Fc 受体相结合，促进细胞对病毒的吞噬；③通过 ADCC 效应来清除感染的细胞（图 20-6D），即抗体与靶细胞表面相应抗原决定基特异性结合，NK 效应细胞借助 Fc 受体与结合在靶细胞上抗体的 Fc 相结合而活化，活化后释放穿孔素等物质杀伤靶细胞。

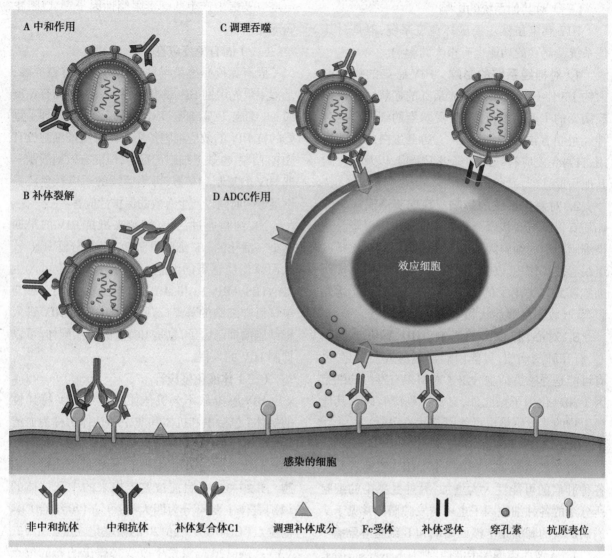

A 中和作用

C 调理吞噬

B 补体裂解

D ADCC作用

效应细胞

感染的细胞

| 非中和抗体 | 中和抗体 | 补体复合体C1 | 调理补体成分 | Fc受体 | 补体受体 | 穿孔素 | 抗原表位 |

图 20-6 抗 HIV 抗体的作用机制示意图

值得注意的是,有些非中和抗体不但不能抑制 HIV 的复制,反而可增强 HIV 的感染,称之为"增强抗体"。HIV 的增强抗体的作用可能是在补体或 IgG Fc 受体帮助下引导病毒颗粒进入易感细胞。

(三)细胞免疫应答

在 HIV 急性感染期前 2~6 周,病毒载量先达到一个峰值,即 10^6~10^7HIV RNA 每毫升拷贝数,再降到 10^3~10^5RNA 拷贝。在此期间,$CD8^+CTL$ 细胞逐渐增加,并通过 TCR 与被感染细胞膜上结合了病毒抗原肽的 MHC I 类分子相互作用,启动 TCR 结合的信号传递级联反应,使 CTL 中的蛋白酶、穿孔素和颗粒酶等释放,促使感染 HIV 的靶细胞溶解。CTL 还可通过其 FasL 与受感染细胞上的 Fas 结合,诱导靶细胞凋亡。在 HIV 急性感染期,使用抗 CD8 单克隆抗体去除 CD8 T 细胞后,HIV 的 RNA 拷贝数不会下降,显示 $CD8^+T$ 细胞对病毒有抑制作用。另外,CTL 还可分泌一些细胞因子如 IFN-γ 等,抑制病毒复制。但是由于该细胞不能够识别潜伏细胞,HIV 特异性的 $CD8^+T$ 细胞不能将病毒完全清除。

$CD4^+T$ 淋巴细胞可分为 Th1 和 Th2 两类。Th1 主要分泌 IL-2、TNF-α 和 IFN-β,以增强细胞免疫;而 Th2 主要分泌 IL-4、IL-5、IL-6 和 IL-10,主要辅助 B 细胞产生抗体。通过对 HIV 感染者的长期观察发现,无症状 HIV 感染者的 Th1 型免疫应答增强,而当病程进入有症状阶段时,主要表现为 Th2 型免疫应答。

(四)抗 HIV 的宿主限制因子

宿主在与病毒长期共存的过程中进化出了

多种抗病毒的蛋白质分子,如抗 HIV 的宿主限制因子。目前已经发现的人类和其他哺乳动物的宿主限制因子包括 APOBEC3G、TRIM5α、Tetherin、SAMHD1 等。胞嘧啶脱氨基酶 APOBEC3G 是第一个被发现的抗 HIV 的宿主限制因子。该酶能导致新合成的病毒 DNA 高突变,在 HIV 进入细胞后阻止其复制;但 HIV 辅助蛋白 Vif 可以拮抗 APOBEC3G 的抗病毒作用。TRIM5α 可与位于靶细胞膜内的 HIV 衣壳蛋白结合而干扰病毒脱壳,使其无法进入细胞核内复制;但 HIV 可通过其衣壳蛋白中氨基酸序列的突变使得 TRIM5α 无法与其结合而失去抗 HIV 的功能。Tetherin 可与靶细胞内的成熟 HIV 颗粒结合而阻止病毒颗粒释放,使其无法感染新的靶细胞;但 HIV-1 的 Vpu 可以拮抗 Tetherin 的抗 HIV-1 作用。SAMHD1 是一种脱氧核苷三磷酸酶,能够抑制 HIV-1 对人类髓系细胞例如巨噬细胞、树突状细胞的感染;但是 SAMHD1 的抑制作用能够被 HIV-2 及 SIVsm(白眉猴免疫缺陷病毒)的 Vpx 蛋白所阻遏。然而,HIV-1 及其祖先 SIVcpz(黑猩猩的免疫缺陷病毒)并不会编码 Vpx 蛋白,所以 HIV-1 还没有进化出一种机制来抵抗 SAMHD1 介导的抑制作用。

第五节　实验室诊断与感染的防治

一、实验室诊断

HIV 感染的实验室诊断主要包括 HIV 特异性抗体检测、抗原检测、病毒核酸定性和定量检测、CD4$^+$T 淋巴细胞计数等。HIV 抗体检测是 HIV 感染诊断的主要检测手段,而病毒载量检测和 CD4$^+$T 淋巴细胞检测(计数)是判断疾病进程、临床用药、预后评估以及抗病毒治疗效果评价的主要依据。

(一)检测 HIV 抗体或抗原

1. 检测抗体　HIV 抗体在人体内感染后持续时间长且测定方法简单经济,因此成为最主要的评估 HIV 感染的检测手段。样品可采用血清、血浆、全血、滤纸干血斑、口腔黏膜渗出液以及尿液。HIV 抗体检测包括筛查试验、快速检测和确证试验。

(1)筛查试验

1)酶联免疫吸附试验(ELISA):ELISA 可同时检测样品中 HIV-1 p24 抗原和 HIV-1/2 抗体,其特异性和敏感度较高。将 HIV 抗原/抗体包被于固相载体,加入待测样品以及酶标记的 HIV 抗原、抗体,再加底物显色,使用酶标仪测定结果。由于初筛有假阳性的可能性,因此对于 ELISA 初筛检测阳性标本,应采用不同原理或不同厂家的试剂复检,如结果不相符合需采用确证试验检测。

2)化学发光或免疫荧光试验(CIA/IFA):化学发光法是一种非放射性免疫分析技术,灵敏度高于 ELISA 法。这类试验可使用血液、尿液样品,不仅可检测抗体,也可联合检测抗原抗体。将 HIV 抗原/抗体包被于固相载体,加入待检样品和酶或荧光标记的 HIV 抗原/抗体,加发光或荧光底物,用发光或荧光仪测定结果。

(2)快速检测试验

1)斑点 ELISA 和斑点免疫胶体金(或胶体硒)检测:此法又称为免疫渗滤试验。将 HIV 抗原点状或线状固定在硝酸纤维素膜上,将待检样品滴加到膜上,利用微孔滤膜的可滤过性,使抗原抗体反应。阳性结果在膜上抗原点位置显示出有色的斑点或者条带,质控点同时显色。

2)明胶颗粒凝集试验(PA):是 HIV 抗体检测的一种简便快速的方法。此方法无需特殊仪器设备,适合检测少量样本。将 HIV 抗原致敏的明胶颗粒作为一种载体,与待检样品作用。当待检样品含有 HIV 抗体时,明胶颗粒与抗体发生凝集反应,根据凝集情况判读结果。PA 试剂有两种:同时检测 HIV-1 和 HIV-2 抗体以及分别检测 HIV-1 和 HIV-2 抗体。

3)免疫层析试验:以硝酸纤维膜为载体,HIV 抗原线状固定在膜上,将检测试纸浸润到待检测样品中,使得待检测样品沿着固体载体迁移,当移动到 HIV 抗原线时,膜上抗原部位显示出有色条带,质控带显色证明测试有效。

(3)确证试验

1)免疫印迹试验(WB):通过聚丙烯酰胺凝胶电泳(SDS-PAGE)把分子量大小不等的 HIV

蛋白分离开来，再通过转膜将蛋白带转到硝酸纤维素膜上（或 PVDF 膜）。将待测样品经一定比例稀释后加至硝酸纤维素膜上，恒温震荡使两者充分进行反应，之后，再加入抗人的 IgG 酶结合物和底物显色。根据显色后条带判定结果。

2）条带 / 线性免疫试验（RIBA/LIA）：RIBA/LIA 采用间接法检测待测样品中的抗 HIV-1/HIV-2 特异性抗体。试剂盒的膜条上包被着不同的 HIV-1/HIV-2 重组抗原片段，在膜条上加入待测样品后，相应抗体与抗原发生相互作用；随后再加入碱性磷酸酶标记的抗人 IgG 与 HIV 特异性 IgG 抗体相结合；最后加入底物进行显色。在碱性磷酸酶的催化作用下，特异性抗体与抗原结合的部位出现可见条带，根据试剂盒的说明书标准判断待测样品为阳性、阴性或不确定。

2. 检测 HIV 抗原 HIV 抗原如 p24 出现时间早于 HIV 抗体产生时间，HIV 感染两周后出现病毒血症时即可检测到 HIV 抗原，因此对于 HIV 感染的窗口期可通过检测 HIV 抗原 p24 的方法辅助诊断 HIV 感染。对于定性试验，主要采用筛查试验和中和试验，筛查试验为阳性的样品，需经过中和试验再次确证之后才能判断阳性或阴性。

（1）ELISA：固相反应孔底部包被抗体，加入待检测样品，样本的 p24 抗原与包被抗体反应，再加入酶标抗体，加底物显色后酶标仪检测结果。结果如呈阳性则进行中和试验确证：将待检测样品与中和剂（p24 抗原的抗体）进行孵育，样品中存在的 p24 抗原与抗体进行反应，因此不能与固相载体上的捕获抗体结合。处理过的样品进行筛查重复试验，同时做一孔未中和的原始样品作为对照，测定 OD 值，判定样本是否为阳性。

（2）酶联荧光分析法（ELFA）：固相孔内包被有 p24 抗体，加入待测样品，使 p24 抗原与包被的抗体结合，并被生物素标记的 p24 抗体识别。经过碱性磷酸酶复合物孵育后再加底物，酶复合物催化底物水解成荧光产物，450nm 波长检测荧光。加入底物前，测量一次背景读数，在加入底物后，酶复合物催化底物水解后再次检测。根据仪器自动分析计算相对荧光值（RFV），判断是否有反应。如为阳性则进行中和试验验证，原理和基本方法同上述 ELISA 中和试验。

（3）电化学发光法（ECLIA）：将待测样品与包被抗体的磁性微粒和发光剂标记的抗体在反应孔内孵育，形成一种磁性微珠包被抗体 - 抗原 - 发光剂标记抗体的复合物。将此复合物加入到流动室内，并且用三丙胺（TPA）缓冲液冲洗，在流经电极表面时，电极下的磁铁可吸附已结合的磁性微珠，而其他游离的磁性微珠及发光剂标记抗体在洗涤过程中被洗掉。在增加电压条件下，使发光试剂标记物与 TPA 在电极表面进行电子转移，产生电化学发光反应。根据仪器检测发光值（COI），初步筛查是否有反应。如为阳性则进行上述 ELISA 中和试验验证。

（二）检测 HIV 核酸

HIV 病毒载量检测在艾滋病检测与治疗中发挥了重要作用。病毒载量（viral load，VL）属于 HIV 核酸定量检测，检测结果用每毫升血浆（清）中 HIV RNA 的拷贝数或国际单位来表示（CP/ml 或 IU/ml）。HIV-1 核酸检测可用于 HIV 感染者的诊断、治疗指导及治疗效果评价、艾滋病的病程监控及耐药性的监测等。临床上通常采用 RT-PCR 技术检测。当样本检测值小于试剂盒所规定线性范围下限时，报告检测结果低于检测限，结果为阴性；当检测值 >5 000CP/ml（或 >5 000IU/ml）时，报告检测值，结果提示 HIV 感染；当样本检测值 ≤5 000CP/ml（或 ≤5 000IU/ml），需尽快再次进行采样、检测，如新一次的检测结果 >5 000CP/ml（或 >5 000IU/ml），报告检测值，提示 HIV 感染；当新一次样本检测值 ≤5 000CP/ml（或 ≤5 000IU/ml），报告检测值，并结合临床及流行病史、CD4$^+$T 淋巴细胞检测值或者 HIV-1 抗体随访检测结果等进行诊断。

（三）检测 CD4$^+$T 淋巴细胞

CD4$^+$T 淋巴细胞是 HIV 感染的最主要靶细胞。检测每立方毫米（或每微升）外周血中的 CD4$^+$T 淋巴细胞数量不仅是诊断艾滋病的一个重要指标，而且还可了解机体的免疫状态以及疾病的进程、确定疾病分期、判断药物的治疗效果等。检测的方法通常是采用流式细胞仪或者磁珠方法进行计数。当 CD4$^+$T 淋巴细胞降到 200 个细胞 /μl 时，HIV 感染者的免疫系统功能急剧下降，导致多种机会性感染而进入艾滋病发病期（图 20-5）。

二、预防与治疗

（一）HIV 感染的预防

1. 阻断传播途径

（1）性传播的阻断和预防

1）ABC 策略：针对 HIV 的性传播，联合国艾滋病规划署（UNAIDS）提出了"ABC 策略"，即禁欲（abstinence）、忠诚性伴侣（being faithful）及使用安全套（condom）。在泰国、乌干达等国家推广 ABC 策略，使 HIV 的性传播率明显下降。

2）男性包皮环切术：男性内包皮黏膜的复层扁平上皮细胞上含有大量朗格汉斯细胞和 CD4$^+$T 细胞，内包皮组织表面的角质层较薄，导致该部位易被擦伤，因此，内包皮成为男性性传播感染 HIV 的最重要的靶点。男性包皮环切能使 HIV 从女性传染给男性的比例降低 60% 左右。

（2）血液传播的阻断和预防：血液传播曾是我国 HIV 的主要传播途径。为此，国家大力推广一次性注射器和针头，严禁非法采血，并对血液、精液/卵子、器官的提供者进行严格筛选。通过严厉打击制毒贩毒和开展预防吸毒宣传，对吸毒成瘾者提供清洁的注射器和美沙酮替代维持等措施，血液传播已经不再是我国主要的传播途径。

（3）母婴传播的阻断和预防：近年来，我国开展了 HIV 母婴传播的阻断干预活动，主要包括怀孕早期自愿的接受检测、及时进行抗病毒治疗、选择性剖宫产以及产后婴儿采用人工喂养并让婴儿服抗病毒药物等措施，通过以上措施可以有效的把母婴传播率控制在 4%~6% 以内。

2. HIV 疫苗的研发

预防性疫苗是根除 HIV 感染战略的重要组成部分。人类已为研发 HIV 疫苗奋斗了 30 余年，但仍无重大突破。HIV 疫苗是目前人类最亟需却又最难攻克的疫苗之一。

迄今，研发的第一代 HIV 疫苗是以诱导产生中和抗体为主，即基于 HIV 外膜糖蛋白 gp120 的重组蛋白疫苗，但临床试验证明该类重组蛋白所刺激产生的中和抗体谱较窄，并无保护作用。第二代 HIV 疫苗以诱导 T 细胞免疫应答为主，以降低感染后病毒载量为主要目标。多采用 DNA 疫苗以及非复制型病毒载体（痘病毒、腺病毒等）疫苗为主，但临床试验证明该类疫苗不能降低 HIV 感染，甚至增加 HIV 感染，因此相关研究提前中止。第三代 HIV 疫苗主要以综合免疫为目标，如：提高 HIV 抗原免疫原性并兼顾细胞免疫和体液免疫的复制型病毒载体研究，以诱导黏膜免疫为主的新载体研究等。2009 年在泰国开展的 RV144 疫苗（根据第一代和第二代 HIV 疫苗设计的组合疫苗：ALVAC-HIV 重组金丝雀痘病毒初次免疫，AIDSVAX B/E 重组 gp120 蛋白加强免疫）的 III 期临床试验证明，注射疫苗组的保护效率为 31.2%。这是迄今研发的 HIV 疫苗中唯一一项具有适度保护效率的疫苗。RV144 基础上改良的 HVTN702 疫苗试验已在南非开始临床研究，预计将在 2020 年底得出最终结论。

总体来说，HIV 疫苗研发仍存在以下挑战：①自然感染人群中只有少数可产生广谱中和抗体，且产生时间较晚；②由于 HIV 高突变性，现有疫苗无法在受试人群中诱导出广谱中和抗体；③基于反向疫苗学设计的免疫原可以与中和抗体相结合，但是无法诱导出该类中和抗体。

（二）HIV 感染和艾滋病的治疗

虽然目前尚无有效的疫苗预防 HIV 感染，但通过使用一系列的药物进行积极治疗，可使 HIV 感染及艾滋病病情得到控制。截至 2017 年，全球已有 2 170 万人接受抗病毒治疗，覆盖到全球 59% 的成人和儿童 HIV 感染者。尽管如此，艾滋病病人数量依然每年缓慢增加。因此仍需要为扩大治疗做出更多的努力。

1. 高效抗逆转录病毒疗法

高效抗逆转录病毒疗法（highly active antiretroviral therapy，HAART），即联合使用作用于 HIV 逆转录酶和蛋白酶等不同作用机制的抗 HIV 的药物（图 20-3）。

（1）核苷类逆转录酶抑制剂：目前临床应用的核苷类逆转录酶抑制剂（NRTI）主要有 7 种：齐多夫定（ZDV 或 AZT）、拉米夫定（3TC）、阿巴卡韦（ABC）、替诺福韦（TDF）、恩曲他滨（FTC）、地达诺新（ddI 或 ddI EC）以及司他夫定（d4T）。NRTI 均为 DNA 合成天然底物的衍生物，其中，AZT 及 d4T 为脱氧胸苷的类似物，FTC 及 3TC 为脱氧胞苷的类似物，ddI 为脱氧腺苷的类似物，ddI EC 为 ddI 的最新形式，ABC 为脱氧鸟苷的类似物。以上药物在细胞内转化为活性三磷酸衍生物,作为 HIV 逆转录酶底物的竞争性抑制剂。另外,由于在结构上 3′ 缺乏羟基,当它们结合到前病毒 DNA 链的 3′ 末端时,不能再进行 5′ –3′ 磷酸二酯键的结合,终止了病毒 DNA 链的延长,阻碍 HIV 复制。

（2）非核苷酸逆转录酶抑制剂:非核苷酸逆转录酶抑制剂的作用机制与核苷类似物不同,该类药物与逆转录酶的催化活性位点的 p66 疏水区结合,使酶蛋白构象改变,导致酶失活而抑制逆转录酶的功能。这类抑制剂主要包括奈韦拉平（NVP）、依非韦伦（EFV）、利匹韦林（RPV）、地拉韦啶（DLV）、依曲韦林（ETR）以及 2018 年美国 FDA 新批准的多拉韦林（DOR）。此类药物常与核苷类逆转录酶抑制剂和 / 或蛋白酶抑制剂等联用,以减少耐药性的发生。

（3）蛋白酶抑制剂:蛋白酶抑制剂是近年来开发的抗逆转录病毒药物。它能通过抑制蛋白水解酶,阻止病毒多聚蛋白前体裂解,干扰 Gag、Pol 等蛋白的聚合,使病毒难以完成装配,导致病毒复制终止。最先获得美国 FDA 批准的蛋白酶抑制剂是沙奎那韦（SQV）。在体外,它是一种强有力的 HIV 复制的抑制剂。而后,一系列新的蛋白酶抑制剂被发现,如茚地那韦（IDV）、洛匹那韦（LPV）、利托那韦（RTV）、甲磺酸奈非那韦（NFV）、阿扎那韦硫酸盐（ATV）、达芦那韦（DRV）、福沙那韦钙（FOS-APV）以及替拉那韦（TPV）等。

HAART 疗法可有效降低 HIV 病毒载量和延长艾滋病病人生命,但也可诱导多重耐药病毒株的产生。因此,作用于不同药物靶点或不同作用机制的其他新药研发也日益受到重视被研发。

2. 整合酶抑制剂　HIV 整合酶是 HIV 复制所必需的 3 个基本酶之一,HIV 利用该酶将自己的遗传物质整合到受感染的细胞中。美国 FDA 批准的整合酶抑制剂类药物包括拉替拉韦（RAL）、多替拉韦（DTG）和埃替格韦（EVG）。

3. HIV 进入抑制剂　HIV 进入抑制剂是另一类抗 HIV 药物,包括抑制病毒 gp120 与细胞 CD4 受体结合的黏附抑制剂,干扰病毒与辅助受体结合的辅助受体拮抗剂,以及阻止病毒与宿主细胞膜融合的融合抑制剂（图 20-3）。

（1）黏附抑制剂:黏附抑制剂作用于病毒进入细胞起始阶段的黏附环节。2018 年,美国 FDA 批准一种人源化单克隆抗体艾巴利珠（Ibalizumab, TMB-355）,该抗体主要结合 HIV 的受体 CD4,阻止病毒黏附 CD4 细胞,进而抑制病毒进入细胞。

（2）辅助受体拮抗剂:CCR5 是 HIV 入侵宿主细胞的主要辅助受体。马拉韦罗（MVC）是趋化因子受体 CCR5 的一个有效的、选择性拮抗剂。2007 年,马拉韦罗成为第一个被批准上市的辅助受体拮抗剂,其主要作用机制是其与 CCR5 的 N 端和胞外第二环结合,诱发 CCR5 构象产生变化或下调 CCR5 表达量,从而有效地抑制了 HIV 的入侵。但马拉韦罗的长期使用可能诱发 R5 病毒株向 X4 病毒株转变,以及产生抗马拉韦罗的 R5 病毒株。

（3）融合抑制剂:上世纪 90 年代初,研究人员发现衍生于 HIV gp41 的 CHR 区域序列的人工合成肽,能与 gp41 的 NHR 区域结合,阻止病毒 gp41 核心结构六螺旋束的形成,从而有效地抑制 HIV 与靶细胞的融合,此发现开创了研究病毒进入抑制剂和抗病毒多肽的新领域。2003 年,恩夫韦肽（Enfuvirtide, T-20）获得美国 FDA 批准,成为世界上第一个 HIV 融合抑制剂。由于恩夫韦肽的作用机制不同于其他抗 HIV 药物,因此它可有效抗击对逆转录酶抑制剂和 / 或蛋白酶抑制剂产生耐药的 HIV 毒株。然而,恩夫韦肽药效低、半衰期短、成本高及不能口服等缺点限制了它在临床的推广使用。2018 年获得中国批准的艾博韦泰（Albuvirtide, ABT）是我国首个自主研发的 HIV-1 融合抑制剂,被认为是全球艾滋病治疗领域重要长效新药,适用于与其他抗逆转录病毒药物联合使用,治疗已接受过抗病毒药物治疗的 HIV-1 感染者。

4. 药代动力学增强剂　药代动力学增强剂是一种通过抑制其他药品代谢,进而增强或延长其作用的药品。2014 年美国 FDA 批准了利托那韦及其类似物科比司他（Cobicistat, COBI）,以提高 HIV 治疗方案中包含的 HIV 药物的有效性。

5. 联合用药　近年来,美国 FDA 批准了许多联合用药,联合 HIV 药物含有两种或多种来自一种或多种药物类别的 HIV 药物。例如,2017 年批准的 DTG/RPV 联合用药,分别为整合酶抑制剂和非核苷类逆转录酶抑制剂。2018 年 FDA 批准的 DOR/3TC/TDF 联合用药,前者为非核苷类逆转录酶抑制剂,后两者为核苷类逆转录酶抑制剂。此外,还有许多联合用药是药代动力学增强剂、核苷类逆转录酶抑制剂以及整合酶抑制剂联用等。

6. 其他药物的研发 HIV 潜伏细胞库的存在被认为可能是艾滋病难以治愈的主要原因之一。现有的艾滋病治疗药物对潜伏感染的 HIV 前病毒无显著作用。因此,研发可清除 HIV 潜伏细胞库及杀灭 HIV 潜伏细胞的药物是目前和未来艾滋病研究领域的热点之一。

当 HIV 感染人体内活化的 $CD4^+T$ 细胞后,HIV 抗原可活化更多的 $CD4^+T$ 细胞,使其进一步遭受 HIV 的感染。急性感染过后,大部分 $CD4^+T$ 细胞死亡,但少部分含有 HIV 前病毒的 $CD4^+T$ 细胞变回静息记忆 T 细胞,导致 HIV 潜伏细胞库的形成。因此,针对 HIV 潜伏细胞库,有些科学家提出了"先激后杀(shock and kill)"策略,即通过研发 HIV 潜伏激活剂来激活潜伏的 HIV,同时使用 HAART 来防止激活的 HIV 感染其他靶细胞,并利用激活 CTL 的治疗性疫苗杀灭被激活的 HIV 潜伏细胞。但该策略还处于早期研究阶段,存在较多挑战。

展　望

中国的艾滋病疫情仍处于低流行状态,但特定人群(如男同性恋群体)和局部地区感染率相对较高,不安全的性行为成为 HIV 的主要传播途径。由于 HIV 感染者陆续进入发病期,艾滋病病人的死亡数可能将持续上升。因此,更深入地研究 HIV 的入侵机制和艾滋病的发病机制,并在其基础上研发防治艾滋病的疫苗和新型药物更显重要。

过去十几年来 HIV 疫苗临床试验的多次失败,严重打击了研究人员对疫苗研发的信心,但 2009 年在泰国开展的 HIV 疫苗(RV144)III 期临床试验的部分成功又点燃了人们的新希望。近年来一系列广谱的抗 HIV 中和抗体的发现也为基于诱发中和抗体的疫苗研究增加了信心。

此外,全球一直在努力推动实现到 2030 年终结艾滋病的全球目标。90-90-90 是联合国艾滋病规划署制定的一个关于 2015—2020 年的艾滋病防治战略计划目标,以帮助终结艾滋病流行。该目标是指到 2020 年,90% 感染 HIV 的人能够被确诊,90% 经确诊感染 HIV 的人能够接受抗逆转录病毒治疗,90% 接受抗逆转录病毒治疗的病人体内的 HIV 能够被抑制。

2007 年,一位柏林病人接受了 CCR5 基因上有 32 个碱基缺失的纯合子供体的骨髓移植,随后在不服用药物的情况下,体内长时间没有检测到病毒。该病人被认为是世界上第一例功能性治愈的艾滋病病人。2016 年,一位伦敦 HIV-1 感染者接受供体携带罕见的基因突变 CCR5Δ32/Δ32 的骨髓造血干细胞移植,移植后 16 个月中断抗逆转录病毒治疗。此后,这位"伦敦病人"病情已经得到了 18 个月的持续缓解,体内未检测到 HIV,其可能成为继"柏林病人"之后的全球第二例艾滋病治愈者。这两个案例为艾滋病的功能性治愈带来了希望。当前,彻底治愈艾滋病的药物和策略研究已成为国际艾滋病研究的热点和重点。一些艾滋病治愈的策略如"先激后杀"、嵌合抗原受体 T 细胞(Chimeric Antigen Receptor T cell,CAR-T)疗法和基因治疗也正在开展,目前也成为艾滋病研究的重要方向之一。虽然这些策略面临诸多挑战,但经过全球的共同努力,期望在不久的将来,艾滋病的彻底治愈能成为现实。

(陆 路 姜世勃)

参 考 文 献

1. 黄文林. 分子病毒学 [M]. 3 版. 北京:人民卫生出版社,2016.

2. 李明远,徐志凯. 医学微生物学 [M]. 3 版. 北京:人民

卫生出版社,2015.

3. ALTER G, BAROUCH D. Immune correlate-guided HIV vaccine design [J]. Cell Host Microbe, 2018, 24(1):

25-33.

4. ARCHIN N M, SUNG J M, GARRIDO C, et al. Eradicating HIV-1 infection: seeking to clear a persistent pathogen [J]. Nat Rev Microbiol, 2014, 12(11): 750-764.

5. BRIGGS J A, WILK T, WELKER R, et al. Structural organization of authentic, mature HIV-1 virions and cores [J]. EMBO J, 2003, 22(7): 1707-1715.

6. CASKEY M, KLEIN F, NUSSENZWEIG M C. Broadly neutralizing anti-HIV-1 monoclonal antibodies in the clinic[J]. Nat Med, 2019, 25(4): 547-553.

7. Cohen M S, Smith M K, Muessig K E, et al. Antiretroviral treatment of HIV-1 prevents transmission of HIV-1: where do we go from here[J]. Lancet, 2013, 382(9903): 1515-1524.

8. JIANG S, LIN K, STRICK N, et al. HIV-1 inhibition by a peptide[J]. Nature, 1993, 365(6442): 113.

9. JIANG S, LIU S, STONE A. China needs safe and effective microbicides for preventing sexual transmission of HIV [J]. Lancet Infect Dis, 2006, 6(11): 681-682.

10. KIEM H P, JEROME K R, DEEKS S G, et al. Hematopoietic-stem-cell-based gene therapy for HIV disease[J]. Cell Stem Cell, 2012, 10(2): 137-147.

11. KIM Y, ANDERSON J L, LEWIN S R. Getting the "kill" into "shock and kill": strategies to eliminate latent HIV [J]. Cell Host Microbe, 2018, 23(1): 14-26.

12. MARGOLIS D M, GARCIA J V, HAZUDA D J, et al. Latency reversal and viral clearance to cure HIV-1[J]. Science, 2016, 353(6297): 6517.

13. SENGUPTA S, SILICIANO R F. Targeting the latent reservoir for HIV-1[J]. Immunity, 2018, 48(5): 872-895.

14. SIMON V, BLOCH N, LANDAU N R. Intrinsic host restrictions to HIV-1 and mechanisms of viral escape [J]. Nat Immunol, 2015, 16(6): 546-553.

15. ZENERE G, OLWENYI O A, BYRAREDDY S N, et al. Optimizing intracellular signaling domains for CAR NK cells in HIV immunotherapy: a comprehensive review [J]. Drug Discov Today, 2019, 24(4): 983-991.

第二十一章 流感病毒

流感病毒（influenza virus）是流行性感冒（简称流感）的病原体。流感是一种古老的传染病，早在公元前412年，希波克拉底就有过记述。长期以来，人类与流感的斗争从未停止过，但至今流感仍然是对人类健康危害最大的传染病之一。在病毒分类上，流感病毒属于正黏病毒科（Orthomyxoviridae），对人类致病的有甲、乙、丙（A、B、C）三型。其中甲型流感病毒（influenza A virus，IAV）具有高度变异性，其抗原性可以持续不断地发生变异，并通过基因重配（reassortment）产生新亚型，从而造成流感的流行或大流行。自20世纪以来，人类已发生过4次世界性流感大流行，分别是1918年由甲型H1N1流感病毒引起的"西班牙流感"、1957年由甲型H2N2流感病毒引起的"亚洲流感"、1968年由甲型H3N2流感病毒引起的"香港流感"以及2009年由新甲型H1N1流感病毒所致的21世纪首次流感世界性大流行。其中1918年暴发的西班牙流感被称为人类历史上最大的瘟疫，全球大约一半人口被感染，患病人数在5亿以上，其中4 000万~5 000万人死亡。2005年，Taubenberger等人从1918年流感大流行死亡病人的肺组织石蜡标本和阿拉斯加永冻层下一具女性遗体的肺组织中获得了流感病毒的全基因序列。随后，Terrence等利用反向遗传学技术，成功提取出1918流感病毒并对其致病性进行了研究。1918流感病毒的复活对了解流感病毒的起源、进化、传播与致病机制具有重要意义。在自然界，甲型流感病毒的宿主广泛，除了感染人类外，还能感染禽类以及猪、马等多种哺乳类动物，引起禽流感（avian influenza，AIV）、猪流感和马流感等，对养禽业和畜牧业造成重大危害。近年来，动物源性流感病毒，特别是禽流感病毒感染人类事件不断出现，已证实，H5N1、H7N9、H9N2、H7N7、H7N2、H7N3、H5N2和H10N7等禽流感病毒均能直接感染人类，其中H5N1和H7N9禽流感病毒以其对人类的高致病性和高致死率而对人类健康造成严重威胁，引起全球广泛关注。

乙型流感病毒（influenza B virus，IBV）抗原变异性较小，通常只引起流感的局部暴发流行或小流行，主要感染儿童、老年人和慢性病病人等特定人群。近年来乙型流感病毒的流行特点发生了变化，常与甲型流感病毒共同流行，在全球范围内引起局部暴发或季节性流行，甚至成为季节性流感的优势流行株。丙型流感病毒（influenza C virus，ICV）抗原性稳定，以散发流行为主，主要侵犯婴幼儿和免疫力低下的人群，感染后症状轻微。

第一节 病毒的基本特征

一、形态与结构

流感病毒为有包膜、基因组分节段的单股负链RNA病毒，一般为球形，直径80~120nm，但新分离的流感病毒呈多形性，以丝状多见，丝状体可长达数微米。流感病毒的最外层为病毒的包膜，甲型和乙型流感病毒无形态学差异，病毒包膜上镶嵌着3种膜蛋白，分别为血凝素（hemagglutinin，HA）、神经氨酸酶（neuraminidase，NA）和膜蛋白（membrane protein）M2。HA和NA是流感病毒包膜表面的主要糖蛋白刺突，长10~40nm，每个病毒颗粒表面约含500个HA和100个NA，其比例约为5∶1。HA以三聚体的形式存在于脂质双层膜上，呈柱状，能凝集人和多种哺乳类动物的红细胞；NA以四聚体的形式存在，呈蘑菇状，具有水解N-乙酰神经氨酸的作用；M2是一种跨膜蛋白，具有离子通道作用，一般在包膜上含量较少，每个颗粒表面只含几十个M2分子。包膜的内侧为一层基质蛋白（matrix protein）M1，M1 是病毒颗粒中含量最丰富的蛋白质，具有稳定和强化病毒空间结构和保护核衣壳的作用。病毒的核心为病毒核糖核蛋白体（viral ribonucleoproteins，vRNP），即病毒核衣壳，呈螺旋对称，直径约 10nm，由核蛋白（nucleoprotein，NP）、RNA 聚合酶复合体（含 PB1、PB2、PA）和病毒 RNA 基因组组成。丙型流感病毒的包膜上没有 NA，只有血凝素-酯酶融合体（hemagglutinin-esterase-fusion，HEF）和 M2 两种包膜蛋白。甲型流感病毒的基本结构见图 21-1。

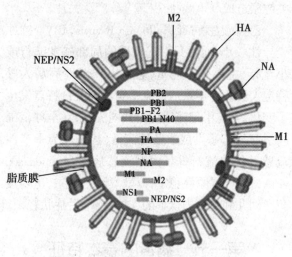

图 21-1 甲型流感病毒基本结构示意图

二、基因组结构及编码蛋白

（一）基因组结构

甲型和乙型流感病毒基因组由 8 个 RNA 节段组成，基因组的总长度约为 13.6kb。RNA1、RNA2 和 RNA3 节段即 pb2 基因、pb1 基因和 pa 基因，pb2 编码碱性聚合酶 2（basic polymerase 2，PB2），pb1 编码碱性聚合酶 1（basic polymerase1，PB1），pa 编码酸性聚合酶（acidic polymerase，PA）。近年来发现，pb1 基因组内还含 PB1+1 和 PB1-N40 读码框（ORF），分别编码产生 PB1-F2 和 PB1-N40 蛋白，pa 基因还可编码产生 PA-X/PA-N155 和 PA-N182 蛋白。RNA4 节段编码 HA。RNA5 节段编码核蛋白 NP。RNA6 节段编码 NA。RNA7 至少含两个读码框，编码 M1 和 M2 两种蛋白。RNA8 节段最小，只有 890 个核苷酸，转录后生成 NS1 mRNA，翻译出非结构蛋白 NS1。NS1 mRNA 在细胞内通过剪接形成 NS2 mRNA 和 NS3mRNA，分别翻译产生 NS2 和 NS3 蛋白。所有基因节段均具有 5′ 端帽子结构和 3′ 端 polyA，两个末端都带有 12~13 个保守的核苷酸序列。丙型流感病毒基因组只有 7 个 RNA 节段，缺少编码神经氨酸酶的基因，但是其 RNA4 节段编码的产物称为 HEF，可同时具有血凝素活性、神经氨酸酶活性和融合活性。甲型流感病毒基因组各节段的大小及其编码的蛋白见图 21-2。

（二）编码蛋白的结构与功能

1. RNA 聚合酶（PB2、PB1、PA） PB2、PB1 及 PA 是流感病毒颗粒中分子量最大的蛋白质，PB2 和 PB1 分别含 759 个和 757 个氨基酸，分子量为 85~86kD。PA 含 716 个氨基酸，分子量约 84kD。这 3 种蛋白质均在感染细胞的胞质内合成，随后形成 RNA 聚合酶复合体。RNA 聚合酶

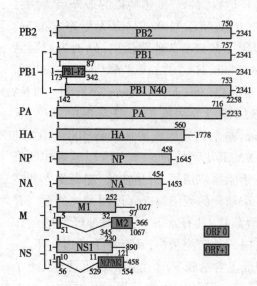

PB2：RNA聚合酶组分，识别Cap，具核酸内切酶活性

PB1：RNA聚合酶组分，催化RNA链延伸

PB1-F2：促凋亡活性，IFN拮抗剂

PB1-N40：功能未知

PA：RNA聚合酶组分，蛋白酶，具核酸内切酶活性

HA：血凝素，包膜糖蛋白，主要抗原，与受体结合，介导膜整合，参与装配与出芽

NP：核蛋白，结合RNA，参与RNA合成，RNP入核转运

NA：神经氨酸酶，包膜糖蛋白，促进病毒释放

M1：基质蛋白，与RNP及糖蛋白相互作用，介导RNP出核转运、装配与出芽

M2：膜蛋白，离子通道，参与装配与出芽

NS1：非结构蛋白，多功能蛋白，具IFN拮抗活性

NEP/NS2：非结构蛋白，参与RNP出核转运，调节RNA合成

图 21-2 甲型流感病毒的基因组结构及其编码蛋白

复合体主要在 vRNP 入核、RNA 转录和复制过程中起作用。PB2 作用于病毒 mRNA 转录的起始阶段,识别并结合在宿主细胞 mRNA 5′端甲基化的帽状结构上。PB2 还具有核酸内切酶活性,切割位点位于宿主细胞 mRNA 帽状结构下游约 10~15 个核苷酸,切割后产生携带帽状结构的 RNA 引物,病毒通过这种"掠帽机制"使病毒 mRNA 携带 5′帽状结构。PB1 在病毒 mRNA 合成中起作用,催化新合成链的延伸反应。PB1 蛋白含有四个高度同源的氨基酸序列,分别位于氨基酸序列的第 298~312、399~412、438~453、473~484 位,其中第 306 位的天冬氨酸残基、第 406 位的甘氨酸残基、第 445 位天冬氨酸残基和第 481 位的赖氨酸残基是维持其功能的关键氨基酸。PA 是磷酸化蛋白,具有核酸内切酶和蛋白酶活性。在病毒 RNA 转录和复制过程中由 PB1、PB2 及 PA 组成的 RNA 聚合酶复合体随 RNA 链的延伸而移动,催化病毒基因组 RNA 的生成,因此,RNA 聚合酶复合体为病毒 RNA 的转录和复制所必需。

近年新发现的 PB1-F2 蛋白含 87~90 个氨基酸,在感染细胞的线粒体内大量存在,可通过破坏线粒体的途径诱导细胞凋亡,并可能具有调节宿主免疫应答和促进炎症反应等作用。此外,PB1-F2 还可与 PB1 相互作用,通过调节聚合酶的活性而影响病毒的毒力。其他新发现的由聚合酶基因编码的 PB1-N40、PA-X/PA-N155 和 PA-N182 等蛋白的功能尚不清楚。

2. **血凝素(HA)** HA 是流感病毒表面的主要糖蛋白刺突,具有与宿主细胞膜表面受体结合、膜融合和刺激机体产生中和抗体等功能。用 X 线晶体衍射技术发现,HA 以三聚体的形式存在于病毒的脂质双层膜上,单体之间以非共价连接。其疏水的羧基端锚定在病毒的包膜上,亲水的氨基端暴露在病毒包膜外,形成糖蛋白刺突。HA 单体长约 13.5nm,由头部、颈部、穿膜区(transmembrane domain,TM)和胞内尾部(cytoplasmic tail,CT)四部分组成。头部呈球状,由 HA1 肽链组成,含受体结合位点和抗原位点;颈部为纤细的杆状,由 HA2 和部分 HA1 组成,长约 7.6nm。HA2 的 N 末端是一个高度保守的疏水区,是病毒的融合肽(图 21-3,见文末彩插)。

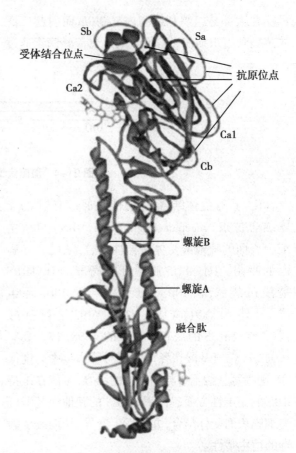

图 21-3 流感病毒 HA 空间结构示意图

在病毒复制过程中,首先在细胞粗面内质网合成分子量为 76kD、含 562~566 个氨基酸的 HA 前体分子 HA0,随后 HA0 分子裂解为 HA1 和 HA2 两个多肽,前者含 319~328 个氨基酸,分子量 47kD,后者为 221~222 个氨基酸,分子量 29kD,两者通过二硫键相连。HA0 分子裂解是流感病毒感染宿主细胞的先决条件,只有 HA0 裂解为 HA1 和 HA2 后,病毒才具有感染性。不同亚型的流感病毒 HA 裂解位点的氨基酸组成不同,如人类流感病毒 H1、H2 及 H3 亚型的 HA 裂解位点只有一个碱性氨基酸——精氨酸(R),能被存在于上呼吸道的丝氨酸蛋白酶裂解,因此,人流感病毒主要感染上呼吸道。非致病性或低致病性禽流感病毒的 HA 裂解位点含 1~2 个碱性氨基酸,如 R-X-X-R/K(X 为非碱性氨基酸),只能被存在于有限的组织和细胞内的胰蛋白酶类蛋白酶裂解,因而病毒的感染较为局限,而高致病性禽流感病毒的 HA 裂解位点则至少含 4 个碱性氨基酸,如 R-E-R-R-R-K-K-R,能被广泛存在于宿主体内的识别碱性氨基酸序列的蛋白水解酶裂解,因此高致病性禽流感病

毒能在大部分组织和细胞内复制,从而引起广泛的感染和组织损伤。若低致病性禽流感病毒通过

基因突变使裂解位点获得多个碱性氨基酸则可能进化成高致病性禽流感病毒(图21-4)。

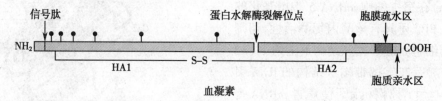

图 21-4 流感病毒 HA 蛋白结构示意图

HA 具有受体结合活性,能够通过 HA1 的受体结合位点(receptor-binding site, RBS)与宿主细胞表面的唾液酸受体特异性结合,从而介导病毒的吸附。H1 和 H5 亚型流感病毒的 HA1RBS 呈浅口袋状,由 190- 螺旋、220- 环、130- 环组成,另外,由 Y91、W150、H180、Y192 位氨基酸残基形成 RBS 的底部。RBS 的第 98、153、183、190、194 位氨基酸在各型甲型流感病毒中高度保守,这些氨基酸不参与和受体的结合,可能在维持 RBS 的稳定性方面起作用。RBS 的其他氨基酸可与细胞表面受体结合,并可发生变异,从而改变病毒的宿主嗜性。

HA 的特异性受体为细胞表面的唾液酸(N-乙酰神经氨酸),但人流感病毒与禽流感病毒识别的受体类型并不相同,前者为唾液酸 α2, 6 半乳糖(SAα-2, 6Gal),后者为唾液酸 α2, 3 半乳糖(SAα-2, 3Gal)。人类上呼吸道黏膜上皮细胞表面存在大量 SAα-2, 6Gal 受体,而支气管和肺泡上皮细胞则以 SAα-2, 3Gal 受体为主。因此,人流感病毒易于感染人上呼吸道上皮细胞,并通过飞沫传播。禽类的呼吸道和胃肠道黏膜上皮细胞表面以 SAα-2, 3Gal 受体为主,故禽流感病毒可以感染禽类的呼吸道和消化道黏膜上皮细胞,并从呼吸道分泌物和粪便中排出病毒,但不易感染人类上呼吸道上皮细胞。然而,在个别情况下,禽流感病毒可以到达富含 SAα-2, 3Gal 受体的呼吸道深部和肺泡,造成感染,但由于病毒局限在呼吸道深部,即使感染也不易通过飞沫在人际间传播。例如 H5N1、H9N2 等禽流感病毒虽偶尔能感染人类,但迄今并不能证明其能够有效地人传人。猪的上呼吸道黏膜上皮细胞既存在 SAα-2, 3Gal 受体又有 SAα-2, 6Gal 受体,因此猪对人流感病毒和禽流感病毒均敏感。

HA 是流感病毒的主要表面抗原成分,可以诱导机体产生中和抗体。通过 X 线晶体衍射技术和单克隆抗体分析证实,HA1 蛋白头部有 5 个抗原位点,分别为 Ca2、Sb、Sa、Ca1 和 Cb(图21-3)。各抗原位点的氨基酸残基组成为:Cb(78~83)、Sa(128、129、156~160、162~167)、Sb(187~198)、Ca1(169~173、206~208、238~240)、Ca2(140~145、224、225)。甲型流感病毒的抗原位点易于发生变异,如核苷酸的互换、插入或缺失,导致病毒的抗原性改变。

HA 具有膜融合作用,其通过 HA2 端的疏水性融合肽与宿主细胞膜发生融合,从而介导病毒核衣壳进入宿主细胞。此外,HA 是一种糖蛋白,糖分子的侧链可覆盖或部分覆盖糖基化位点及其周围的氨基酸残基,故糖基化位点的增加或减少对病毒的抗原性和其他生物学特性有一定的影响。

3. 神经氨酸酶(NA) NA 是存在于流感病毒包膜上的另一种重要的糖蛋白刺突,在包膜表面以四聚体形式存在,单体之间通过二硫键连接。NA 单体由 453 个氨基酸组成。电镜下 NA 单体呈蘑菇状,由球状的头部和纤细的茎部组成。NA 的头部含酶活性位点和抗原位点(图21-5)。NA 的酶活性位点由 15 个高度保守的极性氨基酸组成,包括 9 个酸性氨基酸和 6 个碱性氨基酸,这些

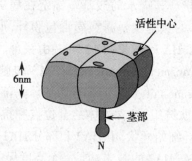

图 21-5 流感病毒 NA 四聚体结构示意图

氨基酸残基能结合并水解宿主细胞表面糖蛋白末端的 N-乙酰神经氨酸，从而有助于病毒从感染细胞的表面释放和扩散。研究结果表明，如果这些酶活性位点发生点突变，NA 的酶活性将随之降低或丧失。

NA 是流感病毒表面的重要抗原，其抗原位点位于头部。NA 诱导的抗体虽然没有中和病毒的作用，但可抑制子代病毒的释放和在组织间扩散，因而具有免疫保护作用。与 HA 一样，NA 的抗原性也极易发生变异。

NA 茎部的主要功能是帮助形成四聚体。在不同亚型的流感病毒间，NA 茎部的氨基酸序列长度因不同的亚型而异，含 62~82 个氨基酸不等。研究发现，NA 茎部的长短可能与流感病毒的致病性有关。

4. 核蛋白（NP） NP 是流感病毒的内部蛋白，含 498 个氨基酸。其主要功能是与基因组 RNA 和 RNA 聚合酶 PB1、PB2、PA 一起构成病毒的 RNP，参与 RNA 的复制和转录。与 HA 和 NA 的高度变异性不同，NP 高度保守，在病毒进化过程中变异率很低，而且 NP 存在保守的 CTL 表位和交叉保护抗原表位，其刺激产生的免疫应答对流感病毒感染有广谱的免疫保护作用，因此，NP 已成为甲型流感通用疫苗研究的热点。

5. M1 和 M2 蛋白 M1 和 M2 均为非糖基化蛋白。M1 为病毒的基质蛋白，由 252 个氨基酸组成，分子量为 26kD，是病毒颗粒中含量最多的蛋白质。电镜下可见 M1 在病毒颗粒脂质双层膜的内侧形成一层致密的病毒壳，其主要功能是维持病毒的形态，并在病毒的装配、转录和出芽过程中起作用。M2 为穿膜蛋白，由 97 个氨基酸残基组成，分子量约 15kD，含由 24 个氨基酸残基组成的 N 末端的 M2 膜外区（extracellular domain of M2，M2e）、由 19 个氨基酸残基组成的跨膜区和由 54 个氨基酸残基组成的 C 末端胞质区。M2 蛋白主要以四聚体的形式存在，具有离子通道作用。其跨膜区是离子通道抑制剂金刚烷胺类药物的作用靶点，如果该区的氨基酸发生突变，则该类药物不能与离子通道结合，从而产生耐药性。研究表明，其耐药性突变位点主要在第 26、27、30、31 和 34 位氨基酸，其中任何一个氨基酸位点发生突变，都可能导致对离子通道抑制剂类药物产生耐药性。M2e 是抗原表位集中的区域，并且在甲型流感病毒不同亚型中高度保守，不仅可以诱导机体产生抗体，而且可以诱导特异性的细胞免疫应答，因此可作为研究流感病毒通用疫苗的靶蛋白。

6. 非结构蛋白 流感病毒的非结构蛋白包括 NS1、NS2 和 NS3 三种。NS1 含 215~237 个氨基酸，存在于宿主细胞的胞核内，而不存在于病毒颗粒中。NS1 含两个不同功能的结构域，即 RNA 结合域（RNA-binding domain，RBD）和 RNA 效应域（effector domain，ED），两个结构域之间由 7~12 个氨基酸的连接区（linker region，LR）连接。RBD 由 N 末端的 73 个氨基酸组成，含 3 个 α 螺旋结构。RBD 能形成一种对称的 6 螺旋同源二聚体，这种二聚体是其与 dsRNA 结合所必须。RBD 二聚体通过特异性识别并结合含有 5'-非翻译区（5'-UTR）的病毒 mRNA，促进病毒 mRNA 的转录和蛋白合成。RBD 在不同的毒株之间高度保守，其中 R38、R35 和 R46 氨基酸残基是与 dsRNA 结合的关键氨基酸。ED 位于 C 末端，氨基酸序列为第 85 位氨基酸起至 NS1 末端，含 7 个 β 链和 3 个 α 螺旋。ED 含有多种蛋白结合位点，通过 NS1-蛋白之间的相互作用，在拮抗宿主的抗病毒固有免疫和适应性免疫方面起重要作用，如抑制干扰素的产生、抑制树突状细胞（DC）成熟和迁移、抑制宿主细胞凋亡、调节宿主及自身基因表达等。因此，NS1 是一种多功能蛋白质。NS2 蛋白含 121 个氨基酸，分子量为 14kD，大量存在于宿主细胞的细胞质中，亦可少量存在于病毒颗粒内。NS2 也称为核输出蛋白（NEP），带有引导 RNP 出细胞核的信号区，在病毒的 RNP 从细胞核进入细胞质的过程中起作用。NS2 的 C 末端有相对刚性的构型，而 N 末端则具有相对柔性和易暴露的构型，从而在 RNP 自细胞核进入细胞质的过程中易于被识别。NS3 蛋白是 2012 年新发现的流感病毒蛋白，由 194 个氨基酸组成，其功能尚不清楚，可能与甲型流感病毒的宿主适应性有关。

三、流感病毒的分类与命名

根据流感病毒 NP 和 M1 蛋白抗原性不同，可将流感病毒分为甲、乙、丙三型。甲型流感病毒再根据其 HA 和 NA 的抗原性差异分为不同亚型，迄今已发现 HA 有 18 个亚型（H1~H18），NA 有 11 个亚型（N1~N11）。

根据世界卫生组织 1980 年公布的流感病毒毒株命名法，一个新分离株完整的命名应包含 6 个要素：型别 / 宿主 / 分离地区 / 毒株序号 / 分离年代（HA 和 NA 亚型），但如果宿主是人类时，则不必写出宿主，例如 A/California/07/2009（H1N1），A/ 香港 /156/97（H5N1），A/swine/Lowa/15/30（H1N1）。如果是乙型或丙型流感病毒时，则省略亚型信息。

四、流感病毒的复制

流感病毒通过 HA 与细胞表面的受体结合而吸附到宿主细胞上。甲型流感病毒和乙型流感病毒的 HA 受体为 N- 乙酰神经氨酸。丙型流感病毒的受体与甲、乙型流感病毒不同，为 9-0- 乙酰基 -N- 乙酰神经氨酸甲酯。

流感病毒 HA 与受体结合后引起细胞膜内陷并包裹病毒颗粒，然后经内吞作用（endocytosis）进入细胞质形成内吞体（endosome）。在胞质中，内吞体与酸性溶酶体融合，通过病毒 M2 蛋白的离子通道作用使内吞体内的 pH 下降，当达到 pH5.0~6.0 时，病毒的 HA 分子发生变构，暴露出 HA2 端的融合肽。疏水的融合肽插入内吞体膜的脂质双层中，使病毒包膜与内吞体膜发生融合，病毒 RNP 随之释放到细胞质中。RNP 通过核膜孔进入细胞核。在胞核内，在病毒的 RNA 聚合酶复合体的催化下，以病毒基因组单负链 RNA 为模板，先转录出 mRNA 和与基因组互补 RNA（complementary RNA，cRNA），再以 cRNA 为模板合成子代负链 RNA，即病毒 RNA（viral RNA，vRNA）。mRNA 进入细胞质，翻译成病毒的结构蛋白和非结构蛋白。其中 HA、NA 和 M2 三种膜蛋白进入内质网，进行折叠组装或糖基化修饰，HA 组装成三聚体，NA 和 M2 组装成四聚体，然后，被运送到细胞膜并镶嵌到细胞膜上；M1 蛋白合成后聚集于细胞膜内侧；NP 进入胞核，与新合成的 vRNA 一起装配成 RNP，并在核输出蛋白（NEP/NS2）、细胞输出因子等作用下输出细胞核。最后，RNP 移行至细胞膜，以芽生的方式释放，在释放的过程中，获得宿主细胞的细胞膜作为病毒的包膜（图 21-6，见文末彩插）。流感病毒的复制周期约需 8 小时。

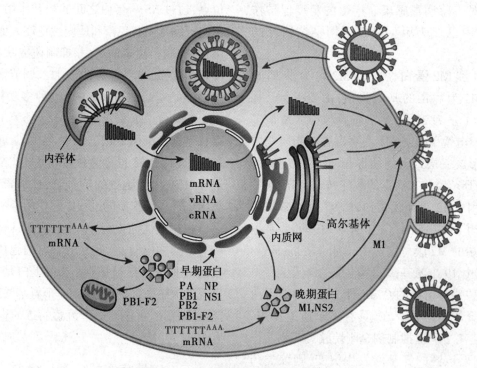

图 21-6　流感病毒复制周期示意图

第二节 抗原性变异与流感的流行

流感病毒的抗原性变异主要是指 HA 和 NA 的抗原性变异。流感病毒通过持续不断的变异来突破宿主屏障和逃避宿主的免疫保护作用。在甲、乙、丙三型流感病毒中,甲型流感病毒最易发生变异,乙型流感病毒次之,而丙型流感病毒则抗原性稳定。流感病毒的抗原变异有抗原性漂移和抗原性转变两种形式。

一、抗原性漂移

抗原性漂移(antigenic drift)是指由流感病毒亚型内 HA 或 NA 点突变的累积而引起的抗原性变异,其变异幅度小,属量变。在过去的 20 年中,HA 和 NA 的氨基酸替换率每年为 0.5%~1%。一般认为,点突变与人群的免疫力和自然选择压力有关,当点突变引起的氨基酸变异累积到一定程度时,会导致抗原性变异,产生抗原漂移株。流感病毒每隔数年就会发生一次较明显的抗原性漂移,因此,流感的流行常表现为周期性局部地区的中、小型流行。流感病毒的抗原性漂移可通过常规的血凝抑制试验(HI)或神经氨酸酶抑制试验(NI)检测出来,若分离株与代表株相比 HI 效价有 4 倍或 4 倍以上升高,即可认为分离株发生了抗原性漂移。

二、抗原性转变

抗原性转变(antigenic shift)是指自然流行条件下,甲型流感病毒表面的一种或两种抗原结构发生大幅度的变异,或者当两种不同亚型的流感病毒同时感染同一细胞时,病毒的 8 个基因节段在细胞内发生节段互换导致基因重排,从而产生新亚型,因此,抗原性转变的变异幅度大,属于质变。由于人群对新亚型完全缺乏免疫力,病毒易在人群中迅速传播,引起流感大流行。历史上发生的世界性流感大流行多与新亚型的形成有关,而每种新亚型的形成都是基因重排的结果(表 21-1)。如 1957 年出现的 H2N2 毒株是一种二源重组病毒,是由人流感病毒 H1N1 与欧亚禽

表 21-1 甲型流感病毒的抗原性变异与流感大流行

亚型名称	流行年代	病毒代表株
H1N1	1918	A/Brevig Mission/1/18(H1N1)
H2N2	1957	A/Singapore/1/57
H3N2	1968	A/Hongkong/1/68
H1N1	1977	A/HUUSR/90/77
H1N1	2009	A/California/07/2009(H1N1)

流感病毒 H2N2 基因重排而来,其 HA、NA 和 PB1 的基因节段来源于禽流感病毒,而其他 5 个基因节段则来自当时流行的人 H1N1 流感病毒;1968 年出现的 H3N2 亚型病毒是人流感病毒 H2N2 与禽源 H3 病毒发生基因重排重组后产生的新型 H3N2 病毒,其 HA 和 PB1 的基因来源于禽流感病毒,其他 6 个基因节段与人 H2N2 病毒基因高度同源;2009 年的流感大流行毒株则是一种新型的 H1N1 流感病毒,其 HA、NP 和 NS 的基因来自古典猪流感病毒 H1N1,NA 和 M 的基因来自欧亚猪流感病毒 H1N1,PB1 和 PA 的基因来自北美禽流感病毒 H1N1,而 PB1 的基因则与 1968 年以来流行的 H3N2 基因高度同源,因此该病毒是一种四源重组病毒。

目前认为猪在流感病毒基因重排过程中可能起重要作用,因为猪的上呼吸道黏膜上皮细胞既存在 SAα-2,3Gal 受体又有 SAα-2,6Gal 受体,可同时被人流感病毒和禽流感病毒感染,两种病毒可在猪的体内发生基因重排,产生新的亚型。此外,有研究发现,1977 年流行的俄罗斯流感的病原体甲型 H1N1 与中国香港甲型 H3N2 流感病毒同时感染人则分离出 H3N1 亚型病毒,提示在自然流行情况下,流感病毒亦有可能在人体内发生基因重排。

第三节 流行病学特征

一、流感病毒在自然界的分布

甲型流感病毒在自然界分布广泛,禽类、人类、猪和马等均可为其天然宿主。此外,流感病毒亦可感染海洋哺乳类动物(鲸鱼和海豹)和貂、狗、猴及反刍动物(如驯鹿)等。野生禽类,特别是野鸭、海鸥和各种迁徙的候鸟不仅是甲型流感

病毒的天然宿主，也是流感病毒的基因贮存库，迄今已从野生水禽身上分离到甲型流感病毒所有的 HA 亚型和 NA 亚型。流感病毒能同时在禽类的呼吸道和胃肠道内复制，并通过唾液、鼻腔分泌物和粪便大量排出体外，污染环境和水体，因此流感病毒可在湖泊或其他常有鸟类出没的环境和水体中出现。猪能同时感染人流感病毒和禽流感病毒，不同亚型的流感病毒可以在猪的体内发生基因重排，产生新亚型，因此认为，猪是流感病毒的基因混合器。

乙型流感病毒和丙型流感病毒的天然宿主主要是人类。此外有研究发现，乙型流感病毒还可以感染海豹、狗、猫和猪等，丙型流感病毒也可感染猪。

二、传播特征

（一）传染源

流感病毒的传染源主要是病人和隐性感染者。流感病毒传染性强，传入人群后可迅速扩散，感染者从呼吸道分泌物中持续排出病毒。病人从潜伏期末到发病的急性期都有传染性，其中发病最初的 2~3 天传染性最强；成人和年龄较大的儿童一般持续排毒 3~6 天，婴幼儿、免疫缺陷者和感染禽流感病毒的病人排毒时间可更长。感染病毒的动物也可成为传染源，人与受感染动物近距离密切接触可发生有限传播。

（二）传播途径

流感病毒主要是通过近距离空气飞沫传播，流感病人及隐性感染者在讲话、咳嗽或打喷嚏时，含有流感病毒的飞沫可排放到空气中引起病毒传播，也可经口腔、鼻腔、眼睛等黏膜直接接触或通过被病毒污染的手帕、毛巾等物品间接接触传播。近年用雪貂和豚鼠的研究结果表明，流感病毒亦可通过气溶胶传播。此外，动物源性流感病毒除了上述传播途径外，偶可通过胃肠道传播，引起胃肠型流感。

（三）易感人群

人群对流感病毒普遍易感，其中青少年感染率最高。感染后对同型病毒具有免疫力，但对不同型的病毒没有交叉免疫保护。由于甲型流感病毒易于发生抗原性漂移或抗原性转变，因此，人群对甲型流感的免疫力不稳定，不持久，可以反复发生感染。

三、流行特征

流感流行最显著的特点是：突然暴发，迅速扩散，造成不同程度的流行。流感具有一定的季节性，一般在冬季和早春流行。在我国，北方地区流行高峰一般发生在冬春季，而南方地区则可以全年流行，流行高峰多发生在夏季和冬季。一般情况下，流行 3~4 周后会自然停止，发病率高但病死率低。流感的流行分为散发、暴发、流行和大流行几种类型。散发流行是指在非流行期间，病例呈散在分布，发病的时间及地点没有明显的联系。一个集体或一个小的区域短时间内突然发生很多病例称为暴发；较大地区的流感发病率明显超过一般的发病水平，可称为流行；大流行也称世界性大流行，其传播迅速，流行广泛，短时间内波及全世界。甲型流感病毒常以流行形式出现。乙型流感病毒常常引起局部暴发，不引起世界性流感大流行；丙型流感病毒主要以散发形式出现，主要侵袭婴幼儿，一般不引起流行。

自 20 世纪以来发生了 4 次流感世界性大流行，病原体均为甲型流感病毒。1918 年的西班牙流感于 1918 年春首发于美国东部，由于当时西班牙最先报道了此病，并约有 800 万人感染，因而被称作"西班牙流感"。此次流行累及全球近半人口，发病率达 20%~40%，致 4 000 万~5 000 万人死亡；1957 年的"亚洲流感"于 1957 年 2 月首发于我国贵州西部，3 月传播到湖南省，4 月传播到我国香港和新加坡，以后经东南亚和日本传播到全世界，死亡人数至少有 100 万人；1968 年的"香港流感"始于我国香港地区，然后通过与 1957 年亚洲流感相似的传播路线波及全球，导致 150 万至 200 万人死亡；2009 年 4 月初，21 世纪的首次世界性流感大流行在墨西哥暴发，美国疾病预防与控制中心的研究者最先从墨西哥和美国的病人体内分离到病毒，由于该病毒的基因与猪群中流行的流感病毒同源性高，曾被称为猪源性流感病毒，命名为 swine-origin 2009 influenza A virus H1N1（S-OIV A/H1N1）。序列分析表明，该病毒与此前流行的 H1N1 亚型流感病毒完全不同，是一种新型的 H1N1 甲型流感病毒。

除了上述典型的世界性流感大流行外，1977

年还发生过另一次较大范围的流感流行，称为"俄罗斯流感"。此次流行最早在我国丹东、鞍山和天津等地暴发，随后向北传播到前苏联，但未引起世界性大流行。血清学和遗传学分析显示，该毒株与20世纪50年代流行的H1N1亚型流感病毒非常相似，是一个沉寂了20年后又重新出现的病毒。该病毒主要侵袭25岁以下青少年，以隐性感染和轻症为主，几乎无死亡病例。关于为何这种病毒在消失20年后又重新出现，至今尚未完全明了。

一般认为，新的流感病毒亚型一旦出现后即可取代正在流行的毒株，如2009年新出现的甲型H1N1流感病毒目前已经取代了2009年之前流行的H1N1季节性流感病毒，以新的季节性流感病毒的形式在人群中广泛传播，与H3N2病毒一起引发季节性流感疫情。

四、人感染动物源性流感病毒

以往认为，由于流感病毒的特异性受体不同，流感病毒具有种属特异性，动物流感病毒不易跨越宿主屏障感染人类。但近年来，动物流感病毒感染人类事件频繁发生，特别是H5N1和H7N9禽流感病毒感染人类的疫情，已成为全球关注的公共卫生问题。

（一）禽流感病毒

禽流感病毒是引起禽类流感的甲型流感病毒的总称。禽类是甲型流感病毒的天然宿主和基因储存库，野生水禽可以携带所有亚型的流感病毒。根据对家禽致病性的不同，禽流感病毒分为高致病性和低致病性两大类。低致病性禽流感（low pathogenic avian influenza，LPAI）病毒感染后引起的症状轻微，表现为羽毛低垂、产蛋量减少等，不易被发现。高致病性禽流感（highly pathogenic avian influenza，HPAI）病毒主要为H5和H7亚型病毒的某些毒株，可在家禽中快速传播，引起严重疾病，患病家禽表现为多脏器损伤，常在48小时内死亡，死亡率可达100%。国际兽疫局已将禽流感定为A类传染病，并将其列入国际生物武器动物类传染病名单。1997年，我国香港地区首次暴发人感染H5N1高致病性禽流感病毒疫情，致18人发病，其中6人死亡，感染者出现严重的临床症状，表现为严重肺炎和多器官衰竭。此次疫情首次证实了禽流感病毒可以跨越种属屏障直接感染人类。2003年2月高致病性禽流感病毒H5N1再次在中国香港引起人类感染，致2人发病，其中1人死亡。此后，人感染H5N1疫情蔓延到东南亚，并进一步扩散到欧洲和中东多个国家，至今疫情仍在世界上多个国家出现。H7N9禽流感病毒对禽类表现为低致病性，禽类感染后无明显症状，但对人类则为高致病性，感染后可迅速发展成严重肺炎和呼吸窘迫综合征，病死率约40%。2013年3月，人感染H7N9禽流感病毒疫情在我国华东地区暴发，3个月内疫情迅速蔓延到我国北京、江苏、浙江、福建、江西、山东、河南和湖南等10省（市）；至今，人感染H7N9禽流感病例仍在我国南方持续出现。序列分析表明，H7N9禽流感病毒可能为一种四源重配病毒，其HA的基因来自在我国浙江鸭群中流行的H7N3禽流感病毒，NA的基因来自韩国野鸟中携带的H7N9禽流感病毒株，其余6个内部基因则可能来源于江苏地区鸡群的H9N2亚型禽流感病毒和上海地区鸡群的H9N2亚型禽流感病毒。H5N1和H7N9禽流感病毒虽然可以直接感染人类，但迄今未能证实可以在人群中有效传播。除了上述禽流感病毒可以直接感染人类以外，目前已证实H9N2、H7N7、H7N2、H7N3、H5N2和H10N7等亚型流感病毒也能感染人。

（二）猪源性流感病毒

目前在全球猪群中流行的流感病毒主要有H1N1、H3N1和H1N2亚型。还有从猪群中分离到H1N1、H3N3、H2N3、H3N1、H4N8、H7N2、H9N2、H5N1、H1N7和H4N6等亚型流感病毒的报道，但这些病毒目前尚未成为优势毒株。此外，在我国的猪群中还分离到丙型流感病毒。

流感病毒可在猪群中引起猪流感的暴发流行，病猪的典型临床症状为发热、厌食、体重减轻、精神萎靡、流涕流涎和呼吸困难等。许多证据表明猪源性流感病毒还具有感染人和禽的能力。1974年，美国学者从一死亡病例中分离出猪源性流感病毒。1976年2月美国新泽西州的一所新兵营中曾暴发过人感染猪源性流感病毒疫情，数十人发病，一人死亡，从病人体内分离出来的H1N1流感病毒与当时在猪群中流行的古典猪流感H1N1病毒高度同源。流行病学调查结果表明,除第一例病人有病猪接触史外,其他病例均无病畜接触史,提示该病毒可以在人与人之间传播。随后不断有猪源性 H3N2 和 H1N1 流感病毒感染人类,并导致部分病例死亡的报道。2011 年 8 月,一种新的猪源性流感病毒感染人类的疫情在美国暴发,造成 318 人感染,其中 1 人死亡。该毒株是由北美猪群中已有的三源重排的 H3N2 亚型流感病毒与 2009 年新 H1N1 甲型流感病毒进一步基因重排所产生的新型的猪源性 H3N2 流感病毒。

由于猪的呼吸道上皮细胞既有人流感病毒的受体又有禽流感病毒的受体,因此,猪源性流感病毒在流感病毒的禽-猪-人的种间传播链中起着中间宿主及共同宿主的作用。不同亚型的流感病毒可以在猪体内发生基因重排产生新的亚型,引起流感大流行,禽流感病毒也可以在猪的体内适应后再传播到人,因此,了解猪源性流感病毒的流行及其对人类的感染,对研究人流感病毒的起源、进化及其发展趋势等具有重要意义。

第四节 致病性与免疫性

一、致病性

人类流感病毒进入机体后主要侵犯上呼吸道及支气管的上皮细胞,一般不入血,只引起呼吸道表面感染。病毒在呼吸道上皮细胞内复制,通过病毒的直接损伤作用、诱导细胞凋亡和诱导宿主免疫应答等机制导致局部炎症和细胞损伤。病理特征为呼吸道纤毛上皮细胞凋亡、坏死、脱落,黏膜充血水肿和单核细胞浸润等,临床上表现为上呼吸道感染或支气管炎。潜伏期一般为 1~7 天,多数为 2~4 天。以畏寒、发热、头痛、全身酸痛、乏力和食欲减退等全身症状为特征,常有咽喉痛、干咳,可有喷嚏、鼻塞和流涕等。流感为自限性疾病,若无并发症,一般 3~5 天症状好转,多在一周内痊愈。年老体弱、免疫功能低下和婴幼儿病人易于发生肺炎或继发细菌感染等并发症。

高致病性禽流感病毒 H5N1 和 H7N9 感染人类是以侵犯支气管和肺泡为主,病毒在肺组织中有效复制和广泛分布,造成弥漫性肺泡损伤,并可迅速发展为严重肺炎、急性呼吸窘迫综合征（acute respiratory distress syndrome,ARDS）和多器官功能衰竭,病死率高。感染者肺部的病理特征为肺泡内及细支气管内出血、肺间质出血、水肿以及大量的中性粒细胞、巨噬细胞和淋巴细胞浸润。目前对于高致病性禽流感病毒的致病机制尚未完全明了,近年的研究结果提示,过度的宿主免疫应答是导致其严重病理损伤的主要原因,其中细胞因子及趋化因子的急剧升高所致的细胞因子风暴（cytokine storm）效应在疾病的发生发展过程中起重要作用。临床研究证实,禽流感病毒 H5N1 感染者的血清和鼻腔灌洗液中存在高水平的多种炎症细胞因子和趋化因子,如 IFN-γ、IL-1RA、IL-6、IL-8、TNF-α、IP-10、IL-1β、IL-10、MCP-10 和 MIP-1α/MIP-1β 等,并证明 IFN-α、IFN-γ 和 IL-6 的水平与疾病的严重程度相关。体外研究发现,禽流感病毒 H5N1 可促进体外培养的人呼吸道上皮细胞分泌 IL-6、IL-8、IL-11、TNF-α、RANTES 等多种炎症介质。动物实验发现,禽流感病毒 H5N1 感染可促进肺泡上皮细胞和巨噬细胞分泌多种细胞因子和趋化因子,如 TNF-α、IFN-α、IFN-β、IL-1β、IL-6、IL-8、CCL2、CCL3、CCL4、CCL5 和 CCXL10 等。细胞因子风暴产生机制尚未完全明了,目前认为与病毒大量复制及机体的过度免疫应答有关。

二、免疫性

人感染流感病毒后,机体的固有免疫和适应性免疫被激活,启动相应的免疫应答。

（一）固有免疫

固有免疫是抗病毒入侵的第一道防线,NK 细胞、NKT 细胞、巨噬细胞及 DC 等固有免疫细胞在病毒感染后即可发挥早期抗病毒作用。随后,机体的模式识别受体（pattern recognition receptor,PRR）可识别流感病毒的病原相关模式分子（pathogen-associated molecular pattern,PAMP）,从而激活并启动相应的免疫应答机制。流感病毒的 PAMP 为病毒基因组 ssRNA 及在其复制过程中产生的 dsRNA 等,这些病原相关模式分子可被宿主的 Toll 样受体（Toll-like receptor,TLR）、RIG-I 样受体（RIG-I like receptor,RLR）和 NOD 样受体（NLR）等模式识别受体特异性识别。

对流感病 PAMP 识别的 TLR 主要为 TLR3 和 TLR7/8,其中 TLR3 主要识别流感病毒 dsRNA,激活干扰素调节因子 IRF3(IFN regulatory factor 3, IRF3)、AP1(activator protein 1, AP1)和 NF-κB 的 p50/p65,启动 IFN-α 和 IFN-β 及其他细胞因子的转录和翻译。IFN-α 和 IFN-β 又可通过 JAK/STAT 细胞信号转导通路调节其他抗病毒蛋白和免疫调节分子的合成,从而发挥抗病毒作用。TLR7/8 识别流感病毒基因组 ssRNA,激活 MyD88(myeloiddifferentiation factor 88)依赖的信号通路,活化 IRF7 及细胞因子基因,启动 IFN-α、IFN-β 及 TNF-α、IL-β、IL-6 等细胞因子的转录和翻译。流感病毒 RNA 亦可被 RIG-I 识别,继而激活转录因子 IRF3、IRF7 和 NF-κB,进而诱导干扰素和细胞因子的表达,抵抗病毒的感染。此外,NLR 可以识别流感病毒 RNA,活化 DC 和巨噬细胞中的 NLRP3 炎性复合体,通过 caspase-1 促进 IL-1β 和 IL-18 的活化,放大炎性反应,参与机体抗病毒免疫。

(二)适应性免疫

1. 体液免疫应答 流感病毒感染可诱导机体产生抗病毒 HA、NA、NP 和 M2 等的特异性抗体。其中 HA 抗体为中和抗体,特别是呼吸道黏膜局部的 SIgA 抗体对阻断同型病毒感染具有重要作用;NA 抗体可抑制病毒从感染细胞中释放,从而起免疫保护作用;M2 抗体也能抑制病毒的复制,但其机制尚未明了,可能是通过 Fc 受体的调理作用而促进巨噬细胞对病毒的清除,或通过补体结合或抗体依赖的细胞毒作用(ADCC)使感染细胞裂解等机制来抑制病毒的增殖;NP 抗体没有免疫保护作用,可用于病毒的型别鉴定。

2. 细胞免疫应答 流感病毒诱导的特异性细胞免疫应答包括 CD4⁺T 细胞和 CD8⁺T 细胞的免疫应答。特异性 CD4⁺T 细胞可辅助 B 淋巴细胞产生特异性抗体。而特异性 CD8⁺T 细胞可溶解病毒感染的靶细胞或释放多种炎症介质,对终止病毒复制和感染后康复起着重要的作用。但细胞免疫应答是双刃剑,过度的炎症介质产生和 CTL 效应亦可导致免疫病理损伤。近年的研究提示,调节性 T 细胞(regulatory T cell, Treg)和 γδ T 细胞在宿主抵抗流感病毒等方面也发挥着重要

的作用。

第五节 实验室诊断与感染的防治

一、实验室诊断

流感的实验室诊断主要包括病毒的分离培养,病毒的抗原、核酸和抗体检测等。病毒的分离培养是实验室诊断的金标准,但所需时间长,分离效率不高。病毒抗原和核酸检测可用于早期诊断。抗体检测可以用于回顾性调查,对早期诊断意义不大。

1. 病毒的分离培养 主要有流感病毒鸡胚接种法和细胞培养法。鸡胚培养法通常采集发病 3 日内病人的咽洗液或咽拭子,经抗生素处理后接种于 9~11 日龄鸡胚的羊膜腔和尿囊腔中,于 33~35℃孵育 3~4 天,收获羊水和尿囊液进行血凝试验(hemoagglutination test)。若血凝试验阳性,则用免疫血清进行血凝抑制(hemoagglutination inhibition, HI)试验以鉴定型别。若血凝试验阴性,则用鸡胚再盲传 3 次,如仍为血凝试验阴性则可判断为病毒分离阴性。细胞培养法常用的细胞为狗肾传代细胞(MDCK 细胞)或非洲绿猴肾细胞(Vero 细胞),培养数天后再通过红细胞吸附试验、血凝试验或病毒核酸检测等检测是否有流感病毒增殖。

2. 病毒抗原检测 采用免疫荧光法、ELISA 法或胶体金法检测鼻甲黏膜印片或呼吸道脱落上皮细胞涂片中的流感病毒抗原,可对病人进行快速诊断。

3. 病毒核酸检测 可用 RT-PCR、实时荧光定量 RT-PCR 或序列分析等方法检测流感病毒核酸,并可对病毒进行分型。

4. 特异性抗体检测 检测流感病毒特异性抗体的常用方法有 HI 试验、中和试验、补体结合试验(CF)或 ELISA 等。其中 HI 试验是最常用的方法,取病人急性期(病后 5 天内)和恢复期(病后 3~4 周)双份血清,检测 HI 抗体,若恢复期血清抗体效价比急性期升高 4 倍或以上则有诊断意义。ELISA 法检测流感病毒特异性 IgM 和 IgG

抗体也是目前常用的检测方法,若动态检测的IgG 抗体水平恢复期比急性期有 4 倍或以上升高则有回顾性诊断意义。

二、防治原则

(一)流感的预防

流感的一般性预防措施包括加强个人卫生,保持室内空气流通,流行高峰期避免去人群聚集场所及对公共场所进行必要的消毒等。接种流感疫苗是预防流感最有效的手段,由于流感病毒易发生抗原性变异,疫苗的有效性取决于疫苗株与某一特定流行季节中流行株之间的抗原匹配程度,因此,用于制备疫苗的毒株需要及时更新,以保证其抗原性与流行毒株相同或相近。WHO 全球流感规划小组在每年的 2~3 月和 9 月根据全球流感监测结果,推荐南、北半球季节性流感疫苗株,毒株一般包括 2 种甲型流感病毒流行株(H1N1 和 H3N2)和 1 种乙型流感病毒株(Yamagata 系或 Victoria 系)。流感病毒疫苗包括灭活疫苗、裂解疫苗、亚单位疫苗和减毒活疫苗等几种类型。

1. **灭活疫苗** 早在 20 世纪 40 年代,灭活流感疫苗就已研制成功并投入使用,对流感的预防发挥了重要作用。灭活流感疫苗是将流感病毒疫苗株通过鸡胚培养后,经纯化、浓缩和甲醛灭活而成的。由于这种疫苗来源于鸡胚培养,疫苗中残留有卵清蛋白及其他杂蛋白,因此不良反应较大。20 世纪 70 年代以后,灭活疫苗逐步被裂解疫苗和亚单位疫苗所取代。

2. **裂解疫苗和亚单位疫苗** 流感病毒裂解疫苗是通过采用 WHO 推荐的流行毒株,经过鸡胚培养后收获病毒,用去垢剂裂解,再经纯化而制成。裂解疫苗含病毒的 HA、NA、NP 和 M1 等抗原成分,其纯度较全病毒灭活疫苗高,安全性和耐受性也较好。亚单位疫苗是在此基础上选用适当的方法(如区带离心技术)提纯 HA 和 NA 抗原,只含高纯度的 HA 和 NA 蛋白,具有更高的纯度和安全性,皮下注射后可产生高滴度 IgG,免疫原性较好,但其缺点是交叉免疫保护作用较弱,不能产生有效的黏膜免疫。

3. **减毒活疫苗** 流感减毒活疫苗的研究开发已有四十多年历史。早年的流感减毒活疫苗是用鸡胚培养的冷适应减毒活疫苗,随后用 Vero 细胞或 MDCK 细胞代替鸡胚培养来制备冷适应减毒活疫苗。目前应用的流感减毒活疫苗是采用反向遗传学技术,选择冷适应、温度敏感、减毒的H2N2 亚型流感病毒的 PB1、PB2、PA、NP、M 和NS 6 个内部基因为骨架,与 WHO 推荐的流行株的 HA 和 NA 基因进行基因重配而制备的流感冷适应减毒活疫苗。减毒活疫苗经鼻腔喷雾接种,其免疫途径与自然感染相似,可诱导产生高效价的 HI 抗体和黏膜 SIgA,具有较好的安全性和免疫效果。

(二)治疗原则

流感的治疗原则包括抗病毒治疗、对症治疗和预防继发细菌感染。

流感的抗病毒治疗药物主要有神经氨酸酶抑制剂(NAI)和离子通道抑制剂两大类,前者通过抑制 NA 的活性,阻止成熟病毒的释放,后者则通过抑制 M2 的离子通道作用而阻止病毒的穿入和脱壳。常用的 NAI 有奥司他韦(oseltamivir,商品名"达菲")、扎那米韦(zanamivir)和帕那米韦(peramivir)等。常用的 M2 离子通道抑制剂主要有金刚烷胺和金刚乙胺,但流感病毒对 M2 离子通道抑制剂易产生耐药性变异。目前我国和全球的监测资料表明,几乎所有甲型流感病毒 H1N1和 H3N2 分离株均对离子通道抑制剂产生了耐药性变异,对金刚烷胺和金刚乙胺均不敏感,因此NAI 成为目前临床上主要的抗流感病毒药物。奥司他韦可用于所有年龄段人群。扎那米韦适用于成人或 7 岁以上的少年儿童。重症病人或无法口服上述两种药物者,可用帕拉米韦静脉注射。抗病毒治疗在发病 48 小时内使用可收到显著疗效,但即使发病时间超过 48 小时的重症病人也依然能从抗病毒治疗中获益。此外,干扰素或中药板蓝根、大青叶及中医辨证治疗等对预防或治疗流感亦有一定的作用。

展　望

流感病毒具有高度变异性,自然宿主广泛。以往曾认为,流感病毒具有宿主特异性,动物流感病毒不易跨越种属屏障感染人类。但是,自 1976年证明猪源性流感病毒可传播到人引起人类流感以后,不同宿主之间跨种传播的现象不断被发现。目前,禽流感病毒 H5N1、H7N9 和 H5N6 以其对人类的高致病性和高致死率而对人类健康和社会经济发展造成严重威胁和危害。近年来,又从猪、牛、羊等动物中分离出丁型流感病毒(influenza D virus, IDV),虽然该病毒对人类的致病性尚不清楚,但其宿主范围较广,在全球广泛传播,并已有与感染动物密切接触者 IDV 抗体阳性的报道,因此该病毒对人类健康也存在潜在威胁。目前,人们对流感病毒的进化与变异规律尚未完全掌握,对其跨种属传播的分子机制以及致病和免疫机制也尚未完全明了,因此,继续加强流感病毒的病原学及致病与免疫机制的研究十分必要。

流感病毒易于变异,且对变异趋势难于预测,因此当新的流行毒株出现时,往往缺乏有效的疫苗用于特异性预防。随着结构生物学和反向遗传学等新技术的迅速发展,研制更为安全高效的新型流感疫苗成为可能。近年来,流感病毒通用疫苗、病毒样颗粒疫苗和载体疫苗等新型流感疫苗已成为研究热点。其中流感病毒通用疫苗以其广谱性而备受瞩目,其接种后能诱导机体产生广谱的流感病毒中和抗体,因而将可能不再需要每年调整疫苗流行株,使有效预防新病毒株所致的流感大流行成为可能;如何提高通用疫苗对各变异株的广谱性和中和能力是目前该类疫苗研制中面临的重大问题。

抗流感病毒药物在流感的防治中占有十分重要的地位,但目前临床上的抗流感药物种类较少。目前几乎所有流感病毒 H1N1 和 H3N2 分离株均已对离子通道抑制剂产生耐药;神经氨酸酶抑制剂自 20 世纪 90 年代起用于临床,对流感的预防和治疗起了重要作用。但已发现部分流感病毒 H1N1 对该类药物敏感度降低,禽流感病毒 H7N9 也出现了对达菲耐药的毒株。因此,研制新一代的抗流感药物是当前的迫切任务,特别是针对流感病毒复制周期不同阶段的新型抗流感药物研发是目前重要的研究方向,其中血凝素吸附阻断剂、膜融合抑制剂、RNA 聚合酶抑制剂及核糖核蛋白出核抑制剂等研究已取得重要进展。

(江丽芳)

参 考 文 献

1. 流行性感冒诊疗方案[M]. 中华人民共和国国家卫生健康委员会, 2018.
2. 李凡, 徐志凯. 医学微生物学. 第 9 版[M]. 北京: 人民卫生出版社, 2018.
3. 李明远, 徐志凯. 医学微生物学. 第 3 版[M]. 北京: 人民卫生出版社, 2015.
4. NKIPE D M, Howley P M. Fields virology[M]. 6th ed. Philadelphia, PA: Lippincott Williams & Wilkins, 2013.
5. CARROLL K C, BUTEL J S, MORSE S A, et al. Jawetz, Melnick, & Adelberg's medical microbiology[M]. 27th ed. New York: McGraw-Hill Medical, 2015.
6. RYAN K J, RAY C G. Sherris medical microbiology[M]. 6th ed. New York: McGraw-Hill Medical, 2014.
7. WARREN L. Review of medical microbiology and immunology[M]. 13th ed. New York: McGraw-Hill Medical, 2014.
8. KILBOURNE E D. Influenza pandemicsof the 20thcentury[J]. Emerg Infect Dis, 2006, 12(1): 914.
9. SUBBARAO K, KLIMOV A, KATZ J, et al. Characterization of an avian influenza A(H5N1) virus isolated from a child with a fatal respiratory illness[J]. Science, 1998, 279(5349): 393-396.
10. GAO R, CAO B, HU Y, et al. Human infection with a novel avian-origin influenza A(H7N9) virus[J]. N Engl J Med, 2013, 368(20): 1888-1897.
11. LIU D, SHI W, SHI Y, et al. Origin and diversity of novel avian influenza A H7N9 viruses causing human infection: Phylogenetic, structural, and coalescent analyses[J]. Lancet, 2013, 381(9881): 1926-1932.

第二十二章　人兽共患及新现再现的重要病原微生物

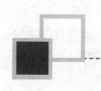

第一节　概　述

人兽共患病是由单词"zoonosis"翻译而来的。1979年,世界卫生组织(WHO)和联合国粮农组织(FAO)联合成立了人兽共患病专业委员会。人兽共患病属于传染病学的一个分支学科,其定义是:在脊椎动物与人类之间自然传播的、由共同的病原体引起的、流行病学上又有关联的一类疾病。在十几年前有人推算,全世界的人兽共患病约有150种,其中我国有90种左右。但近年来的资料显示,全世界约有200种人兽共患病,其中我国有120种左右。仅十年的时间,人兽共患的传染病就增加了几十种之多,而且仍有继续增加的趋势。

人兽共患病的种类很多,从不同角度可将人兽共患的传染病分成许多类别。从引发此类传染病的病原生物分类有病毒、细菌、螺旋体、衣原体、支原体、立克次体、埃立克体、无形体、真菌、吸虫、绦虫、线虫、原虫等。从传播途径分类有经呼吸道传播的,如结核病、禽流感;经消化道传播的,如炭疽、出血性大肠埃希菌O157:H7感染;经皮肤黏膜接触传播的,如钩端螺旋体病等。按病原生物寄生宿主分类:有以寄生动物为主的人兽共患病,动物是此类疾病病原生物主要宿主,通常在动物中相互传播,偶然侵入人群,引起人的疾病,如狂犬病、禽流感、鼠疫、布鲁氏菌病、旋毛虫病、棘球蚴病等;也有以人为主要宿主的病原生物,该类病原通常在人间传播,偶然感染动物,如人型结核病、阿米巴病、甲型流感等;还有些病原生物在人和动物中均可寄生、保存,分不清孰轻孰重的人兽共患病,如日本血吸虫病、钩端螺旋体病等。此外,还有某些病原生物必须以人和某种动物分别为其终末宿主和中间宿主,缺一不可的一类人兽共患病,如有钩绦虫病、无钩绦虫病、囊尾蚴病等。

人兽共患病不仅严重地损害人身体健康和威胁人生命安全,而且阻碍畜牧业的健康发展。畜牧业的发展受阻又直接和间接地影响国民经济发展和国计民生。随着社会和经济的发展,人与动物的关系越来越密切。发展家畜、动物养殖业不仅是农村牧区脱贫致富的主要途径,而且大量畜产品如奶、肉、皮、毛、内脏等均是人们生活中不可缺乏的动物产品。人兽共患病不仅导致畜产品产量减少15%~20%,而且产品品质严重受损。某些动物及其产品是我国名贵的药材和补养剂,如鹿茸、麝香、牛黄、羚羊、犀角、鹿鞭等;某些动物、家畜及其产品又是外贸的重要交流物资等等。因此,人兽共患病的危害是多方面的,对人群的身心健康、畜牧业的发展、国计民生、对外贸易和国际交流等造成重大影响。

人兽共患病中的某些疾病具有重大的公共卫生意义。该类疾病来势迅猛,防不胜防,容易引起社会恐慌,甚至动荡不安。自20世纪70年代中期以来,全世界新发现了40多种传染病,其中人兽共患传染病占1/2以上,如艾滋病、汉坦病毒肺综合征、莱姆病、尼帕病毒病、巴贝西虫病、严重急性呼吸综合征(SARS)等。2003年(实际始于2002年11月)我国暴发流行的SARS,在短短几个月内波及全国数个省(市)区,又很快涉及全球几十个国家和地区,一度造成人心恐慌、社会不安。但该病的流行正在发展之时却又突然消失,给人以来无影去无踪之感。对SARS尚心有余悸时,我国接着又出现高致病性禽流感。2005年又在四川等省区出现人感染2型猪链球菌病的暴发和流行。由于人兽共患病的疾病种类较多,而且其中相当一部分的传染源是各类家畜、家禽和野生动物。因此,这类疾病成为传染病中难于预防和控制的疾病群。2018年2月WHO召集有关专家,采用德尔菲问卷调查和多准则决策分析(multiple-criteria decision analysis, MCDA)法等,评出了需优先研发的传染病,其中克里米亚-刚果出血热、埃博拉出血热、马尔堡病毒病、拉沙热、中东呼吸综合征、严重急性呼吸窘迫综合征、尼帕病毒病、裂谷热、寨卡病毒病、亨德拉病毒病和未知传染病为优先研发病种,对新发传染病及实验室的生物安全提出了更高要求和挑战。

预防与控制传染病的发生和发展,消灭传染源是主要措施之一。但就人兽共患传染病来说,如某些野生动物为传染源时,其淘汰和清除极为困难。因其数量大、种类多、分布广,如鼠疫的传染源涉及50多种獭类、鼠类以及其他野生动物等。当家畜为传染源时,在其淘汰和清除时同样存在诸多制约,如布鲁氏菌病的传染源是羊、牛、猪、犬等家畜。在传染源的淘汰和处理过程中,因导致巨大的经济损失而使传染源屡禁不绝,导致人畜间布鲁氏菌病时有发生。

人兽共患病的种类逐年增加与科技进步和社会发展等密切相关:①科学技术进步,诊断水平提高,使人们认识的人兽共患病增多,如阿米巴痢疾、牛型结核病、猪流感、禽流感、猪链球菌感染或金黄色葡萄球菌感染等。②随着社会和经济的发展,兴修水利、开矿山、修铁路、勘探石油、砍伐森林及狩猎等活动,将原本在动物中存在和流行的疾病引入人群,成为人兽共患病,如莱姆病、巴西出血热、森林脑炎、土拉伦弗菌病、埃博拉出血热等。③病原生物变异(包括基因重组等)导致其毒力增强,使之既能侵犯动物又能侵袭人类,如人类免疫缺陷病毒(HIV)引发的艾滋病就是典型的例子。HIV原本在中非的原始森林猴群中寄生、循环、毒力较弱。由于多种原因人与猴群接触导致人发生感染,HIV在人体适应中变异,毒力增强,致使人类发生艾滋病。属于这类病原体的还有2型猪链球菌、H5N1和H9N2高致病性禽流感等。④社会和经济发展,工业化程度的提高,食品国际化贸易增加,人流活动频繁等,都将导致某些人兽共患病的出现或病例的增加。如由于肉骨粉的国际化使用致使疯牛病出现和病例增多,汉堡的跨国运输导致肠出血性大肠埃希菌感染人群的出现及病例增多。人们对牛奶及奶制品需求的增加,致使这类食品国际化程度增强,也是导致结核病增多的重要原因之一。

本章选择近年来国内外关注较多,研究也较深入的布鲁氏菌、钩端螺旋体、恙虫病东方体与贝纳柯克斯体、登革病毒、汉坦病毒、肠道病毒71型、中东呼吸综合征冠状病毒、2019新型冠状病毒、寨卡病毒和埃博拉病毒等,作为引起人兽共患病及新现和再现的细菌、病毒及其他种类的微生物代表进行介绍。

(崔步云　李军延)

第二节　布鲁氏菌

布鲁氏菌是布鲁氏菌病的病原菌。布鲁氏菌病是人兽共患的传染-超敏反应性传染病,具有自然疫源性疾病的特点。人群多因接触染疫家畜而患病。如果急性期布鲁氏菌病治疗不当容易转为慢性,常难以治愈。布鲁氏菌病是我国《传染病防治法》规定的乙类传染病,自开展疫情监测以来,一直是我国的主要监测人畜共患传染病之一,布鲁氏菌病在1993年报告发病329例,发病率为0.028/10万,降至发病最低点,1995年后在全国持续上升,发病范围由仅在个别省份发生逐步扩展到全国所有的省份,按照发病日期统计,2014年全国共报告人间新发布病57 222例,报告发病率为4.22/10万,达到疫情历史记载的最高水平;2015年起疫情开始有所下降。

一、生物学性状

(一)分类与命名

布鲁氏菌(*Brucella*)在分类学上属于根瘤菌目、布鲁氏菌科、布鲁氏菌属。布鲁氏菌有12个种型,包括6个经典的种型和6个新分离的海洋种布鲁氏菌。经典的种型为牛种(*B.abortus*)布鲁氏菌有8个型,即1~7型和9型;羊种(*B.melitensis*)有3个型,即1~3型;猪种(*B.suis*)有5个型,即1~5型;上述3个种是人的主要致病菌,其他还有犬种(*B.canis*)、沙林鼠种(*B.neotomae*)和绵羊附睾种布鲁氏菌(*B.ovis*)(表22-1)。6个近年新发现的海洋种布鲁氏菌分别为鲸型布鲁氏菌(*B.ceti*)、鳍型布鲁氏菌(*B.pinnipedialis*)、田鼠种布鲁氏菌(*B.microti*)、意外布鲁氏菌(*B.inopinata*)、狒狒种布鲁氏菌(*B.papionis*)和赤狐种布鲁氏菌(*B.vulpis*)。虽然在海洋哺乳动物中发现多种新的布鲁氏菌种,但均分离自国外,目前我国尚未见这些种型的布鲁氏菌。

表22-1 6个经典布鲁氏菌种的宿主、发现人、年份、来源情况

菌种	宿主	发现人	年份	国家
羊种	羊	BRUCE	1887年	马尔他
牛种	牛	BANG	1897年	丹麦
猪种	猪	TRAUN	1914年	美国
绵羊附睾种	公绵羊	BUDDLE	1953年	新西兰
沙林鼠种	沙漠森林野鼠	STOENNER	1956年	美国
犬种	犬	CARMICHAEL	1966年	美国

(二)形态染色与培养

布鲁氏菌是革兰氏阴性球杆菌,大小约(0.5~0.7)μm×(0.6~1.5)μm。涂片染色显微镜观察菌体呈不规则单个排列,羊种菌呈球菌状,猪种菌呈球杆菌状;但依菌体形态不能鉴定和鉴别本属各种别。布鲁氏菌无鞭毛,不形成芽胞和荚膜。

布鲁氏菌对营养要求较高,在普通培养基上不生长;在血平皿上培养菌落为乳白色半透明状;在布氏琼脂培养基上的菌落形态,在阳光下看为油滴状菌落,在暗色背景时呈现半透明菌落。在普通营养琼脂平皿上不生长。

(三)抵抗力

布鲁氏菌对干燥和低温有较强的抵抗力;对热敏感,尤其对湿热更敏感。湿热90℃,5~14分钟;干热100℃,2~9分钟,以及紫外线直射5~10分钟均能把布鲁氏菌杀死。布鲁氏菌对常用的各种普通浓度的消毒剂及一些化学药物抵抗力很弱,0.2%漂白粉处理2分钟或0.1%高锰酸钾处理7分钟,均可杀死布鲁氏菌。

值得指出的是,布鲁氏菌属对各种理化因子的抵抗力与细菌的浓度和其存在的外界介质条件有很大关系,在合适的条件下能生存很长时间。例如,在自然水体中可以生存5天~4个月;在自然土壤中可以存活4天~4个月;在皮毛中可以存活45天~4个月;在鲜牛乳中可以存活2天~18个月。布鲁氏菌在不同环境中的生存时间,为消毒处理各种污染物,采取净化措施,防止细菌污染扩散等提供了依据。

(四)组学特征和基因的表达调控

1. 基因组特征 布鲁氏菌属中各生物种的G+C百分比在55%~59%之间,各生物种的DNA高度同源(同源性皆在90%以上)。布鲁氏菌的基因组为两个独立且完整的环状DNA染色体,大小分别为$2.1×10^6$bp和$1.15×10^6$bp(猪种3型的基因组只含一个染色体,大小约为$3.2×10^6$bp)。

近年来基因分型方法有了很大的发展和普遍应用,通过检测基因特异片段,可鉴定布鲁氏菌属或布鲁氏菌种,或者进行相应布鲁氏菌分型应用于分子流行病学研究等。

布鲁氏菌的基因组中无质粒,也无温和噬菌体。在布鲁氏菌的基因组中有插入序列(IS)存在,但在各菌中拷贝数有所不同。此外还有其他较短的重复回文序列存在。

16M菌是羊布鲁氏菌种1型菌,是重要的国际参考菌株。有3 198个ORF,分布在2个染色体上,大染色体上有2 060个,小染色体上有1 138个。16M菌基因组上有3个RNA操纵子,约有193个ORF有转录和翻译功能,分布在大、小染色体上。大染色体上还有2个压力蛋白ORF。17个ABC运转蛋白的ORF有碳水化合物摄取功能,既是氧化和非氧化代谢途径的基因,也是代谢饱和及非饱和脂肪酸基因,还是固氮和还原氮基因。

2. 蛋白质组学 对布鲁氏菌蛋白质的研究主要集中在各种蛋白的克隆表达及免疫原性研究;用于区别疫苗接种和自然感染的蛋白、外膜蛋白和IV型分泌系统相关蛋白和胞质蛋白等是近年研究的热点。尤其是外膜蛋白(outer membrane protein, OMP),因其处于菌体最外层的外膜上,与布鲁氏菌的致病性和免疫原性密切相关,是研究的重点。

布鲁氏菌细胞膜是一个三层膜的结构,最内层的膜被称为细胞质膜,中层膜被称为外周胞质膜,最外层膜被称为外膜。布鲁氏菌的外膜包括脂多糖、外膜蛋白和磷脂层,其中脂多糖和外膜蛋

白是布鲁氏菌的主要抗原,有些具有免疫原性,有些则与细菌的毒力有关。

目前已发现的布鲁氏菌表面的主要OMP有7类,其分子量大小分别为10kD、16.5kD、19kD、25~27kD、31~34kD、36~38kD和89kD,其中25~27kD、31~34kD、36~38kD蛋白是菌体表面最主要的OMP。

(五)变异性

布鲁氏菌属不同种型的菌株在外界各种因素的影响下经常可以发生变异,而且通过变异检查就可以得到证实。例如,在培养基中加入布鲁氏菌免疫血清或布鲁氏菌的噬菌体作用,均可引起布鲁氏菌的变异。另外,在实验室里,由于长期菌株保存的不当也可发生变异。

光滑型布鲁氏菌变成粗糙型布鲁氏菌的各个不同过程,都表明其内部某些抗原结构及成分发生了改变。布鲁氏菌O-特异性多糖链缺乏原来多糖链的一部分或全部或是主干糖的一部分,这样菌株的菌落形态往往不太整齐,透明度减弱,颗粒不均一,不够湿润,表明变成了粗糙型。细菌中多糖部分具有亲水性,而失去多糖就变成疏水性。一般情况下,光滑型布鲁氏菌毒力强,致病性亦强,免疫原性较好,有比较好的凝集原性。而粗糙型布鲁氏菌则相反,往往是毒力减弱,致病性亦减弱,免疫原性不太好,凝集原性较差。

在变异过程中,变异不彻底的菌株常可以通过在某些动物体内反复传代或多次在适宜的培基上转种传代而恢复原来光滑型菌株的各种特点;但已彻底变异的菌株往往不易恢复甚至根本完全不能恢复原来光滑菌株的各种特点。

二、流行病学特征

(一)传染源与宿主

目前已知有60多种家畜、家禽、野生动物是布鲁氏菌的宿主。与人类有关的传染源主要是羊、牛及猪,病畜的流产物、分泌物、排泄物及乳类均含有致病菌。羊是人类布鲁氏菌病的最主要传染源。绵羊、山羊都对布鲁氏菌易感,感染率可高达40%以上。羊大多数由羊种布鲁氏菌侵犯,牛种菌和猪种菌也可以感染羊。牛和猪也是人类布鲁氏菌病的传染源,牛种菌引起的感染率高,症状较轻或无症状;猪种菌引起的感染相对少见,但是近年来在我国南方有病例增加的趋势。

其他患病动物(如鹿、犬等)也可作为人类布鲁氏菌病的传染源。鹿对布鲁氏菌易感,且各种鹿均可感染,并对人构成传染源。犬对布鲁氏菌有较高的易感性,犬感染布鲁氏菌,一方面是犬嚼食羊、牛或猪的流产物,由羊种菌、牛种菌或猪种菌引起,并对人构成传染源,另一方面是由犬种菌感染宠物犬和实验用犬等,但犬种布鲁氏菌对健康人群基本无致病性。

布鲁氏菌病多是从病人血液、脑脊液等体液分离布鲁氏菌,鲜见从粪、尿、乳汁向外排菌,而人传人或人传动物感染布鲁氏菌病的实例罕见。

(二)传播途径

1. 经皮肤黏膜接触传染 经皮肤黏膜直接接触病畜或其排泄物感染,是布鲁氏菌最主要的传播方式。这种感染常见于与病畜接触的畜牧兽医、饲养放牧人员、布鲁氏菌相关专业工作者和畜产品加工人员等职业人群。经皮肤黏膜(包括眼结膜)接触感染常发生于接触病畜阴道分泌物、娩出物后,或在饲养、屠宰以及加工皮、毛、肉等过程中发生接触传染,当工作人员的手部有皲裂伤口时,会增加感染的概率。

2. 经消化道传染 布鲁氏菌病病畜流产物、分泌物、排泄物污染草场、水源是牲畜消化道感染的重要原因。人若食用被布鲁氏菌污染的食物或饮水则可能被感染。布鲁氏菌经口腔、食道黏膜进入机体,可造成感染。有的人喜喝生奶,吃生奶制品,吃生拌肉(或生肝)或未熟的肉,或者手直接拿吃食物,容易患病。

3. 经呼吸道传染 吸入布鲁氏菌形成的气溶胶,可发生呼吸道感染。常见于吸入被布鲁氏菌污染的飞沫、尘埃;皮毛加工企业职工易经呼吸道感染。生产布鲁氏菌疫苗、冻干菌种过程中,也容易发生呼吸道感染。畜圈内牲畜的活动、尘埃飞扬、易使畜群经呼吸道感染。

(三)流行特征

1. 三间分布

(1)职业:布鲁氏菌感染与职业有明显的相关性。凡与病畜、染菌畜产品接触多者发病率高;农牧民、兽医、皮毛加工工人感染率比一般人高。非职业人群也可能通过吃疫畜肉、喝生奶感染布鲁氏菌。

（2）性别、年龄：主要取决于接触机会的多少。男性、青壮年从事牧业生产活动较多，接触传染源的机会多，故感染机会也多。

（3）季节：全年均可发病。羊种布鲁氏菌流行区有明显的季节性高峰。我国北方牧区羊群布鲁氏菌病所致的流产高峰在 2~4 月，人间发病高峰在 4~5 月；夏季剪毛和食用奶多，也可出现一个小的发病高峰。牛种菌布鲁氏菌病则夏季稍多些，猪种菌布鲁氏菌病季节性不明显。

（4）地区：布鲁氏菌病的发生和流行虽然不受地理条件限制，但由于感染机会不同可出现地区差别。一般情况下，牧区和农区人与家畜接触频繁，感染机会多，城市病人则多集中在一些牲畜或动物皮、毛、乳、肉类加工企业。

2. **不同疫区流行特点** 由于传染源的种类、病原菌的种型、毒力和人群免疫水平不同，表现不同的流行病学特点。

（1）羊种布鲁氏菌疫区：主要传染源是病羊。羊种菌 1、2、3 型对人、畜均有较强的侵袭力和致病力，易引起人、畜间布鲁氏菌病暴发流行，疫情较重。大多数病人出现典型的临床症状和体征。近年疫情的优势菌是羊种布鲁氏菌 3 型。

（2）牛种布鲁氏菌疫区：主要传染源是病牛。牛种菌生物型较多，都有较强的致病性，可使牛发生流产或不孕。牛种菌对人有较强的侵袭力，但对人毒力较弱，致病较轻，感染率高而发病率低，呈散发性。

（3）猪种布鲁氏菌疫区：传染源是病猪。通常由猪 3 型和猪 1 型菌致病，毒力介于羊种菌和牛种菌之间。猪种菌对猪致病力强，对人致病力比牛种菌强，多数病人出现典型的临床症状和体征。

（4）混合型布鲁氏菌疫区：两种或三种以上布鲁氏菌同时在一个疫区存在，这与羊、牛同在一个牧场放牧或圈舍邻近有关。由于彼此接触密切，菌种可以发生转移，羊种菌转移到牛多见，也有羊种菌转移到猪；猪种菌、牛种菌也可转移到羊，引起新的宿主发病。混合型疫区流行特点取决于当地饲养的家畜和存在的主要菌种。

三、致病性与免疫性

（一）感染的临床特征

布鲁氏菌病潜伏期长短不一，为 1 周 ~2 个月，平均为 2 周；少数病人可长达数月以上。布鲁氏菌病临床表现复杂多变、症状各异、病情轻重不一，呈多器官病变或局限某一局部。典型症状是发热、肌肉关节游走性疼痛、多汗和乏力等。

1. **发热** 是典型病例特征，呈波浪热（undulant fever）型，热程约 2~3 周，反复数次；多发生在午后或晚上，持续数小时，发热时多伴寒战畏寒。

2. **关节痛** 常与发热并行，呈大关节游走性是布鲁氏菌病的特点。疼痛呈锥刺样或钝痛。病变主要累及髋、膝、肩和肘等大关节及肌肉，单个或多个关节受累，局部可有红肿。慢性期病变疼痛常固定于某些关节，累及脊柱关节，以及形成椎旁囊肿，个别病人可出现关节僵直和功能障碍。

3. **多汗** 为本病的突出症状之一，每于夜间或退热时大汗淋漓；也有病人发热不高或处于发热间歇期仍多汗。

4. **疲乏** 为本病的多发症状之一，几乎全部病例都有乏力疲劳的表现。

（二）致病机制

布鲁氏菌病是由布鲁氏菌感染而引起的由免疫机制参与的一种传染 – 超敏反应性疾病。布鲁氏菌不形成芽胞和荚膜，不含质粒，不存在 Ⅰ、Ⅱ 型分泌系统和毒力岛、纤毛、菌毛及黏附素等典型的毒力因子。布鲁氏菌毒力的强弱常以其在细胞内的生存能力和对巨噬细胞杀伤的敏感性作为标准，其内毒素在致病过程中起到重要作用；另外，利用分子生物学技术还筛选到一些布鲁氏菌的毒力基因，主要包括编码细菌 LPS、外膜蛋白和侵袭性酶类等的基因等。

布鲁氏菌侵入机体后，随淋巴液进入附近的淋巴结，被中性粒细胞或巨噬细胞吞噬，若未被杀灭，则在细胞内生长繁殖，形成原发病灶。原发病灶大量繁殖的细菌进入淋巴液和血液循环，并引起菌血症，病人可出现发热等症状。随后，细菌在肝、脾、淋巴结及骨髓等处的单核巨噬细胞系统内繁殖形成多发性病灶，此时病人的体温也逐渐消退。当细菌在细胞内繁殖到一定程度时，则再次入血，出现菌血症，体温再次升高，即为波浪热。布鲁氏菌感染容易转为慢性，并反复发作。布鲁氏菌病的组织病理损伤广泛，主要在结缔组织、单核巨噬细胞系统、血管和神经系统，以炎症反应、细胞增生、结节和肉芽肿以及瘢痕硬化形成为主。

细菌和内毒素及其他代谢产物作为抗原反复刺激使机体处于超敏状态。目前已经证明布鲁氏菌病存在着Ⅰ、Ⅱ、Ⅲ、Ⅳ型超敏反应，其中Ⅲ型和Ⅳ型超敏反应是引起慢性布鲁氏菌病病理改变的重要因素。

1. Ⅲ型超敏反应　布鲁氏菌感染可诱导产生大量特异性抗体（包括 IgM 和 IgG 抗体），这些抗体可与抗原形成免疫复合物，沉积于小血管基底膜或组织间隙，继而激活补体，趋化粒细胞在局部聚集，引起以水肿、局部坏死和中性粒细胞浸润为主的炎症反应和组织损伤。

2. Ⅳ型超敏反应　Ⅳ型超敏反应是引起慢性布鲁氏菌病病理改变的重要原因，这一点已为大家所公认。由于布鲁氏菌菌体和代谢产物、内毒素等物质的反复刺激，T 淋巴细胞被致敏，变成致敏淋巴细胞。当再次受到抗原物质作用后，释放出各种淋巴因子，导致机体出现以单核细胞浸润为特征的超敏反应性炎症改变，机体正常的细胞免疫功能受到破坏。

（三）免疫机制

布鲁氏菌感染后可诱导机体产生体液免疫应答和细胞免疫应答，且各种型之间有交叉免疫。开始时为带菌免疫，随着免疫力提高，病菌被不断消灭，最终转为无菌，免疫力也逐渐消失。感染者早期血液中即可查到 IgM 抗体，随后出现特异性 IgG 抗体，在免疫形成的过程中抗体效价逐渐增高，免疫保护作用也逐渐增强，特别是在限制细胞外的布鲁氏菌感染扩散方面起着重要作用；但由于布鲁氏菌为细胞内寄生菌，故以细胞免疫为主，T 细胞产生和释放的细胞因子（如 IFN-γ 等）能促进 NK 细胞、巨噬细胞及 T 细胞的杀伤作用。值得指出的是，布鲁氏菌感染后的免疫保护作用是相对的，而且保护期不长，所以可发生重复感染和反复感染。

四、实验室诊断

（一）细菌学检查

1. 形态学检查　布鲁氏菌为革兰氏阴性球杆菌，涂片观察菌体呈不规则单个排列。当环境因素变化时，其形态可以改变，例如羊种菌在人体内或新鲜培养物中为球形，在陈旧培养物中多呈短杆形。各布鲁氏菌种在形态上难以区分。布鲁氏菌可被碱性染料着色，但吸收慢，较其他菌难于着色，操作时可以适当延长碱性染料染色时间；亦可用柯氏染色法（沙黄和孔雀绿）染色，布鲁氏菌呈红色，其他杂菌呈绿色或蓝色。

2. 细菌培养及鉴定　布鲁氏菌在血平皿和巧克力平皿上培养，菌落为乳白色半透明状；在布氏琼脂培养基上的菌落形态，阳光下看为油滴状菌落，在暗色背景时呈现半透明菌落。在营养琼脂、肠道菌等选择性培养基上不生长。

布鲁氏菌的进一步鉴定常依据其噬菌体裂解特点、血清凝集反应及生化反应等特性进行（表 22-2）。由于布鲁氏菌培养和细菌本身的变异，常规细菌学鉴定时约有约 10% 的布鲁氏菌无法系统鉴定，这类菌株一般称为非典型布鲁氏菌。

除采用上述常规方法进行生化特性鉴定外，近年来已有采用全自动生化鉴定仪鉴定布鲁氏菌属及布鲁氏菌种。取培养分离纯化的布鲁氏菌配制相应浓度菌悬液，利用革兰氏阴性细菌鉴定卡片在仪器中经过系列生化反应，仪器分析反应数据并给予鉴定结果。主要布鲁氏菌种鉴定结果如下：①布鲁氏菌属为 ProA、TyrA、URE、GlyA、1LATK、ELLM 阳性；②牛种布鲁氏菌为 1LATK、ProA、TyrA、URE、GlyA 阳性；③羊种布鲁氏菌为 ProA、TyrA、URE、GlyA 阳性；④猪种布鲁氏菌的生化鉴定有时与人苍白杆菌等混淆，应增加实验，注意鉴别。

3. 细菌变异检查　布鲁氏菌在各种理化因素，生物因素等作用下，可发生退行性改变，致使菌落形态从光滑型变为粗糙型。粗糙型菌落表面多呈颗粒状，颜色为灰白色或褐色，出现非特异性凝集或自家凝集现象。粗糙型菌株检测方法主要有三胜黄素凝集试验、热凝集试验、粗糙型血清凝集试验、显微镜菌落斜光镜变异检查法、结晶紫染色等检查法。

（二）血清学诊断

布鲁氏菌感染的血清学诊断主要是检测血清中的布鲁氏菌特异性抗体。

1. 虎红平板凝集反应（RPT）　RPT 试验所用的抗原是酸性（pH3.6~3.9）带色抗原，该抗原与被检血清作用时能抑制血清中的 IgM 类抗体的凝集活性，因此检出的抗体以 IgG 类为主。此法简便、快速、容易操作，多用于基层大规模检疫检测。

表 22-2　6 个经典布鲁氏菌菌种鉴定表

菌种	生物型	CO₂需要	H₂S产生	硫堇	碱性复红	A	M	R	Tb	Wb	BK2	Fi	贮存宿主
牛种	1	±	+	−	+	+	−	−	+	+	+	+	牛
	2	±	+	−	+	+	−	−	+	+	+	+	
	3ᵃ	±	+	+	+	+	−	−	+	+	+	+	
	4	±	+	−	±	−	+	−	+	+	±	+	
	6ᵃ	±	+	−	+	+	−	−	+	+	+	+	
	7	±	+	−	+	+	−	−	+	+	+	+	
	9												
羊种	1	−	+	+	+		+				+	−	绵羊和山羊
	2	−	+	+	+	+	−				+		
	3	−	+	+	+	+	+				+		
猪种	1	−	++	+	(−)△					+	+	±▲	猪
	2	−	+	+	+	+	−			+	+	±	野兔
	3	−	+	+	+	+	−			+	+	±	猪
	4	−		+	(−)	+	+			+	+	±	驯鹿
	5ᵇ	−		+	+	−	+			+	+	+	鼠类
沙林鼠种		−	+	−	+	+	−		±	+	+	+	沙漠森林鼠
绵羊附睾种		+	−	−	+	(−)	−		+	−	−	−	绵羊
犬种													犬

▲：± 表示部分裂解；△：（−）表示多数菌株不生长；※：硫堇、复红为20μg/ml（1:5万）；a：硫堇培基40μg/ml（1:10万），牛3型生长、牛6型不生长，FAO/WHO 布鲁氏菌病专家委员会最近提议将3和6生物型归为一个生物3/6型；b：该猪5型是从前苏联啮齿动物中分离出的菌株

2. 试管凝集试验（SAT） SAT 实验是布鲁氏菌病病人的确诊试验，该方法具有敏感性高、特异性好，适用于人和畜检疫及临床诊断。

3. 乳环状试验（MRT） 当乳汁中存在特异性布鲁氏菌凝集抗体时，能与加入带颜色的布鲁氏菌抗原结合出现凝集反应；该凝集物又被乳汁中无数脂肪球吸附，在37℃温箱中孵育，由于乳脂比重小而浮在乳汁表层，因此在乳脂层中形成带色环状带。MRT 方法简便易行、经济、快速，具有良好的特异性。需注意的是，MRT 只适合检查泌乳期的家畜，并须采用新鲜全脂乳，夏季时新鲜乳汁应于当天内检查（保存于2~4℃冰箱内的乳汁7天内可用）。MRT 为阳性须用其他实验证实。

4. 补体结合试验（CFT） CFT 是医生和兽医广泛应用的诊断布鲁氏菌病的手段，其检测的抗体类别主要是 IgG1 类，特异性较强，其检测结果不仅与布鲁氏菌病临床表现及病期有较好的一致性，而且与牲畜的排菌、带菌均有较高的一致性。CFT 与抗球蛋白试验、巯基化物处理血清后的凝集试验有较高的吻合率。

5. 胶体金免疫层析试验 利用测试卡包被布鲁氏菌菌体抗原检测被检样本中的抗体。该方法方便快捷，是现场检测的最好方法之一。

6. ELISA 可以依不同检测原理检测布鲁氏菌的 IgM（IgM-ELISA）、IgG（IgG-ELISA）等抗体，参考病人的感染状况和病程等，作出判断。

（三）分子生物学技术

分子生物学技术可用于布鲁氏菌的基因型鉴

定和分型。

1. BCSP31-PCR 鉴定技术 基于布鲁氏菌属的各个种菌株中均有 BCSP31 的基因,设计一对引物进行 PCR,所有种型的布鲁氏菌株均可扩增出 224bp 产物。该方法可在属水平鉴别所有布鲁氏菌,特异性较高,敏感性一般。

2. AMOS(abortus melitensis ovis suis)-PCR 鉴定技术 该法可鉴别布鲁氏菌牛种 1、2、4 型、羊种布鲁氏菌、猪种 1 型和绵羊附睾种,其结果与表型鉴定有很高的吻合度,且对部分表型鉴定的非典型菌株也可以做出鉴定。

3. 基质辅助激光解析电离飞行时间质谱(matrixassisted laser desorption ionization-time of flight mass spectrometry,MALDI-TOF-MS)技术 该技术的基本原理为:样品与基质在靶盘上形成共结晶,利用激光作为能量来源辐射共结晶体,基质分子吸收能量与样品解吸附并使其电离,经过飞行时间检测器,将不同质荷比(m/z)的离子分开,形成细菌特异性的质谱图。国内已建立布鲁氏菌标准菌株和分离菌株的细菌质谱图库,能够实现对布鲁氏菌的准确鉴定。

4. 多位点可变数目串联重复序列分析(MLVA) 串联重复序列反映的是同源重复序列中,在序列重复上出现差异数目的等位基因而表现出的高变异能力,这些标记即称为可变数目串联重复序列(variable-number tandem-repeat,VNTR),被认为是高速度的分子钟。利用这些标记而设计的方法称为 MLVA。目前 MLVA 有 16 个 VNTR 位点方案与 15 个 VNTR 位点方案两种。

16 位点方案主要应用于欧洲国家,有相应的数据库,也是我国研究人员主要使用的方法。MLVA 具有快速、操作简单、成本低廉、重复性好的优点,对核酸的可变数目串联重复序列分型,与表型分型有较好的吻合,且便于各实验室间的比较。多用于分子流行病学及病原学相关性分析等。

5. 多位点基因座序列分型(multiple loci sequence typing,MLST) 多位点基因座序列分型是一种基于多个管家基因特定位点多态性,揭示微生物种群结构和菌株亲缘关系的分子流行病学调查方法。该方法的分辨率高,可重复性好,主要用于布鲁氏菌病的分子流行病学分析。

6. 脉冲场凝胶电泳(PFGE) PFGE 是标准的细菌溯源分型方法,该方法通过检测整个细菌染色体 DNA 的指纹图谱而对细菌进行鉴别。该方法的研究对象为细菌的全基因组,相同和相似来源的菌株具有相同或相近的 DNA 指纹模式图。因此,该方法被认为是分析布鲁氏菌遗传相关性和调查暴发来源的理想方法。但该方法耗时,实验步骤繁琐,结果解读时主观性较强,不宜在基层单位推广使用。

(四)耐药性检测

布鲁氏菌药物敏感试验通常采用美国国家临床实验室标准委员会(NCCLS)推荐的 Kirby-Bauer(K-B)纸片扩散法进行;也可采用肉汤稀释法测试布鲁氏菌的药物敏感性。布鲁氏菌对部分常用抗生素药敏试验的结果判定标准见表 22-3。

表 22-3 布鲁氏菌部分抗生素抑菌环直径判定标准　　　　　单位:mm

抗生素	R	I	S	抗生素	R	I	S
链霉素	≤10	12~14	≥15	四环素	≤14	15~18	≥19
利福平	≤16	17~19	≥20	氧氟沙星	≤12	13~15	≥16
头孢曲松钠	≤13	14~20	≥21	庆大霉素	≤12	13~14	≥15
卡那霉素	≤13	14~17	≥18	阿奇霉素	≤13	14~17	≥18

五、预防与治疗

(一)疫苗接种

目前用于布鲁氏菌病预防接种的人用疫苗和兽用疫苗均为减毒活疫苗。另外,国内外也均有关于布鲁氏菌亚单位疫苗和基因工程疫苗等的研究报道,但要成为具有应用价值并适宜推广的新型疫苗,仍需进行更深入的研究和全面评价。

1. 人用疫苗 我国是国际上少数使用疫苗预防人感染布鲁氏菌病的国家。目前应用的为

104M 冻干牛种布鲁氏菌减毒活疫苗。采用皮上划痕接种法,接种剂量 50 亿菌体 / 人。104M 疫苗免疫有效期一般为 1 年;但多次接种可使机体形成超敏状态,因此不宜给同一人群连续多年进行接种。

2. 家畜用疫苗　采用布鲁氏菌疫苗给家畜预防接种可以提高其免疫水平,增强抗感染能力,是我国现阶段控制或消灭布鲁氏菌病的主要措施。家畜免疫的效果取决于正确地进行预防接种,合理使用疫苗以及适宜的免疫密度。

(1) S19 疫苗:为牛种布鲁氏菌减毒活疫苗,是目前许多国家防治牛布鲁氏菌病的主要疫苗。接种对象主要是牛,也可以用于绵羊,但对山羊的效果不好,对猪则完全无效。该疫苗多用于对犊牛和羔羊接种,怀孕动物、泌乳动物和种公牛禁用。

(2) S2 疫苗:为猪种布鲁氏菌减毒活疫苗,是我国目前应用的主要疫苗之一。接种对象是牛、羊和猪;可采用口服、皮下注射、肌内注射或雾化吸入等多种方法进行接种。目前多用口服法接种,安全可靠,甚至可以用于孕畜。

(3) M5 疫苗:为羊种布鲁氏菌减毒活疫苗,也是我国目前应用的疫苗之一。接种对象是羊和牛,对猪无效。可采用雾化吸入、肌内注射、皮下注射或口服方法进行接种。已证明在布鲁氏菌病疫区坚持用 M5 疫苗免疫 2~3 年,可以取得拮抗流行菌株的作用。

由于布鲁氏菌疫苗是弱毒的活布鲁氏菌。在接种家畜时,容易造成相关人员的感染发病。参加预防接种工作的人员需认真做好个人防护,穿工作服、胶靴,戴帽子、口罩和手套。工作结束后,上述防护服装和用于接种疫苗的器具以及工作场地等均需进行彻底消毒。

(二)治疗

布鲁氏菌病治疗原则为早期、联合、足量、足疗程用药,以防止复发及慢性化。常用利福霉素、四环素族药物、氨基糖苷类、喹诺酮类、磺胺类及三代头孢菌素等。治疗过程中注意监测血常规、肝肾功能等。

1. 急性期治疗　急性期主要是口服多西环素、利福平,6 周为一疗程,必要时延长至 2~3 个疗程;或多西环素联合链霉素肌注治疗;也可以

多西环素联合妥布霉素、复方新诺明片治疗;或者利福平联合喹诺酮类药物治疗。

2. 慢性期治疗　慢性期多采用利福霉素、四环素族药物,用法同急性期治疗,应适当延长疗程。疫苗治疗也适用于慢性期病人,治疗机制是使敏感性增高的机体脱敏,减轻超敏反应的发生。

布鲁氏菌病并发症涉及全身多个组织器官,可以对症使用激素、新型抗生素等进行治疗。

3. 手术治疗　对于慢性布鲁氏菌病脊柱炎、椎旁囊肿以及心脏瓣膜受损的病人可以采取抗生素和手术的综合治疗方法,并可取得良好的治疗效果。

4. 中(蒙、藏)医药治疗　适用对各期病人治疗,对慢性期病人尤为常用,依不同症状体征进行辩证施治,也可以取得较好的疗效。

(崔步云　李振军)

第三节　钩端螺旋体

钩端螺旋体可以引起人兽共患的钩端螺旋体病(leptospirosis)。1886 年,德国医生 Weil 首次描述该病的临床症状为发热、寒战、头疼、全身疼痛、黄疸并伴随肝和脾肿大、结膜炎甚至肝肾衰竭,于 1887 年命名为"Weil 病"。1907 年,美国医生 Arthur Stimson 第一次在疑为死于黄热病的患者肾脏标本中观察到带有弯曲末端的螺旋体,因其末端像问号,将其命名为问号螺旋体(*Spirochaeta interrogans*);直到 20 世纪 60 年代,WHO 认定这是首次发现钩端螺旋体。1915 年,日本学者 Inada Ryukichi 等从感染的豚鼠血清中分离了钩端螺旋体,并将之命名为黄疸出血型螺旋体(*Spirochaeta icterohaemorrhagiae*),后来人们把这株菌命名为 *Leptospira icterohaemorrhagiae*,designated Ictero No.1。1917 年,该属病原体被重新命名为钩端螺旋体属(*Leptospira*)。目前的研究发现钩端螺旋体的宿主范围非常广泛,包括家畜、啮齿类、两栖类、爬行类及鸟类等各种动物均有可能成为动物宿主。人主要通过直接接触钩端螺旋体感染的动物组织及尿液,或者接触了被钩端螺旋体污染的水源及土壤而感染。钩端螺旋体病是一种在世界范围内广泛分布的人兽共患病,在温带和热带地区均有流行,特别是一些卫生条

件较差的地区。近年来钩端螺旋体病在一些户外体育运动及自然灾害后的发病率亦呈上升趋势，应引起足够重视。

一、生物学性状

（一）钩端螺旋体的分类

钩端螺旋体属属于螺旋体目（Spirochaetale），钩端螺旋体科（Leptospiraceae）。钩端螺旋体在形态上相似，但其表型和基因型特征差别很大。目前，钩端螺旋体的分类系统比较复杂。依据致病性，把对人和动物致病的钩端螺旋体称为问号钩端螺旋体（Leptospira interrogans）；对任何动物不致病的钩端螺旋体称为双曲钩端螺旋体（Leptospira biflexa）。这一分类系统于 1982 年被国际分类委员会承认。血清学分类是钩端螺旋体分类中较为常用的方法，但并无正式的分类学地位。血清学分类主要根据钩端螺旋体菌株之间的血清学（显微凝集）关系对其进行划分及归类，每个血清型通常都有标准的参考菌株作为代表株。目前报道问号钩端螺旋体至少有 64 个血清群 260 个以上血清型，双曲钩端螺旋体至少有 60 个以上血清型。我国是世界上钩端螺旋体血清学群型最多的国家。近年来，随着分子生物学技术的发展，一些学者建议运用分子生物学的方法在种的水平上对钩端螺旋体属进行分类，即基于 DNA-DNA 杂交和 16s rRNA 进化分析，可将钩端螺旋体分为 3 个不同的分支（clades），22 个基因种（genospecies）。3 个分支分别为致病型、中间型和腐生型。致病型钩端螺旋体（pathogenic species）包含 10 个基因种：Leptospira interrogans，Leptospira kirschneri，Leptospira weilii，Leptospira borgpetersenii，Leptospira santarosai，Leptospira noguchi，Leptospira mayottensis，Leptospira alexanderi，Leptospira alstonii 和 Leptospira meyeri。中间致病型（intermediate pathogenicity）包含 5 个基因种：Leptospira fainei，Leptospira inadai，Leptospira broomi，Leptospira licerasiae 和 Leptospira wolffii。腐生型（saprophytic species）包含 7 个基因种：Leptospira yanagawae，Leptospira biflexa，Leptospira vanthielii，Leptospira terpstrae，Leptospira wolbachii，Leptospira meyeri 和 Leptospira idonii。值得指出的是，血清型分类很难与基因种的分类相吻合。

（二）钩端螺旋体的基本特性

1. **形态与结构**　钩端螺旋体是一种呈细长丝状、圆柱形、螺旋盘绕规则而致密的螺旋体，大小为（0.1~0.3）μm×（6~25）μm，可通过直径为 0.45μm 的滤膜。钩端螺旋体比较典型的特征为其菌体的一端或者两端弯曲成钩状。革兰氏染色很难着色，吉姆萨染色及镀银染色可以着色。钩端螺旋体运动活泼，可使用暗视野显微镜或相差显微镜直接进行观察。电子显微镜可以看到钩端螺旋体具有典型的双层膜结构，从内到外依次为柱形原生质体、肽聚糖层及外膜。从柱形原生质体的两端可以看到各有一根细丝状物质螺旋缠绕于柱形原生质体至中心位置，这两根细丝状的物质为钩端螺旋体的内鞭毛，是螺旋体特有的结构。肽聚糖层的结构特殊，其内毒素的毒力较弱。外膜包绕于原生质体及内鞭毛外面，在体内一些特殊情况下及体外经化学方法处理后，钩端螺旋体外膜可以完整脱落，形成外膜膜泡。

2. **培养特征**　钩端螺旋体为专性需氧菌，体外培养的最适温度为 28~30℃，培养基需含 10% 兔血清或者 1% 小牛血清成分（BSA），VB2 及 VB12 认为是其生长因子，长链脂肪酸是其重要的碳源，适宜生长的 pH 为 6.8~7.4。常用的培养基为 Ellinghausen-McCullough-Johnson-Harris（EMJH），含有 1%BSA 和 Tween 80，后者作为长链脂肪酸提供碳源；还有含兔血清的 Korthof 培养基；在疫苗制备时需使用不含蛋白的无血清培养基。钩端螺旋体在液体培养基中生长良好，在 28~30℃ 培养 3~7 天后进入对数生长期，肉眼可以观察到培养基由透明变为淡乳白色，轻摇可以看到液体中呈云雾状。体外传代的钩端螺旋体一般可以培养至 10~14 天，而体内原代分离的钩端螺旋体可以培养至 13 周。当生长至衰退期时，培养物开始变浑浊并逐渐出现沉淀，一般认为是钩端螺旋体出现自溶的结果。钩端螺旋体在含 1% 琼脂的固体培养基中生长比较缓慢，10~30 天可以看到菌落出现，双曲钩端螺旋体菌落的出现要早于问号钩端螺旋体。不同血清型的菌落特征差别很大，可呈无色、乳白色、透明至半透明等。钩端螺旋体的运动非常活泼，内鞭毛是钩端螺旋体的运动器官。在体外长期培养一段时间后钩端螺旋体的形态、运动能力和毒力都会发生改变，但这种变化经金黄地鼠或豚鼠体内传代后又可以恢复。

3. 抵抗力 钩端螺旋体对物理、化学及一些生物因素的抵抗力弱。对紫外线和日光比较敏感，紫外线照射 5~10 分钟死亡，日光照射一般两小时内死亡，因此，钩端螺旋体宜避光培养。对热和干燥的抵抗力也比较弱，45℃ 30 分钟或 50℃以上 10 分钟就可以使其死亡。在自然界水中可以存活几个月，在污染的土壤中可以存活几个月至一年。

（三）组学特征和基因的表达调控

钩端螺旋体基因组由大、小两个染色体及 0~3 个质粒组成，大染色体的大小为 4.2~4.7Mb，小染色体的大小为 350kb 左右，质粒大小为 50~100kb。其基因组的 G+C 百分比为 32%~39%。编码基因数为 3 500~4 200 个，约有 40% 以上的基因功能仍未知。tRNA 及 rRNA 编码基因均位于大染色体上。

根据已经测序的致病性钩端螺旋体及双曲钩端螺旋体的全基因组序列，钩端螺旋体有大约 1 100 个核心基因（core genes），这些核心基因均为钩端螺旋体生存必需的持家基因（housekeeping gene），如 DNA 及 RNA 合成及调控相关基因、蛋白合成及分泌相关基因、维持螺旋体结构、生理相关基因及能量代谢相关基因。而株特异基因约有几百个，其中有 58%~78% 的基因功能未知。基于对目前测序基因组序列的进化分析，以及对基因丢失及获得的分析表明，一些新陈代谢及信号转导相关基因的丢失可能是腐生型钩端螺旋体向中间型及致病型进化的趋势。通过水平转移获得基因及基因拷贝数重复在致病株适应特定宿主过程中发挥重要作用。致病株获得的基因常见的有过氧化氢酶、双组份系统及甲基接受趋化蛋白。

对钩端螺旋体基因组的编码基因进行生物信息学分析发现，在钩端螺旋体基因组中仅存在有完整的 T1SS 型分泌系统，这一系统可能承担着分泌蛋白到胞外的功能。亦发现有编码 T2SS 型分泌系统的部分组件蛋白，但并不完整，可能 T2SS 分泌系统在钩端螺旋体中并不发挥作用或者功能不典型。目前未在钩端螺旋体基因中发现有其他类型的分泌系统同源的编码基因。前噬菌体可能在致病型钩端螺旋体进化中起重要作用，对基因

组序列的分析发现，在多种致病型钩端螺旋体基因组存在前噬菌体序列，而在腐生型钩端螺旋体基因组中则较少发现。同时，点突变也在钩端螺旋体致病进化中起重要作用。

通过对致病性钩端螺旋体与双曲钩端螺旋体的编码基因进行比较分析，发现一些在致病性钩端螺旋体中保守存在而在双曲钩端螺旋体中不存在的编码基因，如编码 LRR 家族蛋白、Loa22、LigB、KatE、LipL32、LipL36、LipL41、LipL45 及 len 系列蛋白和溶血素相关蛋白的基因以及前噬菌体等，这些均可能与钩端螺旋体的致病性有关。通过分子进化分析原核生物的基因组序列，发现钩端螺旋体与其他原核生物不同，钩端螺旋体基因组编码的蛋白具有较高比例真核生物编码蛋白的结构特征，提示钩端螺旋体在进化上是一类比较特殊且古老的微生物。

利用高通量的定量蛋白质组学技术对钩端螺旋体进行研究，总共鉴定了 2 540 个蛋白质，占钩端螺旋体所有蛋白质的 64.3%。在此基础上系统分析了钩端螺旋体蛋白表达和多种翻译后修饰的蛋白谱，共鉴定出 32 个磷酸化修饰蛋白、46 个乙酰化修饰蛋白和 155 个甲基化修饰蛋白，证明了钩端螺旋体具有独特而复杂的翻译后修饰机制。

二、流行病学特征

钩端螺旋体病是一个潜在的危害人类健康的世界性公共卫生问题，其流行与自然灾害紧密相关，多发生于洪涝灾害及飓风之后。近年来，钩端螺旋体病的流行趋势转为以散发为主，主要发生在农民、矿工、野外作业人员、探险人员以及参加一些与水上作业和运动相关的人员中。

目前发现几乎所有哺乳动物包括人类均可感染钩端螺旋体。啮齿类、猪、狗及马等为钩端螺旋体的储存宿主。钩端螺旋体感染后能够引起明显症状的动物有金黄地鼠、豚鼠及沙鼠。部分动物感染钩端螺旋体后不出现典型的临床症状。啮齿类动物是钩端螺旋体的主要储存宿主，钩端螺旋体可以长期在其肾脏内定植而不出现任何症状；在其肾脏定植的钩端螺旋体随其尿液长期甚至终身排出从而污染土壤及水源，人和其他一些家养动物如猪、狗、马及牛等接触被污染的土壤和水源后，钩端螺旋体通过皮肤、黏膜尤其是皮肤

破损处侵入,从而引起钩端螺旋体病。不同地区钩端螺旋体的流行株不同,主要与当地的动物种类及环境有关。钩端螺旋体病的发病率因气候及季节而变化:温带为(0.1~1)/10万、湿热地带为(10~100)/10万,在高危人群中发病率可达到100/10万以上。另外钩端螺旋体病的流行还取决于气候和地理因素(包括洪水、飓风等自然灾害)、社会人文环境(包括战争)以及经济条件等。

三、致病性与免疫性

(一)感染的临床特征

钩端螺旋体病的严重程度与宿主及病原体均有关系。钩端螺旋体感染人的潜伏期为2~30天,通常为5~14天。钩端螺旋体感染人体后,大多数不出现临床症状或者是出现比较轻微的临床症状;少部分人出现突然的高热,并伴随有寒战、头痛、乏力、眼结膜充血及肌肉酸痛等。此时的症状类似于感冒,一般会持续大约1周。随着机体特异性抗体的产生,一般会出现体温下降至正常,而3~4天后重新出现发热的过程,头痛加剧并伴随眼眶疼痛及畏光流泪、肌肉痛加剧等现象。不同的感染可出现不同的临床症状,分为肺出血型、黄疸出血型、肾型和脑膜炎型。肺出血型的症状为咳血、咯血甚至大咯血,严重者可出现呼吸困难及窒息症状。黄疸出血型的典型症状为出现黄疸并伴随皮肤黏膜出血或者肺出血,严重者出现肝肾功能不全或者衰竭。肾型的症状为尿中出现少量蛋白、红细胞和白细胞,并伴有肾功能障碍或衰竭。脑膜炎型的症状为出现脑膜炎或脑炎。

(二)致病机制

尽管对钩端螺旋体的研究已有百余年的历史,并已积累了大量有关人和动物钩端螺旋体病的病理资料,但目前对钩端螺旋体的致病物质及具体的致病机制仍然不是很清楚。钩端螺旋体感染宿主后主要导致宿主的肝脏、肺脏、脾脏及肾脏的血管内皮细胞损伤及炎性细胞的浸润,大体观察有黄疸及皮下出血。组织病理学变化主要特点为出血区可见吞噬细胞,肺泡壁充血显著,管腔极度扩张;肝细胞失去正常肝细胞索的排列,汇管区有炎性反应;肾小管上皮细胞变性坏死,可出现肾间质性肾炎,肾小球无明显病变。钩端螺旋体运动活泼,能够穿透破损的皮肤组织及黏膜组织,是钩端螺旋体致病的主要机制之一,从钩端螺旋体的编码基因分析,钩端螺旋体至少有50个与运动相关的基因。

严杰等学者的研究认为,钩端螺旋体接触到破损的皮肤或黏膜后可以迅速侵入血流,通过CAV-ITGB1-PI3K/FAK-MF途径介导的细胞内吞进入血管内皮、肾上皮和成纤维细胞,形成不与溶酶体融合的吞噬泡,招募细胞内吞循环系统(RES)/囊泡转运系统(VTS)中的Rab5/11、Sec15/3、VAMP2和SYN1蛋白依次形成循环内体、出胞复合体和膜融合复合体,并经FAK-MF/MT途径出胞,从而可以实现穿越血管播散至肺、肝和肾组织。钩体螺旋体LenA蛋白可以与人纤溶酶原结合,并激活纤溶酶原为纤溶酶,降解纤维蛋白原。钩端螺旋体可能通过LenA蛋白而获得纤溶酶,以帮助钩端螺旋体扩散到全身。值得指出的是,LenA可能是一种多功能蛋白,它还可以结合补体级联反应调节因子H和层粘连蛋白。其他一些被推断为可能的致病物质包括溶血素、磷脂酶、胶原酶及表面暴露蛋白等也可能与钩端螺旋体感染后的迅速播散有关。钩端螺旋体LB054/055具有与人凝血因子vWF中与血小板表面受体GPIbα结合A区类似的结构域,其表达产物可与vWF竞争性结合血小板,导致血小板聚集障碍,可能与钩端螺旋体感染后引起的肺弥漫性出血有关。

(三)免疫性

机体对钩端螺旋体的免疫防御中,固有免疫占据着非常重要的地位,尤其是在感染早期对于控制钩端螺旋体感染的扩散有着举足轻重的作用。钩端螺旋体在最初感染阶段逃避宿主免疫应答主要是逃避吞噬细胞和补体的杀伤。在未免疫过的动物中,钩端螺旋体可缓慢进入中性粒细胞和巨噬细胞中,如果没有抗体出现,钩端螺旋体可以存活下来,并导致感染发生。目前已发现中性粒细胞吞噬钩端螺旋体的受体之一是CR3。但是被中性粒细胞吞噬的钩端螺旋体几乎不被杀灭,除非有抗体存在。钩端螺旋体亦可被巨噬细胞吞噬,致病性钩端螺旋体被小鼠和人的巨噬细胞吞噬后在胞内的命运截然不同。被小鼠巨噬细胞内吞噬后,钩端螺旋体主要形成不与溶酶体融合的吞噬泡。而钩端螺旋体被人巨噬细胞吞噬后却可逃出溶酶体,进入胞质内进行繁殖并引起巨噬细胞凋亡。但近期也有研究者发现钩端螺旋体被小鼠巨噬细胞吞噬后可在胞质内进行繁殖并逃逸到胞外。

钩端螺旋体可以刺激巨噬细胞发生一系列信号转导,如 p38 磷酸化、NF-κB 活化、TNF-α 表达等。不同于其他革兰氏阴性菌的 LPS 主要通过 Toll 样受体 4(TLR4)活化巨噬细胞,钩端螺旋体的 LPS 可活化人的 TLR2 受体,这可能与钩端螺旋体脂质 A 结构与其他革兰氏阴性菌 LPS 不同有关。研究显示 TLR2 和 TLR4 受体在钩端螺旋体固有免疫中起了非常关键的作用。钩端螺旋体感染野生型的小鼠后不会引起急性钩端螺旋体病,但 TLR2$^{-/-}$ 和 TLR4$^{-/-}$ 双敲除的小鼠感染钩端螺旋体后易出现严重的炎症反应并死于肝、肾衰竭。钩端螺旋体感染 TLR4$^{-/-}$ 单敲除的小鼠也可引起严重感染。目前研究认为钩端螺旋体感染小鼠细胞后其 LPS 既可以激活 TLR2 亦可以激活 TLR4 受体,而感染人时 LPS 只激活 TLR2 受体。

钩端螺旋体的另一种逃逸固有免疫的机制是抗补体的作用。研究发现,致病性钩端螺旋体通过替代途径激活补体,但是人补体 C 对致病性钩端螺旋体没有杀伤作用,但对水生型钩端螺旋体有杀伤作用。研究认为钩端螺旋体抗补体的机制是致病性钩端螺旋体可以结合 H 因子及 H 因子相关蛋白 1(FHR-1),从而阻止了 B 因子与 C3b 结合,加速 C3 转化酶的降解并作为因子 Ⅰ 的协同因子裂解 C3b。致病性钩端螺旋体可以与补体级联反应调节因子 C4BP 结合,并在经典途径中通过干扰 C3 转化酶的合成及作为因子 Ⅰ 的协同因子灭活 C4b。钩端螺旋体与 C4BP 结合后可促使因子 Ⅰ 介导的降解 C4b,这种结合进一步加强了钩端螺旋体抗补体的能力。

四、实验室诊断

(一)病原学检测

1. 暗视野显微镜直接镜检 及分离培养镜检两种。该法对样本的要求比较高,样本主要为感染早期的患者血清,将样本直接放在暗视野显微镜下观察,可见钩端螺旋体犹如未拉开的弹簧带样,呈螺旋状,一端或两端有钩,具有活泼的运动方式,常使其菌体呈 C、S 等字形。

2. 分离培养镜检 即取样本进行培养后再行镜检。该法被认为是钩端螺旋体病诊断的"金标准"。在感染的 3~10 天,钩端螺旋体在血液中繁殖并随血流到达肝脏、脾脏及肾脏,这一时期钩端螺旋体可以从血液中培养出,从而做出诊断。在感染后第 2~3 周开始,钩端螺旋体在肾脏的肾小管腔内停留并繁殖,部分钩端螺旋体可以随尿液排出并持续一段时间,这一时期可以取患者的尿液培养后进行实验室诊断。常用的钩端螺旋体培养基为 EMJH 和 Korthof 培养基,置于 28~30℃摇床或静置培养一周或者更长时间后,用暗视野显微镜观察有无钩端螺旋体生长。分离培养镜检法的缺点在于钩端螺旋体生长缓慢,且培养的阳性率低,因而该法不适用于作快速及早期诊断。

(二)核酸检测

采集血液、尿液、脑脊液或肝组织等样本,采用 PCR 技术对钩端螺旋体的特异核酸序列进行扩增和检测,以确定宿主是否被钩端螺旋体感染。目前常用扩增的基因片段是钩端螺旋体的 secY 和 flaB 基因,其引物分别为 G1 5′-CGTAATCGCTGT ATAAAAGT, G2 5′-GGAAAACAAATGGTCGGAAG, 产物大小为 285bp;B64I5′-ACT AAC TGA GAA ACT TCT AC;B64Ⅱ5′-TCCTTAAGTCGAACCTAT GA,产物大小为 563bp。PCR 技术可以用于钩端螺旋体病的早期诊断,但 PCR 技术最大的不足在于易出现假阳性/假阴性结果。

(三)血清学检测

基于人和动物血清中抗体检测的血清学技术多用于疾病诊断以及流行病学调查。用于钩端螺旋体病的血清学检测方法有多种,目前以显微镜凝集试验(MAT)最为常用。MAT 曾被认为是钩端螺旋体病血清学诊断的标准方法,其原理是当特异性免疫血清(病人血清)高倍稀释后与活钩端螺旋体作用,在暗视野显微镜下可见到形如蜘蛛状的凝集块;当血清低倍稀释时,钩端螺旋体可完全溶解或可仅见到折光率高的点或团块。试验时采用已知感染血清与正常血清分别作阳性对照与阴性对照。结果的判断以与对照血清相比,50% 的钩端螺旋体被凝集时的最高血清稀释度作为被测血清的效价。当病人双份血清样本发生血清转化(即前份阴性,后份阳性)或者后份血清有 4 倍的效价升高时,可作为阳性诊断结果。MAT 具有高度的特异性,可用于临床样本的检测及流行病学调查时的钩端螺旋体血清型分型。但当感染的钩端螺旋体菌株为代表菌株以外的其他血清型时,或钩端螺旋体不同血清型之间发生交叉凝集时,往往难以做出正确判断。

ELISA 方法目前也被用于实验室诊断钩端螺旋体病,该法适合用于常规诊断,目前国外已有相应的商品化检测试剂盒,诊断抗原多为来自不同致病性钩端螺旋体菌株裂解物的混合抗原,因特异性及灵敏性都不高,现在一些重组抗原分子如重组的钩端螺旋体外膜蛋白 LipL32、OmpL1、LipL41 和重组的表面暴露蛋白 LigA 等不断被用于钩端螺旋体病的血清学诊断中。这些来自钩端螺旋体保守的抗原分子及其重组蛋白产物有望能提高钩端螺旋体病诊断的特异性和敏感性。

五、防治原则

虽然钩端螺旋体病的发病率呈下降趋势,但病死率仍较高(2%~4%),依然是一种严重威胁人类健康和畜牧业生产的人兽共患传染病。WHO、FAO 等机构对钩端螺旋体和钩端螺旋体病的研究非常重视,在美国、澳大利亚和法国等国家建立了 8 个钩端螺旋体病研究合作中心,并在包括中国在内的多个国家建立了 11 个参考实验室。

(一)预防疫苗

安全、有效的疫苗是防治钩端螺旋体病的最好方法。致病性钩端螺旋体有 200 多个血清型别,给疫苗的研制带来很大的麻烦。钩端螺旋体疫苗根据其接种对象可分为人用和兽用疫苗两类,根据其抗原成分可分为全菌体疫苗、组分疫苗和重组蛋白疫苗三类。

1. 全菌体疫苗　人用的灭活全菌体钩端螺旋体疫苗仅在中国和古巴获批使用,兽用减毒或灭活全菌体疫苗在多个国家使用。我国目前生产的钩端螺旋体疫苗配方多样,既有单价疫苗,又有 2~7 价的多价疫苗。各地均可按照不同地区的主要流行血清型提供不同的疫苗。传统的钩端螺旋体全菌体疫苗制备简单,成本较低,在预防钩端螺旋体病中起了很大作用,但是由于全菌体疫苗需要多次免疫,剂量大,不良反应较大,接种率一般在 20%~60%,人群免疫水平不高,而且对不同

型别的钩端螺旋体缺乏交叉保护。另外,目前普遍使用的疫苗是根据当地流行的优势血清群、型制备的多价全菌体灭活疫苗,不仅副作用大,而且如若洪涝灾害后当地优势群、型发生更迭,往往导致钩端螺旋体病的地区性暴发流行。兽用全菌体疫苗虽然可以预防动物感染钩端螺旋体,但是不能阻止从肾脏排菌,因此免疫过的动物还可能作为传染源传播钩端螺旋体病。除了以上的缺点以外,全菌体疫苗还会引起眼色素层炎等自身免疫疾病。

2. 组分疫苗　钩端螺旋体的外膜在钩端螺旋体的黏附、免疫和致病中起着重要作用,因此可以作为疫苗的成分。外膜的主要成分为蛋白、糖及脂质。用外膜提取物免疫金黄地鼠后再用活菌攻击,结果证实其对金黄地鼠的保护力与全菌体疫苗几乎完全相同,说明钩端螺旋体外膜提取物为良好的免疫原。在以后的动物实验中,又证实外膜疫苗除可使动物获得充分保护外,尚可阻止肾脏排菌,与商品化的兽用全菌体疫苗相比,外膜蛋白疫苗更为优良。尽管国外对钩端螺旋体外膜疫苗有较多研究,但是都没有进入临床的报道。我国上海生物制品研究所制备的钩端螺旋体外膜疫苗具有良好的保护效果,且不良反应小。但纯化的外膜疫苗也存在无交叉保护的缺点。

LPS 成分中糖类的变化反映了致病性钩端螺旋体中抗原的差异,钩端螺旋体 LPS 作为抗原引起的保护性免疫具有血清型特异性。用 LPS 作为钩端螺旋体疫苗,动物实验结果虽然显示有一定的保护作用,但保护作用并不理想,因此 LPS 作为钩端螺旋体的新型疫苗研究进展缓慢。

3. 重组蛋白疫苗　采用基因工程技术将目的基因片段插入质粒载体后,在宿主菌中诱导表达出目的蛋白,再经纯化后即可作为重组蛋白疫苗(亚单位疫苗)。与全菌体疫苗相比,重组蛋白疫苗副作用少,交叉保护力更强。致病性钩端螺旋体的一些具有免疫原性的蛋白,尤其是表面暴露蛋白,因为最有可能与宿主的免疫系统接触而产生抗体,有可能是有效的疫苗候选分子。目前已经有 OmpL1、LipL41、LipL32 等多个表面蛋白被鉴定出来并用于保护性研究,但这些抗原诱导的对钩端螺旋体感染的保护力仍不理想,因此进一步鉴定那些在致病性钩端螺旋体中表面暴露的

保守蛋白质,并评价其诱导产生针对不同血清型钩端螺旋体产生的交叉免疫保护效果,是钩端螺旋体疫苗研究的重点之一。

(二)治疗

大约90%的人感染钩端螺旋体后症状较轻,大部分可以自愈。但对于已经出现黄疸及肾功能损伤的感染者要严格观察以防器官衰竭。钩端螺旋体对大多数抗生素均敏感。对于比较严重的钩端螺旋体病病人,在感染的早期使用抗生素可以显著缩短病程。

(郭晓奎　秦金红)

第四节　恙虫病东方体与贝纳柯克斯体

一、恙虫病东方体

恙虫病东方体(*Orientia tsutsugamushi*)是自然疫源性疾病——恙虫病的病原体。该菌于1930年由Nagayo命名为东方立克次体,次年由Ogata命名为恙虫病立克次体。由于恙虫病主要分布于亚洲东部,为纪念这两位科学家,遂将这个新属命名为东方体属(*Orientia*)。东方体属现在只有恙虫病东方体一个种,与立克次体属同归于立克次体科。

(一)生物学性状

1. **形态与结构**　恙虫病东方体呈短杆状,直径$0.5\sim0.8\mu m$,长度$1.2\sim3.0\mu m$。革兰氏染色阴性;吉姆萨染色呈紫红色(其他立克次体呈红色),位于宿主细胞的细胞质中;吉姆尼兹染色后,背景为绿色,恙虫病东方体为暗红色(其他立克次体呈鲜红色)。后两种染色方法可用于鉴别。电镜观察恙虫病东方体的超微结构含有由细胞壁、胞质膜组成的典型包膜和类似于核糖体的内部结构。恙虫病东方体的细胞壁较厚,但缺乏肽聚糖和脂多糖(LPS),可分为外层和内层,外层较内层厚,两者之间有一电子透明区,厚约30Å。

2. **基因组**　目前已鉴定出51株恙虫病东方体,其中Ikeda、Gilliam、Kato、Karp和Boryong等10株已完成全基因组测序。恙虫病东方体Boryong株为线性DNA,全基因组长2.127Mb,大于立克次体属其他菌株,G+C百分比为31.0mol%,与立克次体

属其他菌株相同。有2 179个开放阅读框,34个tRNA基因,其中512个基因与立克次体基因有同源性,有4 197个大于200bp的重复序列,重复序列占整个基因组的37.1%,重复序列平均长度为947bp,最长序列有8 909bp。该菌基因组中包含多个*Sca*家族成员,多个*tra*基因参与了Ⅳ型分泌系统的组成,还包括编码>400个转座酶、60个噬菌体整合酶和70个逆转录酶的基因。

3. **血清型与外膜蛋白**　国际上公认的恙虫病东方体有Ikeda、Boryong、Gilliam、Kato、Karp、Matsuzawa、423H、Kuroki、Kawasaki和Shimokoshi 10个血清型,Gilliam、Kato和Karp作为国际标准株。因不同地区、不同菌株间的抗原性和毒力均有差异,故恙虫病的病情及病死率的差异也较大。根据血清学分型结果,我国的恙虫病东方体以Gilliam型为主,其次是Karp型,Kato型很少见。

用聚丙烯酰胺凝胶电泳法能将恙虫病东方体分离出30多条蛋白条带,其分子量分别为110kD、80kD、70kD、60kD、54~56kD、42kD、35kD、28kD、25kD、22kD和21kD,其中54~56kD、38kD和25kD蛋白为细胞壁内层热稳定蛋白,经胰蛋白酶处理后,这些条带即消失。54~56kD、35kD、21kD、22kD和25kD蛋白是该菌的主要外膜蛋白。56kD蛋白的一级结构由545个氨基酸组成,其中有4个可变区(variable domain, VD):VDⅠ(104~132aa)、VDⅡ(151~176aa)、VDⅢ(201~236aa)、VDⅣ(401~441aa)。56kD蛋白是恙虫病东方体分型的主要依据之一,该蛋白参与对宿主细胞的黏附,与其侵袭力有关。60kD蛋白为胞内蛋白,属热休克蛋白Hsp60家族,与引起人和动物的急性感染有关。25kD蛋白和47kD蛋白为种特异性抗原,22kD蛋白和47kD蛋白能诱导T细胞免疫应答,是制备疫苗的候选抗原。

4. **培养特性**　恙虫病东方体为专性细胞内寄生,二分裂增殖。在普通培养基中不能生长。接种在$38\sim39$℃孵育$6\sim8$天龄的健康鸡胚卵黄囊内,35℃继续孵育,经$10\sim12$天培养,一个鸡胚卵黄囊膜中的繁殖量可达2×10^9个菌体。适合恙虫病东方体培养的细胞很多,如绿猴肾细胞(Vero)、L细胞(鼠成纤维细胞)、人羊膜FL细胞、HEL(人胚肺细胞)、HeLa细胞和Detroit-6细胞等。恙虫病东方体接种细胞后置35℃孵育,生长

缓慢,繁殖一代时间约为 12~16 小时,一般不引起明显的细胞病变。

5. **抵抗力**　恙虫病东方体对高温和干燥抵抗力弱,55℃经 10 分钟失去活力,与其他微生物类似。在 –70℃下可长期保存,在 –4℃下则只能保存 4 天。感染细胞加入蔗糖磷酸盐缓冲液(SPG)冻结保存效果更佳。对氯霉素、四环素类、大环内酯类、喹诺酮类和利福平敏感,对青霉素、链霉素和红霉素不敏感。氯霉素作为一种代谢抑制剂能够预防该菌的繁殖;四环素类药物对体外培养的恙虫病东方体有效,作为代谢抑制剂用于体内治疗比氯霉素更佳。

(二)流行病学特征

1. **传染源与宿主**　恙虫病是一种自然疫源性疾病,主要流行于啮齿动物中。野鼠和家鼠感染后多无症状,但体内长期保留病原体,故为主要传染源。此外,兔类、鸟类等也能感染或携带恙螨而成为传染源。我国恙虫病已知的主要传染源与储存宿主有:家鼠属中的黄毛鼠、黄胸鼠、褐家鼠、社鼠和大足鼠,小家鼠属中的小家鼠,板齿鼠属中的板齿鼠,姬鼠属中的黑线姬鼠和大林姬鼠,仓鼠属中的大仓鼠,以及鼩属中的臭鼩。

2. **传播媒介**　恙螨既是恙虫病唯一的传播媒介,也是储存宿主。目前已知恙虫病的媒介恙螨均为纤恙螨属中的一些种类。恙虫病东方体寄居在恙螨体内,可经卵传代。

3. **流行地区和季节**　恙虫病东方体的流行多见于亚太地区,从巴基斯坦、印度、尼泊尔西部到西伯利亚东南部;中国、日本、韩国北部到印度尼西亚;菲律宾、澳大利亚北部及南太平洋岛屿。这些地方被称为“恙虫病三角”。我国恙虫病疫区主要分布在长江以南,集中在广东、云南、福建和浙江,其次在四川、湖南、西藏和台湾。安徽、山东、江苏、天津、吉林、辽宁、黑龙江、新疆、甘肃、山西、河北和江西等地也有病例报告。我国南方流行的恙虫病主要属夏季型。山东、天津、山西和河北等地恙虫病的流行属秋季型。

4. **易感人群**　人群普遍易感。各年龄段均有发病,但以青壮年和儿童较多。

(三)致病性与免疫性

1. **致病物质与致病机制**　恙虫病东方体的致病物质尚未完全明了。目前认为恙虫病东方体死后释放的毒素样物质是其主要的致病因子。

恙虫病东方体借助恙螨的叮咬而在鼠间传播。恙螨幼虫叮咬人时,从叮咬部位直接或经淋巴系统进入血液,在小血管内皮细胞内繁殖,导致内皮细胞肿胀、破裂,释放出恙虫病东方体及其毒素。毒素被吸收后,可致发热、头痛、全身肌肉酸痛和胃肠道反应等全身中毒症状,引起多器官(包括肝、脾、肾、肺、心、脑等)功能损害以及浅表淋巴结肿大。在恙螨幼虫叮咬处,局部充血、水肿,进而由于皮肤小血管炎,形成毛细胞血管栓塞,局部坏死而出现焦痂,焦痂脱落则形成溃疡。因小血管内皮细胞中恙虫病东方体的寄生繁殖,引起弥漫性小血管炎与血管周围炎,使管腔阻塞而发生皮疹。从感染第 2 周开始,部分病人(尤其是免疫功能低下病人)将出现全身感染症状,疾病可累及不同的器官系统,如中枢神经系统(导致急性弥散性脑脊髓炎、脑病、脑膜炎、耳聋和颅神经麻痹)、心血管系统(导致心律失常、充血性心力衰竭、心肌炎和血管炎)、泌尿系统(导致急性肾衰竭)、呼吸系统(导致间质性肺炎和急性呼吸窘迫综合征)以及消化系统(导致肝功能改变、胰腺炎和腹泻)。由于临床表现的多样性,恙虫病一般容易被误诊或延迟诊断。

2. **临床特征**　本病潜伏期 4~20 天,一般为 7~14 天,在临床上有以下四大特征。

(1)发热:高热是本病的特征之一,一般为 39~40℃,热程为 1~3 周,平均 25.2 天,最长达 72 天。不同地区可呈驰张热、不规则热或稽留热 3 种热型。

(2)皮疹:一般为暗红色充血性斑丘疹或斑点疹,呈散在分布,压之退色,无痛痒,直径 0.2~0.5cm 大小。皮疹持续时间长短不一,短者 1~2 天消退,长者可持续 4~9 天。皮疹多见于躯干、四肢和面部。皮疹消退后,色素沉着可持续数日。

(3)焦痂与溃疡:恙螨幼虫叮咬人体后,出现粉红色小丘疹,形成水泡,破溃后中央坏死,结成褐色或黑色痂,称为焦痂。焦痂为圆形或椭圆形,大小不同,直径 0.1~1.5cm。痂皮脱落后形成溃疡,中心凹陷,基底为淡红色的肉芽组织,周围稍隆起,有硬结。溃疡面通常干燥,无脓汁,少数有血清样渗出液。一般无痛痒感,个别有继发化脓现象。多数患者只有 1 个溃疡,少数有 2~3 个,最多达 10 个以上。

（4）淋巴结肿大:焦痂或溃疡附近的淋巴结肿大,并有疼痛和压痛,全身浅表淋巴结肿大多见,肿大的淋巴结孤立,触之活动,大小各异,有的凸出于皮肤表面,小的如蚕豆,大的如鸡蛋。肿大的淋巴结多见于腋下、腹股沟、颈部、耳后、腋窝等处,无化脓现象,消失很慢,在恢复期仍可触及。

3. 免疫机制

（1）固有免疫:恙虫病东方体进入机体后,固有免疫是机体抵御其感染的第一道防线,如树突状细胞、巨噬细胞和单核细胞可吞噬细胞外的恙虫病东方体,形成含有东方体的自噬体。恙虫病东方体还可刺激感染的内皮细胞,上调细胞间黏附分子-1（intracellular adhesion molecule-1, ICAM-1）、血管黏附分子-1（vascular adhesion molecule-1, VCAM-1）等细胞黏附分子的表达,同时内皮细胞产生 IL-1α、IL-6、IL-8、IL-10、IL-15、TNF-α 和 TNF-β 等一系列细胞因子,不同的细胞因子可通过不同的机制来抑制恙虫病东方体的生长。

（2）适应性免疫:恙虫病东方体的 56kD 外膜蛋白与 25kD 和 47kD 表面蛋白刺激机体产生特异性中和抗体 IgG、IgM 和 sIgA,与恙虫病东方体结合后可阻断后者与宿主细胞膜上的受体结合,使其不能进入宿主细胞内增殖。由于恙虫病东方体型别多,且 56kD 外膜蛋白易发生变异,感染后建立的免疫力不持久,仍可再度感染。恙虫病东方体诱导的细胞免疫主要由 CD4+ Th1 细胞和 CD8+ CTL 细胞介导。活化的 Th1 细胞可释放 IFN-γ、IL-2、IL-12 和 TNF-α 等细胞因子,通过激活 NK 细胞、巨噬细胞和 CTL 细胞而发挥抗恙虫病东方体的作用。CTL 细胞可通过其抗原受体识别恙虫病东方体感染的靶细胞,通过细胞裂解与诱导细胞凋亡等机制直接杀伤靶细胞。CTL 细胞也可分泌多种细胞因子,如 IFN-γ 和 TNF-α 等,在 CTL 细胞抗恙虫病东方体感染过程中起重要作用。

（四）实验室诊断

1. 形态学检查
可采集病人血液、焦痂及内容物,感染动物的脾、肾、腹腔液或恙螨等标本。制片方法因标本种类而异:血液、焦痂内容物、腹腔液可直接涂片;动物组织标本可直接印片;恙螨标本则可进行压片。制片后以甲醇固定 3~5 分钟。用吉姆萨染色或吉姆尼兹法染色,前者将恙虫东方体染成紫红色,后者染成红色,可见该菌位于胞质内靠近细胞核旁成堆排列。由于恙虫病东方体较脆弱,易自溶,故涂片检查应及时固定和染色。

2. 血清学诊断
目前用于恙虫病东方体血清学诊断的方法主要有:外斐氏反应（WFT）、间接免疫荧光法（IFA）、补体结合试验（CF）和 ELISA 等。WFT 是以体外培养的变形杆菌菌体抗原（OXk,与立克次体有交叉反应）来检测 OXk 抗体,用于辅助诊断恙虫病东方体感染,但该法缺乏特异性。IFA 为 WHO 推荐的检测立克次体的金标方法,主要采用立克次体特异抗原检测病人血清抗体,该法优点是同一抗原片可以同时检测多种立克次体,灵敏度高。CF 有较高特异性,但在疾病早期缺乏灵敏性,主要用于流行病学调查。ELISA 也可用于恙虫病东方体诊断和流行病学调查。

3. 分子生物学诊断
PCR 技术检测只需少量标本即可,检测所需时间短,故可作为恙虫病东方体早期的诊断方法。通常选用恙虫病东方体属、群或种特异外膜蛋白和表面蛋白的基因（如 Sta58 和 Sta56）或 16s RNA 基因进行扩增。

（五）防治原则

1. 预防
由于恙虫病东方体的血清型多、抗原易变异等原因,尚无特异疫苗可预防。预防发病的关键是控制恙螨的数量,降低人被叮咬的概率。通过对疫区居民和到疫区去的人员进行健康教育,使其掌握预防恙螨叮咬知识,从而达到降低感染率的目的。

目前正在研制的疫苗类型比较多,主要有减毒活疫苗、亚单位疫苗、重组蛋白疫苗与核酸疫苗。在各类疫苗的研究中,人们逐渐将研究的焦点集中在 56kD 外膜蛋白和 47kD、110kD 及 22kD 表面蛋白等几个优势抗原表位上,这些蛋白的重组抗原表位能诱导小鼠产生强烈的体液免疫和细胞免疫应答,在东方体各株间有很好的交叉保护性。同时,研究发现佐剂 CpG-motifs 可显著增强上述几种重组蛋白抗原的免疫保护性。pGM-CSF 和 pIL-12 也可显著增强上述几种抗原的核酸疫苗的免疫保护性。筛选 Th1 介导的细胞免疫的 T 细胞表位进行优化组合,以多表位重组蛋白疫苗或多表位 DNA 疫苗为主要疫苗类型,再结合新型的疫苗递送系统(如菌影递送系统)进行免疫策略的优化组合,有望开发出安全、有效的人用疫苗。

2. **治疗** 恙虫病治疗可选用氯霉素、四环素、大环内酯类以及氟喹诺酮类药物,以氯霉素和四环素对恙虫病东方体作用最佳。需注意的是:①氯霉素具有骨髓抑制作用,甚至可发生严重的再生障碍性贫血,且毒性与剂量无明显相关,在孕妇和儿童中应避免使用;②四环素可致胎儿畸形,引起永久的牙齿染色,故在儿童中不宜使用;③喹诺酮类药物在孕妇中使用导致胎儿流产,也应禁止孕妇使用。大环内酯类药物对孕妇和儿童已证明安全和有效,绝大多数患者,仍以四环素类作为治疗恙虫病的首选药物。

二、贝纳柯克斯体

贝纳柯克斯体(*Coxiella burnetii*)俗称 Q 热立克次体。1935 年,Derrick 在澳大利亚布里斯班的肉类加工厂发现一例不明原因的发热病人。1937 年,他描述了在澳大利亚昆士兰地区流行的同样不明原因发热病人的临床表现,认为这是一种新的疾病,称之为 Q 热("Q" 乃 Query 的第一个字母,即疑问之意)。同年,Burnet 与 Freeman 证实该病原体为立克次体。1939 年,Derrick 为纪念 Burnet 的功绩,建议将此新的病原体称为贝氏立克次体(*Rickettsia burnetii*)。鉴于 Q 热病原体有不能凝集变形杆菌 X 株等与其他立克体次体不同的特点,1948 年,Phillips 建议另列新属 *Coxiella*,称该属病原体为贝氏柯克斯体。Q 热立克次体已正式列入立克次体科、立克次体族的柯克斯体属(*Coxiella*)。1989 年,立克次体学家根据 16s rRNA 的基因序列分析,发现原来归属于立克次体科的柯克斯体属与嗜肺军团菌的进化关系更为接近,将其归属于军团菌目(*Legionellales*)柯克斯体科(*Coxiellaceae*)的柯克斯体属。

(一)生物学性状

1. **形态与结构** 贝纳柯克斯体个体较小,呈多形性,多为短杆状或球杆状,常成对排列,大小约为(0.2~0.4)μm × (0.4~1.0)μm,往往聚集成堆,构成类似包涵体的微小集落,位于内皮细胞的胞核或胞浆内。有时在涂片中也可见到较大的个体,呈双杆状,长达 1.0~1.6μm,偶而有直径为 0.3~0.4μm 的球形。贝纳柯克斯体无鞭毛或荚膜,有类似衣原体的发育周期,电镜下可观察到核质浓缩、直径为 300~600nm 的小细胞(SCV)和核质疏松、代谢活跃、直径 300~1 200nm 的大细胞(LCV)两种形态。SCV 由 LCV 分化而来,故贝纳柯克斯体所表现的多形性是由于该病原体处于繁殖周期的不同阶段所致。

贝纳柯克斯体的染色常用吉姆尼兹或 Macchiavello 及吉姆萨法。经前两法染色后在绿色或蓝色的背景上贝纳柯克斯体呈红色。若用革兰氏染色法染色,其染色性不稳定,如用含 1% 碘的酒精溶液为媒染剂,以酒精丙酮混合液脱色,贝纳柯克斯体被染为革兰氏阳性。

电镜观察贝纳柯克斯体的超微结构,可见其外表层包括微荚膜和细胞包膜(细胞壁和胞浆膜)。微荚膜位于细胞壁外,厚约 20nm,呈绒毛状,可用钌红及铁蛋白标记抗体染色。细胞壁分为三层,总厚度为 10nm,其内层较厚,兼有革兰氏阴性及阳性菌细胞壁的特点;胞浆膜亦分三层,厚约 7nm。它们之间为周浆间隙,紧贴胞浆膜内侧为核糖体和大小不等的微粒组成的胞浆外周层,胞浆中心有中央致密体,由环状双股 DNA 缠绕而成。

2. **基因组** 贝纳柯克斯体的基因组全长为 2.21~2.33Mb,共有 2 330 个基因,编码 8 758 个蛋白,编码区长度占基因组比例的 78%。目前已克隆表达的贝纳柯克斯体基因达 20 多个,分别与编码代谢酶(如 *pyrB*、*gltA*、*icd*、*sucB* 及 *sdhCDAB* 基因等)、表面抗原(如 *htpAB*、*Coml* 和 *omp34* 基因)或毒力因子(如 *mviN*、*rhuM* 和 *murG* 基因等)有关。其中多个 *Icm* 基因参与Ⅳ型分泌系统的组成,此外,还发现贝纳柯克斯体带有 5 种不同的质粒,分别为 36kb 的 QpHI、39kb 的 QpRS、33.5kb 的 QpDV、37.3kb 的 pQpH1 和 51kb 的 QPDG。

3. **相变异** 贝纳柯克斯体存在着抗原的相变异现象,其中主要是 LPS 变异。初次从病人、动物及蜱体内分离的贝纳柯克斯体不能与 Q 热病人早期抗体发生补体结合反应,这种不反应性菌株称为第Ⅰ相株,含抗原1和2成分。而新分离的贝纳柯克斯体经鸡胚卵黄囊连续传代以后,失去抗原1成分,可与早期抗体反应,称为反应性菌株,也称第Ⅱ相菌株。第Ⅱ相菌株经一代或几代动物或蜱传代后,又可逆转为第Ⅰ相菌株。

相变异的实质是其表面大分子LPS发生了质和量的改变,该菌的LPS化学成分类似于革兰氏阴性菌的LPS组分,包括甘露糖、葡萄糖、半乳糖、阿拉伯糖、木糖、庚糖、2-酮-3脱氧辛酸(KDO)或类似物、葡萄糖胺、乙醇胺、磷酸盐及类脂A等。Ⅱ相菌株主要是缺失两个O抗原糖,即6-脱氧-3-C-甲基-D-古洛糖和3-(羟甲基)-L-来苏糖,从而导致毒力减低、抗原性及细胞表面理化特性发生改变。

4. 培养特性 贝纳柯克斯体为专性细胞内寄生菌,能在多种人和动物宿主细胞胞浆空泡内繁殖。有时空泡变大,细胞核被挤压于一侧。该菌以二分裂方式繁殖,生长缓慢,繁殖一代需12~16小时。不同相的贝纳柯克斯体在原代或传代胞细中的繁殖量有明显差异,Ⅱ相菌比Ⅰ相菌繁殖能力强,可能与Ⅱ相菌比Ⅰ相菌容易黏附宿主细胞有关。在原代鸡胚细胞中于32~36℃培养10~16天后,可形成直径为0.75~1.00mm的空斑。

5. 抵抗力 贝纳柯克斯体对理化因素的抵抗力比立克次体要强,也比大多数非芽胞菌要强,而且能耐气溶胶化。一般63℃30分钟或85~90℃数分钟常不能使贝纳柯克斯体灭活。在-20℃可存活2年以上。该菌对干燥的抵抗力特别强,在感染动物和蜱干燥的排泄物、分泌物及蜱组织中可能长期有柯克斯体存活;对常用消毒剂如0.5%石炭酸、5%次氯酸钠、2%氯苄烷胺、5%来苏儿或5%福尔马林具有较强的抵抗力,在25℃经24小时后仍保留其感染性;乙醚能很快杀灭卵黄囊悬液中的贝纳柯克斯体。空气消毒试验表明,在88 ft³密闭柜中湿甲醛气(0.3g/ft³)过夜可使10^8数量级的贝纳柯克斯体灭活。

许多抗生素能抑制贝纳柯克斯体的生长繁殖,强力霉素、氯霉素、利福平和甲氧苄氨嘧啶均有很强的抑制作用;一些喹诺酮类化合物,如环丙沙星和司帕沙星对该菌均有明显的杀灭作用;而红霉素、青霉素和链霉素的作用则非常小,氨基苯甲酸不敏感。

(二)流行病学特征

1. 传染源、传播媒介与储存宿主 人类Q热的传染源主要为感染家畜,如牛、羊、马、猫和犬等,其次为野生啮齿类动物、飞禽(鸽、鹅和火鸡等)及爬虫类动物。有些地区家畜感染率为20%~80%,受染动物外观健康,而分泌物、排泄物以及胎盘、羊水中均含有贝纳柯克斯体。尤其是感染的雌性动物,分娩时将大量贝纳柯克斯体散布于外界环境中,每克胎盘可散播数百万个贝纳柯克斯体。病人通常并非传染源,但病人血、痰中均可分离出贝纳柯克斯体,曾有住院病人引起院内感染的报道。

蜱、螨、野生动物、禽类等均为贝纳柯克斯体的储存宿主。蜱在维持贝纳柯克斯体在自然疫源地中的传播方面起着很重要的作用,多种硬蜱和软蜱对贝纳柯克斯体具有明显的适应能力,它们之间的相互关系具有共生性。蜱通过叮咬方式传播贝纳柯克斯体。贝纳柯克斯体随蜱粪和排泄物污染其宿主皮与毛,也是造成动物之间感染的重要因素,贝纳柯克斯体在蜱体内可存活很久,且可经卵传代,故蜱既是传播媒介,也是储存宿生。

2. 流行地区与季节 本病呈全球性分布。Q热在人类中呈散发或局部流行,农村发病率高于城市,但近年城市发病率有增高趋势。Q热是战争或军队作战训练中伴随的感染性疾病,在第二次世界大战、海湾战争中均有Q热流行或感染Q热的报告。近年一些发达国家Q热发病率有增无减,已成为社会公共卫生问题,引起了各国高度重视。我国吉林、四川、云南、新疆、西藏、广西、福建和贵州等十几个省、市或自治区均有本病流行。Q热的流行常无明显季节性,但因孕畜分娩、屠宰旺季等因素可有季节性上升。

(三)致病性与免疫性

1. 致病物质与致病机制 LPS是贝纳柯克斯体主要的致病物质,Ⅰ相菌LPS结构完整,毒性强,具有内毒素相似的多种生物学活性;Ⅱ相菌LPS结构不完整,毒性弱。

贝纳柯克斯体由消化道和/或呼吸道黏膜进入人体,先在局部网状内皮细胞内繁殖,然后入血形成菌血症,并播散至全身各组织、器官,造成小血管及肺、肝等组织脏器病变。血管病变主要为内皮细胞肿胀,管腔可见透明血栓;小动脉壁可发生纤维素样变性,内皮有不同程度增生,可引起闭塞性脉管炎。肺部病变与肺炎支原体引起者相似,小支气管肺泡中有纤维蛋白、淋巴细胞及大单核细胞组成的炎性渗出液;严重者类似大叶性肺炎。肝脏呈不同程度变性、坏死及细胞浸润,可形成由类上皮细胞型的单核细胞集结所致的弥漫性粟粒样肉芽肿。心脏可发生心肌炎、心内膜炎及心包炎,并能侵犯瓣膜形成赘生物,甚至可导致主动脉窦破裂、瓣膜穿孔。脾、肾、脑、睾丸和骨髓亦可发生病变。

在贝纳柯克斯体感染急性期,机体的免疫应答主要包括针对 II 相抗原的体液免疫和细胞免疫,类似结核和结核型麻风。病理改变主要表现为炎性反应,有肉芽肿形成,宿主细胞内贝纳柯克斯体很少。如果病人有细胞免疫缺陷或存在心瓣膜异常,则往往不能控制感染而成为慢性,此时虽然抗 I 相和 II 相抗原的抗体效价很高,在活检标本内仍可见大量贝纳柯克斯体。

在贝纳柯克斯体感染的过程中,急性和慢性炎症出现的许多宿主免疫应答均与免疫活性细胞产生的 IL-1、IL-6 和 TNF-α 有关。IL-1 有较强的致热原作用,引起急性期蛋白合成增加,炎性细胞因子的过度产生可能作为疾病活动期的指标。另外,免疫复合物形成并在组织中沉积,可导致 III 型超敏反应。

2. 临床特征 临床上,Q 热一般无明显特征,难与其他发热性传染病相区别。

(1)急性 Q 热:经过 2~6 周潜伏期后,突然出现发热、寒战、头痛等类似流感症状。病程长达 1~2 周。早期有发热、寒战、全身无力等表现,严重者有高热、寒战、肌肉疼痛及剧烈的持续性头痛等症状,常合并有肺部感染和肝功能损伤。急性 Q 热大多预后良好,未经治疗者病死率约为 1%。

(2)慢性 Q 热:病程迁延超过半年,持续发热或反复发热,血清学检查 I 相抗体效价持续升高,可引起多器官损伤,主要引起心内膜炎、慢性肝炎、骨髓炎等。未经治疗的慢性 Q 热,常因心内膜炎而死亡,病死率可达 30%~65%。

3. 免疫机制 贝纳柯克斯体与其他专性细胞内寄生菌的免疫性相似,细胞免疫在抗贝纳柯克斯体的感染中起关键作用。在感染早期,贝纳柯克斯体刺激机体产生 I 相抗体 IgM 和 II 相抗体 IgM、IgG、IgA 及补体结合抗体,这些特异性抗体通过 IgG Fc 段与巨噬细胞、NK 细胞表面的 Fc 受体结合,促进对贝纳柯克斯体的吞噬与杀灭作用;IgM 和 IgG 与菌体形成免疫复合物可激活补体的经典和替代途径,形成膜攻击复合物,导致贝纳柯克斯体溶解。在感染中晚期,贝纳柯克斯体诱导 CD4$^+$ Th1 细胞分泌 IL-2、IL-12 和 IFN-γ 等细胞因子。IFN-γ 是巨噬细胞激活因子,可增强其吞噬杀灭作用,并可诱导 MHC II 类分子的表达,增强其抗原提呈能力。单核/巨噬细胞产生的 TNF-α 激活半胱天冬氨酸蛋白酶 -8(Caspase-8),诱导贝纳柯克斯体感染的靶细胞发生凋亡,释放出贝纳柯克斯体,再经抗体或补体的调理作用被吞噬细胞消灭。体液免疫在感染早期能发挥作用,随着抗体出现,体液免疫和细胞免疫协同参与清除贝纳柯克斯体的过程。细胞免疫缺陷的患者易被贝纳柯克斯体感染,在 HIV 感染者和艾滋病人群中,贝纳柯克斯体的感染率是普通人群的 13 倍。

(四)实验室诊断

1. 病原学检查

(1)活检或尸检标本:采集标本(脾、肝、肾和心瓣膜赘生物等)制备涂片,经固定后用荧光抗体染色,在荧光显微镜下观察,若标本中出现明亮荧光、轮廓清晰、并有个体膨大的贝纳柯克斯体即为特异性荧光,表明贝纳柯克斯体阳性,同时进行对照试验(包括标本自发荧光,抑制试验,阳性对照)。

(2)蜱血淋巴试验:采取蜱血淋巴进行涂片,固定后用吉姆萨染色及免疫荧光染色检查。阳性者血淋巴中查见贝纳柯克斯体,在吞噬细胞质内外,可堆聚成团或散在分布。该方法简便、快速,可在流行病学调查中作为蜱标本病原体检查的初筛。

2. 免疫学诊断

(1)补体结合试验(CF):急性 Q 热 II 相抗体增高,I 相抗体呈低水平。若单份血清 II 相抗体效价在 1:64 以上有诊断价值,病后 2~4 周,双份血清效价升高 4 倍或 4 倍以上,可以确诊。若 I 相抗体一直保持高水平或 I 相抗体效价高于

Ⅱ相抗体,提示有慢性感染或隐性感染。Ⅰ相抗体 >1∶200 对慢性 Q 热有诊断意义。该试验的优点是特异性高,但是敏感性较差,且检测费时,在测试前要对血清进行加热灭活,并且补体结合抗体出现得较晚,常于发病后数周才能出现滴度高峰,故不能用于 Q 热的早期诊断。

(2)微量凝集(MA)试验:目前多用染色抗原在塑料板上检测的方法。在 U 型塑料板每孔内加 0.025ml 不同稀释度的待检血清,再加染色抗原 1 滴(25μL),混匀,密封后室温过夜记录结果。通常滴度≥1∶8 为阳性。若恢复期血清滴度高于急性期的 4 倍或以上,有诊断价值。本法出结果快,抗原经苏木素染色便于观察结果。

(3)间接免疫荧光(IFA)技术:本方法敏感,重复性好,节省材料和时间,无 CF 中出现的抗补体现象,是 Q 热血清学诊断最常用的方法之一。一般抗体滴度在 1∶16 以上为阳性。临床诊断除恢复期血清滴度大于急性期 4 倍或以上外,单份血清滴度≥1∶128 才有诊断意义。

(4)ELISA:ELISA 可直接检测病人血清中的特异性 IgM 抗体,作为单份血清临床诊断或近期感染的依据。该法具有特异、敏感、快速、简便等特点,目前已广泛应用于临床诊断。

3. 分子生物学诊断

(1)PCR 技术:常选择特异保守的贝纳柯克斯体 *16s rRNA*、*IS1111a* 以及 *com1*、*sod* 等基因设计引物,用于感染动物及病人等各种标本中的贝纳柯克斯体检测。本法快速、特异、敏感,已广泛应用于贝纳柯克斯体的临床诊断。

(2)核酸杂交:利用特异保守的贝纳柯克斯体 *IS1111*、*gltA*、*htpAB*,*IVS*、*23s rRNA ISR* 等基因片段制备探针,检测多种标本中的贝纳柯克斯体,比常规 PCR 更为特异和更敏感,减少了常规 PCR 污染产生交叉反应的缺点。但本法操作繁杂,而且待测标本中贝纳柯克斯体核酸量很少时,往往难以获得满意结果。

(五)防治原则

1. 预防 目前 Q 热的综合性防治主要包括灭鼠,灭蜱;对病人应及时隔离,痰及大小便应消毒处理;对病畜和病禽的排泄物及时消毒处理;对屠宰场、肉类加工厂和皮毛制革厂等密切接触

病畜、病禽的工作人员,加强防护并按防护条例进行管理。

在过去几十年中,贝纳柯克斯体疫苗的研制主要集中在灭活疫苗和化学提取的亚单位疫苗上。该疫苗不能满足人们对贝纳柯克斯体疫苗的安全有效和低副反应性的要求。随着越来越多的贝纳柯克斯体外膜蛋白抗原基因的克隆以及贝纳柯克斯体全基因组测序的完成,目前研究较多的贝纳柯克斯体保护性抗原有 27kD 蛋白、30kD 蛋白、34kD 蛋白、67kD 蛋白和热休克蛋白等,筛选出多表位的重组保护性抗原有望用于贝纳柯克斯体新型疫苗的研制。

2. 治疗 强力霉素是治疗急性 Q 热病人的首选药物,Q 热病人口服多西环素 100mg,2 次 /d,疗程 2 周,可以明显缩短发热周期。在体温降至正常后仍需继续用药数日,以彻底清除体内贝纳柯克斯体。孕妇 Q 热病人可口服磺胺甲基异噁唑,首次剂量 2g,2 次 /d,疗程至少为 7~10 天。慢性 Q 热病人的治疗多选用两种有效药物联合用药,如强力霉素 100mg 与利福平 450mg/d 联合应用,2 次 /d,疗程 12 个月,可达到满意效果。对于 Q 热引起的心内膜炎病人的治疗,多采用强力霉素 100mg 与羟氯喹 200mg 联合治疗,2 次 /d,治疗疗程至少 18 个月,效果明显。

(吴移谋)

第五节 登革病毒

登革病毒(dengue virus, DENV)在分类上属于黄病毒科(Flaviviridae)、黄病毒属(Flavivirus),包括四个血清型(DENV-1、DENV-2、DENV-3 和 DENV-4)。登革病毒感染可引起登革热(dengue fever)和重症登革热(severe dengue),前者是自限性疾病,病死率低,后者则以严重的出血、休克和高病死率为主要特征。埃及伊蚊和白纹伊蚊是登革病毒的主要传播媒介,在我国登革病毒的主要传播媒介是白纹伊蚊,埃及伊蚊主要在我国台湾南部和海南省引起传播。人类和灵长类动物是其自然宿主。

登革热是世界上分布最广、发病人数最多的虫媒病毒病,广泛存在于全球热带、亚热带的

100多个国家和地区,其中以东南亚、西太平洋地区和美洲的流行最为严重。据WHO统计,近50年来,登革热的发病率增加了30倍,目前全球约25亿人口生活在登革热流行的国家和地区,每年病例数可能高达5 000万至1亿,其中约50万人为重症登革热。在我国,登革热主要在广东、台湾、福建、海南、广西和浙江等南方地区流行。近年来,由于全球气候变暖、人口大量流动和城市化等原因,登革热的流行范围有明显扩大的趋势,40%的地区面临登革热风险,主要发生在城市和城乡结合地区。2019年,WHO公布了"全球十大健康威胁",登革热位列其中。

一、生物学性状

（一）形态与结构

登革病毒颗粒呈球形,有包膜,直径为45~55nm,核衣壳呈二十面体立体对称。成熟病毒的包膜上镶嵌着包膜蛋白（envelope protein,E蛋白）和膜蛋白（membrane protein,M蛋白）,这两种蛋白构成病毒颗粒的表面突起。在登革病毒感染的细胞内,还存在一种不成熟的病毒颗粒,这种不成熟病毒颗粒与成熟病毒颗粒的最大区别在于其包膜上的膜蛋白是一种膜蛋白前体,被称为前膜蛋白（precursor membrane protein,prM蛋白）,在病毒成熟的过程中,prM蛋白去糖基化,被切割成为成熟的M蛋白（图22-1）。

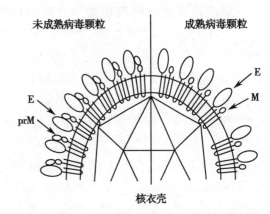

图 22-1　登革病毒结构示意图

（二）基因组及编码蛋白

1. 基因组的结构　登革病毒为单正链RNA病毒,基因组长度约为11kb,4个血清型RNA的同源性为64%~66%,同一型内不同毒株之间核苷酸序列同源性较高。基因组两端分别为5'端非编码区（untranslated region,UTR）和3'端非编码区,5'端有Ⅰ型帽子结构,3'末端未发现多聚A结构。中间是编码区,编码病毒的结构蛋白和非结构蛋白。病毒的结构蛋白是组成病毒颗粒的主要成分。非结构蛋白仅存在于病毒感染的细胞中,是登革病毒的酶或调节蛋白,与病毒的复制、蛋白加工及病毒的装配密切相关。登革病毒的基因排列顺序为:5'-C-PrM-E-NS1-NS2a-NS2b-NS3-NS4a-NS4b-NS5-3'（图22-2A）。

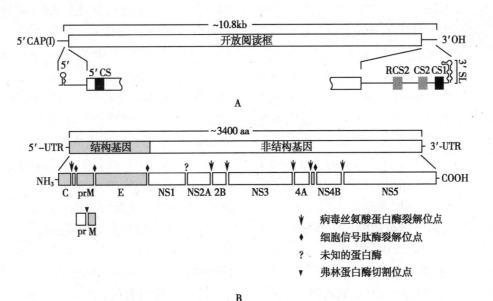

图 22-2　登革病毒基因组结构及其编码蛋白示意图

2. 非编码区的结构与功能　登革病毒基因组 5′-UTR 和 3′-UTR 在病毒的复制和翻译过程中具有重要的调控功能。5′-UTR 长约 100nt，起始核苷酸为 5′-AG，具有 I 型帽子结构（m7GpppAmpGp），其一级结构在登革病毒 4 个血清型中高度保守。在病毒蛋白质翻译过程中，5′帽子结构可能首先被起始因子 eIF4E 识别，从而起始蛋白质的合成。5′-UTR 的二级结构具有 5′茎环（5′-stem loop, 5′ SL）和 5′环化序列（5′-cyclization sequence, 5′ CS）。5′ SL 由 2 个保守的茎环 SLA 和 SLB 组成，前者具有 3 个内环结构，后者包含一段编码区序列，这些茎环结构可能与病毒基因组的复制和翻译有关。3′-UTR 长约 400nt，不含多聚腺苷酸（polyA）尾，最末端以 CUOH 结束。3′-UTR 的一级结构在黄病毒中高度保守，其二级结构包含 3′茎环（3′-stem-loop, 3′ SL）结构及其上游的保守序列（conserved sequence, CS）CS1、CS2 和重复 CS2（RCS2）。3′ SL 由 90~120 个核苷酸组成，该结构可与肽链延长因子 1A（elongation factor 1A, EF1A）结合，参与病毒蛋白质的合成。3′ SL 的顶环区（top loop, TL）与病毒的复制有关，若 TL 发生突变则可影响病毒的复制。CS1 含 26 个核苷酸，其中有一段 8 个核苷酸的环化序列（3′CS, 3′-AGUUAUAC-5′）与基因组 5′ UTR 的 5′ CS（5′-UCAAUAUG-3′）反向互补，从而将登革病毒 RNA 分子环化成一锅柄状结构，这种 RNA 分子的特殊结构可能作为病毒 RNA 复制酶的识别部位，使该酶同时和 5′端和 3′端结合，用于转录正链和负链 RNA，若 CS 序列发生突变而导致 5′ CS 和 3′ CS 无法配对时，病毒则不能有效复制。CS2 和 RCS2 在黄病毒中亦高度保守，研究发现，基因组 CS2 或 RCS2 缺失可能致病毒的毒力减弱。登革病毒基因组非编码区结构和功能的深入研究有助于进一步阐明登革病毒复制分子机制，亦可为抗病毒药物的研制提供新的途径。

3. 编码蛋白的结构与功能　登革病毒基因组编码区仅含一个长的开放读码框（open reading frame, ORF），在粗面内质网结合的核糖体上，ORF 先翻译成一个约含 3 400 个氨基酸、分子量约 380kD 的多聚蛋白前体，然后该多聚蛋白前体在多种信号序列和膜锚定结构域的引导下转移并锚定在内质网中，再在宿主信号肽酶、弗林蛋白酶、病毒编码的丝氨酸蛋白酶及其他蛋白酶的作用下，切割加工成为成熟的结构蛋白和非结构蛋白。病毒的结构蛋白有 3 种，分别是衣壳蛋白（capsid protein, C 蛋白）、膜蛋白/膜蛋白前体（M/prM）和包膜蛋白。非结构蛋白（nonstructural protein, NS）有 7 种，依次为 NS1、NS2A、NS2B、NS3、NS4A、NS4B 和 NS5（图 22-2B）。

C 蛋白为一种非糖基化蛋白，分子量 9~12kD，由 112~127 个氨基酸组成，在登革病毒 4 个血清型中，同源性为 47.8%。C 蛋白与病毒 RNA 基因组共同构成核衣壳。C 蛋白的重要功能之一是参与病毒颗粒的装配过程。C 蛋白中赖氨酸与精氨酸残基的含量约为 25%，在病毒装配过程中，这些富含正电荷的碱性氨基酸可能与含大量负电荷的基因组 RNA 结合，从而包裹病毒 RNA，形成核衣壳。C 蛋白上具有特异的抗原表位，纯化的 C 蛋白为补体结合抗原，一般不诱导机体产生中和抗体。

M 蛋白和 prM 蛋白是登革病毒包膜上两种不同形式的膜蛋白，prM 蛋白存在于未成熟病毒颗粒中，是登革病毒 M 蛋白的前体蛋白，分子量约为 19kD，由 165~166 个氨基酸组成，含 1~3 个糖基化位点。M 蛋白是一种小分子非糖基化蛋白，分子量约为 8kD。prM 蛋白的羧基端含有一段跨膜区域，该区域可以帮助 prM 蛋白与细胞膜结合，同时也可以作为 E 蛋白翻译起始的信号肽，并且与 E 蛋白的正确折叠相关。未成熟的登革病毒颗粒表面粗糙，可形成 60 个突起，每个突起由 3 个拷贝 E 蛋白与 prM 蛋白形成的异源二聚体组成（图 22-3A）。prM 蛋白形成一个帽子样结构在空间上封闭 E 蛋白的融合多肽，阻断病毒和宿主细胞膜发生膜融合，因此未成熟的病毒颗粒没有感染性。在病毒成熟的最后阶段，prM 蛋白被细胞的弗林蛋白酶切割成为含 91 个氨基酸的 pr 和含 75 个氨基酸的 M 蛋白。这一切割过程诱发 prM 与 E 蛋白形成的异源二聚体的解聚，同时使 E 蛋白之间形成同源二聚体，并平铺于病毒包膜表面，成为成熟的病毒颗粒，因此，成熟颗粒表面相对平滑，无明显的突起（图 22-3B）。prM 蛋白的切割是未成熟病毒颗粒向成熟病毒颗粒转变的关键步骤，也是登革病毒成熟和具有感染性的先决条件。

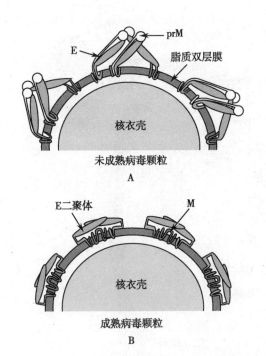

图 22-3　登革病毒包膜蛋白结构示意图

E 蛋白是病毒的主要包膜糖蛋白,分子量 51~60kD,含 489~495 个氨基酸。E 蛋白单体分为 3 个不同的包膜结构域(envelope domain, ED),分别命名为 EDⅠ、EDⅡ和 EDⅢ。EDⅠ位于 E 蛋白的中央,由 8 个 β 链首尾相接形成 β 桶状结构,其诱生的抗体基本不具中和活性。EDⅡ位于 E 蛋白的 N 端,为一长指状结构,是 E 蛋白二聚体化位点,含有高度保守的融合环(fusion loop, FL),能够催化病毒包膜与酸性内吞体膜融合,使核衣壳释放到胞质中。EDⅡ含黄病毒属特异性抗原表位,但其诱生的抗体对黄病毒属其他成员不具交叉免疫保护作用。EDⅢ位于 E 蛋白 C 端,由 7 条 β 链折叠成 IgG 样结构,是登革病毒与细胞受体结合的区域,也是登革病毒中和抗原表位所在区域,可诱导产生中和抗体。因此,E 蛋白与病毒的细胞嗜性、吸附、穿入、融合以及诱导保护性免疫应答有关。此外,E 蛋白具有血凝素的活性,能凝集鹅或鸽红细胞。

NS1 是登革病毒非结构蛋白中唯一的糖蛋白,分子量约 48kD,约含 352 个氨基酸,具有群和型的特异性。NS1 存在于感染细胞的细胞内和细胞膜上,并可通过可溶性形式分泌到细胞外。与其他黄病毒相似,NS1 常以二聚体的形式存在,这种聚合体形式是维持其功能所必需的。NS1 蛋白具有很强的抗原性,存在于感染细胞表面或细胞

外的 NS1 二聚体均能诱导机体产生高滴度抗体,但 NS1 单体的抗原性不强。用登革病毒 NS1 主动免疫或用抗 NS1 单克隆抗体被动免疫,均可保护小鼠或猴子免受致死剂量登革病毒的攻击,表明在无登革病毒中和抗体存在的情况下,NS1 也能诱导保护性免疫应答。

NS2 蛋白有 NS2A 和 NS2B 两种,均为疏水性蛋白质。NS2A 的分子量为 20kD,含有 218 个氨基酸。NS2A 是一种顺式作用的蛋白酶,以自身催化方式将其与 NS1 裂解开来。NS2B 的分子量为 14.5kD,含 130 个氨基酸,可能对 NS3 的蛋白酶活性起协同作用,参与 NS3 对 NS2A/NS2B、NS2B/NS3 与 NS4B/NS5 的裂解。

NS3 蛋白是一种亲水性蛋白质,具有蛋白酶、RNA 解旋酶和 RNA 聚合酶活性,参与病毒的复制和成熟过程。

NS4A 与 NS4B 蛋白的分子量分别为 16kD 与 27kD,各含 150 与 248 个氨基酸。目前对二者的功能知之甚少,NS4A 蛋白仅推测其参与了病毒基因组的复制,NS4B 蛋白在病毒拮抗干扰素方面具有重要作用。

NS5 蛋白分子量为 104kD,含有 900 个氨基酸,是登革病毒编码的最大的蛋白。NS5 蛋白具有 RNA 聚合酶和甲基转移酶的活性,可能参与 5′末端帽子结构的形成。

(三)病毒的复制增殖

登革病毒的复制增殖过程主要包括病毒吸附、膜融合、增殖、转录翻译、装配、加工和分泌出胞(图 22-4)。

登革病毒可感染人体多种细胞,包括树突状细胞(dendritic cell, DC)、单核巨噬细胞、血管内皮细胞、肝细胞、T 细胞、B 细胞和神经细胞等,其中单核巨噬细胞是登革病毒的主要靶细胞。登革病毒通过细胞表面的受体直接吸附到宿主细胞表面,或与抗体形成免疫复合物后再通过靶细胞上的 Fc 受体介导病毒的吸附。目前登革病毒的特异性受体尚未完全确定,在哺乳动物及蚊虫体内的登革病毒受体可能包括黏多糖(例如硫酸乙酰肝素和凝集素)、树突细胞的黏附分子(DC-SIGN)、巨噬细胞的甘露糖受体(MR)、脂多糖(LPS)受体 CD14 以及应激蛋白(例如热休克蛋白 70、90 和 ER 伴侣蛋白 GRP78)等。

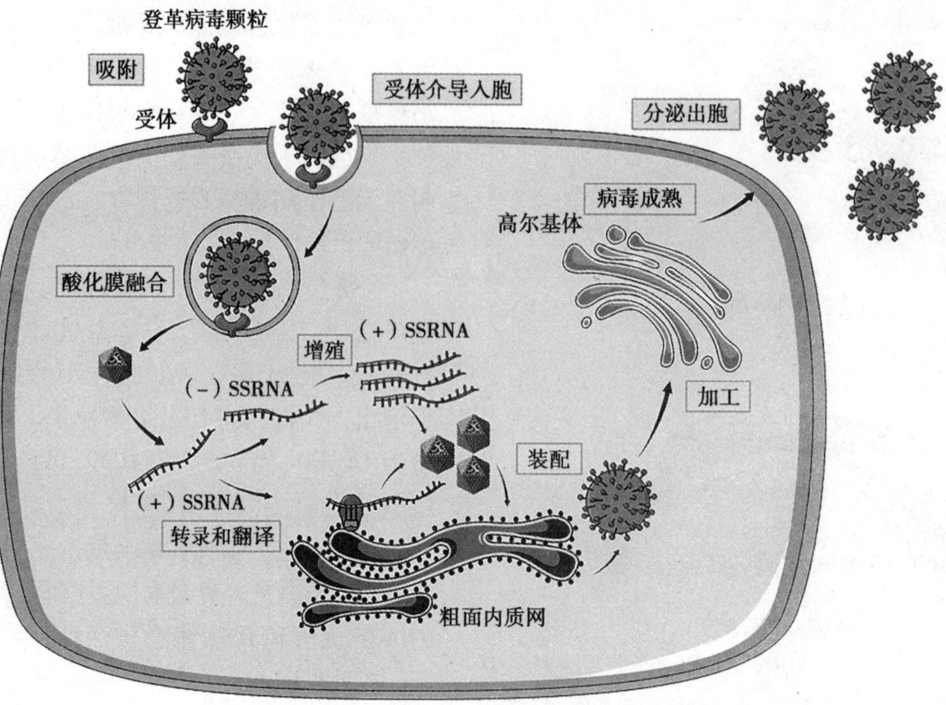

图 22-4　登革病毒复制过程示意图

登革病毒与细胞表面的受体结合后,受体介导的内吞作用使病毒入胞。内体囊泡酸化引起病毒粒子的构象变化,导致病毒 E 蛋白不可逆的改变。这种变化有利于病毒包膜与宿主细胞内体膜的融合,从而使核衣壳进入胞质,病毒 RNA 被释放到细胞质中,进入粗面内质网。在粗面内质网中,病毒 RNA 被翻译成多聚蛋白,并被病毒及宿主的蛋白酶加工;病毒 RNA 转录出反义 RNA,与原 RNA 形成复合体。新的 RNA 由 C 蛋白包裹形成核衣壳,在粗面内质网形成未成熟的病毒颗粒,之后通过高尔基体进入转运高尔基体网络,酸化引起病毒颗粒构象变化,暴露出蛋白酶切割位点,这个位点在 prM 蛋白的前体蛋白与 M 蛋白之间,在病毒分泌至胞外后前体蛋白将被完全切除,使病毒具有感染性。

（四）培养特性

乳鼠是对登革病毒最敏感的实验动物,脑内接种病毒约 1 周后,发生以弛缓性麻痹为主的脑炎症状,并最终导致死亡。成年小鼠对登革病毒不敏感,但 DENV-2 经鼠脑连续传代成为适应株后,可使三周龄小鼠发病。猩猩、猕猴和长臂猿等灵长类动物对登革病毒易感,感染后出现亚临床症状及病毒血症,并可诱导特异性免疫应答。

登革病毒对昆虫来源细胞和多种哺乳类细胞敏感,能在白纹伊蚊 C6/36 细胞、巨蚊 TRA-284 细胞、假鳞斑伊蚊 AP-61 细胞以及 HeLa、KB 等传代细胞中增殖,并产生明显的细胞病变,其中白纹伊蚊 C6/36 细胞是最敏感、最常用的细胞模型;能在地鼠乳鼠肾细胞（BHK-21）、恒河猴肾传代细胞（LLC-MK2）及非洲绿猴肾传代细胞（Vero）及 C6/36 细胞等细胞中产生蚀斑;亦可在人单核细胞、传代培养的单核细胞系以及人血管内皮细胞中增殖,但不引起明显的细胞病变。此外,亦可用白纹伊蚊、埃及伊蚊和巨蚊胸腔接种法分离培养登革病毒。

二、流行病学特征

（一）传染源和传播途径

在自然界,登革病毒存在丛林型、乡村型和城市型三种疫源地,人和灵长类动物是登革病毒的主要储存宿主。在热带和亚热带丛林地区,猴类和猩猩等灵长类动物对登革病毒易感,是丛林疫源地的主要传染源。动物感染后不出现明显的症状及体征,但有病毒血症,蚊子通过叮咬带毒动物而形成自然界中的原始循环,人类若进入疫源地,可被带毒蚊子叮咬而感染。在城市和乡村,患者和隐性感染者是主要传染源,感染者在发病前 1 天到发病后 5 天内出现病毒血症,血液中含有大量的病毒,在此期间通过蚊虫叮咬而传播,形成人－蚊－人循环。

(二)传播媒介

登革病毒的主要传播媒介是埃及伊蚊和白纹伊蚊。埃及伊蚊是全球登革热的主要传播媒介,广泛分布于非洲、东南亚、南太平洋、美洲等热带地区,近年来已扩散到亚热带地区。在我国,埃及伊蚊主要分布在台湾南部、海南、广西北部湾沿海及广东雷州半岛地区,是这些地区登革热的主要传播媒介。白纹伊蚊主要分布在亚洲热带、亚热带和部分温带地区,近年来已传播到北美、南美、欧洲和非洲大陆,是太平洋岛屿与我国广东省及其他江南地区登革热的主要传播媒介。在缅甸、印度尼西亚及老挝等无埃及伊蚊分布的国家,白纹伊蚊可能是唯一的传播媒介。埃及伊蚊为家栖蚊种,主要孳生于室内或房屋周围的小型积水中,具有高度嗜人血性,可以频繁地叮咬人类,是登革病毒最有效的传播媒介。白纹伊蚊为半家栖蚊种,主要孳生于室外小型积水中,但也可孳生于室内的积水物体内。此外,波利尼西亚伊蚊、鳞斑伊蚊、非洲伊蚊和白星伊蚊等伊蚊蚊种对登革病毒的传播亦有作用。

登革病毒在蚊子体内增殖的最适温度为22~30℃,低于16℃时病毒不能增殖,在蚊子中,只有雌蚊才吸血。蚊子通过吸血被感染后,病毒在唾液腺中增殖,经8~10天的潜伏期,病毒即广泛分布于蚊子的中肠、前肠、唾液腺及神经系统等部位。当蚊子再次吸血时,病毒即可随唾液传播给易感者。蚊子可以多次吸血,因而感染后可以传播多人。蚊子感染后可终身带毒,并可经卵传代,因此其不仅是登革病毒的传播媒介,也是储存宿主。

(三)流行季节

登革热的发病季节与传播媒介的密度高度相关,因此多发生于温暖潮湿的季节。在世界上大部分流行区,多在夏秋季发病,一般于5月开始,8~9月达高峰,11月流行终止。但地理位置不同的地区流行高峰时间可以不同。在热带、亚热带地区,由于常年气温高,冬季伊蚊活动依然活跃,因此可常年发病,但一般发病高峰期也出现在夏秋季。

(四)流行形式

大部分登革热疫区同时存在登革病毒3~4个血清型的流行。近年来,登革热的流行多发生在城市和城郊结合地区。登革热存在输入性流行和地方性流行两种流行形式:输入性流行是指在有媒介存在的地区,当媒介达到一定密度而自然条件又合适时,一旦有登革病毒感染者或带毒的蚊子传入,即可发生登革热的局部暴发或流行;地方性流行则表现为存在自然疫源地,疫情连年不断,可由多种血清型引起,主要在儿童中发病,且常发生重症登革热。目前,我国的登革热疫情以输入性流行为主,尚无足够证据证明我国存在登革热地方性流行。

(五)易感人群

人群对登革病毒普遍易感。在新疫区,由于人群普遍缺乏免疫力,感染率可以达90%以上,常呈暴发流行,发病率可高达75%。

三、致病性与免疫性

(一)临床特征

登革热的潜伏期为3~14天,通常为4~8天。大部分感染者表现为隐性感染,部分感染者出现临床症状。在我国《登革热诊疗指南(2014年第2版)》中将登革热分为普通登革热和重症登革热两种临床类型。

1. 登革热　以发热、疼痛和皮疹为主要临床特征,病程为7~10天。病人表现为突起发热,体温高达39~40℃,热型以不规则型为主,可有弛张热、稽留热或双峰热。在发热初期即可有严重的头痛、眼球后疼痛、肌肉痛和骨关节痛等,因此,登革热曾一度被称为"断骨热"。皮疹一般在病程的4~6天出现,表现为充血性皮疹(红斑疹、斑丘疹、麻疹样皮疹)或出血性皮疹(出血点)。皮疹先在四肢出现,然后蔓延至躯干及全身,一般维持3~5天,疹退后无脱屑或色素沉着。25%~50%的病例可发生不同程度的鼻腔、牙龈、消化道、皮肤或子宫出血。

2. 重症登革热　早期的临床表现与典型的登革热类似,但在病程的第3~5天,病情突然加重并发展迅速,出现严重的出血现象,可在1~2天内因出血性休克或中枢性呼吸衰竭而死亡。根据WHO的定义,有以下一种及以上症状者即可诊断为重症登革热:①伴随或不伴随呼吸困难的休克和/或血浆渗漏;②严重出血;③严重的器官损伤(急性重型肝炎、急性肾衰竭、脑病或脑炎等)。重症登革热的出血部位广泛,可表现为皮肤大片紫癜及瘀斑、呕血或血便、子宫出血、脑出血或蛛网膜下腔出血等。

（二）致病机制

登革病毒经蚊虫叮咬进入人体后，首先感染皮肤真皮层的 DC，然后在毛细血管内皮细胞和单核巨噬细胞中增殖，再经血流播散至淋巴结、肝、脾等网状内皮系统，引起全身性的病理过程。登革热的主要病理特征是全身脏器广泛性损伤和出血，表现为肝、脾、淋巴结肿大，肝细胞非特异性坏死，肾小球和肾间质炎症，心肌及骨骼肌非特异性病变，关节周围肿胀，脑膜充血，脑内神经胶质细胞增生及白细胞浸润等。皮疹活检可见内皮细胞肿胀，血管周围水肿和小血管单核细胞浸润。死亡病例可见胃肠道瘀斑状出血。重症登革热以全身毛细血管内皮细胞损伤、血浆渗漏、全身皮肤黏膜和脏器广泛出血为主要病理特征。此外还发现，登革病毒感染可诱导内皮细胞和肝细胞凋亡。

重症登革热的发病机制至今尚未完全阐明，目前存在以下三种假说。

1. 抗体依赖的增强作用假说　早在 20 世纪 70 年代就有学者发现，异型登革病毒的二次感染可以促进病毒的增殖，并与重症登革热的发生有关，从而提出了二次感染假说，即抗体依赖的增强作用（antibody-dependent enhancement，ADE）假说。该假说认为，初次感染某血清型的登革病毒后，机体可产生对其他型别病毒无中和作用或仅有弱中和作用的交叉反应性抗体，当再次感染异型登革病毒时，这些抗体与病毒形成病毒 - 抗体复合物，通过单核巨噬细胞或 DC 表面的 Fcγ 受体，与靶细胞结合，从而增强了病毒对细胞的吸附作用。ADE 作用的后果是造成大量单核巨噬细胞被感染，这些被感染的单核巨噬细胞一方面可将病毒带到全身的网状内皮系统及其他易感细胞，使感染扩散，另一方面机体的免疫系统在清除被感染的单核细胞过程中，释放一些生物活性物质，导致血管内皮细胞损伤、血管通透性增加、出血和休克等病理过程。因此，ADE 作用成为研制登革热疫苗的重要障碍。

大量的研究结果表明，登革病毒的 ADE 作用可能与 E 蛋白和 prM 蛋白有关。E 蛋白是登革病毒的主要包膜蛋白，其诱导的抗体具有免疫保护作用，但某些针对 E 蛋白的单克隆抗体能够显著增强病毒对单核细胞和黑猩猩的感染。此外，E 蛋白上的某些氨基酸如第 224 位组氨酸（H244）已确定与 ADE 作用有关，当组氨酸替换为丙氨酸后，可使 ADE 效应消失。prM 蛋白存在于登革病毒未成熟颗粒表面，正常情况下，未成熟病毒颗粒没有感染性。在有 prM 抗体存在的条件下，未成熟颗粒表面的 prM 与特异性抗体形成免疫复合物，再通过 Fc 受体介导病毒吸附单核巨噬细胞，使无感染性的未成熟病毒颗粒具有感染能力。在登革病毒感染的蚊媒唾液中存在大量的未成熟病毒颗粒，prM 抗体可以促进这些未成熟病毒颗粒感染靶细胞而具有 ADE 作用。

2. 强毒力病毒假说　流行病学研究发现，在从未有过登革热流行的地区或初次感染登革病毒的人也可患重症登革热，但在某些存在大量二次感染的流行区，重症登革热的发生率却很低，提示 ADE 不是重症登革热发生的唯一机制。有证据表明，不同毒力的登革病毒毒株引起疾病的严重程度明显不同，重症登革热的流行可能与登革病毒强毒力毒株有关，从而提出"强毒力病毒"假说。该假说认为，自然界可能存在毒力不同的登革病毒株，登革病毒在流行过程中也可通过毒力变异产生强毒力基因型，这些强毒株或强毒基因型能更有效地激活单核巨噬细胞系统，引起更强烈的免疫应答，导致重症登革热。

3. 免疫病理损伤　近年来的研究结果表明，登革病毒感染者体内异常的 T 细胞免疫应答和体内异常的细胞因子水平参与了重症登革热的发生过程。病毒感染可使 T 细胞异常激活，一方面，激活的 T 细胞可通过过度表达 IFN-γ、IL-2 和 TNF-α 等促炎细胞因子，导致登革病毒感染的单核细胞和其他靶细胞损伤；另一方面，分泌的 IFN-γ 可通过增加单核细胞 MHC Ⅰ 类和 Ⅱ 类抗原的表达，促进 CD4+ 和 CD8+ T 细胞通过 MHC Ⅰ 类和 MHC Ⅱ 类限制的方式溶解感染的单核细胞，同时释放大量的生物活性物质，如 IL-2、TNF-α、白细胞趋化因子、组胺、C3a、C3b 等，导致血管内皮细胞损伤、血管通透性增高、血浆渗出、出血和休克；此外，IFN-γ 还可通过增加单核细胞 Fc 受体的表达，进一步加剧 ADE 作用。据报道，从感染 DENV-3 减毒活疫苗的志愿者外周血单个核细胞中，可检测到病毒特异的 CD4+ CD8- T 细胞。这些 T 细胞对同型病毒具有高反应性，在第 2 次感染异型登革病毒时被激活，产生多种细胞因子，导致组织损伤。同时还发现重症登革热患者的 T 细胞激活作用比普通登革热明显。除异常的细胞免疫应答外,体液免疫应答在重症登革热的致病过程中也起重要作用。在感染过程中,大量的登革病毒抗原与抗体在血循环中形成免疫复合物,激活补体系统,释放 C3a 和 C5a 等生物活性物质,引起血管通透性增高、出血和休克。

(三)免疫性

登革病毒感染后,机体可通过固有免疫和适应性免疫机制抵御病毒的入侵。固有免疫主要通过 DC 和 NK 细胞起作用。DC 捕获和加工病毒抗原后递呈给 T 细胞,进而激活机体的抗病毒特异性免疫。活化的 DC 可分泌 TNF-α、IFN-α、IL-2 等多种促炎症细胞因子,介导病毒感染的炎症和免疫过程;此外,DC 还可通过 DC-SIGN 或 Toll 样受体等信号分子途径激发机体的抗病毒效应。NK 细胞对入侵的登革病毒具有直接杀伤作用,是病毒感染早期的主要抗病毒因素。登革病毒的 E 蛋白和 NS1 蛋白上存在大量 T 细胞表位和 B 细胞表位,可以诱导机体的保护性体液免疫应答和细胞免疫应答。登革病毒感染后机体可获得对同型病毒的免疫力,一般维持 1~4 年,最长可能持续一生,但对异型病毒没有明显的交叉免疫保护作用,因此可以发生二次感染。

四、实验室诊断

(一)病毒的分离培养

感染者在发病后 5 天内出现病毒血症,血液中病毒含量高,在此期间采集病人血清标本,可获得较高的病毒分离率;患者的白细胞、死亡病人的肝、脾、淋巴结等标本亦可用于病毒的分离。此外,蚊虫标本的病毒分离可用于流行病学监测。分离登革病毒常用的方法有细胞培养法、乳鼠脑内接种法和伊蚊胸腔接种法,其中白纹伊蚊 C6/36 细胞培养法是目前最常用的方法。登革病毒 1~4 型均可使 C6/36 细胞出现明显的细胞病变,其中 DENV-2 出现病变最早,病变发展最快,其次是 DENV-3,而 DENV-1 和 DENV-4 出现病变时间较晚。用登革病毒型特异性单克隆抗体可对病毒进行鉴定和分型。

(二)血清学检查

1. 抗体检测 ELISA IgM 捕捉法或免疫层析法可用于检测登革热病人血清中的特异性 IgM 抗体,是目前最常用的登革热早期快速诊断技术。ELISA 或免疫层析法也可检测血清中特异性 IgG 抗体,用于临床登革病毒感染的辅助诊断和流行病学调查。

2. NS1 抗原检测 登革病毒 NS1 抗原在各型登革病毒间高度保守。登革病毒感染早期,在感染细胞胞膜中尚不能检出 E 蛋白和 prM 蛋白时,NS1 蛋白即可大量表达在感染细胞表面,在感染者的血液中也存在高滴度 NS1 抗原,发病 1~9 天内可在血清中检出,因此,用 ELISA 检测患者血清中登革病毒 NS1 抗原可实现早期快速诊断。

(三)病毒核酸检测

采用实时 RT-PCR 或 RT-PCR 技术检测登革病毒核酸已被广泛用于登革热的快速诊断及登革病毒的血清学分型。

五、防治原则

我国尚未有批准使用的登革热疫苗。第 1 种登革热疫苗 Dengvaxia(CYD-TDV)于 2015 年 12 月获得许可,已有 20 多个国家批准使用,适用于疫区 9~45 岁人群。2016 年 4 月,WHO 发布了一项关于在登革热高流行地区(血清阳性率为 70% 或更高)使用该疫苗的有条件建议。2017 年 11 月,WHO 又公布了在疫苗接种时通过回顾方式确定血清状况的补充分析结果,与未接种疫苗的参与者相比,在第一次接种疫苗时被推断为血清阴性的分小组试验参与者具有更高的罹患严重登革热和需住院治疗风险。2018 年 4 月,WHO 建议该疫苗仅限于给既往感染过的人群接种。2019 年 5 月美国 FDA 批准该疫苗上市,适用于 9~16 岁被登革病毒感染过的人群,这是 FDA 批准的第一款登革热疫苗。但因为目前尚没有既往登革病毒感染的快速、可靠检测技术,将会极大限制该疫苗的应用。

蚊媒控制和阻断人-蚊接触是目前防控登革热的主要手段。蚊媒控制包括非化学法和化学法,前者主要为环境控制,通过改变环境条件而清除伊蚊孳生场所,后者是使用拟除虫菊酯等杀虫剂杀灭成蚊及其幼虫。目前有不少减少蚊虫数量的新方案,如通过在水中饲养古比鱼(网纹鳉)或桡足动物对抗蚊子的未成熟阶段幼虫,用沃尔巴克氏菌属的细菌感染蚊群,雌蚊与携带这种细菌的雄蚊交配后,蚊卵不能孵化,从而达到遏制蚊群的目标。

尚无特效疗法用于登革热的治疗,主要采用

综合性对症治疗措施,包括隔离、休息、降温、止血、抗休克和维持水电解质平衡等。抗病毒治疗可用利巴韦林等药物,但疗效尚不明确。

（赵 卫 刘旭玲）

第六节 汉坦病毒

汉坦病毒(Hantavirus)是由韩国学者李镐汪等于1978年从韩国的汉滩河流域的黑线姬鼠肺组织中分离得到,目前将其归类于布尼亚病毒目(Bunyavirales)、汉坦病毒科(Hantaviridae)、正汉坦病毒属(Orthohantavirus)。汉坦病毒的名称来自正汉坦病毒属的原型病毒汉滩病毒(Hantaan virus)。为避免在区分该病毒属及种(型)的名称时发生混乱,在中文译名用字上加以区别:将Hantavirus统一译为汉坦病毒,Hantaan virus统一译为汉滩病毒。因此,在中文文献中使用"汉坦病毒"时是泛指,既表示汉坦病毒这一科、属,也泛指这一科、属的所有病毒;而用"汉滩病毒"时则是特指正汉坦病毒属中的一个型别——汉滩型。

以往根据汉坦病毒的抗原性和致病性的不同,将汉坦病毒分为五个血清型,其代表种分别为汉滩病毒(HTNV)、汉城病毒(Seoul virus,SEOV)、普马拉病毒(Puumala virus,PUUV)、希望山病毒(Prospect Hill virus,PHV),以及辛诺柏病毒(Sin Nombre virus,SNV)。迄今为止,从我国不同地区、不同宿主动物及病人分离出的汉坦病毒均为HTNV和SEOV;在我国个别地区啮齿动物组织中检出了PUUV。

近年来,随着病毒学和分子生物学技术的发展,国内外学者从不同地区、不同宿主动物及病人又分离或检出了多种不同的汉坦病毒。表22-4归纳了主要的汉坦病毒种类、所致疾病、主要的宿主动物及分布地区。

表 22-4 主要的汉坦病毒

病毒（英文简称）	所致疾病	主要宿主	主要分布地区
汉滩病毒（HTNV）	HFRS	黑线姬鼠	中国、俄罗斯、韩国、朝鲜、日本
汉城病毒（SEOV）	HFRS	褐家鼠	世界分布
阿穆尔病毒（AMUV）	HFRS	大林姬鼠	中国东北、俄罗斯、韩国、朝鲜
大别山病毒（DBSV）	HFRS	社鼠	中国
多布拉伐-贝尔格莱德病毒（DOBV）	HFRS	黄喉姬鼠	巴尔干
普马拉病毒（PUUV）	HFRS	棕背䶄	欧洲、俄罗斯、斯堪的纳维亚半岛
泰国病毒（THAIV）	HFRS	板齿鼠	泰国
辛诺柏病毒（SNV）	HPS	鹿鼠	美国、加拿大、南美
纽约病毒（NYV）	HPS	白足鼠	美国
黑港渠病毒（BCCV）	HPS	棉鼠	美国
长沼病毒（BAYV）	HPS	米鼠	美国
安第斯病毒（ANDV）	HPS	长尾米鼠	阿根廷
希望山病毒（PHV）	不详	草原田鼠	美国、加拿大
哈巴罗夫斯克病毒（KHB）	不详	东方田鼠	俄罗斯
索塔帕拉雅病毒（TPMV）	不详	臭鼩	印度
图拉病毒（TULV）	不详	普通田鼠	欧洲
El Moro Canyon（ELMCV）	不详	西方巢鼠	美国、墨西哥
Topgrafov（TOPV）	不详	西伯利亚旅鼠	西伯利亚

续表

病毒（英文简称）	所致疾病	主要宿主	主要分布地区
岛景病毒（ISLAV）	不详	加州田鼠	美国
Bloodland Lake（BLLV）	不详	橙腹田鼠	美国
Muleshoe（MULV）	不详	棉鼠	美国
Rio Segundo（RIOSV）	不详	墨西哥巢鼠	哥斯达黎加
Rio Mamore（RIOM）	不详	小耳米鼠	玻利维亚

汉坦病毒在临床上主要引起两种急性传染病，一种是以发热、出血、急性肾功能损害和免疫功能紊乱为特征的肾综合征出血热（hemorrhagic fever with renal syndrome，HFRS），另一种是以肺浸润及肺间质水肿，迅速发展为呼吸窘迫、呼吸衰竭为特征的汉坦病毒肺综合征（hantavirus pulmonary syndrome，HPS）。

以往HFRS在中国和日本被称为流行性出血热（epidemic hemorrhagic fever，EHF），在朝鲜和韩国被称为朝鲜出血热（Korean hemorrhagic fever，KHF），在前苏联远东地区被称为远东出血热或出血性肾病肾炎（hemorrhagic nephroso-nephritis），在欧洲一些国家则被称为流行性肾病（nephropathia epidemica，NE），1982年，世界卫生组织将其统一命名为HFRS。HPS于1993年春季首先在美国西南部四角地区暴发流行，死亡率高达60%以上。近年来，加拿大、巴西、阿根廷、智利、玻利维亚等美洲国家以及德国、塞尔维亚、斯洛文尼亚等国家亦有HPS的报道。

中国是目前世界上HFRS疫情最严重的国家，流行范围广（除新疆以外，其余各省、自治区、直辖市均有病例报告），发病人数多，病死率较高。迄今为止，我国尚无HPS的病例报道，在动物体内亦未分离或检出引起HPS的汉坦病毒。

一、生物学性状

（一）形态与结构

成熟的汉坦病毒颗粒绝大部分位于细胞间隙，在细胞内则很少见。汉坦病毒颗粒具有多形性，多数呈圆形或卵圆形，直径在80~210nm之间，平均直径为120nm。汉坦病毒的这种多形性在新分离的病毒表现得尤为明显，而连续体外传代培养后其形态及大小便趋于一致（图22-5）。

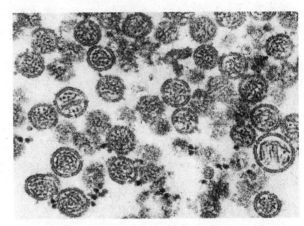

图22-5　电镜下的汉坦病毒形态（×90 000）

汉坦病毒颗粒由核心（核衣壳）和包膜组成（图22-6）。汉坦病毒的包膜为典型的脂质双层膜结构，其表面有由糖蛋白组成的突起。包膜内有疏松的带有粗颗粒的丝状内含物，是由病毒核衣壳蛋白、RNA聚合酶和病毒核酸组成的核衣壳。

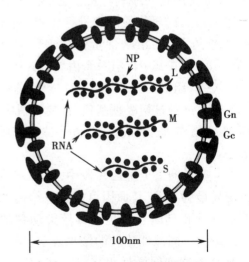

图22-6　汉坦病毒结构模式图
L、M和S为基因片段；NP为核衣壳蛋白；
Gn和Gc为包膜糖蛋白

（二）基因组及结构蛋白

汉坦病毒的基因组为单股负链RNA，分为大（L）、中（M）、小（S）三个片段。L片段编码病毒的RNA聚合酶，M片段编码两种包膜糖蛋白（glycoprotein，GP）Gn和Gc，S片段编码核衣壳蛋白（nucleocapsid protein，NP）。汉坦病毒的全基因组大小从HTNV的11 845个核苷酸到SNV的12 317个核苷酸不等。不同型别汉坦病毒的L、M、S三个片段的末端14个核苷酸序列高度保守，3′端为AUCAUCAUCUGAGG，5′端为UAGUAGUAG（G/A）CUCC，这些互补序列可使病毒基因组RNA通过非共价的碱基配对形成环状或柄状结构，从而保持RNA的稳定性，并可能与病毒的复制和装配有关。

1. **L基因片段及RNA聚合酶** 汉坦病毒L基因片段长约6.3~6.5kb，含有一个开放读码框，从36~39位核苷酸AUG（起始密码）到6 490或6 504位核苷酸后UAA（终止密码），编码2 150~2 156个氨基酸形成的蛋白，分子量约为250kD。目前研究表明，L片段只编码RNA聚合酶这一种蛋白质；RNA聚合酶既可以介导病毒基因组的转录，也可以介导其复制。

2. **M基因片段及Gn、Gc糖蛋白** 汉坦病毒的M基因片段全长约3.6~3.7kb，仅含有一个开放读码框，编码一个包含Gn和Gc两个糖蛋白的前体大蛋白，长度为1 132~1 184个氨基酸。对Gn和Gc蛋白氨基末端的部分氨基酸序列测定，并将测定的序列与从核苷酸序列推导的前体大蛋白的氨基酸序列进行比较，确定汉坦病毒M基因的mRNA的蛋白质编码顺序为5′-Gn-Gc-3′，在其中部有一个由5个氨基酸残基（WAASA）组成的共翻译切割位点。前体大蛋白在内质网经过初级糖基化后，被切割成Gn和Gc两个蛋白，进而在高尔基复合体内完成糖基化。

汉坦病毒的三个基因片段中，以M基因片段的变异最为显著，其原因可能是它编码的包膜糖蛋白承受的来自汉坦病毒感染动物的免疫压力最大。同源性比较的结果表明，同型病毒的M片段序列同源性很高，达95%左右；不同型别病毒M片段序列的同源性，以HTNV与SEOV、PUUV与PHV较高，分别为75%和76%，而前两者与后两者之间同源性较低，为55%左右。

各型汉坦病毒的Gn和Gc糖蛋白中都富含半胱氨酸，表明半胱氨酸分子之间形成的二硫键对Gn和Gc的空间构象起很大作用。汉坦病毒Gn、Gc上的糖基均以N-连接的方式与蛋白质结合，并存在一些保守的糖基化位点。一般认为N-糖基化对病毒糖蛋白的正确折叠、穿膜及抗原表位结构、抗原性和免疫原性等都有很大的影响，因此与病毒的感染性、致病性和免疫原性等密切相关；但目前对汉坦病毒GP糖基化的研究仍仅限于糖基化对GP本身结构及其与细胞膜融合作用的影响，对GP的免疫原性及对病毒感染性的具体影响仍不是很清楚。

汉坦病毒糖蛋白Gn和Gc均存在着中和抗原表位和血凝抗原表位。国外学者采用单克隆抗体对多株汉坦病毒的抗原性和结构蛋白所做的分析表明，在病毒包膜糖蛋白上至少存在9个中和抗原表位，其中2个在Gn上，7个在Gc上，而具有血凝活性的抗原表位则主要位于Gc上，并且与中和抗原表位是分离的，但也可部分重叠或靠近。国内学者对汉坦病毒结构蛋白进行研究也发现，在包膜糖蛋白上不仅有独立的中和抗原表位和血凝抗原表位，而且也有双重功能的抗原表位。汉坦病毒糖蛋白Gn和Gc均可诱导机体产生特异性中和抗体，对机体有较强的免疫保护作用。近年有研究表明，汉坦病毒糖蛋白上还含有CTL表位，提示其不仅在诱导体液免疫应答中发挥重要作用，还可直接诱导细胞毒作用，促进细胞内病毒的清除，因此在细胞介导的保护性免疫中也起着重要作用。

3. **S基因片段及NP** 汉坦病毒S基因片段全长约1.6~2.0kb，其3′端近1/3长的序列是非编码区，不同型别汉坦病毒S片段的差异主要在于此非编码区，但此非编码区的功能还不清楚。所有汉坦病毒S片段的编码区长度基本接近，约1.3kb左右，含有一个长的开放读码框，编码分子量接近50kD的NP。汉坦病毒S基因片段的变异程度介于M基因片段与L基因片段之间，不同型别的汉坦病毒S片段序列的同源性在50%~80%之间。S片段各区域的变异程度也不同，其3′-末端与5′-末端变异较小，而变异最大的区域则在其中间部分。

NP为非糖基化蛋白,羧基端具有高度保守序列,可识别RNA片段的非编码区并与之结合形成复合体,再与RNA聚合酶一起组成病毒的核衣壳,因此NP的主要功能是包裹RNA片段,在病毒的装配过程中起着重要作用。NP具有极强的免疫原性,其刺激产生的特异性机体出现早,滴度高,维持时间长。近年来国内外的研究表明,在汉坦病毒NP上存在多个CTL表位,因此其在刺激细胞免疫应答中也起着重要作用。

(三)病毒的增殖

与其他病毒一样,汉坦病毒的增殖过程包括病毒对宿主细胞的吸附、穿入与脱壳、复制、转录、包装和释放等(图22-7)。病毒的复制主要包括两方面的内容:一是核酸的复制与转录,二是蛋白质的合成、加工、输送和装配成病毒颗粒。

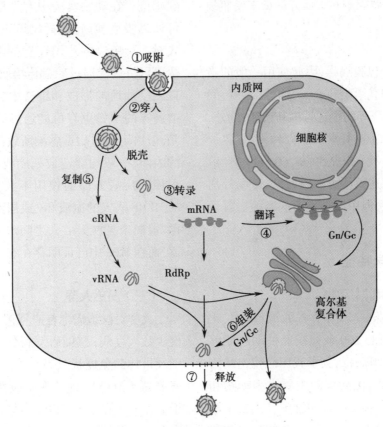

图 22-7 汉坦病毒的复制周期示意图

目前对汉坦病毒的复制、转录、翻译后加工、转移、装配及其调控机制了解还较少,有些知识是来源于对布尼亚病毒目其他科属病毒的研究结果。其中关于汉坦病毒在细胞内的成熟过程可能经历如下一些过程:①被感染细胞的粗面内质网增生和聚合核糖体复制;②高尔基复合体增生和被膜小体出现;③颗粒、颗粒-丝状包涵体在细胞质中形成;④未成熟病毒颗粒从高尔基复合体囊泡和内质网中出芽;⑤细胞表面出现病毒抗原层,细胞质膜内陷形成陷窝;⑥病毒相随颗粒的形成和聚集;⑦通过未知的机制(很可能是通过囊泡与细胞质膜融合或病毒抗原层的包裹、卷曲作用)释放病毒。

(四)培养特性

多种传代、原代及二倍体细胞均对汉坦病毒敏感。实验室常用非洲绿猴肾细胞(Vero-E6)、人肺癌传代细胞系(A549)等来分离和培养该病毒。汉坦病毒在培养的细胞内增殖较为缓慢,病毒滴度一般在接种病毒后的7~14天才达高峰。不同型别的病毒以及同一型别的不同毒株在细胞中的生长速率有一定的差别,这种差别主要与病毒在培养系统中的适应性有关,与病毒致病性的强弱可能也有一定关系。汉坦病毒对培养细胞的致细胞病变作用(CPE)较弱,对有些细胞甚至无明显CPE,因此通常需采用免疫学方法来检测证实病毒在细胞内的增殖。

汉坦病毒的易感动物有多种,如黑线姬鼠、长爪沙鼠、小白鼠及大白鼠等,但除了小白鼠乳鼠感染后可发病及致死外,其余均呈自限性隐性感染而无明显症状。缺乏合适的动物模型是目前制约汉坦病毒及其所致疾病相关研究的最重要瓶颈之一。

(五)抵抗力

汉坦病毒为有包膜病毒,因此使用一般的脂溶剂和消毒剂如氯仿、丙酮、β-丙内酯、乙醚、酸(pH<3.0)、苯酚、甲醛等均很容易将其灭活;此外,60℃加热30分钟,100℃煮沸5分钟,^{60}Co照射(>10^5拉德)及紫外线(距离50cm、60分钟)照射也可将其灭活。上述灭活方法除强酸、苯酚外均可保留病毒抗原性,但甲醛处理后病毒的血凝活性明显减弱。

二、流行病学特征

(一)传染源和宿主动物

迄今为止,已报道分属于哺乳纲、鸟纲、爬行纲和两栖纲在内的200余种或亚种动物能够自然感染或携带汉坦病毒,其中我国已检出的约有70种。研究证实,该病毒的主要宿主动物和传染源均为啮齿动物,在啮齿动物中又主要是鼠科中的姬鼠属(Apodemus)、家鼠属(Rattus)和仓鼠科中的林䶄属(Clethrionomys)、白足鼠属(Peromyscus)等。一般认为。汉坦病毒有着较严格的宿主特异性,不同型别的汉坦病毒有不同的啮齿动物宿主,因此,不同型别汉坦病毒的分布主要是由其宿主动物的分布不同所决定的。动物感染汉坦病毒后一般均表现为长程或短程的自限性隐性感染而无明显症状,但可通过唾液、尿和粪便等排泄物排出病毒,污染环境,传播感染。

动物宿主是影响汉坦病毒之间核苷酸同源性的主要因素,种系发生树证实汉坦病毒与宿主动物间有共进化的关系,且可以影响该病毒引起人类疾病特征的能力。

(二)传播途径

汉坦病毒具有多途径传播的特征,目前认为其可能的传播途径有3类5种,即动物源性传播(包括经呼吸道、消化道和伤口途径)、虫媒(螨媒)传播和垂直(胎盘)传播。其中动物源性传播是主要的传播途径,即携带病毒的动物通过唾液、尿、粪等排出病毒污染环境,人或动物通过呼吸道、消化道摄入或直接接触感染动物受到感染。在动物实验中有证据表明革螨和恙螨可通过吸血、叮咬传播汉坦病毒,但这种传播方式对人类感染的作用还有待进一步证实。带毒孕鼠可将病毒通过胎盘传给胎鼠,这在汉坦病毒自然疫源地的形成和维持中具有重要作用。感染病毒的孕妇也有可能通过胎盘将病毒传给胎儿,但由于汉坦病毒感染所致的HFRS或HPS病情凶险,一般均会造成死胎或胎儿流产,因此其在传播疾病方面的作用不大。另外,虽然能够从HFRS病人的血液和/或尿液中分离到汉坦病毒,但尚未见在人-人之间水平传播HFRS的报道,而在HPS中已证明存在有人-人之间的水平传播。

(三)易感人群

人类对汉坦病毒普遍易感,但多呈隐性感染,仅少数人发病;感染后发病与否与感染病毒的型别及机体的免疫状况等有关。SEOV的隐性感染率要高于HTNV,即使发生显性感染其病情也轻于HTNV感染者。HFRS多见于青壮年,男性病人多于女性病人,而儿童发病很少,这主要与接触汉坦病毒机会的多少有关。

(四)流行地区和季节

汉坦病毒的自然疫源地遍布五大洲的近80个国家,其中HFRS的疫源地至少在62个国家中存在(主要分布于亚洲和欧洲大陆),55个国家有HFRS病例报告;HPS的疫源地和疫区主要分布于美洲大陆。

HFRS的发生和流行具有明显的地区性和季节性,这种地区性和季节性与宿主动物(鼠类)的分布与活动密切相关。在我国,汉坦病毒的主要宿主动物和HFRS的传染源是黑线姬鼠(Apodemus agrarius)和褐家鼠(Rattus norvegicus),主要存在着姬鼠型疫区、家鼠型疫区和混合型疫区。姬鼠型疫区的HFRS流行高峰在11—12月，在夏季（6—7月）常出现一小高峰；家鼠型疫区的流行高峰在3—5月间；而混合型疫区在冬、春季均可出现流行高峰。

三、致病性与免疫性

汉坦病毒可以引起HFRS和HPS，这两种疾病的临床表现差异很大，发病机制也不尽相同。

（一）致病机制

目前对HFRS和HPS的发病机制仍尚未完全阐明，普遍认为HFRS和HPS的发病机制及病理变化比较复杂，涉及到机体的许多系统和中间环节。病毒作为发病的始动因素，一方面可直接导致感染细胞和脏器的结构与功能损害，另一方面可激发机体的免疫应答，并进而导致免疫病理损伤。此外，机体神经内分泌系统的变化，炎症介质及血管活性物质的释放及严重的内环境紊乱，更使病情错综复杂。

1. 病毒的直接损害作用 汉坦病毒具有泛嗜性，可感染体内多种组织细胞，如血管内皮细胞、淋巴细胞、单核巨噬细胞、肾小球系膜细胞和脑胶质细胞等，但主要的靶细胞是血管内皮细胞。病毒在血管内皮细胞内增殖，引起细胞肿胀、细胞间隙形成和通透性增加；体外培养的人胚肾小球系膜细胞和人血管内皮细胞被汉坦病毒感染后其胞质可出现空泡样变；感染的单核细胞可携带病毒向其他组织扩散。在HFRS病人的肾脏和HPS病人的肺脏均发现有汉坦病毒的抗原和病毒颗粒。

（1）汉坦病毒受体：近年来对汉坦病毒受体的研究取得了重要进展。研究表明，在汉坦病毒与内皮细胞的相互作用中，细胞整合素（integrin）受体起到了关键性作用。整合素是分布于多种动物细胞表面的一类黏附分子，是由跨膜糖蛋白α和β亚单位组成的异源二聚体。依据β亚单位的不同可将整合素分为不同的亚群。非致病性汉坦病毒通过细胞膜上β1整合素感染细胞，而致病性汉坦病毒则是通过其包膜糖蛋白Gn与细胞膜上β3整合素结合而感染细胞。β3整合素亚群只有两个成员，即αvβ3和αⅡbβ3。αvβ3广泛表达于人体的内皮细胞、单核细胞、巨噬细胞、血小板等，而αⅡbβ3则主要表达于血小板及巨核细胞表面。对αvβ3整合素的晶体及电镜结构分析表明，该整合素存在两种构象，即有活性的伸展形式和非活性的卷曲形式，且其构象受Mn^{2+}及Ca^{2+}的动态调节。致病性汉坦病毒与αvβ3整合素的作用位点位于非活性形式的αvβ3整合素顶端的plexin/semaphoring/integrin（PSI）结构域。

一系列研究表明，除整合素之外，汉坦病毒可能还存在其他受体或辅受体。如有研究发现识别N-乙酰半乳糖胺（GalNAc）的特异植物凝集素能够通过结合汉坦病毒包膜糖蛋白Gn或Gc而增强病毒的感染；汉坦病毒还可通过糖基磷脂酰肌醇锚定蛋白（DAF/CD55）、糖化补体1q片段受体/P32（gC1qR/p32）以及一种70kD的蛋白等多种分子进入细胞。

（2）汉坦病毒对血管内皮细胞的损伤作用：HFRS和HPS的主要病理基础为血管内皮屏障功能的破坏，肾脏和/或肺脏等微小血管非常丰富的脏器的严重损伤，血小板失能等。近年研究证明，β3整合素不仅是致病性汉坦病毒感染的主要受体，而且还参与维持血管屏障功能，因此β3整合素在汉坦病毒感染入胞及发病中的作用受到越来越多的关注。致病性的汉坦病毒（如HTNV、SEOV、PUUV、SNV等）都是以αvβ3为受体侵入内皮细胞的。电镜观察结果显示，汉坦病毒感染数天后，病毒（抗原）在细胞表面形成了覆盖层，覆盖在卷曲形式（非活性形式）的αvβ3的表面而阻断了其转变为伸展形式（活性形式），从而阻断了αvβ3与配体蛋白的结合而导致内皮细胞的迁移能力下降。

除了影响内皮细胞的迁移外，汉坦病毒还可增强内皮细胞对血管内皮生长因子（vascular endothelial growth factor，VEGF）介导的通透性的反应性。β3整合素的胞内域与VEGF的受体（VEGFR2）形成功能复合体，通过调节VEGFR2的作用而影响内皮细胞的通透性。VEGF介导的内皮细胞通透性的改变受到内源性和外源性细胞因子的影响，例如血管生成素（angiopoietin，

Ang）和磷酸鞘胺醇（sphingosine-1-phosphate，S1P）等都可以调节细胞对于 VEGF 的反应性，S1P 通过与内皮细胞上 Ang1 受体结合而抑制内皮细胞的渗透性；而汉坦病毒在感染后可以迅速大幅提高内皮细胞对 VEGF 的敏感性。VEGF 可与内皮细胞上的 VEGFR2 相结合，引起下游激酶 Src 的激活，磷酸化内皮细胞黏附连接中钙黏蛋白（cadherin）的胞内区，进而通过钙黏蛋白的内化来改变其在细胞膜上的含量，从而破坏了黏附连接的完整性，以此来调节内皮细胞的通透性。这一受体配体结合过程及其下游的效应可能在汉坦病毒的致病过程中起了至关重要的作用，并且这一过程也可被 VEGFR2 的中和抗体所阻断；其下游 Src 通路的抑制剂也可以阻断该病毒感染造成的内皮细胞通透性增加，这更进一步确证了在汉坦病毒的致病过程中 VEGFR2-Src 通路的重要作用。

（3）汉坦病毒对血小板的损伤作用：血小板数量减少和功能损害是 HFRS 和 HPS 最常见的病理表现之一。αⅡbβ3 是血小板上分布最丰富的 β3 整合素受体。与 αvβ3 类似，αⅡbβ3 通过其 β3 亚单位与病毒相互作用介导汉坦病毒的感染。汉坦病毒对于 β3 整合素功能的调节不仅影响血管内皮细胞的功能，也可以影响血小板的功能，导致血小板的减少。血小板能够黏附于感染的内皮细胞，用抗 β3 整合素的中和抗体或其 Fab 片段阻断汉坦病毒对内皮细胞的感染可以阻止这种黏附作用，表明血小板的黏附有赖于内皮细胞表面汉坦病毒的存在，并且可能与汉坦病毒感染后病毒（抗原）在细胞表面所形成的覆盖层相关。在 HPS 病人肺部的毛细血管，血小板覆盖在内皮细胞上可能影响氧气交换，加重缺氧和低氧诱导因子（hypoxia-inducible factor，HIF）-1α（HIF-1α）诱导的 VEGF 的生成，导致肺部的渗出和水肿。HPS 病人严重的缺氧和血浆渗出可能均与汉坦病毒感染导致的 β3 整合素的功能失衡有关，血小板的损伤不仅影响病人的凝血功能，而且与血管内皮通透性的增强也密切相关。

2. 免疫病理损伤 目前多数学者认为，汉坦病毒诱导的机体免疫应答（包括体液免疫应答和细胞免疫应答）具有双重作用，既参与机体对病毒的清除，又可介导对机体的免疫损伤，参与致病过程。

（1）体液免疫应答引起的损伤：HFRS 病人的体液免疫应答强烈。病人早期血清中 IgE 和组胺均明显增高，毛细血管周围有肥大细胞浸润和脱颗粒，这可引起毛细血管扩张，加重其通透性增加，致使皮肤和黏膜充血与水肿，提示 I 型超敏反应参与了 HFRS 的发病。在 HFRS 发病早期即产生大量特异性抗体，并迅速形成循环免疫复合物，沉积到小血管、毛细血管、红细胞、血小板、肾小球、肾小管基底膜等处，随后补体的经典途径和旁路途径被激活，促使肥大细胞以及受损血小板释放血管活性物质、炎性因子等导致血管扩张和通透性增加，引起血管和各组织的免疫病理损伤，发生低血压、休克和肾脏功能障碍。病人血循环中存在着巨大血小板和血小板超微结构的改变，大量血小板聚集、破坏并发生功能障碍等，是引起广泛出血的原因之一，以上均表明 III 型超敏反应参与了 HFRS 的发病。

（2）细胞免疫应答引起的损伤：HFRS 病人和 HPS 病人急性期外周血中 NK 细胞和特异性 CD8+T 细胞活性增强，并发现有针对汉坦病毒 NP 的具有 CTL 活性的 T 淋巴细胞；病人血清中的白细胞介素 -2（IL-2）水平降低，而干扰素（IFN）、肿瘤坏死因子（TNF）和可溶性白细胞介素 -2 受体（sIL-2R）浓度明显增高，并且与疾病轻重程度相关；用免疫组化法检查 HPS 病人尸检标本，发现产生细胞因子的细胞（如产生单核因子 IL-1α、IL-1β、IL-6 和 TNF-α 的细胞，以及产生淋巴因子 IFN -γ、IL-2、IL-4 和 TNF-β 的细胞等）明显增多。这些细胞及细胞因子一方面参与对病毒的清除作用，另一方面有些也参与了致病过程，例如有研究表明，汉坦病毒感染的树突状细胞（DC）所释放的 TNF-α、IFN -α 等可增强病毒诱导的血管内皮细胞渗漏，破坏内皮细胞屏障。

（二）临床特征

1. HFRS 的临床特征 HFRS 以发热、出血、急性肾功能损害和免疫功能紊乱为主要特征；其典型的临床经过可分为发热期、低血压（休克）期、少尿期、多尿期和恢复期，其中对病人生命威胁最大的是低血压（休克）期和少尿（急性肾功能衰竭）期。在发病初期，病人眼结膜、咽部、软腭等处充血，软腭、腋下、前胸等处有出血点，常伴有"三痛"（头痛、眼眶痛、腰痛）和"三红"（面、颈、上胸部潮红）症状和体征；几天后病情加重，可表现为多脏器出血、低血压、肾功能不全甚至衰竭等。我国 HFRS 的病死率依据感染病毒型别的不同而差别较大，从 1%~10% 不等，其中 HTNV 感染者较高，SEOV 感染者较低。

2. HPS 的临床特征　HPS 以发热、肺浸润及肺间质水肿，并迅速发展为呼吸窘迫、呼吸衰竭为主要特征；一般没有严重的出血现象。表现为急骤发病，发病初期有畏寒、发热、肌肉疼痛、头痛等非特异性症状，2~3 天后迅速出现剧烈咳嗽、气促和呼吸窘迫，继而发生呼吸衰竭，病死率高达 30% 以上。

（三）机体对汉坦病毒的免疫

汉坦病毒感染可诱发机体强烈的免疫应答，包括固有免疫应答和适应性免疫应答。HFRS 病人病后可获得对同型病毒稳定而持久的免疫力，二次发病者极为罕见；但隐性感染产生的免疫力却多不能持久。

1. 固有免疫的作用　固有免疫应答是机体抵抗汉坦病毒感染的第一道防线，参与的主要成分包括固有免疫细胞，如吞噬细胞、NK 细胞、肥大细胞、嗜酸性粒细胞及 DC 等，以及固有免疫分子，如补体系统、模式识别受体（pattern recognition receptor, PRR）、防御素、细胞因子等。固有免疫细胞中目前研究较多的是 NK 细胞和 DC，其作用特点是：识别抗原不具特异性；激活后不经克隆扩增即迅速发挥效应；一般不产生记忆性，也不形成免疫耐受。固有免疫分子中以往认为最重要的是补体的作用，而近年来有关 PRR（如 Toll 样受体）和细胞因子在汉坦病毒感染中的作用（包括抗感染作用和致病作用）也受到高度关注。

2. 适应性免疫应答的作用　机体抗汉坦病毒感染的适应性体液免疫应答出现很早，且应答强烈。HFRS 病人在发病后第 1~2 天即可检测出

特异性 IgM 抗体，第 7~10 天即达高峰；第 2~3 天可检测出特异性 IgG 抗体，第 14~20 天达到高峰，并可在体内长期存留（有报道可持续存在 30 余年）。近年来的研究结果表明，在不同的抗体成分中，对机体起免疫保护作用的主要是由汉坦病毒 Gn 和 Gc 糖蛋白刺激产生的中和抗体；由病毒 NP 刺激产生的特异性抗体可与病毒形成抗原抗体复合物，一方面使之易被吞噬细胞吞噬和降解，另一方面也可通过抗体介导 ADCC 效应，因此在免疫保护中也起一定作用。

机体抗汉坦病毒感染的适应性细胞免疫应答主要包括 CD8+ 细胞毒性 T 细胞（cytotoxic T lymphocyte, CTL）和 CD4+ T 细胞免疫应答。CTL 可通过穿孔素途径和死亡受体途径直接杀伤病毒感染细胞，同时还可通过分泌细胞因子调节机体的免疫功能。CD4+ T 细胞可分泌细胞因子调节 CD8+T 细胞介导的抗病毒免疫应答，根据分泌细胞因子的不同，CD4+ T 细胞可分为 Th1 和 Th2 两个亚群。一般认为 Th1 细胞对病毒的清除和疾病的痊愈至关重要，尤其是 Th1 细胞的辅助对 CD8+ T 细胞的活化和杀伤活性至关重要。

四、实验室诊断

（一）血、尿检验

1. 血检验　HFRS 病人发热期白细胞增高、血小板减少，出现异型淋巴细胞；血肌酐、尿素氮升高；血液浓缩（低血压休克期）或血液稀释（少尿期）。

2. 尿检查　HFRS 病人尿蛋白阳性，并迅速加重。可出现镜下血尿、管型尿，重者可有肉眼血尿和尿中膜状物；尿沉渣中可发现巨大的融合细胞。

（二）血清学检查

1. 特异性 IgM 抗体检测　HFRS 病人在发病后 1~2 天即可检出汉坦病毒特异性 IgM 抗体，早期阳性率可达 95% 以上，不典型病例或轻型病例亦是如此，因此检测出此抗体具有早期诊断价值。常用的检测方法有间接免疫荧光法和 ELISA 法，后者又可分为 IgM 捕捉法和间接法，其中以 IgM 捕捉法的敏感性和特异性为最好。

2. 特异性 IgG 抗体检测 HFRS 病人发病后特异性 IgG 抗体出现也较早,且维持时间很长,因此需检测双份血清(间隔至少一周),第二份血清抗体滴度升高 4 倍或以上方可确诊。采用间接免疫荧光法和 ELISA 间接法。检测单份血清通常是用于 HFRS 的血清流行病学调查,阳性时一般表明其既往曾受到过汉坦病毒感染或是接种过 HFRS 疫苗;但抗体滴度较高时,结合临床表现及流行病学史,亦可确定为新近感染。

3. 血凝抑制抗体检测 采用血凝抑制试验或反向被动血凝抑制试验检测 HFRS 病人血清中的特异性血凝抑制抗体,在辅助诊断和流行病学调查中也较常用;作为诊断依据时需检测双份血清,第二份血清抗体滴度升高 4 倍或以上方可确诊。

(三)病毒核酸检测

用 RT-PCR 法可检测标本中的汉坦病毒核酸片段,并可对病毒进行型别鉴定;原位杂交技术可检测组织细胞内的汉坦病毒核酸成分。这些方法目前已广泛用于汉坦病毒的实验研究和检测,而在临床检验诊断中的应用还较少。

(四)病毒的分离培养与鉴定

取病人急性期血液(或死者脏器组织)或感染动物肺、肾等组织接种于 Vero E6 细胞,培养 7~14 天,由于病毒在细胞内生长并不引起明显的病变,因此可用直接或间接免疫荧光染色法或 ELISA 夹心法等检查细胞内是否有病毒抗原。也可取检材通过脑内接种小白鼠乳鼠,逐日观察动物有无发病或死亡,并定期取动物脑、肺等组织,用上述方法检查是否有病毒抗原。用细胞或动物分离培养阴性者应继续盲传,连续三代阴性者方能肯定为阴性。

由于分离汉坦病毒所需时间较长,且对实验室生物安全防护水平要求较高,因此一般不作为 HFRS 或 HPS 实验室诊断的常规方法,而仅在少数情况下进行,例如某地区第一例 HFRS 病人或 HPS 病人的确定,怀疑病人感染的是新型别的汉坦病毒,或汉坦病毒某一新疫源地的确定等。

五、预防与治疗

(一)预防

1. 一般预防 一般预防主要采取灭鼠、防鼠、灭虫、消毒和个人防护措施。

2. HFRS 疫苗和 HPS 疫苗

(1)HFRS 疫苗:迄今为止,国内外已成功研制出两类 HFRS 灭活疫苗,即乳鼠脑纯化灭活疫苗和细胞培养灭活疫苗(表 22-5)。目前国内上市的 HFRS 疫苗均为灭活全病毒疫苗,其中以原代细胞为生产基质的主要有沙鼠肾原代细胞疫苗和地鼠肾原代细胞疫苗,包括 HTNV 型(Ⅰ型)、SEOV 型(Ⅱ型)和双价疫苗;以传代细胞为生产基质的疫苗有 Vero 细胞纯化疫苗(Ⅰ型)。这些疫苗都已大批量规模化生产,并已建立了国家标准。

表 22-5 HFRS 灭活疫苗种类及型别

疫苗种类	型别	研制国家
乳鼠脑纯化疫苗	HTNV	中国
沙鼠肾细胞疫苗	HTNV	中国
地鼠肾细胞疫苗	SEOV	中国
沙鼠肾细胞疫苗	HTNV+SEOV	中国
Vero 细胞纯化疫苗	HTNV+SEOV	中国
乳鼠脑纯化疫苗	HTNV	韩国
乳鼠脑纯化疫苗	HTNV	朝鲜
乳鼠脑纯化疫苗	SEOV	日本
乳鼠脑纯化疫苗	HTNV	俄罗斯

乳鼠脑纯化灭活疫苗和细胞培养灭活疫苗在接种人体后均可刺激产生特异性抗体,其推广应用已取得良好的防病效果。但是这两类疫苗也还存在着一些不足之处,主要包括接种者中和抗体的阳转率还未达到 100%,且中和抗体滴度不高;刺激抗体细胞免疫应答的能力较弱等。

目前国内外均有关于 HFRS 新型疫苗研究的报道,主要包括病毒样颗粒疫苗、重组蛋白疫苗、核酸疫苗以及重组活病毒载体疫苗。这些研究中有些已显示出良好的刺激机体免疫应答(包括体液免疫应答和细胞免疫应答)的效果,具有潜在的应用前景,而存在的主要问题则是如何进一步提高目的抗原的表达量以及如何进一步增强其免疫原性。

（2）HPS 疫苗：HPS 主要流行于美国、加拿大、巴西、阿根廷、智利等美洲国家，目前尚没有美国 FDA 批准的 HPS 疫苗。在 HPS 疫苗研究中并未将灭活疫苗列为候选疫苗，而是重点研究基因工程疫苗，因为前者需要在生物安全四级（BSL-4）实验室大量制备病毒，风险非常大。美国学者构建了包含 ANDV M 基因全长片段的 HPS DNA 疫苗，经基因枪免疫恒河猴后，可诱导出高达 1∶20 480 的高滴度中和抗体，而且此免疫血清还可交叉中和 SNV 和 BCCV，并保护仓鼠免受这些病毒的致死性攻击。另一报道的 DNA 疫苗既含 HTNV M 基因全长片段又含 ANDV M 基因全长片段，其诱导出的中和抗体滴度虽低于只含一种 M 基因的 DNA 疫苗，但却能同时中和 HFRS 和 HPS 相关的汉坦病毒。

（二）治疗

1. 综合对症治疗　对于 HFRS 早期病人，一般均采用卧床休息，以及以"液体疗法"（输液调节水与电解质平衡）为主的综合对症措施，利巴韦林具有一定疗效。

2. HFRS 的特异性治疗　HFRS 的典型临床经过可分为发热期、低血压（休克）期、少尿期、多尿期和恢复期，其中对病人生命威胁最大的是低血压（休克）期和少尿（急性肾功能衰竭）期。对于 HFRS 早期病人，一般均采用卧床休息，以及以"液体疗法"（输液调节水与电解质平衡）为主的综合对症治疗措施，但此类措施很难阻止病人病情进一步发展。前已述及，在 HFRS 的发病机制研究中，一般认为汉坦病毒对体内多种组织和细胞，特别是血管内皮细胞的直接损害是 HFRS 发病的始动因素，而免疫病理损伤则是继发性的。因此，尽早从病人体内清除病毒，对于阻止继发的病理损伤及病情发展具有重要意义。20 世纪 80 年代末国内曾有学者尝试采用以 HFRS 病人恢复期血清（或由此血清中提取的免疫球蛋白）来治疗 HFRS，取得了较好疗效，但这种方法由于血清来源有限，产品制备和检定困难，并有经血传播疾病之虞，因此难以推广应用。

单克隆抗体（mAb）具有高特异性、高均一性以及来源稳定的特点，是制备抗体治疗药物的理想原材料。空军军医大学成功制备了近百株抗汉坦病毒的鼠源性 mAb，从中筛选出两株对该病毒具有高中和活性、对感染动物具有高保护性的 mAb，随后与武汉生物制品研究所合作，研制出了"注射用抗肾综合征出血热病毒单克隆抗体"。目前该单抗药物已完成全部三期临床研究，结果显示，采用该单抗药物治疗 HFRS 早期病人，安全性好，疗效确切，在主要疗效指标（低血压发生率、少尿发生率）和次要疗效指标（退热时间、并发症发生率、白细胞和血小板的恢复正常率）方面均明显优于常规治疗。表明如能尽早从病人体内清除病毒，就可以阻止继发的病理损伤及病情发展，使病人有可能越过最危险的低血压（休克）期和少尿（急性肾功能衰竭）期，从而缓解病情，缩短病程，降低病死率。

（徐志凯）

第七节　肠道病毒 71 型

肠道病毒 71 型（*Enterovirus* A71，EV-A71）是 1969 年首次从美国加利福尼亚州患中枢神经系统疾病的婴儿粪便标本中分离到的。此后的十多年间，EV-A71 主要在欧美地区传播流行；而近 20 年来，由 EV-A71 感染而导致的手足口病（hand, foot and mouth disease，HFMD）在亚太地区广泛流行，成为严重的公共卫生问题。我国于 1981 年首次报道手足口病，1995 年分离到 EV-A71。2007 年和 2008 年，我国山东临沂和安徽阜阳分别暴发 EV-A71 相关手足口病疫情；2008 年 5 月，手足口病被国家卫生部列入法定报告的丙类传染病。2008—2015 年，我国共报告手足口病 1 380 万例，平均年发病率为 147/10 万；2018 年，我国报告手足口病病例数达 235.33 万，发病人数居丙类传染病的首位，严重威胁我国儿童生命健康。

一、生物学性状

（一）形态与结构

EV-A71 归属于小 RNA 病毒科（*Picornaviridae*）、肠道病毒属（*Enterovirus*）、A 种肠道病毒（*Enterovirus* A），其生物学性状与其他肠道病毒相似。病毒颗粒为典型的小 RNA 病毒颗粒，无包膜。病毒颗粒呈球形,为二十面体立体对称,直径约20~30nm。在体外细胞培养时,EV-A71出现空心(empty,E)和实心(full,F)两种颗粒,E颗粒为不含核酸的缺陷颗粒,不具有感染性;F颗粒是含核酸的成熟病毒体,具有感染性。

(二)基因组及其编码蛋白

1. 基因组结构 EV-A71基因组为单股正链RNA,基因组全长约7.4kb(7.2~8.5kb),含有丰富的腺嘌呤核苷酸和尿嘌呤核苷酸。基因组中只有一个开放读码框,编码一个由大约2 200个氨基酸组成的大分子前体蛋白(polyprotein)。该大分子前体蛋白可进一步剪切成病毒的4个结构蛋白(VP1~VP4)和7个非结构蛋白(2A~2C和3A~3D)。开放读码框两侧为5′和3′非编码区

(untranslated region, UTR),5′非编码区(5′-UTR)含有内部核糖体进入位点(internal ribosome entry site, IRES),可以与核糖体40S亚基结合,介导病毒蛋白翻译启动过程。小分子蛋白VPg由22个氨基酸残基组成,共价结合于5′-UTR,长度不固定的poly-A位于3′-UTR(图22-8)。根据编码病毒衣壳蛋白VP1核苷酸序列的差异,可将EV-A71分为A、B、C三个基因型,各型间至少存在15%核苷酸序列的差异。A基因型只有一个成员,即EV-A71的原型株——BrCr株;B型包括B1~B5、C型包括C1~C5等多个亚型。A型多流行于美国,B型和C型呈全球分布,我国大陆传播较为广泛的是C4型。C4型可进一步分为C4a和C4b,其中引起重症和死亡手足口病病例的多为C4a。

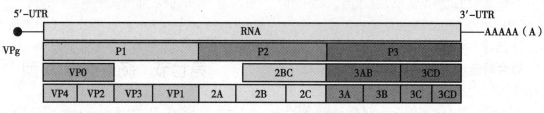

图22-8 EV-A71基因组结构模式图

2. 病毒蛋白 EV-A71基因组编码的蛋白包括4种结构蛋白和7种非结构蛋白,各自都发挥着重要的功能。结构蛋白由病毒基因组的P1区编码,非结构蛋白由病毒基因组的P2和P3区编码。

(1)结构蛋白:EV-A71的结构蛋白包括VP1~VP4。

VP1蛋白含有297个氨基酸残基,其遗传多样性与病毒的血清型相对应,可作为EV-A71血清型分型的依据。EV-A71通过VP1蛋白中围绕Gln-172所形成的峡谷(canyon)与人B类2型清道夫受体(scavenger receptor B2, SCAR-B2)结合,也有研究发现VP1的三种位点突变,包括K98E、E145A和L169F,能够促进VP1与小鼠细胞表面的SCAR-B2结合,由此阐明了病毒感染小鼠细胞的作用机制。EV-A71的另一受体是P-选择素糖蛋白配体1(P-selecting glycoprotein ligand-1, PSGL-1),VP1与之的结合依赖于受体的硫酸化酪氨酸残基,因为硫酸基团带有负电荷,病毒体衣壳带有正电荷。在VP1与PSGL-1结合中,VP1-145G/Q与VP1-242和VP1-244处保守

的赖氨酸残基非常关键,如果VP1-145G/Q被E替换,则VP1不能与PSGL-1结合。不同病毒株VP1-145的氨基酸是不相同的,这可能是为什么并非所有EV-A71都能将PSGL-1作为受体的原因。VP1还能够与细胞表面的硫酸乙酰肝素和波形纤维蛋白结合,介导病毒感染。作为病毒表面蛋白,VP1具有诱导中和抗体产生的抗原表位,是EV-A71疫苗研究的最佳候选组分。

VP2~VP4蛋白均为病毒衣壳的组成成分,其中VP2和VP3暴露在衣壳表面,VP4嵌在衣壳内,与病毒核心紧密相连,具有扩展或延伸的空间构像特征,起到连接内外的桥梁作用。当病毒与受体结合后,VP4空间构像发生改变并丢失,最终病毒脱去衣壳,病毒核酸进入细胞质,开启生物合成。VP4的N-末端豆蔻酰化信号(MGXXXS)在EV-A71复制过程中发挥着重要作用,因此有可能成为抗EV-A71药物的作用靶点。VP2和VP3是病毒衣壳蛋白的重要组成部分,具有良好的抗原性,并且与VP1的结构类似,是EV-A71疫苗的潜在候选组分。VP2的142~146位氨基酸为线性、非中和抗原表位,当VP2发生149M突变时,可增

强病毒与受体的结合和病毒RNA的积累,体外实验结果显示可促进EV-A71的感染性,体内试验结果则显示可增强病毒对小鼠的致死性。VP2还广泛分布有T细胞表位,在抗病毒免疫中起重要作用。VP3包含的55~69残基是一种新的构像表位(conformational epitope),该表位很重要,因其与EV-A71的中和活性有关,而且VP3旋钮结构可与VP1结合,形成双价的亚单位疫苗。

(2)非结构蛋白:EV-A71的非结构蛋白包括2A~2C和3A~3D。

EV-A71的2A蛋白是一种酶(2A^{pro}),具有半胱氨酸蛋白酶活性,含有150个氨基酸残基,可切割大分子前体蛋白中2A与VP1之间的连接。2A^{pro}还可通过切割宿主细胞蛋白合成起始因子eIF4G而抑制宿主细胞的蛋白合成,从而促进病毒复制。2B蛋白的功能至今仍不明确,它是一种小的疏水离子通道蛋白,由99个氨基酸残基组成,可在卵母细胞中介导氯化物依赖而不是钙依赖性的电流,而电流抑制剂DIDS可以显著抑制EV-A71的复制。此外,2B蛋白的C-末端(63~80位)与2B和线粒体结合及诱导细胞凋亡有关。2C蛋白是病毒高度保守的蛋白之一,含有329个氨基酸残基。2C蛋白的C-末端拥有ATP酶(2C^{ATPase})功能团、锌指结构和α-螺旋结构,2C^{ATPase}是一种RNA解旋酶,有利于病毒RNA的合成,在病毒复制周期中发挥主要作用。2C蛋白的N-末端表现出与RNA和膜结合的活性,通过与网状蛋白3(reticulon 3,RNT3)相互作用,然后与病毒dsRNA结合形成病毒复制复合体,参与到病毒复制中。用RNA干扰方法沉默RNT3表达,可观察到病毒蛋白合成、空斑形成和细胞凋亡等的明显降低。

3A蛋白由86个氨基酸残基组成,是一种调节宿主细胞内运输的膜结合蛋白。在病毒RNA复制过程中,3A蛋白可促进病毒复制复合体与膜的结合和病毒RNA的合成。3A蛋白还可抑制IL-β、IL-6和IL-8的表达,这可能与抑制宿主的抗病毒免疫有关。3A蛋白C-末端的7个氨基酸和3B蛋白一起称为3AB,具有RNA伴侣蛋白活性。3B蛋白是一种小分子蛋白,由22个氨基酸残基组成,也被称为VPg蛋白。VPg通过磷酸二酯键与5′-UTR的pUpU结合,VPg-pUpU作

为病毒RNA转录的引物,参与病毒基因组RNA转录。3C蛋白含有183个氨基酸,具有丝氨酸蛋白酶和半胱氨酸蛋白酶活性,可对病毒蛋白前体进行加工和剪切,也可增强宿主细胞的凋亡,以及RNA结合的特性。3D蛋白含有462个氨基酸残基,是一个RNA依赖的RNA聚合酶(RNA-dependent RNA polymerase,RdRp),主要在病毒复制过程中完成RNA链的延伸作用,在病毒复制的起始阶段是必不可少的。当3D蛋白从3CD中分离后,可帮助运送3CD到宿主细胞核内,关闭宿主细胞的转录活动;并以2-核苷酸和10-核苷酸RNA为引物,以病毒基因组RNA为模板,启动病毒核酸的复制。

(三)病毒的复制周期

1. 病毒受体与病毒复制 EV-A71进入宿主细胞的机制尚未完全明确,已有的资料显示EV-A71的受体有人类清道夫受体B2(SCARB2)和P选择素糖蛋白配体1(PSGL-1,即CD162),其他还有吸附受体(attachment receptor)、硫酸乙酰肝素(heparan sulfate)和波形纤维蛋白(vimentin)等。这些受体广泛分布于白细胞、内皮细胞和神经细胞表面,因此EV-A71感染常累及中枢神经系统,并且感染具有较高的重症率和病死率。病毒颗粒与病毒受体结合后,引起衣壳表面的VP1、VP2和VP3空间构象发生变化,导致衣壳内部的VP4释出,松动的病毒颗粒最后以吞饮方式(endocytic pathway)进入细胞,该吞饮方式是网格蛋白介导和pH依赖的。病毒通过脱壳将病毒基因组RNA释放到细胞质中,并以其作为mRNA翻译出大分子前体蛋白,然后被切割成结构蛋白和非结构蛋白。非结构蛋白3D是一种RdRp,利用亲代病毒RNA作为模板合成负链RNA,形成复制中间型(RI)。其中正链RNA起mRNA作用,翻译晚期蛋白,该翻译过程是IRES依赖的蛋白翻译(IRES-dependent translation),即通过IRES募集核糖体。负链RNA起模板作用,转录与其互补的子代病毒RNA,最后装配成子代病毒颗粒。整个病毒复制周期需5~10小时。

2. 病毒培养 可用于培养EV-A71的细胞有Vero细胞(非洲绿猴肾细胞)和RD细胞(横纹肌肉瘤细胞)。病毒液接种RD细胞三天后,可逐渐观察到RD细胞变圆、分散、胞浆内颗粒增

加、细胞从瓶壁脱落等现象（图 22-9）。也可用敏感的实验动物进行病毒培养和分离，常用的是 1~3 日龄的 ICR 乳鼠。EV-A71 经腹腔途径感染乳鼠后，小鼠出现精神萎靡、肢体麻痹瘫痪、消瘦、死亡等现象，并可在病变最明显的脑组织中分离到病毒或检测到病毒 RNA。

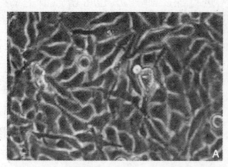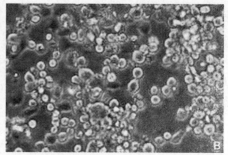

图 22-9 EV-A71 在 RD 细胞中所致的细胞病变效应（×200）

A. 正常细胞；B. 病变细胞

（四）抵抗力

EV-A71 抵抗力较强，能够耐受胃酸、胆汁，在室温下可存活数天。能够抵抗乙醚和氯仿等有机溶剂，还能够抵抗 70% 乙醇和 5% 甲酚皂溶液等常用的消毒剂；但对 56℃ 以上的高温、氯化消毒、甲醛和紫外线的抵抗力较差，病毒在 50℃ 时可被迅速灭活，-20℃ 下可长期保存。

二、流行病学特征

（一）传染源

手足口病的传染源是病人和隐性感染者，流行期间病人为主要传染源，在发病后一周内传染性最强；散发期间以隐性感染者为主要传染源。感染者在出现症状前数天，其血液、鼻咽部分泌物和粪便中均已存在病毒，表明潜伏期病人也具有传染性。

（二）传播途径

EV-A71 主要经粪-口途径传播，其次是经呼吸道飞沫（如打喷嚏的飞沫）传播，也可通过直接接触传播。EV-A71 的传染性强，有研究资料显示，一个 EV-A71 感染的手足口病病人可传染 5.48 个易感者。接触由 EV-A71 污染的手、日常用品、衣物以及医疗器具等均可被感染，其中污染的手是传播的关键媒介。

（三）易感人群

手足口病主要发生在 5 岁以下儿童，约占总病例数的 90%，常可发生幼儿园集体感染发病。1 岁组发病水平最高，年发病率可达 3 000/10 万

以上，2 岁组次之，其发病率约 2 500/10 万。发病率随年龄增长而下降，5 岁组发病率约为 500/10 万。6 个月龄以下婴儿因母传抗体保护和暴露机会较少，其发病率相对较低。病情严重程度（病死率、重症比例和重症死亡比例）随着年龄增长而下降，7~12 月龄婴儿病情最重。手足口病的发病率和病情严重程度均无明显的性别差异。

我国儿童血清中抗 EV-A71 的中和抗体水平研究资料显示，0~5 月龄婴儿的中和抗体阳性率随着年龄增长而迅速下降，从出生时的 78% 降至 5 月龄的 10%，6~11 月龄婴儿的中和抗体阳性率维持在 10%~22%；学龄前各年龄组儿童的中和抗体阳性率随年龄增长而逐渐增高，从 1 岁的 26% 上升至 5 岁的 70%，5 岁以后各年龄组阳性率相对稳定。

（四）季节性和周期性

一年四季均可发生 EV-A71 感染，但春夏两季是我国手足口病的主要流行季节，部分地区在秋季还出现疫情回升，南方省份流行季节高峰时间略早于北方。关于流行周期间隔时间，我国多数地区为 1 年，部分省份也观察到 2~3 年周期性流行的特征。日本、马来西亚、英国等国家报道，其流行周期间隔约 2~4 年。

三、致病性与免疫性

（一）致病机制

病毒通过消化道或呼吸道进入人体后，侵入局部黏膜上皮细胞及周围淋巴细胞，增殖后侵入

局部淋巴结,然后进入血液循环形成第一次病毒血症,此时感染者无明显临床症状。病毒经血液循环带到网状内皮组织、淋巴结、肝、脾、骨髓等处大量繁殖,并再次进入血液循环形成第二次毒血症,此时机体出现典型的症状和体征。EV-A71具有嗜神经性,侵入神经末梢的病毒沿轴突逆行至中枢神经系统,可引起重症病例。EV-A71通过直接引起细胞病变以及间接免疫损伤而致病。疱疹是手足口病的特征性病理改变,光学显微镜下可见表皮内水疱。水疱内有中性粒细胞和嗜酸性粒细胞碎片,水疱周围上皮有细胞内和细胞间水肿,水疱下真皮有多种白细胞浸润。

(二)临床特征

EV-A71感染者多表现为隐性感染,有症状的显性感染者多为6个月~5岁的婴幼儿。EV-A71感染除引起手足口病以外,还可引起疱疹性咽峡炎,少数病人可并发无菌性脑膜炎、脑干脑炎、急性迟缓性麻痹和心肌炎等,病后可出现一过性或终生后遗症。

手足口病的潜伏期3~7天,多数突然起病。约半数病人发病前1~2天有发热(38℃左右)伴乏力,可出现喷嚏、流涕、咳嗽等感冒样症状,也可出现恶心、呕吐、腹痛等胃肠道症状。

1. **轻症病例** 主要以手、足、臀皮疹和口痛为特征。口腔黏膜疹出现较早,起初为粟米样斑丘疹或水疱,周围有红晕,主要出现在舌及两颊部。手、足、臀部、躯干和四肢成簇出现斑丘疹或疱疹,无疼痛瘙痒。斑丘疹在5天左右由红变暗,然后消退。疱疹呈圆形或椭圆形凸起,如黄豆大小不等,一般在5~10天内结硬皮并逐渐消失,不留瘢痕。绝大多数病人病情不严重,皮疹和水疱通常在7天内消退。

2. **重症病例** 少数病例(主要是7~12个月患儿)病情进展很快,在发病1~5天内出现脑膜炎、脑炎、脑脊髓炎、肺水肿、循环障碍等;极少数病例病情危重,可因心肺功能衰竭及急性呼吸道水肿而死亡,存活病例可留有后遗症。

需指出的是,手足口病可由20多种肠道病毒引起,包括柯萨奇病毒、埃可病毒和新肠道病毒等,但以EV-A71为最常见,其次是柯萨奇病毒A16(CV-A16),且手足口病的重症、危重症和死亡病例也多由EV-A71感染引起,其中神经源

性肺水肿(neurogenic pulmonary edema, NPE)是EV-A71感染所致的重要并发症和病人死亡的主要原因。

(三)免疫性

固有免疫及适应性免疫中的体液免疫和细胞免疫均参与抗EV-A71免疫,≤6个月的婴儿因为从母体获得IgG型抗体,对EV-A71感染具有一定免疫力。机体被EV-A71感染后,可以诱生抗VP1的特异性中和抗体,具有良好的免疫保护作用。

四、实验室诊断

EV-A71是所有肠道病毒中比较难以鉴别的病毒之一,因为其所致的中枢神经系统疾病与脊髓灰质炎病毒所致类似,而引起的手足口病又较难与CV-A16所致相区分。EV-A71的微生物学检查方法主要有以下三类,凡临床诊断病例符合其中一类者,即为实验室确诊病例。

1. **病毒分离培养和鉴定** 采集病人咽喉漱液、粪便或肛拭子、脑脊液、疱疹液等标本,接种易感细胞培养后进行病毒学鉴定。EV-A71的分离培养具有费力、繁琐、耗时长、不能满足早期诊断要求等缺点,故临床实验诊断不常用。

2. **病毒核酸检测** 采用RT-PCR等分子生物学方法,检测标本中的EV-A71的基因组RNA,具有简单、快速、敏感性高等优点,是目前手足口病病原确认的主要方法。

3. **血清学诊断** 检测抗EV-A71的IgM型抗体,可对EV-A71的近期感染进行实验诊断。对已知病毒血清型的感染者或病人,可采集发病早期和恢复期双份血清标本进行中和抗体检测,若血清抗体效价有4倍或以上增长,具有诊断意义。

五、防治原则

1. **预防原则** 非特异性预防措施主要有保持良好的个人卫生,常用清水和皂液洗手,特别是在接触口鼻前、进食前、如厕后、当手被水疱或呼吸道分泌物污染后,都需要认真洗手。经常清洁和消毒日常接触的物品表面(如玩具和共用物品)以及患者的分泌物、呕吐物或排泄物。避免与患者密切接触,如接吻、拥抱等。另外,为防止

病毒传播,患病的儿童应该避免上学及幼儿园或参加集体活动等。

2. 疫苗接种 我国已研制出 EV-A71 的灭活疫苗,该疫苗是以 C4a 分支毒株为基础研发的。临床试验结果显示血清抗体阳转率为88.1%~91.7%,保护效力在 90% 以上。该疫苗已于 2015 年 12 月获得国家食品药品监督管理总局批准上市。疫苗接种对象建议为 ≥6 月龄的易感儿童,鼓励在 12 月龄前完成接种程序,以便尽早发挥免疫保护作用。对于 5 岁以上儿童,不推荐接种 EV-A71 疫苗。

3. 治疗原则 目前尚无针对手足口病特异、高效的抗病毒药物,主要采用综合处理的方法。一般治疗包括卧床休息和多饮温开水,饮食宜清淡且富含维生素,口腔有糜烂时禁止进食刺激性食物。对症治疗则是采取解热镇痛,补液纠正水、电解质、酸碱平衡的紊乱等。病原治疗可选用抗病毒药物(如利巴韦林),多数病人可在一周左右痊愈。但神经系统受累、呼吸和循环衰竭的重症病人需住院治疗,而且要密切观察病情变化,及时采取相应救治措施。

(李明远 周琳琳)

第八节 中东呼吸综合征冠状病毒

中东呼吸综合征冠状病毒(Middle East respiratory syndrome coronavirus, MERS-CoV)属于冠状病毒科(*Coronaviridae*)β 冠状病毒属(*Beta coronavirus*),是 2012 年从沙特阿拉伯的一名急性肺炎并伴肾衰竭的病人体内分离出的一种新型冠状病毒。该病毒最初被命名为人新型冠状病毒 EMC(Human coronavirus EMC, hCoV-EMC),2013 年 5 月国际病毒分类学委员会将其更名为 MERS-CoV。MERS-CoV 是目前发现的第六种可以感染人类的冠状病毒,属于 β 类 C 亚型,与其亲缘关系较近的是蝙蝠冠状病毒 HKU4 和 HKU5。最初 MERS-CoV 在阿拉伯半岛等地区广泛传播,其感染可导致中东呼吸综合征(Middle East respiratory syndrome, MERS),主要症状包括呼吸困难、肺功能衰竭,同时还可能伴有肝、肾等多脏器功能衰竭等。2015 年 MERS-CoV 在韩国爆发,并出现超级传播现象,并波及到包括我国在内的 28 个国家,进一步引起全球的广泛关注。据 WHO 报道,截至 2019 年 9 月,已有 2 468 例 MERS-CoV 感染病例,其中 851 例死亡(病死率约为 34%)。

一、生物学性状

(一)形态与结构

MERS-CoV 是有包膜的单正链 RNA 病毒,病毒颗粒直径为 80~160nm。病毒核衣壳呈螺旋对称,包膜表面有 20nm 的长管状或纤维状刺突,呈多形性花冠状突起。

(二)基因组

MERS-CoV 基因组大小约 30.1kb,含有至少 10 个阅读框(open reading Frame, ORF),可编码核衣壳(nucleocapsid, N)蛋白、刺突(spike, S)蛋白、包膜(envelope, E)蛋白、膜(membrane, M)蛋白等结构蛋白,以及 ORF3 蛋白、ORF4a 蛋白、ORF4b 蛋白等辅助蛋白。另外,MERS-CoV 5′端的阅读框 ORF1a/b(占 2/3 基因大小)可编码两个多聚蛋白:pp1a 和 pp1ab。在木瓜蛋白酶(papain-like protease, PLpro)和 3CL 蛋白酶(3C-like protease, 3CLpro)的作用下,pp1a 和 pp1ab 可被水解为 16 个非结构性蛋白(nsp1~nsp16)。这些非结构蛋白将粗面内质网(rough endoplasmic reticulum, RER)的膜重新组装成病毒复制和转录所需的双膜囊泡场所。

(三)病毒蛋白的结构和功能

1. S 蛋白 MERS-CoV 的 S 蛋白是一个含有 1 353 个氨基酸的 I 型跨膜糖蛋白,以三聚体状态呈现在细胞表面。根据 S 蛋白的结构和功能,可将其分为 S1 亚单位和 S2 亚单位(图 22-10)。S1 亚单位包括 N 端功能域(N-terminal domain, NTD)和 C 端的受体结合域(receptor binding domain, RBD)。RBD 主要负责与细胞表面受体 DPP4 的识别与结合。S2 亚单位包括融膜肽区(fusion peptide, FP)、七肽重复区 1(heptad repeat1, HR1)、七肽重复区 2(heptad repeat2, HR2)、跨膜区(transmembrane domain, TM)和胞内区(cytoplasmic domain, CP)等重要功能区域,可介导 MERS-CoV 与细胞膜的融合并进入靶细胞。另外,S 蛋白上存在两个酶切位点,第一个是在 S1 和 S2 的交界处(751/752),第二个是在 S2 内部(887/888)。S 蛋白的在合成过程中,第一个酶切位点被弗林蛋白酶(furin)

识别酶切。在 MERS-CoV 感染靶细胞过程中，S 蛋白的 S1 亚单位与细胞表面受体结合后，第二个酶切位点暴露，从而被靶细胞表面的跨膜丝氨酸蛋白酶 2（transmembrane protease serines2, TMPRSS2）或内吞途径的蛋白酶（cathepsin L, CPL）进行酶切激活。随后，S2 亚单位的构象发生一系列变化，包括融膜肽插入靶细胞膜中，随后 HR1 区域和 HR2 区域相互作用形成六螺旋结构（six-helix bundle, 6HB），拉近病毒包膜与靶细胞膜之间的距离，进而介导病毒包膜和细胞膜的融合。S 蛋白在识别受体、介导病毒融合进入靶细胞的过程中发挥重要作用，同时也为抗病毒药物研发提供了多种潜在靶点（图 22-11，见文末彩插）。

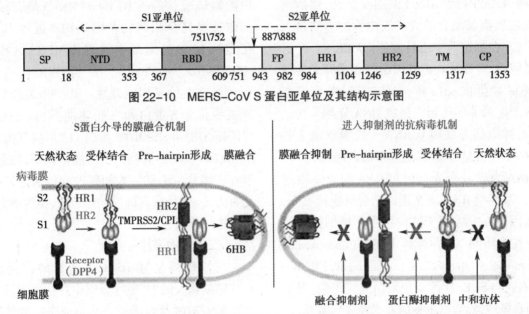

图 22-10 MERS-CoV S 蛋白亚单位及其结构示意图

图 22-11 MERS-CoV S 蛋白介导的膜融合过程和进入抑制剂抗病毒机制的示意图

2. M 蛋白 MERS-CoV 的 M 蛋白是含有 3 个 N 端跨膜域的糖蛋白，是病毒包膜的重要组成成分。研究表明 M 蛋白主要分布于宿主细胞的高尔基体中，可与 E、S 等结构蛋白相互作用，从而介导病毒的装配和出芽。另外，相关研究表明 MERS-CoV M 蛋白还可作用于宿主细胞中肿瘤坏死因子受体相关因子 3（TNF receptor associated factor 3, TRAF3），从而影响干扰素调节因子 3（interferon regulatory factor 3, IRF3）的激活，进而抑制宿主细胞中 I 型干扰素的表达，增加 MERS-CoV 毒力。

3. N 蛋白 MERS-CoV 的 N 蛋白是由 413 个氨基酸构成的结构蛋白，含有两个重要的结构域，分别为 N 端结构域和 C 端结构域。N 蛋白可与病毒基因组 RNA 作用形成卷曲的核蛋白，同时也可与病毒的其他膜蛋白相互作用，以维持病毒粒子的形态和结构。另外，N 蛋白在病毒包装、识别基因组 RNA 等过程中发挥着重要作用。

4. E 蛋白 E 蛋白在不同冠状病毒中差异较大，由 76~109 个氨基酸构成。E 蛋白主要定位于宿主细胞的高尔基体，与 M 蛋白一起参与病毒的组装和释放。有研究报道 E 蛋白可能还具有 Na、K 离子通道的作用。MERS-CoV 的 E 蛋白由 82 个氨基酸构成，以 α-螺旋结构为主，并具有单个 α-螺旋跨膜结构域，其在脂质双分子层中形成五聚体离子通道。另外，也有研究报道 MERS-CoV E 蛋白具有调节宿主免疫应答的作用，并可诱导靶细胞的凋亡。

5. 非结构蛋白和辅助蛋白 ORF1 位于病毒基因组的 5′端，包括 ORF1a 和 ORF1b，分别编码病毒复制所需的两个多聚蛋白，即 pp1a 和 pp1b。这两个蛋白由自身蛋白酶水解产生 16 个非结构蛋白（nsp1~nsp16）。其中 nsp3 和 nsp5 分别是 PLpro 和 3CLpro，而 nsp12 具有 RNA 依赖的 RNA 聚合酶（RNA-dependant RNA polymerase, RdRp）活性，nsp13 具有解螺旋酶（helicases, Hel）活性，nsp14 具有核糖核酸外切酶（exonuclease, Exon）活性，因而这些非结构蛋白在病毒复制的多个环节中发挥着重要作用。另外,辅助蛋白(如ORF4a蛋白、ORF4b蛋白)在病毒建立感染、拮抗宿主固有免疫等方面同样发挥着重要作用。

(四)病毒的复制增殖

MERS-CoV 感染的生活周期与 SARS-CoV 等冠状病毒比较相似。MERS-CoV 首先通过其 S 蛋白与靶细胞表面受体二肽基肽酶-4(dipeptidyl peptidase 4,DPP4 或 CD26)识别及结合,然后再通过细胞表面膜融合的方式或内吞的方式进入靶细胞,并在细胞质中进行复制。MERS-CoV 进入靶细胞后,首先从病毒基因组的 5′端开始转录并翻译多聚蛋白 pp1a 和 pp1ab,随后由多聚蛋白水解产生的非结构蛋白组成 RNA 复制-转录复合物,并以病毒基因组 RNA 为模板复制全长负链 RNA 和负链亚基因组 mRNA。随后,再以负链 RNA 为模板合成基因组 RNA 和亚基因组 mRNA。基因组 RNA 与 N 蛋白结合形成核衣壳,而亚基因组 mRNA 用于结构蛋白和辅助蛋白的表达。在内质网-高尔基体中间体(endoplasmic reticulum-Golgi intermediate compartment,ERGIC)中,核衣壳与 S、E、M 等结构蛋白完成组装,形成成熟病毒颗粒,然后以出芽的方式释放到胞外。

二、流行病学特征

(一)传染源

2012 年 6 月,MERS-CoV 在沙特阿拉伯的一名病人体内被检测到,随后其被发现在中东地区,如沙特阿拉伯、阿联酋、卡塔尔、约旦等国家广泛传播。目前 MERS-CoV 已从中东地区传播至欧洲、非洲、亚洲和北美洲中的多个国家。

在早期的 MERS-CoV 暴发中,部分原发性感染病人具有单峰骆驼(dromedary)接触史。从感染的单峰骆驼体内成功分离出一株 MERS-CoV 毒株(KF917527 MERS-CoV-Jeddah-camel-1),其基因组序列与一株人源毒株(KF958702 MERS-CoV-Jeddah-human-1)的基因序列几乎完全相同,从而提示单峰骆驼是 MERS-CoV 早期疫情的重要传染源。后来的相关研究也发现 MERS-CoV 的特异性抗体广泛存在于中东、非洲和亚洲等地区的单峰骆驼体内,甚至在储存 30 年以上的单峰骆驼血样中也有发现,这表明 MERS-CoV 已长期在单峰骆驼中流行和进化,进一步提示单峰骆驼

是 MERS-CoV 的中间宿主和重要传染源。另外,MERS-CoV 具有"人传人"传播方式,并在 2015 年的韩国疫情中导致了"超级传播事件"。因此,MERS-CoV 感染病人同样是重要传染源,其呼吸道分泌物的病毒载量高,感染性强;而恢复期病人则不具有传染性。

另一方面,MERS-CoV 的基因序列与已发现的蝙蝠冠状病毒 HKU4 和 HKU5 具有较高的同源性和完全相同的基因结构。近年来,相继在多达 14 种的蝙蝠中发现类 MERS 冠状病毒(MERS-like coronavirus),并与 MERS-CoV 间具有 85% 左右的基因同源性。其中相关的基因差异主要位于 S 蛋白和一些辅助蛋白(如 ORF3、ORF4a、ORF4b 和 ORF5 蛋白)的相应基因上,提示 MERS-CoV 的天然宿主可能是蝙蝠,并且其可能存在蝙蝠-骆驼-人的跨种族传播途径,但其是否为传染源或具有直接传播至人类的能力还有待于进一步研究。

(二)传播途径

飞沫传播是 MERS-CoV 的重要传播途径。在其感染病人的上、下呼吸道中存在着大量病毒,并伴随着咳嗽等临床症状而形成飞沫或气溶胶,进而感染易感人群。而未加工的骆驼奶制品等同样具有感染性,提示 MERS-CoV 也可经口进入人体。MERS-CoV 对胃肠液具有一定的耐受性,并且对人类的原代肠上皮细胞具有很强的感染性和致病力。临床上,部分严重 MERS 病人往往具有严重的消化道症状,如腹痛、呕吐或腹泻等。

(三)易感人群

人群对 MERS-CoV 具有普遍易感性。MERS-CoV 感染病人的年龄范围跨度较大,男性病人多于女性病人,并常伴糖尿病、高血压等慢性基础疾病。但这些人群是否与易感相关,还需要大规模及系统的调查研究。

三、致病性与免疫性

(一)致病与免疫机制

MERS-CoV 的细胞受体 DPP4 不仅在呼吸道中高表达,在其他脏器中也广泛分布,如消化道和肾脏等。因此,MERS-CoV 可导致全身多系统的感染及相应的临床症状,如呼吸系统症状(包括弥漫性肺泡损伤、坏死性肺炎等)及其他系统

症状（包括肾衰竭、急性肾损伤、小叶性肝炎等）。目前MERS-CoV在体内的具体致病机制尚不完全明确。细胞水平的研究发现，MERS-CoV感染呼吸道上皮等细胞后，可短时间诱导被感染靶细胞的凋亡，并伴随着凋亡相关蛋白如Smad7和成纤维细胞生长因子（FGF2）的高表达。

在病毒感染后，呼吸道上皮细胞大多会产生大量干扰素以及相关炎症因子，从而形成抗病毒的固有免疫应答。但MERS-CoV感染后，呼吸道上皮细胞中抗病毒Ⅰ型干扰素（如IFN-α和IFN-β）以及相关炎症细胞因子（如IL-1β、IL-6和IL-8）的诱导受到明显抑制，从而不能及时有效地限制病毒的感染，这可能与MERS-CoV在体内的高致病性具有一定相关性。有研究发现，MERS-CoV的相关蛋白，包括木瓜蛋白酶样蛋白酶、M蛋白以及辅助蛋白（ORF4a、ORF4b）等，在抑制宿主固有免疫方面发挥着重要作用。如M蛋白可通过抑制IRF3的激活，进而抑制干扰素的表达。而ORF4a含有双链RNA结合域，可有效阻断宿主细胞Ⅰ型干扰素的表达。

另外，MERS-CoV可感染人外周血中多种免疫细胞，如单核巨噬细胞和树突状细胞等，并严重影响这些免疫细胞的正常功能。更为重要的是，研究发现MERS-CoV对人外周血和淋巴器官中的T细胞也具有很强的感染性，并且快速诱导被感染T细胞的凋亡，这可以解释临床上部分MERS病人的低淋巴细胞血症现象。

（二）临床症状

临床初期通常表现为发热、咳嗽、畏寒、喉咙、肌肉及关节痛等，随之呼吸困难，甚至迅速发展为肺炎，通常需要机械通气辅助呼吸及其他辅助治疗。另外，部分病人可能出现胃肠道不适（如呕吐、腹泻）、肾衰竭等呼吸系统外症状。部分MERS病人的临床症状较为严重，如重症肺炎伴急性呼吸窘迫综合征、感染性休克甚至死亡等。另外，部分病人常伴有慢性基础性疾病，如糖尿病、慢性肾脏病、高血压、慢性心脏病、慢性阻塞性肺病及肥胖等，这些并发症也会进一步增加病人临床症状的严重程度和死亡率。

MERS病人胸部X光片的检测结果大多可表现为广泛的单侧或双侧异常，如网状结节阴影等。

另外，部分病人也会出现血象异常，如血小板减少症和淋巴细胞减少症等，以及天冬氨酸氨基转移酶和乳酸脱氢酶等血清指标的升高。

四、实验室诊断

1. 标本采集　MERS病人的痰液和气管分泌物等样本中病毒载量很高，是重点收集和检测的样本。

2. 病毒分离培养　为实验室诊断的"金标准"，但操作难度大，对实验室要求高，临床上不常采用。

3. 病毒核酸检测　采用RT-PCR方法，确定两种或两种以上特定病毒基因为阳性，便可认为检测结果为阳性。常用检测基因包括E蛋白的上游基因（UpE）、开放阅读框1a（ORF 1a）和1b（ORF 1b）。UpE和ORF 1a的检测敏感性较强，可用来筛选，而ORF 1b则可用来确认。对于确诊病人，建议连续采样（包括血清、尿液和粪便），每次间隔2~4天，以明确病毒体内复制的动力学变化并指导临床治疗。

4. 血清学诊断　采用ELISA或IFA检测病人体内的抗原或抗体，也是临床上常用的检测手段。

五、防治原则

1. 一般原则　临床上尚无针对MERS-CoV感染治疗的特效药物，目前主要以支持性治疗为主。Ⅰ型干扰素（IFN-α和IFN-β）具有较好的治疗效果。IFN-α2b联合病毒唑在恒河猴模型上可有效缓解肺部症状及降低肺部病毒载量，但将这种联合疗法在临床上用于严重感染病人的治疗，尚未显示出显著的疗效。一些临床上常用的药物（如氯喹、氯丙嗪、洛哌丁胺和洛匹那韦）可在体外细胞模型中有效抑制MERS-CoV的复制，但在临床病人体内的治疗效果尚不明确。对于危重病人，在抗病毒治疗的基础上，还需维持水、电解质平衡，密切监测病情变化，并根据血氧饱和度的变化及时给予有效氧疗措施；还可能需要给予循环支持、肝脏和肾脏支持等。

2. 疫苗研发　自MERS-CoV暴发流行以来，相关疫苗的研发方面取得了较大进展。其中基于 MERS-CoV S 蛋白的亚单位疫苗或基于 RBD 的亚单位疫苗能在动物模型上诱导出很强的抗病毒中和抗体。同时，表达 S 蛋白的重组活病毒疫苗（如腺病毒载体或痘病毒载体），可在动物体内诱导出很强的抗病毒免疫应答。基于 MERS-CoV S 蛋白的 DNA 疫苗研究也有较大的进展，其中 GLS-5300 已进入临床试验。

2. 药物研发　自 MERS-CoV 暴发流行以来，可有效抑制 MERS-CoV 感染的特异性抗体被相继报道。这些中和抗体主要以 S 蛋白为靶点，通过有效阻断 RBD 与 DPP4 的结合，从而抑制病毒的感染（图 22-11）。如抗体 m336，其作用靶点基本上覆盖了 90% 的受体 DPP4 结合位点，与 RBD 间的亲和力可以高达皮摩尔级（pmol），并且在小鼠、狨猴等多种动物模型中，均表现出较好的体内预防效果或治疗效果。其他与 m336 识别表位相似的抗体，如 CDC-C2、MCA1 也显示出较好的抗病毒效果。在 S 蛋白中 NTD 和 S2 亚单位上同样存在一些中和表位，如靶向于 NTD 的鼠源单克隆抗体 G2 和针对于 S2 的抗体 G4 也具有高效的动物体内抗病毒活性。尽管目前尚未有抗体获得批准作为药物用于临床治疗，但由于抗体具有活性高、安全性好等优势，将非常有潜力被开发成为治疗 MERS-CoV 感染的药物。

研究者们发现源自 MERS-CoV S2 亚单位上 HR2 的衍生多肽可以竞争性与病毒的 HR1 结合，抑制病毒自身六螺旋的形成，从而抑制其进入靶细胞（图 22-11）。因此，该类多肽也成为抗 MERS-CoV 药物研发的候选。一些多肽（如 HR2PM2、EK1 等）已在动物模型上展示出很好的预防和治疗 MERS-CoV 感染的效果。此外，靶细胞相关蛋白酶在 MERS-CoV S 蛋白的激活与合成过程中，均发挥了重要的作用。有研究表明这些蛋白酶的抑制剂在体外细胞模型上，同样具有很好的抗 MERS-CoV 感染效果（图 22-11），如弗林蛋白酶抑制剂（dec-RVKR-CMK）、Cathepsin L 蛋白酶抑制剂替考拉宁（Teicoplanin）以及 TMPRSS2 的蛋白酶抑制剂卡莫他特（Camostat）或萘莫司他（Nafamostat）等，但其在动物及人体的治疗效果还有待进一步的研究观察。

（陆　路）

第九节　2019 新型冠状病毒

2019 新型冠状病毒（2019 novel coronavirus，2019-nCoV）属于冠状病毒科（Coronaviridae）β 冠状病毒属（Betacoronavirus），其在 2019 年底从群发性不明原因肺炎病例中被分离鉴定，并在全世界各地都暴发感染，造成全球大流行（pandemic）。2020 年 2 月 11 日，世界卫生组织（WHO）将 2019-nCoV 引发的疾病正式命名为 2019 冠状病毒病（coronavirus disease 2019，COVID-19），因此 2019-nCoV 也被称为 COVID-19 病毒。同一天，因为 2019 新型冠状病毒与 2002—2003 年暴发的严重急性呼吸综合征病毒（SARS-CoV）以及蝙蝠体内分离的 SARS 相关冠状病毒（SARSr-CoV）的高度亲缘性，国际病毒分类学委员会将 2019 新型冠状病毒正式命名为严重急性呼吸综合征病毒-2（SARS-CoV-2）。

SARS-CoV-2 是目前发现的第七种可以感染人类的冠状病毒，与 SARS-CoV 同属于冠状病毒 β 属 B 亚型（sarbecovirus）。相比其他致病性冠状病毒，SARS-CoV-2 具有高度传染性，在 2020 年 2 月即已造成全球超过 10 万人感染，被 WHO 评估为全球大流行。截至 2020 年 12 月初，SARS-CoV-2 感染病例数超过 6 300 万，死亡人数接近 150 万，为 21 世纪传播最为广泛的病毒之一。目前发现，SARS-CoV-2 感染的临床表现具有高度异质性，可表现为无症状、普通呼吸道感染症状以及危及生命的呼吸衰竭、败血性休克和多器官功能障碍。由于无症状感染者的存在以及各国和各地区的病毒检测能力和医疗条件的差异，COVID-19 的病死率在不同统计中也有差异，大约为 1%~5%，但在需要进入重症监护室（ICU）治疗的病人中可高达 40%。SARS-CoV-2 的迅速传播使得全球众多国家与地区采取严格的区域封锁策略，对全球经济发展造成深远影响。

一、生物学性状

（一）形态与结构

SARS-CoV-2 颗粒呈圆形，直径为 60~140nm，具有包膜。包膜表面包被有 9~12nm 的刺突蛋白三聚体。包膜内部的病毒核衣壳呈螺旋对称，由单正链 RNA 和核衣壳蛋白结合而成。

（二）基因组

在目前已知的 RNA 病毒里，冠状病毒拥有最大的病毒基因组。其基因组 RNA 有 5′ 帽序列和 3′ 多腺苷酸尾序列，可以直接作为信使 RNA（mRNA）指导病毒蛋白的翻译。SARS-CoV-2 的病毒基因组大小和结构与 SARS-CoV 以及中东呼吸综合征冠状病毒（MERS-CoV）高度相似，包含约 29 903 个核苷酸，至少 12 个开放阅读框（open reading frame, ORF）。其中，6 个功能性开放阅读框编码复制酶类（ORF1a 和 ORF1b）、刺突（spike, S）蛋白、包膜（envelope, E）蛋白、膜（membrane,

M）蛋白、核衣壳（nucleocapsid, N）蛋白，其他的开放阅读框散布在结构基因之间，编码辅助蛋白（图 22-12，见文末彩插）。编码复制酶类的 ORF1a 和 ORF1b 占据总基因组的 2/3，能翻译得到两个序列相互重叠的多聚蛋白：pp1a 和 pp1ab。多聚蛋白在细胞或者病毒自身的蛋白酶作用下被水解为 16 个参与病毒转录和复制的非结构蛋白（non-structure proteins, Nsp1~Nsp16），包括木瓜蛋白酶样蛋白酶（PLpro, Nsp3）、3C 样蛋白酶（3CLpro, Nsp5）和 RNA 依赖的 RNA 多聚酶（RNA-dependant RNA polymerase, RdRp, Nsp12）等。

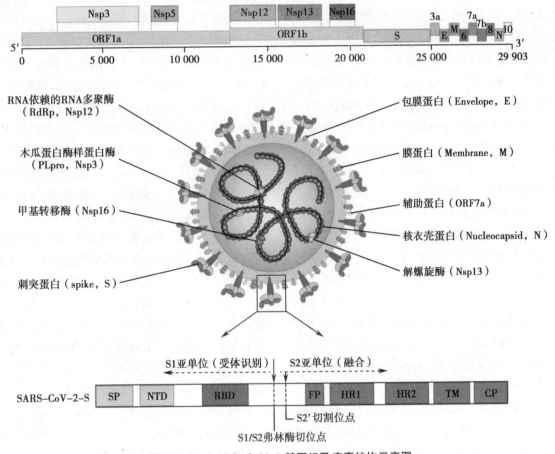

图 22-12　SARS-CoV-2 基因组及病毒结构示意图

由于 RdRp 缺乏校对活性，RNA 病毒通常具有较高的突变率，这能促进病毒遗传多样性并提高其适应能力。有害突变积累导致病毒种群崩溃的潜在可能性将大多数 RNA 病毒基因组的大小限制在约 15kb。基因组约 30kb 的冠状病毒具有核酸外切酶校对活性和其他确保高保真复制的机制，因此冠状病毒的突变率比大多数 RNA 病毒低一个数量级。但是在病毒暴发早期，就在新加坡、澳大利亚、孟加拉和西班牙等国发现了 ORF7b 和 ORF8 具有不同长度缺失的 SARS-CoV-2 突变株。感染者体内产生的对 SARS-CoV-2 ORF8 的强烈抗体反应可能是 ORF8 突变株出现的免疫驱动力。另一 SARS-CoV-2 突变株携带 S 蛋白上 D614G 突变，在病毒流行过程中逐渐超过野生型成为流行优势株。研究发现 D614G 突变株在体外感染实验中具有更高的感染滴度，感染者体内也具有更高的上呼吸道病毒载量,但并不造成更严重的临床表现。

(三)病毒蛋白的结构和功能

1. S蛋白 SARS-CoV-2的S蛋白由1 273个氨基酸组成,具有典型的Ⅰ型包膜蛋白结构,分为负责与靶细胞上受体结合的S1亚单位和负责跨膜并介导膜融合的S2亚单位(图22-12,见文末彩插)。S1亚单位包含N端功能域(N-terminal domain, NTD)和C端的受体结合域(receptor-binding domain, RBD)。RBD对受体的亲和力决定了病毒的细胞和组织嗜性,SARS-CoV-2的RBD对人源性血管紧张素转换酶2(angiotensinconverting enzyme 2, ACE2)具有高度亲和力,能感染高表达ACE2的鼻腔和支气管上皮细胞、肺泡细胞等,造成典型的呼吸系统感染症状。目前也有报道显示可能还存在其他蛋白发挥受体或辅助受体的功能,但仍需要进一步的证实。S2亚单位主要介导病毒与靶细胞的融合,包含融膜肽区(fusion peptide, FP)、七肽重复区1(heptad repeat1, HR1)、七肽重复区2(heptad repeat2, HR2)、跨膜区(transmembrane domain, TM)和胞内区(cytoplasmic domain, CP)等重要功能区域。与SARS-CoV不同,SARS-CoV-2的S1和S2亚单位之间有一个多碱基的弗林蛋白酶(furin)酶切位点,使得宿主细胞内的弗林蛋白酶可以在病毒利用宿主细胞通路合成蛋白质的阶段就完成对S蛋白的裂解活化,而不是像SARS-CoV的S蛋白一样只能在进入靶细胞的内吞泡中完成S蛋白的活化。该机制可能增强了SARS-CoV-2子代病毒进入新的靶细胞的效率,因此被认为可能是SARS-CoV-2传播性高于SARS-CoV的原因之一。除S1/S2酶切位点,S2亚单位内部还存在一个S2′酶切位点,在SARS-CoV-2的S1亚单位与ACE2结合后暴露。在S1/S2酶切位点和S2′酶切位点均被弗林蛋白酶、靶细胞膜表面的跨膜丝氨酸蛋白酶2(transmembrane protease serines 2, TMPRSS2)或/和内吞泡的蛋白酶(cathepsin L, CPL)酶切激活后,SARS-CoV-2的FP暴露,插入靶细胞膜或者内吞泡膜,病毒的HR1和HR2结构域能相互结合形成发夹样结构。由于HR1和HR2区域为α螺旋构象以及S蛋白以三聚体形式存在,该发夹样结构被称为六螺旋束结构(six-helix bundle, 6HB)。6HB能拉近病毒包膜和靶细胞膜或者内吞泡膜的距离,进而导致病毒与靶细胞的融合,SARS-CoV-2的基因

组RNA进入靶细胞,开启病毒生命周期。SARS-CoV-2的S蛋白介导病毒的受体识别、病毒融合,对病毒感染至关重要,因此也是抗病毒药物以及疫苗设计的重要靶点,尤其是SARS-CoV-2单克隆抗体的筛选,几乎都是以S蛋白作为靶标。

2. E蛋白 E蛋白是SARS-CoV-2主要结构蛋白中最小的,约由75个氨基酸构成,在β冠状病毒中较为保守。E蛋白从氨基末端到羧基末端分别包含一段亲水氨基酸组成的短肽、一个疏水跨膜域以及较长的胞内亲水性羧基末端。其中,疏水跨膜域包含至少一个双亲性的螺旋状结构,可在脂质双分子层中形成五聚体,被认为参与包膜上离子运输通道的组装。E蛋白在被病毒感染细胞的内质网和高尔基体大量表达,参与病毒的组装和出芽。此外,E蛋白还可能参与诱导细胞凋亡、炎症甚至自噬。研究发现,缺乏E蛋白的重组冠状病毒表现出病毒滴度显著下降、病毒成熟障碍以及子代病毒繁殖能力不足的现象,表明E蛋白在病毒合成和成熟中具有重要作用。

3. M蛋白 SARS-CoV-2的M蛋白包含222个氨基酸,具有三个螺旋结构,形成三个跨膜结构域,是SARS-CoV-2中最丰富的结构蛋白,并与所有其他主要结构蛋白均有相互作用,因而被认为在冠状病毒装配过程中起到枢纽作用。M蛋白间的相互作用是形成病毒颗粒包膜的主要驱动力之一。M蛋白与N蛋白的结合稳定了病毒颗粒的核衣壳,并最终促进病毒组装的完成。M蛋白和E蛋白一起构成了病毒包膜的蛋白结构主体,它们的相互作用足以造成病毒样颗粒的产生和释放。还有研究发现冠状病毒的M蛋白可与核转录因子κB(NF-κB)的抑制剂(inhibitor of nuclear factor kappa-B, IκB)激酶相互作用,抑制肿瘤坏死因子诱导的NF-κB激活,导致环氧酶2(Cox-2)表达降低。M蛋白对NF-κB的激活活性和Cox-2表达的抑制可能参与了冠状病毒炎症因子风暴的形成。

4. N蛋白 SARS-CoV-2的N蛋白包含419个氨基酸,在所有冠状病毒中均高度保守。N蛋白通过其核心的、约140个氨基酸长的RNA结合域与病毒基因组RNA结合形成病毒核衣壳。N蛋白通过与病毒基因组和M蛋白相互作用介导病毒装配,有助于增强病毒RNA的转录和复制。有研究发现,N蛋白的瞬时高表达显著增加

了冠状病毒病毒样颗粒的产生,这表明它在形成完整病毒颗粒过程中具有重要作用。

5. **非结构蛋白和辅助蛋白**　SARS-CoV-2 的 ORF1a 和 ORF1b 编码的多聚蛋白 pp1ab 包含 7 096 个氨基酸,对该病毒的感染与复制至关重要。多聚蛋白酶解后形成 Nsp1~Nsp16。Nsp3(PLpro)和 Nsp5(3CLpro)共同负责多聚蛋白的酶解,其中 3CLpro 约 33.8kD,催化 nsp4 下游所有 Nsp 的水解,因此被称为主要蛋白酶(main protease, Mpro)。一直以来,3CLpro 和 PLpro 被认为是广谱病毒抑制剂的潜在靶点,因为它们识别的裂解序列不同于其他人类蛋白酶,且它们是病毒复制所必需的。此外,PLpro 还具有去泛素酶和减少细胞中干扰素刺激基因激活的功能,有助于病毒产生免疫逃逸。Nsp12(RdRp)本身具有微弱的 RNA 复制活性,但在与辅助因子 Nsp7、Nsp8 结合后,其活性得到了极大提升。Nsp12-Nsp7-Nsp8 复合物的低温冷冻电镜结构显示了 Nsp8 可与 Nsp7 形成异二聚体结合 Nsp12,也可单独结合 Nsp12 来稳定 Nsp12 的 RNA 结合域。该三聚体对病毒基因组复制和转录极为重要,负责根据病毒基因组 RNA 转录出互补的 RNA 链。RdRp 也是人类细胞中所缺乏的多聚酶,因此也是广谱病毒抑制剂开发的热门靶点。Nsp13 具有解螺旋酶活性,Nsp14 具有核糖核酸外切酶活性,Nsp16 具有甲基转移酶活性,均对病毒复制有重要作用。之前的研究表明冠状病毒的辅助蛋白在增强病毒感染、拮抗宿主固有免疫等方面发挥作用,但目前对于 SARS-CoV-2 的辅助蛋白功能的研究还较为缺乏。

(四)病毒的复制增殖

SARS-CoV-2 在进入人体呼吸道后,首先通过其 S 蛋白上的 RBD 结合靶细胞上的受体 ACE2(图 22-13 ①,见文末彩插)。根据 S 蛋白是否经过预先切割以及靶细胞的不同,SARS-CoV-2 可以通过内吞或者细胞表面直接融合的方式与靶细胞融合,将核衣壳释放到胞质中(图 22-13 ②)。SARS-CoV-2 的基因组为单正链 RNA,可直接作为模板通过宿主细胞的翻译通路在内质网中合成 pp1a/pp1ab(图 22-13 ③)。通过蛋白水解切割产生的 Nsp 聚集形成复制和转录复合物(replication and transcription complexes, RTC)。与其他 RNA 病毒复制主要依赖于 RdRp 和少量辅助因子不

同,冠状病毒 RTC 包含 RdRp(nsp12)、合成因子(nsp7-8)、解旋酶(nsp13)、单链结合蛋白(nsp9)、核酸外切酶(nsp14),以及其他辅助因子(例如 nsp10)和加帽酶(例如 nsp16)。RTC 包裹在由粗面内质网衍生的膜结构中,通过病毒跨膜蛋白 nsp3、nsp4 和 nsp6 锚定到相应位置。与其他正链 RNA 病毒相似,SARS-CoV-2 的基因组在 RTC 的催化下形成互补全长负链 RNA,该全长负链 RNA 将作为合成子代病毒基因组的模板(图 22-13 ④)。RTC 也负责亚基因组 mRNA 的转录,用于 SARS-CoV-2 结构蛋白和辅助蛋白的表达。病毒结构蛋白(M、E 和 S 蛋白)在内质网中被翻译后,滞留在内质网-高尔基体中间室(endoplasmic reticulum–Golgi intermediate compartment, ERGIC)的出芽部位。由 N 蛋白和基因组 RNA 构成的核衣壳被转运到 ERGIC 膜上的出芽部位,直接由表达 M、E 和 S 蛋白的脂质包膜包裹,形成新的病毒颗粒(图 22-13 ⑤)。成熟的病毒颗粒最终以出芽的方式释放到胞外(图 22-13 ⑥)。

(五)抵抗力

SARS-CoV-2 对紫外线和热敏感,56℃环境下 30 分钟、乙醚、75% 乙醇、含氯消毒剂、过氧乙酸和氯仿等脂溶剂均可有效灭活病毒;氯己定不能有效灭活病毒。

二、流行病学特征

(一)传染源

在 2019 年 12 月底首批记录的 27 名 COVID-19 住院病人中,大多数病例在流行病学上与某海鲜批发市场有关,该市场不仅出售海鲜,而且还出售活体动物,包括家禽和野生动物。但后来发现更多的病人并没有该海鲜批发市场接触史。同时,几个家族聚集性感染和医院感染的病例被报道,为 SARS-CoV-2 可通过"人传人"方式传播提供了明确的证据。法国的一项研究在 2019 年底患有肺炎的病人存储样本检测到了 SARS-CoV-2 的核酸,意大利科学家在 2019 年 10 月于该国采集的血液样本中检测到 SARS-CoV-2 反应性抗体,美国科学家也在 2019 年 12 月中旬采集于该国的血液样本中检测到 SARS-CoV-2 反应性抗体,表明 SARS-CoV-2 可能在 2019 年 12 月底之前就已经开始在全球传播。

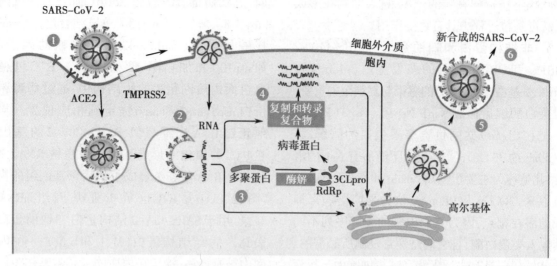

图 22-13 SARS-CoV-2 的生活周期示意图

目前 SARS-CoV-2 的传染源主要是 COVID-19 病人和无症状感染者。在症状出现前约 2~3 天,病人体内即能检测到病毒核酸。SARS-CoV-2 在潜伏期可能即具有了传染性,上呼吸道的病毒载量在症状发作时已达到峰值,发病后约 5 天内传染性较强。有研究显示,无症状和轻症感染者均可能具有传播 SARS-CoV-2 的能力,因此被感染的个体在意识到自己已被感染之前就具有传染性,这也解释了为什么即使在严格的隔离措施下,SARS-CoV-2 仍然在很多地区传播。另外,有研究发现 SARS-CoV-2 还能感染猫和雪貂,可能造成病毒由人传播给动物或交叉传播,但需要进一步的确证。

蝙蝠是人类冠状病毒的重要天然宿主。研究发现,目前与 SARS-CoV-2 最接近的一株蝙蝠冠状病毒(RaTG13)的基因组序列与 SARS-CoV-2 的基因组序列相似性为 96.2%,系统发育分析也证实了 SARS-CoV-2 与 RaTG13 具有相近的亲缘关系。此外,在进化分析中,蝙蝠冠状病毒 RmYN02、ZC45 和 ZXC21 也均与 SARS-CoV-2 具有相近的亲缘关系,说明蝙蝠可能是 SARS-CoV-2 的天然宿主。值得指出的是,根据目前的发现,SARS-CoV-2 与相关蝙蝠冠状病毒之间的差异可能代表了超过 20 年的序列进化,这表明目前发现的这些蝙蝠冠状病毒只能被视为 SARS-CoV-2 的可能进化前体。

除蝙蝠外,穿山甲是另一种可能的 SARS-CoV-2 野生动物宿主。在马来穿山甲中,研究人员分离或测序发现了与 SARS-CoV-2 具有 92.4% 的序列同一性的冠状病毒。但是,不同于蝙蝠能健康地携带冠状病毒,被感染的穿山甲显示出临床体征和组织病理学变化,包括间质性肺炎和不同器官中的炎性细胞浸润,说明穿山甲可能不是这些冠状病毒的贮藏库。中间宿主通常在蝙蝠来源的冠状病毒暴发中起重要作用,例如果子狸和单峰骆驼分别是传播 SARS-CoV 和 MERS-CoV 到人的中间宿主。但是目前在自然界中仍然没有分离到与 SARS-CoV-2 具有 99% 以上序列同一性的毒株,因此到目前为止,SARS-CoV-2 的中间宿主仍未确定。

（二）传播途径

感染者在说话、咳嗽或打喷嚏时飞出的飞沫（悬浮在空气中的直径大于 5μm 的液滴）是目前 SARS-CoV-2 最常见的传播方式。由于飞沫直径较大,在传播过程中受重力影响大,传播距离受限,一般小于一米,因此目前各国的抗疫政策中均包含推荐社交距离大于一米。气溶胶的直径更小,能随空气传播较远距离。气溶胶传播虽有报道,但目前尚不清楚这种传播在实验室外是否常见。密切接触传播是另一种常见传播途径,病人的手、衣服等均可携带病毒,造成健康人的感染。接触病毒污染物也可能造成病毒传播。有报道在冷链条件下,SARS-CoV-2 在 4℃ 和 -20℃ 可能存活三周;在多批冷链物品的外包装上检测到存活的 SARS-CoV-2,多位冷链产品装卸工人检出 SARS-CoV-2 核酸阳性,提示 SARS-CoV-2 以冷链物品为载体具备远距离输入和传播的可能。但目前仍然不清楚感染人体所需的病毒载量，因此SARS-CoV-2是否通过接触污染物表面传播还需进一步研究确证。还有报道在SARS-CoV-2感染者的粪便中检测到病毒，提出了SARS-CoV-2粪口传播的可能性，但此传播途径仍有待证实。

（三）易感人群

人群对SARS-CoV-2具有普遍易感性，中位感染年龄约为50岁。SARS-CoV-2感染的临床表现随年龄不同而有较大差异。一般而言，具有其他并发疾病的、年龄较大（>60岁）的男性更容易发展为严重的呼吸系统疾病，而年轻人和儿童更倾向于无症状或仅有轻微症状（非肺炎或轻度肺炎）。

三、致病性与免疫性

（一）致病与免疫机制

SARS-CoV-2的细胞受体ACE2在肺泡上皮细胞和小肠上皮细胞上高表达，同时还广泛存在于血管内皮细胞和平滑肌细胞等多种细胞上。因此，SARS-COV-2的感染可导致全身多系统的病理变化。目前发现，SARS-CoV-2感染者的临床表现差异很大，从无症状到严重的多系统衰竭均有可能发生，这其中的原因和致病机制还不十分明确。SARS-CoV-2感染鼻腔、支气管以及肺泡上皮细胞后，首先引起呼吸系统的症状。SARS-CoV-2感染常导致淋巴细胞减少症（血液中淋巴细胞计数减少），可能影响免疫系统对病毒的清除。对于淋巴细胞减少的原因目前尚未确证，可能存在多种因素。在感染的后期，当病毒复制加速时，大量肺泡上皮和血管内皮细胞的凋亡导致肺部上皮-内皮屏障的完整性遭到破坏，造成渗出性肺炎。目前对于SARS-CoV-2造成严重肺炎的机制仍不明确，部分病例显示免疫应答不足导致病毒大量复制，部分病例中肺部显示出单核细胞和中性粒细胞的浸润以及白介素-1（IL-1）、IL-6和肿瘤坏死因子-α（TNF-α）等炎症细胞因子的升高，但相较典型的急性呼吸窘迫综合征（acute respiratory distress syndrome, ARDS）病例，炎症细胞因子的激活程度相对较轻。同时，也有病人因为炎症因子风暴引起的ARDS而死亡，说明SARS-CoV-2的致病机理十分复杂，可能与宿主的免疫应答相关。在严重的COVID-19病例中，除了肺炎，病人还可能发生广泛的凝血激活并导致凝血因子的过度消耗。一项研究显示，死于COVID-19的183个病人中有71%发生了弥散性血管内凝血。病毒在多种组织细胞中的大量复制还可能导致全身多器官功能障碍，最终导致多器官衰竭。

SARS-CoV-2能被宿主细胞模式识别受体（pattern recognition receptor, PRR）识别，激活宿主的固有免疫应答，诱导干扰素（IFN）、细胞因子和趋化因子等免疫因子的表达。IFN通路能通过多种效应清除宿主体内的病毒，但是一些研究表明，冠状病毒已经进化出多种机制来逃避或对抗IFN的作用，包括：①在病毒复制过程中，将病毒核酸包裹在双层囊泡（double-membrane vesicles, DMV）中，避免被PRR识别；②通过病毒蛋白Nsp直接拮抗免疫信号分子。有临床研究报道了严重的COVID-19病人体内免疫反应失衡，血液中炎性细胞因子和趋化因子浓度很高，但Ⅰ型干扰素（如IFN-α和IFN-β）浓度很低，导致持续的病毒血症。SARS-CoV-2感染也能引起适应性免疫应答的激活。SARS-CoV-2的S蛋白和N蛋白均含有可被CD4+和CD8+ T细胞识别的免疫原性表位；绝大部分COVID-19病人在病程的一周内就能检测到高滴度的病毒特异性IgG，表明机体的细胞免疫和体液免疫（主要是中和抗体）应答在抗SARS-CoV-2感染中均有重要作用。

（二）临床症状

COVID-19的平均潜伏期约为3~7天，超过95%的有症状感染者会在感染后的12天内出现症状。年龄50岁以上的人群在住院病人中占比超过3/4。COVID-19的临床表现多样，住院病人中最常见的早期症状是发热、干咳、呼吸急促、疲劳、恶心、呕吐、腹泻和肌痛。部分病人也可能出现非典型症状，例如仅发生胃肠道症状、厌食、嗅觉或味觉功能障碍等。随着病程发展，病人呼吸困难加重，甚至发展为肺炎。与SARS相似，SARS-CoV-2引起的肺炎通常表现为广泛的弥漫性肺泡损害，伴有双侧肺水肿、渗出性肺炎、Ⅱ型肺泡上皮细胞弥漫性反应性增生、肺泡间隔增厚、透明膜形成等。与SARS相比，COVID-19病人的病理检查中观察到了更多的血栓栓塞。约有 17%~35% 的 COVID-19 住院病人因为低氧血症、呼吸衰竭等原因需要进入 ICU 接受有创机械通气辅助呼吸及其他辅助治疗。除呼吸衰竭外，SARS-CoV-2 感染还可造成心脏、脑、肝、肾等器官和凝血系统功能受损。COVID-19 并发症可包括心肌炎、心肌病、急性脑血管疾病、脑炎、急性肾损伤、肝功能不全、出血和凝血功能障碍、静脉和动脉血栓栓塞和败血性休克等。另外，如患有慢性基础性疾病，如高血压、糖尿病、心血管疾病、慢性肺部疾病、慢性肾脏病、恶性肿瘤和慢性肝病等疾病，也会进一步加重 COVID-19 病人的病情。

四、实验室诊断

1. 一般检查 无特异性指标。外周血白细胞总数正常或减少，淋巴细胞计数减少。部分病人出现肝酶、乳酸脱氢酶、肌酶、肌红蛋白、肌钙蛋白和铁蛋白增高。多数病人 C 反应蛋白（CRP）和血沉升高，降钙素原正常。

2. 病原学检查 COVID-19 病人的鼻咽拭子、痰和其他下呼吸道分泌物、血液、粪便、尿液等标本中均可通过 RT-PCR 和/或二代测序的方法检测出 SARS-CoV-2 核酸，其中鼻咽拭子是最常见的筛查样本，但下呼吸道标本准确率更高。

3. 血清学检查 采用 ELISA 检测病人体内的特异性抗体，也是临床上常用的检测手段。但感染康复者的抗体检测也可为阳性，另外试剂本身阳性判断值设定、体内干扰物质存在或者标本原因等均可能造成假阳性，因此一般不作为单独诊断依据，需结合流行病学史、临床表现和基础疾病等情况进行综合判断。

4. 影像学检查 典型的新型冠状病毒肺炎可见双肺多发磨玻璃影、浸润影，严重者可出现肺实变。

五、防治原则

（一）一般防治原则

目前我国还没有 SARS-CoV-2 的疫苗正式上市，因此对于预防和控制疫情的传播和流行仍然是以严格隔离确诊及疑似确诊病例及其密切接触人员、对污染物品和环境彻底消毒等措施为主。

目前尚无针对 SARS-CoV-2 的特效药物，临床治疗以对症治疗和支持性治疗为主。根据国家卫生健康委发布的最新版新型冠状病毒肺炎诊疗方案（试行第八版），疑似及确诊病例应在具备有效隔离条件和防护条件的定点医院隔离治疗，疑似病例应单人单间隔离治疗，确诊病例可多人收治在同一病室，危重型病例应当尽早收入 ICU 治疗。除卧床休息、加强支持治疗、严密监测以及无创氧疗等一般性治疗外，目前在抗病毒药物的应急性临床试用过程中，相继开展了多项临床试验，虽然仍未发现经严格"随机、双盲、安慰剂对照研究"证明有效的抗病毒药物，但某些药物经临床观察研究显示可能具有一定的治疗作用。目前较为一致的意见认为，具有潜在抗病毒作用的药物应在病程早期使用，并重点应用于有重症高危因素及有重症倾向的病人。诊疗方案建议对于氧合指标进行性恶化、影像学进展迅速、机体炎症反应呈过度激活状态的病人，酌情短期内使用糖皮质激素。对于危重型病例，在抗病毒治疗基础上，积极防治并发症，治疗基础疾病，预防继发感染，提供呼吸支持甚至是体外膜肺氧合（ECMO）、循环支持、抗凝治疗以及肾脏支持等。诊疗方案也推荐清肺排毒汤、宣肺败毒方等中医治疗手段。

（二）疫苗研发

自 SARS-CoV-2 暴发流行以来，多个国家相继开展了疫苗研究，包括灭活病毒疫苗、mRNA 疫苗、腺病毒载体疫苗、亚单位蛋白疫苗等，其中后三类疫苗的抗原主要为 SARS-CoV-2 S 蛋白或 RBD 亚单位。俄罗斯加马列亚研究所研发的基于腺病毒载体的疫苗虽是全球第一个注册上市的 COVID-19 疫苗，但是该疫苗目前仍在进行三期临床试验，有效性还有待进一步验证。美国辉瑞公司和德国 BioNTech 公司联合研制的 mRNA 疫苗在三期临床试验中表现出约 95% 的保护率，已获得英国和美国的紧急使用授权。另一来自美国 Moderna 公司的 mRNA 疫苗也已经完成三期临床试验，具有与辉瑞公司和 BioNTech 公司疫苗类似的保护率，近日也已获得美国的紧急使用授权。我国目前有 5 个 SARS-CoV-2 疫苗研发进展较快较好，包括 3 个灭活病毒疫苗、1 个腺病毒载体疫苗和 1 个重组蛋白疫苗，在前期完成的一、二期临床试验中显示出具有良好的安全性和有效性，目前均在进行三期临床试验，其中也有被国务院联防联控机制批准紧急使用授权的。

（三）药物研发

目前正在评估或已获得紧急使用授权的 COVID-19 治疗药物主要包括以下几类：①抗病毒药物，如特异性抗体、瑞德西韦（remdesivir）、法匹拉韦（favipiravir）等；②抗炎药物，如地塞米松等；③免疫调节药物，如 tocilizumab、sarilumab、anakinra、ruxolitinib 等；④抗凝和抗纤维化药物，如肝素、酪氨酸激酶抑制剂等。不同的治疗药物及方式可能在疾病的不同阶段和疾病的不同表现中有不同的疗效。目前较为公认的观点是，抗病毒药物需要在病程早期使用，遏制病毒复制。一旦病毒大量复制，导致炎症细胞因子和趋化因子等的加速产生，引起了病人体内的剧烈免疫病理反应，此时抗病毒药物的作用较为有限，而抗炎药物以及免疫调节剂的作用更为关键，抗凝血药物则可能有助于预防血栓栓塞并发症。

目前的抗病毒药物研究较多，礼来公司的复合抗体 Bamlanivimab 和再生元公司的复合抗体 REGN-CoV2 已获得美国食品药品监督管理局（FDA）的紧急使用授权，用于轻、中度且有倾向发展为重症 COVID-19 的病人的治疗。除了单克隆抗体之外，衍生于冠状病毒 S 蛋白 S2 亚单位上 HR2 区域的多肽可以竞争性与病毒的 HR1 结合，抑制病毒 6HB 形成以及病毒与靶细胞的融合。这类通用冠状病毒融合抑制剂有望被开发成高效、广谱抗冠状病毒药物。此外，蛋白酶抑制剂，如弗林蛋白酶抑制剂 CMK（decanoyl-RVKR-chloromethylketone）、Cathepsin L 蛋白酶抑制剂替考拉宁、TMPRSS2 的蛋白酶抑制剂卡莫他特以及一些筛选出的新型冠状病毒 PLpro 和 CLpro 抑制剂等，均在体外细胞模型上展现出抑制 SARS-CoV-2 感染的活性，但其临床效果还有待进一步的评估。针对病人免疫系统的治疗方案主要针对关键炎症介质，如干扰素 γ、IL-1、IL-6 和补体因子 5a，针对以上介质的单克隆抗体等的及时运用可能对预防免疫病理反应造成的多器官损伤有用；还有报道提出，将作用于不同靶点的抗 SARS-CoV-2 药物与不同类型的抗炎药物联合使用可能会提高对 COVID-19 病人的治疗效果，降低死亡率，但这些均需要严谨、科学的临床试验来进行确证。

（陆 路 姜世勃）

第十节 寨卡病毒

寨卡病毒（Zika virus，ZIKV）在分类上属于黄病毒科（Flaviviridae）黄病毒属（Flavivirus）。1947 年，通过黄热病监测网络在东非乌干达寨卡森林的恒河猴中分离出寨卡病毒，1952 年又在乌干达和坦桑尼亚的人群中发现。寨卡病毒感染人体后，大多数情况下表现为无症状或轻症感染，包括低热、斑丘疹、关节疼痛、结膜炎等，但也可引起严重的神经系统并发症，如吉兰-巴雷综合征（Guillain-Barre syndrome）和新生儿小头症（microcephaly）等。寨卡病毒主要通过蚊虫叮咬传播，其中埃及伊蚊和白纹伊蚊是最重要的传播媒介，在人与人之间还可以通过母婴垂直传播、性传播和输血传播。自然宿主尚不明确，可能主要存在于森林中的灵长类动物和蚊虫（如非洲伊蚊）体内。

寨卡病毒病第一次暴发是在 2007 年，发生于西太平洋的雅浦岛。2015 年 3 月，寨卡病毒病疫情在巴西暴发，并迅速在南美洲蔓延，随后继续扩散，至 2018 年底，已扩散到全球 86 个国家和地区。2016 年 2 月，WHO 宣布寨卡病毒感染疫情及相关的中枢神经系统疾病已构成"国际关注的突发公共卫生事件"（11 月 18 日取消关注，转为长期应对机制）。2016 年 2 月 9 日，我国江西赣州发现首例自委内瑞拉输入的寨卡病毒感染病例，至 2018 年底，北京、广东、浙江等地区共报告 27 例输入性寨卡病毒感染病例，其中广东省报告 16 例，未发生本地传播。

一、生物学性状

根据基因组序列不同，寨卡病毒可分为 2 个亚型，即非洲型和亚洲型，两种亚型均可引起寨卡病毒病。

（一）形态与结构

寨卡病毒颗粒呈球形，有包膜，直径约 40~70nm，核衣壳呈二十面体立体对称。包膜上镶嵌着包膜蛋白（E 蛋白）和膜蛋白（M 蛋白），这两种蛋白构成病毒颗粒的表面突起。在寨卡病毒感染细胞的过程中，细胞内存在一种未成熟的寨卡病毒颗粒，这种颗粒表面膜蛋白为前膜蛋白

（precursor membrane protein，prM 蛋白）而不是 M 蛋白，在病毒成熟的过程中，prM 蛋白在高尔基体附近的低 pH 的作用下被酶切为 M 蛋白，病毒颗粒变成具有感染性的成熟颗粒。

（二）基因组与编码蛋白

1. 基因组的结构与功能 寨卡病毒的基因组为单正链 RNA，长度约为 10.8kb。基因组两端为非编码区（unstranslated region，UTR），内部为单一的开放读码框（open reading frame，ORF），编码病毒的结构蛋白和非结构蛋白。在病毒复制过程中，先合成一个含 3 419 个氨基酸的多蛋白前体，再经宿主蛋白酶和病毒蛋白酶切割加工成 3 个结构蛋白（C、M/prM、E）和 7 个非结构蛋白（NS1、NS2a、NS2b、NS3、NS4a、NS4b、NS5）。结构蛋白位于氨基端，非结构蛋白位于羧基段，具有丝氨酸蛋白酶、RNA 解旋酶和 RNA 依赖的 RNA 聚合酶（RNA dependent RNA polymerase，RdRP）功能。结构蛋白主要参与病毒颗粒的组装、病毒的吸附和侵入，并且包含了主要的抗原表位。非结构蛋白主要参与调控病毒的基因组复制、转录、翻译以及宿主的免疫应答过程。

2. 编码蛋白的结构与功能 C 蛋白与病毒 RNA 结合形成二十面体的核衣壳结构，能与细胞蛋白相互作用，调节细胞代谢、细胞凋亡和免疫应答，在病毒感染细胞的过程中发挥着重要的作用。C 蛋白在寨卡病毒成熟的过程中可发生重排，在未成熟的寨卡病毒中含有部分有序的 C 蛋白壳，但是在成熟的寨卡病毒中缺乏，可以推测 C 蛋白在病毒的装配过程中起重要作用。此外寨卡病毒 C 蛋白具有广泛的结合能力，能够结合不同的核酸类型，包括单链和双链的 RNA 和 DNA。目前 C 蛋白的晶体结构已经被解析，为靶向 C 蛋白抗寨卡病毒药物的设计提供了新的思路。

M 蛋白由 N 末端的 M 环、包含一个螺旋的茎和包含两个螺旋的跨膜组成，这样的结构有利于将 M 蛋白锚定在脂膜上。在寨卡病毒颗粒成熟释放的过程中，prM 蛋白在高尔基体网络中被弗林蛋白酶切割成 pr 肽和 M 蛋白，prM 蛋白参与 E 蛋白折叠。

E 蛋白是负责与受体结合、膜融合以及宿主免疫识别的包膜蛋白，含有多种 B 细胞和 T 细胞抗原表位。在寨卡病毒入侵宿主细胞时，E 蛋白与细胞表面的受体结合诱导病毒粒子包膜与细胞膜融合，通过受体介导的内吞作用使核衣壳进入细胞质。E 蛋白还具有诱导产生中和抗体、红细胞凝集等生物学功能。E 蛋白包括四个结构域：负责锚定胞膜的茎 – 跨膜结构域和组成蛋白剩余主要 β 链表面部分的结构域 I、II 和 III（DI、DII 和 DIII）。DI 含有从胞膜表面突出的不同于其他黄病毒的单个糖基化位点（N154），可以作为寨卡病毒宿主细胞的附着位点；它具有一个较长的环状区域，可能影响寨卡病毒等黄病毒的传播和致病性。DII 的融合环在膜融合期间与宿主膜相互作用。DIII 含有特定的受体结合位点，在膜融合中有重要作用，是 IgG 样结构区，能够诱导中和抗体，是主要的抗原区域。DII 连接 DI 和 DIII，为不规则结构，可能与病毒颗粒的包装有关。

非结构蛋白 NS1 是病毒和宿主相互作用的重要蛋白，其晶体结构对研究致病机制及开发诊断试剂尤为重要。NS1 存在于感染细胞内和细胞膜上，并可通过可溶性形式分泌到细胞外。与其他黄病毒相似，NS1 常以二聚体形式存在，可分为三个结构域。寨卡病毒的 NS1 二聚体结构与其他黄病毒相比具有更高的保守性，而其静电表面特征更具有特殊性。NS1 迁移到内质网的内腔后，与膜结合，在病毒 RNA 的复制过程中发挥着重要的作用。NS1 二聚体能与病毒感染细胞的细胞质膜结合。有研究指出 NS1 可能参与了寨卡病毒与血脑屏障中内皮细胞的相互作用，使得病毒通过一定载体进入大脑，或者与母亲与胎儿界面的滋养层细胞相互作用，有助于病毒跨越胎盘屏障感染胎儿，寨卡病毒感染的胎盘细胞可以产生高的病毒载量，表达大量的寨卡病毒 NS1 并产生显著的致细胞病变效应。NS1 独特的静电表面特征可能与其神经亲和力密切相关，这个特征有利于探索治疗寨卡病毒感染的新方式以及寨卡病毒特异性的诊断制剂。对 NS1 结构与功能的研究将有利于对寨卡病毒疫苗及其特异性抗病毒药物的研制。

NS5 是分子量最大的非结构蛋白，全长 903 个氨基酸，具有抑制 I 型干扰素信号通路以逃避宿主的抗病毒防御的功能，这一功能使其成为抗病毒的理想靶位点。

目前寨卡病毒非结构蛋白 NS1、NS3、NS5 的结构已经被解析，其他非结构蛋白的结构暂时缺乏认知，未来这些重要的非结构蛋白的解析，将为人们了解和预防控制寨卡病毒病发挥重要作用。

（三）培养特性

寨卡病毒对多种蚊细胞和哺乳动物细胞敏感，常用蚊源细胞（C6/36）、仓鼠肾细胞（BHK21）和非洲绿猴肾细胞（Vero）等进行病毒培养；也可用 1~3 日龄的小鼠乳鼠脑内接种进行病毒培养分离。

（四）抵抗力

寨卡病毒对酸和热敏感，60℃ 30 分钟即可灭活，70% 乙醇、1% 次氯酸钠、脂溶剂、过氧乙酸等消毒剂及紫外线照射均可灭活。寨卡病毒在 pH6.8~7.4 的条件下稳定，在 −70℃ 或冷冻干燥状态下可长期存活。

二、流行病学特征

（一）传染源

寨卡病毒的传播可分为丛林循环和城市循环两种类型。在森林地区，寨卡病毒在非人灵长类动物和蚊媒之间循环，形成丛林型自然疫源地。寨卡病毒可以在蚊子体内垂直传播，埃及伊蚊卵可以抵抗干燥长达 8 个月，白纹伊蚊可以产出滞育性卵过冬。寨卡病毒抗体在蝙蝠、山羊、啮齿动物、绵羊等动物中都曾被检出。人属于偶然宿主，在城市循环中，人充当主要的扩散宿主和潜在宿主。引起寨卡病毒病流行的传染源主要是病人、无症状感染者和受寨卡病毒感染的非人灵长类动物。

（二）传播途径

主要有蚊媒传播、母婴垂直传播、性传播和输血传播。

伊蚊叮咬是主要传播途径，埃及伊蚊是主要传播媒介，有报道白纹伊蚊、非洲伊蚊、黄头伊蚊、Hensilii 伊蚊、致倦库蚊等多种蚊虫亦可传播该病毒。全球范围内，埃及伊蚊广泛分布于非洲、东南亚、南太平洋、美洲等地区，我国仅见于云南、海南、广东和台湾等局部地区。我国白纹伊蚊分布最广，从北至沈阳、大连，经天水、陇南，至西藏墨脱一线及其东南侧大部分地区均有分布。

伊蚊叮咬寨卡病毒感染者或动物而被感染，病毒在伊蚊体内繁殖并富集到唾液腺，再通过叮咬的方式将病毒传染给健康人。寨卡病毒感染可引起病毒血症。病毒血症在症状出现前两天即可出现，症状出现后仍持续存在 11 天，甚至还可能更长。此外，在感染者的精液中也可以发现高拷贝数的病毒 RNA，提示可通过性行为传播。孕妇感染寨卡病毒后可通过胎盘传播给胎儿，分娩的过程中也可传播，在乳汁中也可检测出寨卡病毒。

（三）易感人群

人群普遍易感。曾感染过寨卡病毒的人可能对再次感染具有免疫力。

三、致病性与免疫性

（一）临床特征

寨卡病毒病的潜伏期一般为 3~14 天，平均 7 天。病程持续约 2~7 天，但关节痛可持续一个月。重症与死亡病例较少，一般预后良好。

人感染寨卡病毒后，大约 80% 的感染者无临床症状，有症状的病例也大多比较轻微，主要表现为发热（多为中低度发热）、皮疹（多为斑丘疹）、非化脓性结膜炎，可伴有全身乏力、头痛、肌肉和关节痛；少数病例可有眼眶后疼痛、腹痛、腹泻、黏膜溃疡，恶心和呕吐，皮下出血；罕见表现有血性精液、睾丸炎和附睾炎、听力障碍等。其临床表现无特异性，不易与登革热、基孔肯雅热等可引起发热和出疹的病毒感染区分。重症病例少见，可表现为脑炎 / 脑膜炎、吉兰 – 巴雷综合征、急性播散性脑脊髓炎和呼吸窘迫综合征、心力衰竭、严重血小板减少症等。与其他黄病毒的区别是亚洲型寨卡病毒具有母婴传播以及损伤人神经系统的特点，可导致成人吉兰 – 巴雷综合征和婴幼儿小头畸形等严重疾病，尚未见非洲型寨卡病毒导致这些疾病的报道。

孕妇在妊娠期间感染寨卡病毒，胎儿脑部发育和自身免疫会受到影响，可能导致胎盘功能不全、胎儿宫内发育迟缓、死胎和新生儿小头畸形、角膜炎、肌张力亢进、反射亢进和易激惹等。婴儿先天性感染寨卡病毒，出生后头部生长发育缓慢，可形成后天小头症。

（二）致病机制

寨卡病毒可能先通过酪氨酸激酶 AXL、Tyro3 和 DC-SIGN 等细胞表面受体感染表皮角质形成细胞、成纤维细胞和树突细胞等，形成自噬体或引起细胞凋亡,进一步促进了病毒的复制,进而扩散到淋巴结进入血液,引起病毒血症。寨卡病毒随血液循环扩散到全身各组织器官,包括脑、脾脏、脊髓、睾丸和眼睛等。患者的泪液、唾液、尿液和精液中均能检测到病毒或病毒核酸,提示视神经、腮腺和泌尿生殖系统也可能是其靶组织。

寨卡病毒为嗜神经病毒,孕妇感染可突破胎儿血脑屏障侵入中枢神经系统,导致小头畸形等严重疾病,亦可侵入外周神经导致吉兰-巴雷综合征。孕妇感染寨卡病毒后,病毒能够突破血胎屏障感染胎盘巨噬细胞和滋养层细胞,导致胚胎发育异常,并能够侵入胎脑高效复制并靶向感染神经前体细胞,影响细胞分裂周期、抑制神经前体细胞增殖并引起其分化异常,导致成熟及未成熟的神经元大量死亡。神经节苷脂在大脑灰质中含量丰富,可影响神经形成、突触发生、突触传递和细胞增殖。在寨卡病毒复制过程中,病毒可诱导机体产生针对神经节苷脂的自身免疫应答,导致神经症状的发生,影响胎儿脑的正常发育。这些因素最终导致胚胎发育异常或小头畸形和其他严重疾病。此外,胚胎疾病严重程度可能与病毒感染时的妊娠时间相关,但具体机制尚不清楚。寨卡病毒的非结构蛋白能够有效拮抗宿主的 I 型干扰素信号通路。其基因组末端非编码区可与神经系统干细胞高表达的 RNA 结合蛋白 Musashi-1 相互作用促进病毒的复制,可能与其神经嗜性密切相关。

有研究认为巴西寨卡病毒毒株的非同义核苷酸突变可能是引起小头症发病率明显增加的关键因素,寨卡病毒 NS1 蛋白的自发性突变会增加伊蚊在哺乳动物宿主中的复制和传播的速度。NS1 蛋白特异性的表面结构可能与寨卡病毒神经嗜性有关,它可以帮助病毒穿过血脑屏障和血胎屏障等。寨卡病毒基因组的特定区域结合 Musashi-1(MSI1),进而促使寨卡病毒基因组在神经祖细胞中高效转录表达。MSI1 是一种 RNA 结合蛋白,通常在中枢神经系统(CNS)干细胞和祖细胞上表达。进一步研究发现寨卡病毒的感染破坏了 MSI1 与其内源性靶基因的结合,从而抑制与神经祖细胞功能相关基因的表达。

除了感染神经系统之外,寨卡病毒还可以穿过血眼屏障引发眼部病变,严重者可导致失明。

此外,病毒也能够突破血睾屏障,感染睾丸中初级精母细胞和精原细胞,促进炎症因子和趋化因子的大量表达,导致睾丸损伤和激素分泌异常,引发急性睾丸炎和附睾炎。寨卡病毒也能感染阴道,并在阴道黏膜层增殖。

(三)免疫性

寨卡病毒感染人体后,机体首先通过 TLR3 特异性识别寨卡病毒的 RNA,激活固有免疫应答,表达 I、II 型干扰素,从而抑制病毒在人体内的复制。寨卡病毒的抗原结构与其他黄病属病毒相似,其 prM 蛋白、E 蛋白以及 NS1 蛋白均可诱导机体的适应性体液免疫应答,其中针对中和性表位的抗体可直接中和病毒的作用,其他抗体则可通过抗体依赖细胞介导的细胞毒效应和补体依赖的细胞毒效应等起到限制病毒感染的作用。

四、实验室诊断

1. 病毒的分离培养 从病人血液、尿液、唾液、羊水等标本中分离出寨卡病毒是诊断的金标准。寨卡病毒血症期从感染开始通常持续 5~7 天,少数可达 11~12 天,在此阶段分离率较高。尿液中病毒持续时间可达 15 天,高峰期在前 10 天;唾液中持续时间及高峰期与尿液相似;精液中持续时间长达 2 个月,可能作为寨卡病毒的储存库。

2. 病毒的核酸检测 对于两周内到过寨卡病毒病流行地区且出现发热、皮疹、肌肉痛和关节痛的病人,一般采集血清,也可采集尿液、唾液、精液、羊水或胎盘组织等样本,采用 RT-PCR 检测样本中的病毒 RNA,如能检出则可确诊。为了提高检出率,建议最适标本采集时间为:发病后 7 天内的血清、20 天内的尿液、30 天内的唾液和 2 个月内的精液。

3. 血清学检测 采用 ELISA 和间接免疫荧光法检测特异性 IgM 和 IgG 抗体,IgM 抗体通常在发病 4~6 天时产生,持续约 3 个月,因此在病人发病早期特异性 IgM 抗体检测阳性提示新近感染。特异性 IgG 抗体迟于 IgM 抗体 1~2 天产生,可持续 2 年以上。采集病人双份血清,恢复期血清中 IgG 抗体滴度比急性期血清滴度升高 4 倍或以上者有诊断意义。由于寨卡病毒与黄病毒属其他成员(如登革病毒、西尼罗病毒、基孔肯雅病毒等)存在较强的血清学交叉反应,因此需通过检测恢复期血清抗体来确认新近感染。另外，即使 IgM 检测结果为阳性，也不能完全确定寨卡病毒感染，需要进一步采用空斑减少中和试验等检测中和抗体，进行鉴别诊断。

五、防治原则

目前尚无用于预防寨卡病毒病的疫苗。

及时发现和控制输入病例，防止由输入病例引起本地传播是寨卡病毒感染的防控目标。蚊媒控制和阻断人 - 蚊接触是目前预防寨卡病毒病的主要手段。做好前往寨卡病毒病流行区旅行者或居住的中国公民及从流行地区归国人员的宣传教育和健康提示，必要时发布旅行警示。孕妇及准备怀孕的女性应尽量避免前往寨卡病毒病流行区，如确实需要去这些国家或地区时，应严格做好个人防护措施，防止蚊虫叮咬；从疫情活跃地区归国的男性在 6 个月内、女性在 2 个月内应采取安全性行为。

目前尚无治疗寨卡病毒病的特效药物。成年病人一般症状较轻，主要采用综合对症治疗措施，适当补液以及卧床休息，还可以酌情使用解热镇痛药。

（赵　卫　李静姝）

第十一节　埃博拉病毒

埃博拉病毒（Ebola virus）是在 1976 年同时暴发于非洲的两起疫情中首次发现的，并以首先发现病人的地点（扎伊尔北部的埃博拉河流域）而命名。该病毒可引起高致死性的出血热，以高热、全身疼痛及广泛性出血、多器官功能障碍和休克为主要特征，致死率达 50%~90%，是人类迄今为止所发现的致死率最高的一种病毒。埃博拉出血热主要流行于非洲，自 1976 年以来已在非洲暴发流行十余次。其中规模最大的一次暴发流行发生于几内亚、利比里亚、塞拉利昂、尼日利亚、塞内加尔等西非国家，自 2013 年 12 月至 2016 年，共报告埃博拉病毒感染病例三万余人，死亡人数多达一万一千余人。而最近的一次暴发流行始于 2018 年 8 月，发生在非洲的刚果（金）。据 WHO 的官网消息，截至 2019 年 7 月 21 日，此次疫情中确诊和疑似病例已达 2 592 人，其中已有 1 743

人死亡，并已出现跨国病例。2019 年 7 月 17 日，WHO 宣布此次疫情为"国际关注的突发公共卫生事件"（这是 WHO 发布的最高等级的警报）。

鉴于埃博拉病毒具有高度的传染性和致死率，涉及该病毒的操作必须在生物安全四级实验室（biosafety level 4 laboratory, BSL-4）中进行，因此对该病毒的研究十分受限和困难。目前对于埃博拉病毒的认识，很多是基于反向遗传学和体外重组表达系统而获得的。

一、生物学性状

（一）形态与结构

埃博拉病毒属于丝状病毒科（Filoviridae）的埃博拉病毒属（Ebolavirus）。病毒颗粒为多形性的细长丝状，长短不一，最长可达 1.4μm，直径约 80nm。病毒颗粒有类脂包膜，其中镶嵌了由病毒糖蛋白（GP）组成的三聚体刺突，长约 7nm。病毒体中央是螺旋对称的核衣壳，由病毒基因组及其外面包裹的衣壳蛋白（NP）组成。

（二）基因组及其编码蛋白

埃博拉病毒基因组为不分节段的单股负链 RNA，长约 19kb，由 7 个开放读码框组成，依次为 5′-L-VP24-VP30-GP-VP40-VP35-N-3′，基因之间有重叠。每一种病毒蛋白由一种单独的 mRNA 所编码，在 3′端和 5′端都有较长的非编码区域。一个由 UAAUU 组成的保守转录信号位于起始位点的 3′端及终止位点的 5′端。每个基因的转录都终止于连续的 5 个或 6 个 U，此处重复的拷贝导致 3′端加上了一个长的多聚腺苷酸尾巴。GP 是由通过转录编辑连接的两个开放读码框（ORF1 和 ORF2）编码的，这种编辑是将一个腺苷插入到 mRNA 的 7 个腺苷的支链中。除 GP 外，VP24 片段编码一种小的膜蛋白，也属于病毒结构蛋白。L 片段编码一种依赖 RNA 的 RNA 聚合酶。VP40 片段编码一种基质蛋白，属于病毒包膜成分，并与 NP 蛋白相互作用。VP30 片段编码的蛋白为锌结合蛋白，在病毒转录过程中扮演着重要的角色。VP35 片段编码的蛋白参与基因复制和基因表达的调节。V 片段编码核蛋白，是主要的核衣壳蛋白，N 片段大约定位在基因组的 3′末端，被一个前导序列所引导，该基因的转录起始位点为 UACUCCUUCUAAUU，终止位点为

UAAUUCUUUUUU,编码区长度为2 217个碱基。

根据埃博拉病毒抗原的不同,可将其分为五个型别。①扎伊尔型:对人致病性最强,曾多次引起暴发流行,前述两起非洲国家暴发流行的也均为此型;②苏丹型:对人致病性次于扎伊尔型,也曾多次引起暴发流行;③本迪布焦型:对人致病性更次之,曾引起过两次暴发流行;④塔伊森林型:也称科特迪瓦型,对黑猩猩致病性强,对人致病性较弱;⑤莱斯顿型:对非灵长类有致死性,但至今尚无引起人类疾病的相关报道。不同型别病毒编码糖蛋白的核苷酸序列差异较大(同源性为34%~43%),而同一型别的病毒基因组相对稳定,遗传特性很少发生变化。

(三)培养特性

埃博拉病毒在多种不同类型的培养细胞中均能复制到很高的滴度,最常用的培养细胞为Vero细胞、MA-104、SW-13及人脐静脉内皮细胞等。病毒在胞浆内增殖,以芽生方式释放。病毒接种后7天可出现典型的细胞病变,并出现嗜酸性包涵体。

迄今为止在所有试验过的非人类灵长类动物中,各型埃博拉病毒均可引起严重的疾病,但对其他实验动物却都不敏感。扎伊尔型埃博拉病毒和苏丹型埃博拉病毒对豚鼠不敏感,但在豚鼠中多次传代后,可获得致死性毒力。小鼠对埃博拉病毒有较强的抵抗力,新生小鼠被感染时会死亡,但是第2周龄以后的小鼠这种敏感性便消失。在恒河猴和非洲绿猴的实验性感染中,潜伏期4~16天,病毒在肝、脾、淋巴结和肺中大量增殖,引起器官严重坏死性损伤,以肝脏最为严重,并伴有间质性出血,以胃肠道出血最为明显。

(四)抵抗力

埃博拉病毒在常温下和液体中较为稳定。生长在细胞培养上清中的埃博拉病毒的滴度在37℃可保持数天基本不变;在4℃存放1个月后,感染性无明显变化,8周时感染滴度降至50%左右,-70℃条件可长期保存。此外,埃博拉病毒还能够耐受反复的冻融。埃博拉病毒对化学药品敏感,乙醚、次氯酸钠、福尔马林、苯酚、β-丙内酯、去氧胆酸钠等均可完全灭活病毒;钴60和γ射线照射、60℃加热60分钟和100℃ 5分钟也均可使病毒灭活。

二、流行病学特征

(一)传染源和储存宿主

目前对埃博拉病毒的自然储存宿主还不十分清楚,狐蝠科的果蝠被认为是最有可能的自然宿主,但其在自然界的循环方式尚不清楚。从非洲野生灵长类动物中已经多次分离到埃博拉病毒,但因为这些灵长类动物群体太小,且感染后有较高的死亡率,不足以支持传播这样迅速致死的疾病,因此有些学者认为这些动物不可能是维持病毒的自然储存宿主,而是在病毒暴发流行时可能有一定作用;但另一些学者则认为埃博拉病毒很可能通过在非洲广泛分布的一种或几种非灵长类动物中连续传播而得以持续存在。

目前认为人类和大猩猩、黑猩猩、猕猴等非人灵长类是埃博拉病毒的终末宿主和最重要的传染源。

(二)传播途径

埃博拉病毒主要经感染的人和非人灵长类传播,也可经携带病毒的果蝠叮咬传播。其中经感染的人和非人灵长类传播的途径主要有:①接触传播。通过密切接触传播是埃博拉病毒最主要的传播途径。急性期病人血液中病毒含量非常高,这种高病毒血症可持续至病人死亡;病人的呕吐物、排泄物和结膜分泌物等都具有高度的传染性。接触病人的血液、体液、排泄物、呕吐物或死亡病人的尸体是产生感染病例的最重要原因。医护人员或病人家庭成员与病人或死亡病人尸体密切接触是造成埃博拉出血热扩大蔓延的一个重要因素。②注射传播。使用受到污染、未经消毒的注射器和针头可造成埃博拉出血热的传播。③空气传播。实验研究证实,猕猴中埃博拉出血热的传播可因气溶胶引起,但该途径在人类埃博拉出血热传播中的作用尚有待证实。④性传播和母乳传播。有证据表明在埃博拉病毒感染的男性病人的精液及女性病人的阴道拭子和母乳中检测出了埃博拉病毒RNA,尽管没有这些体液直接传播埃博拉出血热的证据,但却提示存在埃博拉病毒经性传播和母乳传播的风险。

(三)易感人群

人类对埃博拉病毒普遍易感,发病主要集中在成年人,这可能与成年人暴露或与病人接触机会多有关。目前尚无证据表明不同性别间存在发病差异。

一些人的行为会接触到传染源,因而感染埃博拉病毒的机会更大,成为高危人群,主要包括三类人:①与病人有密切接触的家庭成员或其他人。家庭成员在无防护的条件下护理已感染的病人,通过接触病人血液、体液、排泄物、呕吐物引起感染。②医务人员,据 WHO 统计,在2013 年 12 月至 2014 年 11 月西非国家暴发流行埃博拉出血热期间,全球范围内共有 570 名医护人员感染埃博拉病毒,其中 324 人死亡。③在葬礼上按照特殊习俗与死者尸体有直接接触的送葬者。

三、致病性与免疫性

(一)致病性

埃博拉病毒感染机体的特点是免疫抑制和全身炎症反应引起的血管、免疫系统损伤和凝血功能障碍,导致多器官功能衰竭和休克。病毒通过皮肤黏膜侵入宿主,主要在肝内增殖,亦可在血管内皮细胞、单核巨噬细胞及肾上腺皮质细胞等处增殖,导致血管内皮细胞损伤、组织细胞溶解、器官坏死和严重的病毒血症。单核巨噬细胞释放 TNF-α 等炎症介质及血管内皮细胞损伤是导致毛细血管通透性增加、皮疹、出血和休克的主要原因。

埃博拉出血热的潜伏期为 2~21 天,一般为5~12 天,尚未发现处于潜伏期的病人有传染性。临床特征是突发起病,开始表现为发热、头痛、肌痛、乏力等类似于感冒的非特异症状,随后病情迅速进展,呈进行性加重并出现呕吐、腹痛、腹泻等。发病 4~5 天后,可发生出血现象,表现为呕血、黑便、瘀斑、黏膜出血及静脉穿刺处流血不止。病人明显消瘦、虚脱和感觉迟钝。病后 7~16 天常因休克、多器官功能障碍、弥散性血管内凝血和肝肾衰竭而死亡,病死率为 50%~90%。

(二)免疫性

病人发病 7~10 天后出现特异性 IgM、IgG 抗体,IgM 抗体可维持 3 个月,IgG 抗体可维持更长时间;但也有重症病人至死也未能检出抗体。特别需要指出的是,即使在疾病的恢复期也难以检出具有中和活性的抗体。

四、实验室诊断

埃博拉出血热的早期临床症状易与其他病毒性出血热混淆,因此,及时准确地进行检验诊断,对控制埃博拉出血热的流行和临床治疗具有重要意义。

(一)标本采集及处理

埃博拉病毒的传染性极强,临床标本的采集必须在严格安全防护的条件下进行,且应由经过生物安全防护培训的人员采集。

根据中国疾病预防控制中心 2014 年颁布的《埃博拉出血热实验室检测方案(第三版)》规定:凡涉及埃博拉病毒的分离、培养和动物实验,需在生物安全四级实验室(BSL-4/ABSL-4)内进行。涉及未经培养有感染性材料的实验活动,需在生物安全三级实验室(BSL-3)内进行。血清学检测应在 BSL-3 内进行,且标本应首先经 60℃ 60 分钟灭活,再进行后续实验操作。核酸检测时,需在 BSL-3 生物安全柜内将核酸提取裂解液加入标本,充分裂解后,完成病毒 RNA 提取。对装有病毒 RNA 的样品管外表面进行彻底消毒后,可在 BSL-3 以外的实验室进行扩增。

(二)病原学检查

1. 病毒的分离培养 采取适宜的标本进行细胞培养或动物接种以分离病毒。病人急性期标本(特别是血清标本)的病毒分离阳性率很高,恢复期标本也有较高的阳性率。

2. 病毒抗原检测 由于埃博拉出血热在病程中有持续的高滴度病毒血症,可采用 ELISA 等方法检测血清中的病毒抗原。

3. 病毒核酸检测 可采用 RT-PCR 等方法进行检测,一般在发病后一周内的病人血清中均可检测到病毒核酸。

(三)血清学检查

1. 特异性 IgM 抗体检测 多采用 ELISA(IgM 捕捉法)进行检测。病人血清中特异性 IgM 抗体最早可于发病后 3 天左右出现,持续约 3 个月,是近期感染的标志。

2. 特异性 IgG 抗体检测 可采用 ELISA、免疫荧光等方法进行检测。病人血清中特异性 IgG 抗体最早可于发病后 7 天左右出现,在体内存留很长时间。

五、预防与治疗

（一）防治原则

目前尚无安全有效的疫苗对埃博拉出血热进行预防。主要采取综合性措施预防，包括发现可疑病人应立即隔离，严格消毒病人接触过的物品及其分泌物、排泄物、呕吐物和血液等，尸体应立即深埋或火化。避免与病人或死亡病人尸体直接接触，对与病人密切接触者应进行监测，体温 >38.3℃应立即入院隔离。建立屏障治疗和护理常规，使用高效层流装置防止气溶胶感染及避免肠道外感染等。加强医护人员的防护，加强院内感染的控制。此外，应加强对进口灵长类动物的检疫。

目前尚无对埃博拉出血热有效的治疗药物，临床上主要采用综合强化支持疗法。

（二）疫苗研发

目前处于研发阶段和临床试验阶段的埃博拉疫苗有 20 余种，主要包括灭活疫苗、减毒活疫苗、亚单位疫苗、非复制型载体疫苗以及复制型载体疫苗五大类，这些疫苗几乎都是只针对病死率最高的扎伊尔型埃博拉病毒。2017 年 10 月，国家食品药品监督管理总局批准了"重组埃博拉病毒病疫苗（腺病毒载体）"的新药注册申请，这是我国独立研发、具有完全自主知识产权的创新性重组疫苗产品。2019 年 11 月，默沙东公司以水疱性口炎病毒为载体的埃博拉出血热疫苗获得美国 FDA 批准。2020 年 7 月，欧盟批准了强生公司研发的埃博拉出血热的腺病毒载体疫苗。

（三）治疗药物

已有的实验证明拉米夫定无效，已有部分体外实验数据支持包括法匹拉韦（favipirawir）、脂质化西多福韦（brincidofivir）、托瑞米芬（toremifine）和干扰素等在内的药物有疗效，但这些药物治疗人类感染埃博拉病毒的有效性仍有待进一步证实。2014 年西非埃博拉出血热疫情暴发以后，实验性抗体药物 ZMapp 在有效治愈两名美国援非感染病毒医护人员后引起关注。该抗体是在美国 Mapp 公司制备的 Zmab 和加拿大公共卫生局产品 MB003 的优化组合基础上获得的三价抗体药物，包括 c2G4、c4G7 和 cl3C6 三个嵌合抗体，分别识别埃博拉病毒表面糖蛋白的 GP2、GP1-C 和 sGP 结构域，通过阻断病毒与受体结合，以及介导抗体依赖的细胞毒作用（ADCC）等免疫效应发挥抗病毒效能。在该次疫情暴发期间，先后有 9 名患者接受 ZMapp 治疗，其中 6 名患者获得较好疗效，2 名患者因为年龄偏大及用药时间晚等原因死亡，1 名患者在治愈后复发。目前，ZMapp 的安全性、临床治疗方案等正在进一步评价之中。

展　望

在过去的 40 多年里，无论是人兽共患病还是新发突发传染病，在全球范围内均呈现出上升趋势。一方面，原本只感染动物、在动物中传播并引起疾病的一些病原微生物，可跨物种传播引起人类的传染病甚至导致疫情的暴发流行，这不仅对人类健康和生命安全带来极大威胁，还有可能造成重大经济损失，影响社会安定。随着人类活动范围的不断扩大、社会与地理生态环境的不断变化，人与野生动物、昆虫等媒介动物的接触机会不断增多，一些病原微生物还可以通过经济动物、宠物等传播，从而造成新发传染病的频繁发生。另一方面，一些新的病原微生物也不断出现，导致传染病的发生甚至大范围的暴发流行，新型冠状病毒在过去 17 年间已经导致了三次疫情的暴发流行（SARS、MERS、COVID-19），特别是目前仍在全球范围内肆虐的 COVID-19，已发展为本世纪传播最为广泛、危害最为严重的传染病之一。因此，必须高度重视人兽共患和新现再现病原微生物的研究，为预防和控制相应传染病提供理论和技术支持。需做到以下几点：

1. 掌握重要脊椎动物和节肢动物携带病原微生物（包括人类病原微生物）的情况，建立动物传播的病原微生物数据库和物种及遗传资源库；研究重要脊椎动物和节肢动物携带、传播的新病原微生物及其与宿主的关系，明确新发现的病原微生物对人类潜在的致病性。从而为预判新现传染病的发生、流行及发展趋势提供基础数据和理论支撑。

2. 进一步加强对人兽共患和新现再现重要病原微生物的分子生物学和分子流行病学特征研究。重点是与病原微生物感染和免疫相关的基因和蛋白的结构与功能，与病原微生物致病、耐药、诊断等相关的分子靶标；病原微生物变异规律及其与动物宿主和对人类致病的关系,动物间疾病的流行与人类发病的关系及其规律,病原微生物跨种传播的机制及其主要影响因素等。

3. 进一步加强对人兽共患和新现再现病原微生物的致病与免疫机制研究。建立合适的感染动物模型和疾病动物模型;进一步阐明病原微生物与宿主细胞的相互作用及其致病机制;进一步明确机体对病原微生物的免疫机制,包括交叉保护作用以及机体免疫应答在致病中的作用等。

4. 进一步加强人兽共患和新现再现病原微生物的疫苗研究。要有效控制传染源和宿主动物广泛、传播途径多样的人兽共患和新现再现传染病,疫苗接种是最为有效的措施之一。目前一些人兽共患和新现再现传染病还没有疫苗,有些疫苗的免疫效果还不理想,因此,疫苗的研制仍是今后人兽共患和新现再现病原微生物及其所致疾病研究中最重要的方向之一。

（徐志凯）

参 考 文 献

1. 严杰,戴保民,于恩庶. 钩端螺旋体病学[M]. 北京:人民卫生出版社,2006.

2. 白雪帆,徐志凯. 肾综合征出血热[M]. 北京:人民卫生出版社,2013.

3. 杨瑞馥,刘超,夏晓东. 现代瘟疫——埃博拉病毒病[M]. 北京:科学出版社,2015.

4. 黄文林. 分子病毒学.[M]. 3版. 北京:人民卫生出版社,2016.

5. 李凡,徐志凯. 医学微生物学[M]. 9版. 北京:人民卫生出版社,2018.

6. 李兰娟,任红. 传染病学[M]. 北京:人民卫生出版社,2018.

7. 国家卫生健康委办公厅,国家中医药管理局办公室. 新型冠状病毒肺炎诊疗方案(试行第八版)[EB/OL].(2020-12-18)[2020-8-18]. http://www.gov.cn/zhengce/zhengceku/2020-08/19/5535757/files/da89edf7cc9244fbb34ecf6c61df40bf.pdf.

8. 郎欣月,何晓恩,刘旭玲,等. 登革病毒病原学研究进展[J]. 中国病原生物学杂志,2018,13(11):1292-1295,1299.

9. BEN ADLER. Leptospira and Leptospirosis[M]. Berlin:Springer-Verlag, 2015.

10. CARROLL K C, BUTEL J S, MORSE S A, et al. Jawetz, Melnick & Adelberg's medical microbiology[M]. 27th ed. New York:McGraw-Hill Medical, 2015.

11. KO A I, GOARANT C, PICARDEAU M. Leptospira:the dawn of the molecular genetics era for an emerging zoonotic pathogen[J]. Nat Rev Microbiol, 2009, 7:736-747.

12. PICARDEAU M. Virulence of the zoonotic agent of leptospirosis:still terra incognita[J]. Nat Rev Microbiol, 2017, 15(5):297-307.

13. XU G, WALKER D H, JUPITER D, et al. A review of the global epidemiology of scrub typhus[J]. PLoS Negl Trop Dis, 2017, 11(11):e0006062.

14. DÍAZ F E, ABARCA K, KALERGIS A M, et al. An update on host-pathogen interplay and modulation of immune responses during Orientiatsutsugamushi infection[J]. Clin Microbiol Rev, 2018, 31(2):e00076-17.

15. EVANS S M, ADCOX H E, VIEBROCK L, et al. Outer membrane protein aconservation among Orientiatsutsugamushi isolates suggests its potential as a protective antigen and diagnostic target[J]. Trop Med Infect Dis, 2018, 3(2):E63.

16. SHPYNOV S N, TARASEVICH I V, SKIBA A A, et al. Comparison of genomes of Coxiellaburnetii strains using formal order analysis[J]. New Microbes New Infect, 2018, 23:86-92.

17. MILLAR J A, BEARE P A, MOSES A S, et al. Whole-genome sequence of Coxiellaburnetii nine mile RSA439 (Phase Ⅱ, Clone 4), a laboratory workhorse strain[J]. Genome Announc, 2017, 5(23):e00471-17.

18. LONG C M, BEARE P A, COCKRELL D C, et al. Comparative virulence of diverse Coxiellaburnetii strains[J]. Virulence, 2019, 10(1):133-150.

19. WILDER-SMITH A, OOI E E, HORSTICK O, et al. Dengue[J]. Lancet, 2019, 393(10169):350-363.

20. ST JOHN AL, RATHORE APS. Adaptive immune responses to primary and secondary dengue virus infections[J]. Nat Rev Immunol, 2019, 19(4):218-230.

21. JONSSON C B, FIGUEIREDO L T, VAPALAHTI O. A global perspective on hantavirus ecology, epidemiology, and disease[J]. Clin Microbiol Rev, 2010, 23(2):412-441.

22. ZHANG YZ. Discovery of hantaviruses in bats and insectivores and the evolution of the genus Hantavirus[J]. Virus research, 2014, 187:15-21.

23. MILHOLLAND M T, CASTRO-ARELLANO I, SUZAN

G, et al. Global diversity and distribution of hantaviruses and their hosts[J]. Ecohealth, 2018, 15(1): 163-208.

24. FORBES K M, SIRONEN T, PLYUSNIN A. Hantavirus maintenance and transmission in reservoir host populations[J]. Current Opinion in Virology, 2018, 28(1): 1-6.

25. XU L, WU J, LI Q, et al. Seroprevalence, cross antigenicity and circulation sphere of bat-borne hantaviruses revealed by serological and antigenic analyses[J]. PLoS pathogens, 2019, 15(1): e1007545.

26. ABUDUREXITI A, ADKINS S, ALIOTO D, et al. Taxonomy of the order Bunyavirales[J]. ArchiVirol, 2019, 164(7): 1949-1965.

27. WANG HQ, LI YH. Recent progress on functional genomics research of Enterovirus 71[J]. Virologica Sinica, 2019, 34(1): 9-21.

28. SU S, WONG G, SHI W F, et al. Epidemiology, genetic recombination and pathogenesis of coronaviruses[J]. Trends Microbiol, 2016, 24: 490-502.

29. DE WIT E, VAN DOREMALEN N, FALZARANO D, et al. SARS and MERS: recent insights into emerging coronaviruses[J]. Nat Rev Microbiol, 2016, 14: 523-534.

30. HSIN W C, CHANG CH, CHANG CY, et al. Nucleocapsid protein-dependent assembly of the RNA packaging signal of Middle East respiratory syndrome coronavirus[J]. J Biomed Sci, 2018, 25: 47.

31. CUI J, LI F, SHI ZL. Origin and evolution of pathogenic coronaviruses[J]. Nat Rev Microbiol, 2019, 17: 181-192.

32. SHOKRI S, MAHMOUDVAND S, TAHERKHANI R, et al. Modulation of the immune response by Middle East respiratory syndrome coronavirus[J]. J Cell Physiol, 2019, 234: 2143-2151.

33. WIERSINGA W J, RHODES A, CHENG AC, et al. Pathophysiology, transmission, diagnosis, and treatment of coronavirus disease 2019(COVID-19): A Review [J]. JAMA, 2020, 324(8): 782-793.

34. HU B, GUO H, ZHOU P, et al. Characteristics of SARS-CoV-2 and COVID-19[J/OL]. Nat Rev Microbiol, doi: 10. 1038/s41579-020-00459-7(2020).

35. HARTENIAN E, NANDAKUMAR D, LARI A, et al. The molecular virology of coronaviruses[J]. J Biol Chem, 2020, 295(37): 12910-12934.

36. CHEN P, NIRULA A, HELLER B, et al. SARS-CoV-2 neutralizing antibody LY-CoV555 in outpatients with Covid-19[J]. N Engl J Med, doi: 10. 1056/NEJMoa2029849(2020).

37. MEAD P S, DUGGAL N K, HOOK S A, et al. Zika virus shedding in semen of symptomatic infected men[J]. N Engl J Med, 2018, 378(15): 1377-1385.

38. GOVERO J, ESAKKY P, SCHEAFFER S M, et al. Zika virus infection damages the testes in mice[J]. Nature, 2016, 540(7633): 438-442.

39. YUAN L, HUANG XY, LIU ZY, et al. A single mutation in the prM protein of Zika virus contributes to fetal microcephaly[J]. Science, 2017, 358(6365), 933-936.

40. LIU Y, LIU J, DU S, et al. Evolutionary enhancement of Zika virus infectivity in Aedes aegypti mosquitoes[J]. Nature, 2017, 545(7655): 482-486.

41. CHEN T, HE X, ZHANG P, et al. Research advancements in the neurological presentation of flaviviruses[J]. Rev Med Virol, 2019, 29(1): e2021.

第二十三章 性传播的重要病原微生物

第一节 概　述

2013 年 1 月 1 日开始实施的重新修订的《性传播疾病防治管理办法》规定,我国目前重点防治的性传播疾病(sexually transmitted diseases,STD)共有以下 5 种:梅毒、淋病、生殖道沙眼衣原体感染、尖锐湿疣和生殖器疱疹。梅毒和淋病属于《中华人民共和国传染疾病防治法》规定管理的乙类传染病,另外 3 种是需要进行监测和疫情报告的传染病。艾滋病也属于 STD 的一种,但由于其危害大、死亡率高,常单独列出作为重点防治的传染病。

一、性传播病原微生物与性传播疾病的概念、感染特点与危害

(一)性传播病原微生物与性传播疾病的概念

人类的性行为是病原微生物感染泌尿生殖道的主要方式。临床上把由病原微生物通过性接触/性活动、类似性行为或间接接触传播,导致泌尿生殖道感染和引起性传播疾病的病原微生物统称为性传播病原微生物(sexually transmitted pathogenic microbes)。目前明确的性传播病原微生物已超过 25 种(表 23-1),其中多数病原微生物具有不同的亚型,可有不同的临床表现。

表 23-1　性传播病原微生物的种类及所致疾病

病原微生物类别	病原微生物种类	所致 STD
病毒	单纯疱疹病毒 2 型(HSV-2)	生殖器疱疹
	人疱疹病毒 8 型(HHV-8)	卡波西肉瘤
	巨细胞病毒(CMV)	生殖器 CMV 感染
	乙型肝炎病毒(HBV)	乙型肝炎
	丙型肝炎病毒(HCV)	丙型肝炎
	丁型肝炎病毒(HDV)	丁型肝炎
	人乳头瘤病毒(HPV)	尖锐湿疣(由 HPV6、HPV11 引起)
	人类免疫缺陷病毒(HIV)	获得性免疫缺陷综合征(AIDS)
	传染性软疣病毒(MCV)	生殖器传染性软疣
细菌	沙眼衣原体(CT)	沙眼衣原体尿道/宫颈炎(由 D-K 型引起)
		性病性淋巴肉芽肿(由 L$_1$、L$_2$、L$_3$ 型引起)
	梅毒螺旋体(TP)	梅毒
	淋病奈瑟菌(NG)	淋病
	肉芽肿荚膜杆菌(DG、CBG)	腹股沟肉芽肿
	杜克雷嗜血杆菌(HD)	软下疳
	加德纳嗜血杆菌	加德纳菌性阴道病
	B 群链球菌	阴部感染及阴道病

续表

病原微生物类别	病原微生物种类	所致 STD
	脲原体	尿道 / 宫颈炎
	人型支原体（MH）	尿道 / 宫颈炎
	生殖支原体（MG）	尿道 / 宫颈炎
	某些阴道厌氧菌	细菌性阴道病
	动弯杆菌	阴道炎
	同性恋螺杆菌	心血管疾病
真菌	念珠菌	外阴阴道炎 / 龟头包皮炎
	拟酵母菌	外阴阴道炎
	浅表真菌	股癣

STD 最初专指梅毒、软下疳和淋病，之后扩大到包括性病性淋巴肉芽肿和腹股沟肉芽肿。后来，STD 泛指所有通过性传播的传染病，如非特异性尿道炎、滴虫病、生殖器疱疹、生殖器疣、乙型肝炎等诸多疾病。1975 年，WHO 将这些与性行为有关的传染病统一归类为 STD，即凡是通过不同途径性接触，包括婚内、非婚、同性等不同方式的性接触引起的传染性疾病的统称。目前，由微生物引起的 STD 至少包括 20 多种疾病（表 23-1）。掌握性传播病原微生物的感染特点、传播方式、致病性和防控知识，是控制性传播病原微生物感染和 STD 流行的基础。

（二）性传播病原微生物的感染特点

1. **病原微生物的感染与人类的性活动关系密切**　性传播病原微生物的感染主要发生在泌尿生殖道，因此，它们既可以通过性行为让性伴侣感染，又能因为性伴侣间的性行为横向传播造成更多的人感染。

2. **病原微生物的传播途径多样**　性传播病原微生物通过性行为、密切接触、血液和母婴等传播方式，经阴道、肛门、尿道及口腔等皮肤和黏膜感染后进入人体。此外，医源性传播，如器官移植、器械检查等也可造成性传播病原微生物传播。

3. **病原微生物感染的种类多**　有些性传播病原微生物，如淋病奈瑟菌、沙眼衣原体等可引起二重感染或重叠感染，造成诊断和治疗上的困难。一种性传播病原微生物感染的损伤可以促使其他病原微生物感染，如 HIV、HPV 的感染等。

4. **病原微生物的型别多，易变异**　有些病原微生物型别较多，如沙眼衣原体、HPV 等；有些病原微生物基因易发生变异，如 HIV 等；均可导致人体免疫力不能持久。

5. **病原微生物易产生耐药性**　随着临床上广谱抗细菌抗病毒药物的广泛、持续和不合理使用，性传播病原微生物多重耐药现象日趋严重，例如，耐药淋病奈瑟菌和高度耐药的 HIV 株。

6. **病原微生物感染后缺乏持久免疫力**　虽然多数性传播病原微生物所致疾病能够治愈，但治愈后一般没有终身免疫力，可发生再次感染。

（三）性传播病原微生物感染的危害

1. **损害健康**　性传播病原微生物感染者要承受身体病痛及精神压力，往往会影响其正确就诊和治疗，甚至造成并发症和后遗症，如 HPV 感染可能导致肿瘤发生，HIV 感染最终可导致致死性的艾滋病等。

2. **危害他人**　性传播病原微生物传染性强，配偶、性伴侣以及密切接触者都处于危险之中，常可发生家庭成员间传播，在影响家庭和睦的同时，也给家庭带来经济负担。

3. **危害社会**　STD 常与性乱伴生，成为社会不稳定因素之一。性传播病原微生物感染蔓延迅速，对人群健康构成严重威胁。自 1981 年在美国发现世界上首例艾滋病以来，HIV 在全球范围内传播迅速，至今无一个国家能够幸免。高昂的医疗费用和防治成本给家庭和社会均带来沉重负担。

4. 影响后代 有些性传播病原微生物可通过垂直传播和间接接触等方式传染给胎儿和婴幼儿,影响其健康发育和成长。例如梅毒螺旋体可通过胎盘感染胎儿,导致流产、死胎、先天性畸形等;在淋病奈瑟菌感染未得到治疗的孕妇中,约35%发生自发性流产和早产,近10%发生围产期死亡;HIV母婴传播的概率约30%,受感染婴儿的存活期一般只有5年左右。

5. 导致不孕不育 某些性传播病原微生物感染男性常导致附睾炎、精索炎与前列腺炎而致不育;女性感染者可引起盆腔炎、输卵管炎、子宫内膜炎、异位妊娠、流产、不孕等。

6. 引起肿瘤 某些性传播病原微生物的基因组与宿主基因组整合或其编码的基因产物可导致细胞转化,由于细胞过度增殖,并失去细胞间接触性抑制,使细胞发生癌变。有的细胞膜上会出现肿瘤抗原,如人类嗜T细胞病毒Ⅰ型(HTLV-1)、HPV、HBV、HHV-8等可引起此类感染,可能导致成人T细胞白血病/淋巴瘤、子宫颈癌、原发性肝癌、卡波西肉瘤等。

二、性传播病原微生物感染的流行病学

(一)传染源

性传播病原微生物感染的传染源通常为病人和病原携带者。

(二)传播途径

1. 性传播 性行为是性传播病原微生物的主要传播途径,如淋病奈瑟菌、HIV、支原体、沙眼衣原体等多种病原微生物可存在于阴道分泌液和精液中,病人能通过性行为传染给性伴侣;梅毒、生殖器疱疹、软下疳、尖锐湿疣等STD的病原微生物虽不存在于精液中,但可通过皮肤黏膜的直接接触传染对方。

2. 间接接触传播 STD病人的分泌物中有大量性传播病原微生物,即使人们没有与病人发生直接接触,但由于接触了被病原微生物携带者或病人的泌尿生殖道分泌物污染的衣服、用具、物品、被褥、便器等,也有可能导致感染。

3. 血液传播 艾滋病、梅毒、乙型肝炎、丙型肝炎、巨细胞病毒感染等均可通过输血传播。输入含有上述病原微生物的血液,可造成95%以上

的感染率,而且潜伏期短、发病快、症状较严重、并发症多。

4. 母婴垂直传播

(1)胎内感染:梅毒螺旋体、HIV、HBV、CMV和HSV等性传播病原微生物可通过胎盘传染胎儿,造成胎内感染。胎儿感染一般发生在妊娠4个月以后。HIV可穿过胎盘合体滋养层经血感染,穿过绒毛膜进入羊膜腔感染,也可直接经黏膜感染。

(2)产道感染:某些性传播病原微生物虽然不经过胎盘感染胎儿,但胎儿通过母体产道时仍然可被感染,例如沙眼衣原体、淋病奈瑟菌等,可导致新生儿淋菌性眼炎、非淋菌性婴儿结膜炎和新生儿肺炎等疾病。

(3)产后感染:某些性传播病原微生物可通过哺乳和母婴间密切接触引起婴儿感染,例如母亲为HIV、CMV、HBV或HCV感染者,就可能在哺乳时通过含这些病原微生物的乳汁导致婴儿感染。

5. 医源性传播 主要是通过未消毒或消毒不彻底的注射器、手术器械以及其他医疗器械通过刺破皮肤或黏膜等方式造成医源性感染。有些性传播病原微生物也可在病人之间、病人与医院工作人员之间传播,引起医院感染。此外,人工授精和器官移植等也可能造成某些性传播病原微生物的传播。

(三)流行特征

性传播病原微生物感染是全人类必须共同面对的公共卫生问题,其流行特点表现为:①感染率有所上升,流行范围逐渐扩大化;②男性高于女性,发病年龄趋向年轻化或老年化;③无症状或症状轻微感染者逐渐增多;④耐药株增多并出现超级耐药株;⑤发展中国家和经济不发达地区感染率相对较高。

1. 流行病种 全球每年新发生3.4亿可治愈的STD病例,主要包括梅毒、淋病、沙眼衣原体和阴道滴虫感染等。同时,全球每年还有数百万性传播病毒感染者,主要是艾滋病、生殖器疱疹、尖锐湿疣、乙型肝炎等。目前,STD在我国也呈迅速蔓延之势,已跃居为第二大常见传染病,每年新发病例高达数百万。梅毒、淋病、生殖道沙眼衣原体感染、尖锐湿疣、生殖器疱疹一直是我国STD

的主要流行病种,HIV 感染者的人数也在不断增加。

2. 性别与年龄　STD 的男女性别比为 2.4:1。近年来,由于女性 STD 病人增长明显高于男性,使男女性别比例的差距逐年缩小。不同病种男女性别比相差较大,除尖锐湿疣女性多于男性外,其余各种 STD 均是男性多于女性,尤其是生殖器疱疹(4:1)和软下疳(6:1)。病人以 20~39 岁年龄组为最多(80%),其次是 40~49 岁(13%)。14 岁以下的儿童 STD 发病率呈上升趋势,且以淋病最多(80%)。新生儿淋菌性结膜炎占 12%~16%。值得注意的是,近年来 60 岁以上人群 STD 病例上升幅度较大,STD 发病出现老年化趋势。近两年,由于儿童梅毒和非淋菌性尿道炎发生数有所增高,儿童患淋病的男女性别比例为 0.4:1。

3. 流行地区　由于世界各国和各地的情况各不相同,发病的人数统计数据存在差异。总体来看,以南亚和东南亚地区 STD 感染者最多,其次是撒哈拉以南非洲地区和拉丁美洲及加勒比海地区。我国 STD 发病率也存在明显的地区差异:目前全国 STD 发病较高的地区为珠江三角洲、长江三角洲、闽江地区、东北三省、京津地区和重庆地区;发病较低的地区为华北与中原部分地区、西北部分地区和西南部分地区。在我国,STD 病原微生物感染广泛流行的原因与性观念变化、流动人口增加以及卖淫嫖娼、吸毒等因素密切相关。同时,国民性教育薄弱、疫情存在漏报现象以及 STD 诊治不够规范等也与性传播病原微生物感染及广泛传播密切相关。

特别值得指出的是:HIV 感染与其他性传播病原微生物感染的关系密切:①其他 STD 的存在大大增加了感染 HIV 的概率,有效控制 STD 会减少 HIV 感染的发生和流行;②感染 HIV 后更容易感染其他性传播病原微生物。

三、性传播病原微生物感染的防控原则

性传播病原微生物感染的防控应遵循"早发现、早诊断、早治疗;预防为主,防治结合"的原则。我国卫计委制定的《性传播疾病防治管理办法》对 STD 的诊断、治疗和防护作了详细的规定。本节仅强调一些性传播病原微生物和 STD 防控的基本原则与防治对策。

(一)性传播病原微生物的诊断原则

1. 性传播病原微生物感染的流行病学资料是诊断的前提　感染者的性接触史、感染途径和发病时间点等资料要完整清晰,特别是配偶感染史、性伴侣性行为史。

2. 性传播病原微生物感染的临床症状是诊断的重要依据　不同 STD 有不同的临床症状特点、病理特征和转归,STD 的诊断主要依据之一是 STD 病人的临床表现。

3. 病原学检测是诊断的金标准　性传播病原微生物的分离培养和鉴定很重要,对于不能分离培养的性传播病原微生物要确定其特异性基因、DNA 片段、特定抗原和特定酶类或蛋白质肽段及所含特异性脂类等。实验室检查要综合运用各种方法和技术,包括微生物学(分离培养、形态与结构特征、理化特性、抵抗力和药物敏感性等)、细胞学(组织细胞的病理改变)、生物化学(病原微生物的特定组分与代谢物)、免疫学(病原的特定抗原、抗体)和分子生物学技术(病原微生物的核酸检测与鉴定)等。

4. 诊断应综合分析　对性传播病原微生物感染的诊断应综合流行病学、临床症状及实验室多项检查的结果进行综合分析,做出正确判断。

(二)性传播病原微生物感染的治疗原则

1. 明确感染的性质　首先必须明确性传播病原微生物感染者是由哪类(细菌性或病毒性或其他)病原微生物所致的感染。做到早诊断早治疗,避免盲目治疗。

2. 药物治疗　采用药物治疗性传播病原微生物感染者应严格做到及时、足量、规范。

3. 注意全身治疗、局部治疗和并发症治疗的配合　不同的 STD 应采用不同的治疗方案,并同时治疗性伴侣。做到规范的全身用药和局部用药,并及时治疗并发症。

4. 用药前应进行药物敏感试验　将药物敏感试验结果作为对 STD 病人治疗中调整用药的依据,必须治疗彻底,防止转为慢性感染。

5. 防止复发　必须提高 STD 患者的抵抗力和去除感染因素,有效控制感染和防止复发及并发症的产生。

特别需要指出的是,性工作者(无论女性、男性还是变性者)和嫖客采用事后服用或注射治疗

STD 的抗生素或其他药物来保护自己免受感染的做法并不完全可靠。没有任何一种抗生素或其他药物能预防所有 STD,尤其是对性传播的病毒感染,目前还没有特效治疗药物。同时,反复使用抗生素还可形成耐药性和二重感染。局部消毒剂只是杀灭已存在于皮肤、黏膜表面的性传播病原微生物,而不能杀灭由病损深部、组织或器官随时排出的性传播病原微生物。

（三）性传播病原微生物感染的预防

《性传播疾病防治管理办法》明确指出,对性传播病原微生物感染的防治实行预防为主、防治结合、综合治理的方针。

性传播病原微生物感染的预防包含一级预防、二级预防和三级预防三个层次。

1. 一级预防　STD 的一级预防是指通过个人与社会的努力,保护健康人群不受性传播病原微生物的感染,达到降低 STD 发病率和增进健康的目的。防止不洁性交是减少感染机会和降低 STD 发病率的关键所在。

（1）普及性传播病原微生物感染防治知识和提高自我保护意识:针对不同人群采用不同的健康教育方式,充分认识 STD 的危害性和可预防性,保护自己免受传染。

（2）树立正确的性观念、性道德及性伦理:在人群中,尤其是在青少年中,加强性卫生教育,宣传洁身自爱,避免不洁和性乱等性行为,避免与高危人群发生性行为。不良性行为更易发生性传播病原微生物感染。让人们知道,直肠上皮比阴道上皮娇嫩,肛交比阴道交更易造成黏膜损伤而增加感染 HIV、HPV 和 HSV 等的概率。

（3）安全性行为:有高危性行为的人(同性恋、双性恋、性伴侣数多、吸毒和性工作者等)要正确使用避孕套和其他安全性交方法。性交前后使用局部消毒剂有一定作用,但局限性很大。

（4）避免妊娠:对妊娠期妇女应常规检查梅毒、淋病、AIDS、CMV 感染和生殖器疱疹等可以通过胎盘传染胎儿的病原微生物。此外,对患有淋病、非淋菌性宫颈炎、生殖器疱疹和尖锐湿疣等疾病的妇女,告诉她们在彻底治愈之前,应尽量避免妊娠,以免造成新生儿经产道的感染,已经妊娠的要及时进行彻底治疗,并向医生咨询相关知识。

（5）严格控制经血传播性传播病原微生物:输血和使用血液制品是传播艾滋病、乙型肝炎、丙型肝炎、梅毒、CMV 感染等性传播病原微生物的重要途径。依据有关规定,供血者在供血之前要经过 HIV 抗体、乙型肝炎表面抗原(HBsAg)、丙型肝炎病毒抗体(抗 -HCV)和梅毒血清反应等项目的筛查,只有筛查项目全部阴性者才准许供血或将其血制成可使用的血液制品。因此,应提高警惕,尽量避免输血及使用血液制品造成的性传播病原微生物的感染。

2. 二级预防(三早预防)　STD 的二级预防是指早期发现个体及人群的 STD,迅速采取有效措施,达到控制 STD、缩短病程、降低患病率的目的。早期发现与彻底治疗病人,是防止 STD 扩散蔓延的主要环节。使 STD 病人在出现症状之后及时接受治疗以及在接触高危情况之后(即发生不洁性行为或已明确与高危人群发生性接触之后)尽快接受检查、提高 STD 的检测能力和诊断水平、执行各种 STD 治疗方案也可防止其蔓延。另外,管理好传染源是防止 STD 传播蔓延的重要环节,是 STD 宣传教育工作必须重视的问题。

（1）正确诊断和有效治疗性传播病原微生物感染者:几乎所有 STD 均不能因一次感染而产生较长时间的保护性免疫,故治疗后可以再感染和患病。对密切接触者应进行预防性治疗,及早切断传播途径。

（2）随访及检查 STD 病人的配偶和 / 或性伴侣:对 STD 病人强调所有性伴侣进行性传播病原微生物感染检查和必要治疗的重要性,管理好传染源,并防止交叉感染。

（3）STD 病人在治愈前要尽量禁欲:有性行为的 STD 病人应采用避孕套安全性交,防止感染进一步扩散。

（4）做好 STD 病人的咨询工作:各级卫生管理部门和医疗机构应积极做好 STD 病人的咨询工作,主要包括:①动员性伴侣及时就诊、检查和治疗,建议和指导病人及其性伴侣接受 HIV 抗体检测;②正确使用避孕套,进行安全性交;③做好宣传,不轻信街头游医广告;④停止高危性行为;⑤防止家庭成员接触传染。

（5）STD 病人治疗后的随访:梅毒、艾滋病等病人完成规范治疗后,应按规定时间对他们进行随访和检查,评价治疗效果,防止复发。

3. 三级预防(预防后期) STD 的三级预防旨在减少 STD 所造成的损伤及残疾,减少并发症,改善病人适应生活的能力。STD 所造成的不良后果主要有:晚期梅毒造成的骨骼、心血管及神经系统损害;艾滋病由于细胞免疫缺陷所造成的机会感染或恶性肿瘤等;STD 引起的盆腔炎、宫外孕、死胎及不孕症等严重并发症;某些性传播病原微生物感染引起的慢性迁延与反复发作;某些性传播病原微生物的垂直传播和致畸等对后代的影响;部分性传播病毒引起的致癌等。这些都是 STD 三级预防的内容。

(吴移谋)

第二节　淋病奈瑟菌

淋病奈瑟菌(*Neisseria gonorrhoeae*)是人类淋病的病原菌,1879 年由德国人 Neisseria 首次分离出。淋病是我国患病人数最多的 STD 之一,属于《中华人民共和国传染病防治法》规定管理的乙类传染病之一。

一、生物学性状

(一)命名与分型

淋病奈瑟菌在分类学上属于奈瑟菌科(Neisseriaceae)奈瑟菌属(*Neisseria*)。该属细菌的共同特征是:寄居在人体黏膜上,形态相似,有共同的菌体蛋白和多糖,均能产生氧化酶。致病性奈瑟菌只在 37℃条件下、营养丰富的培养基上生长,而非致病性奈瑟菌可在室温和普通培养基上生长。奈瑟菌属中仅有淋病奈瑟菌和脑膜炎奈瑟菌对人类致病,其他均为寄居在上呼吸道和口腔黏膜的正常菌群,在机体免疫力低下时偶尔致病。

淋病奈瑟菌的分型在淋病疫苗的研究、制定流行病学控制措施和淋病的治疗中均具有重要的意义。淋病奈瑟菌分型方法有多种:①传统分型法:根据细菌的生理生化等表型特征进行分型,包括表型分型法、血清分型法、抗生素敏感性(耐药性)分型和营养分型法等。此类方法简便易行,但分辨力低,稳定性差,故常数种方法联合应用,

如营养型/血清变异型(A/S)双重分类法仍是目前淋病奈瑟菌最常用的分型方法。②分子生物学分型法:运用分子生物学技术检测淋病奈瑟菌的核酸和蛋白分子,包括限制性内切酶分型、脉冲场凝胶电泳(PFGE)分型、随机扩增多态性 DNA 分型(RPD)、重复序列 PCR 分型、扩增的核糖体 DNA 限制性酶切分析分型、*opa* 分型、*por* 分型和 Por 蛋白基因测序分型等。分子生物学分型法的建立和发展,丰富和促进了淋病奈瑟菌分子流行病学的发展。联合应用传统分型方法和分子生物学分型方法是今后发展的方向。

(二)基本特性

1. **形态染色** 淋病奈瑟菌为革兰氏染色阴性。菌体呈肾形或豆形,直径 0.6~0.8μm,常成双排列,邻近面扁平或稍凹陷,像两粒豆子对在一起。无鞭毛、无荚膜、无芽胞,有菌毛。急性淋病的脓汁标本中,常见细菌位于中性粒细胞内,具有重要的诊断价值;而在慢性淋病病人,细菌则多分见于中性粒细胞外。

2. **培养特性与生化反应** 专性需氧,营养要求高,在巧克力色平板上可形成灰白色光滑、湿润、圆形菌落。只分解葡萄糖,产酸不产气;氧化酶、过氧化氢酶试验阳性。不产生吲哚,不还原硝酸盐。

3. **表面抗原** 淋病奈瑟菌的表面抗原至少可分为三类,包括菌毛蛋白、脂寡糖和外膜蛋白抗原。

(1)菌毛蛋白:是菌毛的主要成分,具有黏附作用和抵抗中性粒细胞的杀菌能力。菌毛可通过变异逃逸宿主的免疫攻击。

(2)脂寡糖(lipooligosaccharide, LOS):由脂质 A 和核心多糖两部分组成。类似于脂多糖(LPS),具有内毒素活性,是主要的致病物质。

(3)外膜蛋白:外膜蛋白对菌体结构的完整和致病性发挥重要功能。外膜蛋白抗原可分为 PⅠ、PⅡ和 PⅢ。PⅠ蛋白(Por)为主要外膜蛋白(孔蛋白),介导细菌与敏感细胞黏附,可阻止吞噬溶酶体的形成,有利于细菌的胞内生存。Por 蛋白依据免疫学和化学性质分为 Por A 和 Por B 两个型,Por A 有 24 个亚型,Por B 有 32 个亚型,不同菌株的 Por 蛋白抗原性不同,每个菌株只能表达一种 Por 蛋白。PⅡ蛋白(Opa)可促进细菌在敏

感细胞上的牢固黏附,只存在于不透明菌落的细菌中,故称为不透明蛋白,具有 PⅡ 蛋白的菌株毒力强。PⅢ 蛋白(Rmp)抗原较保守,有保护其他表面蛋白的作用。

4. 抵抗力 淋病奈瑟菌的抵抗力弱。对热、冷、干燥及消毒剂非常敏感,离开人体后易死亡;对磺胺及抗生素敏感,但易产生耐药性。

(三)基因组学特征和基因功能

淋病奈瑟菌基因组全序列发布较晚,2013 年在 NCBI 的 GenBank 发表的淋病奈瑟菌 FA 1090 株的染色体基因组资料显示,其基因组为环状 DNA,全长约 2.15×10^6 bp,含有 5 000 多个 ORF,其 G+C 百分比为 52mol%,与脑膜炎奈瑟菌的同源性为 80%。值得注意的是,研究发现淋病奈瑟菌基因组中含有与人类相似的基因序列。

目前对淋病奈瑟菌基因组的结构和功能研究尚不充分与系统,主要集中在与免疫和耐药相关的基因方面。没有发现典型的操纵子结构,下述几类基因及其编码的蛋白功能受到关注。

1. 与耐药性相关的基因及其功能 淋病奈瑟菌染色体上存在能影响其耐药性产生的多个基因(*gyrA*、*parC*、*ponA*、*penB*、*mtr*、*tet*、*str*、*fus*、*spc*、*sac* 和 *mom*),单个或多个位点的突变可引起不同类型与不同程度的耐药性。

(1)*mtr RCDEF* 系统:*mtr* 系统是由 *mtrR* 调控基因和 *mtr CDE* 结构基因组成,是淋病奈瑟菌的外排系统,其组成呈类操纵子样结构,*mtr RCDE* 分别编码相应的蛋白质(MtrR、MtrC、MtrD 和 MtrE)。*mtrR* 基因编码产生转录抑制因子,调控 *mtrCDE* 结构基因的转录,若 *mtrR* 调控基因发生突变,可导致其编码的 MtrR 阻遏蛋白减少或消失。*mtrR* 基因又称多重耐药调节基因。*mtr RCDE* 系统中任何基因的突变或缺失,或是其编码产物结构不完整,都会影响淋病奈瑟菌耐药性的改变,与细菌耐药性的产生关系极大。新近发现 *mtr* 系统的 *mtrF* 基因编码的 MtrF 蛋白在介导淋病奈瑟菌产生多重耐药中发挥着十分重要的作用,*mtrF* 基因参与淋病奈瑟菌的高水平耐药。

(2)*gyrA* 和 *gyrB* 基因:分别编码 DNA 解旋酶的 A 亚基和两个 B 亚基,组成 DNA 解旋酶的四聚体。DNA 解旋酶是氟喹诺酮类药物作用的靶位,该酶是一种拓扑异构酶,*gyrA* 基因突变可导致酶结构的改变,阻止氟喹诺酮类药物进入靶位导致耐药。*gyrA* 突变能加强细菌对氟喹诺酮耐药性,*gyrA* 和 *parC* 是氟喹诺酮耐药决定区的两个重要基因。

(3)*penA* 和 *penC* 基因:与青霉素及四环素耐药相关。如 *penA* 基因编码青霉素结合蛋白2(PBP2),青霉素结合蛋白 PBP 为淋病奈瑟菌重要的外膜蛋白,该基因出现点突变则 PBP 结构功能改变,导致淋病奈瑟菌对青霉素的耐药。*penC* 和 *penA* 基因的协同作用会产生对青霉素的高水平耐药。

(4)*porB* 基因和 *penB* 基因:孔蛋白(porin)是镶嵌在淋病奈瑟菌外膜的主要蛋白,包括 PIA 和 PIB,具有强的免疫原性,与细菌的侵袭力有关,此外还具有物质运输功能。*porB* 基因编码膜蛋白 PI,*porB* 基因突变,引起孔蛋白 120 和 121 位氨基酸的改变,孔蛋白分子量的改变最终导致孔蛋白对亲水性抗生素渗透性下降,使药物在细菌的胞质内蓄积不足。*penB* 基因是染色体的一个基因,它的突变介导了淋病奈瑟菌对 β- 内酰胺类抗生素和四环素的抗性。

(5)*erm* 基因:*erm* 基因编码 Erm 酶,有 *ermF*、*ermB* 和 *ermC* 基因,这些基因编码的相应的酶可以使 rRNA 自动甲基化,导致淋病奈瑟菌对大环内酯类药物耐药。

(6)脂肪酸耐药系统(fattyacids resistance,Far):也称 *far AB* 基因系统,具有调节淋病奈瑟菌长链脂肪酸及脂溶性物质的耐受性功能,在淋病奈瑟菌的多重耐药性方面也起着重要作用。

(7)质粒中与耐药性相关的基因:淋病奈瑟菌至少含有一个质粒。质粒为尚未发现其表型效应的隐蔽性质粒(cryptic plasmid)。该隐蔽性质粒由 4 207bp 构成,包含 2 个重复序列,间隔 54bp。83% 的淋病奈瑟菌菌株含有此质粒。隐蔽性质粒中有 10 个编码区,分别为 ORF1~7、*cppA*、*cppB* 和 *cppC* 基因,质粒中的基因编码的蛋白可介导淋病奈瑟菌耐药,尤其是高度耐药。隐蔽性质粒能整合于细菌染色体上,可使菌毛、外膜蛋白等的抗原性改变;还可通过接合、转化等途径实现其耐药基因在菌株间的传递,常被称为传染性耐药性质粒。隐蔽性质粒还包括 *teM1* 基因和 *tetm* 基因,其中 *teM1* 基因编码 TEM1 蛋白内酰胺酶,因具有青霉素酶作用,故称此质粒为产青霉素酶质粒；tetm 基因编码 TetM 胞质蛋白，能抑制四环素类药物对细菌核糖体的毒性作用，该基因可随质粒在淋病奈瑟菌间，甚至异种细菌间转移。

2. 与免疫原性相关的基因及其功能

（1）pilE 基因：编码菌毛亚单位。菌毛是淋病奈瑟菌的黏附结构，也是淋病奈瑟菌重要的致病物质。在淋病奈瑟菌感染后，病人血清和阴道分泌液中可出现针对菌毛蛋白的特异性抗体。由于淋病奈瑟菌菌毛的高度变异性，将菌毛作为疫苗抗原用于淋病预防的效果不理想。

（2）tbpA 和 tbpB 基因：为转铁蛋白结合受体基因，编码淋病奈瑟菌两种铁结合蛋白（TbpA 和 TbpB）。转铁蛋白结合受体起到寻找和结合铁原子的作用，维持淋病奈瑟菌的生长。缺失 tbpA 和 tbpB 的淋病奈瑟菌可丧失感染性。TbpA、TbpB 抗体可抑制细菌与铁蛋白结合，与多数淋病奈瑟菌菌株有结合能力，具有抗菌免疫作用，研发此类疫苗可以阻止细菌对铁摄取而防止淋病奈瑟菌的感染。

（3）por 基因：编码孔蛋白（Por），是持续在淋病奈瑟菌细胞膜表面表达的外膜蛋白，具有较强的免疫原性、抗原变异性小和相对保守等特点。孔蛋白包括两种亚型：Por A 和 Por B，两者是同一基因变异所表达的不同产物。由于孔蛋白能上调 B 细胞表面 B7-2 表达水平，促进 T 细胞释放 IL-2 和 IL-4 等细胞因子，进一步刺激抗体的分泌，从而增强针对孔蛋白自身和其他抗原的免疫反应，称为孔蛋白的免疫增强作用。

（4）nspA 基因：编码淋病奈瑟菌表面蛋白 A（Neisseria surface protein A, NspA）。NspA 位于完整的细菌表面，在菌体表面持续表达，其抗原性高度保守（高于抗原 PI 蛋白），诱导产生的抗 NspA 抗体有溶菌活性。NspA 具有较强免疫原性，可诱导小鼠产生有效的体液免疫和细胞免疫应答。因此，NspA 是一个潜在的制备淋病奈瑟菌疫苗的候选抗原。

（四）变异性

淋病奈瑟菌易变异、型别多，每个细菌株都具有不同的抗原表型，其在漫长的进化过程中已经形成一套逃避人体免疫系统的机制：①淋病奈瑟菌在人群流行传播过程中就具有发生表面抗原微变异的能力，如淋病奈瑟菌表面的菌毛 Opa 和 LOS 的抗原变异；②淋病奈瑟菌可以自由地开启或关闭膜表面蛋白抗原基因的表达，从而产生细菌的相变；③通过细菌株间的基因重组引起抗原改变，所有淋病奈瑟菌都可转化，通过直接摄取的方式获得其他菌体的 DNA，此外淋病奈瑟菌还可以通过接合质粒介导耐药质粒的转移；④细菌基因突变。上述抗原变异几乎是所有淋病奈瑟菌表面抗原的共同特点，导致该菌毒力、抗原性、耐药性和分型等生物性状的变异，从而给淋病的诊断、治疗、流行病学研究和疫苗研制造成相当大的障碍。

二、流行病学特征

（一）传染源与传播途径

人类是淋病奈瑟菌的唯一宿主。传染源主要是病人和无症状带菌者。主要通过性接触传染，亦可通过污染的衣裤、床上用品、毛巾、浴盆等间接接触传染。新生儿结膜炎多因经产道分娩感染发病。无症状带菌者中女性占多数。

（二）流行特点

淋病在世界上广泛流行，欧洲和非洲一些国家发病率居高不下。我国淋病发病率前几年呈上升趋势，曾占性病的首位；近两年发病率有所下降。发病以青壮年性活跃人群为主，男性多于女性。淋病奈瑟菌感染的流行特征符合本章第一节中述及的特点。

三、致病性与免疫性

（一）致病性

1. 致病物质 淋病奈瑟菌的主要致病物质包括菌毛、外膜蛋白、IgA1 蛋白酶、脂寡糖及铁蛋白受体等（表 23-2）。

2. 致病机制 淋病奈瑟菌感染后，病菌首先侵入泌尿生殖道黏膜，借助菌毛、PⅡ蛋白等与泌尿生殖道黏膜黏附，此时病菌产生的 IgA1 蛋白酶破坏黏膜表面的特异性 IgA1 抗体，使细菌更易黏附。病菌被细胞吞噬后，借助 PⅡ蛋白等作用抵抗吞噬细胞的酶消化，大量繁殖导致细胞损伤和裂解。此外，淋病奈瑟菌的 LOS 在黏膜下层引起炎性反应，机体的补体、中性粒细胞等参与，经两者相互作用形成炎症表现及临床症状。若宿主抵抗力低或治疗不及时，感染蔓延，引起全身反应或邻近组织、器官的感染和炎症，进一步可转为慢性淋病感染或导致并发症。

表 23-2　淋病奈瑟菌的致病物质及致病作用

致病物质	致病作用
菌毛	介导细菌黏附在泌尿生殖道黏膜上皮细胞;变异性大,利于免疫逃避
脂寡糖	内毒素样作用,与补体、IgM 等引起局部炎症及全身反应,有逃避免疫功能
外膜蛋白	PⅠ(Por)蛋白直接损伤粒细胞膜;抗原变异多,决定细菌型别。与黏附有关 PⅡ(Opa)蛋白介导细菌黏附,阻止吞噬溶酶体形成,利于细菌在细胞内生存 PⅢ(Rmp)蛋白阻抑杀菌抗体活性,保护其他膜蛋白。抗原性保守
IgA1 蛋白酶	破坏细胞表面 IgA1,利于细菌黏附于细胞表面
铁蛋白受体	结合铁原子的作用,维持细菌生长。该功能缺失,细菌丧失感染性

(二)所致疾病

淋病奈瑟菌主要引起男、女生殖道感染(淋病),亦可引起淋病奈瑟菌性关节炎、菌血症、咽部或直肠感染及新生儿眼炎。淋病潜伏期短,传染性强,可导致多种并发症和后遗症。淋病的临床表现如下。

1. 潜伏期　2~10 天,无任何症状。

2. 感染初期　病菌通过菌毛黏附于黏膜上皮细胞并侵入细胞,在尿道引起感染、损伤及炎症,发生急性淋病。包括:①男性急性尿道炎,表现为尿道口红肿、刺痛、异常分泌物和溢脓,并有尿痛、排尿困难等尿道刺激症状,可伴有腹股沟淋巴结肿大、疼痛及化脓。两周后,约 60% 的病人出现尿频、尿急和尿潴留,发病四周后症状逐渐消失。②女性急性淋病(阴道炎、宫颈炎及尿道炎),阴道炎表现为外阴瘙痒或灼烧感,黏膜红肿,脓性分泌物,宫颈红肿糜烂,脓性带血分泌物及白带增多;尿道炎表现为尿道口红肿、刺痛、异常分泌物、尿频、尿急和尿痛。③幼女淋病奈瑟菌性阴道炎:可因与患淋病的父母密切接触,共用浴室用具而受染,少数可由性虐待等所致。幼女阴道与成年女性不同,由柱状上皮组成,易被病菌感染,表现为外阴红肿、灼痛,阴道有脓性分泌物、尿痛甚至出现排尿困难,可累及直肠及肛周。

3. 慢性期　因治疗不彻底,症状持续超过两个月以上转为慢性淋病。①男性慢性淋菌性尿道炎:前、后尿道炎同时发生,侵犯尿道球部及前列腺。症状轻微,尿道有痒感,灼热感或轻度刺痛,尿流细,排尿无力,滴尿。清晨尿道口有少量浆液痂,可有淋丝。②女性慢性淋病:自觉症状较轻,有下腹坠胀,腰痛,白带增多等。

4. 淋病合并症　①男性淋病奈瑟菌尿道炎可有多种合并症,主要有前列腺炎、精囊炎、附睾炎和尿道狭窄。偶见阴茎背部淋巴管炎、尿道旁脓肿或瘘管、血栓性静脉炎致阴茎水肿等其他并发症。②女性淋病合并症主要是盆腔炎,包括输卵管炎、子宫内膜炎,继发性输卵管卵巢脓肿及破裂所致的盆腔脓肿、腹膜炎等。

5. 其他部位淋病奈瑟菌感染　①新生儿眼炎/淋菌性结膜炎:出生后 2~3 天发病,双眼结膜炎分泌物多,24 小时呈脓性,结膜水肿。重者角膜混浊、溃疡、穿孔。②淋病性咽炎:主要见于口交者。③播散性淋病奈瑟菌感染:由少数菌株引起,泌尿系统症状轻。病菌通过血行播散到全身,最初为菌血症阶段,有发热、白细胞增高和皮肤损害,继而发生关节炎 - 皮炎综合征,腱鞘炎或脓毒性关节炎等;可发展为心肌炎、心内膜炎和脑膜炎。④肛周围炎:女性淋病奈瑟菌感染盆腔炎可引起肛周围炎。⑤淋病与 HIV 感染:研究显示淋病患者感染 HIV 的危险性增加 8 倍,淋病奈瑟菌感染可促进 HIV 感染。

淋病易于传染和重复感染,易于合并衣原体等的感染,易于出现合并症及后遗症,应引起足够的重视。淋病奈瑟菌的感染部位、时间、菌株毒力、感染程度、机体易感性及是否同时伴有衣原体感染等,均会影响其临床表现。

(三)免疫性

人类对淋病奈瑟菌缺乏有效的固有免疫力,普遍易感。感染后产生的适应性免疫可使多数患者自愈;但这种免疫保护力较弱,且不持久,不能防止再次感染。淋病奈瑟菌借助其易于变异的特点,可逃避机体的免疫保护作用。

四、实验室诊断

1. 形态学检查　用无菌棉拭沾取泌尿生殖道或子宫颈口脓性分泌物,直接涂片革兰氏染色镜检。在多形核白细胞内找到革兰氏阴性双球菌可初步诊断。女性宫颈分泌物阴性者需用培养法确诊。

2. 分离培养 将标本接种在血琼脂平板培养,取典型菌落涂片染色,若有肾形排列的革兰氏阴性双球菌,可作为诊断的重要依据。确诊还须根据菌落形态、氧化酶试验和糖发酵试验等综合鉴定。

3. 分子生物学检测

(1)核酸杂交技术:目前用于核酸杂交技术的探针主要有淋病奈瑟菌的质粒 DNA 探针、染色体 DNA 探针、菌毛探针和细菌 rRNA 探针等。

(2)PCR:针对细菌 DNA 的保守序列,设计合成特异性引物,大量快速扩增目的序列,诊断淋病奈瑟菌感染。

4. 耐药性检测 淋病奈瑟菌的耐药菌株不断出现,其耐药性的检测技术发展也很快,目前除了常规的分离培养、药物敏感试验外,已建立了一些分子生物学新技术,通过对耐药基因序列进行扩增和检测,以判定耐药类型及耐药机制。

五、感染的防治

(一)预防原则

尚无有效的疫苗。应加强卫生宣传,防止不正常和不洁性接触,严格消毒相关物品。新生儿出生时,应用抗生素滴眼以防感染。

目前,国内外均在进行淋病奈瑟菌感染的疫苗研究,主要包括转铁蛋白结合受体蛋白疫苗、菌毛 E 蛋白疫苗、表面蛋白疫苗、孔蛋白疫苗和脂寡糖疫苗。除了淋病奈瑟菌抗原易变异、型别多和免疫逃逸外,缺少适宜的实验动物模型也是严重影响淋病奈瑟菌疫苗研究的瓶颈之一。

(二)治疗原则

1. 一般处理 治疗期间禁止性生活,注意隔离。污染物如内裤、浴巾以及其他衣物等应煮沸消毒。分开使用洗浴用具。禁止感染者与婴幼儿、儿童同床及同浴。

2. 用药原则 应做到及时治疗和足量、规范用药。①急性、无合并症淋病推荐用单次大剂量给药方法,保证有足够的血药浓度杀死淋病奈瑟菌。参考药物敏感试验结果,使用高效抗生素,如头孢曲松钠、大观霉素。淋病合并沙眼衣原体感染者,应采用能同时有效治疗沙眼衣原体的高效抗生素,如阿奇霉素等。②慢性、有合并症淋病患者应连续每日给药,以保持足够的治疗时间。③注意其他混合感染如衣原体、支原体感染的治疗;注意合并症的治疗。④加强治疗后随访复查。⑤注意同时治疗性伴侣。

3. 治愈标准 治疗结束后 2 周内,在无性接触史的情况下,符合如下两条者为治愈:①症状和体征全部消失;②治疗结束后 4~7 天淋病奈瑟菌复查阴性。

(徐纪茹 杨 娥)

第三节 梅毒螺旋体

梅毒螺旋体(*Treponema pallidum*, *T.pallidum*)是人类梅毒的病原体。梅毒(syphilis)是一种可导致多器官系统损害的慢性性传播疾病,严重危害人类健康。近年来,我国梅毒的发病率呈上升趋势,在法定报告的传染病中,其发病数已超过淋病而居于性传播疾病首位。

一、生物学性状

梅毒螺旋体学名为苍白密螺旋体苍白亚种(*Treponema pallidum subsp.pallidum*, *T.pallidum*),因其透明不易着色而得名,分类学上属螺旋体目(Spirochaetale)螺旋体科(Spirochaetaceae)密螺旋体属(*Treponema*)。梅毒螺旋体于 1905 年被法国科学家 Schaudinn 和 Hoffmanu 首次发现和确定,1912 年最早分离的菌株称为 Nichols 株,常作为实验研究的参考株。

(一)基本特性

1. 形态与结构 菌体长宽为(6~20)μm ×(0.1~0.2)μm,螺旋平均 8~14 个,致密而规则,两端尖直。在光学显微镜暗视野下观察,可见梅毒螺旋体有较强的折光性,运动活泼。菌体革兰氏染色阴性,但不易着色,常用 Fontana 镀银染色,被染成棕褐色。超微结构显示菌体结构从外到内依次为外膜、周浆鞭毛、肽聚糖层与胞质膜(内膜)包裹的原生质体。外膜含丰富脂质,但蛋白稀少,缺乏大多革兰氏阴性菌具有的脂多糖(LPS)成分;周浆鞭毛也称轴丝或内鞭毛(endoflagella),有 3~4 根,是螺旋体的运动器官。

2. 培养特性　梅毒螺旋体代谢能力十分有限，Diane G 等 2018 年采用棉尾兔单层上皮细胞，在微氧条件（$1.5\%O_2$、$5\%CO_2$、$93.5\%N_2$）、34℃下培养 6 个月，可繁殖 37 代，子代接种于纯种新西兰大白兔的睾丸，能够保持其繁殖力和毒力，但增殖缓慢（6~7 天），平均约 30 小时增殖一代。如果将有毒力的 Nichols 标准株接种在含有丰富氨基酸的兔睾丸组织匀浆培养基中，在厌氧条件下培养，繁殖子代就逐渐成为无致病力的 Reiter 株。

3. 抵抗力　梅毒螺旋体对温度、干燥均特别敏感，离体干燥 1~2 小时死亡，50℃中 5 分钟即死亡，血液中 4℃放置 3 天可死亡，故血库冷藏 3 天以上的血液一般无传染梅毒的危险。该菌对升汞、苯酚、酒精等化学消毒剂亦敏感，1%~2% 苯酚中数分钟死亡，对青霉素、四环素、红霉素及砷剂等敏感。

（二）基因组学特征与基因分型

1. 基因组　梅毒螺旋体的遗传物质为环状 DNA 的染色体，不含质粒。Nichols 株染色体基因组全长 1.138Mb，G+C 百分比为 52.8mol%，有 1 041 个开放读码框（ORF），其中 577 个（55%）具有生物学功能；177 个（17%）与其他物种假想蛋白编码基因匹配；287 个（28%）无数据库匹配，为新基因。基因组中与 DNA 复制、转录、翻译及修复有关的基因系统较完整，但与新陈代谢和生物合成有关的基因有限，如缺乏 LPS 编码基因和Ⅲ型分泌系统编码基因，也缺乏细胞毒素编码基因，但有一个密螺旋体特异的、由 12 个重复基因（Treponema pallidum repeat，Tpr A~L）组成的 *Tpr* 基因家族，可能与其免疫逃避和致病性有关。

2. 基因分型　根据梅毒螺旋体临床株的两个可变基因（酸性重复蛋白 *arp* 和 *tpr*）的不同，建立了一种系统联合分型方法，应用该分型方法对美国、南非、中国以及欧洲部分国家的部分地区的梅毒螺旋体进行基因分型，发现不同地区流行的梅毒螺旋体基因型存在一定差异，至少可将其分为 57 个亚型，以 14d、14f、14a、13d 和 15d 亚型最常见。我国流行的梅毒螺旋体以 14d 和 14f 为主。梅毒螺旋体的亚型研究，对确定梅毒的传染源、分析流行株和菌株毒力与传染性之间的关系、判断梅毒病人的复发与再感染及梅毒的防治等具有重要意义。

（三）抗原结构

梅毒螺旋体缺乏 LPS，其抗原成分主要包括膜蛋白或膜脂蛋白与内鞭毛蛋白等。

1. 膜脂蛋白与膜蛋白　梅毒螺旋体外膜蛋白（OMP）稀少（仅约为大肠埃希菌外膜蛋白的 1/100），但在内膜和肽聚糖间存在较丰富的膜脂蛋白，其中 TpN47、TpN15、TpN17 和 TmpA（TpN44.5）具有强免疫原性，是诱导炎症反应导致组织损伤的重要抗原。该抗原具有较高特异性，故重组抗原可作为梅毒血清学的主要诊断抗原。其他重要膜（脂）蛋白抗原有 Tpr 蛋白家族（Tpr A~L）、Gpd、Tp92、Tp0751、Tp0453、Tp0971 等，与梅毒螺旋体的致病性、免疫逃逸、分子分型、诱导保护性免疫应答等有关。

2. 内鞭毛蛋白　梅毒螺旋体内鞭毛蛋白是由 FlaB1、FlaB2 和 FlaB3 三个核心蛋白亚单位以及 FlaA1 和 FlaA2 两个鞘膜蛋白亚单位组成的聚合结构，免疫原性强，能够诱导机体产生适应性免疫应答，可作为梅毒血清诊断候选抗原；在动物体内能产生部分免疫保护作用，可作为梅毒螺旋体候选疫苗。

（四）变异性

梅毒螺旋体的不同株间基因组序列差异不到 0.1%，这种差异主要存在于 *Tpr* 基因家族的几个成员，尤其是 *TprK* 基因高度易变，*TprK* 的 7 个可变区异质性不仅存在于梅毒螺旋体不同株之间，还存在于同一株的不同兔传代期和人感染期之间。此外，*TprC*、*TprD*、*TprG*、*TprJ* 和 *TprL* 基因在不同梅毒螺旋体株间也存在变异。*Tpr* 基因家族的成员通过基因转换发生变异，可能有助于梅毒螺旋体在机体强烈免疫应答下逃避免疫清除并形成慢性持续性感染。此外，梅毒螺旋体的 *23SrRNA* 基因 A2058G 与 A2059G 点突变可导致其对大环内酯类抗生素耐药。

二、流行病学特征

（一）传染源与传播途径

梅毒无动物储存宿主，自然情况下梅毒病人是梅毒的唯一自然宿主和传染源。梅毒与艾滋病传播途径基本相同，病原体主要通过性接触传播，也可在妊娠和分娩过程中由母体垂直传播给胎儿，或通过输血（血制品）、组织移植或吸毒注射等方式传播。此外,梅毒螺旋体偶尔可通过其他非性接触方式经皮肤黏膜传播。

(二)易感人群与高危人群

人类对梅毒螺旋体普遍易感,合并人类免疫缺陷病毒(HIV)感染可明显促进梅毒螺旋体感染。梅毒属传染性免疫(带菌免疫),患病恢复后可再次感染和发病。高危人群主要为性工作者、男同性恋、孕产妇及静脉注射方式吸毒者,感染者主要为性活跃人群的年轻男性,其次为年轻女性。

(三)流行特点

梅毒是目前全球普遍关注的重要公共卫生问题,其流行与社会因素有非常密切的关系。WHO估计全球梅毒感染者至少有 2 500 万,每年新增梅毒病例约 1 200 万,其中先天性梅毒约 100 万,孕妇梅毒约 200 万,主要存在于撒哈拉以南非洲、东南亚、南亚及拉丁美洲的发展中国家,本世纪以来在北美和西欧的男 - 男同性恋和吸毒人群中明显增加。梅毒自 16 世纪初经广东沿海传入我国,随后蔓延至全国,上世纪 60 年代基本绝迹,但80 年代后死灰复燃。中国 CDC 对 2000—2013年 31 个省、自治区和直辖市报告的梅毒病例资料进行流行病学分析,梅毒报告发病率由 2000 年的 6.43/10 万增至 2013 年的 32.86/10 万,年增长13.37%。高发地区主要为西北地区(新疆、青海和宁夏)、闽江地区、长江三角洲地区(上海和浙江)和珠江三角洲地区(广西和广东)等。报告病例数女性多于男性,男女性别比平均为 0.92∶1。20~39 岁为高发年龄段,但大于 60 岁各年龄组增幅大于 30%。梅毒流行特征为先天性梅毒和男 -男同性恋梅毒的发病率显著增加;流行有从高危人群向普通人群及从农村人群向城市人群扩大的趋势。由于相同的危险因素,梅毒和 HIV 混合感染增多,两种疾病相互促进发生和发展。

三、致病性与免疫性

(一)致病性

1. 致病物质 梅毒螺旋体缺乏 LPS,也不产生任何已知的毒性蛋白,但具有很强的侵袭力,可能与其荚膜样物质、黏附素和透明质酸酶等致病因素有关,脂蛋白与内鞭毛蛋白等诱导的炎症反应和适应性免疫应答可能是导致组织损伤的主要原因。

(1)菌体荚膜样物质:为有毒株菌体表面的黏多糖和唾液酸,具有阻止抗体与菌体结合、抑制补体激活、干扰补体杀菌和抗吞噬等作用,有利于梅毒螺旋体在宿主体内存活和扩散。梅毒病人常出现的某些免疫抑制现象与此物质有关。

(2)黏附素(adhesin):Tp0751、Tp0155、Tp0483和 Tp0136 等黏附素能吸附宿主细胞的细胞外基质(ECM)中纤维连接蛋白(fibronectin,FN)和 / 或层粘连蛋白(laminin,LN),与梅毒螺旋体定植和扩散有关。

(3)透明质酸酶:能分解组织、细胞基质内和血管基底膜的透明质酸,有利于梅毒螺旋体扩散。

(4)脂蛋白:TpN47、TpN15 和 TpN17 等能特异性活化人皮肤微血管内皮细胞表达血管黏附因子-1(VCAM-1)、细胞间黏附分子 -1(ICAM-1)和E- 选择素,促进炎症细胞黏附血管内皮细胞,迁移至感染部位。这些脂蛋白的脂质部分还能明显促进巨噬细胞释放 TNF-α、IL-1β 等前炎症细胞因子,由此导致的炎症反应引起组织损伤。

(5)内鞭毛蛋白:梅毒螺旋体内鞭毛蛋白FlaB1、FlaB2 和 FlaB3 能够诱导人皮肤角质形成细胞表达基质金属蛋白酶,降解细胞外基质,进而促进梅毒螺旋体在皮肤黏膜中的运动与侵袭。内鞭毛蛋白 FlaB1、FlaB2、FlaB3 和 FlaA2 也能明显促进单核巨噬细胞分泌 IL-6、IL-8、IL-18 和IL-1β 等炎症细胞因子,由此引起的炎症反应导致机体免疫病理损伤。

2. 致病机制 梅毒螺旋体的致病机制尚未明了。梅毒螺旋体从皮肤黏膜侵入人体后,经过2~3 周潜伏期,在局部皮肤黏膜形成无痛性硬下疳,多见于外生殖器,此为 I 期梅毒典型表现。随后机体逐渐产生抗体,在细胞免疫共同参与下,大量螺旋体被杀灭,硬下疳逐渐愈合,少量播散至其他组织,临床上进入无症状潜伏期。当病人身体抵抗力减退时,螺旋体大量增殖而出现活动性的有症状的 II 期梅毒,此期全身皮肤黏膜出现梅毒疹,全身淋巴结肿大,有时亦累及骨、关节、眼及其他器官。如未得到及时有效治疗,此活动期和潜伏期交替反复,并且可侵犯全身组织和器官,发生梅毒晚期(III 期)病变,此期病变可能是机体对梅毒螺旋体抗原的免疫病理炎症反应所致。主要表现为皮肤黏膜的溃疡性损害或内脏器官的肉芽肿样病变（梅毒瘤），严重者引起心血管及中枢神经系统损害。梅毒的组织病理学特征主要有两点：各期梅毒均有闭塞性内膜炎（小动脉内皮细胞肿胀与增生）和血管周围炎（血管周围单个核细胞浸润，主要为淋巴细胞、巨噬细胞和浆细胞）；Ⅲ期梅毒特征为类似结核的肉芽肿（树胶肿）。目前尚未证明梅毒螺旋体释放内毒素或分泌外毒素，其感染后引起的组织损伤机制主要为迟发型（Ⅳ型）超敏反应。

梅毒螺旋体可经胎盘进入胎儿血循环，引起胎儿全身感染，螺旋体在胎儿内脏（肝、脾、肺及肾上腺等）及组织中大量繁殖，造成流产、早产或死胎，幸存胎儿出生后可出现皮肤梅毒瘤、骨膜炎、锯齿形牙及神经性耳聋等症状。

（二）免疫性

一般认为梅毒免疫是传染免疫（infection immunity），也称带菌免疫（nonsterile immunity），即当螺旋体存在于体内时有一定的免疫力，被清除后免疫力随之消失，可再感染梅毒，而且仍可出现Ⅰ期梅毒症状。抗梅毒螺旋体感染的适应性免疫以细胞免疫为主。在Ⅰ期梅毒早期，CD4$^+$Th1细胞介导的细胞免疫应答对清除梅毒螺旋体起关键作用，特异性抗原活化的CD4$^+$Th1细胞释放细胞因子（如IFN-γ、IL-2），活化巨噬细胞促进其吞噬杀伤梅毒螺旋体。如果CD4$^+$Th1介导的细胞免疫应答水平不足，梅毒可发展到Ⅱ期和Ⅲ期。CD8$^+$CTL也参与局部的免疫应答，但在抗梅毒螺旋体胞外菌感染中的作用机制不明确。特异性抗体IgM和IgG能阻断梅毒螺旋体吸附宿主细胞，调理巨噬细胞的吞噬，在补体参与下抑制梅毒螺旋体活动，在清除梅毒螺旋体中也发挥重要作用。但是，仅有抗体存在不足以清除螺旋体、预防感染和阻止病程发展。免疫应答虽能清除大部分梅毒螺旋体，但少数螺旋体能逃避免疫清除而播散至其他组织，形成全身持久性慢性感染，这种免疫逃避机制尚不明确，可能与其外膜表层蛋白稀少及抗原变异有关。免疫应答在抗梅毒螺旋体感染同时，也对自身组织造成病理损伤，梅毒的进程和临床表现取决于迟发型超敏反应水平。

四、实验室诊断

（一）形态学检查

1. 直接涂片镜检 最适宜标本为硬下疳渗出液，其次为皮疹渗出液或者淋巴结穿刺液，在暗视野显微镜（dark-field microscopy，DFM）下观察活体。该法简便快速，是诊断早期梅毒的有效方法，但敏感性较低，且不易与其他螺旋体区分。

2. 直接免疫荧光法 用荧光素标记的抗梅毒螺旋体单克隆抗体在荧光显微镜下检测标本中梅毒螺旋体。该法敏感性和特异性均高于暗视野显微镜法，可用于病理组织切片的检查。

3. 镀银染色法 利用梅毒螺旋体的嗜银特性，经过银氨溶液的染色，可以在普通显微镜下看到被染成黑褐色的菌体。该法敏感性高于暗视野法，也可用于检查病理组织切片。

（二）血清学诊断

梅毒螺旋体感染后可诱导机体产生两类抗体，一类是在感染后3~4周，由受损的宿主细胞及菌体表面所释放的类脂抗原诱导产生的抗类脂抗原的非特异性抗体（反应素）；另一类是针对梅毒螺旋体自身抗原产生的特异性抗体。血清学试验仍然是目前实验室诊断梅毒的主要方法。

1. 非特异性抗体检测 采用正常牛心肌的心脂质（cardiolipin）作为诊断抗原，测定病人血清中的反应素。

（1）性病研究实验室试验（venereal disease research laboratory test，VDRL）：即玻片试验。将牛心肌的心脂质抗原加入适量胆固醇及卵磷脂以提高抗原性和敏感性，配制成VDRL抗原。该试验是唯一推荐用于检测脑脊液中反应素的试验，对诊断神经梅毒具有重要价值，但需灭活血清和借助显微镜观察结果，目前国内已很少使用。

（2）快速血浆反应素环状卡片试验（rapid plasma regain test，RPR）和甲苯胺红不加热血清试验（tolulized red unheated serum test，TRUST）：均为间接凝集试验。将VDRL抗原悬浮于含有乙二胺四乙酸（EDTA）、氯化胆碱的磷酸盐缓冲液中。EDTA能稳定抗原不变性，氯化胆碱可起"化学灭活"作用，故无需灭活血清。RPR以活性炭为载体，TRUST以甲苯胺红为载体，肉眼观察结果。这两种方法常作为梅毒的初筛试验。

2. 特异性抗体检测　采用梅毒螺旋体 Nichols 株天然或其重组蛋白作为诊断抗原,检测病人血清中特异性抗体,可用于梅毒的确诊。

(1)梅毒螺旋体血凝试验(treponemal pallidum hemagglutination assay, TPHA)和梅毒螺旋体明胶凝集试验(treponemalpallidum particle agglutination assay, TPPA):均为间接凝集试验,检测特异性 IgG 和 IgM 混合抗体。前者将 Nichols 株抗原致敏经醛化和鞣化的红细胞,后者致敏明胶颗粒,肉眼观察结果,均为常用梅毒确诊方法。

(2)荧光密螺旋体抗体吸收试验(fluorescent treponemal antibody-absorption test, FTA-ABS):将 Nichols 株固定在玻片上,加经吸收剂(用 Reiter 株螺旋体制备而成)处理过的待测病人血清,再加入荧光素标记的抗人 IgG 或 IgM,荧光显微镜下观察结果。本方法对 I 期梅毒敏感性非常高,但操作较繁琐,需由经验丰富的技术人员进行检测。

(3)免疫印迹法(Western Blot):是将梅毒螺旋体天然抗原或重组抗原用凝胶电泳分离并印迹在硝酸纤维素膜上,印迹条与被检血清孵育后,再用酶标抗人 IgG 或 IgM 测定特异性抗体。该法高度特异、灵敏,常用于梅毒确诊。

(4)ELISA:多以 TpN47、TpN15、TpN17 和 TmpA(TpN44.5)等多种重组抗原包被固相载体,采用双抗原夹心法,通过酶催化底物使其显色,检测特异性 IgG 和 IgM 混合抗体,也可用间接法检测 IgG 或 IgM。该法灵敏、特异、简便、重复性好、结果客观、操作易于自动化,是目前大批量标本筛查和确诊的常用方法。

(5)化学发光免疫法(chemi luminescence immuno assay, CLIA):是在 ELISA 基础上发展起来的方法,通过酶催化鲁米诺等底物使其发光。该法具有 ELISA 的优点,且比 ELISA 更为灵敏、重复性更好,具有良好的应用前景。

(6)免疫层析试纸条(immuno chromatographic strip, ICS):是一种基于梅毒螺旋体重组抗原的即时诊断方法,操作简便、快速、经济,无需特殊设备和专门培训,尤其适应于资源贫乏国家梅毒高危人群筛查,但其敏感性和特异性有待评价。

对先天性梅毒、不典型活动性早期梅毒和神经梅毒的诊断及梅毒疗效判断,可检测抗梅毒螺旋体特异性 IgM。可先将 IgM 进行分离,再用 19S-IgM-荧光抗体吸收试验(19S-IgM-FTA-ABS)、IgM 固相血凝试验(IgM-SPHA)等检测,或用梅毒特异性 IgM 抗体捕捉 ELISA 法(IgM-CAP-ELISA)等直接检测。

(三)分子诊断技术

PCR 技术可检测到极微量的梅毒螺旋体,是特异性、敏感性均极高的方法,检测样品可以是分泌物、组织、体液等,可用于检测早期梅毒临床各样品中的微量梅毒螺旋体,还可以对梅毒螺旋体不同临床株特异性基因进行分型。目前,PCR 技术扩增梅毒螺旋体 DNA 的设计主要针对能编码梅毒螺旋体特异性抗原的 Tp0574(tpp47)、Tp1016(bmp)、Tp0105(polA)、Tp0117(tprC)、Tp0319(tmpC)、Tp0136、Tp0548 和 16SrRNA 等基因,目前实验室诊断梅毒螺旋体常见的 PCR 技术方法主要有常规 PCR、巢氏 PCR、荧光定量 PCR、多重 PCR 和逆转录 PCR 等方法。PCR 方法对于血清学阴性的早期梅毒、神经梅毒诊断及区分胎传梅毒和母体梅毒有重要意义,是梅毒血清学方法的有效补充。

五、感染的防治

(一)预防

1. 综合措施　广泛开展宣传教育,普及梅毒防治知识;开展综合防治,阻断梅毒传播;提高监测和检测质量,开展主动检测,促进梅毒早期发现;提供规范化梅毒医疗服务;预防和控制先天梅毒。

2. 疫苗研制　梅毒疫苗先后经历了全细胞疫苗、减毒活疫苗、重组亚单位疫苗和核酸疫苗几个阶段。全细胞疫苗虽可获得完全保护,但应用于人体不切实际,其他各种类型疫苗均未能获得完全保护。重组亚单位疫苗是今后梅毒疫苗的发展类型,而外膜表层蛋白是最有希望诱导免疫保护的靶抗原。利用新技术和新方法确定已知的外膜表层蛋白,在此基础上,采用先进的疫苗方法学,保持靶抗原天然构象、进行蛋白翻译后修饰、构建多价疫苗、选用适当佐剂、免疫途径和接种策略,以诱导持久的全身性及局部黏膜的细胞免疫和体液免疫应答,获得具有完全保护性的疫苗,是今后梅毒疫苗的发展方向。

（二）治疗

梅毒治疗原则是早期、足量和规则用药，治疗后追踪观察，对传染源及性接触者应同时进行检查和治疗。治疗首选青霉素类抗生素，包括苄星青霉素、普鲁卡因青霉素和水剂青霉素。苄星青霉素可以治疗除了神经梅毒外的所有各病程梅毒，水剂青霉素和普鲁卡因青霉素则容易穿透中枢神经系统的生理屏障。青霉素类过敏者，可考虑替代药物，如大环内酯类（红霉素、阿奇霉素等）、四环素类（四环素、多西环素等）抗生素或头孢曲松，但8岁以下儿童和孕妇禁用四环素类，孕妇慎用阿奇霉素。梅毒螺旋体对大环内酯类抗生素耐药已常见，使用时应注意；对青霉素类和四环素类抗生素虽尚未有耐药的报道，但有潜在耐药的可能性，要引起足够的重视。

首次大剂量抗生素治疗梅毒时应注意避免吉－海反应（Jarisch-Herxheimer Reaction，JHR），可于治疗前使用激素进行预防。抗梅毒治疗两年内血清反应素抗体转阴，脑脊液检查阴性，可判断为血清治愈。少数晚期梅毒病人血清反应素可持续在低滴度水平。

（吴移谋）

第四节　脲原体与沙眼衣原体

一、脲原体

脲原体（Ureaplasma）最初由 Shepard 于1954年自非淋菌性尿道炎病人中分离到，因其在培养时能分解底物尿素产生氨气，故名。解脲脲原体主要寄居于人体泌尿生殖道，是一种重要的机会致病菌。在分类上属于支原体目（Mycoplasmatales）脲原体属（Ureaplasma）。寄居人体的脲原体有2个种，即解脲脲原体（U. urealyticum）和微小脲原体（U. parvum），共具有14个血清型。微小脲原体血清型为1、3、6和14型；解脲脲原体血清型为2、4、5和7~13型。

（一）生物学性状

1. 形态与结构　脲原体以球形为主，呈单个、成双或成串排列，直径为0.05~0.3μm，可通过0.45μm的微孔滤膜。革兰氏染色阴性，但不易着色，吉姆萨染色呈紫蓝色。

脲原体无细胞壁，靠细胞膜维持个体形态及多种生理功能。电镜观察到其细胞膜厚度一般为7.5nm，可分为外、中、内三层，其中外层和内层具有浓电子密度，中层为薄电子密度。内外两层由蛋白质组成，中层为脂质，其中主要为磷脂，以磷脂酰乙醇胺含量较高，磷脂酰甘油和磷脂酰胆碱次之，此外还有胆固醇、脂多糖和糖酯。胆固醇位于磷脂分子之间，对保持细胞膜的完整性具有一定的作用。细胞膜是脲原体赖以生存的重要结构之一，其功能主要有营养物质吸收、代谢产物排泄、物质转运、生物合成和分泌及呼吸等。膜上的蛋白质是其重要的表面抗原。

2. 基因组特征　微小脲原体基因组大小为750~780kb；解脲脲原体基因组大小为840~950kb。G+C百分比为25.5mol%。613个编码蛋白质的基因，39个RNA基因，占基因组93%。目前认为53%的蛋白编码基因具有生物学功能；19%的基因为功能不明的假定基因，28%是不同于其他微生物的假定基因。脲原体的复制起点位于 dnaA 的上游，有一个特殊的终止密码子，即利用 TGA 来编码色氨酸。

3. 抗原结构与分型　采用免疫电泳和免疫印迹法，对脲原体蛋白进行分析，各菌株呈现极为相似的多条带，因而称为多带抗原（multiple-banded antigen，MBA）。MBA是脲原体的主要膜抗原，具有种特异性，既包含血清特异抗原决定簇，又含有血清型交叉反应抗原决定簇。利用表型和基因型特征的不同可将脲原体14个血清型菌株分为两大生物群，即 T960 生物群（A群）和微小生物群（B群）。A群各型均含有16kD和17kD多肽，包括2、4、5、7、8、9、10、11、12型共9个血清型；而B群只含有17kD多肽，包括1、3、6、14等4个血清型；13型只含有16kD多肽，对 Mn^{2+} 敏感，未列入两大生物群。脲原体5与2、14与3、8和13血清型分别存在交叉反应。16kD和17kD多肽是其血清型特异的表面抗原，其单克隆抗体可作为区别脲原体血清群的特异性探针。

4. 培养特性　脲原体可在人工培养基中生长，但营养要求较高，需供给胆固醇、酵母和血清。常用的基础培养基为牛心消化液或商品化的 PPLO 肉汤。脲原体能分解尿素，但不分解糖类和精氨酸，磷酸酶阴性，四唑氮盐还原阴性。在液体培养基（最适 pH 为 5.5~6.5）中生长迅速，从底部向上生长，16~26 小时增殖达高峰，但不混浊，之后随 pH 升高（pH 7.8）而急剧死亡。在固体培养基上，在含有 95% N_2 和 5% CO_2 的气体环境中，培养 48 小时后长出直径 10~40μm 的"油煎蛋"样菌落。

5. 抵抗力 脲原体对热抵抗力弱，室温数小时或 55℃、5~15 分钟即可被灭活；低温或冷冻干燥可长期保存。脲原体对重金属盐类、石炭酸、来苏和一些表面活性剂比细菌敏感，对青霉素类天然耐受，对 1:2 000 醋酸铊和林可霉素（200μg/ml）不敏感，对红霉素、四环素、强力霉素、土霉素、阿奇霉素、氧氟沙星等抗生素敏感，但有耐药株出现。

（二）流行病学特征

1. 传染源与传播途径 脲原体主要通过性接触传播，病人与携带者为主要传染源。性工作者、性淫乱者、同性恋、淋病和其他性病病人的发病率较高。此外，在使用口服避孕药的育龄妇女，月经早期脲原体分离率较高，提示在体内激素变化时，易发生脲原体感染。脲原体寄居的部位：男性多为尿道和阴茎包皮；女性多为阴道，很少寄居于宫颈和尿道。在不明原因的鞘膜炎、阴道炎和子宫颈炎病人中脲原体的检出率高于健康人群 1.2~6 倍，血清抗体的阳性率高于健康人群 2~2.5 倍。无症状的脲原体携带者可看作泌尿生殖道炎症性疾病的危险人群。脲原体除可通过生殖道感染外，还可发生胎儿宫内感染。在胎膜完整的情况下，自羊水、胎盘和胎儿血液中分离出脲原体。在产程中存在胎儿感染的可能性。妊娠终止、妊娠晚期中毒症、羊水过多、早产、胎膜早破、绒毛膜炎和子宫内膜炎是感染脲原体的孕妇最常见的并发症。子宫内感染导致胎儿先天性心脏病的发病率和围产期死亡率显著升高。

2. 易感人群 性成熟女性子宫颈和阴道脲原体的携带率为 40%~80%，妊娠期较高；男性尿道分离率低；母体携带者经产道生产的婴儿中，有 38% 能在皮肤、咽、耳道或泌尿生殖道分离出脲原体，3 个月至 2 岁后逐渐减少，较大儿童及无性活动的女子携带者低于 10%，故下生殖道脲原体的存在不说明其有感染或有疾病存在。

3. 血清型与疾病的关系 用 1~10 型脲原体免疫血清进行间接免疫荧光试验，对正常孕妇及并发妊娠综合征妇女中脲原体的血清型分布进行研究，发现最常见的血清型依次是 3 型（52.5%）、6 型（30%）、10 型（11.4%）、1 型（9.5%）、4 型（6.5%）、8 型（6.5%），而 2、5、7 和 9 型不到 1%；自发性流产病人的脲原体 4 型分离率达 20%，而正常妊娠者为 5.1%；泌尿生殖道炎症病人中以脲原体 4 型感染率较高；在体检人群中，以脲原体 3 型居多。

（三）致病性与免疫性

1. 致病物质

（1）荚膜样物质：脲原体自身具有荚膜样物质，主要由半乳糖组成，其生物学效应与革兰氏阴性细菌的脂多糖相似，进入机体后能刺激单核巨噬细胞分泌 TNF-α，诱导局部产生炎症反应。

（2）脲酶：脲原体的脲酶能分解尿素产生 NH_3，获得质子后生成 NH_4^+，引起细胞间质坏死和纤毛损伤。

（3）IgA1 蛋白酶：IgA1 蛋白酶能裂解黏膜表面 sIgA1，有助于其黏附与生存。

（4）磷脂酶 A 和 C：磷脂酶 A1、A2、C，催化甘油磷脂的第 1 位酯键断裂，并作用于还原型辅酶 I 和 DADPH 脱氢酶，分解磷脂和脂肪酸。脲原体吸附宿主细胞后，磷脂酶以宿主细胞膜上的卵磷脂作为底物，产生代谢物质影响宿主细胞的生物合成、膜的生物与免疫功能。

（5）多带抗原：脲原体 MBA 是主要的毒力因子。MBA 蛋白是脲原体的主要抗原，它通过 TLR1、2、6 途径激活产生 NF-κB，刺激产生炎症性细胞因子，引起组织病理损伤。

2. 致病机制 脲原体依赖自身的脲酶、IgA1 蛋白酶和磷脂酶破坏宿主细胞的纤毛、黏膜表面的 sIgA 等免疫屏障功能，使其在体内定植、增殖。脲原体的脂质相关膜蛋白（lipid-associated membrane protens，LAMP）和荚膜样物质刺激单核巨噬细胞分泌 IL-1β、IL-6 和 TNF-α，导致宿主免疫系统 Th1/Th2 细胞平衡失调，激发细胞因子的级联反应，从而加重局部组织的炎症；MBA 与 LAMPs 还可经 TLR1/TLR2/TLR6 激活宿主细胞丝裂原活化蛋白激酶（MAPK）、NF-κB、激活蛋白 1（AP-1）、Fas/FasL 等信号通路而导致组织细胞病理损伤和宿主细胞凋亡。LAMP 也可激活 T/B 细胞，同时诱导机体产生自身抗体，引起自身免疫病。

3. 感染的临床特征

（1）泌尿生殖道感染：脲原体在男性引起尿道炎、前列腺炎及附睾炎等泌尿生殖道疾病；在女性则引起阴道炎和宫颈炎等疾病。尿道感染典型临床表现为尿道内痒，伴尿急和排尿不畅或排尿不尽等自觉症状，尿痛轻微，偶见尿中有白色黏液丝随尿排出，少数病人有稀薄的脓性分泌物；女性病人白带较多，会阴部有异臭味。

（2）不孕与不育：脲原体感染导致黏膜炎症、细胞坏死，输卵管纤毛运动功能减弱或丧失，受精卵运动受抑制，可导致不孕或不育。

（3）宫内感染：脲原体穿过胎盘引起宫内感染，从而导致自然流产、早产、死胎以及低体重胎儿等不良妊娠。

（4）尿路结石脲原体产生的尿素酶分解尿素产生 NH_3 和 CO_2，形成碳酸盐结晶，导致尿路结石。

另外，免疫功能低下者及低丙种球蛋白症病人对脲原体特别敏感，可引起关节炎、肺炎、尿路感染、脊髓炎、副鼻窦炎等疾病。

4. 免疫性

脲原体感染后，从感染者血清中可检测到 IgM、IgG 和 sIgA 类抗体。83% 的病人在急性期 IgM 升高，可用于早期诊断；IgG 升高可用于流行病学调查；sIgA 可阻止脲原体对泌尿生殖道黏膜的黏附。脲原体的 LAMP 和荚膜样物质能刺激单核巨噬细胞释放 IL-1、IL-6、IFN-γ 等细胞因子，可促进感染部位的血管内皮细胞表达黏附素，从而趋化大量的吞噬细胞到炎症部位，有利于对脲原体的清除。另外，LAMP 和荚膜样物质也可通过激活 NF-κB 诱导单核巨噬细胞产生一氧化氮（NO）和 IL-1β、TNF-α 和 IL-6 等前炎症性细胞因子，引起免疫病理损伤。

（四）实验室诊断

脲原体感染的血清学检查在常规实验室用处不大，主要原因是有些无症状者也有低滴度的抗体，可能与正常人群中存在支原体有关。实验室检查最好的方法是分离培养与核酸检测。

1. 病原体检测

取泌尿生殖道标本 0.1~0.2ml 接种于液体培养基，培养 16~18 小时后，分解尿素产生 NH_3 使 pH 升高，酚红指示剂由橘红色变为红色，再取 0.2ml 培养物转种于固体培养基中，在 5% CO_2、90% N_2 的条件下 37℃ 培养 24~48 小时，用低倍镜观察菌落；取可疑菌落经形态、pH、锰盐的氧化和生化反应做初步鉴定，进一步鉴定需用特异性抗血清做生长抑制试验与代谢抑制试验。

2. 免疫学诊断

在不必做脲原体分离的情况下，为确定人体是否感染脲原体，可用敏感的血清学方法检查标本中有无相应的脲原体抗原或血清中有无相应的抗体。常用的方法有反向间接血凝试验、免疫斑点试验（IDT）、ELISA。这些方法快速、敏感、准确，适宜在基层使用。

3. 核酸的检测

（1）DNA 探针技术：直接检测用缺口翻译法制备 ^{32}P 标记的 DNA 探针。测定时将标本点加于硝酸纤维膜上，将膜与放射性标记的探针在 30℃ 杂交过夜。本法敏感，可测 50~100pg 的 DNA，但因需同位素标记，故难以推广。

（2）PCR 检测法：目前已经报道用于 PCR 检测的基因有三个，即脲酶基因、*MBA* 基因和 *16S rRNA* 基因。*MBA* 基因与 *16S rRNA* 基因能区分两个生物群。

（3）限制性片段长度多态性分析：扩增产物经限制性内切酶切割，经聚丙烯酰胺凝胶电泳并染色后可出现不同的条带。根据条带图谱可诊断、分型，甚至发现变异株。

（五）防治原则

1. 预防

加强性道德和性卫生教育，提倡洁身自爱，坚决取缔卖淫嫖娼，正确使用避孕套。对高危人群及其性伴侣进行及时检查与治疗是控制脲原体在人群中传播的重要措施。目前尚无有效的疫苗可供使用。

2. 治疗

脲原体与其他支原体一样，因缺乏细胞壁而对青霉素类抗生素不敏感。四环素类、喹诺酮类以及大环内酯类抗生素是治疗脲原体的首选药物。然而由于反复感染、慢性迁延、长期滥用广谱抗生素等原因，导致耐药菌株不断增多，给临床治疗带来很大的困难。临床上应随时掌握脲原体在本地区的耐药变迁，进行药物敏感性试验，防止耐药性产生，有目的地选择敏感性药物治疗。

二、沙眼衣原体

沙眼衣原体（*Chlamydia trachomatis*）是衣原

体目（Chlamydiales）衣原体科（Chlamydiaceae）衣原体属（*Chlamydia*）中的代表菌种，有 19 个血清型。1907 年，捷克学者 Halberstaedter 和 Von Prowazek 在印度尼西亚爪哇沙眼病人及实验感染的猩猩眼结膜刮片中发现了沙眼衣原体包涵体。1909 年，Halberstaedter 等在患非细菌性眼炎的新生儿眼结膜中也发现了类似的包涵体。1956 年，我国学者汤飞凡等采用鸡胚接种法首次分离培养出沙眼衣原体。20 世纪 60 年代，国际沙眼会议主席 Lepine 对我国学者分离到沙眼衣原体的工作给予高度评价，并将其分离到的 TE55 株命名为汤氏株，作为沙眼衣原体研究的标准株。国际眼科防治组织于 1981 年授予汤飞凡"沙眼金质奖章"。

（一）生物学性状

1. 形态与结构 沙眼衣原体严格真核细胞内寄生，具有独特的发育周期，包括原体（elementary body，EB）和网状体（reticulate body，RB）两种形式。EB 呈球形或椭圆形，体积较小，直径约 0.3μm，电子密度高，中央有致密核质，胞膜外有类似革兰氏阴性菌的细胞壁，但无典型肽聚糖结构。EB 是发育成熟的衣原体，细胞外性质稳定，具有高度感染性。吉姆萨染色呈紫红色，Macchiavello 染色为红色。

RB 亦称始体，电子密度低，体积较 EB 大，直径 0.5~1.0μm，球形或椭圆形，无细胞壁，核质疏松，富含 RNA，代谢活跃，以二分裂方式繁殖。RB 是衣原体发育周期中的繁殖型，无感染性。吉姆萨染色为深蓝色或暗紫色，Macchiavello 染色呈蓝色。

沙眼衣原体感染始于 EB 与易感细胞的接触，当 EB 侵入靶细胞后，在感染细胞胞浆内形成包涵体（inclusion body），并于包涵体内发育成 RB，RB 再以二分裂形式繁殖，形成众多的子代 RB，子代 RB 最终转化为 EB 形式释放并感染新的细胞。吉姆萨染色可将包涵体染成紫色，因含有糖原可被碘液染成棕褐色。

2. 基因组特征 沙眼衣原体的基因组为双链密闭环状 DNA。D 血清型 UW-3/CX 分离株是第一个被进行全基因测序的衣原体，目前已完成 A/HAR-13、L2/434/Bu、L2b/UCH-1、B/Jali20/OT、B/TZ1A828/OT、L2c、A/7249、L2tet1 等 63 株分离株的全基因组测序。血清型 D/UW-3/CX 基因组大小为 1 042 519bp，G+C 百分比为 41.27mol%。整个基因组共有 894 个蛋白编码基因，其中有 604 个基因（68%）编码功能性蛋白，35 个基因（4%）编码与其他细菌同源性蛋白，255 个基因（28%）编码的蛋白与 GenBank 登录的氨基酸序列无同源性。沙眼衣原体 19 个血清型存在组织亲嗜性的差异，主要由于基因组中含有特异性的基因，如引起沙眼的 A、B、Ba、C 血清型含有 *hemL*、*xasA*、*karG*、*parB*、*dppD*、*mutS*、*pmpI* 以及其他 7 个假定的基因；引起生殖道感染的 D~K 血清型含有 *fliN*、*pmpF*、*pmpH* 以及其他 7 个假定的基因；引起性病淋巴肉芽肿的 L1~L3 血清型含有 *incE*、*CT223*、*accD*、*fer*、*ftsW* 以及其他 6 个假定的基因。

19 个血清型的沙眼衣原体均含有一个大小为 7.5kb 的质粒，该隐蔽性质粒具有以下特点：①完整的质粒大小约为 7.5kb，在 DNA 序列上有 8 个 ORF（命名为 ORF1-8，或 *pgp*1-8），编码 8 中质粒蛋白；②质粒基因 *pgp*1、-2、-6、-8 是质粒稳定的必需因子，*pgp*4 是转录调节因子，*pgp*3、-5、-7 基因的缺失并不影响沙眼衣原体在感染细胞中的增殖；③有一个 ATs 从区，此区为 ATP 结合区域；④质粒基因 ORF5 编码的 Pgp3 蛋白（或称 pORF5）为一种衣原体分泌蛋白，具有很强的免疫原性，是一种免疫优势抗原。

3. 抗原结构与分型 沙眼衣原体的细胞壁主要有三种抗原。

（1）属特异性抗原：沙眼衣原体细胞壁具有共同的 LPS 结构，为属特异性抗原，其成份与其他革兰氏阴性菌的 LPS 相似，但缺乏 O 特异性多糖和部分核心多糖，无明显内毒素毒性。

（2）种特异性抗原：为细胞壁外膜上的主要外膜蛋白（major outer membrane protein，MOMP）。MOMP 是一复杂的抗原成分，含有种特异性、生物型特异性和血清型特异性抗原表位。氨基酸序列分析表明，MOMP 有 4 个可变区（VD1~VD4），分别镶嵌于 5 个高度保守的恒定区内。MOMP 特异性的 T 细胞表位位于 VD1、VD2 及 VD4 区，B 细胞表位位于 VD4 区。

（3）型特异性抗原：根据沙眼衣原体 MOMP 抗原表位氨基酸序列的差异，可将其分为 3 个生物型和 19 个血清型。其中，沙眼生物型包括 A、B、Ba 和 C 血清型；生殖生物型包括 D、Da、E、F、G、H、I、Ia、J、Ja 和 K 血清型；性病淋巴肉芽肿

（LGV）生物型包括 L1、L2、L2a 和 L3 血清型型。LGV 生物型的 4 个血清型均与生殖生物型 E 型和沙眼生物型 C 型有交叉抗原存在。

4. 培养特性　鸡胚对大多数沙眼衣原体敏感，能在 6~8 日龄鸡胚卵黄囊中繁殖，于感染后 3~6 天致鸡胚死亡，并可在鸡胚卵黄囊膜中找到包涵体、原体和网状体颗粒。沙眼衣原体在 HeLa、McCoy 或 HL 等细胞中生长良好。由于沙眼衣原体缺乏主动穿入组织细胞的能力，故可将接种有标本的细胞培养物离心沉淀以促使其穿入细胞，或在细胞培养基中加入代谢抑制物如放线菌酮、细胞松弛素 B 等，使细胞生长代谢缓慢，有利于沙眼衣原体的寄生性生长，或用二乙氨基葡聚糖（DEAE-dextran）处理细胞，以提高其吸附细胞的能力。

5. 抵抗力　沙眼衣原体耐冷不耐热，60℃环境中仅存活 5~10 分钟；在 -60℃环境中其感染性可保持 5 年，液氮内可保存 10 年以上，冷冻干燥保存 30 年以上仍可复苏。对常用消毒剂敏感，如用 0.1% 甲醛溶液处理 24 小时，2% 氢氧化钠或 1% 盐酸 2~3 分钟，75% 酒精溶液 1 分钟即可灭活，紫外线照射也可迅速使其灭活。四环素、氯霉素、多西环素和红霉素等抗生素有抑制其繁殖的作用。

（二）流行病学特征

1. 传染源　人是沙眼衣原体唯一的自然宿主，病人和无症状病原体携带者是主要传染源。

2. 传播途径　在大多数国家和地区，沙眼衣原体引起的性病在性传播疾病中居首位或第二位。目前我国由沙眼衣原体感染引起的性病在性传播疾病中居第二位。主要通过性接触传播，肛交和口交可分别感染直肠和口咽部；也可经手、毛巾、污染的衣裤及寝具等方式传播。

由沙眼衣原体引起的沙眼是一种常见多发的疾病，好发于儿童时期，但男女老少均可罹患，无明显季节性，其发病率与环境卫生、生活条件和个人卫生均有密切关系。据 WHO 估计，全球有 3~6 亿人患沙眼，其中 700~900 万人因此而失明。目前沙眼在非洲和中东地区的发病率仍然很高，是引起失明的最重要原因之一。沙眼主要通过眼-眼或眼-手-眼等途径进行直接或间接接触传播。

新生儿可以通过产道、宫内及产褥期感染沙眼衣原体，其中以产道感染最多见。据报道，宫颈感染沙眼衣原体的孕妇，如不采取有效措施，经阴道分娩的新生儿约 60%~70% 有感染的危险。新生儿中 25%~50% 可发生沙眼衣原体性结膜炎，至少 50% 衣原体结膜炎婴儿可发生鼻咽部感染，约 30% 鼻咽部感染婴儿可导致沙眼衣原体肺炎。

3. 血清型与疾病的关系　不同血清型的沙眼衣原体感染与感染部位、临床表现、好发地域和种族均有一定的关系，如在美国及欧洲等西方国家，从宫颈和尿道中分离的沙眼衣原体以 E 血清型最常见，其次为 D 和 F 血清型；在男性同性恋中，D、G、L1 和 L2 血清型常见，且主要引起直肠感染。在我国，引起泌尿生殖道感染的沙眼衣原体以 E 血清型最常见，其次为 F、G 和 D 血清型。

（三）致病性与免疫性

1. 致病物质

（1）黏附素：沙眼衣原体通过 MOMP、多形态膜蛋白（polymorphic membrane proteins，Pmp）和衣原体外膜蛋白 2（outer membrane protein 2，Omp2）等分子介导的黏附作用从微小创面侵入机体后，以硫酸乙酰肝素作为"桥梁"，EB 吸附于易感的柱状或杯状黏膜上皮细胞，并进入细胞内繁殖。

（2）内毒素样物质：沙眼衣原体能产生类似于革兰氏阴性菌内毒素的毒性物质，在菌体被破坏时释放出来，能够抑制宿主细胞代谢，直接破坏宿主细胞。

（3）MOMP：沙眼衣原体的 MOMP 能阻止吞噬体与溶酶体的融合，从而有利于沙眼衣原体在吞噬体内繁殖并破坏宿主细胞。

（4）衣原体蛋白酶样活性因子（chlamydial protease like activity factor，CPAF）：CPAF 是一种丝氨酸蛋白酶，可降解宿主细胞内唯 BH3 域蛋白的促凋亡因子成员（如 Bik，Bim，Puma），从而抑制宿主细胞凋亡，有利于衣原体在宿主细胞中的生长繁殖。

（5）巨噬细胞感染增强蛋白（macrophage infectivity potentiator protein，MIP）：沙眼衣原体的 MIP 为一相对分子质量为 27kD 的脂蛋白，具有肽基脯氨酰顺/反异构酶（PPIase）活性，在 EB 和 RB 中均存在。MIP 可通过 TLR2/TLR1/TLR6 及 CD14 途径刺激沙眼衣原体感染细胞分泌 IL-1β、TNF-α、IL-6 和 IL-8 等前炎症性细胞因子，介导炎症反应。

（6）质粒蛋白 Pgp3：Pgp3 可通过激活宿主 TLR-2、调节 ERK 和 p38/MAPK 信号通路，诱导 THP-1 细胞产生 IL-1β、IL-8、TNF-α 等多种前炎症细胞因子引起组织病理损伤。

（7）Ⅲ型分泌系统（type Ⅲ secretion system，T3SS）：T3SS 是由多种蛋白质复合体组成的跨膜蛋白输出装置，可通过分泌效应蛋白或将毒力蛋白直接注入宿主细胞而发挥致病作用。

2. 致病机制 沙眼衣原体感染的致病机制主要是由慢性炎症引起的免疫病理损伤，包括固有免疫和适应性免疫所致的免疫病理损伤。

（1）固有免疫应答引起的损伤：沙眼衣原体感染机体后，早期即诱导固有免疫细胞，如单核细胞、巨噬细胞和 NK 细胞等产生 IL-1β、TNF-α 和 IL-6 等前炎症性细胞因子，以及 IL-8、NO、PG、单核细胞趋化蛋白 1（MCP-1）和粒 - 单核细胞集落刺激因子（CM-CSF）等。而这些前炎症性细胞因子通过多重效应参与炎症过程，进一步引起中性粒细胞、单核细胞等局部浸润，加重局部组织损伤。另外沙眼衣原体可在吞噬细胞内存活，并刺激巨噬细胞产生 TNF-α 而诱导邻近 T 细胞凋亡。

（2）适应性体液免疫应答引起的损伤：沙眼衣原体感染机体后能诱导机体产生特异性抗体，主要有 IgM、IgG 及 sIgA 等。这些抗体对胞内沙眼衣原体的清除能力有限，但高效价的抗体可能通过激活补体、ADCC 等机制造成相应的组织损伤。

（3）适应性细胞免疫应答引起的损伤：一般认为 Th1 型细胞免疫应答在清除衣原体感染中发挥着重要作用，但 Th1 细胞免疫应答过强，则可引起迟发性超敏反应，导致免疫病理损伤。沙眼衣原体感染亦可诱发机体 Th1/Th2 平衡状态失调，正常情况下，机体 Th1/Th2 保持动态平衡，一旦平衡被打破，将导致疾病的发生，如在习惯性流产的病人中发现 Th2 型细胞因子 IL-10 明显降低，而 Th1 型细胞因子 IFN-γ 明显升高，提示病理妊娠的发生可能与 Th1/Th2 型细胞因子失衡相关。

（4）抑制宿主细胞凋亡，促进持续性感染：沙眼衣原体对促进细胞凋亡刺激物（如 TNF-α、Fas 抗体、星状孢子素及 UV 光）诱导的细胞凋亡均具有抵抗力。沙眼衣原体具有多种抗凋亡的机制，包括下调 BH3-only 蛋白家族、上调细胞凋亡抑制蛋白（IAP）家族和 Mcl-1、抑制 Bcl-2 家族的促凋亡蛋白 Bax 和 Bak 的活化、促进含有 BH3 同源区域的促凋亡蛋白 Bik、Puma 和 Bim 的降解、组织细胞色素 C 的释放以及抑制 caspase 的活化等，从而抑制宿主细胞凋亡，形成持续性感染。

3. 所致疾病及临床特征

（1）沙眼：由沙眼生物型 A、B、Ba 和 C 血清型引起。沙眼衣原体感染眼结膜上皮细胞后，在其中生长繁殖并在细胞浆内形成包涵体，引起局部炎症。常见的早期症状有流泪、黏性或脓性分泌物、结膜充血及滤泡增生。晚期出现结膜瘢痕、眼睑内翻、倒睫等；也可引起角膜血管翳，导致角膜损害引起视力下降甚至失明。

（2）包涵体结膜炎：由沙眼生物型 B 和 Ba 血清型以及和生殖生物型 D、Da、E、F、G、H、I、Ia、J、Ja 及 K 血清型引起。包括婴儿结膜炎及成人结膜炎两种，前者系婴儿经产道感染，引起急性化脓性结膜炎（包涵体脓漏眼），不侵犯角膜，能自愈；后者可经密切性接触、手接触眼或接触污染的游泳池水感染，引起滤泡性结膜炎，又称游泳池结膜炎。病变类似沙眼，但不出现角膜血管翳，亦无结膜瘢痕，一般经数周或数月痊愈，可无后遗症。

（3）泌尿生殖道感染：沙眼衣原体生殖生物型的各血清型均可引起泌尿生殖道的感染。男性多表现为非淋菌性尿道炎，不经治疗可缓解，但多数可转变成慢性，周期性加重，并可合并附睾炎、前列腺炎、直肠炎等；女性表现为尿道炎、宫颈炎、输卵管炎与盆腔炎等。若输卵管炎反复发作，可导致不孕或宫外孕等严重并发症。

（4）婴幼儿肺炎：沙眼衣原体生殖生物型的各血清型均可引起婴幼儿肺炎，多见于出生后 2~3 周的婴儿，以间隙性咳嗽症状为主。

（5）性病淋巴肉芽肿（LGV）：由沙眼衣原体 LGV 生物型的 L1、L2、L2a 及 L3 血清型引起。衣原体侵犯男性腹股沟淋巴结，引起化脓性淋巴结炎和慢性淋巴肉芽肿，常形成瘘管；亦可侵犯女性会阴、肛门、直肠，引起会阴 - 肛门 - 直肠组织狭窄。LGV 生物型也可引起结膜炎并伴有耳前、颌下及颈部淋巴结肿大。

4. 免疫性

（1）固有免疫应答：沙眼衣原体感染人体后，机体的固有免疫系统如中性粒细胞和单核 - 吞噬细胞可吞噬细胞外的沙眼衣原体；NK 细胞杀伤沙眼衣原体感染后的靶细胞；沙眼衣原体刺激感染的上皮细胞产生 IL-1α、IL-8、TNF-α、IFN-γ 等一系列细胞因子，不同的细胞因子可通过不同的机制来抑制沙眼衣原体的生长，如 IFN-γ 可抑制衣原体增殖，缩短衣原体感染时间。

（2）适应性免疫应答：沙眼衣原体的 MOMP 可刺激机体产生的特异性中和抗体 IgG、IgM 和 sIgA，这些抗体可与沙眼衣原体结合，阻断其与宿主细胞膜上的受体结合，使其不能进入宿主细胞内增殖。由于沙眼衣原体型别多，且 MOMP 易发生变异，感染后建立的免疫力不持久，仍可再度感染。对沙眼衣原体的细胞免疫应答主要由 CD4$^+$Th1 细胞和 CD8$^+$CTL 细胞介导。活化的 Th1 细胞可释放 IFN-γ、IL-2、IL-12 和 TNF-α 等细胞因子，通过激活 NK 细胞、巨噬细胞和 CTL 细胞而发挥抗沙眼衣原体的作用。CTL 细胞可通过其抗原受体识别沙眼衣原体感染的靶细胞，通过细胞裂解与诱导细胞凋亡两种机制直接杀伤靶细胞。CTL 细胞也可分泌多种细胞因子，如 IFN-γ 和 TNF 等，在 CTL 细胞抗沙眼衣原体感染过程中起重要作用。

（四）实验室诊断

1. 形态学检查　急性期沙眼或包涵体结膜炎病人取眼结膜刮片或眼穹窿部及眼结膜分泌物；泌尿生殖道感染者取泌尿生殖道拭子或宫颈刮片；LGV 病人可取腹股沟淋巴结的脓液或生殖道上皮细胞刮片。标本经无水甲醇固定后进行吉姆萨染色，显微镜下可观察到上皮细胞及胞浆内着色清晰的包涵体，呈圆形或卵圆形，位于细胞浆中，EB 染成紫红色，RB 呈蓝色。由于 EB 能合成糖原，掺入包涵体的基质中，故标本经碘液染色后显微镜下能观察到 EB 被染成棕褐色。

2. 免疫学诊断

（1）直接荧光抗体染色检测抗原：标本涂片经固定后，用荧光素标记的抗沙眼衣原体抗体于 37℃中孵育 0.5~1 小时，经 PBS 洗涤后用荧光显微镜观察。该方法简便、快速，适合高危人群的快速筛选，但其敏感性受人群感染率的影响。

（2）ELISA 检测抗原：将抗沙眼衣原体 LPS 或 MOMP 的单克隆抗体或多克隆抗体包被在固相载体上，与标本中的相应抗原反应，继而与酶标记的抗体孵育，通过酶联显色反应检测衣原体抗原，可从临床标本中检出 LPS 或 MOMP 等沙眼衣原体可溶性抗原。该方法简单且操作可自动化，避免了主观误差。

（3）胶体金免疫层析法检测抗原：将抗沙眼衣原体 LPS 单克隆抗体和羊抗鼠 IgG 抗体以条状带固定于硝酸纤维素膜上，呈上下 2 条线排列：抗衣原体 LPS 单克隆抗体在上方为检测线，羊抗鼠 IgG 线在下方为质控参照线；另一胶体金标记的鼠抗衣原体 LPS 单克隆抗体吸附在结合垫上。当待测样品加到试纸条一端的样品垫上后，通过毛细作用向前移动，溶解固定在结合垫上的胶体金标记抗体并与之结合，再移行至检测线区，即被固相抗体捕获形成双抗体夹心复合物，胶体金累积于此，显紫红色检测线条；游离的免疫胶体金复合物则越过检测线继续移行至质控线区与羊抗鼠 IgG 抗体结合，显示出紫红色质控线条。试纸条上检测线和质控线均出现紫红色为阳性，仅显示一条紫红色线条并位于质控线处为阴性。该法操作简便、无需特殊设备，因而被广泛应用于临床诊断，但由于是抗原抗体结合直接显色，无信号放大过程，要求检测标本中的抗原含量较高。

（4）特异性抗体的检测：用于检测沙眼衣原体感染病人血清中特异性抗体的方法主要有 ELISA 和微量免疫荧光试验等。但检测抗体的方法在临床诊断中的价值有限，主要是由于不易获得沙眼衣原体感染急性期和恢复期双份血清，而且性传播疾病的高危人群多有慢性或重复感染，原有的抗体水平较高。

3. 分子诊断技术

（1）PCR：目前常用 PCR 扩增的沙眼衣原体目的基因有 7.5kb 隐蔽性质粒 DNA 序列、*ompA* 基因序列及 *16S rRNA* 基因序列。但基于不同引物的 PCR 的敏感性有所不同，*ompA* 基因引物 PCR 敏感性较质粒引物低，但其特异性高，并且 *ompA* 基因扩增后，利用限制性片段长度多态性分析（restriction fragment length polymorphism, RFLP）可对沙眼衣原体进行基因分型，对流行病学调查具有重要意义。16S rRNA 在沙眼衣原体被杀死后仍能检出，其检出时间比 DNA 长，故检测 16S rRNA 基因更适宜于疗效观察。

（2）连接酶链反应（ligase chain reaction, LCR）：

其基本原理为利用 DNA 连接酶特异地将双链 DNA 片段连接，经变性 – 退火 – 连接三步骤反复循环，使靶基因大量扩增。LCR 需要两对寡核苷酸引物及 DNA 聚合酶和耐热 DNA 连接酶。与 PCR 相比，LCR 只扩增含所需寻找的精确序列 DNA，因而具有比 PCR 更高的特异性，但敏感性不如 PCR。

（3）核酸序列依赖的扩增技术（nucleic acid sequence-based amplification, NASBA）：NASBA 是一种专以 RNA 为模板的体外核酸扩增技术，其扩增过程需要三种酶：T7 RNA 聚合酶、核糖核酸酶 H、鸟类成髓细胞性白血病病毒逆转录酶。这三种酶产生逆转录和转录过程，导致靶序列自身复制。NASBA 具有操作简便、不需特殊仪器、不需温度循环等特点；整个反应过程由三种酶控制，循环次数少，特异性高。但其扩增的效率受初始 RNA 浓度影响，扩增产物的积累量与时间呈指数相关，在 37℃孵育 1~2 小时后，反应产物可扩增 10^7 倍。

（4）Qβ 复制酶试验（Q-beta replicase assay）：该试验的基础是双夹心杂交、可逆性靶捕获和 Qβ 复制酶扩增。Qβ 复制酶催化一条含 218 个碱基的 MDV-1 RNA 模板自身复制，作为探针检测沙眼衣原体的核糖体 RNA 或核糖体 DNA。使用 2 种类型的探针：一是实验特异性捕获探针，二是可复制的 DNA/RNA 检测分子。反应在恒温下进行，4 小时内完成。由于该技术是基于 RNA 的扩增，而微生物体内含有大量 RNA 拷贝，故敏感性较高，可用于检测沙眼衣原体活动性感染，且 Qβ 复制酶试验受标本中抑制物的影响比较小。

（五）防治原则

1. 预防

（1）综合措施：沙眼的预防主要在于注意个人卫生，不使用公共毛巾、浴巾和脸盆，避免直接或间接接触传染源。预防泌尿生殖道感染应广泛开展性病知识的宣传，加强自我保护意识，提倡健康的性行为，并积极治疗沙眼衣原体感染的病人和携带者。

（2）疫苗研制：随着沙眼衣原体基因组学和蛋白质组学研究的深入，充分提供了有关候选疫苗抗原的信息，为研制有效沙眼衣原体疫苗展现了全新的前景。目前研究较多的沙眼衣原体保护性抗原有 Pgp3、MOMP 和 CPAF 等。但亚单位疫苗难以维持空间构象，同时一种疫苗不易对各血清型沙眼衣原体感染均产生保护作用。由于沙眼衣原体具有双相发育周期、多个血清型、抗原结构复杂，以及感染后可同时引起保护性免疫应答和病理性免疫应答等特点，给疫苗研制带来困难，故到目前为止仍没有有效的沙眼衣原体疫苗上市。

2. 治疗

（1）大环内酯类药物：大环内酯类药物是治疗沙眼衣原体感染的一线药物，其中阿奇霉素效果最佳，其主要作用机制是不可逆的结合到核糖体 50s 亚基靶位上，其中 15 元大环内酯类药物主要是阻断肽酰基 t-RNA 移位，而 16 元大环内酯类药物则通过抑制肽酰基的转移反应，而选择性抑制蛋白质的合成，从而发挥抗菌效应。沙眼衣原体对大环内酯类药物的耐药机制主要与 ermB、ermC 基因、核糖体蛋白 L4、L22 基因和 23S rRNA 的转肽酶编码基因发生突变有关。基因突变可导致灭活酶的产生和核糖体药物结合部位的甲基化，从而使其对大环内酯类药物产生耐药性。

（2）喹诺酮类药物：喹诺酮类药物是治疗沙眼衣原体感染的二线药物，通过抑制 DNA 旋转酶和拓扑异构酶Ⅳ，干扰 DNA 的复制从而发挥抗菌作用。沙眼衣原体对喹诺酮类药物的耐药主要与基因 gyrA、gyrB、parC、parE 和 ygeD 的突变有关，其中 gyrA 和 parC 的喹诺酮耐药决定区（QRDR）Ser-83 的点突变能导致高水平耐药。另外，外膜蛋白 ompF 的基因失活可导致膜通道关闭，使药物无法进入菌体而产生耐药。

（3）利福霉素类药物：此类药物能特异性地与细菌 DNA 和 RNA 多聚酶的 β 亚单位结合，阻碍 mRNA 的合成，从而发挥杀菌效果。利福平耐药机制的产生是由于 RNA 聚合酶 β- 亚基（rpoB）基因编码中心区域的核苷酸改变，降低了利福平与 RNA 聚合酶的结合力。ropB 基因中的 3 个基因簇Ⅰ～Ⅲ均可发生变化，其中超过 90% 的突变发生在基因簇Ⅰ。基因簇Ⅰ发生突变的位置主要在 507~533 位点，基因簇Ⅱ主要发生在 560~572 位点，基因簇Ⅲ主要发生在 687 位点，其中发生在 526 位点的突变可导致高水平耐药。

由于单独使用任何一种抗生素均容易发生耐药性变异，因此，对沙眼衣原体感染的治疗应合理使用抗生素，并可在治疗过程中联合用药。

（吴移谋）

第五节　人乳头瘤病毒

人乳头瘤病毒（human papillomavirus，HPV）属于乳头瘤病毒科（Papillomaviridae）的乳头瘤病毒属（Papillomavirus），是一种嗜上皮病毒，主要引起人类上皮黏膜的增生性病变，导致良性疾病或恶性肿瘤的发生，其中某些型别可引起性病。目前，全球HPV的感染率呈上升趋势，并出现新的基因型别。HPV的持续感染在宫颈癌的发生、发展过程中起着重要作用。

一、生物学性状

（一）形态与结构

HPV为球形病毒，直径52~55nm，20面体对称，无包膜。基因组为双链环状DNA，呈超螺旋结构，组成病毒的核心。核心外包绕着蛋白质衣壳，由主要衣壳蛋白L1和次要衣壳蛋白L2构成，其中L1排列形成五聚体的寡聚结构，而L2则与L1五聚体形成的空洞结合并形成异聚体蛋白。研究发现，在真核细胞中过表达病毒的L1或L1和L2，可以自组装为不含病毒核酸的中空衣壳，称为病毒样颗粒（virus-like particle，VLP），其不具备侵染能力，免疫原性与天然病毒近似。

（二）病毒分型

HPV目前只有基因分型，没有血清分型。

1. 基因分型原则　L1结构蛋白基因是HPV基因组中最保守的区域，因此以L1的同源性作为分型的标准：在HPV全基因组序列已知的基础上，与已知其他HPV的同源性小于90%的称为不同的型（type），同源性介于90%~98%的称为亚型（subtype），同源性超过98%的称为变种（variant）。

2. HPV的型别　目前已鉴定的HPV型别有200多种，其中超过40种可感染生殖系统组织。根据HPV致癌危险性高低可将HPV分为低危型和高危型两大类。

（1）低危型HPV（LR-HPV）：包括HPV（6、11、40、42、43、44、54、61、70、72、81型）等，主要引起肛门皮肤及外生殖器的外生性疣类病变和低度宫颈上皮内瘤变（cervical intraepithelial neoplasia，CIN），与生殖器或呼吸系统良性的上皮损伤、扁平疣、良性肿瘤的发生相关，常见的有HPV6、11型等。

（2）高危型HPV（HR-HPV）：包括HPV（16、18、31、33、35、39、45、51、52、56、58、59、68、73、82型）等，除可引起外生殖器疣外，重要的是引起外生殖器癌、宫颈癌及高度宫颈上皮内瘤变（CIN）。其中超过50%的HPV阳性宫颈癌与HPV16型的感染相关，而由HPV（18、45、31型）引起的宫颈癌概率分别为12%、8%和5%。不同HPV型别与不同的人类疾病有关，引起不同的临床表现（表23-3）。

（三）基因组结构与编码蛋白

HPV基因组为双链环状DNA，长7.8~8.0kb，G+C含量为40%~50%，一般由10个开放读码框（open reading frame，ORF）组成。基因组分为早期区、晚期区和基因组调节区三个功能区域，分

表23-3　HPV型别与所致人类疾病

病毒侵犯部位	HPV常见型别	HPV少见型别
皮肤		
深部跖疣	皮肤低危型1、2	4、63
寻常疣	皮肤低危型2、1、4	26、27、29、41、57、65、77
扁平疣	皮肤低危型3、10	27、28、41、49、75、76
屠夫寻常疣	皮肤低危型7、2	1、3、4、10、28
疣状表皮增生异常	皮肤高危型5、8、9、12、14、15、17	19~25、36~38、47、50、93
黏膜		
尖锐湿疣	黏膜低危型6、11	42、43、44、45、51、54、70
口腔、喉乳头状瘤	黏膜低危型6、11	
结膜乳头状瘤和癌	黏膜高危型16	18、33、15
宫颈上皮内瘤、宫颈癌	黏膜高危型16、18	31、33、35、45、51、56、58

别占基因组 50%、40% 和 10%：①早期区又称为 E 区（E1~E8），主要编码调节蛋白，包括 DNA 复制早期所需的蛋白。很多型别 HPV 不含 E3、E8 基因，一些型别可缺少 E5 基因；②晚期区又称为 L 区（L1 和 L2），编码主要衣壳蛋白 L1 和次要衣壳蛋白 L2；③基因组调节区大约有 1kb 大小，由长控制区（long control region, LCR）、上游调控区（upstream regulation region, URR）和非编码区组成，含有 HPV 的复制起点、转录启动子和转录调节元件（图 23-1）。HPV 基因转录为分期转录，即首先进行早期基因转录，而后进行 DNA 复制和晚期基因的转录；在基因转录过程中存在多种剪切转录子，形成的蛋白质产物多于基因数；LCR 区在基因转录和表达中发挥重要作用，决定病毒基因转录的起始、强弱和调控，如存在 E1、E2 反式激活蛋白的结合区，影响 DNA 的复制和 L 蛋白的表达。

HPV 编码蛋白分为早期蛋白和晚期蛋白，其结构、性质及主要功能详见表 23-4。

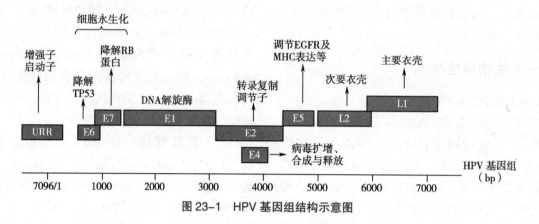

图 23-1 HPV 基因组结构示意图

表 23-4 HPV 编码蛋白的结构与功能

HPV 蛋白	大小 /kD	组成与性质	功能特征
早期蛋白			
E1	68~76	保守,核内磷酸化蛋白	参与病毒 DNA 复制,与细胞核蛋白作用,维持游离病毒基因组,单独转录,与 E2 结合后激活转录,具 ATP 酶活性
E2	40~58	含保守区域、与 LCR 结合点	参与病毒 DNA 复制,反式激活蛋白,双向调节早期基因转录特别是 E6/E7 转录,诱导细胞凋亡
E4	10~17	富含亮氨酸	表达量高,但功能未知
E5	10	44 个氨基酸,同源二聚体	细胞转化蛋白,激活生长因子信号转导、抑制细胞凋亡,增强胶质细胞增生,抑制 HLA 表达,实现免疫逃逸
E6	16~19	4 个保守基序 Cys-X-X-Cys	结合、促进抑癌蛋白 p53 降解,激活端粒酶等促细胞增殖及转化。抑制细胞分化、促细胞增殖、转化、永生化,抑制细胞凋亡
E7	10~14	2 个保守基序 Cys-X-X-Cys 主要转化蛋白	促细胞增殖、转化,干扰抑癌蛋白 pRB、P107、P130 等的功能,调节细胞凋亡和免疫应答、促血管生成、激活转录因子 API,激活细胞周期蛋白和细胞原癌基因
E8	未定	未知	仅在少数型别中存在,产物类似 E5 性质
晚期蛋白			
L1	54~58	保守,变异小,有抗原表位	主要衣壳蛋白（占 80%）,可形成五聚体,自组装成 VLP 含优势抗原表位、型特异性表位、中和表位
L2	63~78	分子量大	次要衣壳蛋白（占 20%）,稳定衣壳结构,能与 DNA 结合、与 E2 相互作用。帮助病毒进入细胞和释放,含交叉反应表位和中和表位

（四）抵抗力

HPV 在 pH3.0~7.0 时稳定；不耐热，70℃时失去活性，大于 50℃时 30 分钟即可被灭活；HPV 对脂溶剂、酸和 X 射线有一定的抵抗力。

二、流行病学特征

（一）传染源和易感人群

HPV 感染的病人和潜伏感染者是主要传染源。人群对 HPV 普遍易感。

（二）传播途径

HPV 可通过多种途径传播。①直接接触：是主要传播途径，如性接触。②间接（非性）接触：通过带有病毒的污染物（如内裤、浴盆、便器和毛巾等），或在家庭中通过非性行为的接触感染，而皮肤和黏膜损伤是其重要基础。③母婴传播：在分娩过程中经产道或产后的密切接触，可使母亲感染的 HPV 传给婴儿。④自身传播：通过自身接种而传播至身体的其他部位。⑤医源性感染：治疗、护理时防护不当造成自身感染，或通过污染器械和医务人员传播。

（三）流行特征

1. **感染状况**　人群中普遍存在多种类型的 HPV 感染，以皮肤及黏膜表面的感染为主。

（1）皮肤 HPV 感染：常见的有寻常疣、趾疣、扁平疣等，占 HPV 感染总数的 50%。大多可通过机体免疫系统使病毒逐渐清除，在短期内消失。低危型 HPV 更易被机体清除，其感染的阳性率呈下降趋势。

（2）生殖道 HPV 感染：外生殖器的低危型 HPV 感染可造成外生殖器疣，高危型的 HPV 感染可引起性病和宫颈癌。在全球性病中，HPV 感染引起的生殖器疣占 15%~20%。我国 HPV 感染造成尖锐湿疣（condyloma acuminatum，CA）的发病率呈迅速上升趋势。

2. **感染的影响因素**

（1）生物学因素：一般情况下，HPV 以单一亚型感染为主，但也有一部分是多重感染，其中以二重感染最常见。在 HPV 多重感染中，只有一种亚型与疾病有关，这可能是因为生殖器组织细胞受到某一亚型感染后，引起病变，病变细胞可能抑制其他 HPV 亚型而不再引起相应病变。

（2）行为因素：HPV 感染者大多数为有性行为的男性与女性。目前已知，人群感染 HPV 的高危行为因素有：①性乱和性伴侣数，性伴侣数越多，HPV 易感性越大，性交频繁或性交频率增加也成为 HPV 的易感因素；②过早性生活，性生活年龄越小，尤其是女性，HPV 感染率增加；③无防护性行为；④长期口服避孕药；⑤吸烟与饮酒；⑥有生殖系统疾病史，50 岁以下女性有生殖器其他疾病是感染 HR-HPV 的危险因素。

（3）个体因素：①年龄因素，中青年是感染 HPV 的主要群体，因性活动较为频繁而增加了感染 HPV 的风险，且感染比例明显高于其他年龄组；②性别因素，有研究结果显示男性 HPV 携带者是 HPV 感染和持续感染存在的关键因素之一，初次性行为接触 HPV 携带者，HPV 感染率达50%；③遗传因素；④身体状况，妊娠期妇女 HPV 复制增强；⑤激素水平，据文献报道，性激素特别是雌激素、孕激素在 HPV 感染中可能有协同作用；⑥机体免疫状态，机体免疫功能低下是感染 HPV 的高危因素。

（4）其他因素：HPV 感染的危险因素还包括外生殖器疾病尤其是性病病原微生物和其他病原微生物感染所致的炎症，如淋病、梅毒、细菌性阴道炎等。此外，阴道菌群失调、包皮环切术、营养不良、个人卫生习惯差也是 HPV 感染的危险因素。

3. **流行的地域和型别差异**　全球普遍存在 HPV 感染，但感染率及感染的 HPV 型别存在明显的地域差异。非洲北部和东部的感染率最高，约占 34%。HPV16 是世界范围内最常见的感染亚型且无地域差异，但有些 HPV 型别存在明显的地域差异。HPV16 和 HPV18 在西方发达国家属于最常见的感染型别，几乎占 HPV 感染的 50%以上。在我国，除 HPV16 外，HPV52 和 HPV58 在女性人群中检出率也比较高。研究显示，年龄和性行为习惯决定 HPV 感染率，其中 18~30 岁性活跃的年轻女性 HPV 感染率最高。高危型别 HPV 感染高峰年龄是 20~30 岁，35 岁后多呈持续感染状态。

三、致病性与免疫性

（一）致病性

1. **病毒的感染过程**　HPV 感染具有严格的

宿主、组织和细胞嗜性，一般仅感染人类易感宿主的皮肤和黏膜细胞。各种因素造成的皮肤、黏膜损伤为 HPV 感染提供了有利条件。病毒进入感染部位的上皮细胞核内复制、转录并增殖，但不进入血液循环，不产生病毒血症。HPV 的复制与上皮细胞的分化程度相关。HPV 首先感染基底层细胞，随基底层细胞的分裂而复制，病毒基因组随着新生细胞的分化而依次推进到达表皮的棘细胞层和颗粒细胞层。病毒早期蛋白在棘层细胞中表达，晚期蛋白在颗粒细胞层细胞表达。在病毒 DNA 复制和蛋白表达的基础上，装配出完整的病毒颗粒，并随角质细胞的脱落而释放出来，感染邻近细胞。

HPV DNA 还可整合到宿主细胞 DNA 中，随细胞 DNA 同步复制，致使被感染细胞的所有子代细胞均处于潜伏感染状态。在潜伏感染期，病毒是以染色体外自复制的质粒或游离基因形式存在，这些基因组也能感染邻近细胞。

2. 病理特征 不同型别 HPV 感染不同组织产生的病理学改变有差异。HPV 感染的良性皮肤病理组织学特征是上皮细胞增生，包括：①上皮的棘层变厚；②颗粒层细胞的细胞核不消失，角化不良；③角质层过度角化；④在棘层和颗粒层上方出现凹陷细胞（细胞体积大，有 1~2 个稍大的椭圆形细胞核），细胞周围环绕有晕及病灶呈乳突状；⑤黏膜上皮除没有角质化外，具有相同的组织学特征。HPV 感染的恶性皮肤病理组织学特征是在上述基础上发现癌细胞及其侵袭组织破坏特征。

3. HPV 感染所致疾病 HPV 感染所致损害与病毒型别有关。低危型 HPV 感染主要引起良性皮肤病（寻常疣、甲周疣、跖疣、丝状疣和扁平疣等），外生殖器良性瘤（尖锐湿疣），口腔黏膜表面的疣状损害及复发性呼吸道乳头状瘤等。高危型 HPV 感染可引起皮肤肿瘤（基底细胞癌、鳞状细胞癌等上皮肿瘤）和黏膜肿瘤（宫颈癌、肛门肛管癌、扁桃体癌、口腔癌、喉癌、鼻腔内癌和食管癌等）。

特别值得指出的是，高危型 HPV 感染是宫颈癌前病变—宫颈上皮内瘤变（CIN）发生的重要原因。CIN 是一组宫颈癌前病变的统称，近年来其发病率明显上升。HPV 感染尤其是高危型

HPV 感染既是 CIN 发生的重要原因，也是癌前病变发展为宫颈癌的必要条件。调查显示，99.8% 的宫颈癌活检标本中可以检测到 HPV DNA，且随着宫颈癌前病变程度升级，HPV DNA 载量亦呈递增趋势。国际癌症研究学会明确指出，HPV 感染是宫颈癌和 CIN 发生的必要因素。

4. HPV 感染的临床分类

（1）按 HPV 感染型别分类：高危型与低危型 HPV 所致疾病见前述。

（2）按有无临床症状分类：①潜伏感染，无临床症状及无可见组织病变，但可检测到病毒 DNA。②亚临床感染，无临床症状，无肉眼可见的组织病变，但有细胞学改变，阴道镜检可见异常，醋酸白试验阳性，病毒 DNA、蛋白检测阳性。③临床感染，有临床症状，有肉眼可见的组织病变及细胞学改变，阴道镜检可见异常，醋酸白试验阳性，病毒 DNA、蛋白检测阳性。

5. HPV 感染的常见临床表现

（1）皮肤疣：有三种类型，即寻常疣、扁平疣和深部跖疣。属于局部、自限性或一过性损害。寻常疣主要为手、足局部角化层细胞感染，多见于青少年。扁平疣多见于儿童面、手和颈部。

（2）尖锐湿疣：HPV6、11 型感染引起的生殖器疣，属于性传播疾病，很少癌变，近些年有增多的趋势。

（3）宫颈癌等生殖道、肛周肿瘤和口腔恶性肿瘤。

6. HPV 的致瘤机制 HPV 感染促进细胞增殖和诱发肿瘤的作用机制复杂，涉及病毒、宿主和环境多个方面。HPV 感染导致的细胞染色体突变、杂合子型的丢失、原癌基因和端粒酶活性增高等，被认为是 HPV 诱发宫颈癌变的关键因素。

（1）HPV 致癌基因和转化蛋白的作用：HPV 癌基因编码 E5、E6 和 E7 转化蛋白，高危型 HPV 的 E7 蛋白是主要转化蛋白。病毒转化蛋白可降解抑癌蛋白 p53、Rb 等，使细胞周期失常，细胞恶性增殖、永生化和恶性转化，如激活 *ras*、*c-myc* 等癌基因。HPV 的癌基因还具有损害细胞多项生理功能的能力，最终促使细胞发生恶性病变。

（2）HPV 基因组整合到宿主细胞基因组：不同型的 HPV 可引起不同部位感染。一般良性 HPV 的 DNA 是游离的；高危型 HPV 的 DNA 可

随机整合在宿主细胞染色体 DNA 上,当病毒的 DNA 序列插入到细胞原癌基因附近时,可激活细胞癌基因表达,诱发细胞恶性病变,同时也可导致附近细胞抑癌基因的失活,致使细胞恶性转化。整合后 HPV 的 E2 基因功能缺损,使得 E6、E7 这两个重要癌基因过度表达,导致细胞癌变。

(3)HPV 抑制细胞凋亡导致细胞永生化:HPV E6 可通过 E6-AP(泛素连接酶)介导 p53 泛素化降解,p53 通过抑制 BCL-2 激活 Bax,正向调节凋亡通路,阻断凋亡信号;E5 可以分别作用于 Fas-R 和 TRAIL-R,使 Fas-R 降解,且干扰 TRAIL-R 激活后死亡诱导信号复合物的形成,使 E5 转染的细胞系可以对抗和抑制 Fas、TRAIL 配体引发的凋亡信号;E7 可以抑制 TNF-α 引起的凋亡信号。

(4)HPV 调节细胞周期关键检查点促进细胞增殖:p53 是一种重要的抑癌蛋白,可感应 DNA 损伤和细胞应激反应,并对两个细胞周期检查点进行调控。当 HPV E6 使 p53 泛素化降解后,不仅阻断了细胞凋亡,推进细胞周期,还可有效减少对细胞 DNA 合成的限制,有利于病毒基因组复制。低磷酸化的 Rb 蛋白是细胞周期调控的另一个关键分子,HPV E7 可以与低磷酸化的 Rb 蛋白结合,使其降解,阻碍它对细胞周期的抑制作用,从而推进细胞周期运转。

HPV 感染可导致端粒酶活性增高使细胞寿命延长,促进细胞永生化。HPV 还可以通过降低 NK/T 细胞活性,减少局部吞噬细胞数目,阻断 IFN 信号转导,抑制细胞免疫等抑制机体的免疫应答,并通过多种机制逃避机体的免疫监视,造成病毒持续感染。此外,HPV 能够利用细胞复制应激(replication stress, RS)反应进行病毒复制,并在 DNA 损伤的情况下促进病毒持续存在。近期研究显示 miRNA 也参与 HPV 感染引起的宫颈癌的发生。

(二)免疫性

目前对 HPV 感染的免疫机制还不完全清楚。临床观察及研究表明:①皮肤疣可以自行消退;②感染 HPV 的女性宫颈有些呈不典型增生,并非全部演变为恶性肿瘤;③乳头状瘤退化后,组织周围有大量单核细胞和淋巴细胞浸润;④感染早期有活化 T 细胞和巨噬细胞等参与应答;⑤HPV

蛋白存在特异性 T、B 淋巴细胞表位,可激发机体的免疫应答产生中和抗体;⑥高危 HPV 感染致 CIN 或宫颈癌体内普遍存在免疫缺陷。这些均证明 HPV 感染能刺激机体产生免疫应答,包括体液免疫应答和细胞免疫应答,对机体起到保护作用。

四、实验室诊断

由于 HPV 尚不能够分离培养,因此其诊断主要依据典型的临床体征、组织细胞学、免疫学和分子生物学技术等进行早期或确定诊断。临床除依靠病史和典型体征外,可应用醋酸白试验来鉴别诊断尖锐湿疣:用 3%~5% 醋酸浸透的纱布敷到增生物上,5 分钟后观察,明显变白者为阳性,可协助诊断。

1. **细胞学检查** 用阴道或宫颈疣组织涂片,巴氏染色,可见到两种细胞,即空泡化细胞和角化不良细胞同时存在,这两种细胞对尖锐湿疣有诊断价值。

2. **组织病理学检查** 组织病理学检查是 HPV 感染的主要检测方法之一,如果在棘层上方及颗粒层出现空泡化细胞,则是诊断 HPV 感染的重要依据。

3. **免疫学检测** 采用重组表达的 HPV 抗原或 VLP,以免疫组织化学、ELISA 或免疫印迹等方法检测血清中特异性抗体。主要用于流行病学调查。

4. **病毒核酸检测** 采用组织切片或石蜡切片进行核酸杂交、PCR 等可进行早期诊断及核酸分型诊断,也可进行回顾性调查。PCR 法是目前检出 HPV 感染的最敏感方法,可对 HPV 进行型特异性分析,具有敏感度高、方法简便迅速的特点,已在临床广泛使用。

五、感染的防治

(一)预防

1. **综合性预防原则和措施** 参见本章第一节相关内容。男性进行包皮环切或者去除 HPV 感染高危因素(如使用安全套、避免不洁性行为等)可以预防 HPV 感染。

2. **疫苗接种** 截至 2018 年 3 月,已有 3 种 HPV 疫苗获批上市,包括 2006 年的第 1 代预防性四价 HPV 疫苗 Gardasil(佳达修,HPV6/11/16/

18疫苗），2007年的第1代预防性两价HPV疫苗Cervarix（希瑞适，HPV16/18疫苗），以及2014年获得FDA上市许可的第2代预防性九价HPV疫苗Gardasil-9（佳达修9，HPV6/11/16/18/31/33/45/52/58疫苗）。二价和四价疫苗诱生的抗体均可持续10年左右，并保持较高的效价，能抵抗90%以上的HPV16和HPV18的新近感染。与四价HPV疫苗相比，九价HPV疫苗多了五种型别的抗原，这五种高危型HPV在引起浸润型宫颈癌中所占的比例仅次于HPV16、18。九价疫苗对于浸润性宫颈癌、CIN2/3和低度鳞状上皮内病变有更强的保护潜力，如果九价疫苗的效力能达到100%，且有较高的人群覆盖率，则该疫苗约可预防90%浸润性宫颈癌、CIN2/3、生殖器疣和肛门癌。疫苗接种对象年龄为9~26岁，一般女性11~12岁接种，13~18岁补种。接种分三次（0、2、6个月）肌内注射。疫苗接种对正常人群有预防效果，但对于已经感染过的人则没有作用。

（二）治疗

1. 疣及尖锐湿疣的治疗 主要包括局部用药和物理疗法。①局部用药：如5%咪喹莫特（imiquimod）、5%的5-氟尿嘧啶、鬼臼素和角叉菜胶多糖等软膏外用，有一定的治疗和预防作用。②物理疗法：目的是去除肉眼可见的瘤体和/或缓解临床症状。常用冷冻、电灼、激光、手术切除等疗法去除皮肤、黏膜疣及尖锐湿疣。

2. 宫颈癌的治疗 遵从恶性肿瘤的治疗原则和方法。

（黄升海）

第六节 单纯疱疹病毒

单纯疱疹病毒（Herpes simplex virus, HSV）属于疱疹病毒科（*Herpesviridae*）α疱疹病毒亚科。HSV是人类最常见的病原体之一，感染率高。HSV具有嗜神经性，易在人体中产生持续性感染。

一、生物学性状

（一）生物学特性

1. 形态与结构 HSV具有典型疱疹病毒的形态特征。完整病毒颗粒呈球形，有包膜，直径为150~200nm。从内到外由核心、衣壳、被膜（tegument）及包膜四部分组成。核心含病毒双股DNA，电子密度高；衣壳呈二十面体立体对称，由162个壳微粒组成，直径为100nm；被膜覆盖在衣壳外，是一层厚薄不匀的无定形蛋白；最外层为典型的脂质双层包膜，上有糖蛋白组成的突起。

2. 培养特性 HSV可在多种细胞中生长，常用的细胞系有BHK细胞、Vero细胞和Hep-2细胞等。病毒初次分离时，原代乳兔肾细胞、人胚肺细胞较敏感，感染细胞很快出现明显的细胞病变，表现为细胞肿胀、变圆及细胞融合形成多核巨细胞，并出现嗜酸性核内包涵体，随之很快脱落、裂解。HSV感染动物范围广泛，常用的实验动物为家兔、豚鼠及小鼠等。动物脑内接种引起疱疹性脑炎，小白鼠足垫接种可引起中枢神经系统致死性感染，家兔角膜接种引起疱疹性角膜炎，豚鼠阴道内接种可引起宫颈炎和宫颈癌。接种鸡胚绒毛尿囊膜可形成增殖性白色斑块。随着神经元培养技术的进步，最近有研究利用人类神经细胞系感染HSV可建立病毒的潜伏感染，该模型是目前动物模型的重要补充。

3. 抵抗力 HSV对外界抵抗力不强，不耐热，56℃30分钟、乙醚等脂溶剂、酸性环境、紫外线照射5分钟均可灭活病毒。但在-70℃环境中可长期保存其生物学活性。

（二）分型

根据HSV的血清学差异，参照生物化学、生物学及流行病学等特点，可将HSV分为1型（HSV-1）和2型（HSV-2）两个血清型。HSV-1主要引起腰部以上部位的感染，HSV-2主要引起腰部以下的生殖道感染，但也有两型病毒的交叉感染情况存在。两型病毒核苷酸序列有50%的同源性，型间有共同抗原，也有型特异性抗原。分型可用型特异性单克隆抗体进行ELISA、DNA限制性内切核酸酶图谱分析、DNA杂交及DNA测序等方法。

（三）基因组结构

HSV基因组具有典型疱疹病毒科的特征：①基因组为线状双链DNA，约152kb，G+C百分比达68.3%。病毒进入细胞核内时，HSV的线状双链DNA分子再形成环状分子。②基因组DNA分子由共价连接的长片段（L）和短片段（S）两部分组成，前者占基因组82%，后者占18%。

③每部分均由中间的单一独特序列（U）和两端的反转重复序列组成。中间的单一独特序列分别称为长独特片段 U_L（unique long）和短独特片段 U_s（unique short）。④由于基因组的两部分序列的两端都有反转重复序列，形成病毒基因组两端反转重复序列和内部反转重复序列，这种结构与 HSV 基因组重组和形成环状结构有关。⑤HSV 基因组存在四种同分异构体。

HSV-1 和 HSV-2 基因组的全序列均已被测定，分析显示两型病毒在核苷酸序列、框架结构、编码蛋白及功能上存在较大的相似性和同源性。

（四）基因组编码蛋白

HSV 的基因组有 70 多个开放读码框（ORF），还有些新的 ORF 有待鉴定。这些 ORF 可转录近 100 种 mRNA，至少翻译出 84 种不同的蛋白质。

1. 病毒基因组中复制非必需基因及其编码蛋白　在体外培养细胞中显示，有 46 种基因编码的蛋白质不是病毒复制所必需，它们仅仅帮助病毒复制、传播或抑制宿主的免疫应答。用其他外源目的基因替代这些基因，是人类利用 HSV 作为基因治疗载体和减毒活疫苗载体的基础和依据，如胸苷激酶（thymidine kinase，TK）基因。

2. 依据病毒基因转录时间早晚分为三类 HSV 蛋白

（1）即刻早期蛋白（immediate early protein）：由即刻早期基因编码，又称 α 蛋白。在病毒 DNA 复制之前表达，感染细胞后 2~4 小时达高峰。α 蛋白有 6 种，多为 DNA 结合蛋白，具有反式激活和调节其他两类蛋白基因转录的功能，启动和促进 β 蛋白、γ 蛋白的合成。

（2）早期蛋白（early protein）：由延迟早期基因编码，又称 β 蛋白。在感染细胞后 5~7 小时达高峰。β 蛋白有 13 种，主要是转录因子和病毒复制、调节 γ 蛋白合成相关的酶类，如病毒的 TK 激酶、DNA 聚合酶等。参与病毒 DNA 复制、转录和翻译，并具有反式激活作用及抑制细胞生物大分子合成的功能。

（3）晚期蛋白（late protein）：由晚期基因编码，又称 γ 蛋白。主要为病毒结构蛋白，在病毒 DNA 复制之后表达，感染细胞后 12~15 小时达高峰。γ 蛋白有 30 多种，除构成病毒的结构成分外，还具有反馈抑制 α、β 蛋白表达的功能。

3. 结构蛋白及其功能　结构蛋白（如包膜蛋白和衣壳蛋白等）在保护 HSV 的 DNA、病毒致病作用和诱导机体免疫应答中起重要作用。

（1）病毒包膜蛋白：由病毒基因编码的糖蛋白和细胞来源的膜成分构成。已发现有 11 种 HSV 糖蛋白并被正式命名，分别是 gB、gC、gD、gE、gG、gH、gI、gJ、gK、gL 和 gM。它们以独立或复合体的形式在 HSV 复制增殖和致病过程中发挥不同的作用，也是诱导机体产生免疫应答的主要抗原。其中 gB 和 gC 与病毒的吸附相关，gC 与宿主细胞表面的氨基葡聚糖（GAGS）硫酸乙酰肝素（heparan sulfate）结合，使病毒集聚于细胞表面，是与细胞表面蛋白多糖受体结合所必需的糖蛋白；gC 还是补体 C3b 的受体，结合后可消耗血清补体。gB、gC、gD、gH 和 gL 介导病毒包膜与细胞膜的融合，gH 控制病毒从细胞核膜出芽释放。gE 和 gI 形成 Fc 受体的一部分。gD 诱生中和抗体的能力最强，可用于制备亚单位疫苗。gG 是型特异性糖蛋白，以此抗原能区别 HSV-1（gG-1）和 HSV-2（gG-2）。

（2）病毒衣壳蛋白：至少有 7 种蛋白质，即 VP5、VP19c、VP21、VP22a、VP23、VP24 和 VP26。不同的衣壳蛋白与不同阶段的病毒衣壳形成有关，已知有 A、B、C 三种衣壳形态。衣壳 A 型病毒无病毒 DNA 和包膜；衣壳 B 型病毒无包膜而有病毒 DNA；衣壳 C 型病毒与 B 型相似，无包膜但有病毒 DNA，即去除完整病毒颗粒的包膜所得。衣壳 A 含有 VP4、VP19c、VP23 和 VP26。与衣壳 A 比较，衣壳 B 另含有 VP21、VP22a 和 VP24。衣壳 C 与衣壳 B 相似，不同之处在于 VP22 取代了 VP22a。病毒衣壳蛋白具有良好免疫原性，能刺激宿主产生体液免疫和细胞免疫应答。

（3）病毒被膜蛋白：包含 30 多种多肽成分，主要有四种：①反式诱导因子（α-TIF，ICP25 或 VP16），启动病毒 α 基因转录的因子；②病毒体宿主关闭蛋白（virion host shut off protein，VHS），抑制宿主细胞的蛋白质合成；③VP1 和 VP2，结合病毒 DNA 末端序列 α 区的蛋白，与病毒序列复合体的形成有关；④Us11 蛋白，与 RNA 结合参与基因的转录后调节。

（五）HSV 的复制周期

1. 吸附和穿入　病毒接触细胞后，病毒表面两种糖蛋白 gC 和 gB 与细胞表面的硫酸乙酰肝素相互作用。糖蛋白 gD 可以识别并结合三种已知细胞表面受体中的至少一种受体,这三种细胞受体分别是 Nectin-1,HVEM 和 3-O 硫酸化硫酸乙酰肝素。Nectin 受体可介导细胞与细胞之间的黏附作用,为病毒结合宿主细胞提供了牢固的附着点,帮助病毒表面的其他糖蛋白接近或嵌入到宿主细胞表面,并与更多的膜表面分子发生相互作用。而病毒一旦与 HVEM 受体结合,gD 构象会发生改变并与病毒糖蛋白 gH 和 gL 相互作用并形成复合物。病毒糖蛋白在细胞表面聚成由三个 gH gL 的异源二聚体形成的环状结构,帮助 gB 蛋白刺穿细胞膜。然后病毒颗粒的衣壳与细胞膜相互融合,形成孔道后病毒进入宿主细胞。

2. 复制 脱去外壳的病毒通过细胞内的微管进入核孔,随后病毒的基因组进入宿主细胞核开始复制。在 RNA 聚合酶和病毒蛋白的控制下,进行病毒基因转录和翻译。病毒复制时,其线性双链 DNA 分子首先迅速环化,然后进行滚环复制,新生的 DNA 中间体经过加工处理后形成子代病毒 DNA,与此同时,病毒 DNA 转录物进入细胞质,指导病毒结构蛋白在细胞质内合成。大部分病毒蛋白合成后需加工修饰才具有功能,包括切割、磷酸化、糖基化、豆蔻化、ADP 核糖化及核苷酸化等。病毒通过衣壳蛋白 VP16 刺激首先开始转录表达发挥关键作用的即刻早期基因,包括 ICP0、ICP4、ICP22 和 ICP27。HSV 核衣壳装配在细胞核内同步进行,包括衣壳形成、DNA 加工和衣壳包装三个过程。

3. 成熟和释放 疱疹病毒因为直径太大(超过 120nm)无法直接通过核膜。为了能够出核,病毒蛋白 Us3 通过磷酸化核纤层蛋白调节核孔大小,随后外壳蛋白与外层的核膜相融合而使病毒能够进入细胞质。在胞质中,病毒衣壳被高尔基体的囊泡和内体所包裹。这个二次包膜的过程,不仅是病毒成熟的过程,同样也有助于病毒与细胞膜融合从而通过胞吐作用释放出细胞。

二、流行病学特征

(一)病毒宿主及传染源

人是 HSV 唯一的自然宿主,但其感染的宿主范围广,可感染人和多种动物,如家兔、小鼠、豚鼠等。传染源为原发性感染或复发性感染的病人,以及无症状的排病毒者,后者的存在十分普遍。

(二)传播途径

HSV 存在于病损的水疱液、唾液及粪便中。HSV-1 通过呼吸道、皮肤和黏膜密切接触传播。HSV-2 主要通过性接触传播,感染外生殖器和躯干下部皮肤,是生殖器疱疹的主要病原体。HSV 经口腔、呼吸道、生殖道黏膜和破损皮肤进入人体,是最易侵犯人类的一种病毒,并可通过胎盘及产道感染胎儿和新生儿,导致先天性感染或新生儿感染。

(三)感染概况

HSV 感染的人数可达人口总数的 90% 以上,约 90% 的 10 岁儿童血清中有 HSV 抗体,人群中约有 90% 的人为 HSV-1 血清型阳性。HSV-1 的感染比例呈持续上升趋势,在中国每年新发病数预估为 2 000 万人。全世界 HSV-2 感染者超过 5 亿人,每年新感染病例约 2 300 万。从年龄分布上看,大多数报告的病例涉及 16 至 40 岁的年龄组,该阶段的人群性生活相对活跃,存在较多不洁性接触史记,加大了生殖器疱疹的发病率。如果感染了 HSV-2,则血清 IgG 抗体终身呈现阳性。更为重要的是,由于 HSV 感染病人免疫系统的破坏以及病变区域的溃疡,导致了 HIV 的患病率和危险性增加。

最近的一项前瞻性研究结果显示:原发性 HSV-1 感染率是 HSV-2 的两倍,并且在生殖器感染中也很常见。这一结果对 HSV 的传统认知提出了挑战。

三、致病性与免疫性

(一)致病性

1. 病毒感染过程及病理特征 病毒进入破损皮肤和黏膜细胞后,多数细胞呈现溶细胞感染,皮肤、黏膜出现水疱。细胞病理损伤明显,感染细胞呈气球样变、核内包涵体和多核巨细胞的形成等,可见受损细胞形态变圆、核内染色质萎缩、核降解并出现细胞膜融合的多核巨细胞。释放的病毒和细胞破裂液体聚集在真皮和表皮之间形成水疱,水疱中含有大量病毒、细胞碎片和炎症细胞。随病程进展炎性细胞聚集、结痂及痊愈。HSV 感染神经细胞主要呈潜伏感染状态。

2. HSV 感染类型　HSV 感染新生儿、儿童和成年人，通常分为原发感染、潜伏感染、复发感染和先天性感染。

（1）原发感染：第一次感染 HSV 而出现症状者为原发性感染。主要临床表现为黏膜与皮肤的局部疱疹，其特点是皮损严重，常伴全身症状，多见于 1~4 岁的儿童。多数儿童感染后不出现症状而呈隐性感染，仅少数出现症状。

（2）潜伏感染：原发感染后，HSV 在感染部位复制，若机体不能彻底清除病毒，则病毒可沿感觉轴突神经上行，在感觉神经节或周围星形神经胶质细胞内以非复制的形式潜伏在神经细胞中，持续终身。HSV-1 潜伏于三叉神经节和颈上神经节，HSV-2 潜伏于骶神经节。在潜伏期，病毒不复制，病灶处检测不到病毒颗粒，不引起症状，对抗病毒治疗不敏感。

（3）复发感染：在某些因素如发热、日晒、月经期、情绪激动、手术、应用肾上腺皮质激素及某些感染刺激下，或在感冒、流行性脑脊髓膜炎、大叶性肺炎、疟疾等疾病之后，潜伏在神经节内的 HSV 被激活，沿传出神经下行到神经末梢，在其分布支配的皮肤黏膜上皮细胞中复制，引起复发性感染。除发生脑膜炎者外，症状及病情一般较轻，表现为局部症状，多无发热等全身症状。亦可表现为生殖器疱疹、疱疹性角膜结膜炎及脑炎等。复发性感染的特点是：①复发期有病毒复制和排出，具有传染性；②常可反复发作；③每次复发病变发生于同一部位，常见在唇鼻间皮肤与黏膜交界处出现成群疱疹，疱疹性角膜炎、疱疹性宫颈炎等，亦可反复发作。

（4）先天性感染及新生儿感染：HSV 可以通过宫内、产道以及产后接触三种途径引起先天性感染及新生儿感染，以产道感染最为常见。HSV-1 主要通过胎盘感染胎儿，引起胎儿流产、早产、死胎及先天畸形等；孕妇如患有急性生殖器疱疹，在分娩时 HSV-2 可经产道感染新生儿，引起新生儿皮肤、眼和口等部位的局部疱疹，轻者无症状或仅为局部损伤，重者表现为全身症状或疱疹性脑炎。新生儿产后如接触感染者或外界环境的感染源也会受到感染。孕妇患生殖器疱疹最严重的并发症是母婴垂直传播以及新生儿疱疹性脑炎。

3. HSV 感染的临床表现　不同型别 HSV 感染所致疾病不同，HSV-1 主要引起生殖器以外的皮肤、黏膜（口腔黏膜）和器官（脑）的感染，潜伏期 2~12 天，平均 4 天，无症状感染者是发病人数的两倍。HSV-2 主要引起生殖器部位皮肤黏膜感染。

（1）HSV-1 感染所致主要疾病

1）龈口炎：以发热、口腔黏膜水疱、溃疡为主，为儿童原发感染。

2）唇疱疹：口唇、鼻腔黏膜与皮肤交界处出现数个疱疹。多为复发性感染。

3）疱疹性角膜炎：在球结膜局部可见疱疹，分泌物少。角膜表面有树枝状溃疡，角膜白斑，常影响视力。可引起前房积脓、虹膜睫状体炎及眼葡萄膜炎等，可致盲。

4）疱疹性神经系统感染：如脑膜炎、脑炎、脊髓炎和神经根炎，病情重，病死率高，有的可造成终身残疾。

5）全身性播散性感染：新生儿、器官移植、接受免疫抑制剂及抗肿瘤药物治疗的免疫功能低下者常表现为严重的全身性 HSV 感染。表现为脑、肝、肺、眼、肾上腺及全身皮肤黏膜等疱疹性病变，患者有高热、咳嗽、呼吸困难、发绀、黄疸、抽搐、昏迷和全身皮肤黏膜疱疹等，病死率高达 60%~70%。

此外，HSV-1 感染可能还与唇癌发生有关。

（2）HSV-2 感染所致主要疾病

1）生殖器疱疹：发生在女性子宫颈、阴道或外阴部，男性阴茎头、包皮、冠状沟及其周围的皮肤、黏膜，呈局部炎性反应。先发生水疱疹，破溃后成为浅表溃疡，局部疼痛，可有发热、排尿困难、腹股沟淋巴结肿大和压痛。可作为性传播疾病而流行。

2）新生儿疱疹：患有生殖器疱疹的孕妇所生的新生儿，可经宫内、产道及产后接触感染，以产道感染为主。孕妇患 HSV 急性感染时，可导致胎儿皮肤、眼睛和口等暴露部位疱疹。重症者发生全身性播散性疱疹感染及疱疹性脑炎，其病死率极高或留有严重的后遗症。若孕妇原发感染或潜伏感染的病毒被激活，病毒可经由胎盘或宫颈逆行感染胎儿，导致流产、早产、死胎或先天畸形（小头、小眼、脉络膜视网膜炎、发育迟缓和智力低下等）。

此外，HSV-2感染还可能与宫颈癌早期的发生有一定关系。HSV-2致宫颈癌的作用一直存在争议，目前的研究倾向于认为HSV-2作为HPV共同致病因子诱导宫颈癌的发生，其可能具有协同作用。HSV-2血清阳性的病人，有易被HIV感染的危险性。

（二）致病机制

HSV在上皮细胞内大量增殖，直接导致感染细胞损伤，造成组织器官病变和功能受损，这是HSV致病的主要机制。目前对HSV致病机制的研究主要集中在其嗜神经性、潜伏感染和激活再感染等方面，虽然对其机制尚不十分清楚，但已取得较大研究进展。病毒在宿主细胞内长期存在需满足三个条件：①病毒能够感染宿主细胞，但不表现出致病作用；②病毒能保持自身的基因组长期存留于宿主细胞中；③病毒能够逃避宿主免疫系统的清除作用。研究发现，病毒能持续存在体内的主要原因有：①机体免疫功能较弱，未能完全清除病毒；②病毒抗原性变异，机体免疫系统不能有效识别，或者病毒抗原性变弱，未能刺激机体形成有效的免疫应答；③病毒的嗜神经性使其能透过血-脑屏障引发感染，可逃避机体的免疫防御作用；④形成缺陷性干扰颗粒，改变病毒感染过程；⑤病毒基因受到抑制，不能表达或整合到细胞染色体中；⑥病毒直接侵犯免疫细胞，造成免疫功能下降。

1. HSV引起潜伏感染的机制

（1）HSV的DNA能以一种几乎静止的形式，即以游离环状附加体（episome）的形式存在，该形式不利于病毒的复制和基因表达。在潜伏状态下只有很少的病毒基因表达，每个受染细胞仅有约20个低拷贝即为佐证。

（2）HSV具有嗜神经性，可在感觉神经元终身潜伏，有时也能在迷走神经、肾上腺组织和脑中检出。约1%的受染细胞携带病毒的基因，不易检出。神经元具有利于潜伏感染的发生与维持的特点：①神经元为HSV非容许细胞，不允许或仅允许极少量病毒基因表达；②神经元是非分裂的后减数分裂细胞，在潜伏感染的维持期病毒DNA无需复制，DNA复制所必需的病毒基因产物也无需表达；③神经元很少或者根本不表达MHC

分子，T细胞无法稳定地接触被感染的神经元，免疫系统不能识别被感染的细胞，发生免疫逃逸现象。

（3）在HSV潜伏感染的视神经元细胞核中病毒基因的表达几乎被完全关闭，虽有少量RNA转录，但感染的神经元中未见病毒编码蛋白。病毒即刻早期基因的转录被抑制的原因可能有：①在神经元中缺乏病毒基因表达所必需的细胞转录因子，或水平太低不足以支持有效感染；②神经元中存在即刻早期基因转录的细胞抑制因子；③正向调控即刻早期基因转录的蛋白质在神经元中起不到促进转录的作用。

（4）HSV潜伏相关基因（LAT genes）的作用：研究发现，HSV在潜伏期间唯一高水平表达的基因是LAT基因，其表达的LAT蛋白在潜伏感染期和急性感染期均能检测到。LAT在HSV潜伏状态建立、维持和激活中均发挥作用，但其机制还不清楚。研究表明LAT通过抗神经元凋亡，使病毒避免被宿主清除而发挥潜伏复活功能，可见LAT的抗凋亡作用在潜伏感染及自发复活中发挥重要作用。但也有实验证明LAT仅仅是相关基因，并不是建立或维持潜伏感染所必需。

（5）HSV与感染细胞相互作用的平衡状态：潜伏感染中，HSV对受染细胞只是最小限度的伤害，保持一定数量的宿主细胞能够存活，这是病毒建立持续性感染的基本要求。在HSV潜伏感染过程中，病毒需要间歇性地出现有效感染，表现为反复再发感染现象。

（6）病毒逃避补体的杀伤作用：HSV的gC与C3b结合，使C3和C3转化酶失活，抑制补体活化作用。

2. HSV潜伏感染的激活机制 潜伏的HSV在神经元受到刺激后被激活的机制目前还不十分清楚，可能的因素包括以下两个方面。

（1）病毒因素：除了上述HSV LAT基因的作用外，HSV的TK基因在潜伏和激活中也可能发挥作用，处于静止时的病毒复制离不开TK激酶活性。

（2）宿主因素：人体内病毒再激活所需的刺激包括免疫抑制、激素水平变化、精神紧张、神经切除等引起神经元生理状态的改变。HSV潜伏感染激活时，CD8[+]抑制性T细胞活性增加，免疫效应细胞功能下降。病毒蔓延受某些因子如前列腺素的影响而增强，病毒激活与局部前列腺素水平增加和细胞免疫抑制有关。这些因素的综合结果可能导致神经元信号通路的激活，引起病毒转录因子或蛋白激酶的激活。反过来激活病毒或细胞基因产物的表达又可正向调控病毒即刻早期基因的表达。免疫耐受性是宿主不能有效清除病原微生物的重要因素，宿主细胞免疫机制不健全，则容易形成病毒的持续性感染。

3. miRNA 与 HSV 感染之间的关联性 HSV-1 编码 16 种 miRNA，超过半数的 miRNA 编码区位于 LAT 基因。在鼠或人三叉神经潜伏感染细胞中检测到 7 种 miRNA。与 HSV 相关 miRNA 的研究发现其主要具有以下三个特点：①LAT 编码 miRNA 对潜伏状态的建立和维持起着独特的作用。研究表明，LAT 通过反义 RNA 机制，分别通过 miR-H2、miR-H16 和 miR-H4 影响病毒多种其他 miRNA 的表达，对病毒潜伏和再激活起到重要的作用。②病毒 miRNA 可作用于细胞转录产物。③宿主的 miRNA 也可对病毒基因起作用。

4. HSV-1 感染与中枢神经系统损伤 HSV-1 可通过几种机制到达大脑并调节许多关键的细胞过程，例如细胞凋亡、自噬和细胞氧化等。说明 HSV-1 感染神经元可导致脑损伤。此外，其造成的中枢神经系统损伤可能是受到大脑炎症和脑组织中分泌的众多具有免疫调节功能的细胞因子的影响所致。有数据表明，HSV-1 感染大脑与神经退行性疾病的发生存在密切关系。

（三）免疫性

HSV 原发感染后 1 周，血中出现中和抗体（IgM、IgG、IgA），3~4 周达高峰，可持续多年。约 90% 的成年人体内有 HSV-1 的抗体，HSV-2 的抗体也随性成熟逐渐升高。中和抗体对阻止病毒经血流播散和限制病程有一定作用，可减轻疾病的严重程度。但中和抗体不能有效阻止病毒向神经组织移行，对潜伏在神经节内的病毒无中和作用。HSV 体液免疫不能消灭潜伏感染的病毒，也不能阻止外源的再感染和复发性感染。由于糖蛋白 gC 和 gE/gI 复合物分别与补体 C3b 和抗体 IgG Fc 段结合，可降低相应抗体的抗病毒作用。细胞免疫包括 CTL、Th 等多种 T 细胞亚群，以及活化巨噬细胞等，在机体抗 HSV 感染免疫中起重要作用，NK 细胞可杀死 HSV 感染细胞；在抗体参与下，介导 ADCC 效应可将 HSV 感染细胞裂解；细胞毒性 T 细胞和各种细胞因子（如干扰素等）在抗 HSV 感染中也有重要意义。

四、实验室诊断

1. 病毒的分离培养 病毒的分离培养是 HSV 感染实验室诊断最为敏感的方法，也是确诊 HSV 感染的可靠依据，被广泛认为是病原学诊断的"金标准"。可采集病变部位的水疱液、脑脊液、角膜刮取物、唾液等标本，接种人二倍体成纤维细胞株 WI38 及其他传代细胞株如 Vero、BHK 等，经 24~48 小时后，细胞出现肿胀、变圆、细胞融合等病变。然后用 HSV-1 和 HSV-2 的单克隆抗体作 ELISA 或免疫荧光染色（IFA）进行鉴定。该方法的缺点是细胞培养费时、耗力，因而限制了其在临床上的应用。

2. 免疫学检测

（1）病毒抗原检测：标本采集同上，采用荧光素标记或酶标记单克隆抗体，通过免疫组化、IFA、ELISA 等方法直接检测标本中的 HSV 抗原，快速诊断 HSV 感染。还可使用乳胶凝集试验检测 HSV 抗原，该方法快速，不需要特殊仪器，适用于大批量标本的筛检，但其敏感性差，检出率约为 50%。免疫学检查是检测 HSV 感染的快速方法，与培养法相比，该类方法的敏感性为 50%~75%。

（2）病毒抗体检测：HSV 抗体检测仍是目前临床上最常用来检测 HSV 感染的方法，可采用 IFA 和 ELISA 方法检测 HSV 特异性 IgG 或 IgM 抗体，若血清中特异性 IgM 抗体阳性，即可做出早期及近期感染的诊断；若检测 IgG 抗体则需采取急性期和恢复期双份血清，后者效价升高 4 倍或 4 倍以上方可做出诊断。另外用于抗体检测的方法还有补体结合试验及中和试验等，临床多用于急性感染诊断和器官移植患者的检测，以及流行病学调查。

3. 病毒核酸检测 取病变组织或细胞，提取病毒 DNA，与标记的 HSV DNA 探针进行杂交或应用 PCR 检测 HSV-1 或 HSV-2 的 gB 糖蛋白基因。PCR 法灵敏度高，可检测到小至 3 个 PFU，该方法已用于疑似 HSV 脑炎病人的诊断。

4. 形态学检测

（1）细胞学检查：从疱疹基底部或溃疡面刮取少量组织作涂片，Wright-Giemsa 染色或 Papanicolaou 染色，可检出 HSV 感染特征性的多核巨细胞和嗜酸性包涵体。

（2）电镜检查：取适量的水疱液或者病变组织制片，在电镜下观察病毒颗粒，阳性率为 50%，但鉴于 HSV 与其他疱疹病毒在形态上的相似性比较难以区分，应用免疫电镜检查则具有较高的特异性。

五、感染的防治

1. 预防 目前尚无可供预防接种用的 HSV 疫苗。HSV 具有致癌性，易潜伏感染，因此目前在研的疫苗主要是灭活疫苗、亚单位疫苗、多肽疫苗、DISC 疫苗（缺乏感染性单周期疫苗）、活载体基因工程疫苗以及 DNA 疫苗等，其有效性和安全性等还需进一步鉴定。

2. 治疗 生殖器疱疹不容易彻底治愈，易反复发作。治疗目的主要是缓解症状、减轻疼痛、缩短病程及防止继发感染等。目前，没有药物和其他治疗方式可以彻底治愈疱疹，即完全从体内清除这种病毒，但是有效地应对和合理给药对于加速初发病损的愈合，最大限度地减少复发频率和程度具有非常显著的效果。

（1）抗病毒化疗：无环鸟苷（阿昔洛韦）、泛昔洛韦、伐昔洛韦、丙氧鸟苷（更昔洛韦）对 HSV 感染具有较好的治疗效果。轻型病人只需局部用药，不需全身应用抗病毒治疗。局部用抗病毒药：①碘脱氧尿嘧啶核苷 idoxurigine（疱疹净）眼药水，局部滴眼治疗疱疹性角膜结膜炎；②3% 硼酸溶液或生理盐水，用于水疱或局部红肿明显者湿敷至损害消退；③3% 阿昔洛韦软膏，局部涂敷一日数次。重症感染者、全身性疱疹及疱疹性脑炎病人需全身治疗：①口服阿昔洛韦，重者静脉滴注阿昔洛韦；②应用干扰素、丙种球蛋白、维生素 C 等。治疗时应注意抗病毒药物的毒副作用及耐药问题，继发感染者用抗生素。

（2）其他治疗：抗病毒化疗对 HSV 感染治疗效果较好，但不能防止 HSV 的潜伏及复发感染。可酌情应用免疫调节剂如胸腺肽等，合理使用局部理疗，并辅之以清热解毒中药疗法。

（3）新的抗疱疹药物研发：目前主要有五类，分别是核苷磷酸盐衍生物、鸟嘌呤衍生物的类似物、无环不饱和膦酸酯类似物、病毒解旋酶 - 引物酶复合物抑制剂以及核糖核苷酸还原酶抑制剂。

展　望

性传播病原微生物的研究已深入到基因组水平，许多病原的基因组序列已被测定，这为进一步研究其结构和功能、遗传和变异、致病基因和分子诊断分型等奠定了基础，也为疫苗和药物研发提供了依据。HPV 疫苗研发已取得重大突破。

未来性传播病原微生物及其感染有待解决的主要关键科学问题如下：

1. 性传播病原微生物的基因组结构和功能仍需深入研究。例如淋病奈瑟菌和梅毒螺旋体大部分假想蛋白编码基因的功能不明，毒力因子目前知之甚少，致病机制、抗感染免疫与免疫逃逸机制仍需进一步深入研究。

2. 性传播病原微生物的感染机制仍有待进一步阐明。应进一步揭示病原微生物的致病基因、遗传变异、表达调控、信号转导和致病的分子机制，阐明病原微生物与宿主的相互关系。例如 HSV 嗜神经性的分子机制和途径，潜伏感染、激活及发生复发性感染的分子机制，HPV 和 HSV 致瘤的分子机制等。

3. 人群免疫保护和提高感染者免疫应答的基础研究。性传播病原微生物感染的免疫学特点是人类对此类感染无稳固的适应性免疫力，更没有终身免疫。产生此现象的机制目前还不明确，应注重研究并加以阐明。

4. 性传播病原微生物感染的早期诊断和早期发现病原微生物变异的检测新技术。早期诊断是防控性传播病原微生物感染的前提，应进一步建立更为敏感和特异的性传播病原微生物快速分离、培养和鉴定的新技术。

5. 疫苗的研发。目前针对性传播病原微生物感染和 STD 的疫苗研究很多，但距离实际应用还有很长的路要走。研发安全、有效的疫苗（包括预防性疫苗和治疗性疫苗）是该领域面临的巨大挑战和重要研究方向。

6. 治疗性传播病原微生物感染药物的研发及耐药性的防控。抗生素治疗 STD 的策略目前还面临诸多困难,迫切需要寻求新的治疗方法及药物。理想药物除了安全、高效以外,还应具广谱性、无刺激性,并且作用时间长、稳定。外用药物应是非处方药并易于被接受和使用。

（黄升海）

参 考 文 献

1. 吴移谋,王千秋.性传播疾病［M］.北京:人民卫生出版社,2016.

2. JIANG CH, XU M, KUANG XX, et al. *Treponema pallidum* flagellins stimulate MMP-9 and MMP-13 expression via TLR5 and MAPK/NF-κB signaling pathways in human epidermal keratinocytes［J］. Exp Cell Res, 2017, 361（1）: 46-55.

3. EDMONDSON D G, HU B, NORRIS S J, et al. Long-term in vitro culture of the syphilis spirochete *Treponema pallidum subsp. pallidum*［J］. MBio, 2018, 9（3）: e01153-18.

4. SWEENEY E L, DANDO S J, KALLAPUR S G, et al. The human ureaplasma species as causative agents of chorioamnionitis［J］. Clin Microbiol Rev, 2016, 30（1）: 349-379.

5. ZHONG GM. Chlamydial plasmid-dependent pathogenicity［J］. Trends Microbiol, 2017, 25（2）: 141-152.

6. DE LA MAZA L M, ZHONG G, BRUNHAM R C. Update on *Chlamydia trachomatis* Vaccinology［J］. Clin Vaccine Immunol, 2017; 24（4）: e00543-16

7. CHANG L, CI P, SHI J, et al. Distribution of genital wart human papilloma-virus genotypes in China: A multi-center study［J］. J Med Virol, 2013, 85（10）: 1765-1774.

8. LU PJ, WILLIAMS WW, LI J, et al. Human papillomavirus vaccine initiation and awareness US young men in the 2010 National Health Interview Survey［J］. American J Prev Medicine, 2013, 44（4）: 330-338.

9. ZACHARY W, ADIT D, HARALD M, et al. Role of polycomb proteins in regulating HSV-1 latency［J］. Viruses, 2013, 5（7）: 1740-1757.

10. MOODY C A. Impact of Replication Stress in Human Papillomavirus Pathogenesis［J］. J Virol, 2019, 93（2）: e01012-17.

11. PAŃCZYSZYN A, BONIEWSKA-BERNACKA E, GŁĄB G. Telomeres and Telomerase During Human Papillomavirus-Induced Carcinogenesis［J］. Mol Diagn Ther, 2018, 22（4）: 421-430.

12. HARRIS S A, HARRIS E A. Molecular Mechanisms for Herpes Simplex Virus Type 1 Pathogenesis in Alzheimer's Disease［J］. Front Aging Neurosci, 2018, 10: 48.

13. DUARTE L F, FARÍAS M A, ÁLVAREZ D M, et al. Herpes Simplex Virus Type 1 Infection of the Central Nervous System: Insights Into Proposed Interrelationships With Neurodegenerative Disorders［J］. Front Cell Neurosci, 2019, 13: 46.

14. JOHNSTON C, KOELLE D M, WALD A. Current status and prospects for development of an HSV vaccine［J］. Vaccine, 2014, 32（14）: 1553-1560.

第二十四章　重要食源性病原微生物

第一节　概　　述

食源性疾病（foodborne disease）是指通过摄入带有病原或有毒物质的食物和饮水而导致的疾病，包括食源性感染和中毒性疾病等，不包括与饮食相关的某些慢性疾病，例如糖尿病和高血压等。食源性感染的病原微生物包括细菌、病毒、朊粒和寄生虫等。食源中毒性毒物包括生物毒素和化学毒素。食源性疾病发病率高，是全球性的重要公共卫生问题，据 WHO 估算，每年有近 6 亿人因进食污染的食物而患病，约 42 万余人因此而死亡。同时，食源性疾病对医疗保健体制造成压力，损害国家的经济、旅游和贸易，阻碍社会经济的发展。

食源性疾病以食物和饮水为载体传播，呈散发或暴发性，例如微生物性食物中毒可为散发或集体群发，有机磷中毒、毒蕈中毒等多为散发。食源性感染的流行通常具有季节性和地区性的特点，例如，细菌性食物中毒多以夏、秋季为主，副溶血性弧菌性食物中毒主要发生于沿海和海岛地区，一些食源性寄生虫病主要发生于有生食或半生食猪肉或牛肉习俗的地区。

引起食源性感染的微生物统称为食源性病原微生物（foodborne pathogenic microorgnism），主要包括大肠埃希菌 O157：H7（*Escherichia coli* O157：H7）、沙门菌属（*Salmonella*）、金黄色葡萄球菌（*Staphylococcus aureus*）、志贺菌属（*Shigella*）、副溶血性弧菌（*Vibrio parahaemolyticus*）、霍乱弧菌（*Vibrio Cholerae*）、肉毒梭菌（*Clostridium botulinum*）、产气荚膜梭菌（*Clostridium perfringens*）、蜡样芽胞杆菌（*Bacillus cereus*）、空肠弯曲菌（*Campylobacter jejuni*）、产单核细胞李斯特菌（*Listeria monocytogenes*）、小肠结肠炎耶尔森菌小肠结肠炎亚种（*Yersinia enterocolitica subsp. enterocolitica*）、椰毒假单胞菌酵米面亚种（*Pseudomonas cocovenenans subsp. farinofermentans*）等细菌，诸如病毒（norovirus）、甲型肝炎病毒（hepatitis A virus, HAV）、轮状病毒（rotavirus）等病毒，以及引发人变异型克罗伊茨费尔特－雅各布病（variant Creutzfeldt–Jakob disease, vCJD）的朊粒（prion）。

食源性感染可发生于任何人群。小于 5 岁的儿童和 65 岁以上的老人，各种因素导致的免疫功能低下者以及孕妇更易发生严重的疾病。5 岁以下儿童患病占食源性疾病的 40% 左右，每年有 12.5 万儿童因此而死亡。

全球不同国家和地域的食源性感染的病原微生物存在差异。根据美国疾病预防控制中心的资料，导致美国食源性感染前五位的病原体依次为诺如病毒、沙门菌、产气荚膜梭菌、弯曲菌和金黄色葡萄球菌。

尽管随着我国城市化进程和农村饮用水源的改造、食品监管力度的加强以及人群卫生健康知识的增加，食源性疾病发病率已经大幅下降，但仍是对我国人口健康的重大威胁。来自国家卫生健康委员会的资料显示，2015 年我国食源性疾病中，微生物相关的食物中毒人数最多，主要致病因子为沙门菌、副溶血性弧菌、蜡样芽胞杆菌、金黄色葡萄球菌、致泻性大肠埃希菌、丙型副伤寒沙门菌及其肠毒素，以及肉毒毒素等。其中副溶血性弧菌是我国感染性腹泻的主要原因，尤其是沿海地区的成年人；沙门菌是一种严重且广泛分布的病原菌，造成严重的社会经济负担；志贺菌的感染在我国西北和内陆经济欠发达地区 5 岁以下的儿童中居多。我国主要食源性微生物性疾病见表 24-1。

表 24-1　我国主要食源性微生物性疾病

病种类别	病种名称
细菌性疾病	霍乱、伤寒和副伤寒、布鲁氏菌病、非伤寒沙门菌病、致泻大肠埃希菌病、志贺菌病、肉毒中毒、葡萄球菌肠毒素中毒、副溶血性弧菌病、椰毒假单胞菌酵米面亚种病、蜡样芽胞杆菌病、空肠弯曲菌病、产单核细胞李斯特菌病
病毒性疾病	病毒性肝炎、诺如病毒病

　　建立食品链的监督检查和管理体系,加强食品安全检查、监测预警和风险评估工作,提高卫生应急处置能力;改善居民居住环境条件;提升居民的卫生保健意识等,是预防食源性疾病发生和流行的重要环节。

　　本章仅介绍沙门菌、副溶血性弧菌、诺如病毒以及轮状病毒等 4 种主要的食源性病原微生物。

（韩　俭）

第二节　沙　门　菌

　　沙门菌属(*Salmonella*)是肠杆菌科中一个重要病原性菌属,寄生在人和动物肠道中,由一群生物学特性与血清学相似或相关的细菌组成。在自然界分布广泛,种类繁多,已发现 2 500 个以上血清型。本属细菌 DNA 的 G+C 百分比为 50%~53%。

　　沙门菌属细菌具有广泛的动物宿主。很多血清型可引起人和 / 或动物的沙门菌病。除可以引起人类的肠热症外,也是食物中毒和腹泻最常见的病原菌。它不仅危害人类健康,在家禽、家畜中也广泛流行,是一种重要的人兽共患(zoonosis)的病原菌,影响工农业生产和对外贸易的发展,WHO 明确规定沙门菌属于食品卫生必检项目之一。

一、生物学性状

（一）基本特性

　　1. 形态结构　革兰氏阴性杆菌,无序排列。有菌毛。除鸡沙门菌和雏鸭沙门菌等个别菌株外,都有周身鞭毛。一般无荚膜。均无芽胞。

　　2. 培养特性　营养要求不高,兼性厌氧,最适生长温度 35~37℃,最适 pH 为 6.8~7.8。在普通琼脂平板上可形成圆形、光滑、湿润、边缘整齐的菌落。在沙门菌属的不同选择培养基上形成有特征性菌落(表 24-2)。

表 24-2　沙门菌属在不同选择培养基上的菌落特征

选择培养基 *	培养条件	沙门菌生长现象
SS 琼脂	36℃,18~24 小时	菌落细小,边缘无色半透明,中心发黑
BS 琼脂	36℃,18~24 小时	菌落为黑色有金属光泽、棕褐色或灰色,菌落周围培养基可呈黑色或棕色;有些菌株形成灰绿色的菌落,周围培养基不变
HE 琼脂	36℃,18~24 小时	蓝绿色或蓝色,多数菌落中心黑色或几乎全黑色;有些菌株为黄色,中心黑色或几乎全黑色
XLD 琼脂	36℃,18~24 小时	菌落呈粉红色,带或不带黑色中心,有些菌株可呈现大的带光泽的黑色中心,或呈现全部黑色的菌落;有些菌株为黄色菌落,带或不带黑色中心
沙门菌属显色培养基	36℃,18~24 小时	按照显色培养基的说明进行判定

　　* SS 琼脂:Salmonella-Shigella agar;BS(亚硫酸铋)琼脂:bismuth sulfite agar;HE 琼脂:hektoen enteric agar;XLD(木糖赖氨酸脱氧胆盐)琼脂:xylose lysine deoxy bile salts agar

　　3. 生化反应　沙门菌属细菌的生化反应相似。常见的非伤寒、伤寒和甲型副伤寒沙门菌的主要生化反应见表 24-3。

　　4. 抗原构造　主要包括 O 抗原和 H 抗原,个别菌株可产生 Vi 抗原。

　　（1）O 抗原:为沙门菌细胞壁中的 LPS 成分。耐高温,100℃不被破坏。O 抗原刺激机体仅产生 IgM 类抗体。O 抗原是细菌分群的依据。

表 24-3 非伤寒沙门菌、伤寒沙门菌、甲型
副伤寒沙门菌的主要生化反应特性

生化反应	非伤寒沙门菌	伤寒沙门菌	甲型副伤寒沙门菌
TSI	产碱/产酸产气	产碱/产酸	产碱/产酸产气
H₂S	+	弱阳性	-/弱阳性
靛基质试验	-	-	-
尿素酶试验	-	-	-
赖氨酸脱羧酶试验	+	+	-
动力	+	+	+
KCN 生长试验	-	-	-
葡萄糖分解试验	⊕	+*	⊕
乳糖分解试验	-	-	-
甘露醇分解试验	⊕	+*	⊕
山梨醇分解试验	⊕	+*	⊕
卫矛醇分解试验	⊕	-	⊕（2天后）
ONPG 试验	-	-	-

⊕：产酸产气；*：只产酸不产气；ONPG：O-nitrophenyl-β-D-galactopyranoside，β 半乳糖苷酶

（2）H 抗原：存在于沙门菌的鞭毛蛋白中，不耐热，60℃、30 分钟即被破坏，乙醇处理亦可被破坏。H 抗原分第Ⅰ相和第Ⅱ相两种。第Ⅰ相特异性高，又称特异相，以小写英文字母表示。第Ⅱ相特异性低，可为多种沙门菌共有，称非特异相，以阿拉伯数字表示。同时拥有第Ⅰ相和第Ⅱ相 H 抗原的菌株称双相菌，仅有一种者为单相菌。H 抗原刺激机体产生的抗体以 IgG 类为主。根据 H 抗原可以进一步对沙门菌进行分型。

（3）Vi 抗原：位于菌体最表层，由聚 -N- 乙酸 -D- 半乳糖胺糖醛酸组成，可阻止 O 抗原与其相应抗体的凝集反应。主要见于伤寒、丙型副伤寒和都柏林沙门菌。Vi 抗原不稳定，经 60℃加热、石炭酸处理或传代培养后易消失。Vi 抗原的免疫原性弱，检测 Vi 抗体可用于带菌者的检出。

（二）分类

沙门菌属细菌的血清型超过 2 500 种，可依据其 DNA 同源性、抗原类别以及动物宿主等进行分类、分群和分型。

1. 根据 DNA 同源性分类　沙门菌属有两

个种，即肠沙门菌（S. enterica）和邦戈沙门菌（S. bongori）。肠沙门菌又分为 6 个亚种（表 24-4）。

表 24-4 肠沙门菌的 6 个亚种

亚种	代表菌种
亚种Ⅰ	肠沙门菌肠亚种（S. enterica subsp. enterica）
亚种Ⅱ	肠沙门菌萨拉姆亚种（S. enterica subsp. salamae）
亚种Ⅲ ₐ	肠沙门菌亚利桑那亚种（S. enterica subsp. arizonae）
亚种Ⅲ ᵦ	肠沙门菌双亚利桑那亚种（S. enterica subsp. diarizonae）
亚种Ⅳ	肠沙门菌豪顿亚种（S. enterica subsp. houtenae）
亚种Ⅵ	肠沙门菌英迪加亚种（S. enterica subsp. indica）

肠亚种常分离自人和温血动物，其余亚种及邦戈沙门菌通常从冷血动物和环境中分离，偶尔引起人类疾病。沙门菌属的模式菌种为肠沙门菌肠亚种。能感染人类的沙门菌血清型约 1 400 多种，都在肠沙门菌肠亚种中。

2. 依据抗原分群和分型　沙门菌 O 抗原至少有 58 种，以阿拉伯数字顺序排列，现已排至 67（其中有 9 种被删除）。每个沙门菌的血清型含一种或多种 O 抗原。凡含有相同抗原组分的归为一个群，群的命名是 O 加上阿拉伯数字以及括号中大写的英文字母（A~Z）表示，据此可将沙门菌属分成 A~Z、O51~O63、O65~O67 共 42 个群。引起人类疾病的沙门菌大多数属于抗原 A、B、C1、C2、D、E1、E2、E3 和 E4 群，以肠炎沙门菌和鼠伤寒沙门菌最常见。根据 H 抗原不同，可进一步将每一群内的沙门菌分成不同菌型（表 24-5）。肠沙门菌血清型的表示方法为 O：H（第Ⅰ相）：H（第Ⅱ相），如 1，4，［5］，12：i：1，2 表示鼠伤寒沙门菌的血清型。

（三）基因组特征

肠沙门菌亚种Ⅰ中的许多菌株已经完成了基因组测序工作。与人类疾病关系密切的伤寒沙门菌 CT18 株（S.enterica subsp.enterica serovar Typhi str. CT18）、肠炎沙门菌 P125 109 株（S.enterica subsp. enterica serovar Enteritidis str.P125109）、鼠伤寒沙门菌 LT2 株（S.enterica subsp.enterica serovar Typhimurium

表 24-5 感染人类的主要沙门菌及抗原组成

组别	菌名	O 抗原	H 抗原 第Ⅰ相	H 抗原 第Ⅱ相
A	甲型副伤寒沙门菌（S.paratyphi A）	1, 2, 12	a	[1, 5]
B	乙型副伤寒沙门菌（S.paratyphi B）	1, 4, [5], 12	b	1, 2
	鼠伤寒沙门菌（S.typhimurium）	1, 4, [5], 12	i	1, 2
	德尔卑沙门菌（S.Derby）	1, 4, [5], 12	f, g	[1, 2]
	阿贡纳沙门菌（S.Agona）	1, 4, [5], 12	f, g, s	[1, 2]
	圣保罗沙门菌（S.Saintpau）	1, 4, [5], 12	e, h	1, 2
	斯坦利沙门菌（S.Stanley）	1, 4, [5], 12, [27]	d	1, 2
C1	丙型副伤寒沙门菌（S.paratyphi C）	6, 7, [Vi]	c	1, 5
	猪霍乱沙门菌（S.choleraesui）	6, 7	c	1, 5
	维尔肖沙门菌（S.Virchow）	6, 7, 14	r	1, 2
	婴儿沙门菌（S.infanti）	6, 7, 14	r	1, 5
	布伦登卢普沙门菌（S.Braenderup）	6, 7, 14	e, h	e, n, z15
C2	纽波特沙门菌（S.Newpor）	6, 8, 20	e, h	1, 2
D	伤寒沙门菌（S.typhi）	9, 12, [Vi]	d	—
	肠炎沙门菌（S.Enteritidi）	1, 9, 12	g, m	[1, 7]
E4	山夫登堡沙门菌（S.Senftenberg）	1, 3, 19	g, [s], t	—
F	阿柏丁沙门菌（S.Aberdeen）	11	i	1, 2

[ ]：O 抗原中表示存在或不存在与噬菌体转化无关；H 抗原中表示在野生菌株中罕见

str.LT2）、猪霍乱沙门菌 SC-B67 株（S.enterica subsp. enterica serovar Choleraesuis str.SC-B67）、甲型副伤寒沙门菌 ATCC 9 150 株（S.enterica subsp.enterica serovar Paratyphi A str.ATCC 9150）、乙型副伤寒沙门菌 SPB7 株（S.enterica subsp.enterica serovar Paratyphi B str.SPB7）和丙型副伤寒沙门菌 RKS4 594 株（S.enterica subsp. enterica serovar Paratyphi C str.RKS4594）主要的基因组特征见表 24-6。

表 24-6 几种与人类疾病关系密切的沙门菌菌株基因组特征

菌株	类型	名称	大小 /Mb	G+C 百分比	基因数	蛋白质	rRNA	假基因
伤寒沙门菌 CT18 株	染色体	–	4.81	52.1	4 454	4 110	22	233
	质粒 1	pHCM1	0.22	47.6	246	235	–	10
	质粒 2	pHCM2	0.11	50.6	129	128	–	–
肠炎沙门菌 P125 109 株	染色体	–	4.69	52.2	4 762	4 502	22	140
鼠伤寒沙门菌 LT2 株	染色体	–	4.86	52.2	4 605	4 446	22	41
	质粒	pSLT	0.09	53.1	109	102	–	–
猪霍乱沙门菌 SC-B67 株	染色体	–	4.76	52.2	4 889	4 459	22	313
	质粒 1	pSC138	0.14	51.3	179	151	–	28
	质粒 2	pSCV50	0.05	52.1	63	57	–	6
甲型副伤寒沙门菌 ATCC 9 150 株	染色体	–	4.59	52.2	4 678	4 319	22	242
乙型副伤寒沙门菌 SPB7 株	染色体	–	4.86	52.1	4 960	4 694	22	144
丙型副伤寒沙门氏菌 RKS 4 594 株	染色体	–	4.83	52.2	4 960	4 539	22	305
	质粒	pSPCV	0.06	52.8	66	59	–	7

沙门菌基因组中携带数目不等的假基因（pseudogene）（表24-6），这种遗传退化可能是沙门菌感染具有宿主特异性的原因。目前认为，假基因数量与感染的宿主范围有关，宿主范围广的菌株，基因组的绝大部分基因具有功能，假基因数目少，而宿主范围窄的菌株只感染固定宿主，基因组中很多基因丧失了原有的功能，在进化过程中逐渐变成假基因，因而假基因数目增多。伤寒沙门菌 CT18、甲型副伤寒沙门菌 ATCC 9 150 只感染人类，基因组中假基因数分别为 243 和 242 个，鸡沙门菌只感染鸡，假基因多达 338 个，而鼠伤寒沙门菌 LT2 感染宿主广泛，其假基因仅有 41 个。

（四）变异性

沙门菌易发生耐药性、抗原、培养特性以及结构变异等。

沙门菌的耐药是细菌染色体突变、耐药基因转移以及抗菌药物筛选的结果。长期以来，以预防、治疗疾病和促进畜禽生长为目的的抗生素滥用导致沙门菌的耐药性持续增强，已成为严重的公共卫生问题。临床样本、动物体内、食品以及环境中分离的沙门菌均有不同程度的耐药性，有的分离株甚至产生多重耐药，给临床用药造成困难。多重耐药性（multiple drug resistance, MDR）沙门菌是指对一线抗菌药物氨苄青霉素、氯霉素和甲氧苄啶/磺胺甲噁唑产生共同耐药性的沙门菌。

沙门菌耐药机制复杂，主要通过染色体基因突变或主动外排系统和可转移遗传元件介导。质粒编码的氨基糖苷类钝化酶和 rRNA 甲基化是沙门菌耐受氨基糖苷类抗生素的重要原因，钝化酶包括乙酰转移酶（acetyltransferase, AAC）、腺苷转移酶（adenylytransferase, ANT）和磷酸转移酶（phosphotransferase, APH）使氨基糖苷类药物的结构发生改变。$gyrA$、$gyrB$ 和 $parC$ 突变导致沙门菌 DNA 解旋酶（GyrA 和 GyrB）和拓扑异构酶 Ⅳ（ParC）改变，使得喹诺酮类抗菌药物不能与酶 DNA 复合物稳定结合；沙门菌药物通道外膜蛋白 OmpF 的表达降低减少了许多药物的摄入；AcrAB-TolC 外排泵可将药物排出，使菌体内药物累积减少。近年来也发现了耐药质粒携带 qnr 基因介导的喹诺酮类耐药（plasmid-mediated quinolone resistance, PMQR）机制。二氢叶酸还原酶 $dhfr$ 和 dfr 基因突变后的编码产物对磺胺类药物亲和力降低；获得 $sul1$、$sul2$ 和 $sul3$ 基因是对磺胺类药物产生耐药的重要原因。表达 β- 内酰胺酶是沙门菌耐 β- 内酰胺类抗生素的主要机制，编码的基因包括 bla_{TEM}、bla_{CTX}、bla_{CMY} 和 bla_{OXA} 等。通过基因 $tetA$、$tetB$、$tetC$、$tetD$ 和 $tetG$ 编码外排泵使沙门菌对四环素类药物产生耐药；氯霉素乙酰转移酶（chloramphenicol acetyltransferase, CAT）的可使氯霉素乙酰化而失活以及 $cmlA$ 和 $floR$ 编码氯霉素外排泵与氯霉素耐药有关。噬菌体 DT104 型鼠伤寒沙门菌对氨苄青霉素、氯霉素、链霉素、磺胺、四环素的多重耐药与在进化过程中细菌染色体上获得 SGI-1（Salmonella genomic island-1）有关，SGI-1 携带一段 13kb 的 MDR 基因区，编码多种耐药表型，包括 $dhfr$Ⅰb（抗甲氧苄氨嘧啶）、sulⅠ（抗磺酰胺）、catⅠ（抗氯霉素）、bla（抗氨苄青霉素）、strAB（抗链霉素）等，是近年来多重耐药菌株流行的关键原因。

二、流行病学特征

（一）传染源及传播途径

沙门菌主要来自患病的人、动物以及带菌者。引发食物中毒的沙门菌动物宿主范围很广，家畜有猪、牛、马、羊、猫和犬等，家禽有鸡和鸭等，甚至野生动物（如狮、熊、鼠类）、冷血动物、软体动物、环形动物和节肢动物等都可带菌。沙门菌随人或动物的排泄物及病死尸等污染土壤和水源，特别是因宰杀患病或带菌的畜禽而造成病原菌的散布，饲料和饮水的污染，是导致畜禽沙门菌病以及相互传染的主要原因。引起人类食物中毒的食品多为动物源性食品。

食入被沙门菌污染的蛋、乳、禽畜肉类产品或饮用被粪便污染的水源是沙门菌病的主要传播方式。

由于伤寒和副伤寒沙门菌只感染人类，引发肠热症，所以病人和带菌者是肠热症的传染源，粪-口途径是主要的传播途径。曾经有厨师是伤寒沙门菌的带菌者引发多起感染的报道。

（二）流行特征

1. 感染状况 沙门菌病是我国及世界各地的常见病和多发病。2000 年以来，全球沙门菌引起的食源性疾病呈上升趋势。在美国，沙门菌是引起食源性疾病排第二位的病原，仅次于诺如病毒。在欧盟调查的人兽共患病因子中,沙门菌位居第二位,仅次于弯曲菌属,2016年发生9 061例,其中40%病例住院治疗,死亡128人,鸡蛋和蛋制品是主要感染来源,其次是家禽、猪肉和奶酪。来自卫健委的资料显示,2015年我国食源性疾病中,微生物性食物中毒事件的中毒人数最多,主要致病因子为沙门菌、副溶血性弧菌、蜡样芽胞杆菌、金黄色葡萄球菌及其肠毒素、致泻性大肠埃希菌、肉毒毒素等。2011年以来,我国不同省自治区腹泻病人中沙门菌的感染率为0.3%~9.7%,高感染地区主要集中在内陆和大城市。在上海市,沙门菌感染中肠炎沙门菌和鼠伤寒沙门菌分别占31.4%和27.3%;在河南省,沙门菌感染中肠炎沙门菌、鼠伤寒沙门菌和德尔卑沙门菌分别占16.8%、26.9%和9.6%;在广东地区的沙门菌感染中,鼠伤寒沙门菌占30%,肠炎沙门菌占13%,另外,鼠伤寒沙门菌单相变异株1,4,5,12:i:–血清型占14%,此变异株的感染同样在欧洲呈增高趋势,尤其是在猪肉引发的食源性感染中多见。除了优势血清型外,可见多种其他血清型感染,包括维尔肖、纽波特、山夫登堡、阿柏丁、婴儿、阿贡纳、圣保罗、斯坦利、猪霍乱、布伦登卢普沙门菌等。伤寒或副伤寒沙门菌的感染者主要集中在发展中国家的儿童人群中。

2. 易感人群　5岁以下婴幼儿和60岁以上人群好发。经济发展水平影响疾病的流行,在发展中国家人群感染率高。免疫功能低下或有其他疾病(白血病、淋巴瘤、镰刀细胞疾病和胃酸减少等)为沙门菌感染的危险因素。

3. 好发季节　全年均可分离到菌株,但以夏秋季节(6~9月)为主。

三、致病性与免疫性

(一)致病物质及致病机制

沙门菌的致病性与其产生的多种毒性因子有关,包括黏附因子、毒素、致病岛、生物被膜、毒性质粒、耐抗性多肽和应激蛋白等。

1. Ⅲ型分泌系统(type Ⅲ secretion system,T3SS)　许多沙门菌具有T3SS,呈注射器样。T3SS的结构及作用机制详见第五章第二节。

2. 沙门菌致病岛(*Salmonella* pathogenicity islands,SPI)　沙门菌为兼性胞内寄生菌,它们可侵入巨噬细胞、树突状细胞和上皮细胞。负责沙门菌侵入、存活和肠外扩散的基因位于SPI上。SPI的G+C百分比与细菌染色体的不同,因此认为其是通过基因的水平转移获得的。部分SPI存在于所有沙门菌属的细菌,有些SPI仅存在于特定血清型。沙门菌最主要的毒力基因群存在于12个SPI上,与肠道内感染有关的基因主要存在于SPI–1和SPI–2上。编码T3SS的SPI–1对于肠炎沙门菌蛋白通过宿主细胞膜进入细胞是必须的,进入细胞的蛋白诱导细胞骨架重排,导致肠炎沙门菌被非吞噬细胞摄取。其他的SPI与细胞内生存、菌毛的表达、镁和铁的吸收、多重耐药性以及全身性感染的发展有关。常见沙门菌的主要SPI及特性见表24–7。

表24–7　沙门菌主要的SPI大小、分布及功能

SPI	大小/kb	G+C百分比	分布	功能
SPI–1	39.8	47	所有沙门菌	T3SS、铁摄取、侵染上皮细胞,细胞凋亡
SPI–2	39.7	44.6	肠沙门菌	T3SS、胞内存活
SPI–3	17.3	47.3	所有沙门菌	Mg^{2+}摄取、侵染上皮细胞,单核细胞内存活
SPI–4	23.4	44.8	所有沙门菌	Ⅰ型分泌系统,毒素分泌
SPI–5	7.6	43.6	所有沙门菌	T3SS效应蛋白
SPI–6	59	51.5	肠沙门菌亚种Ⅰ,部分Ⅲb、Ⅵ	菌毛形成
SPI–7	133	49.7	肠沙门菌亚种Ⅰ	Vi抗原,菌毛组装,*sop*E
SPI–8	6.8	38.1	伤寒沙门菌	未知
SPI–9	16.3	56.7	肠沙门菌亚种Ⅰ	假定毒素
SPI–10	32.8	46.6	肠沙门菌亚种Ⅰ	Sef菌毛

除了 SPI 外, sigma SS（RpoS）和适应性耐酸反应（adaptive acid tolerance response, ATR）是另外两个重要的毒力因素。有毒力的沙门菌携带的 RpoS 和 ATR 帮助细菌在不适宜条件下（如胃酸的酸性环境、胆盐、低氧、低营养、抗菌肽杀菌、黏液以及正常菌群拮抗作用、在吞噬体和吞噬溶酶体中）的生存。

3. 毒性质粒　在肠炎、猪霍乱、鼠伤寒、都柏林、仙台、马流产、绵羊流产和鸡-雏鸭沙门菌等 8 种血清型中发现有毒性质粒。毒性质粒从 50~90kb 不等, 均含有一个 7.8kb 的 *spv*（*Salmonella* plasmid virulence）操纵子, 由 *spv*RABCD 五个基因组成, *spv* 与沙门菌在宿主体内毒力的表达密切相关。这些基因的表达受生存条件的调控, 如巨噬细胞内、低碳、低 pH、低铁环境等, 是沙门菌在网状内皮系统繁殖所必须的。SpvR 是一个与 LysR 调节蛋白家族同源的 33kD 多肽, SpvB 可充当离子跨膜转运体, 与腹泻发生有关。质粒的其他一些基因座, 例如肠炎、鼠伤寒沙门菌质粒上的 *rep*B 和 *rep*C 为独立的复制子, 控制着这些低拷贝质粒的数目；菌毛操纵子 *pef*（plasmid encoded fimbriae）存在于一个多拷贝的质粒上, 决定细菌表面丝状菌毛结构的形成；*tra*T、*rck* 和 *rsk* 与血清耐受有关, 可能在感染阶段发挥重要作用。LT2 拥有自我扩散（self-transmissible）的毒性质粒 pSLT。宿主适应毒力质粒的存在可能使沙门菌的宿主范围扩大。

4. 形成生物膜　沙门菌可以黏附在物体表面, 如在生产的食物上、家禽养殖场的加工区域等形成生物膜, 在不利的环境条件下, 生物膜可能在沙门菌的存活中起着至关重要的作用。

5. 染色体上的非 SPI 毒力因子　*tvi*ABCDE 和 *vex*ABCDE 编码 Vi 抗原具有抗吞噬和阻止抗体调理等作用；*pho*PQ 编码的 PhoPQ 与胞内生存有关；*cdt*ABC 编码细胞致死膨胀毒素（cytolethal distending toxin, CDT）。

6. 菌毛　菌毛在沙门菌黏附小肠上皮细胞过程中发挥作用, 是参与沙门菌入侵宿主的第一个环节。各血清型甚至各菌株间菌毛基因的组成各不相同, 菌毛被认为可能参与决定沙门菌的宿主范围。在肠炎沙门菌基因组上已经发现有 13 个菌毛编码序列, 其中 *sef*A、*agf*A 和 *fim*A 分别涉及编码 SEF14、SEF17 和 SEF21 菌毛的主要亚单位。SEF14 菌毛在肠炎沙门菌的毒力和致病机制上起重要作用。Ⅰ型甘露糖耐受菌毛 SEF21 可在黏附特定宿主的组织趋向性上起作用。Pef 在细菌对小肠上皮细胞的附着上起重要作用。

7. 肠毒素　鼠伤寒沙门菌等可产生肠毒素, 刺激肠黏膜上皮细胞内 cAMP 增多, 引发腹泻, 性质类似 ETEC 产生的肠毒素。

8. 内毒素　沙门菌死亡后释放出的内毒素可引起宿主发热、白细胞数改变（肠热症时白细胞往往降低）, 大剂量时导致中毒症状和休克, 与内毒素激活补体替代途径产生 C3a、C5a, 以及诱发免疫细胞分泌 TNF-α、IL-1 和 IFN-γ 等细胞因子有关。

9. 伤寒毒素　伤寒毒素（typhoid toxin）呈 A2B5 结构, 由五个 PltB 分子（位于基部）和 PltA 和 CdtB 各一个分子组成的金字塔形复合物, CdtB 位于金字塔顶。此结构与霍乱毒素、志贺毒素和百日咳毒素等只有一个 A 亚单位不同。伤寒毒素是在伤寒沙门菌感染的细胞内合成的, 转运至细胞外, 有趋向性的选择作用于循环和脾脏中的免疫细胞（包括中性粒细胞、淋巴细胞、单核细胞和巨噬细胞）以及大脑的内皮细胞, 与上皮细胞表面的受体足糖萼蛋白样蛋白（podocalyxin-like 1 protein）和免疫细胞表面的受体 CD45 分子结合, 结合的部位是受体上的 Neu5Ac-terminated glycans, 该分子主要表达于人的细胞, 与表达于其他哺乳动物细胞表面的 Neu5Gc-terminated glycans 不结合。这可以解释为什么肠热症只发生于人类。伤寒毒素与免疫细胞结合后, 在低浓度时, 通过改变机体的固有免疫和适应性免疫应答, 形成细胞内的持续感染；而高浓度时, 直接导致免疫细胞的死亡。

（二）临床特征

1. 胃肠炎　是最常见的沙门菌感染, 约占 70%。为人兽共患病, 由摄入大量（>10^8）被肠炎、鼠伤寒或猪霍乱沙门菌等污染的食物引起。该病潜伏期为 6~24 小时。起病急, 主要临床症状为发热、恶寒、呕吐、腹痛、水样腹泻, 偶有黏液或脓性腹泻。鼠伤寒沙门菌致泻性的严重程度高于肠炎沙门菌, 大便性状多样, 腹痛和发热相对较轻, 细菌可侵犯结肠引起病变, 产生痢疾样症状。

肠炎沙门菌所致症状以腹痛和发热较为明显,腹泻相对较轻。一般沙门菌胃肠炎多在2~3天自愈。严重者可伴有迅速脱水,导致休克和/或肾功能衰竭而死亡。

2. 肠热症(enteric fever) 主要由伤寒、甲型副伤寒、乙型副伤寒和丙型副伤寒沙门菌引起。不同致病菌的致病机制和所致临床症状基本相似,只是伤寒沙门菌所致疾病病情较重,病程较长。引发肠热症的沙门菌只感染人。临床上典型的肠热症分为初期、极期、缓解期和恢复期四期,不同病期的主要症状和体征如下:①初期(第1周),阶梯状上升的发热、畏寒,伴有全身疲倦、食欲减退、恶心、呕吐、腹痛、轻度腹泻等。②极期(第2~3周),稽留热(39~40℃),表情淡漠,相对缓脉,一半以上病人在胸、腹及肩背部可出现淡红色的玫瑰疹,有肝、脾肿大及腹痛等。③缓解期(第4周),体温逐渐下降,神经、消化系统症状减轻。可能出现肠出血和肠穿孔等并发症。④恢复期(第5周),症状消失,肝、脾功能恢复正常。

未经治疗的典型肠热症病人死亡率约为20%。在地方性流行区,特别是同时存在血吸虫的地区,可出现慢性菌血症,发热常达数月,呈迁延型感染。部分病人于缓解期体温还没有下降到正常时又重新升高,持续5~7天后退热,为肠热症再燃,可能与菌血症尚未得到完全控制有关。大约10%~20%用氯霉素治疗的病人在退热后1~3周再度出现临床症状,称为肠热症复发,与病灶内的细菌未被完全清除,重新侵入血流有关。

约有1%~5%肠热症病人可转变为无症状带菌者。这些菌留在胆囊中,有时也可在尿道中。50岁以上者和女性更易形成带菌者。

3. 败血症(septicemia) 以鼠伤寒和肠炎沙门菌等引发的多见。多见于儿童和免疫力低下的成人,尤其是患有系统性红斑狼疮、肝硬化、HIV感染、肿瘤等疾病者。病原菌经口感染后,早期即侵入血流引发败血症,病人症状严重,常见有高热、寒战、厌食和贫血等,肠道症状常常缺如。部分病人细菌可随血流导致脑膜炎、骨髓炎、胆囊炎、心内膜炎等。

(三)免疫性

黏膜免疫系统是宿主对沙门菌感染的第一道防线。胃酸有杀菌作用,胃酸降低有助于细菌侵入

小肠。沙门菌在小肠与黏膜面的M细胞接触并迅速内化后,被吞噬细胞吞噬,感染的巨噬细胞被正常组织包裹成分散的病变组织,有许多黏附分子(ICAM1和VCAM1)和细胞因子(TNF-α、IL-12、IL-18、IL-14、IL-15和IFN-γ)参与了此过程。突破了黏膜保护的细菌,抵达派尔集合淋巴结(Peyer's patches)的淋巴滤泡中,被树突状细胞(DC)摄取并将抗原提呈,引发T细胞和B细胞免疫。沙门菌的鞭毛与引起宿主早期的固有免疫应答有关。

细菌随血流到达肝脏和脾脏后,大多数被单核巨噬细胞杀死,部分可以在单核巨噬细胞内存活和增殖,释放入血后形成菌血症,向全身多器官组织包括肝脏、脾脏、骨髓和胆囊等播散。细菌可侵入肝细胞造成肝细胞死亡。肝脏的库普弗细胞细胞激活后可杀伤细菌。

中性粒细胞和单核细胞是抗沙门菌感染的主要因素,可产生多种细胞因子,如TNF-α、IFN-γ、IL-1、IL-2、IL-6和IL-8。DC和B细胞参与针对沙门菌T细胞免疫的建立。B细胞产生针对沙门菌蛋白和LPS的抗体。引发急性胃肠炎的沙门菌可刺激肠黏膜局部产生SIgA。Th1、CD8+CTL以及抗体的相互作用可防止沙门菌的再感染。

肠上皮细胞在协调针对肠道病原菌的炎症反应中发挥重要作用。沙门菌与上皮细胞作用后,诱导黏膜底部分泌IL-8等趋化因子,结合到炎症细胞表面的CC和CXC受体上,激活白细胞,促进中性粒细胞和单核细胞定向移动至被感染细胞引发炎症反应。巨噬细胞发挥吞噬杀伤作用,巨噬细胞和其他单个核细胞释放TNF-α产生抗菌作用。TNF-α、IFN-γ、IL-2和其他细胞因子在清除细菌方面发挥重要作用。严重的炎症反应可造成上皮细胞和炎症细胞的死亡。Th1介导的免疫应答可破坏宿主细胞和细菌。Th2细胞产生IL-4、IL-10、IL-13和TGF,通过部分抑制Th1免疫应答相关的细胞因子而引起宿主细胞的保护性免疫。细菌的LPS也可以激活巨噬细胞释放炎症因子IL-6、IFN-β等。

肠热症沙门菌可刺激机体建立牢固的适应性免疫。

四、实验室诊断

食源性中毒沙门菌的检验程序见图24-1。

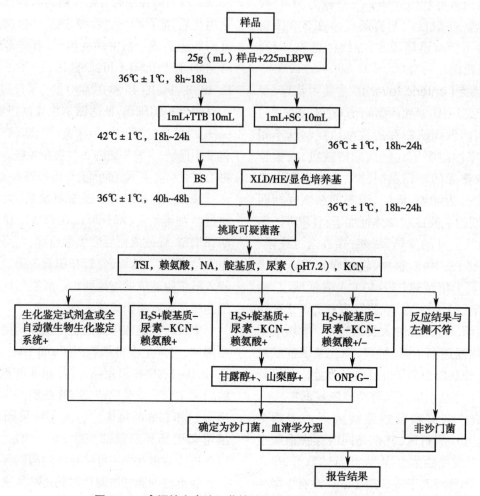

图24-1 食源性中毒沙门菌检验程序（GB 4789.4-2010）

BPW：缓冲蛋白胨水；TTB：四硫磺酸钠煌绿增菌液；SC：亚硒酸盐胱氨酸增菌液；BS琼脂：亚硫酸铋琼脂；HE琼脂：Hektoen Enteric琼脂；XLD琼脂：木糖赖氨酸脱氧胆盐琼脂；TSI：三糖铁琼脂；NA：营养琼脂；ONPG：β半乳糖苷酶试验；KCN：氰化钾

（一）标本采集及运送

急性胃肠炎病人取粪便、肛拭、呕吐物和可疑食物，不能及时接种者需置Cary-Blair运送培养基内保存。固体食品需剪碎和研磨，奶和奶制品可直接取样增菌。败血症病人应采集血液。兽医界检测的样本包括动物的饲料、粪便、组织等。

肠热症因病程不同而采集不同标本。第1周采集外周血，第2~3周起采集粪便，第3周起可采集尿液，全病程可采集骨髓。胆道带菌者可取十二指肠引流液。血清学诊断需在病程的不同阶段采集2~3份标本。

（二）培养与鉴定

标本经过BPW和TTB、SC增菌液两轮增菌，将增菌液接种沙门菌选择性鉴别平板（BS琼脂、

HE琼脂/XLD琼脂/沙门菌显色培养基），经过培养后，观察菌落特征（表24-2），挑选可疑菌落进行生化鉴定。

用于沙门菌生化鉴定的试验主要包括TSI、赖氨酸脱羧酶试验、靛基质试验、尿素分解试验、KCN试验等。根据生化反应结果，判断待检菌是否为沙门菌，判断标准见图24-1。

（三）噬菌体裂解试验

自选择性琼脂平板上分别挑取2个乳糖阴性、产H_2S或不产H_2S的菌落，和乳糖阳性产H_2S的菌落，稀释于营养肉汤，使含菌量约为1×10^6 CFU/ml。棉签涂抹接种琼脂平板，依次滴加噬菌体O-I、C、Sh、E、CE、E-4和Ent，置36℃培养5~6小时和14~24小时各观察一次结果。其中噬菌体O-I形成融合性裂解，其余噬菌体均不裂解者为沙门菌。

（四）血清学试验

选用多价 O 抗血清和 H 抗血清鉴定菌体抗原和鞭毛抗原，确定沙门菌血清型（菌种）。被 A~F 型多价 O 血清凝集者，依次用 O4、O3、O10、O7、O8、O9、O2 和 O11 因子血清做凝集试验，判定 O 群。被 O3、O10 混合血清凝集的菌株，分别用 O10、O15、O34 或 O19 单因子血清做凝集试验，判断 E1、E2、E3、E4 各亚群。注意有时候 Vi 抗原可影响 O 抗原的凝集，需加热去除。确定 O 分群之后，选用相关 H 因子血清检查第 I 相和第 II 相 H 抗原，再用 Vi 因子血清检查 Vi 抗原。

临床上对于伤寒和副伤寒沙门菌引发的肠热症诊断可选用肥达试验（Widal test），也可用 ELISA 法、免疫荧光技术等检测样品中的沙门菌抗原或抗体。

（五）分子诊断方法

1. 快速诊断 根据沙门菌属特异性基因（*hut*、*inv* 基因族、*hilA*、*fimA*、*hns*、*spv*、16S rRNA 等）、血清群特异性基因（*rfb*）与血清型特异性基因（*fliC*、*fliB*、*via*）设计引物，选用 PCR，检测标本中沙门菌。亦可用基因芯片高通量快速筛选样本中可能存在的沙门菌核酸，用于检测、分型、毒力研究以及耐药基因检测等。

2. 鉴定与分型 可选用基因组测序分析、脉冲场凝胶电泳（PFGE）、多位点酶电泳（MLEE）、多位点序列分型技术（MLST）、随机引物扩增多态性 DNA 分析技术（RAPD）、扩增片段长度多态性分析技术（AFLP）、变性高效液相色谱技术（DHPLC）等进行分型。

五、防治原则

（一）预防

1. 加强食品卫生监督管理 加强禽、畜产品（蛋、肉、奶及制品）食品链的监督检查和管理，防止被污染的产品流入市场；保护好环境和水源，防止被沙门菌污染。加工食品的刀具、砧板等用具、容器或食品存储场所生熟分开。合理储存剩余食物，防止细菌孳生。

2. 隔离和治疗病人和带菌者 病人和带菌者是肠热症的重要传染源，对其需要进行彻底治疗。

3. 应用噬菌体 目前，针对沙门菌的噬菌体应用已经引起了很大兴趣和广泛关注。有些商业化沙门菌噬菌体产品已在美国获得安全的普遍认可（generally recognized as safe，GRAS），并且用于肉制品中沙门菌的控制。商业化沙门菌噬菌体也已用于家禽产品中沙门菌的控制。

4. 疫苗的应用 应用于人体的沙门菌疫苗主要是针对伤寒沙门菌的口服 Ty21a 减毒活疫苗和 Vi 荚膜多糖疫苗。Ty21a 是通过使用化学诱变使得野生型伤寒沙门菌 Ty2 突变而来，因缺乏功能性的半乳糖差向异构酶基因（*galE*）和 Vi 抗原而高度减毒。适用于 6 岁及以上人群，接种应在接触潜在病原菌一周前完成。Ty21a 有一定的缺陷：需要摄取的细菌数目较大（10^9）；只能用于 6 岁及以上人群；遇酸不稳定，因此，服用疫苗时需中和胃酸或使用肠溶剂。孕妇和免疫功能低下病人（如艾滋病病人、服用类固醇超过 2 周的人及肿瘤病人）不宜接种 Ty21a。Vi 荚膜多糖疫苗是从伤寒沙门菌中纯化出的半乳糖醛酸线状聚合物，通过肌内注射免疫，每两年需要加强一次；适用于 2 岁及以上人群。此外，该疫苗对伤寒沙门菌 Vi 阴性或丢失了 Vi 抗原的菌株无保护作用。

沙门菌 Vi-rEPA 结合疫苗对 2~5 岁儿童的保护作用达 90%。将伤寒沙门菌 Vi 抗原和甲型副伤寒沙门菌 O 抗原与无毒的白喉毒素突变体 CRM197 结合形成 Vi-CRM197 疫苗，有望对婴儿和儿童产生保护作用。

目前尚有一些在研的疫苗，包括伤寒沙门菌疫苗 541Ty（$\Delta aroA$、$\Delta purA$、$\Delta hisG$、Vi⁺）和 543Ty（$\Delta aroA$、$\Delta purA$、$\Delta hisG$、Vi⁻）、Ty800（Ty2 $\Delta phoP/phoQ$）、CVD 908（Ty2$\Delta aroC\Delta aroD$）、CVD 908-htrA（Ty2$\Delta aroC\Delta aroD\Delta htrA$）、χ 3927（$\Delta cya\Delta crp$），鼠伤寒 - 伤寒沙门菌 M01ZH09/ZH09（ΔSPI-2）减毒活疫苗、敲除编码沙门菌 T3SS 的 SPI-2 获得的重组减毒沙门菌疫苗（recombinant attenuated *Salmonella* vaccines，RASV），以及从鼠伤寒沙门菌 LT2 中纯化出的包含鞭毛和多聚核糖体的复合疫苗等。

（二）治疗原则

沙门菌引发的急性胃肠炎病程较短，以对症治疗为主，一般可不用抗菌药物。严重者需要补充水、电解质，并应用抗菌药物治疗。临床分离的伤寒沙门菌的耐药现象普遍，甚至出现多重耐药，因此,肠热症病人需要根据病原菌药敏试验选择敏感抗菌药物进行治疗。在药敏试验结果之前,首选药物推荐使用第三代喹诺酮类药物,儿童和孕妇病人应首先选用第三代头孢菌素。目前许多一线抗菌药物(如环丙沙星)治疗非伤寒沙门菌感染的耐药性增加,尤其在亚洲,可选择阿奇霉素作为一线治疗药物。治疗中应根据药敏试验结果随时调整治疗方案。应在加强对沙门菌耐药性监测的同时,倡导畜禽饲养中勿滥用抗生素,以防止沙门菌耐药菌引起的暴发流行。

(韩 俭)

第三节 副溶血性弧菌

副溶血性弧菌(*Vibrio parahaemolyticus*)是一种嗜盐性革兰氏阴性菌,天然寄居于河流入海口和近海海洋中,有许多型别,多数对人致病力弱,少数菌株因携带毒力因子可致病。致病性菌株于1950年在日本大阪的一次食物中毒事件中由Tsunesaburo Fujino 分离成功。人食用有该菌污染的海产品后可引起食物中毒和急性腹泻,流行于全球多个国家和地区,是我国感染性腹泻的主要原因,尤其是在沿海地区的成年人群感染性腹泻中多见。

一、生物学性状

(一)基本特性

革兰氏染色阴性,大多呈弧状、棒状、卵圆状等多形性。可形成端鞭毛(polar flagellum)和侧鞭毛(lateral flagella)。无芽胞。

该菌为嗜盐菌(halophilic bacteria),无盐难以生长,最适宜生长的 NaCl 浓度为 35g/L,高于 80g/L 无法生长。最适 pH 为 8.0~8.5,在适宜条件下,繁殖速度快,代时(generation time)为 8~12 分钟。在液体培养基中呈混浊生长,表面可形成菌膜。在嗜盐性选择平板上,菌落呈圆形、隆起、半透明或不透明;在硫代硫酸盐 – 枸橼酸盐 – 胆盐 – 蔗糖(thiosulfate–citrate–bile salts–sucrose, TCBS)平板上形成 2~3mm 大小,呈圆形、半透明、表面光滑,不分解蔗糖的蓝绿色菌落,用接种环轻触有口香糖质感。在科玛嘉弧菌培养基(CHROMagar vibrio medium)上形成 2~3mm 大小,圆形、半透明、表面光滑,呈粉紫色的菌落。从腹泻病人中分离到的菌株,95% 以上在我妻琼脂(Wagatsuma agar)(人 O 型血琼脂)上可产生完全透亮的 β 溶血,称为神奈川现象(Kanagawa phenomenon, KP)。副溶血性弧菌常见的生化和生理特性见表 24-8。

表 24-8 副溶血性弧菌常见的生化和生理特性

生化反应	结果	生化反应	结果
氧化酶试验	+	葡萄糖分解试验	+(仅产酸)
吲哚试验	+	乳糖分解试验	−
V–P 试验	−	麦芽糖分解试验	+
枸橼酸盐利用试验		D- 甘露醇分解试验	+
ONPG 试验	−	蔗糖分解试验	
脲酶试验	+/−	NaCl 生长试验	
明胶液化试验	+	0g/L	不生长
动力试验	+	30g/L	生长
精氨酸双水解酶试验	−	70g/L	生长
鸟氨酸脱羧酶试验	+	100g/L	不生长
赖氨酸脱羧酶试验	+	O/129 抑菌试验 10µg	−
H$_2$S 产生试验	−	O/129 抑菌试验 150µg	+

+:阳性;−:阴性

副溶血性弧菌对环境的抵抗力较强，在抹布和砧板上能生存 1 个月以上，海水中可存活 47 天。不耐热，90℃ 1 分钟即被杀死。不耐酸，1% 醋酸或 50% 食醋作用 1 分钟死亡。

（二）抗原构造和分型

副溶血性弧菌有 O 和 K 两种主要抗原，O 抗原为菌体抗原，已发现有 13 个群（O1~O13 群）。K 抗原是一种荚膜抗原，已发现有 69 个型（K1、K3~K13、K15、K17~K26、K28~K34、K36~K61、K63~K75）。O 抗原和 K 抗原可用于血清学鉴定。副溶血性弧菌的抗原分群和分型见表 24-9。血清型别按照 O:K 的顺序，以数字表示。当前流行于人群的副溶血性弧菌以 O3:K6, O4:K68 和部分 O1 血清型为主。

表 24-9　副溶血性弧菌的抗原分群和分型

O 群	K 型
O1	1、5、20、25、26、32、38、41、56、58、60、64、69
O2	3、28
O3	4、5、6、7、25、29、30、31、33、37、43、45、48、54、56、57、58、59、72、75
O4	4、8、9、10、11、12、13、34、42、49、53、55、63、67、68、73
O5	15、17、30、47、60、61、68
O6	18、46
O7	19
O8	20、21、22、39、41、70、74
O9	23、44
O10	24、71
O11	19、36、40、46、50、51、61
O12	19、52、61、66
O13	65

（三）基因组特征

目前已完成多株菌株全基因组测序分析；其中对临床分离株 O3:K6 substr.RIMD2 210 633 株的测序完成最早，研究也较为透彻。

RIMD2 210 633 株的基因组大小为 5.17Mb，包括两个环状染色体，每条链 G+C 百分比为 45.4%。其中染色体 1 的大小为 3.29Mb，携带 3 222 个基因，编码 3 079 个蛋白质；染色体 2 的大小为 1.88Mb，携带 1 769 个基因，编码 1 752 个蛋白。在染色体 1 上发现有 31 个、染色体 2 上有 3 个 rRNA 操纵子，明显高于其他原核生物，这可以部分解释该细菌生长迅速的原因。

大多数与副溶血性弧菌生长和活动有关的必需基因、编码核糖体蛋白的基因和端鞭毛的基因均位于染色体 1 上，如编码核糖体蛋白 L20 和 L35 的 dsdA 和 thrS。tRNA 基因至少有一个拷贝位于染色体 1 上。数个参与代谢途径（如糖酵解）的必需基因和侧鞭毛的基因位于染色体 2 上。染色体 2 比染色体 1 携带更多的参与转录调控和底物转运的基因，帮助细菌适应环境变化。染色体 1 的复制起始与许多其他原核生物相同，而染色体 2 却不同，其推测的复制起点与霍乱弧菌有许多同源序列。在染色体 1 上存在超级整合子（super-integron, SI），形成了一个很大的基因捕获系统。

采用生物信息学技术对副溶血性弧菌 RIMD 2 210 633 株基因组序列分析，鉴定出 9 个基因组岛（genomic islands, GI），称为 VPaI-1~VPaI-9，大小从 10kb 到 81kb 不等，其中 G+C 百分比与全基因组的 45.4% 不一致。副溶血性弧菌环境分离株不包含大多数已知的毒力相关区域，但临床和环境分离株之间存在遗传相似性，这显示出副溶血性弧菌基因组的动态性质，即它们在水生和宿主病原菌状态之间的转换。

副溶血性弧菌携带有两种质粒，一种为没有明显生物活性的隐蔽质粒，另一种为 R 质粒，可介导对多种抗生素的耐药性。

二、流行病学特征

在我国细菌性食物中毒中，副溶血性弧菌是首要病原菌，引起的中毒事件数和病人数最多。发病高峰期为 7~9 月。带菌的甲壳类、软体类、头足类和海鱼类等是副溶血性弧菌的主要传染源，人类的感染大多是因为食用了被副溶血性弧菌污染的海产品所致，亦可见因进食被污染的咸菜、熟肉、蛋类甚至淡水产品后造成感染。食物容器或砧板生熟不分污染后也可引发感染。伤口接触副溶血性弧菌污染的海水亦可造成感染。生熟食品交叉污染、海产品捕获后的处理不当、人群自身的免疫力降低等是引发副溶血性弧菌食物中毒的危险因素。

副溶血性弧菌在河流入海口、海洋和沿海地

区广泛传播。影响副溶血性弧菌时空分布的因素很多，包括水温、盐度、金属离子浓度、浮游生物繁盛程度、潮汐的冲刷及溶解氧含量等。副溶血性弧菌的最适生存温度为 20~35℃，最高生存温度为 41℃，低于 10℃时会缓慢灭活。随着全球气温变暖，海水温度升高，可能成为副溶血性弧菌致病增多的因素。但是有研究表明，从智利南部和阿拉斯加的水域环境中获得了 O3：K6 血清型菌株，表明副溶血性弧菌具有了在寒冷环境中的适应能力和生存能力。

流行病学资料显示，直接从水产品和海产品中分离出的副溶血性弧菌往往毒力很弱甚至无毒，但是从食源性腹泻病人体内分离到的菌株往往是 KP+ 菌株，与水产品样本分离株毒力基因型差别较大，致病性强。副溶血性弧菌自 1950 年首次分离成功至 1996 年前，许多型别（O1：K38、O3：K29、O4：K8、O3：K6、O2：K3、O4：K8 和其他血清型）引起散发流行。1996 年后，在印度东北部城市加尔各答腹泻流行病人中分离出 O3：K6 型，该型取代其他血清型成为近年在全球各地暴发感染中广泛流行的菌型，称为 O3：K6 大流行组（pandemic group）。O3：K6 大流行组具有相同的基因型（tdh+、trh−、ure−）、独特的 toxRS（toxRS/new）序列、HU 阅读框插入序列（Hu-α/insertion）、开放阅读框 VP2905 以及大流行组特异性序列（pandemic group sequence，PGS）、几乎相同的随机引物聚合酶链式反应（AP-PCR）图谱以及高度相似的 PFGE 谱型。近年来将 O3：K6 血清型菌株及其与之具有相同基因型和分子图谱的衍生血清型菌株，统称为 O3：K6 克隆，主要包括 O3：K6、O1：KUT、O1：K25、O1：K26、O4：K68 等。目前 O3：K6 克隆已在全球传播，亚洲、欧洲和美洲均有流行；在美洲，O3：K6 血清型菌株于 1996 年起流行于南美的秘鲁，随后流行于智利、美国、巴西和墨西哥等国。2011 年以来的资料显示，我国副溶血性弧菌感染人群中流行的菌株也以 O3：K6 血清型为主（51.0%），其次为 O4：K8 血清型（13.2%）。

三、致病性

（一）致病物质及致病机制

副溶血性弧菌的致病与其产生的溶血毒素、尿素酶以及侵袭力，包括致病岛、Ⅲ型分泌系统、黏附因子、细菌的生物膜等有关。

1. 耐热直接溶血毒素（thermostable direct hemolysin，TDH） 编码 TDH 的 tdh 位于染色体上，长约 657bp，主要存在于临床分离株中，环境中分离到的菌株携带率很低。TDH 为 46kD 的二聚体蛋白质，每个单体由 165 个氨基酸构成，在羧基末端附近有一个二硫键。TDH 耐热，100℃ 10 分钟仍有活性。临床分离的 KP+ 菌株携带有两个拷贝基因，即 tdh1 和 tdh2，tdh1 和 tdh2 编码的 TDH 仅 7 个氨基酸不同，其溶血活性相同，抗原性有交叉。KP+ 株中 tdh2 具有表达优势。胆汁酸、甘氨胆酸能增强副溶血性弧菌繁殖能力，导致 TDH 的高表达。

TDH 具有直接溶血、肠毒素、心脏毒和细胞毒等多种活性，可使兔、犬及豚鼠等多种动物及人的红细胞发生溶血，导致神奈川现象（KP）出现。TDH 引起的溶血分三阶段，首先 TDH 结合至红细胞表面，然后形成直径为 2nm 的跨膜孔，最后破坏细胞膜。TDH 的 N 末端参与了黏附过程，C 末端附近区域参与了毒素绑定。由 TDH 诱导的一个 25kD 的宿主蛋白磷酸化是毒素结合于细胞膜后出现溶血所必需的。此外，TDH 激活内源性的 K^+ 通道，损伤细胞膜的磷脂酰丝氨酸，破坏细胞膜和溶酶体亦参与溶血。TDH 具有肠毒素活性，促进人类结肠上皮细胞 Cl^- 分泌，与腹泻关系密切。当毒素结合于肠黏膜上皮细胞，使得蛋白激酶 C（PKC）磷酸化，造成细胞内 Ca^{2+} 上升，Cl^- 通道激活且分泌增加，致使病人出现腹泻。小鼠心肌细胞培养证实 TDH 有心脏毒作用。TDH 能引起兔皮肤血管的通透性增加，肠袢充血、肿胀，肠液潴留，与 TDH 作用后引起的细胞渗透压改变有关，导致细胞膨胀甚至死亡。高浓度 TDH 可破坏上皮细胞屏障，增加副溶血性弧菌的侵袭力，并使回肠袢的胆汁酸浓度增加，有利于病菌的繁殖和 TDH 表达。

2. TDH 相关溶血素（TDH-related hemolysin，TRH） 临床分离的 KP 副溶血性弧菌可产生 TRH，分子量为 48kD，是由 2 个亚单位组成，编码基因包括 trh1 和 trh2，二者同源性为 84%。trh 和 tdh 的同源性为 68%，TRH 与 TDH 的氨基酸序列同源性为 67%，抗原性有部分交叉。利用基因探针技术发现少数临床 KP⁺ 株含有 *trh* 基因，并检测到能同时分泌 2 种毒素。TRH 不耐热，在 60℃ 以上 10 分钟即可灭活。

TRH 是 KP⁻ 菌株重要的致病物质，与 TDH 具有类似的生物学活性，也具有溶血毒性，在腹泻中亦具有一定作用，在兔肠结扎试验中引起肠液潴留。

3. 不耐热溶血毒素（thermolabile hemolysin，TLH） 由 *tlh* 编码，长约 1.3kb。TLH 由两种分子量为 43kD 和 45kD 蛋白组成，具有相似的生物活性，是一种非典型磷脂酶（phospholipase，PLase），作用类似于 PLase B，能水解磷脂酰胆碱和溶血卵磷脂，溶解人和马的红细胞。TLH 水解磷脂的效率较通常的 PLase B 低。

4. 尿素酶（urease） 由 *ure* 基因簇编码，包含 ureA、B、C、D、E、F、G、R 8 个结构基因。尿素酶阳性与 TRH 之间呈正向联系。尿素酶与细菌的致病性存在一定关系。尿素酶可作为 KP⁻ 副溶血性弧菌快速检测的一个生物学标志。

5. 分泌系统和 GI 参与副溶血性弧菌致病的分泌系统主要包括 T3SS 和 Ⅵ型分泌系统（type Ⅵ secretion system，T6SS）。T3SS 包括 T3SS1 和 T3SS2 两套系统，T3SS1 由染色体 1 携带的基因编码，存在注射器样结构，可以将细菌产生的毒性蛋白注入宿主细胞内，与人类疾病关系密切。所有的副溶血性弧菌均具有 T3SS1，对宿主细胞有细胞毒性，帮助细菌逃逸免疫清除，诱导自噬，随后细胞变圆和坏死，造成多层面细胞感染。T3SS2-α 由染色体 2 携带致病岛基因编码，协助副溶血性弧菌侵入非吞噬细胞，并在细胞内存活和增殖，与肠毒性相关，并且在菌株的环境适应性中发挥作用。T6SS 包括 T6SS1 和 T6SS2 两套系统，分别由染色体 1 和染色体 2 编码，T6SS1 的作用尚不明确，T6SS2 有助于细菌黏附于宿主细胞。T6SS 和 T3SS 在致病中有协同作用，前者协助细菌黏附定植后，后者将毒性分子注入宿主细胞发挥毒性效应。

GI 与细菌的致病以及对环境的适应有关。已经鉴定出 9 个 GI，位于两条染色体上。VPaI-1 为 22.79kb 的致病岛，编码蛋白质参与 DNA 复制、转录调控、信号转导和一般代谢。VPaI-2~VPaI-6 参与毒力的机制尚未完全探明，可能与细菌的侵袭力有关，如 VPaI-2 编码外膜蛋白和解离酶；VPaI-4 编码成孔细胞毒素整合酶和 M 蛋白，为细菌表面毒力因子；VPaI-5 编码噬菌体样蛋白。VPaI-7 参与细胞毒性和肠毒性，并且与 TDH 和 T3SS2-α 的存在相关。VPaI-8 和 VPaI-9 是近年来报道的致病岛，其在致病中的作用尚未确定。

6. 鞭毛、荚膜和生物膜 副溶血性弧菌的端鞭毛由 6 个不同的鞭毛蛋白和与黏附有关的护套组成。钠离子是鞭毛旋转的动力，在 pH8.0 的海水中有利运动，可达 60μm/秒。鞭毛旋转速度减少可导致环境黏度增加或在铁限制条件下，诱导细菌形成群居型，产生无护套的侧鞭毛，由质子动力供能。副溶血性弧菌的荚膜（K 抗原）为高分子量多糖，可发挥抗吞噬和抵抗补体的杀菌作用；副溶血性弧菌还可产生细胞外多糖成分，参与形成生物被膜，是细菌适应环境的重要结构。T6SS、AphA 等均参与生物被膜形成的调节。

7. 黏附因子 主要是一种外膜蛋白，这些多价黏附因子形成了 6~7 个进入细胞的区域，是感染早期黏附必需的结构。菌毛亦是细菌感染的黏附因子。T6SS 亦参与细菌的黏附。

8. 其他致病物质 近年来发现，副溶血性弧菌的外膜蛋白 LptD、蛋白酶、细菌脂多糖（LPS）以及铁摄取系统等，在致病中亦发挥作用。

（二）临床特征

副溶血性弧菌经过污染食物感染后引发急性胃肠炎。潜伏期为 5~72 小时，平均 24 小时。病人可出现恶心、呕吐、腹痛和腹泻，其中腹泻程度可从自限性腹泻至中度霍乱样症状，粪便多为水样，少数为血水样，伴有低热和寒战等症状。严重腹泻可致脱水和水与电解质紊乱。一般为自限性，平均病程为 2~3 天，也有严重甚至死亡病例发生的报道。暴露于有副溶血性弧菌存在的海水等，可引起伤口、眼睛和耳等的感染，引发蜂窝织炎，甚至演变为坏死性筋膜炎。当细菌进入血流后可引发败血症，全身免疫的激活引发炎症和血管通透性增高，导致低血容量性休克，多器官功能衰竭甚至死亡。有肝脏疾患、糖尿病、肿瘤、胃部手术等基础疾病病人或酒精中毒者人群易发生，免疫功能低下或肝功能受损者风险更大。

四、实验室诊断

副溶血性弧菌的检验程序见图 24-2。

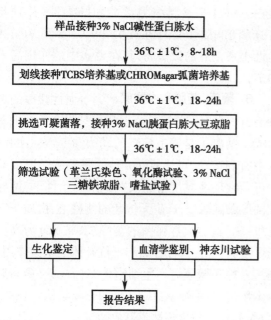

图 24-2 溶血性弧菌的检验程序（GB 4789.7—2013）

流程图内容：
样品接种3% NaCl碱性蛋白胨水
↓ 36℃±1℃, 8~18h
划线接种TCBS培养基或CHROMagar弧菌培养基
↓ 36℃±1℃, 18~24h
挑选可疑菌落，接种3% NaCl胰蛋白胨大豆琼脂
↓ 36℃±1℃, 18~24h
筛选试验（革兰氏染色、氧化酶试验、3% NaCl三糖铁琼脂、嗜盐试验）
↓
生化鉴定 ／ 血清学鉴别、神奈川试验
↓
报告结果

（一）标本采集及运送

食源性中毒病人采集的标本包括粪便、肛门拭子和可疑食物。副溶血性弧菌对酸和干燥敏感，应在疾病的早期采集并尽快接种，不能及时送检者需置 Cary-Blair 转运培养基中于冰箱保存。副溶血性弧菌在甘油盐水缓冲液中存活率低，不宜使用。食品副溶血性弧菌检验时采集水产品或海产品（鱼类、头足类、贝类和甲壳类）的表面、肠、鳃、肉和体液等，尽早送检。

（二）分离培养及鉴定

标本接种于3%NaCl碱性蛋白胨水中增菌后，转种 TCBS 平板或 CHROMagar 弧菌培养基，根据菌落的形态特点，选择可疑菌落进行进一步鉴定。

副溶血性弧菌氧化酶试验阳性；革兰氏染色可见弧状、棒状或卵圆状阴性菌。在 30g/L NaCl 三糖铁琼脂中底层变黄不变黑，无气泡，斜面颜色不变或红色加深，有动力。在无 NaCl 和 100g/L NaCl 的胰蛋白胨水中不生长，在 60~80g/L NaCl 的胰蛋白胨水中生长旺盛。O/129（150μg）敏感，分解 D-甘露醇，赖氨酸脱羧酶试验阳性，V-P 试验阴性。95% 以上来自病人体内的菌株 KP+。

（三）血清学试验

选用 K 型抗血清，可鉴定血清型。将细菌悬液 121℃灭菌 1 小时，破坏不耐热 K 抗原，选用 O 群抗血清，可鉴定血清群。ELISA 法可检测水产品中或培养物上清液中的 TDH 或 TRH。

（四）分子诊断方法

采用普通 PCR、多重 PCR 或 qPCR 扩增 tdh、trh、tlh、orf8、toxRS/new 基因可用于副溶血性弧菌的诊断；用 PCR 法测定 tdh 和 toxRS/new 序列能够可靠地鉴定 O3:K6 大流行株。另外，PFGE、核酸杂交、DNA 芯片技术、基因组测序、RAPD、RFLP、肠杆菌科基因间重复序列为引物的聚合酶链式反应（enterobacterial repetitive intergenic consensus sequence-PCR, ERIC-PCR）和核糖体分型（ribotyping）等技术已用于副溶血性弧菌的诊断、分子分型和研究领域。

五、防治原则

加强海产品和水产品的采收、加工、贮运、销售和消费等所有环节的管理和监督检查，采取防止污染、控制繁殖和杀灭病原菌的综合措施。加强卫生宣传，提升人群卫生保健意识，不生食海产品；伤口避免接触海水。目前尚无有效的疫苗可用于副溶血性弧菌感染的预防。

副溶血性弧菌引发的急性胃肠炎病程较短，以对症治疗为主，一般不用抗菌药物。严重病例需静脉补充水和电解质。严重胃肠炎、伤口感染和败血症病人可选用强力霉素、米诺环素、第三代头孢菌素等抗菌药物进行治疗。近年来通过药敏试验发现，副溶血性弧菌的临床分离株和水产品检出株的药敏结果存在明显差异，已经有耐药株甚至二重耐药株出现。

（韩 俭）

第四节 诺如病毒

人类诺如病毒（human norovirus, HuNoV）原称诺瓦克病毒（Norwalk virus, NV）和小圆结构病毒（small round structured virus）。1968 年，美国俄亥俄州诺瓦克镇（Norwalk, Ohio）一所小学发生急性胃肠炎疫情，导致大量师生和家属感染，免疫电镜在粪便样品中发现有直径约 27nm 的病毒颗粒，称为诺瓦克病毒。此后陆续在人和动物中发现类似病毒，九十年代测序发现这些病毒序列高度相似,国际病毒命名委员会(ICTV)将其归类为一个新病毒科——杯状病毒科(Caliciviridae)。杯状病毒一词源于拉丁语"calyx"(杯子),形容电镜下病毒表面杯状凹陷形状。2002年,ICTV将诺瓦克病毒命名为诺如病毒。

杯状病毒科依据基因组特征分4属:诺如病毒属(Norovirus)、札晃病毒属(Sapovirus)、囊泡病毒属(Vesivirus)和兔病毒属(Lagovirus)。

其中前两属感染人和动物,后两属仅感染动物。札晃病毒也引起急性胃肠炎。过去曾根据电镜下病毒形态将杯状病毒科分类为杯状病毒和小圆结构病毒,诺瓦克病毒曾归类为小圆结构病毒,现已明确大部分小圆结构病毒是诺瓦克病毒(即诺如病毒),而大部分杯状病毒是札晃病毒。杯状病毒科成员的生物学特性见表24-10。

表24-10　杯状病毒的生物学特性

病毒体	二十面体立体对称型,约27nm,无包膜,衣壳表面有杯状凹陷
基因组	(+)ssRNA,不分节段,7.5~7.7kb,有3个开放读码框
病毒蛋白	编码多聚前体蛋白,经自身蛋白酶的反式切割成为非结构蛋白;衣壳由VP1、VP2构成
病毒复制	在细胞质中复制
人工培养	可用B细胞、肠上皮干细胞源性肠上皮细胞模型培养,但用于疫苗生产的细胞系无法培养
致病性	诺如病毒是人类急性胃肠炎的主要病原体之一

一、生物学性状

(一)形态与结构

诺如病毒基因组为单股正链RNA,病毒衣壳呈二十面体立体对称。电镜下诺如病毒直径27nm,无包膜,衣壳主要由180个VP1蛋白构成二十面体立体对称结构,衣壳中也包含少量VP2。衣壳表面有凹陷,类似杯状,凹陷可能是病毒受体结合的物理结构(图24-3)。

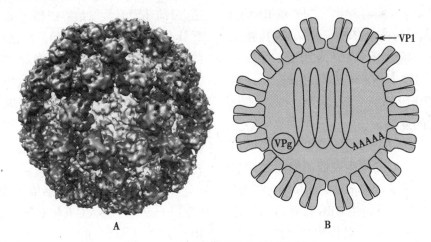

图24-3　诺如病毒形态与结构模式图
A. 诺如病毒表面立体形态模式图;B. 诺如病毒结构组成示意图

(二)基因组结构与编码蛋白

HuNoV基因组为约7.5kb的(+)ssRNA,由5′非编码区(5′untranslated region,5′-UTR)、3个开放读码框(open reading frame,ORF)和3′非编码区(3′-UTR)五部分组成(图24-4)。以诺如病毒Hu/GⅡ4/HS191/2004/USA株(Genbank Accession:KC013592)为例,其5′-UTR极短,仅

4个核苷酸(nt),3′-UTR长46nt。ORF1末端与ORF2起始序列有19nt重叠。札晃病毒只有2个ORF,其ORF1相当于诺如病毒的ORF1和ORF2。

诺如病毒编码6个功能蛋白和2个结构蛋白(表24-11)。ORF1最长,含5 100nt,编码1 700个氨基酸(aa)。ORF1与小核糖核酸病毒的非结

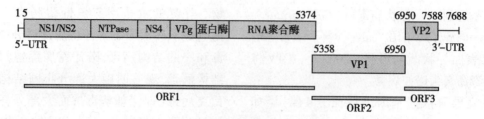

图 24-4　诺如病毒基因组结构示意图

表 24-11　诺如病毒基因组结构及其编码蛋白

开读框	编码蛋白	kD	功能
ORF1	NS1/NS2	48	p48,功能未知,可切割为两个蛋白
	NS3	41	核苷三磷酸酶(NTPase)
	NS4	22	p22
	NS5	16	基因组连接蛋白(VPg)
	NS6	19	3A 样蛋白酶(3CL^{pro}),裂解 ORF1 编码的前体蛋白
	NS7	57	RNA 依赖的 RNA 聚合酶(RdRp)
ORF2	VP1	57	主要结构蛋白,是病毒衣壳主要成分
ORF3	VP2	22	次要结构蛋白

构基因编码区类似,其编码一个大的前体蛋白,被 3AL^{pro} 反式切割裂解为成熟的6个功能蛋白:p48、核苷三磷酸酶(NTPase)、p22、VPg、3A样蛋白酶(3A-like protease,3AL^{pro})、依赖 RNA 的 RNA 聚合酶(RNA-dependent RNA polymerase,RdRp)。ORF2 长 1 619nt,编码由 539 个 aa 组成的主要衣壳蛋白 VP1。ORF3 长 806nt,编码由 268 个 aa 组成的次要衣壳蛋白 VP2。

(三)病毒的复制

诺如病毒进入宿主细胞的分子机制尚不清楚。诺如病毒可与上皮细胞表面的糖类组织血型抗原(histo-blood group antigen,HBGA)结合,HBGA 遗传缺陷的人不表达 HBGA,对诺如病毒的感染不敏感,支持 HBGA 是诺如病毒在宿主细胞表面的受体。

诺如病毒进入细胞后,病毒基因组作为 mRNA 模板指导合成非结构蛋白的前体蛋白,再由蛋白酶切割为成熟的非结构蛋白。病毒基因组 RNA 在其聚合酶 NS7 的作用下复制子代病毒基因组 RNA。病毒在复制过程也转录一个长约 2kb 的亚基因组 RNA,包含 ORF2 和 ORF3,指导结构蛋白 VP1 和 VP2 的翻译。子代基因组与 VP1 和 VP2 共同组装成子代病毒。上述生物合成过程均发生于细胞质。

(四)分型

诺如病毒人工培养直到 2015 年才有成功报道,目前还没有大量培养以检测血清型的报道,因此其分型主要是基因分型。根据编码 ORF2/VP1 的核苷酸差异,将诺如病毒属(*Norovirus*)分为 7 个基因群(genogroup):G Ⅰ ~GV Ⅱ。同群毒株序列差异小于 45%。基因群下进一步分基因型(genotype),G Ⅰ 有 9 型,G Ⅱ 有 25 型,G Ⅲ、G Ⅳ、G Ⅵ 各有 2 型,G Ⅴ 和 G Ⅶ 各有 1 型。同型毒株序列差异小于 15%。

G Ⅰ、G Ⅱ 和少量 G Ⅳ 感染人类导致疾病,其中 G Ⅰ 只感染人类,G Ⅱ 和 G Ⅳ 某些型别感染动物。G Ⅱ 群 4 型(G Ⅱ.4)是引起人类感染最主要的型别。

(五)动物模型

诺如病毒感染有明显的宿主种属特异性,HuNoV 通常不感染动物,因此尚无 HuNoV 易感的动物模型,尤其是实验研究常用的小动物。已经尝试 HuNoV 感染的动物包括无菌牛(gnotobiotic calf)、无菌猪(gntobiotic pig)、小型猪(miniature piglet)、恒河猴(Rhesus macaque)、豚尾猪(pigtail macaque)、黑猩猩(chimpanzee)以及重组激活基因(recombinant activation gene, Rag)和免疫球蛋白γ链敲除的 Balb/c 小鼠(Rag/γc$^{-/-}$)。HuNoV 在这些动物的感染表现各异。已报道的诺如病毒感染的动物模型见表 24-12。

诺如病毒感染的种属特异性可能与其受体在宿主的表达与分布有关。HBGA 是糖基化蛋白,动物肠黏膜上皮细胞表面的 HBGA 携带的糖基不同,可能影响 HuNoV 吸附。通过基因工程表达 HuNoV 的 VP1 和 VP2,可以体外包装形成病毒样颗粒(virus-like particle, VLP),用 VLP 与不同动物肠黏膜上皮细胞作用发现有些动物(猪和狗)的肠黏膜上皮细胞可与 VLP 结合,有可能出现跨物种感染。Rag/γc$^{-/-}$ 小鼠的研究显示 HuNoV 种属特异性不仅与受体有关,也与动物免疫系统有关。

表 24-12 诺如病毒感染动物模型

动物	病毒	接种途径	带毒/d	血清转换	病理表现	病毒抗原和基因组检出部位	症状	病毒血症
无菌牛	GⅡ.4	口服	3	+	肠道上皮和绒毛细胞损伤	回肠上皮细胞和肠黏膜固有层	腹泻	+
无菌猪	GⅡ.4、GⅡ.12	口服、鼻内	2~16	+	肠绒毛损伤	小肠上皮细胞和肠黏膜固有层	腹泻	+
小型猪	GⅡ.3	胃内	7	NA	无	肠道免疫细胞	腹泻	+
恒河猴	GⅠ.1、GⅡ.2、GⅡ.4、GⅡ.17	口服、胃内	1~19	+/-	无	NA	无症状	NA
豚尾猴	GⅡ.3	鼻胃管	21	+	NA	NA	腹泻	NA
黑猩猩	GⅠ.1	静脉、胃内	2d~17周	+	无	小肠上皮细胞和肠黏膜固有层	无症状	NA
Rag-a$^{-/-}$ Balb/c 鼠	GⅡ.4	腹腔		-	无	肝、脾巨噬样细胞。其他组织可检出病毒基因组	无症状	NA

*NA:未检测

二、流行病学特征

诺如病毒通过粪-口途径传播。核酸检测显示病人在感染后 15 小时即可外排病毒,感染两周以后还可在粪便中检测到病毒。但诺如病毒具有高度传染性,其感染的迅速蔓延仅以粪-口途径传播难以解释,研究显示诺如病毒感染暴发也可能是经空气或接触带毒污染物传播的结果,感染者喷射状呕吐可产生带毒的飞沫。

诺如病毒在发达国家和发展中国家都是非细菌性胃肠炎的主要病因。诺如病毒感染一般在家庭、社区、医院和学校范围内暴发流行,全年均可发生,往往与饮用水或游泳池水污染、食用未烹制或未煮熟的食品(海鲜、冷饮或凉菜等)有关。诺如病毒也是旅行者腹泻的最常见病因之一,GⅠ基因群诺如病毒常检出于海产食品中,如贝类和牡蛎,因此主要引起旅行者腹泻,而 GⅡ基因群常见于社区和群体的肠胃炎暴发流行,其中 GⅡ.4 是全球范围诺如病毒感染的主要型别。

诺如病毒可感染成人、儿童和婴幼儿等各年龄段。2 岁以内的儿童的胃肠炎最常见病原体是轮状病毒,其次是诺如病毒,而大于 5 岁人群的非细菌性胃肠炎最常见的是诺如病毒感染。血清学检测发现 50%~98% 成年人抗诺如病毒抗体阳性,说明诺如病毒在人群中普遍感染。诺如病毒抗体可经胎盘传至胎儿,研究显示超过 90% 的新生儿血清携带诺如病毒抗体,6 个月后血清抗体滴度逐渐下降,之后诺如病毒感染率开始升高。

三、致病性与免疫性

诺如病毒感染的临床症状主要是呕吐和水样

腹泻,有些病人也出现恶心、腹痛、寒战、发热等症状。感染病毒后潜伏期为24~48小时,感染表现为自限性,症状通常持续1~3天,但在婴幼儿和老年病人症状可持续4~6天。老年病人有可能因为脱水或呕吐物吸入等并发症导致死亡。部分感染者不表现出症状,这些隐性感染者是重要的传染源。

诺如病毒感染后,可导致空肠黏膜绒毛上皮细胞肿胀和萎缩,但胃黏膜和结肠黏膜没有类似的病理变化,提示感染的病损部分在空肠。空肠的腺苷酸环化酶(adenylate cyclase)表达和活性均无升高,但碱性磷酸酶、蔗糖酶和海藻糖酶的活性明显减弱,可能导致脂肪和碳水化合物的吸收障碍而引起腹泻。

机体感染诺如病毒后可产生相应抗体,但病人仍可再次感染同种病毒,只是不出现症状,因此抗体可能具有一定的保护作用。

四、实验室诊断

最早用于检测诺如病毒的方法是免疫电镜,但电镜操作复杂,检测阳性率不高。虽然诺如病毒难以培养,但通过基因工程技术可以人工制备诺如病毒抗原或者VLP,从而建立诺如病毒的抗原和抗体检测方法。核酸检测可快速特异地检测诺如病毒感染。

1. 病原学诊断

(1)核酸检测:包括核酸杂交技术和RT-PCR技术。前者由于操作复杂,目前已不常用;后者可快速、敏感和特异地检测诺如病毒核酸,在样品中有10~40个诺如病毒基因拷贝即可检出。VP1编码区、核苷三磷酸酶编码区和RNA聚合酶编码区是RT-PCR检测常用的靶序列,其中ORF1-ORF2连接区高度保守,通常针对这个区域设计引物。

RT-PCR常用于粪便、食品和环境样品的检测。在检测时应注意样品中可能存在RNA酶和核酸聚合酶抑制剂,在提纯RNA过程中应注意保护RNA样品和去除抑制剂,以提高检出率。另外,由于病毒基因组较长,提纯的RNA样品可能只包含其中部分序列,通常要用两对或更多对引物同时检测,以避免假阴性。

(2)病毒抗原检测:包括放射免疫法(radioimmunoassay, RIA)和ELISA等,用于检测血清、粪便等样品中的病毒颗粒和可溶性抗原。这些方法具有良好的敏感性和特异性,其所需的诺如病毒抗体最初是从感染者的恢复期血清获得,现在已经由重组VLP诱导动物获得高效价免疫血清替代。

2. 血清学诊断　利用人工制备的诺如病毒抗原检测血清或粪便样品中的相关抗体,包括血清中的IgG、IgM和粪便中的IgA。常用VLP或重组抗原包被微孔板,采用ELISA检测诺如病毒相关抗体。IgG和IgA滴度通常要在8~11天才急剧升高,如果检测IgG和IgA抗体,需采集急性期和恢复期双份血清,只有恢复期血清中抗体滴度≥4倍升高才有意义。IgM滴度可在两周内升高,如果单份血清检测到高滴度IgM也可快速诊断诺如病毒感染。

由于病毒相关抗体的产生需要一定时间,检查特异性抗体对诺如病毒的急性期诊断帮助不大,更多用于流行病学调查。此外,现有人工制备的诺如病毒抗原也可和其他杯状病毒抗体发生交叉反应,有一定的假阳性,应注意鉴别。

五、防治原则

诺如病毒感染性极强,对氯化物消毒剂有强抵抗力,室温pH2.7酸性环境作用3小时、20%乙醚处理、60℃孵育30分钟仍保持感染性,乙醇和季铵盐不能有效灭活诺如。被诺如病毒污染的物体表面可用去污剂与次氯酸钠配合消毒。注意个人卫生和食品安全是预防诺如病毒感染的关键:①常洗手;②彻底清洗果蔬和食品;③彻底消毒可能被污染的物体表面和衣服;④如果被感染应立即隔离。食品加工从业人员工作时应佩戴塑料手套,如果发生感染,至少病后三天内不应从事食品相关工作。

目前尚无疫苗用于临床预防,也无特异抗病毒药物。在研疫苗均是病毒样颗粒(VLP)亚单位疫苗,基因工程单独表达VP1或共同表达VP1和VP2均可组装VLP。氢氧化铝佐剂GⅠ.1/GⅡ.4 VLP疫苗和腺病毒载体GⅠ.1 VP1 VLP疫苗正在进行临床试验。限制VLP疫苗进入临床的主要原因是没有合适动物模型评价免疫保护性。

诺如病毒感染通常症状轻且有自限性,因此一般不需要住院治疗,病人可通过口服补液防止脱水,只有症状严重的幼儿或老年病人需要静脉补液,对症治疗。

（钟照华）

第五节　轮状病毒

轮状病毒(rotavirus,RV)是引起人类和动物病毒性胃肠炎的另一个主要病原体。1973年,澳大利亚墨尔本皇家儿童医学院的 Ruth F.Bishop 等通过电子显微镜首次从腹泻儿童的肠组织样本中鉴定出人轮状病毒。此后在感染动物中也发现轮状病毒。由于轮状病毒基因组是分节段的双链RNA,与呼肠病毒相似,故分类为呼肠病毒科(Reoviridae)轮状病毒属(Rotavirus)。

轮状病毒是婴幼儿和儿童急性胃肠炎(acute gastroenteritis,AGE)最主要的病因,约占5%~10%,其中30%病例需要住院治疗。流行病学调查显示,每年约有1.14亿轮状病毒感染病例,其中2 500万需到医院就诊,占所有腹泻住院病人总数的29%~45%,每年有50万5岁以下儿童死于轮状病毒感染。轮状病毒感染80%发生于发展中国家,发达国家感染例数亦较高,但死亡病例少。我国首先发现轮状病毒可感染成人,导致群体腹泻。感染婴幼儿和成人的轮状病毒基因型不同,前者为A组轮状病毒,后者为B组轮状病毒。

一、生物学性状

（一）形态与结构

轮状病毒为大小约72nm的二十面体球形结构(图24-5,见文末彩插)。有感染性的病毒颗粒其衣壳有三层,称为三层病毒颗粒(triple-layered particle,TLP),在电子显微镜下TLP的外层为辐射状,形似车轮(图24-5A、图24-5B),故称为轮状病毒(rota在拉丁语意即车轮)。冷冻电镜(cryo-electron microscopy,cryoEM)结构解析显示轮状病毒衣壳为:①内层(core shell):主要由120个VP2蛋白构成,VP2以二聚体形状构成60个亚单位,构成其衣壳的内层。位于核心的病毒基因组RNA和病毒蛋白VP1、VP3附着其上。

VP1是病毒的RNA依赖的RNA聚合酶(RNA-dependent RNA polymerase,RdRp),是病毒基因组转录的关键酶。VP3是鸟苷酸转移酶和甲基化酶。②中层(intermediate layer)或内衣壳(inner capsid):由VP6构成。260个VP6形成三聚体,内侧与VP2连接,外侧与VP7和VP4连接。③外层或外衣壳(outer capsid):由260个VP7三聚体和60个VP4三聚体构成(图24-5E)。VP4经胰蛋白酶(trypsin)降解为VP5*和VP8*,其中VP5*深入VP7和VP6,外侧与VP8*共同形成刺突状(图24-5C)。未经胰蛋白酶处理的病毒颗粒不显示典型的刺突构象,只有经胰蛋白酶处理后才显示典型的刺突构象。衣壳有132个水性通道(aqueous channel),可使小分子物质和病毒合成的单链RNA出入。图24-5B是冷冻电镜4.3Å分辩率构建的轮状病毒的病毒体三维结构。

（二）基因组结构特点

轮状病毒基因组为双链RNA(dsRNA),由11个基因片段组成(图24-5D)。以猴轮状病毒SA11株为例,其最小片段为667bp,最长片段为3 302bp,基因组总长为18 555bp。这些片段由大到小编号,除第11片段有两个ORF外,其余片段均只有一个ORF。

每个dsRNA片段5′端具有帽状结构,3′端无poly(A)尾。5′-UTR和3′-UTR均很短,正链的5′-UTR为9~48个碱基,3′-UTR为17~182个碱基,末端均为高度保守的序列5′-GGC……ACC-3′。3′末端含有VP1蛋白(即RdRp)的识别信号,也和NSP3作用,介导翻译过程。

（三）编码蛋白及其功能

轮状病毒基因组编码6种结构蛋白(VP1、VP2、VP3、VP4、VP6、VP7)和6种非结构蛋白(NSP1~NSP6)(表24-13)。

VP1是病毒的RNA依赖的RNA聚合酶(RdRp),与病毒基因组RNA的3′端结合,在VP2的参与下激活转录酶活性,因此,VP1-VP2复合物形成是病毒RNA复制的先决条件。

VP3位于内衣壳,具有鸟苷转移酶和甲基转移酶的活性,可在mRNA生成过程中给5′端加上帽状结构,辅助mRNA成熟。

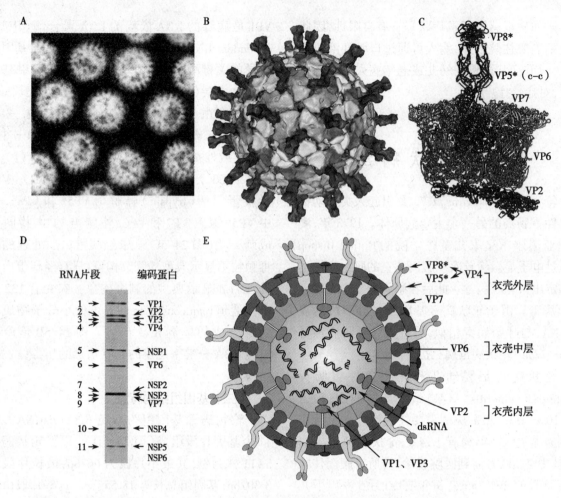

图 24-5 轮状病毒的形态结构与基因组

A. 轮状病毒在电镜下的形态（负染）；B. 冷冻电镜解析的轮状病毒表面的三维结构（4V7Q，PDB 数据库）；C. 轮状病毒衣壳的结构解析；D. 轮状病毒基因组 RNA 片段凝胶电泳的条带及其对应的编码产物（凝胶条带由锦州医科大学李永刚教授提供）；E. 轮状病毒的结构示意图

表 24-13　A 组轮状病毒 SA11 株的基因组及其编码蛋白 #

片段	大小 /bp	编码蛋白	氨基酸 /kD	定位	功能
1	3 302	VP1	1 088（125.0）	衣壳内层	RNA 依赖的 RNA 聚合酶（RdRp）。与 VP3 结合组成转录复合物，以 ssRNA 为模板转录子代 RNA
2	2 690	VP2	880（102.7）	衣壳内层	衣壳内层蛋白；是 RNA 结合蛋白
3	2 591	VP3	835（88.0）	衣壳内层	是病毒的鸟苷酸转移酶、甲基化酶，是病毒的转录复合物组成成分
4	2 362	VP4 VP5* VP8*	776（86.7） 529（60.0） 247（28.0）	衣壳外层的刺突	以三聚体形式形成外层衣壳刺突，是病毒的血凝素和细胞黏附蛋白，是毒力相关蛋白；P 血清型特异抗原，是中和抗原。在病毒装配释放时被胰蛋白酶切割为 VP8*（N 端）和 VP5*（C 端）
5	1 611	NSP1	495（58.6）	非结构蛋白	拮抗 IFN-α 作用；泛素 E3 连接酶；与 RNA 结合，参与病毒装配
6	1 356	VP6	397（44.8）	衣壳中层	形成同源三聚体，是主要结构蛋白；组和亚组特异性抗原；具有酰化功能，是转录必需成分

续表

片段	大小/bp	编码蛋白	氨基酸/kD	定位	功能
7	1 104	NSP3	315(36.7)	非结构蛋白	形成同源二聚体；与病毒 mRNA 的 3′ 端特异结合，同时与 eIF4GI 结合，参与病毒蛋白翻译调控，并关闭宿主细胞蛋白翻译
8	1 059	NSP2 (Vip)	317(34.6)	非结构蛋白	聚积在病毒发生基质中，参与病毒发生基质的形成；与 ssRNA 非特异结合；具有 NTPase 和解旋酶活性
9	1 065	VP7	326(37.4)	外衣壳表面	病毒表面糖蛋白；G 血清型特异抗原，也是中和抗原；存在于粗面内质网上
10	751	NSP4	175(20.3)	非结构蛋白	细胞内受体，定位于粗面内质网膜，参与病毒体形成；肠毒素，与毒力相关
11	667	NSP5	198(21.7)	非结构蛋白	形成同源二聚体；是 O- 糖基化和磷酸化的病毒蛋白；有激酶活性；是病毒发生基质成分，可与 VP2 作用
		NSP6	92(11.0)	非结构蛋白	由第 11 片段第 2 个 ORF 编码；与 NSP5 共同构成病毒发生基质成分

#VP: 病毒蛋白（viral protein）；NSP: 非结构蛋白（nonstructural protein）

VP4 和 VP7 位于病毒表面，故是中和抗原，具有型特异性。VP7 是由 326 个氨基酸组成的糖基化蛋白，有 9 个可变区，参与型特异性决定簇形成。VP4 是由 776 个氨基酸组成的非糖基化蛋白，发挥多种生物学功能，是病毒的毒力因子，其作用包括：①可以凝聚红细胞，是病毒的血凝素；②VP4 被胰蛋白酶在 241 或 247 位氨基酸处切割，形成较大的 C 末端片段 VP5* 和较小的 N 末端片段 VP8*，VP4 的切割可增强病毒的感染性，可改变病毒的噬斑性状；③VP4 还有细胞融合作用，其意义尚不清楚。

VP6 位于病毒的中层衣壳，是含量最高的结构蛋白，具有组和亚组特异性。

5 种非结构蛋白各有功能。NSP1 具有拮抗干扰素的作用，不同毒株 NSP1 氨基酸序列差异大，可能与病毒的宿主种属特异性相关。NSP2 与 NSP5 大量存在于病毒感染时形成的病毒发生基质（viroplasm）中，二者结合发挥解旋酶作用。NSP2 还通过其 NTP 酶活性获得能量，帮助病毒 mRNA 进入子代病毒核心。NSP3 形成同源二聚体，可特异结合病毒 mRNA 的 3′ 端，同时与 poly（A）结合蛋白 PABP（poly（A）-binding protein）竞争结合 eIF4GI，从而关闭宿主细胞 poly（A）依赖的蛋白翻译途径。NSP4 是病毒的细胞内受体，

介导病毒的装配成熟；NSP4 还具有肠毒素功能，与肠道细胞的整合素（integrin）α1β1、α2β1 作用，导致细胞水外排，导致腹泻，因此是致病因素。

（四）病毒的复制过程

轮状病毒的复制均发生于细胞质中。其主要过程如下（图 24-6）。

1. **吸附** 由 VP4 和 VP7 与细胞表面的受体结合，通过受体介导的内吞作用（receptor-mediated endocytosis）进入细胞。轮状病毒的受体包括吸附受体（attachment receptor）和辅助受体（co-receptor）。吸附受体通常通过其末端含有的唾液酸（sialic acid, SA），与 VP4 结合。SA 可被神经氨酸酶破坏，导致病毒感染受阻。但有的毒株可利用 HBGA 作为吸附受体，HBGA 没有 SA 基团，因此这种毒株可以抵抗神经氨酸酶的作用。

辅助受体在吸附后介导轮状病毒的内吞。整合素 α2β1、αnβ3、αcβ1、α4β1 与 VP5* 或 VP7 结合，发挥辅助受体作用。细胞膜局部有 N- 糖蛋白、糖脂、胆固醇富集区域，形成脂质富集区，称为脂筏（lipid raft），辅助受体位于脂筏区。

2. **穿入与脱壳** 病毒与受体结合后，被 VP8* 隐藏的亲脂性 VP5* 暴露，在辅助受体的帮助下被细胞内吞，内吞泡形成内体（endosome），在晚期内体（late endosome）阶段内体膜通透性增

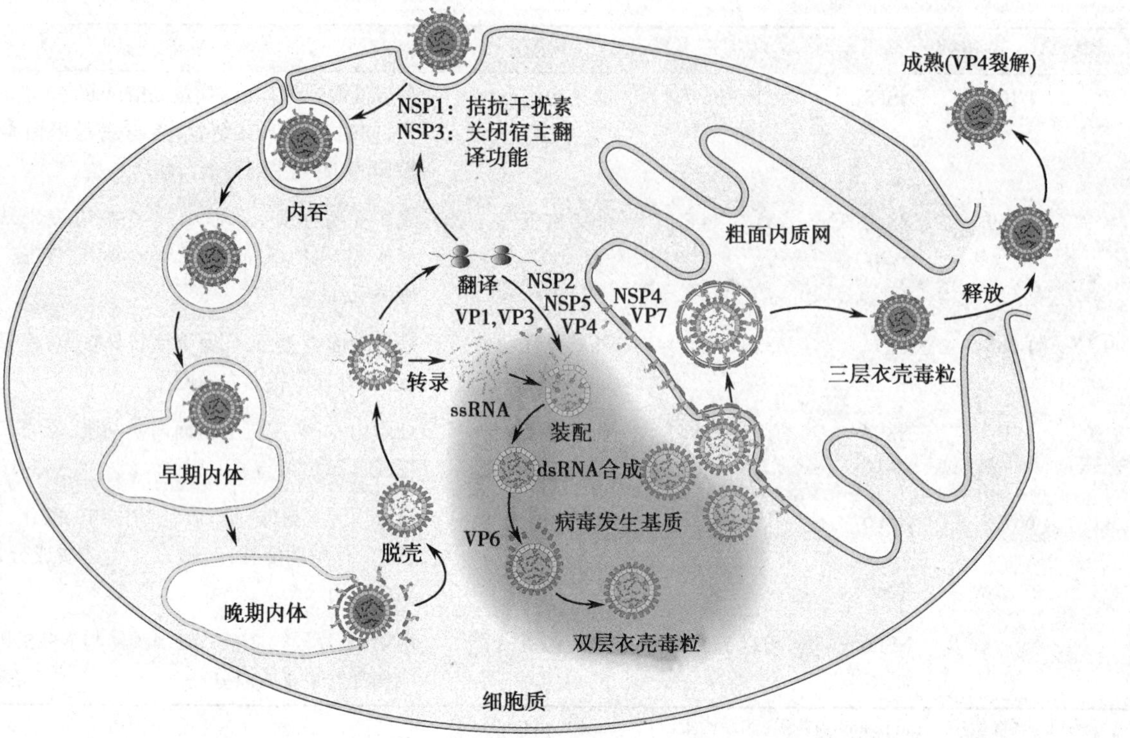

图 24-6 轮状病毒的复制过程示意图

加,钙浓度降低,病毒颗粒去除外壳,形成单壳包围的亚病毒颗粒(subviral particle),并合成病毒mRNA。

3. +ssRNA 转录和病毒蛋白合成 轮状病毒有自己独特的转录复合体(transcription complexs,TC),由 VP1(即 RdRp)和 VP3(加帽酶)组成,位于病毒衣壳内层 VP2 的内侧,每个 TC 连接一个病毒 RNA 片段。TC 在病毒颗粒内以相连的双链 RNA 片段的负链为模板,转录出 +ssRNA,即病毒的 mRNA。mRNA 从衣壳的水性通道释放到胞浆中,发挥翻译病毒蛋白的作用,也作为模板转录子代病毒基因组 RNA。

4. 病毒发生基质与双层病毒颗粒装配 在轮状病毒感染细胞的胞浆中会形成特有的包涵体,其主要成份是 NSP2 和 NSP5,即病毒发生基质(viroplasm)。在细胞共表达 NSP2 和 NSP5 即能看到病毒发生基质样的结构形成,而用 siRNA 敲除其中之一都不能形成该结构。NSP2 与 VP1和 VP2 以及微管蛋白(tubulin)形成复合物,因此微管蛋白也是病毒发生基质的成份。在病毒发生基质,轮状病毒的各组份组装为双层病毒颗粒(double-layered particle,DLP)。在病毒复制过程中有病毒发生基质形成,并在病毒发生基质中装配病毒颗粒前体,是轮状病毒复制过程的特点。

有研究表明,病毒的 11 个 dsRNA 片段体积过大,无法直接被包装进由 VP2 包裹形成的内层衣壳,这个阶段是 11 个 +ssRNA 片段经分包装进入 DLP,然后在 DLP 内部由 RdRp 复制成双链 RNA。

5. 病毒体成熟与释放 DLP 经 NSP4 介导进入内质网。NSP4 是跨膜糖蛋白,主要定位于内质网膜上,是病毒的细胞内受体(intracellular receptor)。NSP4 与 VP6 结合,使 DLP 进入内质网。VP7 在粗面内质网糖基化,含 VP4 和 VP7 的粗面内质网包裹病毒 DLP 颗粒,将 VP4、VP7 移至 DLP 构成衣壳外层,最终形成成熟的 TLP,去除内质网的包裹。如果用 siRNA 干扰 NSP4 表达,可阻止轮状病毒的成熟装配,因此 NSP4 是抗轮状病毒的有效靶点。

成熟病毒颗粒从细胞裂解过程中释放到胞外,近年来发现也可通过细胞膜泡结构释放到细胞外。如果两株病毒感染同一细胞,病毒可以同时进行各自的生物合成,在装配过程中不同毒株可能发生基因片段的互换,导致基因重配(reassortment),从而出现新的病毒型或亚型。

（五）病毒的分组与分型

根据 VP6 的抗原性差异，轮状病毒至少可分为 A~H 共 8 个组（group）。不同组的病毒又可分为亚组，例如根据 VP6 的两个单克隆抗体，A 组又可以分为 Ⅰ、Ⅱ、Ⅰ + Ⅱ、非Ⅰ非Ⅱ等亚组。亚组Ⅰ主要是动物毒株，少数毒株侵犯人体，而亚组Ⅱ主要是人类毒株，少数是动物毒株。依据轮状病毒 VP4 和 VP7 两个中和抗原的不同，可进一步分型。

1. G 型（G type）　根据 VP7 差异分型，VP7 是糖基化蛋白，故称为 G。包括根据 VP7 抗原性划分的 G 血清型（G serotype）和根据基因序列差异划分的 G 基因型（G genotype），两者具有良好对应关系。因此 G1、G2……等既是基因型也是血清型。由于 VP7 单抗制备较易，因此 G 血清型分类被广泛应用。

2. P 型（P type）　根据 VP4 的抗原性或基因序列差异分型，因为 VP4 是蛋白酶敏感蛋白（protease-sensitive），故称为 P 型别。VP4 的抗原差异小于其基因序列差异，导致 P 血清型（P serotype）数量远少于 P 基因型（P genotype），因此用血清型和基因型结合的二重分型法，例如，P1A[8]指的是血清型 1A 和基因型 8。

目前轮状病毒的分类是结合上述两个型别，以人类轮状病毒 Wa 株为例，其型别为 P1A[8]G1，即 P 血清型 1A、P 基因型 8、G 血清型 / 基因型 1。马轮状病毒 RV L338 株型别为 P[18]G13，即 P 血清型未定、P 基因型 18、G 血清型 / 基因型 13。根据此分类，A 组轮状病毒至少有 27 个 G 型别和 37 个 P 型别。

尽管轮状病毒的基因型和血清型存在巨大差异，对人致病的流行型别数量却很少，主要由 5 个 G 血清型（G1~G4、G9）和 3 个 P 基因型（P[4]、P[6]、P[8]）引起。轮状病毒变异进化的机制包括：①双链 RNA 片段上的点突变，因为 RdRp 没有校对功能导致错配率高；②基因重配（reassortment），不同病毒感染同一个细胞，导致基因片段重新分配；③基因组拼接，包括片段的部分删除或复制。

二、流行病学特征

引起人类急性胃肠炎的轮状病毒主要是 A

组和 B 组。A 组轮状病毒主要引起婴幼儿腹泻，是两岁以下儿童腹泻的主要病因。B 组轮状病毒通常感染动物，20 世纪 80 年代在我国东北某煤矿发现 B 组轮状病毒可感染成人，造成成人群体腹泻事件，故 B 组轮状病毒又称为成人腹泻轮状病毒（adult diarrhea rotavirus，ADRV）。C、D、E 组均见于动物，C 组偶尔可以感染儿童造成腹泻。

轮状病毒主要通过粪 – 口途径传播。轮状病毒对环境物理因素有较强抵抗力，且摄取少量即可导致腹泻，因此容易从环境获得病毒而感染。医院病房一旦被轮状病毒污染，则院内感染将持续发生。感染的动物可能是人类轮状病毒感染的传染源之一。轮状病毒传播通常是多个 G/P 型别同时流行，其中全球范围内 95% 的病例是 G1~G4 型感染，而约半数是 G1 型。这些型别的流行随时间地点不同而有变化。

三、致病性与免疫性

（一）致病性

轮状病毒感染经过 24~48 小时潜伏期后出现急性胃肠炎，即轮状病毒胃肠炎（rotavirus gastroenteritis，RVGE）。病毒感染小肠绒毛细胞，导致细胞死亡和脱落。绒毛顶部坏死导致绒毛萎缩和消化不良，吸收不良又导致腹泻，隐窝细胞增生也伴随分泌增多，进一步加剧腹泻，整个病程持续 5~7 天，症状包括水样便、呕吐、脱水、发热等。腹泻持续约 5 天左右，不引起持续的慢性腹泻。有 50% 的轮状病毒感染无症状，表现为隐性感染。

VP4 位于病毒表面，介导病毒的吸附与穿入，在感染和致病起主要作用，VP7、NSP1、NSP2、NSP4 也与致病机制相关，例如 NSP4 是肠毒素，可诱导细胞的水电解质外排导致腹泻。

（二）免疫性

1. 固有免疫应答　固有免疫应答可有效抑制轮状病毒复制，在 IFN 信号通路缺陷的小鼠，轮状病毒感染症状明显更严重。轮状病毒感染浆细胞样树突状细胞（plasmacytoid dendritic cell）可诱导强烈的 IFN 表达，导致病毒不能复制。但研究发现轮状病毒可借多种机制抑制固有免疫应答，因此固有免疫在轮状病毒感染过程中是否发挥保护作用尚不清楚。

轮状病毒抑制固有免疫的机制包括(图24-7):①NSP1可与固有免疫信号通路的多个关键分子作用,包括干扰素调控因子IRF3、MDA5/MAVS、-TcCP0(-transducin repeat containingprotein)以及TRAF2(TNF receptor associated factor 2),导致这些分子被泛素化并被蛋白酶体降解,从而阻断或下调IFN应答;②NSP1可通过非泛素-蛋白酶体途径下调IRF5、IRF7和RIG-I(retinoic acid-inducible gene I);③轮状病毒可抑制STAT1的磷酸化,阻止STAT1/STAT2的核转位,抑制IFN表达;④轮状病毒的加帽酶VP3具有磷酸二酯酶(phosphodiesterase)活性,可以破坏2',5'-寡腺苷化过程(2',5'-oligoadenylate),从而阻止RNase L的活化,阻断固有免疫的效应过程;⑤NSP1可使凋亡蛋白p53泛素化,通过蛋白酶体将其降解,延迟细胞凋亡,有利病毒的早期复制。

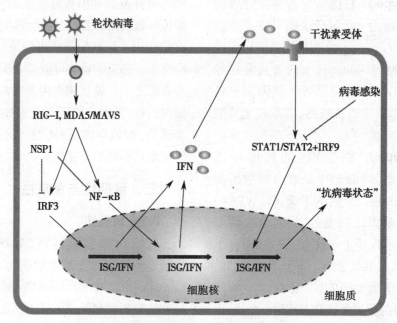

图24-7 轮状病毒抑制细胞固有免疫应答的机制

2. 适应性免疫应答 轮状病毒可激活B细胞和T细胞,产生体液免疫和细胞免疫应答。抗VP4和VP7的抗体具有中和作用,通过胎盘获得的抗体可以保护新生儿免于轮状病毒感染。除VP4和VP7抗体外,自然感染或疫苗接种可产生抗VP6、VP2和NSP4等的抗体,其中抗VP6抗体在体外无保护作用,但在体内sIgA形式的抗VP6抗体有保护作用,可能的机制是肠道VP6 sIgA抗体被肠上皮细胞摄入至胞浆,阻止DLP从病毒发生基质向内质网转位,干扰TLP成熟,从而起到细胞内中和作用(intracellular neutralozation)。轮状病毒致敏的CD8⁺T细胞过继给未免疫动物也可获得保护性。

四、实验室诊断

可通过电子显微镜、共聚焦显微镜、被动凝集试验、酶联免疫吸附试验(ELISA)等检测。急性感染阶段在粪便含有大量病毒颗粒,高峰时每毫升粪便可检出1 000个病毒颗粒。

1. 核酸检测 由于轮状病毒基因组是分节段的dsRNA,以往常用聚丙烯酰胺凝胶电泳(PAGE)来检测轮状病毒感染,通过病毒基因组在PAGE胶上的迁移模式可以区分不同组的轮状病毒,此技术在分子流行病学调查中仍然采用。

RT-PCR技术可以从粪便样品中快速检出轮状病毒的核酸,并且可以区分组别和型别,是目前轮状病毒感染诊断的"金标准"。

2. 抗原检测 包括免疫电镜、乳胶凝集试验和ELISA等方法。免疫电镜是用轮状病毒免疫血清与粪便样本混合,利用抗原抗体的凝集作用,提高电镜的检出率。由于技术复杂,目前已经少用。乳胶凝集试验和ELISA均成功用于检测粪便标本的轮状病毒,ELISA 商品化试剂有较好的敏感性,常用于临床诊断。

3. 病毒的分离培养 轮状病毒的分离培养常用于病原学研究和流行病学调查,常用猴肾细胞系 MA104 和人结肠癌细胞系 Caco-2 来分离培养轮状病毒,用胰蛋白酶消化处理样本可能提高病毒分离阳性率和病毒产量。与其他病毒的培养不同,轮状病毒常用旋转细胞管的方式来分离培养。

血清学诊断对临床诊断有很大局限性,ELISA 检测病人血清中的抗轮状病毒抗体常用于血清流行病学调查和疫苗效果评价。

五、防治原则

轮状病毒的感染率在发达国家和发展中国家差别不大,说明环境和保健体系不能有效控制轮状病毒的传播。幼儿园通常是轮状病毒感染暴发的主要场所,应对其饮食器具和玩具严格消毒,要求儿童经常洗手。医院的新生儿保育室及儿科病房等常发生医源性轮状病毒感染,对空间和设施必须严格消毒,对患儿要进行隔离治疗,避免医院感染。

目前有两种口服减毒活疫苗在多个国家上市,一种是带有 5 型轮状病毒(G1、G2、G3、G4、PIA[8])抗原的基因重配疫苗(RotaTeq),另一种是人轮状病毒 P1A[8]G1 株的减毒活疫苗(Rotarix)。前者需接种 3 次,后者需接种两次。大规模人群调查显示两种疫苗均安全,并有70%~98% 的保护效果。我国 2003 年研制的减毒活疫苗经临床试验也有良好保护效果。

临床治疗给予口服补充液体或输液,防止脱水。

展 望

在不同国家和地域流行的食源性病原微生物种类和流行因素存在差异,应进一步关注食源性微生物流行的变化趋势和规律,提前做好应对准备。宏基因组学的发展和应用使人们有能力对环境和食品中的食源性微生物进行新的全景式的观察。

沙门菌遗传背景相似但感染的宿主却存在着显著差异,遗传学研究将更深层次了解宿主选择和调控的机制。沙门菌致病岛、毒力质粒、毒素的研究有助于进一步探索其致病机制。探索快速准确检测食品中沙门菌的方法以及如何防控畜禽沙门菌感染、加强食品、水源中沙门菌污染的管理是公共卫生学面临的课题。研制更有效的沙门菌疫苗,应对沙门菌耐药对治疗提出的挑战,探索噬菌体在沙门菌诊断和防治中的应用等是值得重视的研究领域。

副溶血性弧菌致病物质及其致病机制,O3:K6 大流行株及 O3:K6 克隆的形成以及毒力基因的传播和扩散机制,海产品中副溶血性弧菌的快速诊断、疫苗的研究等仍存在许多问题和困难,也是应加强研究的领域和方向。另外,全球变暖很可能增加副溶血性弧菌的分布范围及生长繁殖速度,应进一步加强其生态学和流行病学研究及监控的国际合作。

诺如病毒还不能在体外培养细胞中增殖。最近有报道可用 B 细胞、肠上皮干细胞制备的肠上皮样细胞模型(intestinal enteroid model)体外培养 HuNoV,但不能感染现有疫苗生产用的细胞系,因此无法获得灭活或减毒活疫苗。逆向基因工程方法有助于建立减毒活疫苗以及 HuNoV 各蛋白生物学功能的研究。

诺如病毒尚无敏感的实验动物。一般认为诺如病毒有严格的种属特异性,可能与其受体在宿主的表达与分布有关,也与不同动物的免疫系统特性有关。流行病学资源显示,诺如病毒可在小鼠、蝙蝠、牛、羊、狗和猪等动物中检测到,但目前还没有在人粪便中检测到动物诺如病毒的报道,有少量报道从家畜中检测到 HuNoV 基因组 RNA,诺如病毒跨物种传播需进一步研究。

轮状病毒疫苗在发展中国家应用具有良好的经济和社会价值,但在卫生水平较高的发达国家的应用则存在争议。目前尚无特异抗轮状病毒药物,临床以对症治疗为主。利用特异性抗体治疗可能是一个发展方向。轮状病毒的 VP6 是最保守的衣壳蛋白,具有组特异性,给乳鼠口服轮状病毒 VP6 重组乳酸菌可诱导产生抗 VP6 抗体,使其有效抵抗轮状病毒的感染。

(钟照华)

参 考 文 献

1. 中华人民共和国卫生部,中国国家标准化管理委员会. GB/T 4789.7-2008 食品卫生微生物学检验—副溶血性弧菌检验[S].北京:中国标准出版社,2008.

2. FRATAMICO P M, BHUNIA A K, SMITH J L. Foodborne pathogens:microbiology and molecular biology[M]. Norfolk:Caister Academic Press, 2005.

3. KNIPE D M, HOWLEY P. Fields virology[M]. 5th ed. Philadelphia:Lippincott Williams & Wilkins, 2006.

4. CARROLL K C, BUTEL J S, MORSE S A, et al. Jawetz, Melnick, & Adelberg's medical microbiology[M]. 27th ed. New York:McGraw-Hill Medical, 2015.

5. BROBERG C A, CALDER T J, ORTH K. Vibrio parahaemolyticus cell biology and pathogenicity determinants[J]. Microbes Infect, 2011, 13(12-13): 992-1001.

6. HALL A J, VINJÉ J, LOPMAN B, et al. Updated norovirus outbreak management and disease prevention guidelines [J]. MMWR, 2011, 60(3): 1-15.

7. MAKINO K, OSHIMA K, KUROKAWA K, et al. Genome sequence of Vibrio parahaemolyticus: a pathogenic mechanism distinct from that of V. cholerae[J]. Lancet, 2003, 361(9359): 743-749.

8. MARATHE S A, LAHIRI A, NEGI V D, et al. Typhoid fever & vaccine development: a partially answered question [J]. Indian J Med Res, 2012, 135(2): 161-169.

9. NAIR G B, RAMAMURTHY T, BHATTACHARYA S K, et al. Global dissemination of Vibrio parahaemolyticus serotype O3:K6 and its serovariants[J]. Clin Microbiol Rev, 2007, 20(1): 39-48.

10. PARKHILL J, DOUGAN G, JAMES K D, et al. Complete genome sequence of a multiple drug resistant Salmonella enterica serovar Typhi CT18[J]. Nature, 2001, 413 (6858): 848-852.

11. SIRIKEN B. Salmonella pathogenicity islands[J]. Mikrobiyol Bul, 2013, 47(1): 181-188.

12. THOMSON N R, CLAYTON D J, WINDHORST D, et al. Comparative genome analysis of Salmonella enteritidis PT4 and Salmonella gallinarum 287/91 provides insights into evolutionary and host adaptation pathways[J]. Genome Res, 2008, 18(10): 1624-1637.

13. ABALLÉA S, MILLIER A, QUILICI S, et al. A critical literature review of health economic evaluations of rotavirus vaccination[J]. Hum Vaccin Immunother, 2013, 9(6): 1272-1288.

14. ARNOLD M M, SEN A, GREENBERG H B, et al. The battle between rotavirus and its host for control of the interferon signaling pathway[J]. Plos Pathogens, 2013, 9(1): e1003064.

15. DICAPRIO E, MA Y, HUGHES J, et al. Epidemiology, prevention, and control of the number one foodborne illness: human norovirus[J]. Infect Dis Clin North Am, 2013, 27(3): 651-674.

16. TAUBE S, KOLAWOLE A O, HÖHNE M, et al. A mouse model for human norovirus[J]. MBio, 2013, 4(4): e00450-13.

17. SETTEMBRE E C, CHEN J Z, DORMITZER P R, et al. Atomic model of an infectious rotavirus particle[J]. EMBO J, 2011, 30(2): 408-416.

18. CHEN J Z, SETTEMBRE E C, AOKI S T, et al. Molecular interactions in rotavirus assembly and uncoating seen by high-resolution cryo-EM[J]. Proc Natl Acad Sci USA, 2009, 106(26): 10644-10648.

19. O'BRIEN S J, SANDERSON R A, RUSHTON S P. Control of norovirus infection[J]. Curr Opin Gastroenterol. 2019, 35(1): 14-19.

20. LONG C P, MCDONALD S M. Rotavirus genome replication: Some assembly required[J]. PLoS Pathog, 2017, 13(4): e1006242.

21. VILLABRUNA N, KOOPMANS M P G, DE GRAAF M. Animals as reservoir for human norovirus[J]. Viruses, 2019, 11(5): E478.

22. TODD K V, TRIPP R A. Human norovirus: experimental models of infection[J]. Viruses, 2019, 11(2): E151.

23. CRAWFORD S E, RAMANI S, TATE J E, et al. Rotavirus infection[J]. Nat Rev Dis Primers, 2017, 3: 17083.

第二十五章 真菌感染的基础与临床

真菌（fungus）是广泛分布于自然界的一大类真核细胞型微生物。生物学上将真菌定义为具有细胞核和细胞器、产生孢子、不含叶绿素的低等生物，通过有性或无性方式繁殖，通常为丝状、分枝的体细胞结构（称作菌丝），一般具有细胞壁。

真菌菌体的基本结构为丝状的菌丝体（mycelium）和/或孢子（spore），细胞壁含有甲壳质（chitin）和葡聚糖（glucan），细胞内含有各种细胞器。真菌的种类估计有 150 万种以上，但已被人类发现和描述过的仅 10 万种左右。它们以腐生、共生和寄生等多种方式与自然环境、人类和其他生物发生着广泛联系。大多数真菌对人类有益，其中对人类具有致病性的致病性真菌（pathogenic fungi）约有 300 余种。但随着免疫力低下人群不断增多，越来越多的真菌有可能引起感染或机会性感染。

少数真菌可引起人类的真菌病，所致疾病从浅表感染到威胁生命的侵袭性感染。侵袭性真菌病（invasive fungal diseases，IFD）危害最大，主要发生在免疫功能受损者。随着广谱抗生素、抗肿瘤药物、糖皮质激素和免疫抑制剂在临床上广泛应用，器官移植及导管技术的开展，艾滋病和糖尿病的发病率不断上升，免疫受损病人不断增多，很多原本不致病的真菌可以作为机会致病菌（opportunistic pathogen）引起感染，甚至成为免疫受损病人的重要死亡原因。目前侵袭性真菌病的发病率不断上升，已成为世界范围内日益关注的问题。

第一节 真菌病的类型

由真菌或其代谢产物引起的疾病称为真菌病（mycoses）。除了皮肤癣菌和某些致病性双相真菌外，常见的病原性真菌有念珠菌、曲霉、隐球菌和毛霉等。

人类的真菌病有三种形式：①过敏症（allergy）是指真菌抗原引起敏感机体的超敏反应，如过敏性支气管肺曲霉病；②毒性反应（toxic reaction）是指真菌的次级代谢产物对人体造成的直接损害，如黄曲霉毒素可导致肝癌等，这类疾病相对少见，多发生于摄取腐败的食物时；③真菌感染（fungal infection）是指真菌向组织内侵入、增殖引起的疾病，这类疾病临床上最常见、危害性最大。

根据真菌侵犯人体的部位不同，可将真菌感染分为四类：浅表真菌感染、皮肤真菌病、皮下组织真菌病和侵袭性真菌病；前二者称为浅部真菌病（superficial mycoses），后二者称为深部真菌病（deep-seated mycoses）。

根据真菌侵犯人体的机制不同，又将真菌感染分为原发性真菌感染和机会性真菌感染。原发性真菌感染是指发生于正常机体的真菌感染，如芽生菌病、组织胞浆菌病、球孢子菌病和副球孢子菌病等，这些疾病主要见于美洲。机会性真菌感染是指发生于固有免疫和/或适应性免疫防御机制受损机体的侵袭性真菌感染（invasive fungal infection，IFI），如念珠菌病、隐球菌病、曲霉病等，这类疾病临床上发病率高，危害大。

侵袭性真菌病的主要病原真菌有白念珠菌（*Candida albicans*）、烟曲霉（*Aspergillus fumigatus*）和新生隐球菌（*Cryptococcus neoformans*）等。念珠菌病在全球范围内已成为位居医院内血行感染第 4 位的病原菌，其中念珠菌血症（candidemia）的病死率超过 40%。国内的资料显示，念珠菌病是发病率第一位的侵袭性真菌病。侵袭性曲霉病是白血病、骨髓和器官移植病人的重要致死病因，其发病率高达 50%，病死率可达 85% 左右。

第二节　真菌感染的临床特征

一、念珠菌病

根据累及的组织部位以及病情程度等不同,念珠菌病(candidiasis)可分为黏膜念珠菌病、慢性黏膜皮肤念珠菌病和侵袭性念珠菌病三类。

(一)黏膜念珠菌病

1. 口咽念珠菌病　俗称鹅口疮,由致病性念珠菌尤其是白念珠菌的芽胞和菌丝组成的乳白色薄膜附着在部分或全部口腔黏膜上,如舌、上腭、咽部、齿龈或唇及颊黏膜,严重时可蔓延到气管或食管,可并发口角炎。在免疫功能低下的成人中,往往是消化道念珠菌病的局部表现或播散性念珠菌病的早期征象。

2. 念珠菌性阴道炎　有乳白色膜状物附着在阴道黏膜上,伴有红肿糜烂、白带增多,自觉瘙痒。通过性交可传给性伴侣,引起男性的龟头炎或龟头包皮炎。

3. 念珠菌性龟头包皮炎　念珠菌引起的男性外生殖器真菌感染,多经性交传染;表现为阴茎包皮轻度潮红,包皮内及龟头冠状沟处有白色乳酪样斑片;少数可有包皮水肿、溃疡等。

4. 念珠菌性角膜炎　表现为角膜坏死形成溃疡,溃疡边缘呈放射状浸润,严重者可引起穿孔甚至失明。

(二)慢性黏膜皮肤念珠菌病

慢性黏膜皮肤念珠菌病(chronic mucocutaneous candidiasis, CMCC)一般均于幼年发病,呈慢性经过,易于复发。好发于面部、头皮、趾甲及甲沟。可侵犯黏膜、皮肤及深部组织发生肉芽肿。皮疹特点为表面有厚而黏着的黄褐色结痂性丘疹,有时突出约2厘米。剥去厚痂,露出凹凸不平的肉芽增生面。头发稀疏脱落,甚至发生浅在性萎缩瘢痕。口腔黏膜念珠菌病是主要病型之一,舌轻度肿胀,质红有白苔,舌背有深沟和皱襞;甲板污秽失去光泽、增厚,甲廓肿胀有少许分泌物,可有脱屑性红斑。症程可达10~30年,顽固难治。最近研究表明,该病与固有免疫缺陷密切相关。

(三)侵袭性念珠菌病

1. 支气管、肺念珠菌病　口腔吸入病原体或通过血行播散所致,表现为慢性支气管炎、肺炎或类似肺结核的结节性浸润,大多为继发感染。主要症状为:低热、咳嗽、黏液痰或胶质块状痰,有时带血丝,甚至咳血。X线片可见大小不等、形状不一的均匀阴影,边缘不清,两肺叶或更多肺叶受累,一般不波及肺尖,病灶部位经常变换。

2. 消化道念珠菌病　主要表现为念珠菌性食道炎或肠炎。口腔黏膜念珠菌病病人如有吞咽困难或疼痛、尤其胸骨下有灼痛时,应考虑病变已波及食管。食道钡剂检查,可发现食道上端及下端运动不协调。肠道念珠菌病的突出症状是腹泻,大便次数每日最多10~20次,最少2~3次。大便为水样或豆腐渣样,泡沫较多,黄色或绿色,偶有血便。偶可侵犯肌层而引起肠穿孔、肠出血。

3. 泌尿道念珠菌病　肾盂肾炎或膀胱炎常见,多为尿道插管引起。可有尿急、尿频、蛋白尿、血尿等,有腰痛、腹痛、发热和寒战。影像学检查可见肾盂和输尿管真菌球。下尿道受累时常无症状而仅表现为念珠菌尿症。念珠菌腹膜炎是腹膜透析的一个少见并发症,也可见于外科手术后,多与细菌混合感染。

4. 念珠菌菌血症　念珠菌菌血症(candidemia)多发生在重症病人,常与静脉插管有关,特别是长期应用静脉高营养者。可有高热、寒战、低血压等临床表现,可出现一次性或多次性血培养念珠菌阳性,但未发现实质性器官受累。该病临床症状缺乏特征性,往往误诊而危及生命,病死率高达40%以上。

5. 急性播散性念珠菌病　急性感染,常发生于中性粒细胞减少的病人。可有皮肤结节以及脑膜炎、内眼炎、心肌炎、心内膜炎、骨髓、骨关节炎等临床表现;广谱抗生素治疗无效。

6. 慢性播散性念珠菌病　也称肝脾念珠菌病,临床表现为持续性发热,细菌抗生素治疗无效,体重下降、腹痛、肝脾肿大,肝功能可有轻度异常或无异常。CT扫描可见肝脾中多发性射线通透性明显的微小损害。肝穿刺活检与特殊染色可以确诊。

7. 念珠菌性心内膜炎　常见于瓣膜病、药物成瘾、心脏手术、心导管检查及长期静脉保留导管的病人；临床表现类似于亚急性细菌性心内膜炎，有发热、贫血、心脏杂音、脾脏肿大、充血性心力衰竭，可并发心肌炎、心包炎及脓肿。诊断困难，预后不良。

8. 中枢神经系统念珠菌病　念珠菌性脑膜炎可见于儿童及体弱成人。1/3 的病人发病前有口腔黏膜念珠菌病。表现为脑膜刺激征，但视乳头水肿及颅压增高现象不明显，脑脊液细胞计数不高但蛋白增高，糖降低或正常。可发生脑脓肿、脑炎等，可有脑实质结节软化、坏死。易与结核性脑膜炎相混淆。

侵袭性念珠菌病的病理特征是：病原菌分布于实质细胞内，为多发性脓肿。呈急性炎症反应，可见以中性粒细胞浸润为主的微脓肿，HE 染色后发现中性粒细胞之间散布有浅色酵母样菌体，过碘酸锡夫染色（PAS）和嗜银染色（GMS）后可见呈薄壁的卵圆形孢子，3~6μm 大小，有时可见假菌丝。

二、隐球菌病

隐球菌病（cryptococcosis）是由隐球菌属中的特定种及其变种所致的常见真菌感染。常见的致病菌为新生隐球菌及格特隐球菌（*Cryptococcus gattii*）。依据临床表现，可分为中枢神经系统隐球菌病、肺隐球菌病、皮肤隐球菌病和骨隐球菌病等。

（一）中枢神经系统隐球菌病

中枢神经系统隐球菌病是最常见的隐球菌病，约占隐球菌感染性疾病的 80%。起病常隐匿，呈慢性或亚急性过程，起病前可有上呼吸道感染史。少数病人急性起病，多数为免疫抑制或缺陷病人，常导致死亡。有部分病人有颅外感染史，也是艾滋病病人常见的机会性感染。

（二）肺隐球菌病

70% 的人吸入隐球菌菌体后，可咳嗽、咯痰、胸痛、体重减轻和发热等症状或体征。胸片可见孤立或数个结节，可有分叶及毛刺，下肺部多见；或为多发小结节状阴影，双肺分布粟粒状阴影；或炎症浸润病变，表现为片状渗出阴影；也可表现为空洞、纤维化、钙化、肺门与纵隔淋巴结肿大及胸腔积液形成。肺隐球菌病可治愈而不留瘢痕，若被纤维组织包围后可形成肺隐球菌球，也可

血行播散引起中枢神经系统或全身感染。

免疫受损的病人肺隐球菌病往往很快出现播散性感染。胸部 X 线检查可见间质性炎症和结节性损害，有时可见胸膜渗出和空洞形成。艾滋病病人并发的肺隐球菌病与其他免疫受损病人有不同的临床表现，几乎均出现发热、咳嗽、呼吸困难、体重减轻和头痛等临床症状，偶尔有胸膜痛和咯血。胸部 X 线表现为局限性或弥漫性间质性浸润和肺门淋巴结肿大。大多数病人发生播散性感染，60%~70% 可同时侵犯脑膜。

（三）皮肤隐球菌病

分为原发感染和继发感染。原发感染少见，多为继发性感染，可发生于 10%~15% 的播散性隐球菌病病人。皮损常局限于头部，但也可累及躯干或四肢，呈非特异性和多形性，如丘疹、结节、斑块、水疱、紫癜、溃疡、瘘管、疣状或乳头瘤样增殖，或出现类似于蜂窝织炎、树胶肿、雅司病、卡波西水痘样疹、卡波西肉瘤、坏疽性脓皮病和红皮病等表现。艾滋病病人发生皮肤隐球菌病常见，病变多见于面部，呈多发生传染性软疣样皮损，较大，但不能挤出软疣小体，中央易坏死形成溃疡；黏膜损害仅为皮损的 1/3，可从邻近感染灶扩散而致或单独存在，好发于鼻咽部和口腔黏膜。

（四）骨隐球菌病

播散性隐球菌病病人的骨髓炎发生率为 5%~10%，大多数病人出现单一的局限性损害，全身骨骼皆可受累，病变多发生在骨的突出部，以颅骨、脊椎骨为多见，关节损害少见。病人常主诉受累处局部疼痛及软组织压痛，有时有瘘管，可排出脓液。X 线检查可显示明显的溶骨性损害。

隐球菌病的病理特征：较新的病变主要由大量繁殖的隐球菌及其引起的炎性细胞浸润所致，包括巨噬细胞、淋巴细胞和浆细胞；损害呈胶样液化，囊腔内有较多隐球菌，菌体大小不等，小的居多，易见到单芽生孢子。较陈旧的病变则表现为肉芽肿形成，主要有巨噬细胞、上皮样细胞和多核巨细胞等，隐球菌数量少，且大部分被吞噬细胞吞入胞内，菌体较大，很少见芽生状态，但可见一侧胞壁塌陷呈碗形或盔形的退变菌体。一般新生隐球菌呈圆形或椭圆形，直径 2~20μm，多数聚集成堆，少数分散在组织内；HE 染色后，胞壁外常有 3~5μm 的空隙，部分荚膜可染成淡红色；PAS

染色后菌体及荚膜均呈红色。

三、曲霉病

曲霉病（aspergillosis）由烟曲霉、黄曲霉、土曲霉等感染所致，可累及多个器官，最常见的为肺曲霉病，其次为鼻窦和脑曲霉病，侵袭性曲霉病危害最大。

（一）肺曲霉病

主要有过敏性支气管肺曲霉病（allergic bronchopulmonary aspergillosis, ABPA）、肺曲霉球（aspergilloma）和侵袭性肺曲霉病（invasive pulmonary aspergillosis, IPA）。

1. **过敏性支气管肺曲霉病** 多由烟曲霉引起，表现为顽固性哮喘，咳出棕色痰栓，可有发热；血总 IgE 和曲霉特异 IgE 或 IgG 升高，外周血嗜酸性粒细胞升高；影像学检查可见游走性肺浸润灶，支气管腔内充满黏液形成阴影，可出现中心性支气管扩张。晚期可导致肺纤维化。

2. **肺曲霉球** 主要由烟曲霉所致，常见于肺部原有的空洞如肺结核空洞。曲霉在空洞内形成致密的菌丝团块，可随体位变化移动。病人表现为慢性咳嗽、不适和消瘦等，咯血为最主要的症状，有时因大咯血而危及生命。

3. **侵袭性肺曲霉病** 包括急性侵袭性肺曲霉病、慢性坏死性肺曲霉病和气道侵袭性曲霉病三类。急性侵袭者，症状和体征无特异性，最常见的临床表现是持续性发热，广谱抗生素治疗无效。胸膜炎、胸痛和咳嗽常见，咯血少见；重症病人可出现气促和低氧血症。

（二）鼻窦曲霉病

分为过敏性曲霉性鼻窦炎、鼻窦曲霉球和侵袭性鼻窦曲霉病三类。侵袭性鼻窦曲霉病如果侵犯鼻窦黏膜及其邻近皮肤，则可出现局部疼痛、肿胀、坏死、溃疡等临床表现。CT 检查和鼻窦组织活检可辅助诊断。

曲霉病的病理特征：伴有大量中性粒细胞浸润，小脓疡内有曲霉存在。曲霉在组织中仅有菌丝，一般 HE 染色即可，少数需用 GMS 染色或 PAS 染色。在与外界相通氧气供应充足的脓疡或空腔内，有时可见分生孢子头，菌丝分隔，呈 45℃ 角叉状分枝，呈典型的排列成放射状，或平行排列向同一方向分枝生长。曲霉球是继发性肺侵袭性

曲霉病，曲霉在空腔中坏死组织内及黏液中大量繁殖，菌丝缠结在一起形成团块，但无炎症细胞浸润。

四、马尔尼菲青霉病

马尔尼菲青霉病（talaromycosis）是由马尔尼菲青霉感染引起的真菌病，好发于免疫功能低下者，病人常有其他基础性疾病，如艾滋病、结缔组织病、器官移植、结核病、血液病或恶性肿瘤等，为我国两广和香港地区以及东南亚各国艾滋病病人的标志性机会性感染。主要累及单核巨噬细胞系统，临床表现为发热，体温可高达 40℃，也可表现为持续性低热或不规则发热；贫血，进行性消瘦；浅表淋巴结肿大、肝脾肿大。大多数病人有呼吸系统受累，有咳嗽、咳痰、咯血、胸痛、呼吸困难，肺部可有啰音。皮肤及皮下损害是马尔尼菲青霉病另一较为突出的临床症状。在合并有艾滋病的马尔尼菲青霉感染者中，80% 以上可出现皮肤损害，甚至部分病人以皮肤损害为初发症状。最常见的皮损为多发性传染性软疣样丘疹，好发于面、颈部。30% 病人可出现骨和关节损害，全身骨骼均可受累。目前我国发现有非 HIV 感染者因自身抗体阳性所致免疫功能异常而引起马尔尼菲青霉病者，譬如 γ 干扰素抗体阳性。

马尔尼菲青霉病的病理特征：组织细胞内或组织细胞周围可见到马尔尼菲青霉，细胞内真菌呈卵圆形或椭圆形、长管形或马蹄形类似酵母样细胞，一般直径 3μm，有时长达 8μm，有横壁，常扭曲呈香肠状，细胞内菌体相互黏集呈桑椹状或葡萄状。

五、孢子丝菌病

孢子丝菌病（sporotrichosis）是由孢子丝菌感染所引起的真菌病，基本病变为非特异性肉芽肿，病损中可见数量不等的上皮样细胞、朗格汉斯细胞以及较多的淋巴细胞和浆细胞。孢子丝菌在组织内的形态为酵母型，主要是 2~6μm 的圆形或椭圆形孢子。

（一）皮肤孢子丝菌病

皮肤孢子丝菌病分为淋巴管型、固定型和播散型三类。固定型的皮损多局限于原发部位，不沿淋巴管播散，好发于面、颈等暴露部位；皮损可

呈多种形态,无特异性,可表现为结节、肉芽肿、浸润斑块、卫星状丘疹损害、溃疡、皮下囊肿、痤疮样损害及红斑鳞屑性损害,无自觉症状;部分皮损可自愈,也可持久不愈。

淋巴管型的原发损害多发生在四肢远端,常于外伤后1~4周,感染部位出现无痛性坚韧皮下结节,逐渐隆起,表面皮肤呈淡红色或紫红色,进而中心坏死形成溃疡,有稀薄脓液或覆有厚痂,呈孢子丝菌下疳;然后结节沿淋巴管向心性出现,排列成串,可延续至腋下或腹股沟,但引起淋巴结炎者甚少。淋巴管型可发展为播散型,表现为全身散在多发性皮下结节,进而形成脓肿、溃疡,愈合后形成增生性或萎缩性瘢痕。

(二)皮肤外孢子丝菌病

又称内脏型或系统型孢子丝菌病。多见于伴有基础性疾病的患者或易感者,如糖尿病、艾滋病病人以及长期用糖皮质激素、酗酒者。多由血行播散所致,吸入孢子可引起肺孢子丝菌病。

六、着色芽生菌病

着色芽生菌病(chromoblastomycosis)是着色真菌感染皮肤及皮下组织所引起的真菌病,病原体主要为卡氏枝孢瓶霉、着色霉菌属和疣状瓶霉等。

病人自觉症状轻微,可有微痒感,若继发细菌感染可发生疼痛。可分为结节型、肿瘤型、疣状型、斑块型和瘢痕型五型。同一病人可出现多种类型的损害,且不同阶段可表现为不同的皮损。疾病呈慢性经过,可在局部外伤后出现小丘疹、脓疱,逐渐增大为硬结,表面破溃、溢液、溢脓、结痂,损害逐渐扩展融合,典型损害呈疣状或菜花状边界清楚的斑块或结节,中心往往消退形成瘢痕,周围继续进展,形成散在的卫星状损害。好发于四肢暴露部位,以及面颈部、躯干、肩及臀部等。在一处损害上可见静止与发展的病变共存。疣状增生的表面可见黑色点状血痂,内含较多非表皮的菌体成分,有助于诊断。常见的并发症有瘢痕挛缩所致的继发肢体挛缩或瘢痕增生所致的淋巴淤滞导致象皮肿、继发细菌感染等;因病程较长,在其瘢痕基础上可继发鳞癌。

着色芽生菌病的病理特征为慢性化脓性肉芽肿性炎症,包括三种主要形态变化:①真菌经表皮排除而引起的角化过度、棘层肥厚或假上皮瘤样增生;②因拮抗和杀灭真菌而形成的含中性粒细胞的混合性肉芽肿,促使病灶愈合而发生的机化过程;③在表皮微脓肿及多核巨细胞内可见深棕色、厚壁、圆形、卵圆形或不规则形中央有横隔的孢子,即硬壳小体。

七、暗色丝孢霉病

暗色丝孢霉病(phaeohyphomycosis)是暗色孢科真菌感染引起的真菌病,病原体主要有瓶霉、外瓶霉和枝孢霉等。

(一)暗色真菌性角膜炎

该病发病前多有角膜外伤的历史,主要病原体为甄氏外瓶霉和枝孢霉等。早期主要表现为角膜刺激症状,继而出现角膜溃疡,甚至出现穿孔导致失明。

(二)皮肤和皮下组织暗色丝孢霉病

临床最为常见,主要病原体为外瓶霉和瓶霉。主要临床表现为孤立的皮下脓肿或化脓性肉芽肿,多位于四肢暴露部位,提示可能与外伤有关。损害大多发生于四肢,以膝部、手指、手部、腕部和肘部常见。病人年龄大多30岁以上,60%为男性。病人对皮损往往不重视,多在损害出现数月或数年后就诊,难以回忆起外伤史。

(三)中枢神经系统暗色丝孢霉病

多由鼻窦损害蔓延或经血行播散至脑组织所致,也可经皮肤或肺播散引起。主要临床表现为头痛,往往持续数周或数月,可有低热。常见神经系统局灶定位体征,如轻度偏瘫、颅神经损害、癫痫以及颅压增高伴随的视乳头水肿,可导致失明。病人可发生嗜睡到惊厥,最终可发展为昏迷甚至死亡。

暗色丝孢霉病的病理特征:皮下囊肿或慢性肉芽肿改变。囊肿壁较薄,囊内有渗出物和黑色颗粒状物质,镜检多为分隔、黑色或棕色菌丝,直径约1.5~3μm,偶可见分枝,可见芽生酵母样孢子;脓肿壁呈炎性肉芽肿性病变,可见淋巴细胞、上皮样细胞、组织细胞、浆细胞、嗜酸性粒细胞及少量多核巨细胞浸润;炎症细胞之间或多核巨细胞内可见棕色菌丝及酵母样孢子。脑暗色丝孢霉病可在脑实质内形成局限性和多发性小脓肿,可见棕褐色分支分隔菌丝或圆形孢子。

第三节 病原性真菌的致病机制

病原性真菌的致病是其通过各种毒力因子抵抗机体免疫防御的过程。

一、病原性真菌的毒力因子

（一）黏附

黏附（adherence）是病原性真菌定植以及穿透组织的基础，如皮肤癣菌关节孢子向角质层中角质形成细胞的附着、根霉孢子囊孢子在鼻黏膜表面的嵌入、烟曲霉孢子向呼吸道黏膜表面的嵌入，以及白念珠菌芽生孢子对皮肤角质形成细胞、口腔、阴道、尿道黏膜细胞和血管上皮细胞的附着。

（二）组织侵袭

病原性真菌侵袭人体组织时，常发生形态转换，如双相真菌中组织胞浆菌、球孢子菌、马尔尼菲青霉常由丝状转换成酵母样，念珠菌在组织内常产生芽管或假菌丝。

（三）组织内增殖

上述病原性真菌在局部侵袭灶中增殖后可向靶器官或靶组织播散，其影响因素包括病原性真菌对热的耐受性、表达特殊的酶以水解宿主来源的特异性底物、利用宿主的营养成分以及与其他微生物竞争必需的食物等。

（四）组织损伤

常伴有特征性的炎症反应，包括不同程度的化脓、上皮样细胞和多种炎症细胞浸润、干酪样坏死和纤维化等。浅部真菌感染常有轻微的炎症反应，深部真菌感染常伴有纤维化的慢性化脓。毛霉病可因血栓形成而产生梗塞，并出现轻度急性炎症；组织胞浆菌病和隐球菌病不化脓或轻度脓肿。足菌肿和着色芽生菌病常见化脓、巨噬细胞和多核巨细胞浸润和纤维化等，孢子丝菌病和球孢子菌病等皮下和深部组织真菌感染，除上述表现外还可见干酪样坏死。

影响组织损伤的因素包括：①菌体大小，如球孢子菌的直径可达 400μm、新生隐球菌的细胞和荚膜则大小不一；②感染部位的深浅；③真菌毒素类型和抗原组分；④真菌性过敏反应；⑤疾病的慢性过程。

二、重要病原性真菌的致病机制

（一）烟曲霉

烟曲霉是侵袭性曲霉病的最主要病原体。侵袭性曲霉病动物模型中通过 RT-PCR 检测发现，*pksp*、*fos1*、*paba*、*ahk2* 在孢子中的转录均高于菌丝。烟曲霉 *Afyap1*、*sho1*、*pbs2* 等基因敲除后发现：①烟曲霉中可能存在 *sho1* 基因产物 Sho1 的感受器蛋白，破坏 *sho1* 基因可抑制烟曲霉生长及其孢子发芽，提示 *sho1* 是影响真菌细胞极性的重要基因，可作为抗真菌药物作用靶点；②*Afyap1* 和 *sho1* 基因产物参与了烟曲霉抵抗和活性氧（reactive oxygen species，ROS）分解，可能是其重要的毒力因子；③YAP1 可能是一个新型的抗真菌作用靶点。

烟曲霉细胞壁多糖合成研究中发现，*pmi1*、*Afpiga* 等基因在形态发生中起关键作用并与毒力相关，*pmt1* 基因与热耐受性相关，*cwh41*、*msdS*、*ams1* 和 *pmt2* 基因与细胞壁合成及极性生长相关。通过对靶基因突变株转录组、蛋白组学分析，目前对细胞壁合成与极性生长调控的可能机制有了初步了解，同时发现次级代谢与氧化胁迫相关并依赖于细胞内转运系统等。

（二）马尔尼菲青霉

采用蛋白组学和抑制性消减杂交技术对马尔尼菲青霉酵母相与菌丝相的差异蛋白初步筛选结果显示，HSP70、HSP90、过氧化氢酶和异柠檬酸裂解酶等呈显著差异性表达，其中异柠檬酸裂解酶是乙醛酸代谢途径中的关键酶，其酵母相表达水平为菌丝相 6 倍，提示该酶与马尔尼菲青霉毒力有关。人树突状细胞（DC）抗马尔尼菲青霉感染免疫作用的初步研究结果发现，DC 能有效吞噬马尔尼菲青霉酵母，增强抗原呈递能力并产生前炎症因子对抗真菌感染。

（三）新生隐球菌

在血脑屏障模型中采用二维凝胶电泳技术检测发现，隐球菌穿越血脑屏障的过程中，血管内皮细胞表达的 peroxiredoxin Ⅰ 和 calpactin Ⅰ light 蛋白与隐球菌侵袭对血管内皮细胞密切相关，隐球菌分泌的丝氨酸蛋白酶是其侵袭并通过血管内皮细胞的关键蛋白，大脑皮质中脑源性神经因子和碱性成纤维细胞生长因子与隐球菌脑膜炎感染后神经细胞的修复有关,上述研究结果为进一步揭示隐球菌的嗜中枢性奠定了重要基础。新生隐球菌可在巨噬细胞内存活与繁殖,其荚膜具有抗吞噬和抗杀菌作用,隐球菌可产生生物膜,脑脊液和血清具有明显增强其生物膜活性的作用,但不同血清型隐球菌生成生物膜的能力不同。

第四节 真菌感染的免疫

机体抵抗真菌感染的免疫防御包括固有免疫和适应性免疫。在固有免疫中,尽管一些天然屏障如皮肤完整性、上皮细胞产生的β-防御素(β-defensin)等抗菌肽以及机体表面的正常菌群可以抵御真菌的入侵,但主要通过病原体模式识别、信号转导及吞噬细胞杀伤病原性真菌。识别病原性真菌的固有免疫细胞通过分泌细胞因子和提呈抗原,活化适应性免疫细胞,从而促进机体适应性免疫系统对病原性真菌的杀伤,参与的细胞有Th1、Th17、Th2、Treg等。杀伤病原性真菌的适应性免疫以细胞免疫为主。

宿主抗真菌免疫主要涉及的分子或细胞:①真菌的甲壳质、β-葡聚糖、甘露聚糖和甘露糖蛋白等病原体相关模式分子(PAMP);②宿主细胞的TLR、CLR和NLR等模式识别受体(PRR);③宿主细胞的CARD9、BCL-10和MALT1等连接蛋白;④宿主细胞的NF-κB、NFAT和c-Fos等转录因子;⑤宿主细胞的IL-1β、IL-6、IL-10、IL-12、IL-23和TNF-α等细胞因子;⑥宿主细胞以Th1和Th17为主的适应性免疫应答。

一、宿主抗真菌感染免疫的过程

(一)病原真菌的病原体相关模式分子

1. β-葡聚糖(β-glucan) 为葡萄糖的聚合物,以β-(1,3)-葡聚糖为主,伴不同含量的β-(1,6)-葡聚糖,可被Dectin-1、补体受体3等模式受体识别。

2. 甲壳质(chitin) 又称几丁质,为N-乙酰氨基葡萄糖的聚合物。

3. 甘露聚糖 数百个甘露糖分子聚合而成,通过N-或O-化学键连接在真菌胞壁蛋白上,甘露聚糖多为甘露糖受体(mannose receptor, MR)、TLR4、Dectin-2、Mincle、galectin-3识别,磷脂甘露聚糖为TLR2和TLR6识别。

此外,β-(1,2)-相关寡甘露糖苷也是一种PAMP,由galectin 3识别,有助于巨噬细胞辨别病原体与非病原体。

(二)模式识别受体

在真菌模式识别过程中,一种PRR可以识别多种PAMP,一种PAMP也可以被多种PRR单独或联合识别。

1. TLR2和TLR4 在白念珠菌中,前者主要识别细胞壁上的甘露聚糖,启动信号转导,Dectin-1/TLR-2复合体则主要识别β-葡聚糖介导细胞因子的分泌。在烟曲霉菌丝中,通过TLR2和TLR4激活体内多形核中性粒细胞和树突状细胞引发炎症反应。在新生隐球菌中,TLR4可识别表面的葡萄糖醛酸木糖甘露聚糖(glucuronoxylomannan)。巴西副球孢子菌、荚膜组织胞浆菌均可作为TLR2的配体,启动TLR2相关信号通路激活NF-κB,从而介导机体的抗感染免疫应答。马尔尼菲青霉可通过上调巨噬细胞表面TLR2、TLR4及Dectin-1的表达,激活巨噬细胞的分泌和杀伤功能。

2. C-型凝集素样受体(CLR) 主要包括甘露糖受体MR(CD206)、Dectin-1(CLEC7A)、Dectin-2(CLEC6A)、DC-SIGN(CD209)、Mincle(CLEC4E),以及langerin(CLEC4K)等。

Dectin-1由胞外糖基识别结构域(CRD)和具有免疫受体酪氨酸激活(immunoreceptor tyrosine-based activation, ITAM)样基序的胞质尾区构成,广泛分布于髓样细胞,包括巨噬细胞、树突状细胞和中性粒细胞,T细胞也有少量表达。作为β-葡聚糖的主要受体,Dectin-1可识别许多真菌(曲霉、念珠菌、肺孢子菌和球孢子菌等),通过Src/Syk kinase/CARD9通路激活NF-κB以及NFAT转录因子、诱导前炎症因子表达,也可诱导吞噬、促进ROS产生、激活炎症小体(inflammasome)。

Dectin-2广泛分布于郎格汉斯细胞、DC和组织中的巨噬细胞,可识别多种真菌的甘露糖结构,如白念珠菌、酿酒酵母、荚膜组织胞浆菌和巴西副球孢子菌等,其中白念珠菌的识别以菌丝为主。Dectin-2选择性地与Fc Rγ配合完成模式识别,通过Syk/CARD9通路介导细胞因子的产生。

Mincle 受体主要表达于巨噬细胞,其活化也与 FcRγ 相关,可识别马拉色菌和白念珠菌等,其机制与 Dectin-1 类似,也通过 Syk-CARD9 通路活化 NF-κB,从而介导前炎症因子的产生。

甘露糖受体也是一种跨膜蛋白,含 5 个结构域,广泛存在于组织中巨噬细胞、未成熟 DC 及肝脏和淋巴内皮细胞,可结合末端为甘露糖、岩藻糖和 N- 乙酰葡糖胺的糖链。

DC-SIGN 最初发现于未成熟 DC 表面,后来发现其在不同的巨噬细胞亚型和内皮组织上也有表达,其能够以 Ca^{2+} 依赖的方式识别糖基如甘露糖结构,通过配体与该受体的四聚体相互作用实现特异性结合。

(三)连接蛋白

完成模式识别后,真菌感染的信号通过不同的通路传递,此过程涉及多种连接蛋白组成的网络。CARD9 是该网络中非常重要的分子,位于 Dectin-1、Dectin-2、Mincle 下游。Dectin-1 激活后,可通过 Src 家族激酶(SFK)使受体胞内区 ITAM 酪氨酸残基磷酸化,成为 hemITAMs,导致脾酪氨酸激酶(spleen tyrosine kinase,Syk)募集,激活蛋白激酶 C-δ(protein kinase C-δ,PKC-δ)。PKC-δ 使 CARD9 中卷曲螺旋区域 Thr231 残基磷酸化,进而通过 CARD 区与 Bcl10 及 Malt1 形成 CBM 复合体,激活转化生长因子 β 活化的激酶 1(transforming-growth-factor-β-activated kinase 1,TAK1)及 NF-κB 抑制剂激酶(IKK),从而活化 NF-κB。随着 CBM 复合体的形成,Malt1 的蛋白水解功能被激活,形成了 NF-κB 及丝裂原活化蛋白激酶(mitogen-activated protein kinase,MAPK)通路的负调节因子,此类负调节因子还有 A20 和 cylindromatosis(Cyld)蛋白等。

(四)转录因子与细胞因子

通过一系列信号转导,NF-κB、NFAT、c-Fos 等转录因子磷酸化激活,核转位与靶基因启动子结合,调控炎症因子表达,同时也可启动适应性免疫应答,其中 IL-1β、IL-6、IL-21、IL-23 及 TGF-β 可促进原始 T 细胞向 Th17 细胞分化。

IL-12 是促使原始 T 细胞向 Th1 细胞分化的重要因子。Th1 细胞通过产生 IFN-γ,激活巨噬细胞而发挥抗真菌作用。IL-4 诱导原始 T 细胞向 Th2 细胞分化,抑制 Th1 反应、影响巨噬细胞的活化。

(五)适应性免疫

1. **Th1 细胞** 其激活需要真菌相关 TLR 和 CLR 信号通路的共同作用。Th1 细胞通过分泌 IFN-γ 并辅助产生调理作用的抗体,活化巨噬细胞,增强其吞噬能力,发挥抗真菌感染作用。

2. **Th2 细胞** 在感染早期对固有免疫有抑制作用,IL-4 及 IL-13 促进原始 T 细胞向 Th2 分化。Th2 细胞激活巨噬细胞旁路途径,促进真菌相关的过敏反应,抑制 Th1 应答,可促使真菌感染和疾病的复发。抑制 IL-4 可恢复抗真菌能力。

3. **Th17 细胞** 是近年来发现的 Th 细胞亚群,其 Dectin-1、CARD9、STAT3、IL-17F 及 IL-17RA 等基因缺陷可导致严重真菌感染,提示该细胞在真菌感染中发挥重要作用。真菌通过 DC 和巨噬细胞 SYK-CARD9、MYD88、甘露糖受体等相关信号通路激活 Th17 细胞。此外,Th17 细胞的活化与抑制均受上游 CLR 及 TLR 的影响,Th17 细胞可促进 Th1 细胞反应并抑制 Th2 细胞反应。Th17 细胞产生的效应因子 IL-17 可以促进中性粒细胞募集、增强中性粒细胞的抗真菌活性(吞噬作用、脱颗粒作用及中性粒细胞胞外捕获介导的真菌杀伤作用)。

此外,Treg 通过分泌 IL-10 抑制免疫应答及过度的炎症反应,诱导真菌相关免疫耐受,减少过度的真菌免疫应答对宿主的损伤。

二、基因缺陷与真菌易感性

病原性真菌感染免疫相关的任何环节出现缺陷或功能障碍,均会导致机体对病原性真菌易感。近年来,对于皮肤黏膜念珠菌病及其相关综合征的研究揭示,机体特定基因的缺陷是导致真菌易感的原因之一。

(一)Dectin-1 缺陷

一个患有复发性念珠菌性阴道炎和 / 或甲真菌病(慢性皮肤癣菌感染)的荷兰家系中,病人均有 dectin-1 基因的纯合突变 Y238X,可影响蛋白的折叠,甚至影响 Dectin-1 受体的表达,导致对 β- 葡聚糖或白念珠菌的识别功能缺失或低下。由于这些病人对白念珠菌的吞噬和杀伤功能正常,可能是其未发生严重侵袭性真菌感染的原因,但也有人对 Dectin-1 缺陷影响识别真菌 β- 葡聚糖持不同看法。

（二）CARD9 缺陷

CARD9 在巨噬细胞和髓系树突状细胞中高表达，是 Dectin-1、Dectin-2、Mincle 下游的重要连接分子，与 BCL10/MALT-1 形成复合体参与信号转导。

一个由 4 名病人组成的复发性口腔念珠菌病、阴道念珠菌病、口角炎、体癣及其他皮肤癣菌感染的家系中新近确定，CARD9 编码基因的纯合功能突变 Q295X 与皮肤黏膜念珠菌病相关，该突变造成 CARD9 蛋白卷曲螺旋区域提前出现终止密码子，造成 CARD9 表达缺陷，病人 Th17 细胞数量显著减少。基因敲除小鼠研究证实，Q295X 突变破坏了 Dectin-1 的信号转导通路。

我们研究证实，难治性暗色丝状真菌感染病人的易感性与 CARD9 编码基因缺陷有关，但 CARD9 缺失病人对细菌和病毒的易感性并不增加。

（三）高 IgE 综合征

常染色体显性遗传的高 IgE 综合征（hyper-immunoglobulin E syndrome, HIES）表现为多系统功能紊乱，除易患口腔和皮肤黏膜念珠菌病外，还有皮肤、呼吸道反复的金黄葡萄球菌感染，高血清 IgE、嗜酸性粒细胞增多、湿疹，以及骨骼和牙齿发育异常。大多数病人是由显性失活的 STAT3 杂合突变所致。STAT3 位于 IL-6 和 IL-23 等下游，因其可激活转录因子 RORγt，对诱导原始 T 细胞向 Th17 细胞分化十分重要。STAT3 缺陷病人的 RORγt 表达明显减少，且 Th17 细胞分化缺陷。高 IgE 综合征病人 T 细胞无法产生 β 防御素，最终导致对病原性真菌如白念珠菌等易感。

常染色体隐性遗传的高 IgE 综合征病人常具有 DOCK8 编码基因突变，对白念珠菌易感。机制虽与 STAT3 缺陷不同，最终也有 Th17 细胞分化缺陷。

（四）STAT1 功能获得性突变

STAT1 的显性功能获得性突变可抑制活化 STAT1 的去磷酸化，导致核内磷酸化 STAT1 的堆积，使得免疫应答由 STAT3 诱导 Th17 细胞生成作用转换为 STAT1 依赖的 IL-17 细胞抑制作用，导致 Th17 细胞、IL-17 和 IL-22 明显减少。目前已在慢性皮肤黏膜念珠菌病家系的病人中证实了 STAT1 的重要作用。最近我们也发现，早期发生的难治性镰刀菌感染患儿中也存在 STAT1 突变。

（五）IL-17F 及 IL-17RA 缺陷

IL-17 在皮肤黏膜念珠菌感染的固有免疫应答中具有重要作用。业已证实，常染色体显性 IL-17F 缺陷和常染色体隐性 IL-17 受体（IL-17RA）缺陷均可引发慢性皮肤黏膜念珠菌病。

（六）自身免疫性多发性内分泌病 - 念珠菌病 - 外胚层营养不良综合征

该病为罕见的常染色体隐性遗传病，早期有慢性皮肤黏膜念珠菌病、甲状旁腺功能减退和艾迪生病（肾上腺皮质功能衰竭）临床三联征特点，随后出现内分泌自身免疫性疾病，如甲状旁腺功能减退、糖尿病、性腺萎缩及肝炎。该病由自身免疫调节蛋白（AIRE）基因突变引起，病人具有针对 IL-17 和 IL-22 的中和抗体，直接干扰 IL-17 和 IL-22 与受体的结合，影响 IL-17 和 IL-22 在免疫应答中的作用，最终发生念珠菌感染而导致慢性皮肤黏膜念珠菌病。

第五节　真菌感染的实验室检查

目前常用于真菌感染的实验室诊断方法主要包括常规真菌学检查法和真菌非培养诊断法两大类。

一、常规真菌学检查

病原性真菌实验室常规检查主要是依靠形态学方法检测病原体，包括组织病理学检查、显微镜涂片检查和真菌培养镜检等。在组织中证实真菌成分的存在是真菌感染诊断的"金标准"。

（一）标本的采集与处理

欲提高真菌检测的阳性率，标本的取材方法很重要，采集的标本和部位应能代表疾病的状态和进程，应注意防止标本的污染。理想的标本应取自于恰当的病变部位，有足够的标本量，有明显的标识和正确的保存运送方法。

除了皮肤、毛发和指/趾甲以外，用于真菌学检查的标本应该用相应的无菌容器收集并运送至实验室。

（二）直接镜检

临床标本的直接显微镜检查是最简单、最实用的真菌检查方法。将置于载玻片上的标本直接置于普通光学显微镜下寻找真菌的菌丝和孢子，能证实标本中是否有真菌，但不能确定真菌的种类。其优点在于简便、快速，阳性结果可确定真菌感染，但阳性率较低，阴性结果也不能排除真菌感染。常采用不染色的湿片如 KOH 涂片或革兰氏染色或 PAS 染色涂片。在荧光显微镜下采用化学发光剂，如钙荧光白（calcofluor white）检查痰、灌洗液、分泌物等临床标本中的真菌成分，可提高检测阳性率。钙荧光白是一种非特异的荧光染料，可结合真菌胞壁的多糖和某些原核生物，由于紫外光下染色的真菌均显示为浅蓝或绿色，故可与 KOH 一起使用，以快速筛查肺孢子菌等病原性真菌。常用方法为：将皮屑、毛发、甲屑等标本放于载玻片上，滴加少许 10%~20% 的 KOH 溶液，盖上盖玻片后在火焰上微加温，使角质溶解，先在低倍镜下寻找疑似孢子或菌丝等真菌成分，然后再在高倍镜下确认，镜检时弱光更易找到菌丝和孢子。

其他方法如墨汁染色可提供黑色背景使新生隐球菌荚膜更亮而易于观察。派克墨水 +KOH 染色镜检是目前国际上报道的马拉色菌常用检查方法。吉姆萨染色和瑞氏染色可用于骨髓涂片和其他标本中荚膜组织胞浆菌和马尔尼菲青霉的检测。

直接镜检对浅部和皮下真菌感染最为有效。在皮肤刮屑、毛发或指 / 趾甲标本中发现皮肤癣菌、念珠菌和花斑癣菌的成分，可对相应真菌病做出诊断。如果无菌体液标本直接镜检中发现真菌成分，常可确定深部真菌病的诊断，例如在脑脊液中检测到带荚膜的新生隐球菌，或外周血涂片中检测到荚膜组织胞浆菌。但一般只有在有菌部位发现大量真菌菌体，才能做出诊断。

（三）培养检查

真菌培养的目的是为了提高对真菌检出的阳性率，同时可进一步确定真菌种类。一旦发现肯定的病原性真菌如红色毛癣菌或新生隐球菌时，可立即做出诊断。但若分离出机会感染性真菌如念珠菌或烟曲霉时，应结合临床情况进行判断。从无菌部位如血液或脑脊液中分离出机会感染性真菌常可确定真菌感染，但对脓、痰或尿的标本则应谨慎解释结果，一次培养阳性往往不能确定诊断，有时还需结合直接镜检的结果，因此直接镜检与培养镜检相结合较为重要。

鉴于目前深部机会致病性真菌感染不断增加的现状，在未经认真分析之前，任何一株培养物均不应视为污染菌。临床医师与实验室检验人员之间应加强相互联系沟通。

真菌培养的最适温度为 30℃（或室温 25~27℃），此温度下几乎所有致病性真菌生长较快较好。基础分离时不能在 35℃以上培养，以免抑制或阻碍一些病原性真菌的生长。但在某些情况下，高温培养可用于耐高温真菌的培养，如烟曲霉可在 45℃生长，可用于区别其他曲霉。同一批标本可在 -70℃长时间保存，以用于质控。双相真菌在 37℃或组织中能以酵母或小球体形式生长，常用于区别其他真菌。

二、真菌感染的非培养检查

真菌感染的非培养检查方法是目前研究的热点，主要包括血清学方法、分子生物学方法和组织学方法。

（一）血清学检查

血清学检查方法主要包括抗体检测和抗原与代谢产物检测两大类。真菌抗原和代谢物成分检测的敏感性高、特异性好，且能反映病情变化，特别对于免疫功能受损的病人更有价值，已应用于隐球菌病、曲霉病、念珠菌病及组织胞浆菌病的实验室诊断。

1. **曲霉半乳糖甘露糖抗原检测**　免疫酶法检测血清中曲霉半乳糖甘露糖（galactomannan，GM）抗原，其敏感性可达 1ng/ml，灵敏度在 50%~90% 之间，特异度为 80%~90%，而且阳性结果出现在临床症状或影像学特征之前。该法还可检测支气管肺泡灌洗液和尿液标本，是目前国际公认的侵袭性曲霉病的诊断方法。该法的缺点是某些食物和药物影响可导致假阳性结果。由于半乳甘露聚糖血症常为一过性，建议对于高危人群进行动态监测。

2. **1,3-β-D-葡聚糖检测**　又称 G 试验，可用于对系统性真菌病的筛查，该方法敏感性可达 1pg/ml，但易引起假阳性，而且无法区分真菌种类。欧洲有关系统性真菌感染的实验室诊断基本方法中，推荐检测念珠菌表面甘露聚糖抗原来诊断系统性念珠菌病。

3. 新生隐球菌乳胶凝集试验 检测隐球菌荚膜抗原，是隐球菌病最快速和最有价值的诊断方法，敏感性可高达99%。除检测血清外还可检测脑脊液，但应防止假阳性。

（二）分子生物学检查

目前应用于病原性真菌临床检查的分子生物学方法主要为PCR相关的各种技术，如RAPD、PCR-RFLP、PCR-SSCP和DNA序列分析等。序列分析最常选用rDNA，其中18SrDNA和28SrDNA基因序列相对保守，多用于真菌检测靶基因，ITS1和ITS2区多用于特定检测目的。随着病原性真菌基因组资料日益丰富，不仅可供序列分析比较，据此设计特异性引物或探针用于真菌诊断。特殊的PCR技术如多重PCR、实时PCR等以及基因芯片技术等可明显增加检测敏感性与特异性。近年来，基质辅助激光解吸电离飞行时间质谱技术（MALDI-TOF MS）已在少数病原性真菌的鉴定中显示出快速、精确的优点。

迄今国际上已经完成对十几种常见病原性真菌全基因组序列测定和注释工作，不仅为深入研究病原性真菌提供了基础，而且可根据不同真菌DNA序列特点，设计种特异性引物和探针标记于芯片上，可在很短的时间内同时鉴定多种病原性真菌，达到快速特异诊断的目的。

（三）组织病理检查

真菌病的病理学检查在临床上非常重要，尤其是诊断侵袭性真菌感染性疾病。对疑似侵袭性真菌感染病人，临床上通过手术、针吸活检或内镜等手段获取组织标本，根据在组织中发现真菌及局部组织反应等组织病理学表现，可诊断真菌感染、判断病原性还是机会性感染性真菌。通过评价组织中炎症反应与真菌分布，确定疾病为侵袭性感染或单纯的过敏性反应；通过确定真菌在体内的播散范围、器官受损程度等鉴定是局限性还是系统性感染。因此，组织病理学检查已成为诊断深部真菌感染的最可靠方法。

采用组织病理学方法诊断真菌感染，应考虑多方面的因素，包括不同的真菌菌种、适当的染色剂和染色方法，以及病理医生的专业经验等。真菌的组织病理学检测方法包括传统的HE染色、各种特殊染色、免疫组织化学及分子生物学技术

等。传统HE染色的组织结构清晰，病理变化明显，但真菌着色程度不同。一些暗色真菌由于本身的颜色，HE染色后可观察到，曲霉染色尚可，但大部分真菌不着色或着色较淡，当真菌菌量较少时，很易漏诊。故而需要应用特殊染色方法，如PAS、GMS、Gridley fungus、黏蛋白卡红、Fontana-Masson黑素和革兰氏染色等。通过特殊染色和适当的复染后，真菌的特殊形态可在组织中形成明显的反差，从而帮助确诊真菌感染。

应用HE染色和各种特殊染色方法，根据真菌各自不同的形态学特征及组织反应情况，可以提示真菌感染的存在，有时还可确定真菌的类别。不过，许多致病真菌的形态在组织中非常相似，如感染组织中的曲霉与毛霉、镰刀菌形态相似，一些酵母菌形态学上更易彼此混淆，而且真菌形态还会受很多因素的影响，如真菌的立体结构与成熟程度、抗真菌药物作用、感染组织类型以及组织缺氧坏死等。因此，传统的组织病理学染色方法也存在一定的局限性，往往只能提示真菌感染而不能鉴定其属种。

当疑为真菌感染但真菌形态不典型或组织中真菌量少难以诊断时，荧光抗体染色及免疫酶染色等免疫组织化学技术可以协助做出正确诊断，具有快速、敏感、相对特异的优点。荧光抗体检测技术除能够检测组织标本外，还可以鉴定病变渗出物、支气管灌洗液、骨髓、血液、脑脊液及痰液等涂片中的真菌。免疫酶染色可根据致病真菌抗原性不同，制备种属特异性抗体，来检测组织标本中的真菌。目前免疫组织化学技术已应用于双相真菌、丝状真菌和酵母菌的临床检测。应用免疫组织化学方法时，要注意抗体交叉反应、抗体类型、抗原修复和设立对照。致病真菌广泛存在交叉抗原，易发生交叉反应，可通过纯化抗原、或将多克隆抗体经异源吸收、或制备单克隆抗体以提高抗体的特异性。

原位杂交技术是分子生物学和组织化学相结合的产物，目前已将其应用于常见的系统性曲霉病、系统性念珠菌病、新生隐球菌病、肺孢子菌肺炎等诊断。

真菌感染没有特征性的组织病理学改变，因此，在组织切片中找到真菌是确诊的唯一依据。组织病理学诊断真菌感染需综合真菌的形态特

点、特殊染色反应以及组织病理变化等做出诊断。真菌在深部组织中可引起各种各样的组织反应，不同脏器反应会各不相同。其病理变化一般可表现为无炎症或仅有轻微病变、组织化脓或坏死、嗜酸性粒细胞增多、肉芽肿性反应、血栓性血管炎、钙沉着和皮肤假上皮瘤样增生。

对于免疫功能极度衰竭的真菌感染病人，常可见组织内的大量真菌而无明显的炎症反应。肉芽肿是真菌病的一种重要组织病理学改变，其中化脓性肉芽肿是真菌病最常见也最具特征性的肉芽肿性组织病变。化脓性肉芽肿的中心为中性白细胞构成的微脓肿，周围是上皮样细胞，间杂一些淋巴细胞，最外层由淋巴细胞、浆细胞及纤维细胞环绕，常见于孢子丝菌病、着色芽生菌病、球孢子菌病、皮炎芽生菌病等。

此外，异物性肉芽肿由异物巨细胞聚集形成小结节，胞内有大量被吞噬的真菌，主要见于皮肤癣菌肉芽肿、新生隐球菌病等。真菌感染后形成的结核结节样肉芽肿与典型的结核结节类似，中央为干酪样坏死，常见于组织胞浆菌病、球孢子菌病等。巨噬细胞性肉芽肿，多见于播散性马尔尼菲青霉病和组织胞浆菌病等。

皮下真菌病如孢子丝菌病和着色芽生菌病等常形成假上皮瘤样增生及上皮内微脓肿。真菌在组织内可为透明或暗色，形态学表现为孢子、菌丝或孢子和菌丝并存，另可有内孢子、颗粒和真菌球等。

对于组织中的酵母样病原菌，通过观察其细胞形态和大小，胞壁厚薄，芽胞的数量、形态及着生方式，有无分隔、色素、荚膜、单核或多核、假菌丝或真菌丝，有无关节孢子等，可对感染的真菌进行分类鉴定。例如，形态为厚壁、单个宽颈芽殖、多核是皮炎芽生菌的特征性表现，有荚膜的酵母样菌为新生隐球菌，芽生、有假菌丝、无关节孢子是念珠菌的特征性表现。

第六节　抗真菌治疗

一、抗真菌药物

目前临床上常用的抗真菌药物包括多烯类的两性霉素 B 及其脂质制剂、唑类的氟康唑和伊曲

康唑等、丙烯胺类的特比萘芬等以及棘白菌素类的卡泊芬净和米卡芬净等，其他还有灰黄霉素和 5- 氟胞嘧啶等。

（一）两性霉素 B 及其脂质基制剂

两性霉素 B（amphotericin B）是由结节状链丝菌（Streptomyces nodosus）产生的多烯类真菌抗生素。

1. 药理作用　两性霉素 B 与真菌细胞膜中的麦角固醇结合，使细胞膜的渗透性增加，胞内钾离子和葡萄糖等漏出，导致真菌死亡。抗菌谱广，对念珠菌属、隐球菌属、曲霉属、皮炎芽生菌属、荚膜组织胞浆菌、孢子丝菌等大多数病原性真菌具有较强的抑制活性。

脂质型两性霉素 B 中的脂质结构可使药物被单核巨噬细胞系统大量摄取，然后弥散至肝脏、脾脏和淋巴结，但肾脏和骨髓中的药物水平明显降低，故发挥了高效抗真菌作用的同时又降低了药物副作用。目前有三种脂质型两性霉素 B，即两性霉素 B 脂质体、两性霉素 B 脂质体复合物和两性霉素 B 胶状分散剂。

2. 临床应用　适应于各种深部真菌感染，如系统性念珠菌病、隐球菌病、曲霉病、毛霉病、孢子丝菌病、镰刀菌病、暗色丝孢霉病、着色芽生菌病和马尔尼菲青霉病；也可治疗芽生菌病、副球孢子菌病、球孢子菌病和组织胞浆菌病等。

（二）氟康唑

氟康唑（fluconazole）化学名为 2-（2,4- 双氟苯）-1,3- 双（1H-1,2,4- 三氮唑 -1 甲基）-乙丙醇。

1. 药理作用　通过抑制真菌细胞色素 P450 去甲基酶引起羊毛固醇的积聚以及麦角固醇的缺乏，从而导致真菌细胞膜功能障碍而发挥抗真菌作用。该药物对皮炎芽生菌、粗球孢子菌、荚膜组织胞浆菌和巴西副球孢子菌抗菌较强，对新生隐球菌、多数念珠菌和皮肤癣菌有效，对克柔念珠菌和光滑念珠菌效果较差。

2. 临床应用　用于念珠菌病、隐球菌病、皮肤癣菌病和花斑癣的治疗；还可用于治疗球孢子菌病、副球孢子菌病、组织胞浆菌病和着色芽生菌病等。

（三）伊曲康唑

伊曲康唑（itraconazole）是新型三唑类抗真

菌药物,高度嗜脂性,几乎不溶于水。

1. 药理作用　作用机制与氟康唑等唑类药物相同。抗菌谱广,对皮肤癣菌、念珠菌和新生隐球菌等具有良好的体外抑菌活性,对马拉色菌、孢子丝菌、暗色真菌、青霉和曲霉均有较好的抗菌活性。此外,对氟康唑耐药的部分白念珠菌、克柔念珠菌和光滑念珠菌也有较好的抑菌效果。

2. 临床应用　用于治疗浅部真菌病及一些深部真菌病,如着色芽生菌病、曲霉病、孢子丝菌病和某些暗色丝孢霉病。

（四）伏立康唑

伏立康唑(voriconazole)是在氟康唑基础上开发的新型三唑类抗真菌药物。

1. 药理作用　作用机制与其他唑类药物相同。对曲霉属、皮炎芽生菌、念珠菌属、球孢子菌、新生隐球菌、镰刀菌属、荚膜组织胞浆菌、马尔尼菲青霉和尖端赛多孢子菌有效,对许多暗色真菌也有抗菌活性,但对毛霉菌无效。

2. 临床应用　急性侵袭性曲霉病、耐氟康唑念珠菌感染引起的侵袭性念珠菌病、镰刀菌和尖端赛多孢子菌引起的感染。

（五）卡泊芬净

卡泊芬净(caspofungin)是从 *Glarea lozoyensis* 真菌发酵物中改造的一种脂肽,属于棘白菌素类的新型抗真菌药物。

1. 药理作用　为真菌细胞壁葡聚糖合成酶抑制剂,能抑制真菌细胞壁的合成。对念珠菌属有较好的杀真菌作用,对烟曲霉、黄曲霉和土曲霉有效,对肺孢子菌亦有抗菌作用,对氟康唑、两性霉素 B 或氟胞嘧啶耐药念珠菌有抑制作用,但对隐球菌、镰刀菌、毛孢子菌、皮肤癣菌和毛霉等无效。

2. 临床应用　治疗侵袭性念珠菌病以及对其他抗真菌药物治疗无效或不能耐受的曲霉病。

（六）特比萘芬

特比萘芬(terbinafine)是一种烯丙胺类抗真菌药物,通过抑制角鲨烯环氧化酶而发挥抗真菌作用,对皮肤真菌及一些局部真菌感染有效。临床上主要有外用的软膏剂及口服制剂。

二、抗真菌治疗原则

抗真菌治疗中提倡进行分层治疗,包括目标性治疗、抢先治疗、经验性治疗和预防性治疗几个层次。

（一）目标治疗

目标治疗也称靶向治疗,对应的是确诊病人。针对病原性真菌种类进行特异性抗真菌治疗。治疗过程中应尽可能以获得病原性真菌的药敏结果为依据。

（二）抢先治疗

抢先治疗对应的是临床诊断为侵袭性真菌感染的病人。对有高危因素的病人开展连续监测,包括每周 2 次胸部摄片、CT 扫描、真菌学检查及真菌抗原检测等。若出现阳性结果,立即开始抗真菌治疗,即抢先治疗。

（三）经验性治疗

经验性治疗所对应的是拟诊的侵袭性真菌感染病人,在未获得病原学证据之前,对于高危病人出现了相应临床症状,可考虑进行经验性治疗。

（四）抗真菌治疗应考虑的因素

抗真菌药物的选择应综合考虑以下因素:①可能的感染部位、病原性真菌种类以及病人自身的免疫状况;②药敏试验的结果;③药物的有效性、安全性、广谱程度、效价比,以及是否联合用药等。

三、真菌的耐药性

近年来系统性真菌感染病例不断增多,抗真菌药物的应用也日益广泛,随之而来的耐药现象也逐渐增多。尽管对两性霉素 B、卡泊芬净、特比萘芬、5- 氟胞嘧啶等各种药物的耐药性均有描述,但最常见且影响最大的还是念珠菌和曲霉对唑类药物的耐药性。接触抗真菌药物后真菌基因型改变所致的耐药性称为获得性耐药,如白念珠菌对氟康唑的耐药,烟曲霉对伊曲康唑和伏立康唑的耐药等。接触抗真菌药物之前即表现出的耐药性称为固有耐药,如克柔念珠菌对氟康唑的耐药,土曲霉对两性霉素 B 的耐药等。本节只介绍获得性耐药。

（一）耐药菌株的确定

耐药真菌菌株通过抗真菌药物敏感性试验进行确定。实验方法包括琼脂稀释法、纸片扩散法、E-test 法和液体稀释法等,但目前用于耐药菌株确定的经典方法是由美国临床实验室标准研究所(Clinical Laboratory Standard Institute, CLSI, 即前 NCCLS)颁布的用于酵母菌的 M27-A3 和用于丝状真菌的 M38-A2 药物敏感性试验方案,其要点为:试验用培养基为 RPMI-1 640 液体培养基,酵母菌接种菌量为 $1\sim5\times10^3$ CFU/ml、丝状真菌接种菌量为 $1\sim5\times10^4$ CFU/ml,孵育温度为 35℃,念珠菌和曲霉的孵育时间为 48 小时而隐球菌为 72 小时,每次实验前均需做质量控制。根据 CLSI 公布的白念珠菌、热带念珠菌、光滑念珠菌、近平滑念珠菌孵育 24 小时的药敏判读折点(clinical breakpoint)以及曲霉药敏判读的流行病学折点(epidemiological cutoff value,ECV)来判定结果。

(二)念珠菌的耐药性

白念珠菌是最常见的病原性真菌,且唑类药物是临床上最常用的药物。因此,白念珠菌对氟康唑的耐药性最常见,其耐药机制也较为清楚。

1. 唑类药物作用靶酶的改变 唑类药物通过抑制真菌 14α 脱甲基酶,使麦角固醇合成受阻,导致真菌细胞膜完整性受损而发挥抗真菌作用。白念珠菌中,该酶由 ERG11 基因编码,该基因突变和过表达均可导致白念珠菌对氟康唑耐药。

2. 药物外排泵的过度表达 白念珠菌耐药有关的外排泵有两类:①ATP 结合盒转运子(ATP binding cassette transporters,ABCT),包括 Cdr1p 和 Cdr2p,依赖 ATP 进行主动运输;②主要易化子(major facilitators,MF)超家族,包括 Mdr1p 和 Ful1p,通过电化学势能进行被动转运。唑类耐药的白念珠菌这两类外排泵基因过度表达,使真菌细胞内氟康唑减少,从而导致耐药。此外,白念珠菌转录因子 Tacp1 和组蛋白去乙酰化酶也参与外排泵编码基因的过度表达。

3. 麦角固醇合成途径下游蛋白失活 主要是 ERG3 基因突变后其产物失去 △-5,6 去饱和酶活性,有毒性的固醇中间产物在真菌细胞内蓄积,麦角固醇合成受阻而导致耐药。

(三)曲霉对唑类药物的耐药性

曲霉是引起人类真菌感染性疾病发病率第二位的病原性真菌,主要有烟曲霉和黄曲霉等。1997 年,英国人 Denning 首先报告了烟曲霉对伊曲康唑的耐药性,此外唑类药物耐药的曲霉菌株呈世界性分布,占曲霉临床分离总株数的 5.3%,故对侵袭性曲霉病的诊治策略产生了影响。最近,我国学者首先探讨了黄曲霉对伏立康唑耐药的机制。

1. 曲霉对唑类药物的耐药机制

(1)唑类药物作用靶酶基因的突变:烟曲霉编码唑类药物作用靶酶细胞色素 P450 去甲基酶的基因有 cyp51A 和 cyp51B 两种,前者与烟曲霉对唑类药物的耐药性密切相关。唑类药物耐药的烟曲霉不同的临床分离株存在 cyp51A 基因点突变所致的 G138、G448、M220 和 G54 氨基酸置换,经定点突变和基因置换手段证实,cyp51A 基因的这些突变可导致对伏立康唑和伊曲康唑耐药。而且,经该基因启动子区有一段 34bp 重复序列,该序列 TR34 突变联合编码区点突变所致 L98H 氨基酸置换的 TR34/L98H 基因型烟曲霉菌株,可对多种唑类药物耐药。此外,烟曲霉 cyp51A 基因产物是药物进入真菌胞内的通道蛋白,若其 E248 和 L307 两个位点同时点突变,可使烟曲霉对伊曲康唑和伏立康唑交叉耐药。

黄曲霉中唑类药物作用靶酶编码基因有 cyp51A、cyp51B 和 cyp51C 三种。从引起侵袭性曲霉病的伏立康唑耐药黄曲霉菌株中,我国学者首先经定点突变和基因置换手段确定 cyp51C 基因中 T778G 点突变可导致黄曲霉对伏立康唑耐药。

(2)药物外排泵基因过度表达:烟曲霉至少有 327 个基因与药物外排泵有关,分别为 49 个 ATP 结合盒转运子和 278 个主要易化子超家族,但迄今仅发现 Afmdr3、Atr1 和 Afmdr4 基因过表达可使真菌胞内唑类药物含量减少,从而导致烟曲霉对唑类药物耐药。

(3)热休克蛋白 90(HSP90):可通过依赖钙调蛋白的磷酸酯酶(calcineurin)途径介导真菌对唑类药物和棘白菌素类药物产生耐药性,但耐药真菌临床菌株中未见类似报道。

(4)曲霉形成生物膜:曲霉在体外可以形成生物膜,曲霉球实际上相当于曲霉在人体内形成的生物膜。曲霉生物膜对各种抗真菌药物的敏感性明显下降。

2. 烟曲霉耐药菌株的分子演化

利用微卫星标记分型和多位点序列分型(multiple-locus sequence typing,MLST)技术,对烟曲霉耐唑类药物菌株进行溯源和传播规律研究,结果发现:①长期采用唑类抗真菌药物治疗后易产生耐药菌株,如肺结核空洞中的曲霉球以及囊性纤维化病人标本中分离的耐药真菌菌株;②广泛使用农药可导致自然环境中的曲霉菌株产生对唑类药物的耐药性，耐药的曲霉孢子可随着空气流动在一定区域传播，可引起免疫受损病人的急性侵袭性感染。

展　望

真菌感染已成为威胁人类健康乃至生命安全的主要威胁。因此，迫切需要加强对侵袭性真菌病及相关病原性真菌的基础研究，进一步阐明我国引起人体深部感染病原性真菌的种类与分布、感染类型、病理特征、识别和阐明与真菌致病性相关的基因及其功能，揭示宿主抗真菌感染的免疫机制，了解真菌基因突变与宿主对真菌易感性的关系。在阐明病原性真菌致病机制的基础上，确

定新的抗真菌药物作用靶点，优化抗真菌药物筛选策略，提高新型高效抗真菌药物的筛选效率。

发展真菌病快速、特异的诊断方法是真菌感染实验诊断领域的重要方向，应在完善传统检测方法的基础上，深入探讨各种新技术在病原性真菌检查中的应用价值。应持续开展病原性真菌药物敏感性监测工作，了解其在我国的变迁规律。深入开展重要病原性真菌的耐药机制研究，确定抗真菌作用新靶点，建立针对耐药菌株的检测新方法。开展耐药菌株分子演化的研究，可对特定耐药机制的耐药真菌菌株进行溯源并了解其传播途径，这对于制订合理的防治措施和选择合理的治疗方案，具有十分重要的意义。

（李若瑜　刘　伟）

参 考 文 献

1. 庄辉，朱万孚．医学微生物学［M］．北京：北京大学医学出版社，2007.

2. 王端礼．医学真菌学－实验室检验指南［M］．北京：人民卫生出版社，2005.

3. 贾辅忠，李兰娟．感染病学［M］．江苏：江苏科学技术出版社，2010.

4. LINDEN VAN DER, ARENDRUP M C, VERWEIJ P E, et al. Prospective international surveillance of azole resistance in *Aspergillus fumigatus*. SCARE—Network［M］. San Francisco, USA ICAAC, M–490, 2011.

5. Clinical and Laboratory Standards Institute. Reference method for broth dilution antifungal susceptibility testing of filamentous fungi［S］. Approved standard–M38–A2. PA: CLSI, Wayne, 2012.

6. Clinical and Laboratory Standards Institute. Reference method for broth dilution antifungal susceptibility testing of yeasts［S］. Approved standard–Third edition M27–A3. PA: CLSI, Wayne, 2012.

7. KONTOYIANNIS D P, LEWIS R E. Antifungal drug resistance of pathogenic fungi［J］. Lancet, 2002, 359 (9312): 1135.

8. COWEN L E, LINDQUIST S. Hsp90 potentiates the rapid evolution of new traits: drug resistance in diverse fungi［J］. Science, 2005, 309 (5744): 2185–2189.

9. SNELDERS E, VAN DER LEE HA, KUIJPERS J, et al. Emergence of azole resistance in *Aspergillus fumigatus* and spread of a single mechanism［J］. PloS Med, 2008, 5 (11): e219.

10. VERWEIJ P E, HOWARD S J, MELCHERS W J, et al. Azole–resistance in *Aspergillus*: proposed nomenclature and breakpoints［J］. Drug Resist Updat, 2009, 12 (6): 141–147.

11. LIU W, SUN Y, CHEN W, et al. T778G mutation in *cyp51C* gene confers voriconazole–resistance in *Aspergillus flavus* causing aspergillosis［J］. Antimicrob Agents Chemother, 2012, 56 (5): 2598–2603.

12. LIU W, LI L, SUN Y, et al. The interaction of echinocandin caspofungin with amphotericin B or voriconazole against the *Aspergillus* biofilms in vitro［J］. Antimicrob Agents Chemother, 2012, 56 (12): 6414–6416.

13. BEAUVAIS A, SCHMIDT C, GUADAGNINI S, et al. An extracellular matrix glues together the aerial–grown hyphae of *Aspergillus fumigatus*［J］. Cell Microbiol, 2007, 9 (6): 1588–1600.

14. SNELDERS E, MELCHERS W J, VERWEIJ P E. Azole resistance in *Aspergillus fumigatus*: a new challenge in the management of invasive aspergillosis［J］. Future Microbiol, 2011, 6 (3): 335–347.

15. TSAY S, WELSH R M, ADAMS E H, et al. Notes from the Field: Ongoing transmission of *Candida auris* in health care facilities United States–United States［J］. MMWR Morb Mortal Wkly Rep, 2017, 66 (19): 514–515.

16. WANG X, BING J, ZHENG Q, et al. The first isolate of *Candida auris* in China: clinical and biological aspects［J］. Emerg Microbes Infect, 2018, 7 (1): 93.

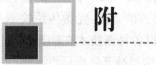

附　录

附录一：病原微生物实验室生物安全

生物安全（biosafety）是指生物因子（天然的动物、植物和微生物，以及基因改造和转基因生物等）对社会、经济、人类健康及生物多样性和生态环境所产生的危害或潜在威胁（风险）。医学微生物学领域中涉及生物安全的主要方面是病原微生物实验室的生物安全及生物恐怖事件和重大传染病暴发流行的防控（注：本章中所指的病原微生物实验室特指从事与人体健康相关的病原微生物研究和操作的实验室）。

病原微生物实验室生物安全的核心是保护操作人员和防止病原微生物扩散至外环境。不同的国家或地区根据各国具体情况，制定的生物安全相关法律法规有所不同。我国也制定了相应的法律（《中华人民共和国生物安全法》《中华人民共和国传染病防治法》）和法规（国务院令 第424号《病原微生物实验室安全管理条例》、卫生部令 第36号《医疗卫生机构医疗废物管理办法》等），通过病原微生物的分类、实验室的分级、实验室感染的控制以及管理监督和明确法律责任等，加强对病原微生物实验室生物安全的管理。规定实验室必须采取有效控制措施，减少或消除实验室人员和环境暴露于具有潜在危害性的病原生物因子，以防止实验室工作人员感染、实验室内环境污染以及向外环境的扩散。

根据所研究病原微生物的危害程度或操作内容的不同，实验室应制定不同程度的控制措施，配备相应的设施设备及建立生物安全管理体系，包括实验室设计、风险评估、人员进入的限制、个人防护使用和生物安全操作技能培训、病原微生物菌（毒）种的使用和保存、设施设备的使用和感染性材料的安全操作方法或技术等。

一、病原微生物危害程度分类

WHO指出，各国（地区）应该按照病原微生物危险程度的等级，并根据当地具体情况，确定各国的病原微生物危害程度分类；其中应考虑的主要因素是：微生物的致病性，微生物的传播方式和宿主范围（受当地人群已有免疫水平、宿主群体的密度和流动、适宜传播媒介的存在以及环境卫生水平等因素的影响），当地所具备的有效预防措施（包括接种疫苗或抗血清预防）、卫生措施（例如食品和饮水的卫生）及动物宿主或节肢动物媒介的控制，当地所具备的有效治疗措施（包括被动免疫、暴露后接种疫苗以及抗生素、抗病毒药物和化学治疗药物以及耐药菌株出现的可能性等）。

我国根据病原微生物的传染性及其感染后对个体或者群体的危害程度，将病原微生物分为四类，这一分类方法与WHO的分类有所不同。我国《病原微生物实验室安全管理条例》的病原微生物危害等级分类方法和《实验室生物安全通用要求》（GB 19489）与WHO《实验室生物安全手册》的分类的对应关系见表1。

病原微生物的危害程度还与所研究或操作内容有关，我国卫生部2006年颁布的《人间传染的病原微生物名录》（简称《名录》）中明确了具体病毒、细菌、放线菌、衣原体、支原体、立克次体、螺旋体和真菌等危害程度分类，对有关实验活动所需生物安全实验室级别，以及菌毒种或感染性样本运输包装分类等提出了相应的要求。在需要开展相关微生物学研究或菌毒种和标本运输时，应参照《名录》的要求执行。

表 1　病原微生物的危害等级划分与标准 *

《病原微生物实验室生物安全管理条例》 国务院令 第 424 号	《实验室生物安全通用要求》 GB 19489	WHO《实验室生物安全手册》 （第 3 版，2004）
四类　在通常情况下不会引起人类或者动物疾病的微生物	**Ⅰ级**　（低个体危害，低群体危害）不会导致健康工作者和动物致病的细菌、真菌、病毒和寄生虫等生物因子	**Ⅰ级**　（无或极低的个体和群体危险）不太可能引起人或动物致病的微生物
三类　能够引起人类或者动物疾病，但一般情况下对人、动物或者环境不构成严重危害，传播风险有限，实验室感染后很少引起严重疾病，并且具备有效治疗和预防措施的微生物，如腺病毒、肠道病毒、登革病毒、轮状病毒、各型肝炎病毒、风疹病毒、疱疹病毒、流行性感冒病毒、百日咳鲍特菌、破伤风梭菌、致病性大肠埃希菌、伤寒沙门菌、志贺菌属、脑膜炎奈瑟菌、沙眼衣原体、白假丝酵母菌等 *	**Ⅱ级**　（中等个体危害，有限群体危害）能引起人或动物发病，但一般情况下对健康工作者、群体、家畜或环境不会引起严重危害的病原微生物。实验室感染不导致严重疾病，具备有效治疗和预防措施，并且传播风险有限	**Ⅱ级**　（个体危险中等，群体危险低）病原微生物能够对人或动物致病，但对实验室工作人员、社区、牲畜或环境不易导致严重危害。实验室暴露也许会引起严重感染，但对感染有效的预防和治疗措施，并且疾病传播的危险有限
二类 **　能够引起人类或者动物严重疾病，比较容易直接或者间接在人与人、动物与人、动物与动物间传播的微生物，如汉坦病毒、高致病性禽流感病毒、艾滋病毒（Ⅰ型和Ⅱ型）、乙型脑炎病毒、脊髓灰质炎病毒、狂犬病病毒（街毒）、SARS 冠状病毒、炭疽芽胞杆菌、布鲁氏菌属、结核分枝杆菌、霍乱弧菌、鼠疫耶尔森菌等	**Ⅲ级**　（高个体危害，低群体危害）能引起人类或动物严重疾病，或造成严重经济损失，但通常不能因偶尔接触而在个体间传播，或能使用抗生素、抗寄生虫药物治疗的病原微生物	**Ⅲ级**　（个体危险高，群体危险低）病原微生物通常能引起人或者动物的严重疾病，但一般不会发生感染个体向其他个体的传播，并且对感染由有效的预防和治疗措施
一类 **　能够引起人类或者动物非常严重疾病的微生物，以及我国尚未发现或者已经宣布消灭的微生物，如天花病毒、埃博拉病毒、猴痘病毒、亨德拉病毒等	**Ⅳ级**　（高个体危害，高群体危害）能引起人或动物非常严重疾病，一般不能治愈，容易直接或间接或偶然接触在人与人，或动物与人，或人与动物，或动物与动物间传播的病原微生物	**Ⅳ级**　（个体和群体危险均高）病原微生物通常能引起人或动物的严重疾病，并且很容易发生个体之间的直接或间接传播，对感染一般没有有效的预防和治疗措施

* 不同国家或地区根据微生物的流行情况、控制措施的有效性等，病原微生物列入的级别或类别有所不同。

** 第一类和第二类病原微生物统称为高致病性病原微生物。

二、病原微生物实验室的分级

我国根据实验室对病原微生物的生物安全防护水平（biosafety level, BSL），并依照实验室生物安全国家标准的规定，将实验室分为一级、二级、三级、四级。从事体外操作的实验室的相应生物安全防护水平分别以 BSL-1、BSL-2、BSL-3 和 SL-4 表示；从事动物活体操作的实验室的相应生物安全防护水平分别以 ABSL-1、ABSL-2、ABSL-3 和 ABSL-4（animal biosafety level, ABSL）表示。不同生物安全级别的实验室，所要求的实验室管理体系、设施设备、人员要求、个人防护及操作对象不同（详见表 2）。在确定实验室生物安全水平级别时，需考虑所操作的病原微生物种类、可利用的实验设施、实验室内从事安全工作所需仪器的操作和程序等。卫生部颁布的《人间传染的病原微生物名录》对于常见的大多数病原微生物应在什么生物安全防护等级的实验室进行相应的实验活动提出了规定。如研究动物病原微生物，需参考农业部颁发的《动物间传染的病原微生物名录》。

我国法律法规明确规定，一级和二级生物安全实验室不得从事高致病性病原微生物实验活动；三级和四级实验室必须获得上级有关主管部

表 2　病原微生物实验室分级

实验室生物安全级别*	操作对象	实验室操作和个人防护	实验室主要的安全设施和设备
一级（BSL-1）	适用于操作在通常情况下不会引起人类或者动物疾病的微生物	微生物操作技术规范	开放实验台
二级（BSL-2）	适用于操作能够引起人类或者动物疾病,但一般情况下对人、动物或者环境不构成严重危害,传播风险有限,实验室感染后很少引起严重疾病,并且具备有效治疗和预防措施的微生物	病原微生物操作技术规范、个人防护、生物危害标识、人员进入制度、健康监测、污染废弃物的处置	生物安全柜(无法在生物安全柜内的操作,需加强个人防护,操作防止气溶胶的产生) 高压蒸汽灭菌器
三级（BSL-3）	适用于操作能够引起人类或者动物严重疾病,比较容易直接或者间接在人与人、动物与人、动物与动物间传播的微生物	在二级生物安全防护水平上增加特殊防护服、人员进入制度、上岗前体检、健康监测、污染废弃物的处置	进、排风系统(实验室内为负压、空气通过高效过滤器排出) 生物安全柜和/或其他生物安全实验室工作所需要的基本设备 双扉高压蒸汽灭菌器
四级（BSL-4）	适用于操作能够引起人类或者动物非常严重疾病的微生物,以及我国尚未发现或者已经宣布消灭,或没有预防治疗措施的微生物	在三级生物安全防护水平基础之上,增加气锁入口、出口淋浴、污染物品的特殊处理装置	进、排风系统(实验室内为负压、空气通过高效过滤器排出) Ⅲ级生物安全柜或ⅡB生物安全柜 正压服 双扉高压蒸汽灭菌器

  * 动物实验室的生物安全防护水平(ABSL)要高于体外病原微生物操作的生物安全防护水平(BSL),在此不做详细介绍。由于动物行为的不可控性,在进行动物实验过程中必须加强防护,并作好应急预案

门批准后方可建设和从事相应的高致病性病原微生物实验活动。

　　病原微生物实验室设立单位应成立生物安全委员会并制定科学、严格的管理制度。明确实验室生物安全负责人及其职责,强化日常管理和菌毒种的管理。定期对实验室设施设备、材料等进行检查、维护和更新,合理处置废弃物,防止污染环境;实验室工作人员应掌握实验室技术规范、操作规程、生物安全防护知识和实际操作技能;实验室应对工作人员进行生物安全培训和考核;实验室应具备符合要求的个人防护用品,包括防护服、口罩(必要时佩戴呼吸器)、手套、防护目镜、面部防护罩、鞋套、帽子等;应建立健康档案;进行预防接种等。

三、病原微生物实验室的风险评估

　　实验室生物安全工作的核心是风险评估。风险评估应始于实验室设计建造之前,实验活动之中(实时评估),或实验操作程序需要改变时。根据风险评估结论,确定实验室生物安全防护级别的等级及风险控制措施。可借助多种方法对拟研究的内容、实验或特定操作程序进行风险评估。风险评估应由熟悉相关病原微生物特性、实验操作技术、实验室设备和设施、动物模型以及个人防护装备的专业人员进行(可参考 WS-233 中的"风险评估")。风险评估的步骤主要包括:风险识别、风险分析和风险评价。实验室生物安全的风险评估应是动态的,应及时收集相关的新资料和新信息。当研究内容、对自然规律的认识以及国家法律法规等改变时均需要进行生物安全风险的再评估。

　　在进行生物安全风险评估时,除考虑病原微生物的危害程度外,还应涵盖其他因素如管理制度,工作人员专业背景、素质,生物安全培训情况,实验室突发事件的应急预案及处置等。涉及病原微生物危害因素的内容包括:①微生物的致病性和感染剂量;②自然感染途径及传播性;③实验室操作所致的其他感染途径(非消化道途径、空

气传播、食入等）；④微生物在环境中的稳定性及对理化因素的抵抗性（包括消毒剂）；⑤所操作微生物的浓度和浓缩标本的量；⑥暴露的潜在后果；⑦适宜宿主（人或动物）的存在；⑧已报道的实验室感染情况；⑨拟进行的操作（如超声处理、气溶胶化、离心等）；⑩可能会扩大微生物的宿主范围或改变微生物对于已知有效治疗方案敏感性的所有基因操作/改造技术；⑪当地是否能进行有效的预防或治疗干预等。

根据风险评估过的结论，可确定拟开展的研究工作的生物安全水平级别，选择合适的生物安全水平级别实验室，采用相应的个体防护装备，并制订操作规范，以确保试验在生物安全的条件下开展工作。

对于利用基因重组技术进行遗传修饰生物体（genetically modified organisms, GMO）研究时，也需要进行风险评估。卫生部2006年颁布的《人间传染的病原微生物名录》对于有关重组微生物的问题进行了说明和规定。在卫生部发布有关的管理规定之前，对于人类病毒的重组体（包括对病毒的基因缺失、插入、突变等修饰以及将病毒作为外源基因的表达载体）暂时遵循以下原则：①严禁两个不同病原体之间进行完整基因组的重组；②对于对人类致病的病毒，如存在疫苗株，只允许用疫苗株为外源基因表达载体，如脊髓灰质炎病毒、麻疹病毒、乙型脑炎病毒等；③对于一般情况下即具有复制能力的重组活病毒（复制型重组病毒），其操作时的防护条件应不低于其母本病毒；对于条件复制型或复制缺陷型病毒可降低防护条件，但不得低于BSL-2的防护条件，例如来源于HIV的慢病毒载体，为双基因缺失载体，可在BSL-2实验室操作；④对于病毒作为表达载体，其防护水平总体上应根据其母本病毒的危害等级及防护要求进行操作，但是将高致病性病毒的基因重组入具有复制能力的低致病性病毒载体时，原则上应根据高致病性病原体的危害等级和防护条件进行操作，在证明重组体无危害后，可视情况降低防护等级；⑤对于复制型重组病毒的制作事先要进行危险性评估，并得到所在单位生物安全委员会的批准。对于高致病性病原体重组体或有可能制造出高致病性病原体的操作应经国家病原微生物实验室生物安全专家委员会

论证。

如果在所操作病原微生物有关信息有限时，可借助于病人的医学资料、流行病学资料（发病率和死亡率资料、可疑的传播途径、其他有关暴发的调查资料）及有关标本来源地的信息，判断标本的危险度。在暴发病因不明的疾病时，卫生主管部门、中国疾病预防控制中心和/或WHO会制订专门的指南，指导标本应如何运输以及在标本操作时应在何种等级的生物安全实验室内进行。

四、感染性材料保存和运输

为了保护实验室工作人员和公众的健康，对感染性材料的采集、保存和运输应进行严格管理。根据《病原微生物实验室生物安全通用准则》和国务院令第424号《病原微生物实验室安全管理条例》，采集高致病性病原微生物样本的工作人员在采集过程中应当防止病原微生物扩散和感染，并对样本的来源、采集过程和方法等作详细记录。实验室菌（毒）种及感染性样本保存、使用管理，应依据国家生物安全的有关法规，制定选择、购买、采集、包装、运输、转运、接收、查验、使用、处置和保藏的政策和程序。病原微生物菌（毒）种或感染性样本的保存应符合国家有关保密要求。

实验室应制定感染性及潜在感染性物质运输的规定和程序，包括在实验室内传递、实验室所在机构内部转运及机构外部的运输，应符合国家和国际相关规定的要求。感染性物质的国际运输还应依据并遵守国家出入境的相关规定。实验室应确保具有运输资质和能力的人员负责感染性及潜在感染性物质运输。感染性及潜在感染性物质运输应以确保其属性、防止人员感染及环境污染的方式进行，并有可靠的安保措施。应建立感染性及潜在感染性物质运输应急预案。运输过程中被盗、被抢、丢失、泄漏的，承运单位、护送人应当立即采取必要的处理和控制措施，并按规定向有关部门报告。

五、实验废弃物处置与应急预案

生物安全实验室所产生的污染性废物，应按照医疗废物处置。实验室废物的处置应符合

国家或地方法规和标准的要求,应符合《医疗废物管理条例》的规定,由专人负责。实验室污染性废物经高压蒸汽灭菌后,由经当地环保部门资质认定的医疗废物处理单位集中处置(焚烧)。实验室废物的处置应有书面记录,并存档。

实验室应制定应急预案和意外事故的处置程序,包括生物性、化学性、物理性、放射性等意外事故,以及火灾、水灾、冰冻、地震或人为破坏等突发紧急情况等。应急预案应至少包括组织机构、应急原则、人员职责、应急通讯、个体防护、应对程序、应急设备、撤离计划和路线、污染源隔离和消毒、人员隔离和救治、现场隔离和控制、风险沟通等内容。在制定的应急预案中应包括消防人员和其他紧急救助人员。在发生自然灾害时,应向救助人员告知实验室建筑内和/或附近建筑物的潜在风险,只有在受过训练的实验室工作人员的陪同下,其他人员才能进入相关区域。应急预案应得到实验室设立单位管理层批准。从事高致病性病原微生物相关实验活动的实验室制定的实验室感染应急预案应向所在地的省、自治区、直辖市卫生主管部门备案。实验室应对所有人员进行培训和演练,确保人员熟悉应急预案。

注:现我国卫生主管部门的名称为"中华人民共和国卫生健康委员会",之前以卫生主管部门名称颁布的有关文件在本章中仍采用其原称"卫生部"。

我国及 WHO 部分生物安全相关的法律法规及参考资料

《中华人民共和国生物安全法》,2020

《中华人民共和国传染病防治法》,2004 年修订

中华人民共和国国务院令 第 424 号《病原微生物实验室生物安全管理条例》,2004

中华人民共和国卫生部 《人间传染的病原微生物名录》,2006

中华人民共和国国务院令 第 380 号《医疗废物管理条例》,2003

中华人民共和国卫生部令 第 36 号《医疗机构医疗废物管理办法》,2003

中华人民共和国国家环保总局令 第 21 号《医疗废弃物管理行政处罚办法》,2004

中华人民共和国卫生部令 第 45 号《可感染人类的高致病性病原微生物菌(毒)种或样本运输管理规定》,2006

WHO Laboratory Biosafety Manual, 2004,下载网站(有中、英文版):http://www.who.int/csr/resources/publications/biosafety/WHOCDSCSRLYO200411/en.

《实验室生物安全通用要求》 GB 19489(国家标准),2008

中华人民共和国卫生健康委员会 《病原微生物实验室生物安全通用准则》,WS 233–2017, 2017

中华人民共和国卫生健康委员会 《病原微生物实验室生物安全标识》,WS 589–2018, 2018

（瞿　涤　徐志凯）

附录二：医学微生物学主要杂志及相关网站

一、医学微生物学主要杂志

杂志缩写	杂志全名	杂志网站
ACTA MICROBIOL IMM H	ACTA MICROBIOLOGICA ET IMMUNOLOGICA HUNGARICA	http://www.akademiai.com/loi/030
ADV APPL MICROBIOL	ADVANCES IN APPLIED MICROBIOLOGY	http://www.sciencedirect.com/science/bookseries/00652164/
ARCH VIROL	ARCHIVES OF VIROLOGY	https://link.springer.com/journal/705
AFR J MICROBIOL RES	AFRICAN JOURNAL OF MICROBIOLOGY RESEARCH	http://www.academicjournals.org/ajmr/
AIDS RES HUM RETROV	AIDS RESEARCH AND HUMAN RETROVIRUSES	https://home.liebertpub.com/publications/aids-research-and-human-retroviruses/2/overview
AM J INFECT CONTROL	AMERICAN JOURNAL OF INFECTION CONTROL	http://www.ajicjournal.org/
ANN MICROBIOL	ANNALS OF MICROBIOLOGY	http://www.springer.com/life+sciences/microbiology/journal/13213
ANNU REV MICROBIOL	ANNUAL REVIEW OF MICROB IOLOGY	https://www.annualreviews.org/journal/micro
ANNU REV VIROL	ANNUAL REVIEW OF VIROLOGY	https://www.annualreviews.org/journal/virology
ANTIMICROB AGENTS CH	ANTIMICROBIAL AGENTS AND CHEMOTHERAPY	http://aac.asm.org/
APPL BIOCHEM MICRO	APPLIED BIOCHEMISTRY AND MICROBIOLOGY	http://link.springer.com/journal/10438
APPL ENVIRON MICROB	APPLIED AND ENVIRONMENTAL MICROBIOLOGY	http://aem.asm.org/
APPL MICROBIOL BIOT	APPLIED MCIROBIOLOGY AND BIOTECHNOLOGY	https://link.springer.com/journal/253
BMC MICROBIOL	BMC MICROBIOLOGY	http://www.biomedcentral.com/bmcmicrobiol/
BRAZ J MICROBIOL	BRAZILIAN JOURNAL OF MICROBIOLOGY	http://www.scielo.br/scielo.php?script=sci_serial&pid=1517-8382&lng=en&nrm=iso
CAN J MICROBIOL	CANADIAN JOURNAL OF MICROBIOLOGY	http://www.nrcresearchpress.com/journal/cjm

续表

杂志缩写	杂志全名	杂志网站
CELL MICROBIOL	CELLULAR MICROBIOLOGY	https://onlinelibrary.wiley.com/journal/14625822
CELL HOST MICROBE	CELL HOST & MICROBE	https://www.cell.com/cell-host-microbe/home
CLIN GASTROENTEROL H	CLINICAL GASTROENTEROLOGY AND HEPATOLOGY	https://www.cghjournal.org/
CLIN MICROBIOL INFEC	CLINICAL MICROBIOLOGY AND INFECTION	https://www.clinicalmicrobiologyandinfection.com/
CLIN MICROBIOL REV	CLINICAL MICROBIOLOGY REVIEWS	http://cmr.asm.org/
CNS NEUROL DISORD-DR	CNS & NEUROLOGICAL DISORDERS-DRUG TARGETS	http://benthamscience.com/journal/index.php ? journalID=ensnddt
COMP IMMUNOL MICROBIOL INFECT DIS	COMPARATIVE IMMUNOLOGY MICROBIOLOGY AND INFECTIOUS DISEASES	https://www.journals.elsevier.com/comparative-immunology-microbiology-and-infectious-diseases/
CRIT REV MICROBIOL	CRITICAL REVIEWS IN MICROBIOLOGY	https://www.tandfonline.com/toc/imby20/current
CURR MICROBIOL	CURRENT MICROBIOLOGY	http://www.springer.com/life+sciences/microbiology/journal/284
CURR OPIN MICROBIOL	CURRENT OPINION IN MICROBIOLOGY	https://www.journals.elsevier.com/current-opinion-in-microbiology/
CURR OPIN VIROL	CURRENT OPINION IN VIROLOGY	https://www.sciencedirect.com/journal/current-opinion-in-virology
DIAGN MICR INFEC DIS	DIAGNOSTIC MICROBIOLOGY AND INFECTIOUS DISEASE	https://www.sciencedirect.com/journal/diagnostic-microbiology-and-infectious-disease
EMI	EMERGING MICROBES & INFECTIONS	https://www.tandfonline.com/toc/temizo/
EID	EMERGING INFECTIOUS DISEASES	https://wwwnc.cdc.gov/eid/
ENV MICROBIOL REP	ENVIRONMENTAL MICROBIOLOGY REPORTS	http://www.wiley.com/bw/journal.asp ? ref=1758-2229&site=1
ENVIRON MICROBIOL	ENVIRONMENTAL MICROBIOLOGY	https://onlinelibrary.wiley.com/journal/14622920
ENZYME MICROB TECH	ENZYME AND MICROBIAL TECHNOLOGY	http://www.journals.elsevier.com/enzyme-and-microbial-technology/
EPIDEMIOL INFECT	EPIDEMIOLOGY & INFECTION	https://www.cambridge.org/core/journals/epidemiology-and-infection
EUR J CLIN MICROBIOL	EUROPEAN JOURNAL OF CLINICAL MICROBIOLOGY & INFECTIOUS DISEASES	https://link.springer.com/journal/10096
FOOD MICROBIOL	FOOD MICROBIOLOGY	https://www.journals.elsevier.com/food-microbiology/

续表

杂志缩写	杂志全名	杂志网站
FOOD ENVIRON VIROL	FOOD AND ENVIRONMENTAL VIROLOGY	http://www.springerlink.com
FEMS MICROBIOL ECOL	FEMS MICROBIOLOGY ECOLOGY	http://onlinelibrary.wiley.com/journal/10.1111/(ISSN)1574-6941
FEMS MICROBIOL LETT	FEMS MICROBIOLOGY LETTERS	http://onlinelibrary.wiley.com/journal/10.1111/(ISSN)1574-6968
FEMS MICROBIOL REV	FEMS MICROBIOLOGY REVIEWS	https://academic.oup.com/femsre
FRONT CELL INFECT MICROBIOL	FRONTIERS IN CELLULAR AND INFECTION MICROBIOLOGY	https://www.frontiersin.org/journals/cellular-and-infection-microbiology#
FRONT MICROBIOL	FRONTIERS IN MICROBIOLOGY	https://www.frontiersin.org/journals/microbiology
FUTURE MICROBIOL	FUTURE MICROBIOLOGY	http://www.futuremedicine.com/loi/fmb
FUTURE VIROL	FUTURE VIROLOGY	https://www.futuremedicine.com/loi/fvl
HEPATOL INT	HEPATOLOGY INTERNATIONAL	http://www.springer.com/medicine/internal/journal/12072
HEPATOLOGY	HEPATOLOGY	https://aasldpubs.onlinelibrary.wiley.com/journal
INDIAN J MICROBIOL	INDIAN JOURNAL OF MICROBIOLOGY	http://www.springer.com/life+sciences/microbiology/journal/12088
INDIAN J VIROL	INDIAN JOURNAL OF VIROLOGY	https://publons.com/journal/14224/indian-journal-of-virology
INFECT CONT HOSP EP	INFECTION CONTROL AND HOSPITAL EPIDEMIOLOGY	http://journals.cambridge.org/action/displayAbstract;jsessionid=E4F-6113E15CA5E414AD6DDC9D021D437.journals?aid=10331578&fileId=S0899823X16000519
INFECT GENET EVOL	INFECTION GENETICS AND EVOLUTION	http://www.elsevier.com/wps/find/journaldescription.cws_home/621317/description#description
INFECT IMMUN	INFECTION AND IMMUNITY	http://iai.asm.org/
INFECTION	INFECTION (A JOURNAL OF INFECTIOUS DISEASES)	http://link.springer.com/journal/15010
INFLUENZA OTHER RESPIR VIRUSES	INFLUENZA AND OTHER RESPIRATORY VIRUSES	http://onlinelibrary.wiley.com/journal/10.1111/(ISSN)1750-2659
INTERVIROLOGY	INTERVIROLOGY	https://www.karger.com/Journal/Home/224031
INT J SYST EVOL MICR	INTERNATIONAL JOURNAL OF SYSTEMATIC AND EVOLUTIONARY MICROBIOLOGY	http://ijs.microbiologyresearch.org/content/journal/ijsem
INT J FOOD MICROBIOL	INTERNATIONAL JOURNAL OF FOOD MICROBIOLOGY	https://www.journals.elsevier.com/international-journal-of-food-microbiology/

续表

杂志缩写	杂志全名	杂志网站
INT MICROBIOL	INTERNATIONAL MICROBIOLOGY	http：//www.im.microbios.org/
J APPL MICROBIOL	JOURNAL OF APPLIED MICROBIOLOGY	http：//onlinelibrary.wiley.com/journal/10.1111/（ISSN）1365-2672
J BACTERIOL	JOURNAL OF BACTERIOLOGY	http：//jb.asm.org/
J BASIC MICROB	JOURNAL OF BASIC MICROBIOLOGY	http：//onlinelibrary.wiley.com/journal/10.1002/（ISSN）1521-4028
J CLIN MICROBIOL	JOURNAL OF CLINICAL MICROBIOLOGY	https：//jcm.asm.org/
J CLIN VIROL	JOURNAL OF CLINICAL VIROLOGY	https：//www.journals.elsevier.com/journal-of-clinical-virology/
J DRUG TARGET	JOURNAL OF DRUG TARGETING	http：//www.tandfonline.com/toc/idrt20/current
J EUKARYOT MICROBIOL	JOURNAL OF EUKARYOTIC MICROBIOLOGY	http：//onlinelibrary.wiley.com/journal/10.1111/（ISSN）1550-7408
J GASTROEN HEPATOL	JOURNAL OF GASTROENTEROLOGY AND HEPATOLOGY	http：//onlinelibrary.wiley.com/journal/10.1111/（ISSN）1440-1746
J GEN APPL MICROBIOL	JOURNAL OF GENERAL AND APPLIED MICROBIOLOGY	http：//www.scimagojr.com/journalsearch.php？q=20229&tip=sid
J GEN VIROL	JOURNAL OF GENERAL VIROLOGY	https：//jgv.microbiologyresearch.org/content/journal/jgv
J HEPATOL	JOURNAL OF HEPATOLOGY	https：//www.journal-of-hepatology.eu/
J HOSP INFECT	JOURNAL OF HOSPITAL INFECTION	http：//www.journalofhospitalinfection.com/
J HUMAN VIROL	JOURNAL OF HUMAN VIROLOGY	https：//www.researchgate.net/journal/1090-9508_Journal_of_human_virology
J IND MICROBIOL BIOT	JOURNAL OF INDUSTRIAL MICROBIOLOGY & BIO-TECHNOLOGY	https：//www.springer.com/life+sciences/microbiology/journal/10295
J INFECTION	JOURNAL OF INFECTION	http：//www.journalofinfection.com/
J MED MICROBIOL	JOURNAL OF MEDICAL MICROBIOLOGY	https：//jmm.microbiologyresearch.org/content/journal/jmm
J MED VIROL	JOURNAL OF MEDICAL VIROLOGY	http：//onlinelibrary.wiley.com/journal/10.1002/（ISSN）1096-9071
J MICROBIOL	JOURNAL OF MICROBIOLOGY	http：//www.springer.com/life+sciences/microbiology/journal/12275
J MICROBIOL BIOTECHN	JOURNAL OF MICROBIOLOGY AND BIOTECHNOL-OGY	http：//www.springer.com/life+sciences/microbiology/journal/10061
J MICROBIOL IMMUNOL	JOURNAL OF MICROBIOLOGY IMMUNOLOGY AND INFECTION	http：//www.e-jmii.com/

续表

杂志缩写	杂志全名	杂志网站
J MOL MICROB BIOTECH	JOURNAL OF MOLECULAR MICROBIOLOGY AND BIOTECHNOLOGY	http://www.karger.com/Journal/Home/228391
J NEUROVIROL	JOURNAL OF NEUROVIROLOGY	http://link.springer.com/journal/13365
J RAPID METHODS AUTOM MICROBIOL	JOURNAL OF RAPID METHODS AND AUTOMATION IN MICROBIOLOGY	http://onlinelibrary.wiley.com/journal/10.1111/(ISSN)1745-4581
J TRAUMA ACUTE CARE SURG	JOURNAL OF TRAUMA AND ACUTE CARE SURGERY	http://journals.lww.com/jtrauma/Pages/default.aspx
J VIROL	JOURNAL OF VIROLOGY	http://jvi.asm.org/
LETT APPL MICROBIOL	LETTERS IN APPLIED MICROBIOLOGY	http://onlinelibrary.wiley.com/journal/10.1111/(ISSN)1472-765X
MBIO	MBIO	http://mbio.asm.org/
J MICROBIOL METHODS	JOURNAL OF MICROBIOLOGICAL METHODS	http://www.journals.elsevier.com/journal-of-microbiological-methods/
MICROB ECOL	MICROBIAL ECOLOGY	http://link.springer.com/journal/248
MICROBES INFECT	MICROBES AND INFECTION	http://www.elsevier.com/wps/find/journaldescription.cws_home/601557/description#description
MICROBIOL MOL BIOL R	MICROBIOLOGY AND MOLECULAR BIOLOGY REVIEWS	https://mmbr.asm.org/
MICROBIOL RES	MICROBIOLOGY RESEARCH	http://www.elsevier.com/wps/find/journaldescription.cws_home/701785/description
MICROBIOLOGY	MICROBIOLOGY(MOSCOW)	http://link.springer.com/journal/11021
MICROBIOLOGY-SGM	MICROBIOLOGY-SGM	http://mic.sgmjournals.org/
MOL GENET MICROBIOL	MOLECULAR GENETICS MICROBIOLOGY AND VIROLOGY	http://www.medlit.ru/en/journal/106
MOL MICROBIOL	MOLECULAR MICROBIOLOGY	https://onlinelibrary.wiley.com/journal/13652958
NAT CLIN PRACT GASTROENTEROL HEPATOL	NATURE CLINICAL PRACTICE GASTROENTEROLOGY & HEPATOLOGY	https://www.nature.com/articles/ncpgasthep0873
NAT MICROBIOL	NATURE MICROBIOLOGY	http://www.nature.com/nmicrobiol/
NAT REV GASTRO HEPATOL	NATURE REVIEWS GASTROENTEROLOGY & HEPATOLOGY	https://www.nature.com/nrgastro/
NAT REV MICROBIOL	NATURE REVIEWS MICROBIOLOGY	https://www.nature.com/nrmicro/
POL J MICROBIOL	POLISH JOURNAL OF MICROBIOLOGY	http://www.pjm.microbiology.pl/

续表

杂志缩写	杂志全名	杂志网站
PLOS PATHOGENS	PLOS PATHOGENS	https://journals.plos.org/plospathogens/
PATHOGENS	PATHOGENS	https://www.mdpi.com/journal/pathogens
RES MICROBIOL	RESEARCH IN MICROBIOLOGY	http://www.journals.elsevier.com/research-in-microbiology/
RETROVIROLOGY	RETROVIROLOGY	https://retrovirology.biomedcentral.com/
REV MED MICROBIOL	REVIEWS IN MEDICAL MICROBIOLOGY	http://journals.lww.com/revmedmicrobiol/pages/default.aspx
REV MED VIROL	REVIEWS IN MEDICAL VIROLOGY	http://onlinelibrary.wiley.com/journal/10.1002/(ISSN)1099-1654
SEX TRANSM INFECT	SEXUALLY TRANSMITTED INFECTIONS	http://sti.bmj.com/
SYST APPL MICROBIOL	SYSTEMATIC AND APPLIED MICROBIOLOGY	http://www.journals.elsevier.com/systematic-and-applied-microbiology/
TRENDS MICROBIOL	TRENDS IN MICROBIOLOGY	http://www.cell.com/trends/microbiology
VET MICROBIOL	VETERINARY MICROBIOLOGY	http://sciencedirect.com/science/journal/03781135
VIROLOGY	VIROLOGY	http://www.sciencedirect.com/science/journal/00426822
VIROL SLN	VIROLGICA SINICA	https://www.virosin.org/
VIRUSES-BASEL	VIRUSES-BASEL	http://www.mdpi.com/journal/viruses
VIRUS GENES	VIRUS GENES	http://link.springer.com/journal/11262
VIROL J	VIROLOGY JOURNAL	https://virologyj.biomedcentral.com/
VIRUS RES	VIRUS RESEARCH	http://sciencedirect.com/science/journal/01681702

二、相关网站

1. 世界卫生组织网站（Healthtopic） https://www.who.int/
2. 国际病毒分类委员会（ICTV） https://talk.ictvonline.org/
3. Viralzone 数据库 https://viralzone.expasy.org/
4. 中国疾病预防控制中心网站（健康主题－传染病） http://www.chinacdc.cn/
5. 美国疾病控制与预防网站（Centers for Disease Control and Prevention） http://www.cdc.gov/
6. 欧洲微生物学会联合会（Federation of European Microbiological Societies） https://fems-microbiology.org/
7. 美国微生物学会（American Society for Microbiology） http://www.asm.org/
8. 美国病毒学会（American Society for Virology） https://www.asv.org/
9. 普通微生物学学会（Society for General Microbiology） http://www.microbiologyonline.org.uk/
10. Virology.net http://www.virology.net/
11. Wong's Virology http://virology-online.com/

（瞿涤）

中英文名词对照索引

C

D

E

F

G

H

J

K

P

Q

T

W

X

Y

Z

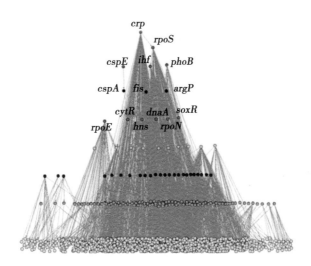

图 2-11 大肠埃希菌调控网络示意图

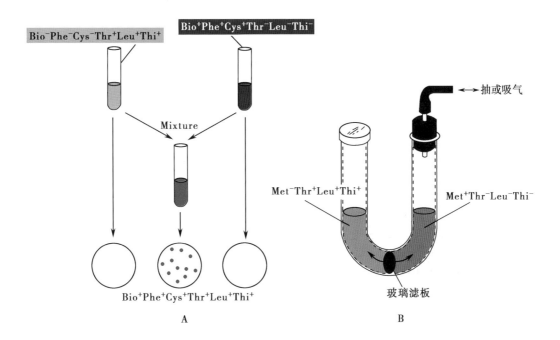

图 3-4 细菌接合的实验证据示意图

A. 多重营养缺陷型杂交实验；B. "U"型管实验

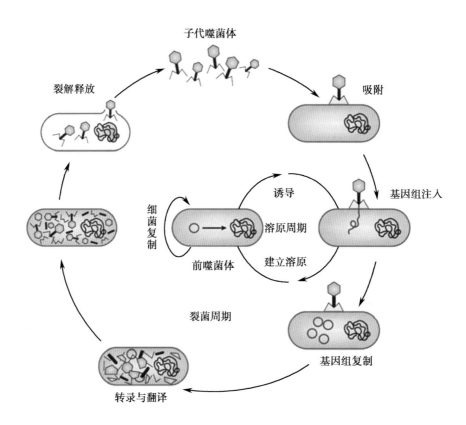

图 4-2　噬菌体生活周期

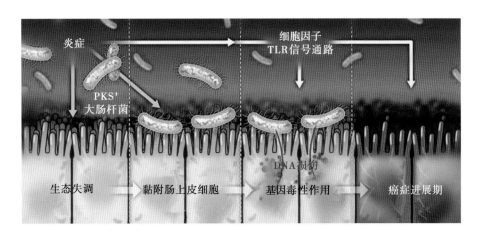

图 7-6 *pks*⁺ 大肠埃希菌感染与炎症和致癌的关系示意图

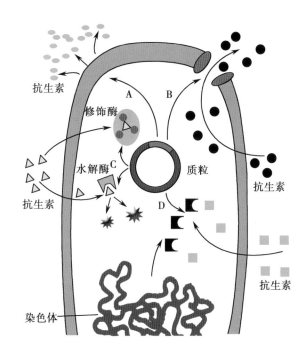

图 8-5 细菌耐药的生化机制模式图
A：阻止药物进入；B：增加药物排出；C：灭活作用；D：靶位改变

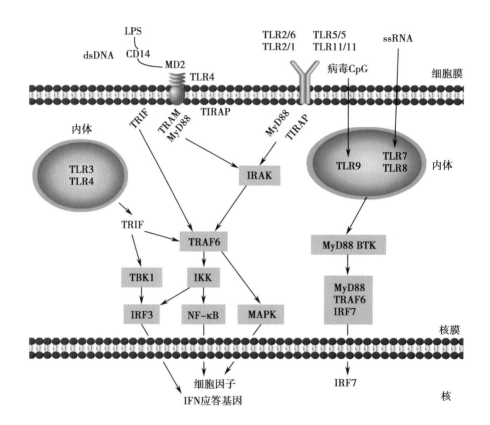

图 11-1 TLR 的激活与信号转导示意图

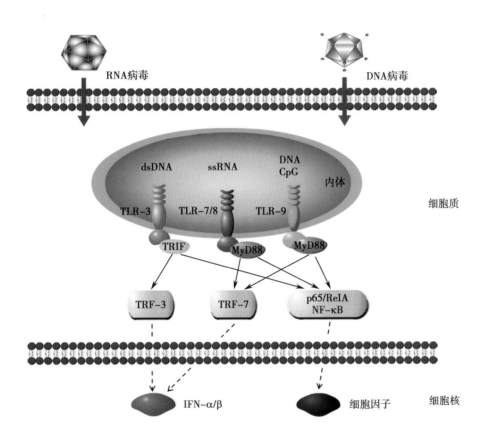

图 11-2 PRR 识别病毒核酸激发的信号通路示意图

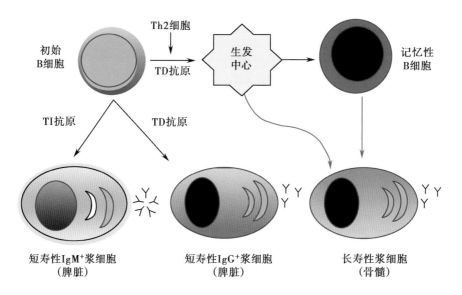

图 11-5 初始 B 细胞遇抗原发生活化、增殖,并分化成浆细胞的示意图

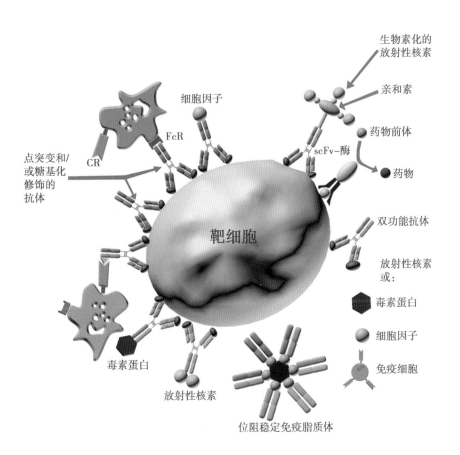

图 12-2　抗体药物免疫治疗原理示意图

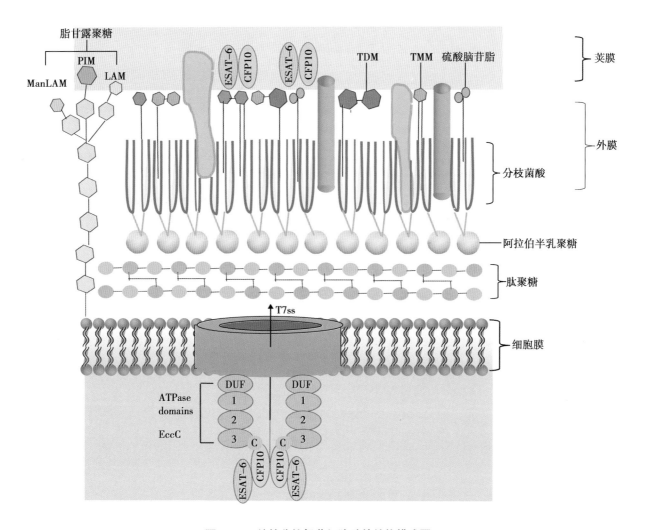

图 16-1 结核分枝杆菌细胞壁的结构模式图

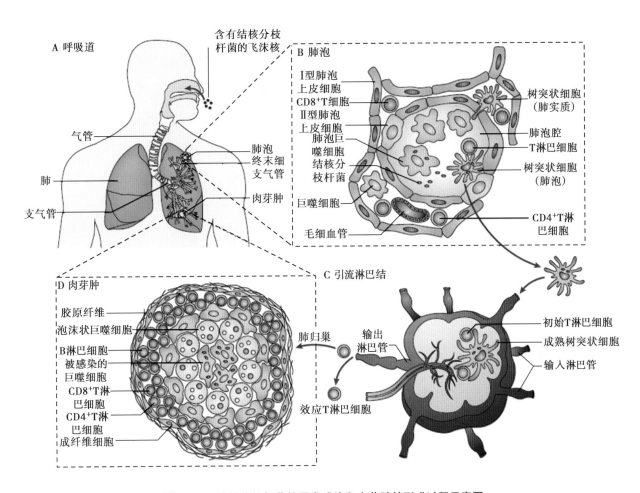

图 16-2　结核分枝杆菌的原发感染和肉芽肿的形成过程示意图

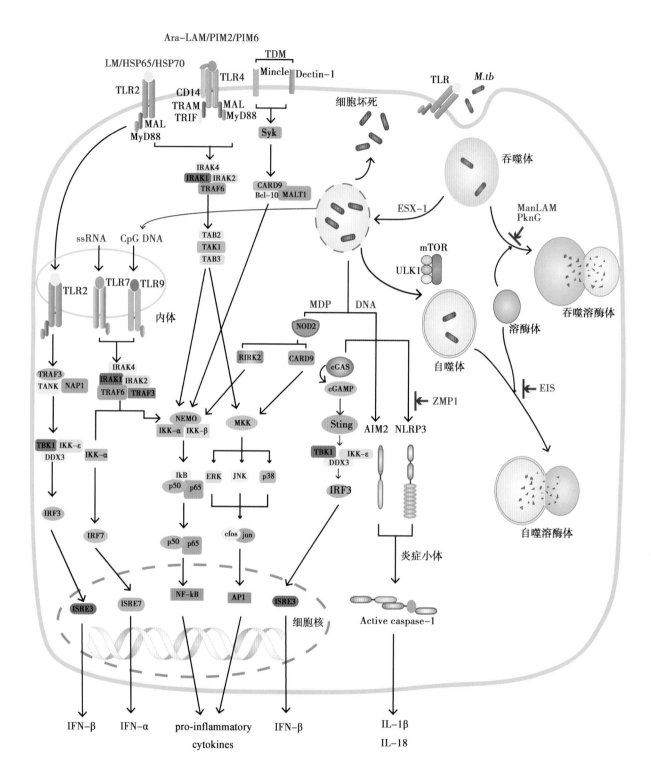

图 16-3　结核分枝杆菌逃避肺泡巨噬细胞杀伤的机制模式图

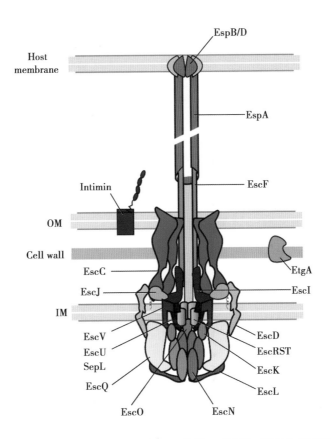

图 18-2　致宿主细胞 A/E 损伤病原菌的三型分泌系统结构示意图
HM：宿主细胞膜；OM：细菌外膜；IM：细菌内膜；Intimin：紧密黏附素；
EspA/B/D：分泌蛋白；EscC/D/I/J/N/K/L/U/V/Q/O/RST：结构蛋白

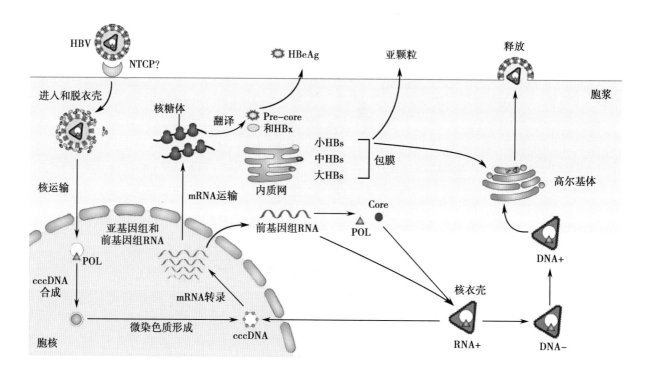

图 19-3　HBV 复制周期示意图

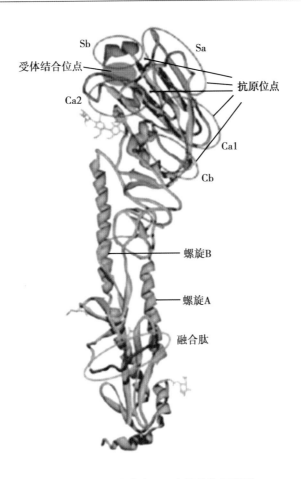

图 21-3　流感病毒 HA 空间结构示意图

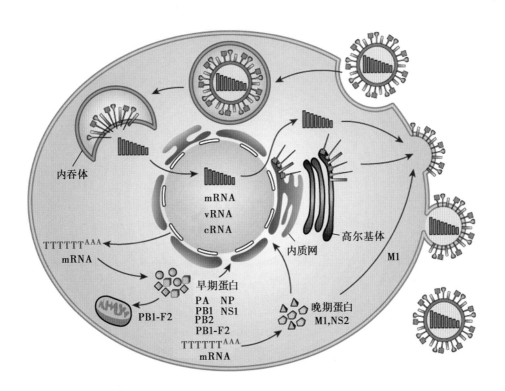

图 21-6　流感病毒复制周期示意图

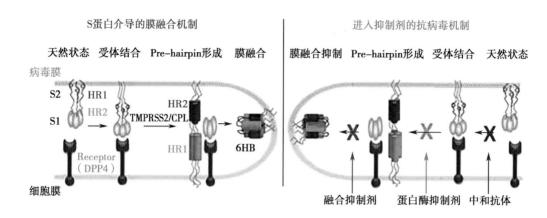

图 22-11 MERS-CoV S 蛋白介导的膜融合过程和进入抑制剂抗病毒机制的示意图

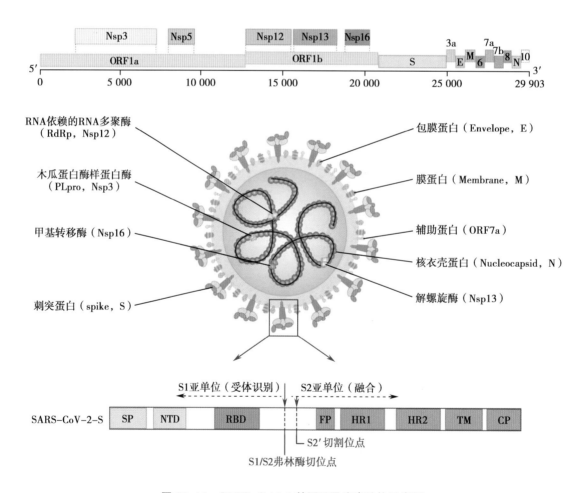

图 22-12 SARS-CoV-2 基因组及病毒结构示意图

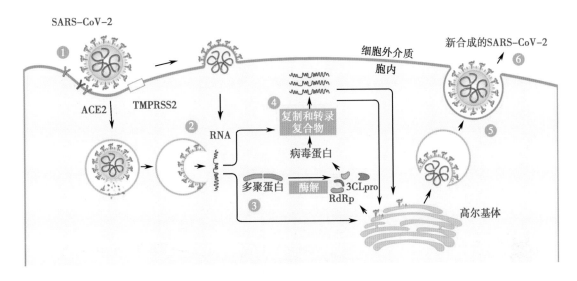

图 22-13 SARS-CoV-2 的生活周期示意图

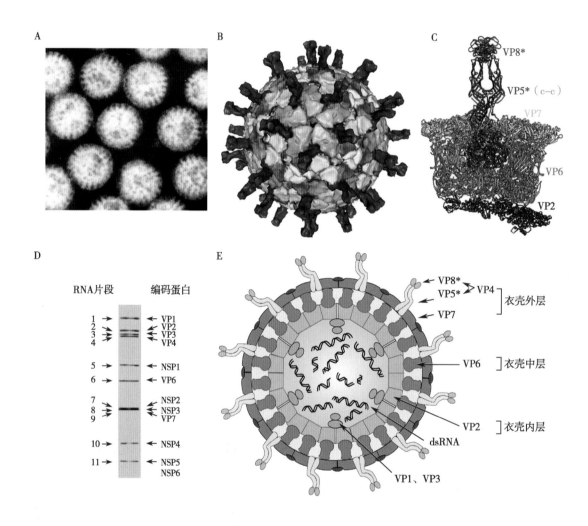

图 24-5 轮状病毒的形态结构与基因组

A. 轮状病毒在电镜下的形态（负染）；B. 冷冻电镜解析的轮状病毒表面的三维结构（4V7Q，PDB 数据库）；C. 轮状病毒衣壳的结构解析；D. 轮状病毒基因组 RNA 片段凝胶电泳的条带及其对应的编码产物（凝胶条带由锦州医科大学李永刚教授提供）；E. 轮状病毒的结构示意图